加速康复外科教程

* **主　编**　王昆华　石汉平　江志伟

* **副主编**　邵建林　杨　桦　裴福兴　吴国豪　徐　玉

* **编　委**（以姓氏笔划为序）

　　　　于吉人　马晓春　王　昆　王存川　王华伟

　　　　孔垂泽　田永吉　伍晓汀　刘开江　江　华

　　　　李彦林　赵青川　胡　坚　胡俊波　姜　军

　　　　秦仁义　袁玉峰　彭南海　曾　勇　潘　磊

人民卫生出版社
·北京·

图书在版编目（CIP）数据

加速康复外科教程 / 王昆华,石汉平,江志伟主编
. —北京：人民卫生出版社，2023.2
ISBN 978-7-117-33636-9

Ⅰ. ①加…　Ⅱ. ①王…　②石…　③江…　Ⅲ. ①外科手术–康复–教材　Ⅳ. ①R609

中国版本图书馆 CIP 数据核字（2022）第 181240 号

人卫智网　**www.ipmph.com**	医学教育、学术、考试、健康，购书智慧智能综合服务平台	
人卫官网　**www.pmph.com**	人卫官方资讯发布平台	

加速康复外科教程
Jiasu Kangfu Waike Jiaocheng

主　　编：王昆华　石汉平　江志伟
出版发行：人民卫生出版社（中继线 010-59780011）
地　　址：北京市朝阳区潘家园南里 19 号
邮　　编：100021
E - mail：pmph @ pmph.com
购书热线：010-59787592　010-59787584　010-65264830
印　　刷：三河市宏达印刷有限公司（胜利）
经　　销：新华书店
开　　本：787 × 1092　1/16　　印张：34　　插页：2
字　　数：721 千字
版　　次：2023 年 2 月第 1 版
印　　次：2023 年 2 月第 1 次印刷
标准书号：ISBN 978-7-117-33636-9
定　　价：108.00 元

打击盗版举报电话：**010-59787491**　**E-mail：WQ @ pmph.com**
质量问题联系电话：**010-59787234**　**E-mail：zhiliang @ pmph.com**
数字融合服务电话：**4001118166**　**E-mail：zengzhi @ pmph.com**

编　者（以姓氏笔划为序）

刁艳青　中国人民解放军东部战区总医院
于吉人　浙江大学医学院附属第一医院
于恺英　首都医科大学附属北京世纪坛医院
马晓春　中国医科大学附属第一医院
王　坤　昆明医科大学第一附属医院
王　昆　天津医科大学肿瘤医院
王幼黎　中国医科大学北京航空总医院
王存川　暨南大学附属第一医院
王华伟　昆明医科大学第一附属医院
王昆华　云南大学
王国梁　昆明医科大学第一附属医院
王福科　昆明医科大学第一附属医院
方　跃　四川大学华西医院
孔垂泽　中国医科大学第一附属医院
古应超　中国人民解放军陆军军医大学第二附属医院（新桥医院）
石汉平　首都医科大学附属北京世纪坛医院
田永吉　首都医科大学附属北京天坛医院
冯永东　华中科技大学同济医学院附属同济医院
伍晓汀　四川大学华西医院
刘　芳　昆明医科大学第一附属医院
刘开江　上海交通大学医学院附属仁济医院
江　华　四川省人民医院
江志伟　中国人民解放军东部战区总医院
孙　鹏　暨南大学附属第一医院
杜广胜　中国人民解放军陆军军医大学第二附属医院（新桥医院）
李　青　昆明医科大学第一附属医院
李进义　暨南大学附属第一医院
李彦林　昆明医科大学第一附属医院
杨　桦　重庆市人民医院
吴国豪　复旦大学附属中山医院
吴益和　浙江医科大学第一附属医院

何　川　昆明医科大学第一附属医院

邱　远　中国人民解放军陆军军医大学第二附属医院（新桥医院）

沈建雄　北京协和医院

宋　恩　昆明医科大学第一附属医院

张艺超　暨南大学附属第一医院

张中林　武汉大学中南医院

张闻力　四川大学华西医院

张骁玮　首都医科大学附属北京世纪坛医院

陈国庆　中国人民解放军陆军军医大学第二附属医院（新桥医院）

陈铭铭　中国医科大学附属第一医院

邵建林　昆明医科大学第一附属医院

周　艳　中国人民解放军陆军军医大学第一附属医院（西南医院）

赵　健　中国人民解放军东部战区总医院

赵青川　中国人民解放军空军军医大学第一附属医院（西京医院）

胡　坚　浙江医科大学第一附属医院

胡俊波　华中科技大学同济医学院附属同济医院

施　海　中国人民解放军空军军医大学第一附属医院（西京医院）

姜　军　中国人民解放军陆军军医大学第一附属医院（西南医院）

秦仁义　华中科技大学同济医学院附属同济医院

袁玉峰　武汉大学中南医院

夏　霖　四川大学华西医院

徐　玉　昆明医科大学第一附属医院

郭慧明　昆明医科大学第一附属医院

黄　强　四川大学华西医院

屠重棋　四川大学华西医院

彭南海　中国人民解放军东部战区总医院

曾　勇　昆明医科大学第二附属医院

谢锦伟　四川大学华西医院

蔡国锋　昆明医科大学第一附属医院

蔡思逸　北京协和医院

裴福兴　四川大学华西医院

潘　磊　首都医科大学附属北京世纪坛医院

序　言

随着社会的发展,医学的进步,人们自我保健和保护意识逐渐增强,生病后不仅要求把病医好,而且要求尽快医好、没有并发症。加速康复外科就是保证患者尽快治愈康复的重要武器。20 世纪 90 年代,丹麦哥本哈根大学 Henrik Kehlet 教授首次提出加速康复外科(enhanced recovery after surgery, ERAS)的概念。我于 2006 年首次将该理念引入中国,逐步在全国推广应用。

加速康复外科理念是对传统外科理念的创新和改革,是通过术前、术中及术后将不利于患者的刺激因素、应激因素等降到最低,达到保护患者正常生理功能,具有最大限度地减少手术给患者带来的生理和心理伤害,同时可促进患者身体康复、减少住院时间、节约就诊费用等优势。因此,我和广大外科同道近年来一起致力于将该理念在外科学领域进行推广应用。

王昆华、石汉平、江志伟教授等专家就是加速康复外科较早的实践者,他们在实践应用的过程中不断总结经验,将自己的经验结合国内外最新进展,在全国范围内组织了加速康复外科方面具有丰富临床经验和理论的 21 家大型综合医院 60 多位专家,在总结国内外研究进展的基础上,基于当前外科学各分支和各亚专业的专家共识、指南等,结合自身团队多年的经验积累,编写了《加速康复外科教程》一书。该书理论与实践有机结合,内容丰富新颖,系统全面,代表了我国加速康复外科的先进水平,具有重要的学术价值和临床指导意义,将对我国加速康复外科的发展具有推动作用,是广大医务工作者值得借鉴的一本较好的参考书,特向大家推荐并为该书作序。

黎介寿

中国工程院　院士

2022 年 6 月

前　言

加速康复外科（enhanced recovery after surgery, ERAS）是指以患者为中心，以循证医学证据为基础，通过外科、麻醉、护理、营养、康复及精神等多学科合作，采用一系列经循证医学研究证实有效的优化措施，减少外科应激、加快术后康复的围手术期处理方式。强调围手术期的有效干预和治疗，以通过改善围手术期患者生理状况、减轻患者应激反应及促进其功能恢复，达到减少围手术期并发症、减少病死率、缩短住院时间、降低医疗费用等目的，是当前外科手术患者围手术期管理的最新理念和有效管理模式，已得到国际的广泛认可，并在外科学的多个亚专业中进行推广和应用。

ERAS 这一概念最初由丹麦 Henrik Kehlet 教授于 1997 年提出，2006 年黎介寿院士将其引入中国并用于临床，开创了我国加速康复外科学的先河，有效地降低了患者的死亡风险，促进了患者的术后康复，同时减少了治疗费用，缩短了住院时间等，引起了外科学界的热烈反响。2010 年，欧洲加速康复外科协会在英国伦敦成立，此后制定了多项专家共识。目前，加速康复外科已在我国的胃肠外科、肝胆外科、甲状腺外科、乳腺外科、胸外科、骨科、泌尿外科、神经外科、妇科等多学科有了广泛的应用和发展。

为了方便同行更好地在外科学领域推广和实施加速康复外科的理念，进一步促进加速康复外科在我国的普及和发展，我们召集了来自全国 21 家开展加速康复外科较早的综合医院、60 余名专家，启动了《加速康复外科教程》一书的编写工作。考虑到加速康复外科涉及患者、医生及治疗体系和流程等多个方面和环节，内容繁杂、涉及面广，我们针对 ERAS 在不同外科学亚专业中的共性问题在前几个章节进行了阐述，包括 ERAS 的概述，围手术期患者的病理生理改变，患者水、电解质代谢紊乱，酸碱平衡失调，代谢异常，炎症反应，毛细血管渗透性，间隙等问题；重点关注患者的液体管理，包括血液循环、控制性输液、输血等；在术前、术中和术后，重视患者的营养评估和营养支持；重视和加强患者术前麻醉评估和预康复，术中和术后的多模式疼痛管理，提高患者舒适度；加强患者术前、术中及术后护理；术后及时、合理、科学地指导患者开展康复训练，恢复机体功能，促进健康和提高患者生活质量。同时，提出在开展加速康复外科过程中要重视患者的情绪、心理及精神状况，加强多学科管理。在后几个章节中，根据不同亚专业特点和各团队的工作经验分别呈现了加速康复外科在不同亚专业中的应用。

本书凝集了全国不同学科团队十多年的临床工作经验总结，同时融合了当前 ERAS 最新研究和最新成果，编写时致力于增强全书的科学性、指导性。我们希望本书能为广大外科学同道在开展和实施 ERAS 过程中提供一定的借鉴、启迪和思考,并能成为广大外科同道所喜爱的一本实用性专业工具书。同时,考虑到不同单位在加速康复外科理念的推广和应用过程中将会面对不同环境和条件,该理念的应用也将会不断发展、创新及完善,本书所述有不完善之处,恳请各位同行及读者指正。

王昆华　石汉平　江志伟

2022 年 7 月 1 日

目　录

第一章　加速康复外科概述

第二章　围手术期患者的病理生理改变

第三章　液 体 治 疗

第四章　营　养　支　持

第五章　疼　痛　管　理

第六章　运 动 康 复

第七章　精神/心身医学在加速康复外科中的联络会诊作用

第八章　加速康复外科与护理

第九章　医疗管理在推广加速康复外科治疗中的作用

第十章　手术前预康复

第十一章　加速康复与术前准备

第十二章　加速康复麻醉技术

第十三章　术中加速康复

第十四章　术后加速康复

第十五章　普通外科常见手术的加速康复治疗

第十六章　胸外科常见手术的加速康复治疗

第十七章　妇产科常见手术的加速康复治疗

第十八章 骨科常见手术的加速康复治疗

第十九章　泌尿外科常见手术的加速康复治疗

第二十章 神经系统疾病常见手术的加速康复治疗

第二十一章　加速康复在 ICU 的应用

第二十二章　ERAS 围手术期相关药物的使用

第二十三章　老年患者快速康复

01 第一章 加速康复外科概述

第一节 加速康复外科的概念、发展及现状

一、加速康复外科的概念

加速康复外科（enhanced recovery after surgery, ERAS）概念是由丹麦学者 Kehlet 在 1997 年首次提出的，它与微创外科是引领 21 世纪现代外科学前进的两个重要发展方向。ERAS 应用循证医学证据，优化围手术期处理，减少创伤应激和并发症，缩短住院时间，加速患者的康复。加速康复外科其实就是对围手术期患者实施的一整套由循证医学证实的优化措施。其主要内容包括：运用多模式、充分的术后镇痛，术后早期下床活动，早期经口进食，减少或尽量不使用鼻胃管减压，缩短术前禁食水的时间，避免术中过度补液或补液不足，鼓励使用微创手术，尽量减少手术对人体的干扰，以最小的手术切口、最少的手术操作、最少的出血及最低的心理创伤，达到最轻的炎症反应、最佳的内环境稳定及最快的术后恢复效果。

以往认为，外科手术不可避免地会引起创伤应激、炎性反应及神经内分泌反应等，严重的炎性反应和代谢改变可能导致器官功能改变，引起术后并发症，甚至造成患者死亡。因此，如何减少应激和手术并发症，促进患者康复，一直是外科医生的理想追求。

ERAS 理念逐渐应用于外科各个领域，包括普通外科、泌尿科、心胸外科、骨科、神经外科及妇产科等。Kehlet 等发现，通过单一的措施来减少围手术期应激，其效果并不十分令人满意。因此，提出了通过多模式、多途径、集成综合的方法来减少创伤和应激，其主要策略是通过优化围手术期处理，加强外科、麻醉、护理及营养等多学科的合作。其中最为重要的围手术期措施包括 5 项：多模式的止痛方案，避免或减少阿片类止痛剂的使用，尽量减少鼻胃管的使用，术后早期下床活动，术后早期恢复经口进食、饮水，避免过多或过少地静脉输液等（图 1-1-1）。简而言之，"加速康复外科"主要是尽力降低手术治疗对患者引起的应激，加速患者的康复。采取的措施可概括为三个方面：①术前患者体质和精神两方面的准备；②减少治疗措施的应激性；③阻断传入神经对应激信号的传导。减少和减轻对患者的刺激是降低患者应激的基础。其目的是通过对手术进行风险评

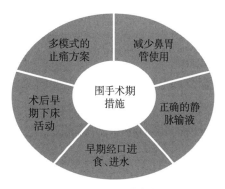

图 1-1-1　围手术期措施

估和干预,优化治疗共存病症,包括心血管、呼吸系统及肾脏疾病等,同时治疗和维持患者在围手术期重要器官的功能,了解和处理患者存在的社会和行为因素,如对烟草和酒精的依赖等,最终达到减少术中和术后患者身体对外科手术的严重应激。

手术创伤通常不可避免地产生应激,过度应激和炎性反应有可能导致器官功能不全,并出现并发症,这将严重影响患者的康复。ERAS 是将围手术期有循证医学证据的措施整合在一起,将麻醉、外科、营养及护理等学科的最新研究证据完美结合的一种集成新理念。是采取优化的临床路径,强调减少创伤应激、促进器官功能早期康复、减少并发症及缩短患者住院时间的临床实践过程。

实现途径有快通道麻醉(fast-track anesthesia,FTA)、微创外科技术(minimally invasive surgery,MIS)、最佳镇痛技术及强有力的营养和术后护理(如术后早期进食和运动)等(图 1-1-2)。因此,ERAS 是新的外科理念,是将围手术期常规治疗措施进行优化和组合,达到降低并发症和病死率,缩短住院时间的目的,并非外科学的独立分支,而是对传统外科学的重要补充和完善。

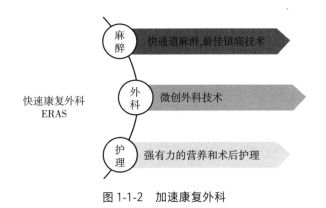

图 1-1-2 加速康复外科

二、加速康复外科的发展和现状

ERAS 首次提出并应用于临床已有近 25 年的历史。其多学科、多模式围手术期康复干预的理念,已得到全世界越来越多专业人士的广泛认可,其核心是以循证医学证据为依据,多学科合作,优化围手术期处理措施,以改善患者预后,缩短住院时间,减少并发症。通过 20 多年的探索,各国在 ERAS 的实施和管理方面均积累了丰富的经验,并取得了长足的进步,在众多国际权威期刊中,ERAS 相关的文献报道呈井喷式的增长。ERAS 的发展给各国患者带来了良好的转归,提升了患者术后舒适度,改善了预后,加快了患者康复的进程,缩短了住院时间,加快了疾病的康复,中国也期望通过多学科合力,促进 ERAS 的发展。

ERAS 的产生是基于"为什么如今患者仍旧需要在医院长期卧床?"这一疑问,而这个疑问所反映的正是患者康复缓慢的现状。因此,最初 ERAS 的提出目的正是为了缩短患者术后在医院停留的时间。ERAS 最早应用于心血管外科手术,而在早期研究中,结直肠手术应用

ERAS 最为成功,术后 80% 的患者可以在 48~72 小时内出院。其出院标准和传统标准完全一致:无痛、停止静脉输液、自由行走、恢复半流质饮食。后期,ERAS 不断在骨科、乳腺外科、泌尿外科、胸心外科及妇产科等诸多外科亚专科得到应用(图 1-1-3)。

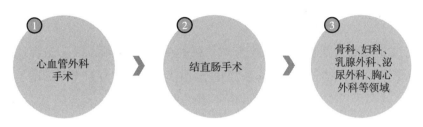

图 1-1-3　加速康复外科的发展

ERAS 合作组织最早由苏格兰、荷兰、瑞典、挪威及丹麦 5 个北欧国家或地区联合成立,随后在美国和加拿大普及,最后得到包括中国、日本、新西兰及澳大利亚等国的认可。欧洲于 2010 年成立了 ERAS 学会,并召开了多次国际大会,制定了结直肠切除、胃切除及胰十二指肠切除术等 ERAS 的专家共识与指南。ERAS society 网站的建立,以及 ERAS 指南的发表和更新,进一步促进了 ERAS 在全世界的普及、推广及发展。经过了 20 余年的发展,北美 ERAS 方案已经被作为结直肠手术围手术期处理的标准方案,纳入 ERAS 的患者已达 80%,且大部分患者能够在术后 3~5 天出院。在澳大利亚和新西兰行大肠癌手术的患者,ERAS 的实施可显著缩短总住院时间,减少静脉注射药物的使用量,降低了围手术期并发症的发生率,其住院费用较未实施 ERAS 的患者显著减少。

ERAS 临床应用所取得的成绩及其在外科领域不断获得的成功,使得越来越多的临床医生开始接受、认可、并重视这一外科的重要新理念。黎介寿院士最早将 ERAS 概念于 2007 年引入中国,并在这方面做了引领性的研究工作。近年来,我国 ERAS 的发展也取得了长足进步。从 2007 年前后为数不多的几家大型医院在结直肠手术围手术期进行试探性的 ERAS 推行,到近年中华医学会肠外肠内营养学分会组建国内第一个 ERAS 协作组,同时发布了我国第一个 ERAS 相关专家共识,都标志着 ERAS 在我国的普及和成熟,ERAS 目前已广泛应用于多个外科领域。2015 年,我国成立了 ERAS 协作组,发布《结直肠手术应用加速康复外科中国专家共识(2015 版)》,并在南京召开了第一届 ERAS 全国大会。这些都表明我国的 ERAS 研究与应用已进入了一个快速发展的上升期。近几年,不同的专业学会单独或者联合推出了多部 ERAS 领域中国专家共识。这极大提升了我国医务人员对 ERAS 的热情和认知,一些医疗机构也开始尝试将 ERAS 理念应用到临床,有些医院甚至直接将某些外科病房命名为"加速康复外科病房"。然而,我国在 ERAS 相关数据库的建立和使用上还需要进一步完善,大多数研究都是覆盖人群较少的单中心、随机对照研究,在出院时间、围手术期并发症及住院费用等方面还有待进一步推进和提高。

ERAS 的推动和发展,标志着现代精准医疗与循证医学的发展方向。通过多年的临床观察与研究,ERAS 的方案和细则不断修正。从单中心、少样本的研究,到各种国际化指南的出版,再到互联网数据库的建立,ERAS 已趋于成熟和完善。然而,还有诸多不足等待进一步探索和改进,包括如何确定最佳的晶体液/胶体液比例,以达到目标导向液体管理;如何发展互联网术后镇痛,以最大限度改善术后疼痛,降低并发症发生率,以及如何提高肿瘤患者的长期生活质量等。

总而言之,ERAS 将代表着手术学科未来发展进步的方向,即以改善患者预后,减少并发症及降低住院费用为目的的精准医疗体系,期望通过多学科合力促进 ERAS 的不断发展。

未来 ERAS 的一个重要研究方向是如何不断进步,以达到"手术无痛、无风险"的最终目标,其中由手术应激和继发的器官功能障碍导致的手术后风险尤其应获得关注。在临床工作中,我们可以联合局部麻醉技术、微创手术技术及药物使用来调理炎症反应。尽管围手术期镇痛已有许多进展,但仍要坚持强调多模式镇痛,尽量避免或减少使用阿片类镇痛药,而且应强调以疾病为基础,特异性选择镇痛方法。Kehlet 指出,ERAS 未来还有一个重要的研究方向,应该从早期康复和缩短住院时间的终点目标,转向更多地关注和消除术后早期出院的阻碍因素。如传统术后康复方案中,患者卧床时间较长,术后血栓形成的防治就显得非常重要;但 ERAS 方案建议患者早期下床活动,对血栓形成就不需要过多关注。另外一个需要关注的问题是术后谵妄和后期的认知障碍,其相关发病原因很多,包括疼痛、睡眠障碍、使用阿片类镇痛药及炎症反应等。

实施 ERAS 后有可能避免低血容量的发生,减少活动时心交感—迷走均衡性变化和外周血管的收缩性,这些都有可能导致术后站立行走耐受不良。关于如何减少出院前后肌肉功能的丢失,以及评估康复锻炼的合理性,仍缺乏相应研究,而这对于患者的整体康复和卫生经济学均有重要意义。

ERAS 目前已应用于创伤较大的肿瘤手术,这部分患者还需关注术前及术后化疗的不良反应。肿瘤的相关治疗会对机体功能造成多次打击,包括免疫系统的完整性等,这样可增加手术带来的风险。肿瘤患者术后早期的并发症将影响患者的长期生存。因此,综合优化的 ERAS 方案对肿瘤患者的长期生存是有益的。

多学科协作是 ERAS 的重要组成部分。麻醉师、外科医师、外科护士、营养师、康复理疗师及心理治疗师的合作,是成功进行 ERAS 的前提。一些创新性的合作项目已在进行,如在美国实施的围手术期患者之家。这些开拓性的努力弥足珍贵,希望借此让更多的外科医师认识到,将不同学科的专业人士进行整合,可以保证 ERAS 方案的最佳实施。

ERAS 的相关研究需要回归到对手术创伤应激的病理生理本质的研究,必须进一步了解和阐明不同术后并发症的不同发病机制,为以后预防策略提供帮助。同时,需要重视应用已有的 ERAS 研究证据,以填补"知与行"之间的鸿沟。尽管 ERAS 取得了许多进展,但仍需要不断努力,最终实现手术无痛与无风险的目标。在中国有关 ERAS 的临床研究与应用仍处于起步阶段,我们应该深入研究,在不断探索中前行。

第二节　开展加速康复外科的重要性和发展面临的挑战

ERAS 是根据现有的循证医学证据,采用多学科、多模式策略,优化围手术期处理措施,减少手术患者围手术期创伤应激,最终达到改善外科患者术后恢复,并缩短住院时间的目的。ERAS 日益受到重视,但是也面临诸多问题。

一、开展加速康复外科的重要性

(一)减少围手术期的创伤应激、减少并发症,提升医疗服务品质

医疗服务不仅要达到治愈疾病的目的,还要减轻诊疗行为给患者带来的痛苦,加速患者康复的效果,提高患者生活质量。加速康复外科采取一系列优化措施,在减少机体应激的同时,也减轻了对患者生理和心理的伤害,提升了医疗服务品质。例如,传统的观念认为,胃肠手术前必须进行常规肠道准备,包括口服泻剂或机械性灌肠,给患者增加了很大痛苦。而在加速康复外科中,胃肠等择期手术则不需要进行常规肠道准备,这样不仅让患者免受不必要的痛苦,也减少了患者液体和电解质的丢失,有利于维持水电解质平衡。同时,循证医学证据也证明这一做法并不会增加吻合口瘘和腹腔感染的发生率。

(二)节约医疗卫生资源,增加病床使用率

当前,"看病难、看病贵"已经成为一个比较突出的社会问题,造成这一问题的一个重要原因是有限的医疗卫生资源与人们日益增长的医疗需求之间的严重失衡。加速康复外科在提升服务品质的前提下,不仅缩短了患者的住院时间,也减少了患者的医疗消耗。胃肠道肿瘤患者术后 4~6 天即可出院。很多乙状结肠癌患者术后 3 天出院,住院总费用明显降低。住院费用的降低不仅仅是因为住院时间缩短,更重要的是因为患者正常生理功能得到了保护,使得常规用药和营养支持的费用明显减少。

医院管理学认为,床位使用效率的提高有赖于新医疗技术的应用、医务人员工作效率的提高、有效管理手段的应用及科学理念的贯彻。而新医疗技术的应用常起到十分重要的推动作用,特别是一些诊疗技术的进步,新技术和新业务的开展,会使床位使用效率大幅度上升。在普通外科中"加速康复治疗"的应用和推广很好地印证了上述理念。同时,新技术的应用也促进了管理理念、管理方法以及医疗装备的更新与改善。另外,在应用"加速康复治疗"取得初步成功的同时,还应进一步加大科室相关软件和硬件的投入,争取获得较好的社会和经济效益。只有这样,才能使现有卫生资源得到充分利用,提高医院运转的整体效益。

(三)促进医患关系和谐

加速康复外科的实施,极大地改善了患者的就医感受,实现了术后体重无明显变化、胃肠功能恢复快、生理和心理创伤小的目标,使得患者的满意度大大提高。同时,加速康复外科对健康宣教也提出了较高要求,包括让患者熟悉病区环境和医护人员,及时了解病情变化和诊

疗进展,掌握手术前后的注意事项和康复锻炼方法等,这些宣教活动缓解了患者的紧张情绪,让患者在轻松的状态下接受治疗,提高了治疗的顺应性和治疗效果。与此同时,大量的健康宣教活动,客观上也增加了医患双方面对面接触的机会和时间,促进了医患双方的沟通与交流,使得医患之间的关系更加和谐。

二、加速康复外科发展面临的挑战

ERAS 主要通过降低手术创伤和减少机体应激,缩短住院时间,降低医疗费用等来实现"no pain and no risk"的终极目标。国内外已发布多种术后 ERAS 指南或专家共识,如胃切除手术和肝胆胰手术等,但临床应用的依从性和效果却差异很大,分析其主要原因可能有以下几方面:

(一)医患的依从性差

加速康复外科的临床应用已使患者术后 3~4 天即可康复出院。如此明显的效果,为什么临床推广应用却并不令人满意呢?

首先,医务人员认识不足。加速康复外科是一个全新的外科理念,很多医务人员对这一理念还未完全认识和理解。认为加速康复外科的大多数优化措施是围绕胃肠功能的保护和恢复来展开的,与其他专科存在一定距离,或可采取的优化措施有限。事实上,加速康复外科发展至今,已逐步应用于普通外科、骨科、心胸外科、泌尿外科、神经外科、妇产科及烧伤整形科等众多学科中,它正对临床起着革命性的变革。如何在临床上广泛地开展加速康复外科,更合理地利用医疗资源,提高医疗服务质量,这是每个医生的责任。

其次,传统思想观念束缚。医学自产生以来就离不开经验的积累。这使得医学逐渐成为一门"经验"科学。而经验很容易束缚人的思想,让人难于接受新的事物。加速康复外科采用了一系列围手术期处理的优化措施,颠覆了很多传统的经验,这也使得它在短时间内难以迅速为更多人所接受。一方面缺乏临床可应用的成熟方案,另一方面习惯和观念更新较慢。以患者为中心,ERAS 改变传统理念、快速推广势在必行。欧洲的一个调查发现,欧洲国家仅有 1/3 的医院在应用 ERAS 的理念,其中阻碍 ERAS 广泛开展的主要原因是传统习惯和理念,如术前长时间禁食、术后长期卧床、放置鼻胃管和腹腔引流管等,原有的围手术期处理模式已成为阻碍其开展的最大障碍。例如,全胃切除了还放置鼻胃管减压,患者麻醉清醒后回病房还要"去枕平卧 6 小时",术后一定需要等到肠道通气才能饮水等。其实,"去枕平卧 6 小时"的护理方式是以往在腰麻术后为了防止脑脊液外漏导致头痛采取的预防措施。目前,大多数患者已用全麻或硬膜外麻醉,这一"去枕平卧 6 小时"的方式早应废除,但很可惜的是,这一现象在我们现在的外科病房中仍普遍可见,它增加了术后患者伤口疼痛、不易咳痰、下肢静脉血栓形成的风险。消化道每天分泌胃肠液体约 6 000~8 000ml,如果每 30 分钟口服 50ml 清流质和水,不会增加吻合口的负担,也不会引起恶心和呕吐,但这将增加患者的舒适性,并促进肠蠕动功能的恢复。骨科早期 ERAS 研究发现,术后早期下床活动,单这一措施就减少了因下肢静脉血栓导致的肺栓塞死亡风险约30%。由此可见,传统护理措施对术后患者康复已形成严重阻碍。如果我们仔细研究和思考就会发现,许多原来习以为常的围手术期做法是没有证据的。不合理的措施反而阻碍了术后患者的正常康复。随着近年来的宣传与推广,加速康复外科的应用大有改善,逐渐受到越来越多医生的重视,并不断得以应用和推广。

(二)开展 ERAS 的临床意义还没有得到充分认识

开展 ERAS 的临床意义不仅是缩短住院时间。目前,在我国外科临床中开展 ERAS 还存在一些误区。如有医生简单地认为 ERAS 就是为了缩短住院时间。虽然术后住院时间是衡量外科技术进步和术后患者康复的一个重要标志,表明患者器官功能的恢复。当然,术后住院时间也受许多因素影响,如当地习惯、传统理念及患者意愿等。

目前,国际上比较认可的 ERAS 临床意义是可提高医疗效率30%。大量研究显示,ERAS除了缩短住院时间以外,其优势还表现在减少了术后并发症约47%,降低再住院率,增加患者满意度,甚至还可能延长肿瘤患者的生存时间。其机制可能与 ERAS 保护了肿瘤患者术后免疫功能、减少了并发症等因素相关。因此,不能简单认为 ERAS 的应用仅仅是为了缩短住院时间,更不是单纯性为了缩短住院时间,而勉强、不安全地让患者过早出院。还有医生和患者担心,加速康复外科患者术后很快出院是否会增加或延误诊断吻合口瘘等并发症,是否会增加再住院率,任何一种新技术或新理念其安全性都是我们首先需要关注的。加速康复外科有严格的出院标准,与传统出院标准一样,即患者需达到无痛、恢复半流质饮食、自由行走、肠道通气及无其他不适症状,不同之处在于加速康复外科的患者可很快达到这个标准。

加速康复外科患者出院后并不是进入社区医疗机构,不会增加费用。患者是真正意义上的早期康复出院,增加了对治疗的满意度,减少了对手术创伤的恐惧。特别有利于肿瘤患者增强进一步抗肿瘤治疗的信心。加速康复外科还强调,患者出院后应有良好的随访机制,若有任何不适,第一时间可联系到主管医生,并可及时再住院治疗。因此,为了避免出院后发生严重并发症,不可一味追求早期出院,仔细评估是否达到出院标准十分重要。

目前,有关 ERAS 存在的争议主要集中在对早期出院是否安全。为了保证早期出院的顺利实施,出院后的随访尤其重要,ERAS 方案一般要求出院后7天内进行电话随访;为患者留下医护人员的随访电话,以便患者有不适,可随时咨询并快速通道获得住院治疗,让患者可以安心出院,这些都要求我们改变现有的诊疗模式。结直肠手术应用 ERAS 的研究表明,应用 ERAS 患者可早期出院,并不增加再住院率,反而降低了再住院率。这可能是因为ERAS 使患者器官功能早期康复,有助于减少术后并发症的发生率,降低再住院率。因此,ERAS 不仅是一个外科理念的改变,也是一个外科诊疗模式的改变,需要创新现在的临床管理路径。

此外,我国外科患者的诊疗模式与国外存在较大区别。为了缩短住院时间,欧美外科患者的术前检查很多是在门诊完成,入院后主要是接受手术治疗,而中国大部分省市医保只对住院检查支付费用,导致患者住院后才能进行术前检查。ERAS 出院标准与传统治疗并无区别,一般都需要满足患者无痛、停止静脉输液、可自由行走、恢复半流质饮食及主观愿意等条件。

国内的基层医疗保障水平和双向转诊工作仍未普及,这就造成了部分患者出院后在当地医院再住院的现象。因此,实现 ERAS 在中国的真正落地,不仅医务人员和患者要转变观念,卫生行政管理部门政策上要予以引导,整个医疗保障体系要加强,最终才能实现 ERAS 的本土化。

因此,不要将 ERAS 等同于缩短住院日,缩短住院日只是 ERAS 的一个附属效应,我们要时刻铭记 ERAS 的核心是使患者术后并发症减少,从而更快、更好地恢复。所以,我们应该聚焦在每一位患者身上,从根本上最大限度地减少患者的创伤,加快和促进患者的恢复,如果本末倒置,盲目、片面追求缩短术后住院日,而从长远来看患者的远期效果不佳或再入院率上升,从客观指标上确实做到了 ERAS,但实际上是与 ERAS 的理念和初衷背道而驰。简单地说,ERAS 的目标并不是表面意义上的让患者更快出院,而是加快患者术后的恢复,以缩短住院日。

（三）缺少"可操作、可评估、可重复"的临床方案

可操作主要是指临床方案简单易行,团队和患者依从性好;可评估是指方案在应用前、中、后均有客观评估标准和处理方案;可重复是临床方案在本单位和推广过程中重复性好。

1. "可操作"的临床方案是 ERAS 开展的基础　可操作的临床方案主要包括三方面:①方案本身简单、易行,各个环节均易操作,不增加工作量;②团队各成员既了解全过程,又能完成自己的工作,"承接和下传"均有效,任何一个环节出问题就可能使整个方案失败;③医、护、患的依从性高,医生和护士通过方案实施,提高业务水平;患者能够加快术后康复,减少痛苦、节约费用,双方均满意。如何才能同时做到这几点,我们认为,应该以患者为中心,以问题为导向,以解决科室管理及术后患者常见、共性问题为主。坚持目标管理,针对患者所有症状,能为患者提供相应治疗方案并辅以心理疏导,才能提高医患双方的依从性。医护依从性的提高主要是团队相互协调和支持,患者依从性提高的前提是住院舒适度和机体快速康复。

可操作方案均需要团队协作与配合,多模式医疗（multimodal perioperative care）和多学科协作（multidisciplinary team approach）,以外科医生或技术为主的多模式医疗是早期外科快速康复实践的主要手段,外科医生为主导,麻醉师,康复师或护士提供方案,最后在外科医生的指导下实施。该模式的最大优点是易于操作,方案固定,所有执行人员都有章可循。

随着加速康复外科领域的扩展和深入,外科为主导的多模式医疗方法实现难度不断增加,麻醉医生为主"围手术期外科之家（perioperative surgical home）"的多模式医疗是一种探索,在康复团队中扩大麻醉医生的主导作用和工作范围,麻醉医生参与术前评估,术中合适麻醉方法的选择及 ICU 管理,通过全程管理、记录和评价方案效果,有助于积累经验和方案的持续改进。

多模式医护方案应用于临床研究或规模比较小的医院可能有其现实性,但对于多中心临床研究或推广则需要多学科协作。多学科协作模式有助于安全性和达成共识并推广,这需要团队先制定某个病种快速康复目标,达成共识,然后大家优化方案并执行,记录结果与优化。但多学科协作的主要不足是每个专科,过多地将过于专业的方案纳入 ERAS 总体方案,使方案烦琐而难以实施。如何使学科之间围绕 ERAS 进行深度融合是研究的方向。

如何以"患者为中心",打破科室之间的"围墙",简化流程和步骤,均需要学科协作和医护一体。项目完成时,大家的认识在提高的基础上形成共识,并逐步推广应用。

2. "可评估"的临床方案是 ERAS 顺利实施的保障 ERAS 临床方案的"可评估"性主要体现在以下几方面:①基于患者"个体化"ERAS 方案的制订,合理的评估方法;② ERAS 方案在各个团队执行过程中,使每个环节都有客观评估评价体系,使每个过程都达到目标;③针对每个 ERAS 方案全程效果评估,再达到优化目标。首先,需针对现有 ERAS 评估标准进行分析,加速康复外科的实质是降低医疗应激,包括手术和创伤的应激等,使机体生理功能快速恢复。而其临床实现需要判定标准,统一评价标准是 ERAS 临床获得循证医学证据方案所必需。当前作为评价 ERAS 方案可行性的标准,应用最多的是降低术后并发症和缩短平均住院时间,这是从"医生角度"进行评价;为准确反映患者机体状况和感受,提出症状恢复(patient-reported outcomes, PROs)作为评定是否快速康复的标准,这是从"患者角度"进行评价。强调平均住院日缩短和费用降低作为判断 ERAS 方案是否成功的标准,是从"社会角度"进行评价。

"可评估"的表格和措施:①使 ERAS 方案的可操作性更强,每个成员都很清楚自己工作的效果和评价方法;②处处和随时评估,有助于及时发现并纠正问题,保障医护患者安全,也增加了可操作性;③及时评估并发现问题,有助于不断纠正 ERAS 方案,使其更加切合临床实际,确保 ERAS 方案实施的可持续性和安全性。

3. "可重复"的临床方案是 ERAS 普及推广的前提 只有得到循证医学证实和临床重复应用均达到目标的 ERAS 方案才具有生命力并造福患者。ERAS 方案的"可重复"性主要体现在:①针对某医院,某个医疗团队,某病种具有可重复性,也是"个体化"之一,需要进一步优化;②针对特定级别医院,如三级甲等医院,某病种具有可重复性,这些方案有一定的推广价值;③针对某病种,所有医院都有可应用的方案。可重复也意味着不能照搬、照抄现有的方案,若不结合单位和个人实际,可能会造成相反的结果。现在临床 ERAS 方案推广难的主要原因也是在应用某些方案时,理解有偏差,单位条件不具备时,盲目应用而导致效果差,从而体会不到加速康复的优势而放弃应用。

要增加 ERAS 方案临床应用中的"可重复"性,首先要加强 ERAS 临床方案和宣传,包括团队中的每个成员和患者；其次，在不同单位及不同团队应用时，都要根据实际情况对方案进行修正，符合实际情况，并建立临床项目，合理评估每个环节并进行修正；再次，ERAS 方案要进行多中心研究（要体现医院区域性和差异性，如教学医院，省、市级及县医院）；最后，ERAS方案实施过程中同一操作要有多种方法备选，这样不同医院可重复性会更强，ERAS 才会从"高大上"到"接地气"。

（四）ERAS 是一个集成创新模式，需要包括医院行政管理部门等多学科的参与，需要改变传统的临床路径

医务人员间要加强协同。加速康复外科是一个多学科协作的过程，涉及的人员不仅包括外科医生、麻醉师、营养师、康复治疗师及护士，也包括患者和家属，这就需要相关人员共同参与、密切配合。在推行加速康复外科理念之初，出现医生嘱咐患者术前 6 小时可以自由进食，而患者开始进食时则立即被护士制止。甚至有的麻醉医生因患者术前 6 小时进食，担心发生反流误吸而不愿为其实施麻醉。一方面反映了加速康复外科理念尚未得到更广泛普及和认同，另一方面也反映了医务人员之间的相互协同仍有欠缺，这成为加速康复外科推广应用中的重要障碍。

集成创新是一种非常重要的创新形式，科技的创新包括三个层面：原始创新、集成创新、引进吸收再创新。其中，集成创新是一种非常重要的创新形式，它强调内部措施的整合、路径的优化、管理的规范，达到"1+1+1>3"的作用和效果。如今，在肿瘤诊治中强调多学科合作（multidisciplinary treatment, MDT）的模式，其实，ERAS 就是外科领域的一种 MDT，强调多学科的协作与集成，将以前的分兵把守、各自为战，整合为集团作战和系统作战，达到效益及战力的倍增和放大。ERAS 的实践也验证了这一集成创新模式的成功。

医院行政管理部门的作用在实施 ERAS 集成创新中强调多学科协作、配合。因此，医院行政管理部门的组织协调显得十分重要。在英国和加拿大甚至是在国家政府层面主导这一理念的推广及应用。

（五）ERAS 的标准缺乏精准、合理、客观、统一的评价体系

ERAS 方案评价标准在临床应用过程中简单化，多数医生及医院主要以降低并发症和缩短平均住院日为标准，对合并高危因素患者，不能简单以住院时间作为评价是否加速康复的标准。如常用的心肺并发症无统一标准，且多沿用内科评价标准，如术后肺炎等，不能准确体现手术自身带来的问题，还是真正的术后并发症。这些问题一方面导致 ERAS 临床效果难以准确评价，另外也降低了 ERAS 方案的依从性。

ERAS 需要建立规范严格的出院标准，这是其正确有效实施的基础。ERAS 的出院标准和传统标准完全一致。但有研究显示，在同样满足出院标准的情况下，术后 3 天出院可将术后 2 天出院的 20.1% 再入院率降为 11.3%。而且，ERAS 是否会对术后出现常见并发症的时间窗有所影响，设立出院标准时是否要将出现常见的严重并发症的时间窗考虑在内，这些有待进一步研究和规范。

（六）缺乏多中心的研究结果

加速康复外科推广普及工作还不够深入。我国目前更多的 ERAS 研究是个别医疗中心的"单打独斗"，缺乏多中心的研究结果，也缺乏相关学会等学术组织的大力推广。无论开腹、常规腹腔镜、单孔腹腔镜或机器人手术的胃、结直肠癌切除患者，均从加速康复外科围手术期处理中获益。我们相信，以此理念为指导的外科治疗，必将使更多的患者获益，以后加速康复外科会如同腹腔镜外科一样获得更多的关注与推广应用。

ERAS 在许多外科领域取得了显著成绩，其核心是减少围手术期的创伤应激、减少并发症及缩短平均住院时间。在我国，加速康复外科的临床研究已有 10 余年的历史，在临床应用过程中也遇到了一些困难与阻碍，特别是受到传统习惯的困扰。今后我们应加大对手术应激及其代谢规律的研究，重视应用已有的加速康复外科研究证据，努力实现临床的转化应用，最终达到手术无痛与无风险的目标。同时希望通过更新理念，加强专业沟通合作，加强制度建设来提升体系安全，最终提高 ERAS 的安全与效率。

（七）缺乏个体化治疗

根据患者的具体情况具体分析，不可一概而论。即使是必要的"专家共识"和"指南"，也只能覆盖 85% 的患者。而我们要做的还有很多：首先，要准确把握其准则，使每位患者均确切获益；其次，要勤于观察患者的病情变化，要善于及时发现问题并恰当处理，更重要的是"个体化"的原则，因为没有一个固定模式可以解决每位患者的问题。针对不同疾病、不同的术式，处理方式不完全相同。在结肠手术中，腹腔镜技术是 ERAS 中举足轻重的一环，但是，对应用腹腔镜切除直肠肿瘤则存在争议。即使是开放性手术，结肠和直肠手术的麻醉方式也有差异。不同患者的情况也不完全相同，比如联合应用 ERAS 和腹腔镜手术，能使 60% 的结直肠切除患者在 72 小时内出院，但 BMI 高、有伴随疾病、手术时间长、急诊手术或术后出现并发症者，则不适合较早出院。又如很多胃肠外科手术已废除了常规应用胃肠减压，但对于行食管切除术或食管胃底交界性肿瘤切除者，则推荐应用胃管进行胃肠减压。

第三节　如何开展加速康复外科

一、加速康复外科的关键技术和临床路径

加速康复外科需有严格的临床路径来保证其实施，其最关键的 3 个技术环节是优化术后镇痛、早期下床活动及促进肠功能恢复（图 1-3-1）。

开展 ERAS 需要一个可行的临床路径。首先，认真拜读 ERAS 的原始文献，了解掌握 ERAS 的内涵和精髓；第二，到有经验的医疗中心参观学习，了解其中的操作细节；第三，选择比较简单的手术开始尝试，如先从左半结肠或右半结肠切除手术开始，积累经验以后再向比较复杂的胃、直肠、肝、胆、胰等手术拓展。同时，需要注意不同疾病和手术可能需要不同的 ERAS 路径。今后，我们需要强调以疾病为导向的 ERAS 研究。

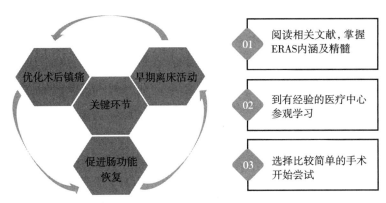

图 1-3-1　如何开展 ERAS

目前,外科手术并发症的发生,仍主要与手术操作技术相关,加速康复外科还不能完全解决外科手术并发症的问题。随着外科技术和器械的进步,胃肠手术后吻合口瘘等严重并发症已得到有效控制,在一个好的胃肠肿瘤中心,吻合口瘘发生率在 3% 左右。通过一些无创的监测手段,如超声和 CT 等检查,加之临床体检与观察,术后并发症能够早期发现并处理。开展加速康复外科应循序渐进。首先,应了解加速康复外科的内涵与实质,这有利于深刻了解加速康复外科的本质,克服传统围手术期处理的陈旧观念。其次,到有经验的临床医学中心参观交流,可以帮助了解其中一些有益的技巧与配合,例如:针对直肠或左半结肠切除的手术患者,术前肠道准备可以采用 1 天的无渣或低渣饮食,而右半结肠切除患者,术前 1 天则可以完全正常饮食。因此,建议先从相对简单的左、右半结肠切除手术开始进行尝试,积累经验后,再在直肠和胃切除手术患者中应用。

二、规范实施加速康复外科

对于特定专业,其 ERAS 方案一般都是成熟的、相对固定的一种临床方案和(或)流程,即便在不同国家,区别也不大。但因国情不同,特别是我国医疗资源、患者情况、围手术期处理策略及卫生体制与西方存在较大差异,如何确保 ERAS 要素得到"无折扣"执行,目前已经不再讨论 ERAS 治疗模式的优势,而是如何确保 ERAS 的所有要素能够得到规范执行。事实上,即便在 ERAS 发源地的欧洲,ERAS 的执行状况也不容乐观。Hasenberg 等的调查显示,在欧洲仅有约 1/3 的医院在应用 ERAS 理念,其中 ERAS 广泛开展的主要阻碍是传统习惯和理念。即便是那些执行 ERAS 方案的医院,执行状况同样也不容乐观。在荷兰 Alkmaar 医学中心的教学医院,收集通过了长达 8 年的择期结肠癌手术 ERAS 方案执行状况与患者转归数据,结果显示,在 ERAS 方案实施初期,各项要素执行率尚可,但也不是 100%。此外,ERAS 执行状况越好,患者的住院天数越短。ERAS 执行状况在后几年得以显著改善的重要原因,是因为医院指定了专门人员来负责协调 ERAS 要素在各个阶段、各个部门的实施。因此,提高 ERAS 执行率的关键是对医务人员的定期宣教培训和在各个阶段有专职人员来监督执行。其他措施还有特定病房,专业化的麻醉医生,医院有专人来主导或者至少协调 ERAS 理念的更新、培训、督导及考核。对于那些促进或者阻碍 ERAS 实施的部门和个人,对于那些特别难以推行的要素,都应该予以分析和讨论。

要实现 ERAS 服务的无缝隙连接,从 ERAS 概念来看,围手术期优化处理措施,即 ERAS 各个要素,应该覆盖外科患者经历手术的全部过程。也就是说,现有的各专业之间"碎片化"的医疗服务在 ERAS 的要求下可能并不适应,如何倡导规范、常态、无缝隙连接的 ERAS 围手术期服务是一个必须要面对的问题。以 ERAS 理念下的疼痛管理为例,应该强调预防性镇痛和多模式镇痛,这既贯穿了患者接受手术治疗的全过程,又需要麻醉与外科的通力合作。

目前,从国内医疗实践来看,外科医生与麻醉医生一般都更加关注自己的专业问题,各专业之间缺乏通畅有效的交流渠道。麻醉医生在手术前常规访视患者,进行风险评估和状况优化,但是患者的外科疾病和合并的内科问题有时难以得到兼顾。即便进入手术环节,麻醉医生也可能对手术重要步骤了解不够、对手术风险估计不足、准备不充分。另一方面,外科医生则可能一昧要求麻醉医生提供更加利于手术的条件而忽视患者合并的心肺疾病,从而最终酿成不良事件。此外,即便对于一些已经将外科病区命名为"加速康复外科病房"的医院,外科与麻醉科依旧缺乏 ERAS 所需要的无缝隙专业交流合作。上面提到的这种围手术期"碎片式"医疗服务,不仅存在于欧美,更是存在于中国。因此,医院行政管理部门的职能显得十分重要,通过协调与督导实施 ERAS 围手术期策略中多学科的交流和配合。

三、制定专家共识,努力实现指南本土化与共识的转化应用

根据 ERAS 官方网站的介绍,迄今为止,ERAS 国际学会所颁布的 12 部指南,覆盖了从早期的直结肠手术到目前的胃肠和妇科肿瘤手术。国内由中华医学会肠外肠内营养学分会、中国医师协会麻醉学医师分会、中华医学会骨科学分会关节外科学组及中国加速康复外科专家组,已先后分别颁布了各自专业的 ERAS 专家共识。但是这几部国内 ERAS 专家共识所基于的文献资料主要来源于国外文章,缺乏国内多中心的随机临床研究。各个 ERAS 要素的推荐力度和执行程度都有待提高,因此,这些国际指南的本土化是一个需要解决的问题。如国内 4 部共识都明确提到,对于多数"正常"患者,麻醉诱导前 2 小时可以口服 400ml 碳水化合物(carbohydrate,CHOs),以减轻患者口渴、饥饿及焦虑情绪,降低手术后胰岛素抵抗,降低高血糖的发生率。尽管手术医师,也包括麻醉医师,对这种新的推荐有所了解,但是在实际临床工作中,多数医务人员对此还是持保留态度,并没有完全将此付诸临床实践。这一方面是因为欧美患者依从性较强,很多因素相对可控;另一方面是欧美相对宽容的医患环境,使得医生敢于基于最新的循证医学证据,去做科学合理的治疗,而不是最保险的治疗。国内医生常是经验和习惯占据上风。

尽管国内越来越多的医学中心在开始倡导 ERAS 理念,但我们共同面临的问题是:只有

专家共识,没有循证指南,缺乏来自国内患者的临床数据。目前国内基本没有关于 ERAS 的大样本、多中心随机对照的前瞻性研究,一些重要有代表性的文献仅仅是回顾性病例总结和分析。因此,同欧美早期推广 ERAS 的情况类似,国内专家共识的证据强度和推荐力度不仅有待加强,更有待本土化的证据和数据的支持。

ERAS 理念实施目的是在治疗疾病的同时,减少患者围手术期的应激,加速患者术后康复,进而缩短住院时间,节约社会资源。目的就是减少患者创伤、加快术后康复。然而,在将 ERAS 理念用于各临床亚专科时,必须全面考虑手术的复杂性和各亚专业的特点,制定出适合相关专业的 ERAS 方案。专家共识的制定,希望能促进国内 ERAS 的应用、推广及发展,推动各临床亚专科手术快速稳步发展。需要注意的是,在临床实践 ERAS 的共识和方案时,需结合各医疗中心的特点和实际情况,优化各项措施,针对不同患者制定个体化的 ERAS 方案。

目前国内外已发布了部分专科 ERAS 的共识与指南。许多围手术期的措施已有大量循证医学证据,需要将证据和知识,转化为临床实践,更好地为患者服务,提升医疗护理品质。这其中还需要医务工作者进行 ERAS 临床实践的勇气和决心,当然也需要对外科发展趋势的敏锐观察和判断。我们相信,加速康复外科与微创外科的联合将是 21 世纪临床外科的必然选择。当然,有关 ERAS 的研究及其应用才刚刚开始,还需要不断地进行基础和临床应用研究,特别是针对外科应激代谢规律的探索,针对外科并发症的预防,达到外科无痛、无风险的最终目标;实现以最小创伤,获得患者最快的康复,取得最佳的疗效。

四、安全实施加速康复外科
(一)ERAS 实践中的安全问题

所有的医疗改革都是致力于改善医疗质量和降低医疗成本。ERAS 从倡导之初就是基于经济角度的考虑,当然,西方的研究数据也显示,实施 ERAS 策略,在节约医疗成本的同时,并没有以牺牲患者安全为代价。在欧美推广 ERAS 是 "效率第一、兼顾安全",而我国是 "医疗安全第一、兼顾效率"。因此,我们在追求手术患者加速康复的同时,如何构建一个安全的 ERAS 体系,应该是最为重要和紧迫的。

(二)构建一个安全的 ERAS 体系

ERAS 倡导多学科、多模式围手术期策略的大背景下,需要不断更新理念和与时俱进,尤其是麻醉学科的与时俱进,在致力于 "平台" 与 "核心" 建设的同时,应该积极参与到围手术期的医疗服务中。只有这样,才能确保麻醉医师作为麻醉服务的提供者和围手术期安全的守护者,有坚实的理论基础和足够的专业技能,才能为手术患者提供高质量的专业服务,才能同时兼顾到手术麻醉的安全与效率。事实上,在目前的围手术期医疗实践中,存在不少医疗行为与现行的循证证据相违背。

在医院推广实施 ERAS 理念,要多学科沟通合作、规范实施。在进行专业宣教的基础上,要加强学科间的沟通与合作。要在医院层面统一思想,召开相关的学术研讨会,在医院相关部门参与协调下,形成与各医院实际情况相适应的各专业 ERAS 院内规范共识。这样,再将那些与"老习惯"不一致的 ERAS 要素转化至临床上,这样就会容易与可行,更重要的是,这有助于确保 ERAS 实施过程中的医疗安全。

在我国现阶段,需要规范的不仅仅是 ERAS 各个要素,对于常规的医疗实践,医疗服务的规范化、标准化及同质化也有待加强和提高。规范的医疗行为需从医学教育和培训抓起。规范的医学教育正在得到越来越多的共识,住院医师规范化培训正逐步得到普及。规范之所以能成为规范,已经由循证数据证实,能够保证患者利益最大化,风险最小化。专业抉择提倡个体化,但永远是在"共性"基础之上的个体化,这就是规范共识 + 患者具体情况。规范的医疗行为还要求加强对循证医学结晶——临床指南规范和专家共识的学习、贯彻及不断完善。如加拿大多家医院应用"从知识到实践循环(knowledge-to-action cycle)模式"来不断改进与完善临床实践指南(clinical practice guideline,CPG),使 ERAS 方案得到落实并不断改进和瘦身,从而也提高了 ERAS 临床应用的依从性。

总之,手术患者的围手术期安全,应该从患者合并症、外科疾病与手术及麻醉因素这三方面同时着手,根据患者接受 ERAS 处理的流程,在各个环节、从涉及的各个专业,加强专业的交流与沟通,规范执行 ERAS 各个要素,才有可能实现手术麻醉患者的围手术期效率与安全。因此,沟通合作、规范实施是执行 ERAS 方案的重要原则,麻醉医师、外科医师、外科护士及理疗师的合作,是成功执行 ERAS 的前提。

五、加强制度建设、提升体系安全

ERAS 是对围手术期传统管理模式的挑战,因涵盖要素较多,涉及环节复杂交叉,即使建立了标准化流程体系,在临床实际实施过程中也会存在诸多影响因素,这不仅会给 ERAS 效率、甚至会给 ERAS 安全带来不确定影响。因此,要严格坚守围手术期的各项规章制度,严把 ERAS 在实施过程中的质量控制,要构建一个安全的 ERAS 围手术期体系。即使是在医疗卫生最为发达的美国,医疗失误不可避免,且每天都在发生,是美国患者死亡的第三大原因。目前国家卫生健康委员会所要求执行的"手术三方核对制度",其基本目的就是通过简单的三方核查来避免可以避免的错误,来预防可以预防的问题。"不良事件上报制度"则是通过对个体问题的学习分析和总结,来降低集体再犯该类错误的可能性。根据"瑞士奶酪安全模型",只有通过加强整个体系的安全建设,才有可能弥补每个层面、每个员工的弱点,才有可能最终提高整个医疗系统的安全性。国家卫生健康委员会在 2016 年 9 月 25 日颁布的(11 月 1 日正式实施)《医疗质量管理办法》则从国家层面强调了医疗核心制度的执行和医疗安全风险的防范。这些都将有助于构建一个实施 ERAS 的围手术期安全体系。

尽管强调了制度对于安全的重要性,但是制度的执行者也至关重要。因此,应该加强医务人员的专业培训和责任要求。其次,不仅要强调制度,还需要有更高的高度,要建立安全文化而不是单纯的安全制度。三流的管理靠人,二流的管理靠制度,一流的管理靠文化。文化是制度的潜移默化和日积月累,人是必不可少的,制度也是必需的,只有当制度渗透进每个人的血液,体现在每个人的行为时才能形成安全文化。

六、依托信息库建立加速康复外科质量控制体系

建立 ERAS 质量控制体系,不仅加强结构与过程的质控,更应该借助目前的信息手段来加强 ERAS 的结果质控。首先是确立 ERAS 质控指标,再通过围手术期信息支撑,获取并分析数据,确立国家层面或者区域层面的 ERAS 效率与安全标准,用以考核医疗机构实施 ERAS 的质量与安全。比较由于医务人员个体差异造成的实施 ERAS 的结果差异来不断改进 ERAS 的各个要素与各个环节,最终提高 ERAS 的安全与效率。

依托信息化建立质控体系,创新医疗质量建设模式,现在加速康复外科日益成熟,已经被越来越多的医务人员、管理者、患者及家属所接受。医务人员和管理者也开始探索建立加速康复外科质控体系的方法。建立加速康复外科质控体系,即通过完善信息支撑,采用大数据分析,寻找加速康复过程中的关键环节,针对关键环节提出对应的处理措施和应急预案,从而优化康复流程,取消多余环节,形成标准化、流程化诊疗模式,最终形成加速康复外科质控体系。该质控体系的意义在于能够控制由于医务人员个体差异造成的诊疗结果差异,不断提高加速康复外科的安全性,充分提升加速康复外科的效能。建立质控体系的方法对医疗质量建设的启示在于医疗质量建设要顺应大数据的时代趋势,即利用大数据分析技术,寻找质量控制的关键点和质量问题出现的原因,针对关键点和关键环节开展质量建设工作,实现精准的医疗质量控制。医疗质量建设应从问题倒逼式的建设方法转变为通过完善信息支撑,主动从大数据中获取信息,寻找根本原因和关键点,提高医院质量建设水平。

七、增加医护依从性,强化协作,发挥团队作用

ERAS 方案作为主体实施者,医护依从性差的主要原因有:①ERAS 方案临床应用效果不明显,不顾条件盲目套用;②平均住院日没有缩短和缩短后再入院率高,执行过程中评估体系差,没有及时发现和处理问题;③术后并发症,如术后恶心、呕吐、疼痛及肺部感染,也是依从性逐渐降低的因素之一,即使在大型医院也如此;④术前具有高危因素的患者进行 ERAS 程序导致失败,产生放大的"安全性"顾虑;⑤缺乏有效、大规模的临床试验;⑥术后和出院随访管理不完善,导致患者满意度低。

增加 ERAS 方案的依从性,可从以下几个方面入手:①方案的早期实施阶段应加强对团队成员的专业训练,结果的持续性评估;②医生要坚持应用并总结经验;③降低术后并发症也是重要手段之一,多中心研究发现,并发症的降低与 ERAS 依从性呈正相关;④团队合作与质量持续改善计划,团队制订 ERAS 方案和目标管理,如平均住院时间等指标,并持续坚持、学习总结;⑤多模式或多学科协作,术前重视患者教育、沟通与合作是成功的基础;⑥术前高危因

素患者评估、准备及治疗,降低 ERAS 方案失败率也是增加依从性的主要措施;⑦国际协会和专业协会推荐与推广,这需要严格具有循证医学证据的临床研究。

强化协作发挥团队作用,巩固医疗质量建设成果。加速康复外科是多学科协作的过程,团队合作是成功的关键。尽管有文献研究表明,只实施加速康复外科系列措施中的一部分,也有助于改善诊疗体验,加速患者康复,但部分实施加速康复措施,无法达到加速康复外科的最优结果。例如:在加速康复外科推行之初,曾出现麻醉医师因担心患者反流误吸而拒绝为患者麻醉,导致加速康复外科开展效果不理想。事实上,就多数诊疗过程而言,团队协作对医疗结果和医疗质量都有重要影响。而加速康复外科作为多学科协作的集成创新成果,更应重视团队协作在诊疗过程中的作用。

因此,在以加速康复外科为代表的新技术发展背景下,重视团队协作,充分发挥医疗团队在医疗质量建设中的作用,是巩固现有医疗质量的有效手段。无论是管理者还是医务人员,都应该认识到,医疗质量的提升不能只依靠一线医护人员来维系,而应在实现医疗质量提升的前提下,通过医疗服务相关团队共同巩固和改进。

八、探索最适合加速康复外科发展的多模式医疗

ERAS 方案的实施主要是基于外科学的发展,当然以外科医生或技术为主的多模式医疗是早期外科加速康复实践中的主要手段。外科医生为主导,麻醉师或护士提供方案,最后在外科医生的指导下实施,如基于微创技术的流程优化,此种模式医疗的最大优点是易于操作,方案固定,所有执行人员都有章可循。也存在以下不足:①每种方案的执行效果无法正确评价,如不同患者可能应用同样方法,可能有效,也可能无效;因为方案的执行者与制订者不同;②执行效果评价差,不能适时对方案更新或改变,如护士可能只能执行方案而不能对方案的效果进行评价。ERAS 多模式医疗可能主要适用于选择的病种或病例,ERAS 方案相对简单、易行,如疼痛管理,外科医生负责区域阻滞,麻醉医生关注全身用药和副作用,护理则适时进行评估并反馈结果。

加速康复外科领域的扩展和深入,外科为主导的多模式医疗方法实现难度不断增加,以麻醉医生为主"围手术期外科之家(perioperative surgical home)"的多模式医疗是一种探索,在康复团队中扩大麻醉医生的主导作用和工作范围,麻醉医生参与术前评估,术中合适麻醉方法的选择及 ICU 管理,全程管理、记录和评价方案效果,有助于积累经验和方案的持续改进。多模式医护方案应用于临床研究或规模,比较小的医院可能有其现实性,但是对于多中心临床研究或推广则需要多学科的协作。多学科协作模式有助于安全性和达成共识并推广,这需要团队先制定某个病种快速康复目标,达成共识,然后大家优化方案并执行,记录结果与优化。如腹部外科,对参与腹部外科手术各个专业医生发问卷,征求为达到快速康复,应该在围手术期关注的问题。如无恶心、呕吐,独立活动及尽早饮食是共识,且和专业无关;基于这个目标制定麻醉、手术及护理中的各个程序,且不断优化 ERAS 方案。但是多学科协作的主要

不足是每个专科会过多地将过于专业的方案纳入 ERAS 总体方案,使方案烦琐而难以实施。如何使学科之间围绕 ERAS 进行深度融合是研究的方向。

九、加强组织领导,组织试点先行,适时推广普及

ERAS 能够突破各种阻碍和束缚而得以推广应用,坚强的领导和有效的组织是取得成功的重要前提。成立院长亲自挂帅,相关科室主任为成员的领导小组,负责加速康复外科推广应用工作的决策部署和过程督导,可极大地推动推广应用的进程。同时,成立由各科室骨干力量组成的协调联络组,负责加速康复外科在各科室推广应用的具体组织实施,及时沟通,解决协作中遇到的问题。协调联络组还制订了详细的教学计划,一方面积极开展组内学习交流和专题研讨,另一方面不定期到各科室组织教学活动,充分发挥协调联络组成员在各科室的辐射作用。

ERAS 是一项系统工程,涉及诊疗活动的各个环节,且很多优化措施与传统观念相冲突。因此,ERAS 的推行必须循序渐进,经历一个较长的过程。经过深入研究和探索后,自行选择一个病区作为试点单元推行 ERAS。在确保诊疗质量和效果的前提下,根据该病区的经验,组织全院外科系统分别指定一个医疗小组,各遴选 1~2 个病种进行试点,在更大范围内验证加速康复外科的适用性和可行性,并进一步完善各类外科手术围手术期处理的优化措施。

从医学科学技术的发展历程看,最大限度地降低医源性伤害和保护患者生理功能已成为医疗活动所追求的目标。ERAS 适应了医学发展的趋势,必然具有更广阔的发展空间。我们要准确把握医学发展方向,采取有效策略,促进 ERAS 的应用和推广,使更多的医务人员认同和接受这一理念,经过前期的探索研究、宣教推动及组织试点,相应的诊疗措施和管理机制已相对完善,现已将 ERAS 逐步应用到外科系统的各个亚专业。虽然,这一理念的完全普及是一个较为漫长的过程,但是我们相信,他将给外科学治疗带来革命性的变化。

医护一体和多学科协作是加速康复外科顺利实施的保障,加速康复外科临床方案的规范化应用必将造福患者。加速康复外科从理念到实践的实施,必将达到"让手术不再痛苦,让患者不再害怕手术"的愿景。

总之,加速康复外科就是术前、术中、术后每个环节均要减少创伤应激,注重细节,让患者舒适,促进各器官功能快速康复的过程,需要多学科合作协调。不仅外科患者需要加速康复,所有的患者均需要加速康复,因此,要强调内科外科化、外科微创化、微创精准化,医技介入化、诊断分子化、手术日间化、治疗舒适化、康复快速化,医院智慧化、降本增效常态化。

(昆明医科大学第一附属医院　徐玉　王华伟

云南大学　王昆华)

02 第二章 围手术期患者的病理生理改变

第一节 水、电解质代谢紊乱

正常人体内的总水分占人体重的 45%~75%,正常青年男性由 60%~65% 的水和 35%~40% 的固体组成,青年女性由 50%~55% 的水和 45%~50% 的固体组成。女性体内水分较少是因为女性皮下脂肪较多,老年人体内水分下降的原因也是脂肪组织增多。消瘦者体内水分较肥胖者多。人体体液的分布存在 2/3 规则,即人体 2/3 的体重为水的重量;人体 2/3 的水为细胞内液,1/3 的水为细胞外液;2/3 的细胞外液存在于组织中,为组织间液(第一间隙),1/3 的水存在于血管内(第二间隙),为血液,以 Darrow-Yannet 图表示如下(图 2-1-1)。正常成人体液分布见表 2-1-1。

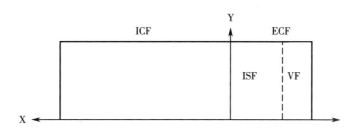

图 2-1-1 Darrow-Yannet 图示体液生理状态

细胞内液(intracellular fluid, ICF);细胞外液(extracellular fluid, ECF);组织间液(interstitial fluid, ISF);血液(vascular fluid, VF)。Y 轴代表渗透压,X 轴代表细胞内、外液容量。

表 2-1-1 正常成人体液量(70kg 为例)

体液成分	比例 /%	绝对值 /L	体液成分	比例 /%	绝对值 /L
总体水	60	42	组织间液	16	11
细胞内液	40	28	血浆量	4	3
细胞外液	20	14	血容量	7	5

手术、创伤等应激后水、电解质代谢出现紊乱,最基本的特点为水钠潴留。首先,在代谢抑制期,普遍存在血容量减少的现象,为了应对低血容量,机体最初的反应是减少皮肤、脂肪组织、肌肉及内脏器官的灌注,以保证心脏和脑的灌注。此时通过合理的液体治疗,这种状况可完全逆转,但是,如果在 24 小时内没有容积复苏,死亡将不可避免。随后出现的水钠潴

留是抗利尿激素（antidiuretic hormone，ADH）和醛固酮（aldosterone，ADS）释放增加的结果。Francis Moore 用钠潴留阶段（sodium retention phase）和钠利尿阶段（sodium diuresis phase）两个术语来描述创伤应激代谢起涨阶段的水和盐的抗利尿作用。容量感受器位于心房和肺动脉，渗透压感受器位于下丘脑的抗利尿激素神经元附近，当血容量减少和细胞外钠离子浓度增加所致渗透压升高时，感受器刺激下丘脑前部的视上核分泌抗利尿激素，抗利尿激素主要作用于肾脏的集合管和远端肾小管促进水分的重吸收。醛固酮主要作用于远端肾小管促进钠离子和碳酸氢盐重吸收以及钾离子和氢离子分泌，也能调整儿茶酚胺类物质对细胞的作用，从而影响细胞内外的钠钾交换。应激引起的蛋白质分解代谢导致大量细胞内钾离子进入细胞外液，引起血清钾浓度升高，损伤后，尿钠分泌可能下降 10~25mmol/24h，而钾分泌上升 100~200mmol/24h，在肾功能受损的情况下这种现象更为明显，钠和碳酸氢盐的潴留可能导致代谢性碱中毒和组织输氧障碍。在损伤或复苏后的最初几天，大多数患者表现为水肿，这种水肿是血管通透性增加和组织间胶体渗透压升高，致细胞内液和外源性的液体聚集于细胞外第三间隙的结果。

正常情况下，由于下丘脑、神经垂体及肾脏的调节作用，人体内水和电解质处于动态平衡状态，在一小范围内波动。如波动范围超越正常值，即为水、电解质代谢紊乱。常见的临床类型有水过多、水过少、低钾血症、高钾血症及其他电解质代谢紊乱等。

一、缺水

缺水实际上是体液的丢失。根据水和电解质特别是钠丢失的比例和性质，可分为：①高渗性缺水：缺水多于缺钠，血清钠高于正常范围，细胞外液呈高渗状态，又称原发性缺水；②等渗性缺水：水和钠按血浆正常比例丢失，血清钠仍维持在正常范围，细胞外液的渗透压也维持正常，又称急性缺水或混合性缺水；③低渗性缺水：缺水少于缺钠，血清钠低于正常范围，细胞外液呈低渗状态，有时又称慢性缺水或继发性缺水。不同性质缺水对血液红细胞的影响见图 2-1-2（文末彩插）。

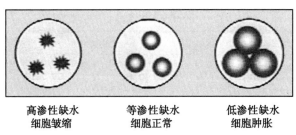

| 高渗性缺水 | 等渗性缺水 | 低渗性缺水 |
| 细胞皱缩 | 细胞正常 | 细胞肿胀 |

图 2-1-2 不同性质缺水对血液红细胞的影响

（一）病因

1. 高渗性缺水

（1）水摄入不足：①禁食；②意识障碍无法饮水；③中枢神经系统病变影响口渴中枢；

④口腔、咽喉及食管等严重病变不能饮水,或因梗阻水不能进入体内;⑤水源断绝。

（2）水丢失过多：①肾外失水,主要由皮肤、呼吸道失水而致,如大面积烧伤、广泛创伤、大手术及高热;②经肾失水,ADH 分泌不足,即垂体性尿崩症;肾性尿崩症,分先天性及获得性两种;肾脏疾病,泛指各种以肾间质损害为主的疾病。

2. 低渗性缺水

（1）胃肠道失水：如反复呕吐、腹泻、胃肠道长期吸引、胃肠胆胰瘘或慢性肠梗阻,造成消化液持续性丧失,伴有钠大量丢失。

（2）经肾失钠失水：①利尿剂应用,如噻嗪类、依他尼酸（利尿酸）、呋塞米及汞利尿剂;②肾脏疾病：以合并排水排钠过多的肾脏病变为主。

（3）糖尿病酮症酸中毒。

（4）肾上腺皮质功能减退：由于醛固酮、皮质醇等缺乏钠再吸收减少而引起,常伴血钾过高。

（5）局部失钠失水：如大面积烧伤、剥脱性皮炎等创面慢性渗液。

（6）大量出汗,只补充水分,未给钠盐。

3. 等渗性缺水

（1）消化液急性丧失：如大量呕吐和肠瘘等。

（2）第三间隙异常：如腹腔内或腹膜后感染、肠梗阻、大量胸腔积液及腹水。

（二）病理生理

1. 高渗性缺水 如大量出汗等（图 2-1-3）。

2. 低渗性缺水 如肾上腺皮质功能减退等（图 2-1-4）。

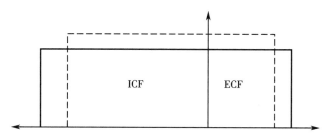

图 2-1-3 Darrow-Yannet 图示高渗性缺水之体液
实线代表生理状态,虚线代表脱水后状态。

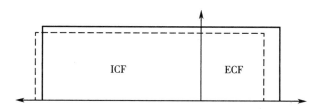

图 2-1-4 Darrow-Yannet 图示低渗性缺水之体液
实线代表生理状态,虚线代表脱水后状态。

3. 等渗性缺水 如肠梗阻等（图 2-1-5）。

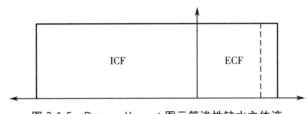

图 2-1-5 Darrow-Yannet 图示等渗性缺水之体液
实线代表生理状态，虚线代表脱水后状态。

（三）诊断要点

1. 高渗性缺水

（1）病史：有上述水摄入不足或失水过多的病史。

（2）临床表现：突出的表现是口渴。根据体液丢失程度可分为：①轻度失水，失水量为体重 2%~4%，主要表现是口渴；②中度失水，失水量为体重 4%~6%，除口渴外，尚伴三少一高（唾液少、汗液少、尿少及尿比重高），唇舌和皮肤干燥，皮肤弹性差，眼球下陷，心率增快；③重度失水，失水量超过体重 6%，除上述症状加重外，还可出现发热、代谢性酸中毒、血压下降，甚至休克，谵妄、昏迷。

（3）实验室检查：①血清钠 >145mmol/L，血浆渗透压 >320mOsm/L；②尿量少，尿比重高，尿钠正常；③血液浓缩：红细胞计数、血红蛋白量及血细胞比容轻度增高。

2. 低渗性缺水

（1）病史：有上述引起低渗性缺水的病史。

（2）临床表现：口渴不明显，主要表现为疲乏、表情淡漠、食欲不振及恶心呕吐。根据缺钠程度可分为：①轻度缺钠，疲乏、头晕、手足麻木，口渴不明显。尿钠、氯减少，血清钠 130~135mmol/L，或每千克体重缺氯化钠 0.5g；②中度缺钠，除上述症状外，尚有脉搏细速、血压不稳定或下降，脉压变小，浅静脉萎陷、视物模糊、站立性晕倒。尿量减少，尿液几乎不含钠和氯。血清钠 120~130mmol/L 以下，或每千克体重缺氯化钠 0.5~0.75g；③重度缺钠，患者意识不清、肌肉抽搐、肌腱反射减弱或消失、木僵，甚至昏迷。常发生休克。血清钠 <120mmol/L，或每千克体重缺氯化钠 0.75~1.25g。

（3）实验室检查：①血清钠 <135mmol/L，血浆渗透压 <280mOsm/L；②尿 Na^+、Cl^- 明显减少，尿比重低（<1.010）；③血液浓缩，红细胞计数、血红蛋白量、血细胞比容升高；④血尿素氮升高。

3. 等渗性缺水

（1）病史：有上述引起等渗性缺水的病史。

（2）临床表现：有缺水及缺钠表现，尿少、皮肤干燥松弛；恶心、呕吐，软弱无力，但患者不感口渴。体液丢失继续加大时，可出现血容量不足、甚至周围循环衰竭表现。

（3）实验室检查：①血清钠及血浆渗透压正常；②尿比重高；③血液浓缩，红细胞计数、血红蛋白量及血细胞比容明显增高。

（四）处理

1. 去除诱因 积极治疗引起缺水的各种原发病，去除诱因，注意患者每日出入水量平衡，从而预防缺水的发生和发展。

2. 补充液体

（1）补液量的计算：有如下 8 个公式，各有利弊，注意酌情选择应用。补液量（ml/24h）= ①体重（kg）×0.5ml/（kg·h）×24h+500ml/24h；②体重的第 1 个 10kg 每 kg 给水 100ml+ 第 2 个 10kg 每 kg 给水 50ml+ 超过 20kg 每 kg 给水 20ml；③体重（kg）×35ml/（kg·24h）；④125ml/h×24h（对老人、小儿可能水过量）；⑤体重丢失值（kg）×1 000ml；⑥血细胞比容上升值/血细胞比容正常值 × 体重（kg）×200；⑦血清钠上升值/血清钠实际值 ×600× 体重（kg）（高渗性缺水）；⑧血清钠下降值 ×1.3× 体重（kg）（低渗性缺水）。

（2）补液种类的选择

1）高渗性缺水：酌情补充 5% 葡萄糖溶液，5% 葡萄糖生理盐水或 0.45% 氯化钠溶液。有酸中毒者酌加 1.25% 碳酸氢钠或 1.86% 乳酸钠溶液；或采用生理盐水、5% 葡萄糖液及 5% 碳酸氢钠混合注射，三者比例为 10∶5∶1。

2）低渗性缺水：以补充高渗溶液为主。轻中度缺钠性缺水，可用 5% 葡萄糖盐水，重度者最好先输入胶体液维持其血液循环量，然后输入高渗氯化钠。补钠量（mmol）= 体重（kg）× 血清钠下降值 ×0.6（男）或 0.5（女）。

3）等渗性缺水：应补充等渗盐水，最好是平衡盐水。

（3）补液的实施：补液的实施应该考虑当日生理需要量、昨日额外丧失量及已丧失量。补液路径以胃肠道为首选，重度失水则必须从静脉补给。补液速度原则上是先快后慢，中重度失水一般在开始 4~8 小时内输入补液总量的 1/3~1/2，其余 1/2~2/3 在 24~48 小时内补足，并根据病情的轻重缓急、重要器官功能状态及治疗反应等情况予以调整。

3. 其他对症处理 如其他电解质补充及维持酸碱平衡。

二、水过多

指各种原因导致的以水分在体内潴留为主的一组疾病，又称水中毒或稀释性低血钠。

（一）病因

1. ADH 分泌或注入过多。

（1）手术、创伤、感染及麻醉等应激。

（2）缺钾。

（3）镇痛剂。

（4）ADH 不恰当分泌过多综合征。

（5）治疗尿崩症时 ADH 用量过多。

2. 肾血流量及肾小球滤过量不足,排水困难。

(1)急性肾小球肾炎、晚期慢性肾炎急性肾衰竭少尿期。

(2)顽固性充血性心衰、肝硬化腹水、肾病综合征等。

(3)肾上腺皮质功能低下。

3. 水入量过大 如低渗性缺水输入大量不含钠溶液。

(二)病理生理

如图 2-1-6 所示。

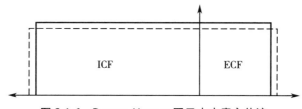

图 2-1-6 Darrow-Yannet 图示水中毒之体液

(三)诊断要点

1. 病史 有上述引起水过多的原因。

2. 临床表现 一般表现为皮下组织水肿,尿量增多,尿比重降低。严重者可出现肺水肿和脑水肿。肺水肿主要表现为气急,咳泡沫痰。脑水肿主要表现为头痛、失语、精神错乱、定向障碍、嗜睡、躁动谵妄,甚至昏迷,如出现脑疝,则可致呼吸心搏停止。

3. 实验室检查

(1)血浆渗透压、血清钠明显降低。

(2)血液稀释,红细胞计数、血红蛋白量、血细胞比容及血浆蛋白量均降低。

(3)尿比重低,尿钠量高。

(4)血尿素氮正常。

(四)处理

1. 去除诱因 原发疾病治疗是治疗水中毒的根本措施。

2. 限制水摄入 暂禁水,进干食。

3. 促进水排出 以袢利尿剂最好,呋塞米 20~40mg 或利尿酸 25~50mg 静注。也可用渗透性利尿剂,20% 甘露醇或 25% 山梨醇 200ml 静滴。

4. 纠正细胞内低渗状态 3% 氯化钠 6ml/kg 静滴,密切监测血清钠浓度。

5. 对症处理 防治脑水肿、肺水肿,保护器官功能。

三、老年人缺水

(一)老年人液体需要量

老年人每日液体需要量为 30ml/kg,约为 1 500~2 000ml。但应考虑年龄、性别、肥胖及肾脏与心脏疾病等问题。在老年人群中,3% 总水量减少即可导致严重的脱水。

（二）老年人缺水情况现状

社区和护理院老年人大部分存在轻至中度缺水,由此引发的肾衰、压疮、便秘、泌尿系感染、急性意识障碍及呼吸系统感染等事件的发生率较高,甚至导致死亡。与此同时,缺水造成的血黏度增高,增加了深静脉血栓形成及心肌缺血等疾病的发生率。

（三）老年人缺水的危险因素

导致缺水的危险因素很多,且随个体差异而有所变化。

1. 个体差异

（1）年龄:随着年龄增长,肾功能、尿浓度、渴感及醛固酮分泌等均下降,造成机体总水量下降,对低血容量和低血压的代偿功能下降,最终导致缺水。

（2）性别:女性体脂含量高,更易发生缺水。

（3）种族:非洲裔美国老人有着高出平均人群 1.5~2 倍的缺水概率。

（4）肥胖:脂肪组织不含水,故肥胖老人更易出现缺水。

2. 环境改变应激综合征 新入住社区护理院或医院的老年人较易出现焦虑、厌食、疑惑及社会隔离等情况,这些最终导致营养不良和缺水的发生。

3. 生理状态

（1）营养不良:人体每日水需要量的 70% 由日常饮食提供,一杯麦片粥约含水 160ml,200g 酸奶约含水 160ml。40%~70% 住院老人存在轻度营养不良,其营养不良多由饮食摄入减少所致,因此,这些老人也容易出现缺水。

（2）糖尿病:患糖尿病的老人更易发生缺水,因为其血糖升高,导致血浆渗透压升高,继而出现渗透性利尿,最终导致缺水。

（3）肾功能改变:随着年龄增加,尿液浓缩功能下降,导致水分排出增加,从而引发缺水。

（4）药物和利尿剂的应用:利尿剂、血管扩张药、β1 受体拮抗剂、醛固酮受体拮抗剂及 ACEI 等药物均可直接影响水电解质平衡,从而导致缺水。

（5）慢性缺水:慢性缺水的老人,小量生理应激即可导致急性缺水。社区护理中心 33% 的老人每日摄水量小于 1 000ml,其血尿素氮 / 肌酐大于 20/1,血钠浓度常大于 145mEq/L,都可能存在慢性缺水。

4. 非显性失水增加 生理状态、环境及药物等因素可导致发汗的增加,增加缺水的危险。此外,高血糖、感染、发热、呼吸频率加快、环境温度过高都会增加机体非显性失水。

5. 液体摄入减少 意识障碍、吞咽障碍及患口腔疾病的老年人中,由于疾病所造成的液体摄入减少,可最终导致缺水。

（四）老年人缺水的防治策略

预防的重要性胜于治疗。成功的防治需要医疗、护理及饮食等多个方面共同努力。摄食情况、血压、脉搏、平均动脉压、呼吸频率及尿比重等指标可作为监测机体是否存在缺水的参考。缺水防治策略有如下几点：①尽管在其不渴的时候，也要鼓励老人多喝水；②护理人员和家属需及时发现老年人日常行为和意识的改变；③护士需及时合理给老人补充液体，口服补液或静脉补液均可；④找出老年人食欲减退的原因；⑤多喝水（每 1~2 小时补充 1 次），少喝酒或含咖啡因饮料；⑥鼓励在非用餐时间饮用饮料；⑦提供冰块和含水量丰富的食物；⑧吸管和大杯方便老年人使用，贴提醒标示；⑨检查现场环境是否适宜。老年人缺水所导致的各种问题是可以预防的，成功预防老年人缺水，不仅减少了个人不良后果的发生，同时也大大降低了社会医疗开支。

四、低钾血症

血清钾 <3.5mmol/L 为低钾血症。此时体内钾总量多数减少；少数正常，但分布异常。

（一）病因

1. 摄入不足　如禁食、厌食或因其他原因不能进食，补液时未补充钾。

2. 损失过多

（1）经消化道丢失：呕吐、腹泻、持续胃肠吸引、肠胆胰瘘及慢性感染性肠炎等。

（2）经肾丢失：由于肾上腺皮质激素具有潴钠排钾作用，故原发性或继发性醛固酮增多症、皮质醇增多症、肾上腺性变态综合征以及长期使用肾上腺皮质激素的患者均有不同程度的尿路失钾；以肾小管功能障碍为主的疾病，长期使用利尿剂，尤其是噻嗪类利尿剂，如氢氯噻嗪，患者均有不同程度的尿路失钾。

（3）经皮肤丢失：大量出汗。

3. 分布异常　细胞外液稀释、胰岛素的作用、碱中毒、家族性周期性麻痹及棉籽油中毒等，大量钾离子进入细胞。

（二）诊断要点

1. 病史　有钾摄入不足，排出过多或分布异常的病因存在。

2. 临床表现　表现为骨骼肌、平滑肌及心肌失去正常收缩力，引起一系列症候群。

（1）神经肌肉：肌肉呈无力状态，以四肢肌肉最为突出，重者可有松弛性肌瘫痪，腱反射消失。先后次序为：四肢肌肉→躯干→呼吸肌。

（2）消化道：以运动功能障碍为主要表现，如口苦、腹胀及肠麻痹。

（3）心血管：传导和节律异常，尤其是异位搏动为主。

（4）中枢神经：呈抑制状态，如倦怠、嗜睡、抑郁及反应迟钝，严重者意识不清。

（5）其他：如细胞内酸中毒和细胞外低氯低钾性碱中毒等。

3. 实验室检查

（1）血清钾 <3.5mmol/L，血气分析提示代谢性碱中毒。

（2）尿氯 >20mmol/L，尿呈酸性。

（3）心电图：早期出现 T 波降低、变宽、双相或倒置，随之出现 S-T 段降低、Q-T 间期延长及 U 波。但低钾血症患者不一定出现心电图改变。

（4）肠电图：频率与振幅均低于正常人。

（三）处理

1. 去除诱因 应尽早治疗造成低钾血症的原发疾病，以减少或终止钾的继续丧失。

2. 补充钾盐

（1）口服：以口服钾盐较为安全，首选 10% 氯化钾溶液 30~60ml/d，分 3~4 次服用，将其加入果汁或牛奶中饭后服用，可减少对胃肠道的刺激；亦可用 10% 枸橼酸钾溶液，此药对胃肠道刺激小，用法与氯化钾相似。

（2）静脉滴注：用于急、重症患者及不能口服或口服未奏效者，具体如下：①剂量，根据缺钾程度而定，轻度缺钾（血钾低于 3.5mmol/L），每日补充氯化钾 3.0g；中度缺钾（血钾 2.5mmol/L 左右），每日补充氯化钾 6.0g；重度缺钾（血钾 1.5mmol/L 左右），每日补充氯化钾 9.0g。即轻∶中∶重约为 3∶6∶9。②速度，以 1~1.5g/h 为宜或不超过 20mmol/h，每日补钾量则不宜超过 100~150mmol。只能静滴，绝对不能将 10% 氯化钾静脉推注。③浓度，每升溶液中含氯化钾不超过 3g。④停药，钾进入细胞内较慢，故需补钾 2~3 天。血钾达到 3mmol/L 以上后，改口服维持治疗 1 周左右。⑤注意，尿量 >700ml/d（或 30ml/h）时补钾较为安全，肾功能不良而需补钾者，应严密监测。

3. 其他对症处理 包括纠正酸碱平衡失调、抗休克及纠正心律失常等。

五、高钾血症

血清钾 >5.5mmol/L 时，称高钾血症。

（一）病因

1. 排出减少 肾衰竭，肾上腺皮质功能减退，长期使用大量保钾利尿剂，长期限制钠摄入，其他肾脏病伴排钾功能减低。

2. 摄入过多 肾功能不全时大量摄入钾盐，服用含钾药物，大量输入库血。

3. 分布异常 大量溶血，酸中毒，严重组织创伤，急性肺、肾衰竭，淋巴瘤及白血病化疗等，都可使细胞内钾外移。

4. 血液浓缩 脱水、失血，尤其是休克状态，血钾可因细胞外液浓缩而增高。

（二）诊断要点

1. 病史 有引起高钾血症的原因。

2. 临床表现 为兴奋性增强表现，主要局限于心血管和胃肠道，无特征性症状：

（1）胃肠道：恶心、呕吐、阵发性腹痛及腹泻。

（2）心血管：患者有微循环障碍，如皮肤苍白、发冷、发绀及低血压等，心跳缓慢或心律不齐也常出现，甚至发生舒张期心搏骤停。

3. 实验室检查

（1）血清钾 >5.5mmol/L。

（2）心电图：典型改变为 T 波高而尖，QRS 增宽，S-T 段下降；血钾进一步升高时，T 波消失，心脏传导阻滞，心脏舒张期停搏。高钾血症患者几乎都有心电图改变。

（三）处理

1. 去除诱因　立即停用含钾药物、食物及潴钾利尿剂，积极治疗引起高钾血症的原发疾病。

2. 降低血钾　有多项措施，根据病情轻重缓急加以选择。

（1）促进血钾转移：暂时将血钾转移入细胞内，具体措施有三种：①钙盐，10% 葡萄糖酸钙 10ml 静脉缓慢（3~5 分钟）注射，或 10% 氯化钙 10ml 静脉缓慢（10 分钟）注射，一日数次。可在数分钟内起作用；②高渗碱溶液，11.2% 乳酸钠或 5% 碳酸氢钠溶液 60~100ml 静脉注射，继之 100~200ml 静脉滴注，每分钟 30~60 滴。可在数分钟内起作用；③葡萄糖加胰岛素，25% 葡萄糖 100~200ml，每 3~4g 葡萄糖加 1U 胰岛素，静脉滴注。必要时 3~4 小时内重复使用。可在 1 小时内起作用。

（2）促进血钾排出：具体措施如下。①利尿排钾，用呋塞米、利尿酸或双氢克尿噻类。起作用较慢，需要数小时；②肠道排钾，阳离子交换树脂，成人每日 40~80g，分多次口服，也可加 10% 葡萄糖溶液 200ml 作保留灌肠。起作用较慢，需要数小时，但灌肠比口服快；③透析排钾，肾衰竭而血钾 >6.5~7.0mmol/L 或上述措施无效者，应及时采用透析疗法，其中以腹膜透析较好。可在 1 小时内起作用。

3. 其他对症处理　如抗心律失常。

六、其他电解质代谢紊乱

人体血液内重要电解质还有钙、镁等，其代谢紊乱较为少见，这里不作介绍。

（首都医科大学附属北京世纪坛医院　石汉平）

第二节　酸碱平衡失调

生理状态下，尽管体内不断有酸性或碱性物质进入及产生，但机体可借助缓冲系统、肺、肾等调节机制，将人体血液 pH 值稳定在 7.35~7.45。任何原因引起的体内酸性或碱性物质过多或过少，使机体不能维持这一正常的生理平衡状态，即称为酸碱平衡失调。人体酸碱平衡的调节机制如图 2-2-1 所示，四种酸碱平衡失调基本特点见表 2-2-1。

一、呼吸性酸中毒

呼吸性酸中毒是肺泡通气功能减弱，不能充分排出体内生成的 CO_2，使血液 PCO_2 升高而引起的高碳酸血症。

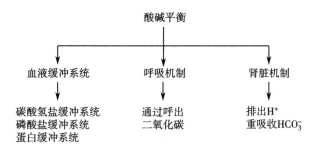

图 2-2-1　人体酸碱平衡的调节机制

表 2-2-1　四种酸碱平衡失调的基本特点

	呼吸性酸中毒	呼吸性碱中毒	代谢性酸中毒	代谢性碱中毒
原因	CO_2 潴留	CO_2 排出过多	固定酸潴留 碳酸氢盐丧失	固定酸丧失 碳酸氢盐增加 钾消耗
疾病	吗啡抑制呼吸中枢，CNS 损伤，肺疾病：肺气肿、肺炎	过度通气：如剧烈疼痛、情绪不安，辅助通气，脑炎	糖尿病，氮质血症，乳酸堆积，饥饿	胃吸引，碳酸氢盐利尿药摄入过多
$BHCO/H_2CO_3$	分母增大 比值 <20∶1	分母减少 比值 >20∶1	分子减少 比值 <20∶1	分子增大 比值 >20∶1
代偿机制	肾脏：碳酸氢盐重吸收，H^+ 排泌，氨合成增加，Cl^- 转移入 RBC	肾脏：碳酸氢盐排泄，H^+ 重吸收，氨合成减少	肺（快）：频率增快，深呼吸肾（慢）：同呼吸性酸中毒	肺（快）：频率减慢，深呼吸减肾（慢）：同呼吸性碱中毒

（一）病因

1. 呼吸中枢抑制

（1）心脏停搏或阿 - 斯综合征反复发作。

（2）颅脑损伤、颅内占位性病变引起的脑水肿、脑疝；脑炎、脑膜脑炎及脑血管意外累及呼吸中枢。

（3）麻醉过深、药物中毒及某些化学物质中毒，如吗啡类药物中毒。

2. 呼吸肌麻痹

（1）周期性瘫痪及严重失钾。

（2）重症肌无力、肌营养不良性侧束硬化症及急性脊髓灰质炎等。

（3）高位脊髓压迫、创伤等。

3. 呼吸道阻塞

（1）溺水、异物、痰液、咯血或呕吐物等阻塞气道。

（2）哮喘持续状态及各种原因所致的喉痉挛、水肿等。

（3）气管外压迫。

（4）过度肥胖症,如睡眠呼吸暂停综合征。

4. 胸部病变

（1）弥漫性肺组织病变:慢性阻塞性肺疾病、肺炎、肺脓肿、肺梗死、过敏反应性肺组织病变、广泛肺结核、重度肺不张等。

（2）急性胸膜病变:胸腔积液、气胸、液气胸及血胸等。

（3）胸壁病变:胸部外伤、胸廓病变及反常呼吸等。

（二）诊断要点

1. 病史 有引起呼吸性酸中毒的病因依据。

2. 临床表现 呼吸困难是突出表现。晚期可见呼吸循环功能抑制,有谵妄、抽搐及昏迷等症状。

3. 实验室检查

（1）血 pH 值降低。

（2）PCO_2 升高。

（3）标准碳酸氢盐(standard bicarbonate, SB)正常;代偿时,实际碳酸氢盐(actual bicarbonate, AB)及 SB 均升高,但 AB>SB。

（三）处理

1. 消除病因,如抗感染、支气管解痉、抗过敏等。

2. 保持呼吸道通畅,改善换气功能,消除 CO_2 潴留,必要时行气管内插管、机械辅助呼吸。

3. 必要时应用呼吸兴奋剂。

4. 严重患者可用碱性药物,如碳酸氢钠,THAM 可通过血 - 脑屏障。

5. 纠正水、电解质紊乱,尤其注意高血钾的纠正。

6. 氧疗,注意高浓度氧对呼吸的抑制作用。

二、呼吸性碱中毒

呼吸性碱中毒是肺泡通气过度,体内生成的 CO_2 排出过多,使血液 PCO_2 降低而引起的低碳酸血症。

（一）病因

1. 癔症。

2. 高热、昏迷:如脑炎、脑膜炎、肺炎及脓毒症等有高热伴脑部病变者更易发生。

3. 中枢神经性疾病和创伤等。

4. 人工呼吸机治疗后。

5. **其他** 如肝功能衰竭、药物中毒、高温环境及高原缺氧等。

（二）诊断要点

1. 病史 有引起呼吸性碱中毒的病因依据。

2. 临床表现　一般无症状。临床可见头晕、恶心及呕吐；四肢发麻，手足搐搦。严重者可致强直性痉挛。

3. 实验室检查

（1）血 pH 值增高。

（2）PCO_2 降低。

（3）SB 代偿性下降。

（三）处理

1. 治疗原发病，防止各种过度通气发生。

2. 减少 CO_2 排出　用纸袋或长筒罩住口鼻，以增加无效腔；严重者可以用药物抑制自主呼吸，或以气管插管实施人工呼吸，适当减慢呼吸频率、降低潮气量。

3. 增加 CO_2 供给　试用含 5% CO_2 的氧气吸入。

4. 对症处理　酌情使用镇静剂及钙剂。

三、代谢性酸中毒

代谢性酸中毒是最常见的一种酸碱平衡紊乱，由体内 $[HCO_3^-]$ 减少引起。

（一）病因

1. 酸性物质产生或摄入过多

（1）糖尿病、饥饿及急慢性酒精中毒所致酮症酸中毒。

（2）休克、组织缺氧、糖尿病、恶性肿瘤、肝肾衰竭、药物及先天性代谢紊乱等所致乳酸性酸中毒。

（3）高热、休克、惊厥、创伤、感染及缺氧等致代谢亢进。

（4）摄入酸性物质或酸性前体物质增多。

2. 酸排泄减少

（1）肾功能不全及肾小管性酸中毒。

（2）高钾饮食。

（3）碳酸酐酶抑制剂等的应用。

3. 碱性物质丢失过多　常见于严重腹泻、小肠吸收不良、肠胆胰瘘及大面积烧伤等。

（二）诊断要点

1. 病史　有引起代谢性酸中毒的病因依据。

2. 临床表现　呼吸深快是突出表现，呼气中可有酮味。轻者可无症状；严重者可有眩晕、恶心、呕吐、腹痛，甚至谵妄及昏迷。

3. 实验室检查

（1）血 pH 值降低。

（2）SB 降低。

（3）PCO$_2$ 可代偿性下降。

（4）碱过剩负值增大。

（5）尿呈酸性,尿酮体可呈阳性,血氯常增高。

（三）处理

1. 病因治疗 消除引起代谢性酸中毒的原因。

2. 调节水、电解质平衡 轻症患者经此治疗多可恢复。

3. 中和酸中毒 重症患者及经上述治疗未能恢复者应考虑补充碱性液,先给予计算量的一半,根据血气分析结果再行进一步处理。

（1）碳酸氢钠:作用确切,疗效迅速,最常用。可用下列公式计算剂量:①NaHCO$_3$（mmol）=（27-HCO$_3^-$ 测定值）× 体重 ×0.2;②5% NaHCO$_3$（ml）=CO$_2$ 结合力下降值（Vol%）× 体重 × 0.133。

（2）乳酸钠:缺氧,肝、肾功能不全等乳酸性酸中毒时不宜应用;高钾血症及普鲁卡因胺,奎尼丁引起的严重心律失常伴有酸中毒者较好。可按下式计算剂量:11.2% 乳酸钠（ml）=CO$_2$ 结合力下降值（Vol%）× 体重 ×0.089。

（3）三羟甲基氨基甲烷（THAM）:THAM 适用于代酸,呼酸及混合性酸中毒,不含钠,但刺激性较大。剂量可按下式估算:3.6% THAM（ml）=CO$_2$ 结合力下降值（Vol%）× 体重 ×0.89。

4. 对症处理 维护肺、肾功能,提高自身代偿能力。

四、代谢性碱中毒

由体内［HCO$_3^-$］增多引起。

（一）病因

1. 酸丢失过多

（1）幽门梗阻、肠梗阻伴剧烈呕吐、胃肠减压等致胃液大量丢失,是代谢性酸中毒的最主要原因。

（2）有机汞、呋塞米、利尿酸或氯噻嗪类利尿剂,可抑制近曲肾小管 Cl$^-$ 再吸收,引起低氯性碱中毒。

2. 碱摄入过多

（1）直接输入过量碱性药物,如碳酸氢钠。

（2）大量输入血液、乳酸林格液,其中的枸橼酸、乳酸盐可代谢成碳酸氢盐。

（3）治疗某些疾病长期服用碱性药物。

（4）肾小管回吸收碱过多,如甲状旁腺功能减退、高钙血症及慢性呼吸性酸中毒代偿时。

3. 酸碱分布异常 各种原因造成血钾降低时,由于 K$^+$-H$^+$ 交换,引起细胞内酸中毒、细胞外碱中毒;同时,远曲肾小管回吸收 HCO$_3^-$ 增加,也引起细胞外碱中毒。

（二）诊断要点

1. 病史　有引起代谢性碱中毒的病因依据。

2. 临床表现　呼吸浅慢,神经肌肉应激性增高症状,如:手足发麻和腱反射亢进搐搦等。

3. 实验室检查

（1）血 pH 值升高。

（2）SB 升高。

（3）PCO_2 可代偿性升高。

（4）碱过剩呈正值。

（三）处理

1. 病因治疗　消除上述引起代谢性碱中毒的原因。

2. 对症治疗

（1）轻症患者,补充足量生理盐水即可。

（2）重症（pH>7.6）患者,可口服氯化铵 1~2g,每日 3~4 次,或静脉滴注酸性药物,如 2% 氯化铵、0.1mol 盐酸、盐酸精氨酸。

（3）低氯低钾者,补充氯化钾。

（4）手足搐搦时适当补充钙剂。

五、酸碱平衡失调血气分析诊断要点

（一）血气分析主要指标正常值（表 2-2-2）

表 2-2-2　血气分析主要指标正常值

指标	正常值范围	平均值
pH	7.35~7.45	7.4
SB［HCO_3^-］	22~27mmol/L	24mmol/L
PCO_2	4.5~6.0kPa（34~45mmHg）	5.33kPa（40mmHg）

（二）酸碱平衡失调诊断次序（表 2-2-3）

表 2-2-3　酸碱平衡失调诊断次序

	酸中毒	碱中毒
pH	↓	↑
呼吸性 PCO_2	↑	↓
代谢性 HCO_3^-	↓	↑

注:↓降低,↑升高,下表相同。

对任何血气分析结果的判断,首先观察 pH 结果:正常、酸中毒或碱中毒,然后观察 SB 及 PCO_2 结果,做出酸碱平衡失调类型的诊断。

(三)酸碱平衡失调的血气分析特点(表 2-2-4)

表 2-2-4　酸碱平衡失调的血气分析特点

失调类型	pH	PCO_2	HCO_3^-
急性代谢性酸中毒	↓↓	−	↓↓
慢性代谢性酸中毒	↓	↓	↓
急性代谢性碱中毒	↑↑	−	↑↑
慢性代谢性碱中毒	↑	↑?	↑
急性呼吸性酸中毒	↓↓	↑↑	−
慢性呼吸性酸中毒	↓	↑↑	↑
急性呼吸性碱中毒	↑↑	↓↓	−
慢性呼吸性碱中毒	↑	↓↓	↓

注:− 无变化,↑↓升高或降低,箭头数量多少代表程度轻重。

代谢性酸碱平衡失调时,pH 与 PCO_2、HCO_3^- 的变化方向一致;呼吸性酸碱平衡失调时,pH 与 PCO_2、HCO_3^- 的变化方向相反。

(四)混合型酸碱平衡失调的血气分析特点(表 2-2-5)

表 2-2-5　混合型酸碱平衡失调的血气分析特点

类型	pH	PCO_2	HCO_3^-
呼酸 + 代酸	↓↓	↑	↓
呼碱 + 代碱	↑↑	↓	↑
呼酸 + 代碱	±	↑	↑
呼碱 + 代酸	±	↓	↓
代碱 + 代酸	±	±	±
呼酸 + 代酸 + 代碱	±	±	±
呼碱 + 代酸 + 代碱	±	±	±

注:↑↑、↓↓变化显著,± 变化不定。

PCO_2 与 HCO_3^- 的变化方向一致时可能是单纯性或混合性酸碱平衡失调;PCO_2 与 HCO_3^- 的变化方向相反时,肯定是混合性酸碱平衡失调。

由于 PCO_2 不可能同时升高与降低,所以呼吸性酸中毒与呼吸性碱中毒不可能混合存在。

在混合型酸碱平衡失调诊断中,pH 起主要作用,PCO_2 与 HCO_3^- 起次要作用;在 PCO_2 与 HCO_3^- 均升高的情况下,pH 升高说明代谢性碱中毒起主导作用,pH 降低说明呼吸性酸中毒起主导作用;在 PCO_2 与 HCO_3^- 均降低的情况下,pH 升高说明呼吸性碱中毒起主导作用,pH

降低说明代谢性酸中毒起主导作用。

（五）酸碱平衡失调条形诊断图（图 2-2-2）

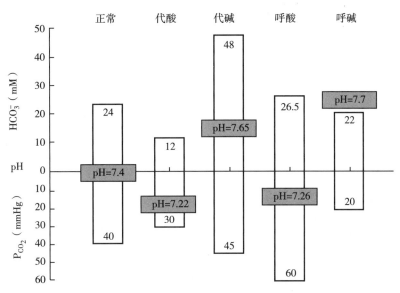

图 2-2-2　酸碱平衡失调条形诊断图

条形诊断图直观，但是不能显示混合型酸碱平衡失调，也不具备计算功能。

（六）酸碱平衡失调 Devenport 诊断图（图 2-2-3）

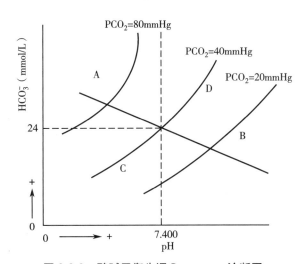

图 2-2-3　酸碱平衡失调 Devenport 诊断图

　　Devenport 图可明确诊断各种类型酸碱平衡失调，还可根据已知的任何两个变量，计算出另一变量的实际值。根据血浆 PCO_2 与 HCO_3^- 值在图中作一点（交叉），即可明确诊断酸碱平衡失调的类型。图中 A、B、C、D 点分别为呼吸性酸中毒、呼吸性碱中毒、代谢性酸中毒及代谢性碱中毒。

（首都医科大学附属北京世纪坛医院　石汉平）

第三节 外科代谢改变

1942 年 David Cuthbertson 首次描述了应激时的代谢改变,他使用"退潮"(ebb)和"涨潮"(flow)两个词语(也称为"衰退/抑制"和"亢进")来描述创伤后的代谢抑制与亢进两个阶段。人们早已知道,多种刺激因素,如动脉压、静脉压、动静脉血流量、渗透压、pH 及动脉血氧含量的变化;疼痛、焦虑、感染及组织损伤所产生的毒性介质等,均可激发代谢改变。围手术期,上述刺激信号抵达下丘脑,进而促进神经递质释放和肾上腺皮质激素合成,引起代谢改变。从进化生理学的角度看,代谢改变是一种保存血容量的反应,在这一过程中,机体旨在尽快止血,提高血流灌注压,提高氧输运,排出代谢废物。代谢改变和反应可以看作是机体对外界不良刺激的防御和逃逸反应,但是若持续时间过长,患者并发症和死亡风险均升高。

随着生理学和生物数学的发展,人们认识到,应激是在这一复杂网络中发生的动力学反应,机体的多个系统参与其中。从网络的角度看,危重病时,患者的代谢处于快速变化中,其物理学本质是代谢谱的轨道。从这个意义上说,目前没有任何方式可以逆转这种复杂代谢变化,但对其进行深入认识将有可能发展一些新的治疗策略来降低风险。

一、应激

应激是生理学和神经内分泌学中的术语,是指机体突然受到强烈有害刺激时,交感神经-肾上腺髓质系统的适应性反应。从这个定义上看,围手术期患者处于此状态下。交感神经-肾上腺髓质系统产生的各种化学信号是机体对物理损害、机械作用、化学改变及情感事件作用的结果。机体对这些因子的反应取决于它们的强度及持续的时间以及机体的基础代谢-营养状况。在中枢神经系统中,下丘脑血管周围的神经因子精细调控促肾上腺皮质激素释放激素(CRH)的释放和激活下丘脑-垂体-肾上腺轴(HPA)。同时,大脑将信号转导至自主神经系统,后者诱生出一个整体应答。当认知和情感被激活时,其他功能包括觅食和性行为将受抑制。此外,胃肠道功能和免疫/炎性反应被激活。

(一)应激病理生理研究简史

19 世纪末,人们认识到疾病状态下氮的排泄增加,从而产生了负氮平衡概念。此后,Dubois 发现体温与代谢率之间存在直接关系,体温每升高 1℃代谢率将升高 13%。20 世纪早期,英国病理学家 David Cuthberston 爵士观察了长骨骨折患者的代谢变化。他的研究源自当时矫形外科医生提出的问题:对于胫骨骨折的患者,为何会出现延迟愈合。虽然他认为该研究并未找到延迟愈合的根本原因,但却提出了更基本的问题:他发现在胫骨骨折的患者尿液中,尿钙、磷、硫及氮的排出高于期望值,进一步考察,最终发现了创伤后蛋白高分解、同时代谢率升高现象。后来,哈佛大学生理学家 Walter Cannon 发现,疾病状态下体内儿茶酚胺水平升高的过程是由自主神经系统调控的,从而揭示了 Cuthberston 所观察到的机体生理反应的机制之一。而后,肾上腺皮质激素被认为是介导蛋白质分解代谢的主要调控信号。

那么,又是什么信号启动了肾上腺皮质激素的分泌? 1959 年,Hume 等人进行了动物实验研究,他们发现,手术切断动物的坐骨神经或脊髓后,即使动物的下肢受到严重创伤,其肾上腺素分泌没有增加。但是,对于坐骨神经和脊髓完好的动物,当下肢创伤发生后,其肾上腺素分泌明显增加。该研究表明,下丘脑 - 垂体 - 肾上腺(HPA)轴激活需要有传入神经的信号。

1979 年,Simon Allison 等在《新英格兰医学杂志》发表文章指出,创伤发生后,单独给予患者葡萄糖并不能改善负氮平衡,但同时静脉输注葡萄糖与胰岛素时(类似于后来的强化胰岛素治疗,将患者血糖水平维持在 4~8mmol/L),尿素排泄恢复到正常。这一研究证明了应激时存在胰岛素抵抗。

(二)应激状态下的代谢反应

1. 代谢衰退期和代谢亢进期 代谢衰退期于损伤后即开始,典型状态下可持续 12~24 小时,视损伤的严重程度和复苏的程度,该过程可持续更长时间。当组织灌注不足时,代谢衰退期表现得更为明显。此时,肾上腺髓质、中枢神经系统和交感系统释放大量肾上腺素与去甲肾上腺素,它们共同构成维持衰退期的信号。

此期的另外一个代谢特征是胰岛素抵抗。此时,高血糖症与损伤严重程度呈平行关系,其机制是由交感兴奋造成的儿茶酚胺释放,由其触发了肝糖原分解增加。

研究者们进一步通过动物实验和人体研究观察代谢衰退的其他重要表现:如合并大量失血的长骨骨折患者,往往存在血管收缩导致的损害,这种损害在单纯的出血性疾病里,诸如十二指肠溃疡出血,并未观察到。在另一项研究中,Childs 观察到外伤导致体温调节功能受损及寒冷刺激可诱导血管收缩。

心排出量升高,携氧能力及代谢底物的恢复,标志着代谢亢进期的开始,其包括分解代谢及合成代谢两个阶段。代谢亢进期的持续时间取决于损伤的严重程度、是否存在感染及并发症的发展。分解代谢高峰持续 3~5 天,然后在第 7~10 天消退,此后的几周内分解代谢逐渐被合成代谢取代。在代谢亢进期,胰岛素的释放增加,但儿茶酚胺、胰高血糖素及糖皮质激素水平的升高抵消了其对代谢的绝大部分影响。

上述激素水平的不平衡导致机体内的肌肉分解加剧和游离氨基酸的动员增加。同时,在各种信号作用下肝脏合成大量急性相蛋白。免疫系统也有类似的蛋白合成,这有助于修复损伤组织。尽管代谢亢进期既有合成代谢过程又有分解代谢过程,但总的结果却是蛋白质的丢失,以负氮平衡和脂肪储备下降为特点。这导致机体成分的全面调整,以蛋白质、碳水化合物、脂肪丢失及细胞外水腔隙的扩大为特征。

2. 葡萄糖和蛋白质代谢 饥饿时,输注葡萄糖可抑制肝脏的糖异生作用。创伤发生后,尽管循环中葡萄糖浓度较高,但糖异生仍占优势。肌肉蛋白质分解代谢所产生的氨基酸大部分被肝脏吸收用于生成葡萄糖,而不是用于产生能量。机体能量来源切换为脂肪。创伤患者其内生性葡萄糖占比很高,其原因可能是因为损伤组织对葡萄糖的需要增多。Douglas Wilmore 等的研究表明,严重烧伤患者烧伤侧肢体对葡萄糖的需要量是受伤较轻侧的 4 倍。同时,烧伤侧的肢体产生较多的乳酸,表明该部分组织主要进行无氧呼吸。乳酸重新被肝脏用于糖异生,即葡萄糖乳酸循环（Cori 循环）。

胰岛素是体内唯一的降低血糖的激素,也是唯一可同时促进三大能源物质（糖原、脂肪及蛋白质）合成的激素,并抑制糖异生。另一方面,具有分解代谢作用的激素,如儿茶酚胺类、可的松及胰高血糖素可促进糖原分解和葡萄糖异生。

总的来说,应激后通过一系列代谢过程,机体的肌肉大量分解,分解的氨基酸用于糖异生,而葡萄糖消耗减少,来源增加,致持续性的高血糖和高胰岛素血症共存。

二、碳水化合物代谢

碳水化合物（carbohydrate,CHOs）的化学定义为多元醇的醛或酮的衍生物。最基本功能是为机体代谢提供能量（4kcal/g）。葡萄糖是细胞最常用的供能物质,也是脑和其他一些神经组织及红细胞必需的供能物质。同时,碳水化合物又是 RNA、DNA、辅酶、糖蛋白及糖脂的重要组成部分。正常生理条件下,血中葡萄糖的浓度维持在一个狭窄范围（4~6mmol/L）,并受到多种机制的严格调控。这确保了血中葡萄糖的稳定供应,以满足脑对葡萄糖持续供能的需求。血糖浓度受代谢和激素机制的双重调控。调控血糖的主要激素是胰岛素、胰高血糖素及肾上腺素,糖皮质激素、甲状腺素及生长激素也起一定作用。

碳水化合物的代谢变化多与创伤、脓毒症、烧伤及外科手术等相关。尽管导致高代谢反应的精确机制并不完全明了,但总体上讲是在多种激素、细胞因子介导下发生的。应激导致的主要代谢变化是机体从将葡萄糖以糖原形式储存的合成代谢状态转变成分解代谢状态,并且能量消耗显著增加。为满足能量消耗增加的需要,机体的营养储备被动员以提供底物。在第一个 24 小时内机体的糖原储备被迅速消耗,此后脂肪和蛋白质储备被作为供能物质。尽管甘油三酯储备也被动员并被氧化供能,但他们并不能阻止蛋白质的分解代谢。与饥饿状态相类似,高分解代谢也会导致瘦体重的下降（代表蛋白分解）。应激时的糖代谢主要表现为：①应激性高血糖；②高乳酸血症；③糖异生活跃；④糖原合成受抑制；⑤胰岛素耐受（高胰岛素血症与持续的高血糖共存）。

应激的最初阶段,血中葡萄糖生成略增加,同时胰岛素水平下降。进入代谢亢进期后,血胰岛素水平持续升高,同时葡萄糖水平持续升高,表现为高血糖症和高胰岛素血症共存,提示胰岛素敏感性钝化。在创伤患者中进行的研究发现,肝葡萄糖生成的底物是 3- 碳前体化合物（3-carbon precursors）,包括甘油、丙酮酸、乳酸及氨基酸（谷氨酰胺和丙氨酸）等。乳酸来自于骨骼肌分解后的无氧代谢,其通过葡萄糖乳酸循环（Cori 循环）再利用生成葡萄糖。而丙氨酸则通过葡萄糖 - 丙氨酸循环重新生成葡萄糖。此过程经历了 3 个不可逆反应,即由己糖激酶、磷酸果糖激酶及丙酮酸激酶催化的不可逆反应。这在生理学上是极为不经济的。尽管内部的保护机制存在,在脓毒症期间可出现高血糖症。如前所述,Wilmore 等观察到在有脓毒症合并症的烧伤患者,葡萄糖生成减少,但在没有合并脓毒症的患者,其葡萄糖的生成却可维持正常水平。这表明,在败血症期间,机体可能产生阻止葡萄糖生成的因子,而非败血症的情况下却不出现。

在损伤的各个阶段均伴有拮抗激素如胰高血糖素、糖皮质激素及儿茶酚胺类的显著升高。胰高血糖素、肾上腺素及去甲肾上腺素为分解代谢激素,主要功能是刺激内源性葡萄糖产生。业已证明胰高血糖素为促进肝的糖异生作用和糖原分解作用的主要激素,而肾上腺素则主要促进糖原分解。可的松动员骨骼肌释放氨基酸,从而为肝脏的糖异生提供底物。儿茶酚胺类能刺激肝脏的糖异生和糖原分解,促进外周组织的乳酸生成,提高代谢率和促进脂解作用。

有证据表明损伤或感染的许多激素变化由多种细胞因子介导。肿瘤坏死因子(TNF)、白细胞介素 -1、2、6(IL-1、2、6)及干扰素 γ(ITF-γ)的研究较为透彻,其中 TNF 是损伤和感染发生后的众多反应的主要启动因子。

随着人们对应激时碳水化合物代谢的理解加深,以及对应激性高血糖危害的研究增多,近十年来,应激性高血糖管理的观念进入快速变化时期,期间至少发生了两次戏剧性的变化。第一次转变发生在 2006 年前后,这一年鲁汶大学的 Van Den Bergh 等通过随机对照试验(Leuven 研究)发现,将发生应激性高血糖危重病患者的血糖严格控制于正常值范围内(4.4~6.1mmol/L),可降低病死率和并发症风险。由于控制血糖是通过持续静脉泵入胰岛素及严密监测血糖实现的,因此该方法称为"强化胰岛素治疗"(intensive insulin treatment, IIT)。此后,该研究的结果被纳入欧美国家的主流危重病诊治指南中,IIT 得到认可和推荐。然而,后继的研究发现过量使用胰岛素与不良结局间存在相关性,强化胰岛素治疗本身可能造成的低血糖也是重要的不良反应。对于血糖控制的目标,在 Leuven 研究之后,不断有人提出挑战。2009 年,一项多中心大样本随机对照研究(NICE-SUGAR 研究)的结果,颠覆了 Leuven 研究的结论,这是第二次大的观念转变。在 NICE-SUGAR 研究中,纳入了 6 104 例成年危重病患者,患者被随机分为两组,常规血糖控制组(血糖控制目标 <10mmol/L)和强化胰岛素治疗组(血糖控制目标 4.4~6.1mmol/L)。研究发现,常规血糖控制组的患者,其病死率、低血糖发生率均显著低于强化胰岛素治疗组。上述结论在亚组分析中也同样显著(包括有基础性糖尿病的患者)。由于该研究在样本量和患者类型等设计因素方面已经超过了 Leuven 研究,同时考虑到接受强化胰岛素治疗的患者,低血糖的发生风险显著增高,而应用镇静药物及危重症患者,自身的昏迷状态使得低血糖症状难以及时发现,一旦发生低血糖,会使患者的病死风险显著升高,美国内分泌学会和美国糖尿病学会最终采纳了 NICE-SUGAR 研究,更新了 ICU 血糖管理指南。

2014 年,耶鲁大学发表了一个临床大数据研究,研究者对比了 NICE-SUGAR 研究发布前后，美国医院 ICU 住院患者血糖控制水平和相关不良反应的差别。该研究纳入了 40 万 ICU 住院日中的 200 万次血糖监测数据，以 2009 年 3~7 月为对比分析的时间节点，3 月之前的数据反映的是采用旧的基于强化胰岛素治疗指南的临床血糖控制情况；当年 7 月以后的数据反映的是基于 NICE-SUGAR 的临床血糖控制情况。研究结果表明，采纳 NICE-SUGAR 研究的证据后，美国 ICU 患者的总体血糖水平不仅没有升高，反而略有下降，且低血糖和严重高血糖事件数都明显较强化胰岛素方案为少。

基于这些最新证据，我国 2015 年修订的《中国糖尿病医学营养指南》中将危重病患者需要进行胰岛素干预的血糖水平设为 10mmol/L，胰岛素治疗的目标为：控制血糖水平在 7.8~10mmol/L。需要干预的低血糖标准：3.8mmol/L。

三、蛋白质与氨基酸代谢的变化

氨基酸作为蛋白质合成的原料，其在体内的合成和分解以及调控过程是生物化学和营养学研究的重点内容。另外，氨基酸还是卟啉、嘌呤、嘧啶及甲状腺激素等生物合成的前体，而其在生物体内分解产生的氨和碳骨架物质还参与糖脂肪代谢，由此三大类营养物质的代谢汇流到一起，让机体不仅能够适应环境中食物种类的巨大变化，还能维持相应的功能。在创伤、危重症状态下，机体的氨基酸代谢发生了巨大的扰动，理解这些扰动，对于设定适当的营养支持治疗目标，并促进患者快速康复十分重要。

（一）应激状态下的神经内分泌反应和代谢反应以及其对蛋白质代谢的影响

创伤、损伤及感染作为应激因素已为人所知，但是依其打击范围和程度不同，对机体造成的影响也不尽相同，从微创择期手术到严重的损伤，如严重烧伤和多系统损害，其病理生理和生物化学将呈现从中度到重度的反应，其中情况十分复杂和多变，既有局部影响，也有全身反应等多方面影响。对大多数外科患者而言，局部影响经合理的处理较易消除。相反，对全身的影响主要由局部损伤的性质和强度决定，并且在多数情况下表现相似，此种情况治疗较为棘手，同时也为影响生存的危险因素。在不同刺激的作用下，如休克、创伤、烧伤、脓毒症及胰腺炎等，患者发生全身炎性反应是有益的，并且随着病情的恢复而消失。然而，如果全身炎性反应过于强烈或持久，那么就有可能严重干扰蛋白质代谢，其结果是分解代谢或代谢亢进，导致急性蛋白营养不良，同时伴有免疫功能损害和症状不明显的多器官功能损害，包括急性肾衰竭。

损伤或烧伤的早期即存在蛋白消耗，这一现象在 20 世纪 70 年代即已被研究者发现，并认为儿茶酚胺类物质在其中发挥了重要作用。应激状态下患者的高分解代谢，都与葡萄糖生成及脂肪动员增加相关的肌肉蛋白水解升高、肝脏尿素生成有关。损伤和脓毒血症患者均表现为全身蛋白分解增加，同时伴有蛋白合成的轻度升高，导致负氮平衡。输注足量的氨基酸可在一定程度上提高蛋白质的合成比率，但蛋白分解的强度则并不因静脉输注营养物质而减轻。代谢率和氮的排泄与损伤的程度相关。

（二）手术及应激时机体蛋白质代谢扰动：负氮平衡

急性创伤后，骨骼肌分解很快发生，进而体重丢失，且瘦体重丢失更为明显。在此过程中，肾脏、肝脏及小肠等的疾患会产生叠加影响。瘦体重（lean body mass，LBM）的丧失，特别是体细胞质量（body cell mass，BCM）的丧失会导致机体的免疫系统受损，导致重症患者的发病率和死亡率增加。研究者非常重视慢性危重症状态时的肌肉减少症，这一临床上常见的蛋白分解代谢后果会显著升高患者的病死风险。人们发现，负氮平衡和肌肉组织减少与危重病的严重程度成正比。从这个角度看，营养支持治疗的主要目标可以视为尽力减少去脂体重的丢失。体蛋白的丢失与蛋白质合成和降解之间的失衡息息相关。近来的研究提示，负氮平衡反映的是机体整体上蛋白质的净损失。但器官与组织间的氮平衡也存在极大差异，甚至在一个特定器官中也存在细胞间的氮平衡差异。从动力学的角度看，危重病患者蛋白质代谢的特征是合成率和降解率都出现大幅增加，而合成率远低于降解率。

当损伤合并了急性肾功能损害时，尿氮排泄可达 35~40g/d，相当于丧失超过 1kg 的瘦体重。过去几十年中，研究者和医生们为改善此类患者的负氮平衡做了很多尝试，然而结果并不令人满意。有研究发现，在分解代谢的高峰期，即使给予较大量的氨基酸输入，其利用效率并不高。对于最初由于饥饿导致负氮平衡者，经过良好的营养支持可达到正氮平衡。然而，分解代谢剧烈的患者却不能通过营养手段达到正氮平衡，除非分解代谢的高峰期过去。动力学研究表明蛋白质的摄入量达 1.5g/（kg·d）时能改善氮平衡，但当给予量超过此限时，仅仅能提高蛋白质的合成和分解率，而不能改善氮平衡。

表 2-3-1 给出了一些临床场景下氮平衡的变化，严重烧伤患者的负氮平衡是最高的，比饥饿的健康人高 8 倍，而严重创伤患者则为正常的 6 倍，术后患者的氮平衡介于正常和创伤患者之间，并由手术的大小决定，胆囊切除患者的负氮平衡较全髋置换更为严重，脓毒症患者与胆囊切除患者的负氮平衡相当。正常人在禁食之前输注 5% 葡萄糖溶液可减少 50% 氮排泄（表 2-3-1）。没有脓毒症及没有手术或损伤的营养不良患者其氮的排泄率是正常者 2 倍，且为正常人禁食早期的 3 倍。

表 2-3-1　在输注 5% 葡萄糖期间的氮平衡

病理生理状态	氮平衡（均值 ± 标准差）	
	Mg/（kg·d^{-1}）	g/（70kg·d^{-1}）
严重烧伤	−380 ± 70	−27.0 ± 5.0
严重损伤	−260 ± 90	−18.0 ± 6.0
胆囊切除术后	−172 ± 47	−12.0 ± 1.3
脓毒症	−162 ± 84	−11.4 ± 5.9
全髋置换术后	−96 ± 25	−6.7 ± 1.8
单纯禁食 10~14 天	−30 ± 1	−2.1 ± 0.1

（三）蛋白质代谢的测量

目前没有很方便地适用于临床测量蛋白质分解代谢的方法，可用的一些方法如下，但需要指出，它们均较为烦琐、且价格昂贵，通常只用于科研：①氮平衡（nitrogen balance，NB）实验是经典的从整体上理解机体氮摄入与排出的方法，其通过测定机体摄入氮及排出氮来研究蛋白质代谢状况。实验室采集受试者的膳食和排出的二便以及体液，从而计算出摄入氮和排出氮的总量，二者相减可得到患者是处于负氮平衡还是正氮平衡；②通过给予放射性核素标记的氨基酸，进而测定其分解产物（CO_2、尿素及氨盐基）及其前体的放射性比率，绘制其在血、尿及呼出气体中的时效曲线，研究蛋白质循环的动力学变化；③通过测定尿 3- 甲基组氨酸含量或 3- 甲基组氨酸的动静脉血含量差来衡量肌肉蛋白分解率。

尽管在某些情况下，诸如肝脏和肾脏疾病等，存在蛋白质循环增强的现象。但大部分严重疾病或内分泌疾病，诸如大于 10% 的体表面积烧伤后、多发性肌炎、感染期间及肿瘤等严重损伤情况下，机体在相当长的一个时期内存在能量消耗增加和肌肉过度耗损现象。此时，整个机体呈现明显的负氮平衡，导致瘦体重消耗，蛋白质合成和分解减少，蛋白质循环受到抑制。在这些情况下，任何修复毁损细胞群的措施都应该针对提高肌肉蛋白的合成而不是减少蛋白质的分解。在烧伤和脓毒症期间测定 3- 甲基组氨酸的分泌量提示肌肉分解代谢的显著升高。有手术操作和伴随尿酮过多的外伤患者存在轻微升高或正常的 3- 甲基组氨酸分泌量。因此，创伤患者对外源性的氨基酸供给所产生的氮平衡和 3- 甲基组氨酸分泌等反应受到关注。较单纯给予能量底物相比，配有足量氨基酸和热卡的肠外营养能显著改善氮平衡。然而，对上述各种情况下 3- 甲基组氨酸分泌量的测定结果表明，骨骼肌的分解率没有明显的差异。这些比率显示，在蛋白质分解代谢升高的情况下，外源性营养支持对提高蛋白质的合成是有效的，并且提高蛋白质合成可改善氮平衡。

（四）损伤和感染反应状态下的血浆和肌肉氨基酸变化

1. 血浆氨基酸　尽管循环中的氨基酸仅为游离氨基酸库的一小部分，但由于他们是氮运输的主要载体，且其浓度能反映氨基酸的动态变化，故其重要性不言而喻。19 世纪 40 年代，Man 及其同事对外科手术患者血浆中的 α- 氨基酸氮进行了监测，他们观察到，术后患者血浆 α- 氨基酸氮的浓度下降，而在康复期，其浓度又逐渐恢复正常。有趣的是，营养不良的患者术前即表现出较低的 α- 氨基酸氮浓度，术后较长的一段时间内，其浓度仍然受到抑制。尽管部分的必需氨基酸浓度升高，但已证实绝大多数血浆游离氨基酸水平均于术后早期有所下降。严重损伤患者的氨基酸变化报道不一，或升高，或下降，或维持在原水平。一些文献报道了代谢亢进期间的测量方法并观察到一些较为稳定的反应。住院期间接受严格营养支持的严重烧伤患者，尽管苯丙氨酸升高，但其血浆氨基酸水平下降。

另外一显著的特点，即支链氨基酸的浓度与对照值没有显著差别。其他一些观察表明了同样结果，排除了苯丙氨酸、谷氨酸（glutamic acid，Glu）及门冬氨酸浓度升高的可能性。此外，羟脯氨酸偶尔也被提及。人们注意到，骨髓移植患者在放疗期间存在严重的高氨基酸血症;热损伤诱导期依赖的血浆氨基酸变化,即反映损伤区域蛋白水解初期的高氨基酸血症,进而由于在肝脏中的过度使用导致糖异生氨基酸下降,而后逐步累积达正常水平。其中也存在持续的高苯丙氨酸血症,表明蛋白质循环和含硫氨基酸的特异性变化增加。在脓毒症及严重创伤患者中,如发现高水平的芳香族氨基酸(苯丙氨酸和酪氨酸)和含硫氨基酸(甲硫氨酸和半胱氨酸),即提示肝功能受损。

2. 细胞内的肌肉游离氨基酸 血浆氨基酸稳定状态的维持有赖于内源性蛋白库氨基酸释放的净平衡,有时也取决于外周组织对其的后续利用,因此,可以进一步设想,不同组织中的蛋白水解程度将受分解代谢的刺激并进而影响分解代谢期间循环血中氨基酸的特征性变化及其循环。

研究表明,重症患者由骨骼肌释放的氨基酸远高于健康对照组。这种氨基酸进入细胞外间隙的同时,伴随有相应的氨基酸自血浆流向内脏组织的变化。这意味着骨骼肌这一机体最大的游离氨基酸库成为应激时各种脏器激增的氨基酸需求的供应来源。换言之,细胞外间隙氨基酸的变化依赖于自细胞内游离氨基酸库的释放量,而该库氨基酸的浓度取决于肌肉蛋白的分解、细胞内的中间代谢通道及流入血浆间隙的氨基酸数量。

应激氨基酸代谢中最受人关注的热点之一是谷氨酰胺(glutamine, Gln)的变化。谷氨酰胺是人体内最丰富的氨基酸,约占全身游离总氨基酸的 60%,其在血浆中的浓度约为 0.5~10mmol/L。从分子结构上看,有两个氨基,是蛋白质和核苷合成的前体物质,肝脏糖异生的底物,也是快速增殖细胞如肠黏膜上皮细胞、免疫细胞等的主要燃料。在人体中,Gln 吸收入血后,经细胞膜上的谷氨酸转运载体进入细胞,在细胞质中的 Gln 经谷氨酰胺酶催化转变成谷氨酸(Glu)。而进入线粒体的 Gln 也是在谷氨酰胺酶的催化作用下转变为 Glu。虽然经转氨基作用后,Gln 都转变为 Glu,但在细胞质和线粒体中经 Gln 产生的 Glu 其去路并不相同:细胞质中的 Glu 最终经 X_C 转运体交换胞外的胱氨酸进入细胞形成半胱氨酸;此外,细胞质中的 Glu 可用于合成谷胱甘肽。而线粒体中经 Gln 转化而来的 Glu 其用途是在谷氨酸草酰醋酸转移酶作用下生成 α-酮戊二酸,并为三羧酸循环回补原料。同时,Gln 代谢过程中产生的 NADPH 广泛地用于生物合成。

Gln 是一种条件必需氨基酸,在分解代谢占优势疾病过程中它是一种营养必需氨基酸。几乎体内所有的细胞都具有 Gln 合成酶,但只有少数几种组织能产生 Gln 供给机体的其他器官,骨骼肌是产生内源性 Gln 的主要组织。危重症状况下,Gln 参与多种应激过程。过去几十年的实验室研究表明,适宜的 Gln 供给对于维持正常肠屏障功能,降低炎性介质水平是必需的。

四、围手术期脂肪代谢的变化
(一)手术应激状态下的脂质代谢
应激患者脂代谢紊乱的主要表现之一是机体对脂肪摄入的降低,甚至是完全停滞了。导致这一现象的主要原因是应激状态下个体出现食欲的显著减退,即厌食症状。此时厌食的原因很复杂,有研究提示廋素（leptin）和促炎性细胞因子（TNF-α 和 IL-1 等）的调节是导致厌食的主要因素。在长期禁食状态下,机体可启动脂肪动员,并降低能量消耗,以此应对能量来源的匮乏。然而,在应激的条件下,这些适应机制并不启动,当组织损伤时,器官为重建平衡而竭力进行分解代谢,且其左右分解代谢强度的能力较应激更强。

在应激的过程中,分解性激素的释放导致脂肪分解活动增加。各种组织,如肌肉对脂肪的氧化利用也相应增加,同时伴有胰岛素抵抗;神经细胞和免疫细胞仍然需要葡萄糖作为能源,这部分葡萄糖通过葡萄糖异生途径提供。尽管在应激时脂肪分解增加,但血浆中非酯化脂肪酸的浓度并不总是增高,提示血浆对非酯化脂肪酸的清除率升高。而在特定的条件下,脂蛋白脂酶的活性被促炎性因子（如 INF-γ 和 IL-1）抑制,从而造成循环中的甘油三酯清除率下降,导致高甘油三酯血症。

前述的脂肪分解率的增加往往超过了器官对能量的需求。没有被氧化的脂肪酸可以在肝脏中被重新合成甘油三酯,再掺入 VLDL 中。这样就在肝脏中造成了脂肪蓄积,并升高肝脏脂肪变性的风险。另一方面,这一作用可能具有一定的保护性作用,VLDL 具备结合内毒素,并运送至肝脏实质细胞分解的能力,因此有助于减少循环中的类毒素水平。

与应激时的脂质代谢改变相适应,尽管肝脏的胆固醇产量增加,血浆中的胆固醇浓度却下降。这可能是由于分解也增加的缘故,血浆中的 LDL 和 HDL 的浓度下降,HDL 浓度的下降可能与其被摄取并存留在内皮细胞中有关。此外,应激过程中细胞因子的释放能改变 HDL 和 LDL 的成分,并影响这些脂蛋白的功能。这样,细胞因子就能通过改变与 HDL 相关的蛋白,使其反向转运胆固醇的能力降低。

（二）应激状态下的激素反应和脂类代谢

应激状态下神经内分泌反应的特征为:来源于中枢神经系统和自主神经的刺激升高,进而激活内分泌系统释放胰高血糖素、可的松及儿茶酚胺等分解代谢激素,导致这些激素在血浆中的水平显著提高,使得主要的合成代谢激素——胰岛素与以上这些重要的分解代谢激素之间的平衡发生变化（胰岛素功能如表 2-3-2 所示）。研究表明,较正常状况相比,烧伤患者的胰高血糖素水平升高 2 倍,可的松升高 4 倍,儿茶酚胺可能升高 8~10 倍,这些变化会诱导脂肪分解的显著升高。

表 2-3-2　胰岛素对脂肪的主要功能

活性	效应
抗分解代谢（抑制分解作用）	抑制脂肪分解,阻止酮体生成和酮症酸中毒
合成代谢作用（促进储备）	刺激脂肪合成,利用丙酮酸减少非酯化脂肪酸生成
转运	激活脂蛋白脂酶,促进甘油三酯转运到脂肪组织

（三）手术应激状态下的细胞因子反应和脂质代谢

组织损伤后,不仅通过刺激神经内分泌系统引起代谢变化,还可通过诱导促炎性细胞因子释放而影响代谢。在创伤和脓毒症时,血浆炎症因子水平,包括 TNF-α、IL-1β 及 IL-6,均迅速增高。TNF-α 可导致食欲减退和脂肪组织的丢失,实验动物提示,给予 TNF-α 后会引起动物食欲减退和脂肪组织的消耗,出现恶病质。TNF-α 还可通过受体抑制磷酸化酶,参与胰岛素拮抗。IL-1 可通过抑制脂蛋白脂酶的活性和促进细胞内的脂解作用表现出与 TNF-α 一样的效应。IL-6 同样可以促进脂解作用和脂肪氧化。

根据创伤性质的不同,细胞因子对损伤和脓毒症的反应也不相同。这些细胞因子不但可以直接影响脂肪组织的代谢,还可通过改变反向调节激素的血浆浓度间接影响脂质代谢。例如,TNF-α 和 IL-6 可通过刺激促肾上腺皮质激素、皮质醇、去甲肾上腺素、肾上腺素及胰高血糖素的分泌诱导神经内分泌的重大改变。在过去的十几年里,研究已经显示细胞因子,如脂肪组织产生的 TNF-α、leptin 及纤溶酶原激活抑制因子 1,通过内分泌或旁分泌作用,使脂肪组织能调节脂质容量的代谢。

对于接受手术的肿瘤患者,其脂代谢变化除了通常那些在应激时的变化,还应考虑恶性肿瘤本身所产生的各种促分解代谢化学信号。其中最主要的即脂肪动员因子(lipid mobilizing factor, LMF)。LMF 是一种大小为 43kD 的糖蛋白。通过 G- 蛋白偶联受体——环腺苷酸细胞信号通路快速诱导脂肪分解。研究表明,LMF 信号激活后,可刺激脂肪从动员到 β 氧化的整条分解通路上调,使得脂肪细胞快速氧化产热。

总的来说,疾病状态下脂代谢改变是中枢神经系统、激素、自主神经刺激因子、炎症介质及外周激素复杂相互作用的结果。

(四川省人民医院　江华)

第四节　毛细血管渗透综合征

毛细血管渗漏综合征(capillary leak syndrome, CLS)是由不同原因造成的毛细血管渗透性增高,血浆成分、白蛋白等大分子物质从血管渗漏到组织间隙,引起进行性全身性水肿、体循环严重灌注不足以及微循环障碍的一种临床综合征,临床表现包括低蛋白血症、低血压、血液浓缩、组织缺氧及凝血功能异常。常规补液和补充白蛋白等治疗并不能使病情有效改善,反而可能造成其加重,严重时发生多器官功能衰竭而死亡。引起 CLS 最常见的病因为脓毒症。此外,严重创伤、体外循环术后、重症急性胰腺炎以及应用某些化疗药物也可造成其发生。主要临床诊断依据为脓毒症状态时出现血白蛋白下降、全身水肿及休克等。通过大量的临床研究和动物实验,人们逐渐认识了 CLS 的病理生理变化,并不断探索科学合理的新的治疗对策。

一、毛细血管渗透综合征的病理生理变化

(一)微血管内皮功能障碍

CLS 的核心病理生理变化是微血管内皮功能障碍。内皮细胞是人体最大的器官,位

于血管内壁,它的生理功能包括释放多种活性物质来维持血流动力学的稳定和保护血管组织。发生脓毒症时,细菌和内毒素可直接损伤内皮细胞,同时有白细胞黏附内皮细胞并释放炎性介质。多种炎性介质进一步损伤内皮细胞,使毛细血管通透性改变,引起血管内大分子成分向外渗漏。大分子物质的渗漏导致组织间隙胶体渗透压升高,血管内水分、电解质迅速进入组织间隙引起全身组织水肿及血管内有效循环血量下降,造成组织缺血、缺氧,全身炎性反应加重,内皮细胞进一步损伤,形成恶性循环,是导致死亡的主要原因。在组织水肿的同时,大量体液丢失于第三间隙,形成所谓的"液体隔离",进一步减少循环容量。

在正常的脉管系统中,内皮细胞之间通过紧密连接、缝隙连接及黏附连接来维持内皮细胞的通透性,从而构成一个半通透性的、连续性的屏障。血管通透性主要有两种途径,即旁细胞通透性和透细胞通透性。研究表明,机体在炎症因子和内毒素的作用下,会导致内皮细胞的收缩和细胞间黏附作用减弱,使得血管内皮间连接功能受损并形成间隙,内皮细胞旁细胞通透性增加,大量的大分子物质渗漏进入组织。脓毒症释放的炎性介质能促进细胞质膜微囊功能及数量发生改变,增加细胞通透性,大量的蛋白向血管外排出。超微结构病理学及功能研究提示 CLS 患者内皮细胞功能紊乱。Johansson 等观察 CLS 患者骨骼肌内皮细胞电镜照片显示细胞凋亡。Assaly 等报道体外培养中,CLS 急性发作时血清成分可以介导内皮细胞氧化损伤,并使之凋亡,其 Bax/Bcl2 比例增加,电镜下也未见内皮细胞间隙增宽,却显示内皮细胞膜表面有核囊泡或微囊体形成。结合 CLS 患者急性发作期血管渗漏和恢复时间,提示内皮损伤和凋亡是造成 CLS 血管渗漏的原因,而非简单的持续性血管收缩痉挛。因此,降低内皮细胞通透性是 CLS 治疗的关键所在。

(二)凝血及纤溶功能障碍

CLS 患者内皮功能障碍,造成凝血功能异常及纤溶亢进。正常的血管内皮具有抗凝血/抗血栓等特性,脓毒症患者的内皮细胞被激活,导致凝血和纤溶功能异常,出现大量微血栓。体外研究结果表明,向内皮细胞中加入脂多糖或细胞因子能够生成具有促凝活性的微粒,并且降低血栓调节素、组织型纤溶酶原激活物及类肝素的合成,导致大量的凝血酶产生,纤维蛋白单体和凝血因子消耗。Lofdahl 等发现 CLS 患者体内 C4 下降,C1 亚成分及 C1r-C1s-C1IA 复合物水平改变,并有单克隆 IgG 持续升高,提示补体经典途径激活。炎症早期,机体释放一级炎症介质,如肿瘤坏死因子 α、白细胞介素 6、白细胞介素 8 及白细胞介素 10 等,导致促炎 - 抗炎失调,并激活血管内皮细胞。Sanghavi 等研究表明此时患者多数血清化验指标在正常范围内,包括补体、C1 酯酶抑制剂,无凝血系统异常,已知的可致毛细血管通透性改变的物质(如缓激肽、组胺及前列腺等)及内分泌功能均未见明显相关性。随后,大量二级炎症介质也被释放并发挥作用,其中以花生四烯酸代谢产物最具代表性。此外,还包括内皮素、氧自由基以及氮氧化合物等。这些细胞因子直接加剧血管损害、血小板活化释放及凝血异常,进一步加重微循环障碍,促进内皮细胞受损,出现组织水肿。研究发现在 CLS 急性发作渗漏期表达 IL-2 受体的单核细胞明显增加。近年研究结果表明患者血清 IL-6 和 TNF-α 的升高提示全身炎症反应存在，TNF-α 可以激活内皮细胞因子增加血管通透性。Dowden 等发现患者使用 TNF-α 抑制剂 infixmab（英夫利西单抗 10mg/kg）后体温迅速降低，肌酸激酶（CK）降低，一部分患者得以恢复。

在 CLS 中，内皮细胞既是靶细胞，也是效应细胞，通过其屏障和分泌功能，影响疾病的发生、发展。在 CLS 中，内皮细胞可能经历了活化—损伤—凋亡的过程，导致大分子物质的渗漏发生，从而组织内水肿，氧向组织细胞的弥散距离增加；同时由于循环内容量相对不足，体内液体再分布，微循环血流的非均质分布，氧摄取异常及组织细胞缺氧，最终出现多器官功能障碍，甚至危及生命。

二、毛细血管渗透综合征的临床表现及诊断

（一）临床表现

典型的 CLS 临床分期为急性发作期及缓解期，主要表现为急性发作和缓解期交替进行。前驱症状有全身乏力、疲劳及肌痛等流行性感冒样症状，偶有发热、恶心、腹痛及腹泻。急性发作期时间为 2~14 天，主要分为 2 个阶段：毛细血管渗漏期和渗漏后期。毛细血管渗漏期（"leak" phase）一般持续 1~4 天，全身大量血浆（最高可达血浆总体积 70%）外渗引起血液浓缩、低容量性休克、广泛组织水肿及组织灌注不足。此期毛细血管不能阻留相对分子质量小于 200kD 的分子，严重时相对分子质量为 900kD 的分子也不能阻留。临床上表现为进行性全身水肿、体质量增加、浆膜腔积液、低蛋白血症、低血压及少尿等。通常低血压持续数日并伴大量浆膜腔积液，可并发重要脏器心、脑及肾循环血容量严重不足，少数并发深静脉血栓、室筋膜综合征及由其引起的横纹肌溶解。横纹肌溶解或低血容量休克可致急性肾小管坏死引起急性肾功能不全。很快，渗漏症状缓解，进入渗漏后期（"post-leak" phase），毛细血管通透性增高的现象逐步纠正，血浆、大分子物质回渗，血管内容量恢复，并出现利尿现象。此期易因过度补液致血容量过多，并发心力衰竭，急性肺水肿等，为 CLS 患者最主要的死因。在最初报道的 34 例患者中，所有肺水肿均发生在缓解期，故补液应在血流动力学监测的条件下进行。未经特殊治疗的情况下，发作间期为 4 天 ~12 个月不等。就单个患者而言，每次发作严重程度、方式及缓解时间相似，但不同患者间差异较大。

（二）诊断标准

CLS 患者早期诊断仍存在困难，通常出现症状后多时才能诊断。Marx G 等建议可通过输入白蛋白后，使用生物电阻抗仪（bioelectrical impedance analysis, BIA）测定细胞外水（ECW）和相位角（phase angle）进行诊断。临床上则多以低容量所致的低血压、血液浓缩及血浆外渗（全身广泛水肿和低白蛋白血症）为典型 CLS 急性发作的特征性三联征。在迅速产生的全身水肿后，外漏体液通常会"回输"。虽无确诊性标志物，但 CLS 常伴异性球蛋白血症，临床中对任何突发严重低血压伴血细胞比容（Hct）上升，不伴明显心功能不全者，应考虑 CLS 可能，尤

其是积极补液或升压治疗后恶化者。急性发作时辅助检查（包括血常规和血清白蛋白）对确定蛋白外漏十分重要。早期应进行血、尿培养以排除脓毒症，查血清类胰蛋白酶用以排除过敏反应。正常的 Ci 酯酶抑制剂（Ci-esterase inhibito, Ci-INH）（或 C1 酯酶不增高）可排除先天性缺陷引起的遗传性血管神经水肿。单克隆异性蛋白、IgG-κ 及 IgA-κ 的存在有利于 CLS 诊断，但不作为必要诊断标准。另外，胸片、心电图及心脏超声等辅助检查可用以排除原发性心脏病所致的低血压和外周水肿。常见的继发性因素包括：脓毒症、创伤、分娩、蛇咬伤及药物治疗等，此为继发性毛细血管渗漏现象，其病因明确，随原发病好转则好转。

三、毛细血管渗透综合征的治疗原则

CLS 的病理生理是体内液体再分布，而非液体的体外丢失，在疾病初期由于交感神经和内分泌系统的极度代偿性反馈，有时仍可将血压暂时维持在一定水平，但伴随而来的是全身水肿、低血压，甚至多器官功能不全。因此，缓解循环血容量的减少及组织间隙液的增多是急救治疗的关键，从而有可能改善全身各组织器官细胞代谢，减少炎症因子和其他生物活性物质的释放，加速其清除，逆转 CLS 整个病理生理过程。这是液体复苏这一重要治疗理念的理论基础。

1. 液体复苏目标　CLS 的液体复苏目标需遵循个体化原则。CLS 主要是由于大量炎性介质引起机体免疫反应异常所致，且患者的基础情况、病情严重程度亦各不相同，体液失衡的类型和程度也有很大差异。因此，液体复苏必须遵循个体化原则。否则即使输入大量液体，仍可能无法纠正微循环灌注低下的现象，甚至导致组织水肿加重。液体复苏的初步目标是将血流动力学参数恢复至正常范围内，如中心静脉压 8~12mmHg，平均动脉压 >65mmHg，尿量 >0.5ml/（kg·h）。

然而，即使达到上述宏观指标，不少患者仍会出现多器官功能衰竭。Sakr 等证明宏观血流动力学的稳定不一定意味着微循环的血流动力的稳定、器官功能的恢复以及脓毒症患者生存率的提高。因此，微循环改善才是液体复苏的最终目的。微循环是指位于直径 <100μm 的血管的血液循环，目前临床上仍无法很好地观测微循环。近年研究表明，以中心静脉血氧饱和度（central venous oxygen saturation, ScvO$_2$）为指导指标，入院 6 小时内积极治疗的脓毒性休克患者比使用普通指标指导治疗的患者疗效更佳。但需要理解的是 ScvO$_2$ 只是反映了组织消耗氧的程度，并不能完全反映组织需氧的多少。因为组织水肿时氧的传递及利用障碍，ScvO$_2$ 的作用受限，但高 ScvO$_2$ 提示再进行补液可能并不能改善组织供氧，需通过减少组织水肿等其他途径来进行针对性治疗。

2. 液体复苏的液体选择　液体复苏是 CLS 治疗的重要措施。临床常用的液体包括晶体液和胶体液，长期以来，CLS 时液体的选择还存在争议。

晶体液分布容积大，输入后可迅速进入细胞外液，补充血容量和组织间质容量的缺失，大量应用无变态反应，对肾功能无影响。但晶体液的半衰期短，需要补充失液量的 4~6 倍且

重复使用才能维持血容量。在 CLS 时,毛细血管通透性明显增大,晶体液更容易渗漏到组织间隙,导致组织水肿加重。因此,晶体液一般不作为治疗首选,主要用来补充机体水分及电解质。

高晶体 - 高胶体渗透压混合液,高渗 NaCl 溶液在外科领域应用较多,临床证明有效。但高渗溶液输入体内后被迅速稀释,渗透压很快下降,并可导致细胞内脱水,间接加重组织间隙水肿。目前多与胶体混合应用,可迅速提高血浆的晶体和胶体渗透压,改变血管内外及细胞内外的渗透压梯度,从而使血管内容量增加,回心血量增加和心排出量增加。此外,此混合液可扩张外周血管、降低外周血管阻力,通过血液稀释改善血液黏滞度,进而改善微循环。目前在病理生理机制不同的外科领域应用有效,但对于 CLS 中的应用仍需要更多的理论和试验支持。

新鲜冰冻血浆也可作为容量扩充剂,但不易取得,而且对于部分重症患者血浆成分同样可以渗漏到组织间隙内,加重病情的可能。所以,新鲜冰冻血浆主要用于纠正凝血功能障碍,已不作为扩容剂使用。在国内,人血白蛋白应用较多,但其应用存在两方面问题:①在 CLS 时白蛋白也能渗漏到组织间隙,使组织间隙胶体渗透浓度增高,导致更多的水分积聚在组织间,引起或加重组织水肿;②经过加工、储存的商业白蛋白与人体自身合成的白蛋白在生理功能上仍有很大差别,不同厂家、批次的蛋白生理作用差别较大,造成其实际效果远小于理论期望。多项研究认为目前临床过分强调白蛋白降低危重症患者生存率。但由于白蛋白在人体内不可替代的生理作用,不可能完全摒弃。有研究认为,白蛋白的用量和输注速度对避免其渗漏的不良反应至关重要,但关于这方面的研究大多相互矛盾,仍需进一步临床研究来证实。一般来说,在应用人工大分子胶体后适当应用白蛋白治疗,应可以减少其不利影响。

羟乙基淀粉是一类带有羟乙基基团的支链淀粉,目前已经发展到第三代。多项研究均证实,其对 CLS 有良好的治疗作用,已经成为 CLS 补液治疗的首选。关于羟乙基淀粉的毛细血管堵漏研究,至今存在两种观点。一种认为其机制是通过生物物理作用,羟乙基淀粉具有形状及大小合适的分子,可经毛细血管内皮细胞孔隙翻滚,覆盖毛细血管内皮,封堵血管裂隙,并可在细胞间产生物理屏障,阻止内皮细胞表面的多糖 - 蛋白质复合物和相应配体作用,起到稳定内皮细胞膜的作用,并可以通过稀释血液,改善微循环。然而羟乙基淀粉是一种多分散系统溶液,含有广泛大小不等的分子基团颗粒,羟乙基淀粉相对分子质量实际是指羟乙基淀粉分子的平均相对分子质量。当输入人体内,小分子量部分(45~60) × 10^3 可迅速从肾脏排泄,而大分子物质在一定的时间内仍存留于体内并不断降解排泄。如果完全是因为生物物理作用起到堵漏的作用,那么其他的胶体也应该有类似作用,而小分子羟乙基也可以渗漏到组织间隙,长期应用可能导致病情加重,事实上羟乙基淀粉确实在组织中蓄积。因此,更多的研究认为,其通过生物化学发挥作用:①阻止血管内皮细胞的激活,抑制黏附分子的表达及黏附作用;②抑制炎性介质的表达,减少促炎介质释放;③抑制黏附分子介导白细胞与内皮细胞间相互作用,抑制白细胞的黏附,减少中性粒细胞通过内皮细胞层的游走,降低中性粒细胞的趋化性,衰减中性粒细胞的呼吸爆发;④降低氧自由基的过氧化反应,减轻患者机体免疫功能的抑制。羟乙基淀粉对 CLS 的治疗效果是确切的,但因为其对凝血和肾功能可产生不利影响,尤其在体内可产生出对机体有害的自由基,对重症患者的预后仍有很大影响。

3. 糖皮质激素及其他治疗　糖皮质激素治疗,通过其抑制细胞因子介导的内皮损伤机制,在急性发作时可能有效,但因其副作用明显而预防效果不佳,并不主张作为预防性治疗。血浆置换术及静脉免疫球蛋白(IVIG)治疗也被报道在急性期使用可减轻症状。特布他林(β 受体激动剂)和氨茶碱(磷酸二酯酶抑制剂)治疗被公认是最有效的静止期预防性治疗。其作用机制主要是升高环腺苷酸(cyclic adenylic acid, cAMP)水平或抑制细胞内 Rho 激酶通路,减少血管渗漏。

四、小结

CLS 在危重症患者中较为常见,但未引起充分重视,不恰当的液体复苏会导致病情进展。由于 CLS 的病理生理极为复杂,不仅需要监测宏观血流动力学指标,更要以微循环是否改善来判断病情的发展、补液量及液体的种类,而适量的羟乙基淀粉是较好的选择。但 CLS 绝非仅仅依靠液体复苏能纠正,血液净化、激素等也是有效的治疗手段。

(四川省人民医院　江华)

第五节　间隙

正常成人体液总量占体重的 60%,其中分布在细胞内的液体约占体重的 40%,称为细胞内液(intracellular fluid, ICF);分布于细胞外的液体约占体重的 20%,称为细胞外液(extracellular fluid, ECF)。细胞外液通常又分为血管内液和血管外液,血管内液约占体重的 5%,而血管外液约占体重的 15%。

一、第一间隙、第二间隙及第三间隙的划分

体液是生命现象的运转场所,又是生命中各种生化反应所需物质运转的必要物质条件。体液的分布可以用体液间隙来表示,体液间隙建立在区分细胞内液和细胞外液的基础上:第一间隙容纳的是细胞内液;第二间隙容纳的是细胞外液的主要成分,即组织间液和血浆。用间隙来表示体液分布的意义不仅说明某些液体所在的场所及其存在的量,还表明了他们的功能和作用。第一间隙是细胞进行各种生化反应及物质合成的场所,分工明确,保证了生化反应有条不紊地进行。第二间隙包括的体液属于功能性细胞外液,即组织间液和血浆,这一部分液体主要进行物质交换且为机体提供养分,供机体随需要调用,同时也是免疫反应主要进行的场所。第三间隙液所含的液体属于非功能性的,即不能被使用和调动。

1961 年美国学者 Shires 等在利用放射性核素测定大手术前后循环血量时发现,除了患者的

血容量、失血量及细胞外液量之外,有一部分液体"失踪"了。当时认为第一间隙为血管内容量,第二间隙为细胞外液。因此,这部分失踪的液体进入到一个还不被当时所认识的"第三间隙"。

后来发现手术创伤、局部炎症可使 ECF 转移分布到损伤区域或感染组织中,引起局部水肿;或因疾病、麻醉及手术影响致内脏血管床扩张淤血;或体液淤滞于腔体内(如肠麻痹、肠梗阻时,大量体液积聚于胃肠道内),这部分液体虽均衍生于 ECF,但功能上却不再与第一间隙和第二间隙有直接的联系,故称这部分被隔绝的体液所在的区域或部位为第三间隙。第三间隙包括腹腔(腹水)、胸腔(胸腔积液)、肠腔内间隙、关节腔、滑膜以及眼球前房。只要上述各个腔室间的体液循环得以保证,则体液与其中的核素示踪剂就可以保持平衡。

二、第三间隙效应

当机体受到感染性或非感染性损伤后,毛细血管内皮细胞损害、毛细血管通透性增加,不仅在损伤局部出现炎性渗出反应,而且在重症时全身毛细血管床都有渗出,大量血浆漏入间质液。如同时有组织低血流灌注和缺氧发生,细胞膜上 Na^+-K^+ 泵活性下降,使间质液中钠、水进入细胞内。这种细胞外液的移位就是所谓第三间隙效应(the third space effect)或液体扣押(sequestration),必须用晶体液补充。第三间隙效应主要见于严重创伤(烧伤)、绞窄性肠梗阻、急性弥漫性腹膜炎、重症急性胰腺炎、低血容量休克及腹部大手术病例,表现为创伤组织、腹膜和肠壁水肿以及肠腔和腹腔积液。

Carrico 等发现创伤、烧伤、大出血以及外科手术等作为强刺激信号,可促进机体启动炎性反应,此时多种炎性介质和细胞因子的释放使得全身炎性反应综合征(systemic inflammatory response syndrome,SIRS)发生。SIRS 造成的病理生理影响中非常重要的一种,就是由各种炎性介质和细胞因子引起的全身毛细血管内皮细胞损坏和毛细血管通透性增加,即毛细血管渗透综合征(capillary leak syndrome,CLS)。此时,除了局部的水肿和渗出以外,细胞外液的丢失远远超过失血量,所谓"失多少输多少"的补液策略往往不能纠正低血容量,因为此时由于 SIRS 和 CLS,输入的液体部分隔离在血管外,称为无功能的细胞外液,导致水肿增加,表现为输入量大于各种途径的排出液体量的总和,称为体液正平衡,第三间隙效应是导致该状态的主要原因。对高危患者的补液,一定要将第三间隙隔离液的丧失量计算在内,及时足量予以补充。

三、第三间隙效应的临床对策

(一)输液的"对与错"

对于重症烧伤、创伤及低血容量休克患者,其复苏期间所需的平衡液量往往较大,使得患者水肿和体重增加明显。某种意义上,这是正常现象,因只有输入大量的平衡液,才能抵消第三间隙效应导致的液体正平衡,恢复有效血容量,从而保持循环稳定。但是不了解这一点的外科医生往往因为恐惧而给患者应用利尿剂,但是这种情况利尿剂非但没有作用,还会延误血液浓缩和低血容量的治疗。当然,补液过程一定要注意心肺功能不全的患者,在心肌缺氧和肺间质已有水肿的情况下,不及时或不足量的复苏可能掩盖心肺功能不全,可导致死亡,而足量有效的复苏使心肺功能不全表现出来,此时很可能产生一种错觉,即心肺功能不全是输液导致。

(二)高渗盐水的作用

输入高渗盐水可以通过减轻全身和肺部的严重反应,改善组织灌注和供氧;还能够增加血浆渗透压,吸收组织间隙和细胞内水分,同时减少毛细血管渗透压以增加血浆容量,最终表现为术后尿量增加,输液量和体液正平衡量减少。但此种策略尚缺乏大样本随机对照临床研究的验证,并不能作为常规应用。

四、内环境与稳态调节

人体内的细胞外液,即第二间隙构成了体内细胞生活的液体环境,这个液体环境叫作人体的内环境。内环境一词最早由 18 世纪法国生理学家 Claude Bernard 所创用,内环境的稳定是维持生命的必要条件。在整个生命过程中,机体会不断受到疾病、创伤等外来刺激和自然环境变化带来的冲击,因此,机体需要强有力的调节系统来维持体液平衡和内环境的稳定。机体内存在三种调节机制:神经调节、体液调节及自身调节。

(1)神经调节:是机体功能的主要调节方式。调节特点:反应速度快、作用持续时间短、作用部位准确。基本调节方式是反射。反射活动的结构基础是反射弧,由感受器、传入神经、反射中枢、传出神经及效应器五个部分组成。反射与反应最根本的区别在于反射活动需中枢神经系统参与。

(2)体液调节:发挥调节作用的物质主要是激素。激素由内分泌细胞分泌后,可以进入血液循环发挥长距离调节作用,也可以在局部的组织液内扩散,改变附近的组织细胞的功能状态,这称为旁分泌。相对于中枢神经调节而言,旁分泌调节的特点为作用缓慢、持续时间长、作用部位广泛。神经 - 体液调节是内分泌细胞直接感受内环境中某种理化因素的变化,直接作出相应的反应。

(3)自身调节:是指内外环境变化时,组织、细胞不依赖于神经或体液调节而产生的适应性反应。举例:①心室肌的收缩力随前负荷变化而变化,从而调节每搏输出量的特点是自身调节,故称为异长自身调节;②全身血压在一定范围内变化时,肾血流量维持不变的特点是自身调节。

围手术期体液正平衡是不可避免的,因此,为维持体液稳态和血管容量的输液也是必需的。未来关于围手术期液体治疗的方法应该着眼于如何消除第三间隙效应和控制输液量,针对肝肾功能和心肺功能不全的患者能够实行个体化治疗,并将围手术期的液体治疗与营养补充完美结合起来,才能使患者更加快速地恢复。

(四川省人民医院　江华)

03 第三章 液体治疗

第一节 血液循环

一、血液循环系统概述

血液循环系统是血液在体内流动的通道,分为心血管系统和淋巴系统两部分。血液循环系统由血液、血管及心脏组成;淋巴系统是静脉系统的辅助。一般所说的循环系统指的是心血管系统。心血管系统是由心脏、动脉、毛细血管及静脉组成的一个封闭的运输系统,该运输系统各组分结构特殊,功能各异。心脏主要由心肌构成,是连接动、静脉的枢纽,也是心血管系统的"动力泵",同时还具有重要的内分泌功能。心脏内部被房间隔和室间隔分为互不相通的左、右两半,每半又分为心房和心室,故心有四个腔,包括左心房、左心室、右心房及右心室。同侧心房和心室借房室口相通。心房接受静脉,心室发出动脉。在房室口和动脉口处均有瓣膜,它们可顺流而开启,遇逆流而关闭,保证血液定向流动。动脉是运血离心的管道,管壁较厚,可分三层,即内膜菲薄,腔面为一层内皮细胞,能减少血流阻力;中膜较厚,主要含弹力纤维和平滑肌,大动脉以弹力纤维为主,中、小动脉以平滑肌为主;外膜主要由纤维结缔组织构成,可防止血管过度扩张。动脉壁的结构与其功能密切相关。大动脉中膜弹力纤维丰富,心室射血时,管壁被动扩张;心室舒张时,管壁弹性回缩,推动血液继续向前流动。中、小动脉,特别是小动脉平滑肌可在神经体液调节下收缩或舒张以改变管腔大小,从而影响局部血流量和血流阻力。动脉在行程中不断分支,愈分愈细,最后移行为毛细血管。毛细血管是连接动、静脉末梢间的管道,管径约 $6\sim10\mu m$,管壁主要由一层内皮细胞构成。毛细血管彼此吻合成网,除软骨、角膜、晶状体、毛发、牙釉质及被覆上皮外,遍布全身各处。一般在代谢水平旺盛的器官,如心、肝及肾等,毛细血管网稠密,在代谢水平较低的结构,如肌腱、平滑肌等,则较稀疏。毛细血管数量多、管壁薄、通透性大、管内血流缓慢,是血液与血管外组织液进行物质交换的场所。静脉是引导血液回心的血管。静脉由毛细血管汇合而成,在向心回流过程中不断接受属支,逐级汇合,愈合愈粗,最后注入心房。与相应动脉相比,静脉具有管壁薄、管腔大、弹性小及血容量较大等特点。

人体的循环系统由体循环和肺循环两部分组成。体循环开始于左心室,血液从左心室搏出后,流经主动脉及其派生的动脉分支,将血液送入相应的器官。动脉再经多次分支,管径逐渐变细,血管数目逐渐增多,最终到达毛细血管,在此处通过细胞间液与组织细胞进行物质交换。血液中的氧和营养物质被组织吸收,而组织中的 CO_2 和其他代谢产物进入血液中,变动脉血为静脉血。此间静脉管径逐渐变粗,数目逐渐减少,直到最后所有静脉均汇集到上腔静脉和下腔静脉,血液即由此回到右心房,从而完成了体循环过程。肺循环自右心室开始。静脉血被右心室搏出,经肺动脉到达肺泡周围的毛细血管网,在此排出 CO_2,吸收 O_2,变静脉血为动脉血,然后再经肺静脉流回左心房。左心房的血再入左心室,又经大循环遍布全身。这样血液通过体循环和肺循环不断地运转,完成了血液循环的重要任务。由心脏不停地跳动、提供动力,推动血液在其中循环流动,为机体的各种细胞提供了赖以生存的物质,包括营养物质和 O_2,也带走了细胞代谢的产物 CO_2。同时许多激素和其他信息物质也通过血液的运输得以到达其靶器官,以此协调整个机体的功能。因此,维持血液循环系统处于良好的工作状态是机体得以生存的条件,而其中的核心是将血压维持在正常水平。

介导整个循环系统运行的物质基础就是血液。人的全身血液量约占体重的 6%~8%。全身血液并非都在心血管系统中流动,有一部分流动极慢甚至停滞不动的血存储在脾、肝、皮肤及肺等部位。流动的血液称为循环血,不流动或流动极慢的血称为存储血。那些存储血液的器官叫作储血库,简称血库。储血库可以调节循环血量,其中以脾的作用最大。静息时脾脏松弛,与循环血液完全隔离,可以储存全身总血量的 1/6 左右。其中血细胞比容较大,血细胞数约可达全身红细胞总数的 1/3。当剧烈运动、大出血、窒息或血中缺氧时,在神经体液因素调节下,脾脏收缩,放出大量含血细胞的血液(比循环血多 40%)到心血管中,增加循环血量以应急需。

二、血液循环系统的调节

(一)血管运动中枢

中枢神经系统中调节血管运动的神经细胞群称为血管运动中枢,其高级中枢在大脑皮质,低级中枢在皮质下,从下丘脑直到脊髓。血管运动中枢与心搏调节中枢的活动关系非常密切,在心血管系统反射中两者常同时出现。心搏加速反射常伴有血管收缩反射;而心搏减慢的反射多伴有血管舒张反射。

(二)血管运动反射

心血管系统中很多部位分布着压力感受器。当受到机械刺激时都能引起血管的反射性运动,导致动脉血压的改变,其中以颈动脉窦和主动脉弓区最为敏感,二区受刺激之后可以引起减压反射。较小的血管乃至一般组织也有压力感受器的分布,也能反射性地引起血压下降,但反应较弱。

(三)血管运动神经

血液循环系统的正常工作,离不开身体神经和体液的调节。血管的收缩和舒张叫做血管运动,支配血管舒缩的神经叫血管运动神经。使血管收缩的神经叫缩血管神经,使血管舒张的神经叫舒血管神经。动静脉血管都有神经分布,其中以小动脉、微动脉及动静脉吻合支的神经分布最多。全部血管都有缩血管神经纤维,部分血管兼有收缩和舒张两种神经纤维。

1. 缩血管神经 内脏器官和皮肤血管的缩血管神经作用最大,当刺激腹腔内脏主要缩血管神经 - 大内脏神经时,引起内脏血管床的广泛收缩导致体循环血压显著升高。缩血管神经属交感神经系统,由肾上腺素能纤维(末梢释放去甲肾上腺素的纤维)组成。缩血管神经对小动脉的调节有重要意义,因为它能保持动脉血压的恒定从而保证各器官组织充足的血液供应。缩血管神经能使血管平滑肌经常保持一定紧张状态。这是因为其不断的神经冲动发放。各器官血管都有缩血管纤维,但其紧张性冲动的发放频率各有不同。内脏血管的交感纤维的紧张性发放最高;皮肤和骨骼肌血管有中度的紧张性发放;脑部缩血管纤维的紧张性发放最低,所以脑血管较少受到缩血管神经的影响,经常处于舒张状态。

2. 舒血管神经 德国生理学家高兹发现在慢性实验中切断坐骨神经数日后刺激其末梢可以看到后肢血管的明显舒张反应。塔尔哈诺夫切断坐骨神经后立即刺激其末梢端得到的却是缩血管反应。所以出现不同反应是因为坐骨神经中兼有收缩和舒张纤维,受刺激后,一般舒张纤维的作用被压抑,因而只表现收缩反应。但缩血管纤维变性较快,切断后 3~4 天即失去兴奋的能力;而舒血管纤维切断 6~10 天仍能兴奋,所以在慢性实验中 3~4 天后刺激这种混合神经会出现舒张反应。一般传出神经都含有血管舒张和收缩两种纤维。支配骨骼肌血管的交感神经干中,除缩血管纤维外,还有舒血管纤维。这种纤维的来源虽是交感神经,但却能使血管舒张,其递质也是乙酰胆碱,所以叫做胆碱能交感舒血管纤维。

3. 迷走加压反射 腔静脉内血压下降可以刺激迷走神经加压纤维末梢,引起血管床的广泛收缩,导致反射性血压升高。这一反射多见于大量失血,此时静脉压降低,如迷走神经完整无损,有此反射的作用动脉血压可不下降或下降不多,若切断迷走神经后血压下降则较多。用可卡因涂在右心房上的效果与切断迷走神经相同,都可抑制迷走加压反射,导致失血时更大幅度的血压下降。

(四)血管运动体液

动物体内有些组织器官释放到血液中的化学物质对血管系统的功能状态有调节作用。其中有些是在神经控制下与血管反射协同,通过成为整个循环系统调节的一个环节而起作用。另外,有些体液因素不受神经的控制,是局部血流调节的重要因素。这些化学物质归纳起来可分为三类:由内分泌腺分泌的激素,如肾上腺素和去甲肾上腺素;组织在某些特殊活动时释放的一些能影响血管运动的化学物质,如缓激肽、肾素、5- 羟色胺及组胺等;组织的一般代谢产物,如 CO_2、乳酸及腺苷三磷酸的分解产物腺嘌呤酸等。第一类受神经控制,第二和第三类与神经关系较少或没有关系。

肾上腺素和去甲肾上腺素都由肾上腺髓质分泌,作用与交感神经兴奋时相似。两种激素都能提高心脏的代谢率,使心搏加速,加强,继而心排出量增加。肾上腺素对心脏的作用较强。去甲肾上腺素对血管的作用较强。两种激素对心脏和血管的综合作用是使心搏率、心排出量及体循环血压都增加。

乙酰胆碱能使小血管舒张,增加局部组织的血流量。由于容易被胆碱酯酶破坏,所以在正常情况下,血中不可能有大量乙酰胆碱出现。注射少量乙酰胆碱有短暂的降压作用。其生理意义在于它是胆碱能舒血管纤维的递质,迷走神经和其他胆碱能舒血管纤维兴奋时,释放乙酰胆碱,引起局部血管的舒张和心搏抑制。

垂体升压素是脑下神经垂体分泌的升压素,可引起小血管收缩,包括冠状血管。作用时间较长,神经垂体的内分泌功能受神经控制。刺激神经中枢端使分泌增多,痛刺激引起的加压反射中垂体后叶升压素的分泌也起一定作用。

肾素和血管紧张素部分阻断肾动脉,使肾血供应不足,会使动物产生肾性高血压,产生的原因是因肾供血不足时血钠降低刺激肾小球旁细胞释放一种叫作肾素的酶(血管紧张肽原酶),此酶入血后,能将血浆中血管紧张素原(在 α_2 球蛋白中)水解为一种称为血管紧张素 I 的十肽。当它经过肺循环时,被其中的转换酶脱去两个氨基酸,成为血管紧张素 II。在氨基肽酶作用下血管紧张素 II 水解成为血管紧张素 III 的七肽。血管紧张素 II 和 III 都有很高的生物活性,特别是血管紧张素 II 是已发现的最强的缩血管物;血管紧张素 III 主要是刺激肾上腺皮质分泌醛固酮,从而加强肾小管对于钠和水的重吸收;II 和 III 都有增加血压的效应。同时,循环系统还受局部性体液调节,其中包括组织的代谢产物如 CO_2、乳酸、氢离子、钾离子及腺苷三磷酸的分解产物,如腺嘌呤酸等,一般都有局部舒血管作用,有助于增加活动器官的血液供应。组胺是组氨酸的脱羧产物,许多组织,特别是皮肤、肺及肠黏膜的肥大细胞含量高,在组织发炎、受伤及过敏反应时放出,使平滑肌收缩和毛细血管强烈舒张,以至造成损伤,导致小血管通透性增加,血浆大量渗出,从而减少循环血量,降低动脉血压,这些反应都对循环有破坏作用。消化道、脑组织及血小板等有色氨酸的衍生物叫 5-羟色胺(5-HT),一般有缩血管作用,但小量则使肌肉血管舒张。前列腺素广泛存在于各种组织中,在生理和病理情况下都能释放,先到组织间液,后到循环血液,它的成分复杂,有些成分有局部缩血管的作用,但前列腺素主要成分引起血管舒张(图 3-1-1)。

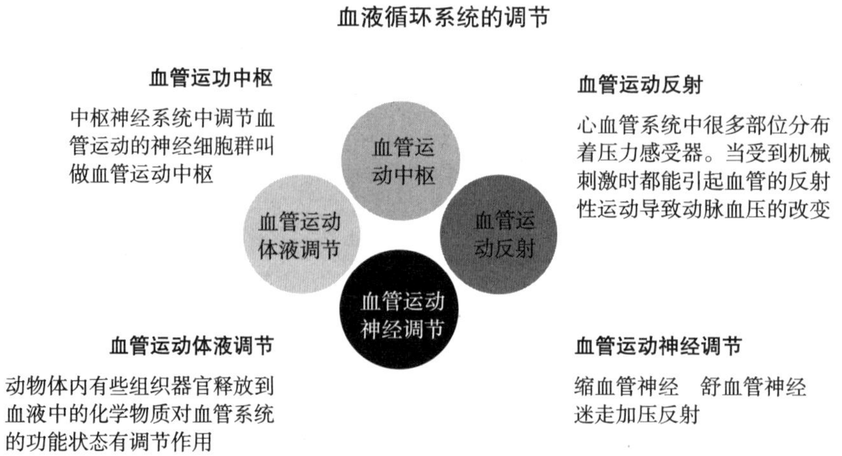

血液循环系统的调节

血管运功中枢
中枢神经系统中调节血管运动的神经细胞群叫做血管运动中枢

血管运动中枢

血管运动反射
心血管系统中很多部位分布着压力感受器。当受到机械刺激时都能引起血管的反射性运动导致动脉血压的改变

血管运动体液调节

血管运动反射

血管运动神经调节

血管运动体液调节
动物体内有些组织器官释放到血液中的化学物质对血管系统的功能状态有调节作用

血管运动神经调节
缩血管神经　舒血管神经
迷走加压反射

图 3-1-1　血液循环系统的调节

三、外科手术相关因素对循环系统的影响

外科手术对身体的影响是多方面的,毕竟手术对机体来说是一次创伤的过程。这里我们着重谈麻醉及现代腹腔镜技术对循环系统的影响及维护。

(一)麻醉对循环系统的影响

1. 麻醉诱导期的循环系统管理　为尽可能快而平稳地将患者从清醒状态转入麻醉状态,并保持期间的循环稳定,麻醉医师应意识到:①在未行麻醉插管和手术操作前,绝大多数麻醉药对循环系统多是纯粹的抑制作用,特别是近年常用的全麻诱导药,如异丙酚、芬太尼及咪达唑仑等;②患者由于术前禁食或原发疾病的影响,如肠梗阻、长期高血压等,机体往往处于循环血容量欠缺的状态,对任何外因引起的循环波动更为敏感。因此,术前应早期快速扩容,宜在诱导前后 30 分钟内输入平衡液或代血浆 500~800ml,直至血压平稳,指脉波宽大,指脉图无随呼吸而波动的现象。指脉波即容积脉搏图形,反映交感神经紧张度、末梢灌注、组织器官灌注及有效循环血量。一般建议先输平衡液,尤其应确保在麻醉诱导期间输无其他溶质的平衡液,如抗生素等,以防过敏反应引起的循环变化被诱导时的变化所掩盖,或加重循环变化的程度,以尽量保证诱导期的循环稳定。

2. 麻醉维持期的容量控制　麻醉期间维持有效循环血容量非常必要。容量负荷过多可增加心脏负担,甚至诱发心力衰竭、急性肺水肿,而血容量的欠缺又可导致回心血量和心排出量减少,发生血压下降,甚至休克。但是,对每一具体病例术中血容量的补充究竟以多少为合适,确是麻醉医师所面临的一个实际问题。考虑到血容量的补充受到术前情况,如脱水,术中出血以及肾、心及肺等脏器功能的多方面影响,因而建立生理学监测指标是十分重要的。如果有条件应测定脑电双频指数(BIS)、中心静脉压(CVP)、肺毛细血管楔压(PCWP)及左房压(LAP)以指导体液治疗。调节输液量和速度,然后再在治疗中观察其动态反应,如此才有可能使麻醉患者的容量补充趋于合理。由于各种指标均有其局限性。因此,必须综合分析,切忌片面决断。麻醉深度的掌握既要避免麻醉过深(或椎管内阻滞范围过广)对循环的抑制,又要防止麻醉过浅、镇痛不全时体内应激对循环功能的扰乱。因此,维持适当的麻醉深度,保证充分镇痛对维持循环稳定是很重要的。根据 BIS 指导麻醉深度的调控,使 BIS 维持于 <50,可以确保无知晓,无回忆。对因手术刺激而引起的血压升高,可用异丙酚、芬太尼等增加吸入麻醉药的吸入浓度。只有维持足够的麻醉深度,才能排除因手术刺激引起的循环改变,从而更精确地判断患者循环容量的情况。

3. 麻醉苏醒期循环系统管理　与麻醉诱导期相比,苏醒期的过程较长,容易出现躁动、苏醒延迟等并发症。使患者平稳而安全地恢复也非易事。应注意麻醉状态下患者通常处于血管开放状态,末梢循环良好,循环容积较清醒状态下大。因此,手术结束前应当给予利尿药,排出多余的容量,以适应术后循环状态,减少肺水肿等并发症的发生。

(二)腹腔镜技术对循环系统的影响

腹腔镜手术过程中的人工气腹和头高脚低体位对循环系统主要形成以下影响:①气腹对

心脏直接压迫使心脏舒张障碍；②气腹使胸腔内压升高静脉回流量降低，导致中心静脉压降低；③气腹压迫腹主动脉及通过交感神经的血管收缩；④气腹使心排血量减少，以增加末梢血管阻力来维持血压，从而导致平均动脉压增高；⑤头高脚低体位、重力作用影响使回心血量减少，刺激儿茶酚胺类物质分泌增多。有报道发现全麻下气腹对循环系统的影响，以设定气腹压 2kPa 妇产科腹腔镜手术为对象，患者体位采取骨盆高位 CO_2 气腹下每搏心排血量和心排血指数降低（减少）42%。国内王健等研究发现腹腔镜胆囊切除术气腹时，血浆儿茶酚胺类物质去甲肾上腺素和肾上腺素水平明显增加，术毕肾上腺素仍未恢复；头高脚低体位时，中心静脉压（central venous pressure，CVP）、每搏量（stroke volume，SV）及心排血量（cardiac output，CO）均明显下降。丁玉兴等研究全麻下腹腔镜胆囊切除术 CO_2 气腹对呼吸循环影响时，发现 CO_2 气腹前，全组患者的血流动力学功能各指标均正常。CO_2 气腹后 5~10 分钟时，血管收缩压（SBP）、心率（heart rate，HR）明显高于气腹前水平，其原因是大量 CO_2 充入腹腔内，从而导致呼气末 CO_2 分压增高，全身 CO_2 积累过多，心率必然增速以代偿，可认为是高碳酸血症化学反射作用的结果。随着机体自身调节作用，CO_2 气腹 20 分钟后，上述各指标均有明显改善。总之，腹腔镜手术中存在明显的机体应激，由于机械和神经内分泌因素，引起机体血流动力学的变化。因此，对于心血管系统贮备功能较弱的患者，慎重采用腹腔镜手术进行治疗。

［中国人民解放军陆军军医大学第二附属医院（新桥医院）　邱远

重庆市人民医院　杨桦］

第二节　控制性输液

一、控制性输液的合理性

（一）围手术期应激状态下液体超负荷会加剧体内液体分布异常

1. 手术应激导致术后抗利尿激素分泌增加，容易水钠潴留　应激时无限制的液体治疗很容易导致液体超过生理负荷，进而引起肺水肿、组织水肿及低氧血症，加重细胞损伤，延缓胃肠功能恢复，并可能导致吻合口破裂、术后麻痹性肠梗阻等并发症增加。减少应激可减少抗利尿激素分泌，减轻水钠潴留，有利于术后恢复。另一方面，过于严格的液体治疗，尤其通过非监测的固定方案，又可能导致组织血容量减低、低灌注，引发器官功能障碍。

2. 血管内皮通透性增加及不可预料的血管外液体渗透　外科及创伤患者受损伤后，加之机械应激、内毒素暴露及缺血再灌注损伤等因素，均会导致血管内皮通透性增加和不可预料的血管外液体渗透，同时部分胶体物质也渗出至血管外，进一步加重组织水肿，加剧液体分布异常及微循环障碍。总之，应激状态下机体组织间隙液体量将会显著增加，有效循环血容量将随之减少，如果补液不足，或者液体超负荷，都会加重心肺等重要脏器负担，影响患者快速康复。

（二）围手术期应激状态下通过增加输液量提高有效血容量的作用有限

由于应激状态下血管内皮通透性增加，外源性输入的液体绝大部分将进入组织间隙，而仅有很少一部分能补充到有效循环血容量中。因此,既不能一味放任有效循环血容量的减少,又不能盲目补液,而是应该权衡利弊,此时即体现出了控制性输液的合理性。

(三)目前尚无完全合乎人体生理的补液制剂

临床上常用的液体制剂一般可分为晶体和胶体,均不能完全符合人体生理,大量输注必然加剧内环境紊乱。第一代晶体液以生理盐水为代表,大量输入将面临高氯性酸中毒的危险,并可能导致肾功能和免疫功能障碍,增加急性肾衰风险。第二代晶体液主要指以林格液为代表的复方氯化钠溶液,除含有氯化钠成分,还含有钠、钾、钙及镁离子,比生理盐水成分更全,可代替生理盐水,但仍然没有降低氯离子水平,大量输注后同样可以导致高氯血症。第三代晶体液即所谓平衡盐溶液,是指其组成成分与细胞外液相似的晶体液,含钠较低,相对低渗。无钙平衡盐溶液可以明显降低术后并发症发生率,包括术后感染、肾衰、出血及酸中毒等。越来越多证据支持平衡盐溶液作为手术及创伤患者一线用药。为防止补液后出现液体超负荷,部分学者提出了"可控制的低血容量"的理念,仍建议适当减少其用量。

胶体液主要包括人工胶体(HES、明胶及右旋糖酐)和白蛋白。由于分子量一般都较大,可能影响肾功能及凝血功能,多数均有用量限制,特别是存在急性肾损伤风险的患者,应严格控制人工胶体的使用。至于输注白蛋白,一方面存在可能传染输血相关疾病的安全隐患,另一方面价格也比较昂贵,目前没有证据显示应用白蛋白进行液体治疗能显著改善患者预后,因此并不推荐常规或大量使用(图 3-2-1)。

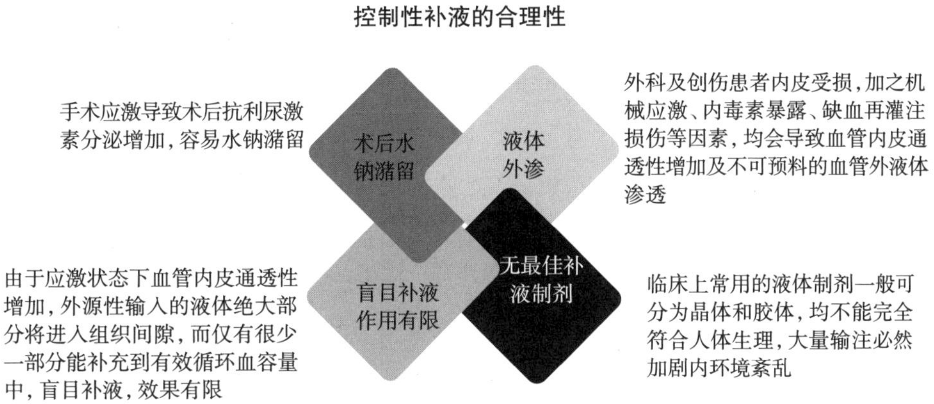

控制性补液的合理性

手术应激导致术后抗利尿激素分泌增加,容易水钠潴留 —— 术后水钠潴留

液体外渗 —— 外科及创伤患者内皮受损,加之机械应激、内毒素暴露、缺血再灌注损伤等因素,均会导致血管内皮通透性增加及不可预料的血管外液体渗透

由于应激状态下血管内皮通透性增加,外源性输入的液体绝大部分将进入组织间隙,而仅有很少一部分能补充到有效循环血容量中,盲目补液,效果有限 —— 盲目补液作用有限

无最佳补液制剂 —— 临床上常用的液体制剂一般可分为晶体和胶体,均不能完全符合人体生理,大量输注必然加剧内环境紊乱

图 3-2-1 控制性补液的合理性

二、控制性输液的具体实施

目前主要有两种部分重叠的围手术期液体治疗策略。一种是通过不监测的固定方案并结合液体丢失量进行补液;一种是基于血流动力学相关参数的目标导向液体治疗(goal-directed fluid therapy, GDFT)。临床心率、血压、中心静脉压及尿量等常规指标并不能精确反映机体液体需要量,也不能评估前负荷及其对输液治疗的反应。GDFT 是通过监测动脉压和

血流参数等更为敏感的指标,包括 CO、心脏指数(cardiac index,CI)、每搏输出量指数(stroke volume index,SVI)、每搏输出量变异率(stroke volume variation,SVV)、氧输送(oxygen delivery,DO_2)、脉搏灌注变异指数(pleth variability index,PVI)及灌注指数(perfusion index,PI)等,准确评估液体需求,进而采取一系列旨在优化围手术期液体管理、确保充分器官灌注的措施及策略,获得理想的液体复苏状态。GDFT 业已成为目前控制性输液的重要措施及关键环节。

术前长时间禁食水会引起机体脱水约 1 000ml,并引起机体不适及并发症增加。对术前代偿性补液相关 RCT 研究的荟萃分析显示:补液少于 1 000ml 的低剂量组临床结局无显著改善,而补液大于 1 000ml 组术后嗜睡、头昏等症状显著改善。基于此,有学者认为对于预期手术打击不大的术前禁食患者,术前静脉补液 1 000ml 是合理的。对于无禁食需要的手术患者,缩短术前禁食水时间有助于减少液体丢失。对择期手术患者不需要从术前一天午夜就开始禁食,进食固体食物的时间缩短至麻醉前 6 小时,进食流质饮食(如 12.5% 的葡萄糖溶液 400ml)缩短至麻醉前 2 小时。术前口服泻药进行肠道 SVV 准备者,可予补充 1 000ml 晶体;给予非高渗泻药肠道准备者,液体及电解质丢失不多,可适当减少补液量。

减少术中及术后液体及钠盐的输入量,将有利于减少术后并发症,并且可缩短术后住院时间,加速胃肠功能的恢复。术中以目标导向为基础的控制性容量治疗策略,是减少围手术期液体负荷和心肺过负荷的最佳方法。使用硬膜外麻醉可能引起血管扩张,导致血管内容量相对缺乏及低血压。因此,比较合理地处理由于血管扩张引起的低血压的方法,是使用血管收缩药而不是大量输液。个体化的 GDFT,尤其经食管多普勒超声引导的优化液体治疗,可以改善患者临床结局并缩短住院时间。有研究显示,对于高危患者,术中使用经食管超声多普勒监测,可以有效帮助确定液体的需要量。具体做法:术中先给予一定量的基础补液(1 500ml),然后通过监测心率、血压、尿量及动脉压等参数评估血容量变化,以决定当前补液量是否已足够,是否还需要补液。血液丢失先以晶体、胶体等比例补充,根据输血指引,心脏病患者血红蛋白低于 100g/L 需输血,无心脏疾病的患者血红蛋白低于 70g/L 再输血。

PVI 可以指导机械通气全麻或 ICU 患者精确补液,补液后心排出量显著增加,乳酸水平显著降低。脉搏灌注变异指数 =(最大灌注指数 - 最小灌注指数)/ 最大灌注指数 ×100%。PVI 大于 14% 预测液体扩容后有改善的敏感度为 81%,PVI 小于 14% 者给予扩容后无反应的特异性为 100%。PVI 可以通过无创监测设备获得。此外,中心静脉血氧饱和度等指标也可以成为反映早期组织缺氧的重要指标。

控制手术当天及术后液体输入量是加速康复外科理念中另一个重要的内容。传统方法往往在围手术期给予大量液体输入,3.5~5L/d,这么大液体量的输入会使患者身体处于一种过度补液、甚至水中毒的状态,加剧心肺负荷,降低血浆胶体渗透压,并可导致组织水肿,影响术后胃肠功能恢复,如不经加温输入,如此大量的液体还会导致体温下降,加重手术后应激。另一方面,相关研究表明减少液体输入量将有利于减少术后并发症并且缩短术后住院时间。由硬膜外麻醉导致的血管扩张及低血压,合理的处理方法是使用血管收缩药而不是大量输液,所以术中及术后液体补充必须有严格的管理措施。另有研究表明,过量盐溶液的输入会抑制和延缓术后胃肠功能的恢复,延长术后康复过程。术后如无禁忌,鼓励经口饮食及补液。如果患者少尿[4小时内平均尿量少于$0.5ml/(kg \cdot h)$]或者循环不稳[HR超过90bpm,SBP低于90mmHg(硬膜外镇痛)或者低于100mmHg(无硬膜外镇痛)],需要进行静脉输液。静脉补液也用于液体复苏,如麻痹性肠梗阻液体丢失及饮水不足。

三、控制性输液需要多学科协作

控制性输液的理念贯穿 ERAS 全程,涉及很多个临床科室的方方面面,需要各个 ERAS 团队及其成员通力协作,理念及认识上多沟通,达成共识,才能最大限度减少输液不足或过量给患者带来的危害,促进患者更快康复。

[中国人民解放军陆军军医大学第二附属医院(新桥医院) 古应超
重庆市人民医院 杨桦]

第三节 输血

输血(blood transfusion)作为一种替代性治疗,可以补充血容量、改善循环、增加携氧能力、提高血浆蛋白,增进机体免疫力和凝血功能。正确掌握输血的适应证,合理选用各种成分血液制品,有效防止输血可能出现的并发症,对保证外科治疗的成功、患者的安全有着重要意义。

一、输血的适应证

(一)大量失血

主要是补充血容量,用于治疗因手术、严重创伤或其他各种原因所致的低血容量休克。补充的血量、血制品种类应根据失血的多少、速度和患者的临床表现确定。凡一次失血量低于总血容量10%(500ml)者,可通过机体自身组织间液向血液循环的转移而得到代偿。当失血量达总血容量的10%~20%(500~1 000ml)时,应根据有无血容量不足的临床症状及其严重程度,同时参照血红蛋白和血细胞比容(hematocrit,HCT)的变化选择治疗方案。患者可表现为活动时心率增快,出现直立性低血压,但 HCT 常无改变。此时可输入适量晶体液、胶体液或少量血浆代用品。若失血量超过总血容量20%(1 000ml)时,除有较明显的血容量不足、血压不稳定外,还可出现 HCT 下降。此时,除输入晶体液或胶体液补充血容量外,还应适当输入浓缩红细胞(concentrated red blood cells,CRBC)以提升局部携氧能力。原则上,失血量在30%以下时,不输全血;超过30%时,可输全血与 CRBC 各半,再配合晶体和胶体液及血浆以补充血容量。由于晶体液维持血容量作用短暂,需求量大,故应多增加胶体液或血浆蛋白量比例,以维持胶体渗透压。当失血量超过 50% 且大量输入库存血时,还应及时发现某些特殊成分如清蛋白(白蛋白)、血小板及凝血因子的缺乏,并给予补充。根据 2000 年《临床输血指南》建议:Hb>100g/L 不需要输血;Hb<70g/L 可输入浓缩红细胞;Hb 为 70~100g/L 时,应根据患者贫血程度、心肺代偿功能、有无代谢率增高以及年龄等因素来决定是否输血。对于可输可不输的患者应尽量不输。

(二)贫血或低蛋白血症

常因慢性失血、烧伤、红细胞破坏增加或白蛋白合成不足所致。手术前应结合检验结果输注 CRBC 纠正贫血,补充血浆或白蛋白治疗低蛋白血症。

(三)重症感染

全身性严重感染或脓毒症、恶性肿瘤化疗后致严重骨髓抑制继发难治性感染者,当其中性粒细胞低下和抗生素治疗效果不佳时,可考虑输入浓缩粒细胞以助控制感染。但因输粒细胞有引起巨细胞病毒感染、肺部合并症等副作用,故使用受到限制。

(四)凝血异常

输入新鲜冰冻血浆以预防和治疗因凝血异常所致的出血。根据引起凝血异常的原因补充相关的血液成分可望获得良效,如甲型血友病者输Ⅷ因子或抗血友病因子(anti-hemophilia factor, AHF);凝血因子Ⅰ缺乏症者补充凝血因子Ⅰ或冷沉淀制剂;血小板减少症或血小板功能障碍者输血小板等。患者血小板数量减少或功能异常伴有出血倾向或表现者,可考虑是否输注血小板。根据 2000 年《临床输血指南》建议:血小板计数 $>100 \times 10^9$/L,不必输血;血小板计数 $<50 \times 10^9$/L,应考虑输;血小板计数在 $(50~100) \times 10^9$/L 之间,应根据是否有自发性出血或伤口渗血决定;如术中出现不可控渗血,确定血小板功能低下,输血小板不受上述限制。

二、输血的并发症及其防治

输血可发生各种不良反应和并发症,严重者甚至危及生命。但是,只要严格掌握输血指征,遵守输血操作规程,大多数输血并发症是可以预防的。

(一)发热反应

发热反应是最常见的早期输血并发症之一,发生率约为 2%~10%。多发生于输血开始后 15 分钟至 2 小时内。主要表现为畏寒、寒战及高热,体温可上升至 39~40℃,同时伴有头痛、出汗、恶心、呕吐及皮肤潮红。症状持续 30 分钟至 2 小时后逐渐缓解,血压多无变化。少数反应严重者还可出现抽搐、呼吸困难、血压下降,甚至昏迷。全身麻醉时很少出现发热反应。

1. 原因

(1)免疫反应:常见于经产妇或多次接受输血者,因体内已有白细胞或血小板抗体,当再次输血时可与输入的白细胞或血小板发生抗原抗体反应而引起发热。

（2）致热原：所使用的输血器具或制剂被致热原，如蛋白质、死菌或细菌的代谢产物等，污染而附着于贮血的器具内，随血输入体内后引起发热反应。目前此类反应已少见。

（3）细菌污染和溶血：早期或轻症细菌污染和溶血可仅表现为发热。

2. 治疗 发热反应出现后，应首先分析可能的病因。对于症状较轻的发热反应可先减慢输血速度，病情严重者则应停止输血。畏寒与寒战时应注意保暖，出现发热时可服用阿司匹林。伴寒战者可肌内注射异丙嗪 25mg 或哌替啶 50mg。

3. 预防 应强调输血器具严格消毒、控制致热原。对于多次输血或经产妇患者应输注不含白细胞和血小板的成分血，如洗涤红细胞。

（二）过敏反应

过敏反应多发生在输血数分钟后，也可在输血中或输血后发生，发生率约为 3%。表现为皮肤局限性或全身性瘙痒或荨麻疹。严重者可出现支气管痉挛、血管神经性水肿及会厌水肿，表现为咳嗽、喘鸣、呼吸困难以及腹痛、腹泻，甚至过敏性休克乃至昏迷或死亡。

1. 原因

（1）过敏体质患者对血中蛋白类物质过敏，或过敏体质的供血者随血将其体内的某种抗体转移给患者，当患者再次接触该过敏原时，即可触发过敏反应。此类反应的抗体常为 IgE 型。

（2）患者因多次输注血浆制品，体内产生多种抗血清免疫球蛋白抗体，尤以抗 IgA 抗体为主。或有些免疫功能低下的患者，体内 IgA 低下或缺乏，当输血时便对其中的 IgA 发生过敏反应。

2. 治疗 当患者仅表现为局限性皮肤瘙痒或荨麻疹时，不必停止输血，可口服抗组胺药物如苯海拉明 25mg，并严密观察病情发展。反应严重者应立即停止输血，皮下注射肾上腺素（1:1 000,0.5~1ml）和 / 或静脉滴注糖皮质激素（氢化可的松 100mg 加入 500ml 葡萄糖盐水）。合并呼吸困难者应作气管插管或切开，以防窒息。

3. 预防

（1）对有过敏史患者，在输血前半小时，同时口服抗过敏药和静脉输注糖皮质激素。

（2）对 IgA 水平低下或检出 IgA 抗体的患者，应输不含 IgA 的血液、血浆或血液制品。如必须输红细胞时，应输洗涤红细胞。

（3）有过敏史者不宜献血。

（4）献血员在采血前 4 小时应禁食。

（三）溶血反应

溶血反应是最严重的输血并发症。虽然很少发生，但后果严重，死亡率高。发生溶血反应患者的临床表现有较大差异，与所输的不合血型种类、输血速度与数量以及所发生溶血的程度有关。典型的症状为患者输入十几毫升血型不合的血后，立即出现沿输血静脉的红肿、疼痛、寒战、高热、呼吸困难、腰背酸痛、头痛、胸闷及心率加快乃至血压下降、休克,随之出现血红蛋白尿和溶血伴黄疸。溶血反应严重者可因免疫复合物在肾小球沉积,或因发生弥散性血管内凝血(DIC)及低血压引起肾血流减少时继发少尿、无尿及急性肾衰竭。术中的患者由于无法主诉症状,最早征象是不明原因的血压下降和手术野渗血。延迟性溶血反应(delayed hemolytic transfusion reaction, DHTR)多发生在输血后 7~14 天,表现为原因不明的发热、贫血、黄疸及血红蛋白尿,一般症状并不严重。近年,DHTR 被重视主要是由于它可引起全身炎症反应综合征(systemic inflammatory response syndrome, SIRS),表现为体温升高或下降,心律失常,白细胞溶解及减少,血压升高或外周血管阻力下降甚至发生休克、急性呼吸窘迫综合征(ARDS),甚至多器官功能衰竭。

1. 原因

(1)绝大多数是因误输了 ABO 血型不合的血液引起,是由补体介导、以红细胞破坏为主的免疫反应。其次,由于 A 亚型不合或 Rh 及其他血型不合时也可发生溶血反应。此外,溶血反应还可因供血者之间血型不合引起,常见于一次大量输血或短期内输入不同供血者的血液时。

(2)少数在输入有缺陷的红细胞后可引起非免疫性溶血,如血液贮存、运输不当,输入前预热过度,血液中加入高渗、低渗性溶液或对红细胞有损害作用的药物等。

(3)受血者患自身免疫性贫血时,其血液中的自身抗体也可使输入的异体红细胞遭到破坏而诱发溶血。

2. 治疗　当怀疑有溶血反应时应立即停止输血,核对受血者与供血者姓名和血型,并抽取静脉血离心后观察血浆色泽,若为粉红色即证明有溶血。尿隐血阳性及血红蛋白尿也有诊断意义。收集供血者血袋内血和受血者输血前后血样本,重新做血型鉴定、交叉配血试验及细菌涂片和培养,以查明溶血原因,对患者进行治疗。

(1)抗休克:应用晶体、胶体液及血浆以扩容,纠正低血容量性休克,输入新鲜同型血液或输浓缩血小板或凝血因子和糖皮质激素,以控制溶血性贫血。

(2)保护肾功能:可给予 5% 碳酸氢钠 250ml,静脉滴注,使尿液碱化,促使血红蛋白结晶溶解,防止肾小管阻塞。当血容量已基本补足,尿量基本正常时,应使用甘露醇等药物利尿以加速游离血红蛋白排出。若有尿少、无尿,或氮质血症、高钾血症时,则应考虑行血液透析治疗。

(3)抗凝治疗:若 DIC 明显,还应考虑肝素治疗。

(4)血浆交换治疗:以彻底清除患者体内的异形红细胞及有害的抗原抗体复合物。

3. 预防

(1)加强输血、配血过程中的核查工作。

(2)严格按照输血的规程操作,不输有缺陷的红细胞,严格把握血液预热的温度。

(3)尽量行同型输血。

（四）细菌污染反应

虽发生率不高,但后果严重。患者的反应程度依细菌污染的种类、毒力大小及输入的数量而异。若污染的细菌毒力小、数量少时,可仅有发热反应。若输入大肠埃希菌或铜绿假单胞菌后可立即出现内毒素性休克 DIC。临床表现有烦躁、寒战、高热、呼吸困难、恶心、呕吐、发绀、腹痛及休克。也可以出现血红蛋白尿、急性肾衰竭及肺水肿,致患者短期内死亡。

1. 原因　由于采血、贮存环节中无菌技术有漏洞而致污染,革兰阴性杆菌在4℃环境生长很快,并可产生内毒素,有时也可为革兰阳性球菌污染。

2. 治疗

（1）立即终止输血并将血袋内的血液离心,取血浆底层及细胞层分别行涂片染色细菌检查及细菌培养检查。

（2）采用有效的抗感染和抗休克治疗,具体措施与感染性休克的治疗相同。

3. 预防

（1）严格无菌制度,按无菌要求采血、贮血及输血。

（2）血液在保存期内和输血前定期按规定检查,如发现颜色改变、透明度变浊或产气增多等任何有受污染之可能时,不得使用。

（五）循环超负荷

常见于心功能低下、老年、幼儿及低蛋白血症患者,由于输血速度过快、过量而引起急性心衰和肺水肿。表现为输血中或输血后突发心率加快、呼吸急促、发绀或咳吐血性泡沫痰。有颈静脉怒张、静脉压升高,肺内可闻及大量湿啰音。胸片可见肺水肿表现。

1. 原因

（1）输血速度过快致短时间内血容量上升超出了心脏的负荷能力。

（2）原有心功能不全,对血容量增加承受能力小。

（3）原有肺功能减退或低蛋白血症不能承受血容量增加。

2. 治疗　立即停止输血。吸氧,使用强心剂、利尿剂以除去过多的体液。

3. 预防　对有心功能低下者要严格控制输血速度及输血量,严重贫血者以输浓缩红细胞为宜。

（六）输血相关的急性肺损伤

输血相关的急性肺损伤（transfusion-related acute lung injury,TRALL）的发生与年龄、性别及原发病无关,其发生机制为供血者血浆中存在着细胞凝集素或 HLA 特异性抗体所致。临床上 TRALL 常与肺部感染、吸入性肺炎或毒素吸收等非输血所致的 ARDS 难以区别。TRALL 也有急性呼吸困难、严重的双侧肺水肿及低氧血症,可伴有发热和低血压,后者对输液无效。这些症状常发生在输血后 1~6 小时内,其诊断应首先排除心源性呼吸困难。TRALL 在及时采取有效治疗（插管、输氧及机械通气等）后,48~96 小时内临床和生理学改变都将明显改善。随着临床症状的好转,X 线肺部浸润在 1~4 天内消退,少数可持续 7

天。预防 TRALL 的措施为,禁用多次妊娠供血者的血浆作为血液制品,可减少 TRALL 的发生率。

(七)输血相关性移植物抗宿主病

输血相关性移植物抗宿主病(transfusion associated graft versus host disease,TA-GVHD)是由于有免疫活性的淋巴细胞输入有严重免疫缺陷的受血者体内后,输入的淋巴细胞成为移植物并增殖,对受血者的组织起反应。患者发病前常已有免疫力低下、低蛋白血症、淋巴细胞减少或骨髓抑制等异常。临床症状有发热、皮疹、肝炎、腹泻、骨髓抑制及感染,发展恶化可致死亡。TA-GVHD 至今仍无有效的治疗手段,故应注重预防。对用于骨髓移植、加强化疗或放射疗法的患者,所输注的含淋巴细胞的血液成分,应经 γ 射线辐照等物理方法去除免疫活性淋巴细胞。

(八)疾病传播

病毒和细菌性疾病可经输血途径传播。病毒包括 EB 病毒、巨细胞病毒、肝炎病毒、HIV 及人类 T 细胞白血病病毒(HTLV)Ⅰ、Ⅱ型等;细菌性疾病如布鲁斯杆菌病等。其他还有梅毒、疟疾等。其中以输血后肝炎和疟疾多见。预防措施有:①严格掌握输血适应证;②严格进行献血员体检;③在血制品生产过程中采用有效手段灭活病毒;④自体输血等。

(九)免疫抑制

输血可使受血者的非特异免疫功能下降和抗原特异性免疫抑制,增加术后感染率,并可促进肿瘤生长、转移及复发,降低 5 年存活率。输血所致的免疫抑制同输血的量和成分有一定的关系。少于或等于 3 个单位的红细胞成分血对肿瘤复发影响较小,而输注异体全血或大量红细胞则影响较大。

(十)大量输血的影响

大量输血后(24 小时内用库存血细胞置换患者全部血容量或数小时内输入血量超过 4 000ml),可出现:①低体温(因输入大量冷藏血);②碱中毒(枸橼酸钠在肝转化成碳酸氢钠);③暂时性低钙血症(大量含枸橼酸钠的血制品);④高钾血症(一次输入大量库存血所致)及凝血异常(凝血因子被稀释和低体温)等变化。当临床上有出血倾向及 DIC 表现时,应输浓缩血小板。多数体温正常、无休克者可以耐受快速输血而不必补钙,提倡在监测血钙下以补充钙剂,在合并碱中毒情况下往往不出现高钾血症,除非有肾功能障碍。此时监测血钾水平很重要,若血钾高又合并低钙血症,应注意对心功能的影响。

三、自体输血

自体输血(autologous blood transfusion)或称自身输血(autotransfusion)是收集患者自身血液后,在需要时进行回输。主要既可节约库存血,又可减少输血反应、避免血源传播性疾病和免疫抑制,且不需检测血型及交叉配血试验。对一时无法获得同型血的患者也是唯一血源。目前外科常用的自体输血有三种方法:回收式自体输血、预存式自体输血、稀释式自体输血。

（一）回收式自体输血

回收式自体输血（salvaged autotransfusion）是指用血液回收装置,将收集到的创伤后体腔内积血或手术过程中的失血,经抗凝、过滤及洗涤等处理后再回输给患者。血液回收必须采用合格的设备,回收处理的血必须达到一定的质量标准。体外循环后的机器余血应尽可能回输给患者。目前多采用血液回收机收集失血,经自动处理后去除血浆和有害物质,可得到 HCT 达 50%~65% 的浓缩红细胞,然后再回输。回收式自体输血除了可以避免异体输血的大量并发症,回收的洗涤红细胞的变形能力和携氧能力也要远强于库血,回输后可以立刻起到氧传递的生理作用。回收式自体输血主要适用于外伤性脾破裂、异位妊娠破裂等造成的腹腔内出血;大血管、心内直视手术及门静脉高压症等手术时的失血回输和术后 6 小时内所引流血液的回输等。其禁忌证包括:①血液流出血管外超过 6 小时;②怀疑流出的血液被细菌、粪便、羊水或毒液污染;③怀疑流出的血液含有癌细胞;④流出的血液严重溶血。

（二）预存式自体输血

预存式自体输血（predeposited autotransfusion）适用于择期手术患者估计术中出血量较大需要输血者。对无感染、患者身体一般情况好、血红蛋白 >110g/L 或血细胞比容（HCT）≥30%,行择期手术,患者签字同意,都适合贮存式自身输血。可根据所需的预存血量,从择期手术前的一个月开始采血,每 3~4 天一次,每次不超过 500ml,直到术前 3 天为止,存储采得的血液以备手术之需。术前自体血预存者必须每日补充铁剂、维生素 C、叶酸及给予营养支持。

（三）稀释式自体输血

稀释式自体输血（hemodiluted autotransfusion）即麻醉前从患者一侧静脉采血,同时从另一侧静脉输入为采血量 3~4 倍的电解质溶液,或适量血浆代用品等以补充血容量。采血量取决于患者状况和术中可能的失血量,每次可采 800~1 000ml,一般以血细胞比容不低于 25%、白蛋白 30g/L 以上及血红蛋白≥100g/L 为限,采血速度约为每 5 分钟 200ml,采得的血液备术中回输用。手术中失血量超过 300ml 时可开始回输自体血,应先输最后采的血液。由于最先采取的血液中含红细胞和凝血因子的成分最多,宜在最后输入。

自体输血的禁忌证包括:①血液已受胃肠道内容物、消化液或尿液等污染;②血液可能受肿瘤细胞污染;③肝、肾功能不全的患者;④已有严重贫血的患者,不宜在术前采血或血液稀释法作自体输血;⑤有脓毒症或菌血症者;⑥胸、腹腔开放性损伤超过 4 小时或血液在体腔中存留过久者。

四、术中控制性低血压技术

术中控制性低血压,是指在全身麻醉下手术期间,在保证重要脏器供氧情况下,人为地将平均动脉压降低到一定水平,使手术野出血量随血压的降低而相应减少,避免输血或使输血量降低,并使术野清晰,有利于手术操作,提高手术精确性,缩短手术时间。

(一)术中控制性低血压主要应用范围

1. 血供丰富区域的手术,如头颈部、盆腔手术。

2. 血管手术,如主动脉瘤、动脉导管未闭及颅内血管畸形。

3. 创面较大且出血可能难以控制的手术,如癌症根治、髋关节断离成形、脊柱侧弯矫正、巨大脑膜瘤及颅颌面整形。

4. 区域狭小的精细手术,如中耳成形、腭咽成形。

(二)术中控制性低血压技术的禁忌证

1. 术中控制性低血压技术的实施具有较大的难度,麻醉医师对该技术不熟悉时应视为绝对禁忌。

2. 对有明显机体、器官、组织氧运输降低的患者,或重要器官严重功能不全的患者,应仔细衡量术中控制性低血压的利弊后再酌情使用。

(三)术中控制性低血压技术实施的注意事项

1. 实施术中控制性低血压应尽可能采用扩张血管方法,避免抑制心肌功能、降低心排出量。

2. 术中控制性低血压时,必须进行实时监测,内容包括:动脉血压、心电图、呼气末 CO_2、脉搏、血氧饱和度及尿量。对出血量较多的患者还应测定中心静脉压、血电解质及血细胞比容等。

3. 术中控制性低血压水平的"安全限"在患者之间有较大的个体差异,应根据患者的术前基础血压、重要器官功能状况及手术创面出血渗血状况来确定该患者最适低血压水平及降压时间。

五、血液成分制品

常用的血液成分制品见图 3-3-1。

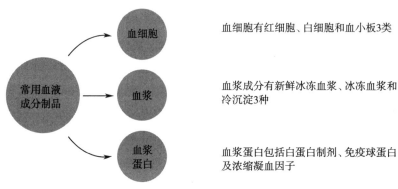

图 3-3-1　血液成分制品

（一）血细胞成分

1. 红细胞制品 见表 3-3-1。

表 3-3-1　红细胞制品

品名	特点	保存方式及保期	作用及适应证	备注
浓缩红细胞（CRC）	每袋含200ml全血中全部RBC，总量110~120ml，血细胞比容0.7~0.8。含血浆30ml及抗凝剂8~10ml，运氧能力和体内存活率等同一袋全血。规格：110~120ml/袋	4±2℃ ACD：21天 CPD：28天 CPDA：35天	适用：①各种急性失血的输血；②各种慢性贫血；③高钾血症、肝、肾及心功能障碍者输血；④小儿、老年人输血	交叉配血试验
少白细胞红细胞（LPRC）	过滤法：白细胞去除率96.3%~99.6%，红细胞回收率>90%；手工洗涤法：白细胞去除率79%±1.2%，红细胞回收率>74%±3.3%；机器洗涤法：白细胞去除率>93%，红细胞回收率>87%	4±2℃24小时	适用：①由于输血产生白细胞抗体，引起发热等输血不良反应的患者；②防止产生白细胞抗体的输血（如器官移植的患者）	与受血者ABO血型相同
红细胞悬液（CRCs）	400ml或200ml全血离心后除去血浆，加入适量红细胞添加剂后制成，所有操作在三联袋内进行。规格：由400ml或200ml全血制备	（同CRC）	（同CRC）	交叉配血试验
洗涤红细胞（WRC）	400ml或200ml全血经离心去除血浆和白细胞，用无菌生理盐水洗涤3~4次，最后加150ml生理盐水悬浮。白细胞去除率>80%，血浆去除率>90%，RBC回收率>70% 规格：由400ml或200ml全血制备	（同LPRC）	适用：①对血浆蛋白有过敏反应的贫血患者；②自身免疫性溶血性贫血患者；③阵发性睡眠性血红蛋白尿症；④高钾血症及肝肾功能障碍需要输血者	主侧配血试验
冰冻红细胞（FTRC）	去除血浆的红细胞加甘油保护剂，在-80℃保存，保存期10年，解冻后洗涤去甘油，加入100ml无菌生理盐水或红细胞添加剂或原血浆。白细胞去除率>98%；血浆去除>99%；RBC回收>80%；残余甘油量<1%。洗除了枸橼酸盐或磷酸盐、K^+、NH_3等。规格：200ml/袋	解冻后4±2℃24小时	适用：①同WRC；②稀有血型患者输血；③新生儿溶血病换血；④自身输血	加原血浆悬浮红细胞要做交叉配血试验，加生理盐水悬浮只做主侧配血试验

2. 白细胞制剂 主要有浓缩白细胞（leukocyte concentrate）。由于输注后并发症多，现已较少应用。

3. 血小板制剂 血小板的制备有机器单采法与手工法，前者可自由控制，且容易达到所规定的治疗剂量，产品中红细胞和白细胞污染最低，可减少或延迟同种免疫反应，同时可最大限度地减少肝炎等疾病的传播。血小板制剂可用于再生障碍性贫血和各种血小板低下的患者及大量输库存血或体外循环手术后血小板锐减的患者。成人输注 2 袋血小板 1 小时后血小板数量可至少增加 $5 \times 10^9/L$。

（二）血浆成分

有新鲜冰冻血浆、冰冻血浆及冷沉淀三种。新鲜冰冻血浆（fresh frozen plasma，FFP）是全血采集后 6 小时内分离并立即置于 20~30℃保存的血浆。冰冻血浆（frozen plasma，FP）则是 FFP 4℃下融解时除去冷沉淀成分冻存的上清血浆制品。

1. FFP 和 FP 两种血浆的主要区别是 FP 中Ⅷ因子和Ⅴ因子及部分凝血因子Ⅰ的含量较 FFP 低，其他全部凝血因子和各种血浆蛋白成分含量则与 FFP 相同，两者皆适用于多种凝血因子缺乏症、肝胆疾病引起的凝血障碍和大量输库存血后的出血倾向。对血友病或Ⅷ因子和Ⅴ因子缺乏，引起的出血患者均可应用 FFP。

2. 冷沉淀（cryoprecipitate，Cryo） 是 FFP 在 4℃融解时不融的沉淀物，因故得名。每袋 20~30ml 内含凝血因子Ⅰ（至少 150mg）和 FⅧ（80~120U 以上）及血管性假血友病因子（vW 因子）。主要用于血友病甲、先天或获得性纤维蛋白缺乏症等。

3. 血浆蛋白成分 包括白蛋白制剂、免疫球蛋白及浓缩凝血因子。

（1）白蛋白制剂：有 5%、20% 及 25% 三种浓度。常用者为 20% 的浓缩白蛋白液，可在室温下保存，体积小，便于携带与运输。当稀释成 5% 溶液应用时，不但能提高血浆蛋白水平，且可用来补充血容量，效果与血浆相当；如直接应用尚有脱水作用，适用于治疗营养不良性水肿，肝硬化或其他原因所致的低蛋白血症。

（2）免疫球蛋白：包括正常人免疫球蛋白（肌内注射用）、静脉注射免疫球蛋白及针对各种疾病的免疫球蛋白（抗乙肝、抗破伤风及抗牛痘等）。肌内注射免疫球蛋白多用于预防病毒性肝炎等传染病，静脉注射丙种球蛋白用于低球蛋白血症引起的重症感染。

（3）浓缩凝血因子：包括抗血友病因子（AHF）、凝血酶原复合物（Ⅸ因子复合物）、浓缩Ⅷ、Ⅺ因子及Ⅷ因子复合物、抗凝血酶Ⅲ（anti-thrombin Ⅲ，AT-Ⅲ）和纤维蛋白原制剂等。用于治疗血友病及各种凝血因子缺乏症。其中Ⅷ因子复合物有利于促进伤口愈合。

（三）血浆代用品

血浆代用品（plasma substitute）又称血浆增量剂（plasma volume expander），是经天然加工或合成的高分子物质制成的胶体溶液，可以代替血浆以扩充血容量。其分子量和胶体渗透压近似血浆蛋白，能较长时间在循环中保持适当浓度，一般不在体内蓄积，也极少导致红细胞聚集、凝血障碍及切口出血等不良反应。产品无抗原性和致敏性，对身体无害。临床常用的包括右旋糖酐、羟乙基淀粉及明胶制剂。

1. 右旋糖酐　6% 右旋糖酐等渗盐溶液是常用的多糖类血浆代用品。中分子量（平均75 000）右旋糖酐的渗透压较高，能在体内维持作用6~12 小时，常用于低血容量性休克、输血准备阶段以代替血浆。低分子（平均40 000）右旋糖酐输入后在血中存留时间短，增加血容量的作用仅维持1.5 小时，且具有渗透性利尿作用。由于右旋糖酐有覆盖血小板和血管壁而引起出血倾向，本身又不含凝血因子，故24 小时用量不应超过1 500ml。

2. 羟乙基淀粉（hydroxyethyl starrh, HES）　羟乙基淀粉是由玉米淀粉制成的血浆代用品。该制品在体内维持作用的时间较长（24 小时尚有60%），目前已作为低血容量性休克的容量治疗及手术中扩容的常用制剂。临床上常用的有6% 羟乙基淀粉代血浆，其中电解质的组成与血浆相近似，并含碳酸氢根，因此，除能维持胶体渗透压外，还能补充细胞外液的电解质和提供碱储备。每天最大用量为2 000ml。

3. 明胶类代血浆　是由各种明胶与电解质组合的血浆代用品。含4% 琥珀酰明胶的血浆代用品，其胶体渗透压可达46.5mmHg，能有效增加血浆容量、防止组织水肿，因此，有利于静脉回流，并改善心每搏输出量和外周组织灌注。又因其相对黏稠度与血浆相似，故有血液稀释、改善微循环并加快血液流速的效果。

［中国人民解放军陆军军医大学第二附属医院（新桥医院）　杜广胜

重庆市人民医院　杨桦］

04 第四章 营养支持

临床上，外科患者普遍存在蛋白质-热卡缺乏性营养不良，再加上术前和术后的禁食、手术创伤等应激以及手术后发生的并发症，进一步加重了营养不良。营养不良不仅损害机体组织、器官的生理功能，而且可增加手术危险性、手术后并发症及死亡率。因此，围手术期如何实施合理的营养支持以改善患者的营养状况，减轻营养不良程度，帮助营养不良患者安全度过手术创伤所致的应激，保证术后发生并发症患者的营养需求，维持机体有效的代谢和机体器官、组织功能，已成为加速康复外科时代面临的问题。

第一节 围手术期患者的代谢改变

外科住院患者存在的营养不良除疾病本身原因之外，还与围手术期的禁食、手术创伤应激等原因密切相关。临床上，许多手术患者相当长的时间内处于应激性饥饿状态，这是指机体不单单只发生饥饿，而且还存在对创伤、败血症及重症疾病的代谢反应。手术患者在术前由于需要进行术前准备，通常需要较长时间的禁食，此时机体被迫处于饥饿或半饥饿状态。此外，许多患者在手术后相当长的一段时间内，无法正常进食，机体依然处于饥饿状态。饥饿状态下，机体会发生一系列代谢改变，以维持组织基本代谢需求和器官的功能。应激则是每个手术患者在术后必然经历的阶段，是手术创伤所致，可导致机体代谢改变和自身组织消耗，影响患者的临床结局。因此，了解饥饿、感染及创伤等应激状态下机体的代谢改变，对于制定合理有效的围手术期营养支持计划十分必要。

一、饥饿时的代谢变化

手术患者由于术前准备的需要或手术创伤的原因，在围手术期的较长一段时间内往往无法正常进食，使得机体处于饥饿状态。饥饿的本质是外源性能量底物和必需营养物质缺乏，此时，为了维持最基本的生命活动和器官功能，在无外源性营养物质供应的情况下，机体的生存有赖于利用自身的组织供能，代谢活动的范围和途径随之发生变化，有些正常的活动和途径可能部分或全部停止，而另一些代谢途径被激活或占重要地位，甚至可出现一些新的代谢途径。饥饿时机体各种代谢改变的目的是尽可能地保存机体瘦组织群（lean body mass，LBM），以维持机体生存。由此可见，饥饿引起代谢改变的唯一目的是尽可能减少机体的蛋白质消耗以维持生存（图 4-1-1）。

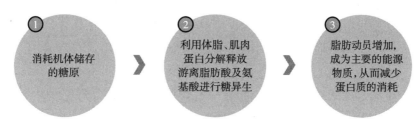

图 4-1-1　机体饥饿时的代谢变化

饥饿早期,机体首先利用机体储存的糖原,由于体内的糖原贮备十分有限,饥饿 24 小时后肝糖原即耗尽,而且肌糖原不能分解成葡萄糖。因此,不能作为饥饿时的能量供给来源。此时,机体主要依赖肝脏将氨基酸、乳酸以及脂肪酸等物质通过糖异生作用转变成葡萄糖。在糖原耗尽后,机体每日的葡萄糖需求则依赖于糖异生作用,这主要是通过体脂、肌肉蛋白分解释放非酯化脂肪酸及氨基酸来提供糖异生原料。早期饥饿时最主要的糖异生原料主要为氨基酸和甘油,肌肉的蛋白质分解成氨基酸后以丙氨酸和谷氨酰胺形式运至肝脏,每天约生成 90~120g 葡萄糖,而这意味着每天需分解 200g 左右蛋白质。但是,如果长期饥饿时每天消耗这么多蛋白质,则机体蛋白质将很快被耗竭,这将导致机体各种功能的丧失,最终导致死亡。

因此,随着饥饿的持续,机体重要的适应性改变之一是脂肪动员增加,成为主要的能源物质,从而减少蛋白质的消耗。在早期饥饿之后,当糖异生作用占主导地位时,脂肪酸逐渐取代蛋白质作为主要能源,从而减少对葡萄糖及糖异生作用的需求。此时,肌肉增加对非酯化脂肪酸的利用,约 90% 的热量由脂肪酸氧化供能。此外,肝脏也增加对脂肪酸的利用。肝脏氧化脂肪酸的主要产物是酮酸、乙酰醋酸及 β- 羟丁酸。因此,饥饿时肝脏酮体生成是酮体生成酶活性增加及血中非酯化脂肪酸负荷增加的结果。一旦早期饥饿阶段过去后,肝脏酮体产生将超过葡萄糖的产生,在此阶段,肝脏葡萄糖的输出量少于 30% 机体总能耗量。机体更多依赖脂肪而较少依赖蛋白质分解供能,从而使机体得以能较长时间生存。

在饥饿过程中,随着机体储备能量的不断消耗,内环境的不断改变,可引起机体明显的代谢及生理变化,如内分泌系统紊乱、免疫功能降低及消化能力下降等,而这一切变化的目的是调动身体的一切潜能使机体处于一种高度的应激状态,以便机体能够更好地抵御饥饿。饥饿时几乎所有激素均参与代谢反应,主要有胰岛素、胰高糖素、生长激素、儿茶酚胺、甲状腺素、糖皮质激素及抗利尿激素等。这些激素的变化直接影响机体的碳水化合物、蛋白质及脂肪等的代谢。饥饿早期,血糖下降,胰岛素分泌减少,低血清胰岛素水平减少了骨骼肌和脂肪组织对葡萄糖的摄取,增加了肌肉的氨基酸动员和肝脏的糖异生作用,从而增加葡萄糖的产生,以提供大脑及其他葡萄糖依赖组织的葡萄糖供给。胰高糖素在糖异生阶段,可通过促进骨骼肌释放氨基酸和肝脏摄取氨基酸,以增高血糖水平。另一方面,胰高糖素可增加脂肪分解,促使循环中非酯化脂肪酸进行旁路氧化,形成酮体和 CO_2,在饥饿时酮体形成在代谢中起特殊作用。饥饿时血浆糖皮质激素浓度、半衰期、糖皮质激素的分泌量及持续时间均增加,饥饿时糖皮质激素可通过 cAMP 作用控制丙酮酸和磷酸丙酮酸之间的转换,增强肝脏葡萄糖的产生率。此外,糖皮质激素通过糖异生作用增加肝脏摄取和利用氨基酸,降低骨骼肌蛋白的合成。

另一方面,饥饿可导致机体组成的显著变化,包括水分丢失和大量脂肪分解。蛋白质不可避免地被分解,使组织、器官重量减轻,功能下降。这种变化涉及所有器官,例如肾浓缩能力消失、肝蛋白丢失、胃肠排空运动延迟、消化酶分泌减少及肠上皮细胞萎缩等。长期饥饿可使肺的通气和换气能力减弱,心脏萎缩、功能减退,最终可导致死亡。由此可见,从代谢角度来看,临床上我们应该尽可能避免患者长时间处于禁食状态,手术后尽早恢复进食,以减少由于长时间饥饿引起的代谢改变以及由此可能对患者造成的损害。

二、创伤应激的代谢变化

手术不可避免地造成机体的应激性损害,机体内稳态失衡,处于高分解代谢状态,静息能量消耗增加,糖、蛋白质及脂肪代谢紊乱。如果术后出现感染等并发症,机体的应激状况持续存在,机体组织不断被消耗,此时如得不到及时纠正和营养物质补充,会出现不同程度的蛋白质消耗,影响器官的结构和功能,最终将导致多器官功能衰竭,从而影响患者预后(图 4-1-2)。

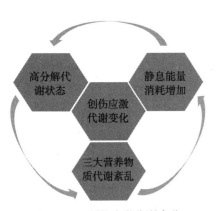

图 4-1-2　创伤应激代谢变化

手术创伤应激情况下,机体处于高代谢状态,特别是机体静息能量消耗增高和蛋白质分解增强。静息能量消耗增高的幅度与创伤的严重程度有关。一般中等程度择期手术后机体能量消耗约增高 5%~10%,重大、复杂手术后能量消耗可增高 >10%,伴发感染时会进一步增加。值得注意的是,手术创伤应激时机体的能量消耗有较大的个体差异,相同程度的应激对于不同患者的能量消耗改变也有所不同,同一患者在手术后不同阶段其能量消耗也不一致。如果手术应激持续时间长,术后出现感染、出血等并发症,使机体长期处于分解代谢大于合成代谢状态,可造成物质代谢的负平衡,机体自身组织不断消耗,临床上表现为消瘦、衰弱、创口愈合延迟及抵抗力下降等症状。

手术创伤应激状态下机体糖代谢特征是高血糖症、糖耐量下降。手术后血糖浓度的升高通常与创伤严重程度相一致。现已明确,创伤后血糖浓度升高是机体在内分泌控制下肝脏产生葡萄糖增加和外周组织摄取利用葡萄糖减少所致。手术后机体出现的胰岛素阻抗被认为是胰岛素分泌下降,交感神经、儿茶酚胺及糖皮质激素影响以及胰岛素对外周组织作用受抑制的结果,被称为"创伤后胰岛素抵抗",是近年来备受关注的问题。创伤后胰岛素抵抗是指继发于创伤后的机体对胰岛素敏感性下降和组织对葡萄糖利用障碍的现象,其主要表现为血糖升高,糖耐量异常,对常规剂量胰岛素治疗无效,或产生难以控制的高血糖。已有大量的研究表明,由于胰岛素抵抗及其相关脏器功能的下降可增加手术患者的死亡率。

手术创伤后机体蛋白质代谢改变最明显的是蛋白质分解增加、负氮平衡,其程度和持续时间与应激程度、创伤前营养状况、患者年龄及应激后营养摄入有关,并在很大程度上受体内激素反应水平的制约。严重应激时,负氮平衡可持续较久。应激患者的蛋白质代谢既有破坏和分解的加强,也有合成的减弱。待至恢复期,才逐渐恢复氮平衡。

创伤后机体蛋白质代谢改变主要是由循环中糖皮质激素、胰高糖素、儿茶酚胺增加及胰岛素作用下降所致。蛋白质丢失可能是分解代谢增加或合成减少,或这两个因素相结合之故。机体总蛋白质转运研究提示,创伤后合成代谢或分解代谢改变和创伤的严重程度一致。择期手术和小的创伤导致合成率下降而分解率正常。严重创伤、感染则表现为分解率明显增加,导致蛋白质净的分解代谢增加。

创伤后机体蛋白质分解代谢情况除了依赖于创伤的严重程度外,还与患者的性别和年龄有关。年轻健康男性创伤后蛋白质丢失程度要明显高于女性和老年人。如果两次创伤连在一起,如两次手术,第二次手术后尿氮排泄量要小于第一次。这被认为是机体可利用的蛋白质下降的缘故。创伤后机体的负氮平衡可通过提供高热量、高蛋白质而减轻或最终消失。最后值得指出是,创伤后蛋白质的丢失并不是全部都由于创伤所致,也有部分是急性饥饿所致。

体脂分解增加是手术创伤后机体代谢改变的又一特征,创伤应激时脂肪分解,成为体内主要能量来源,且不受外源性葡萄糖摄入的抑制。创伤应激时,糖皮质激素、儿茶酚胺、胰高糖素、生长激素等浓度升高,胰岛素水平下降及交感神经活性增加是导致创伤后机体脂肪动员加快的主要原因,其中以糖皮质激素的作用最为重要。糖皮质激素一方面可通过激活脂酶完成脂解作用,另一方面则可抑制脂肪合成。应激时脂肪的动员和分解加强,血中非酯化脂肪酸和酮体有不同程度的增加,以提供大多数组织细胞能量。

手术创伤应激状态下机体所有这些代谢变化的防御意义在于为机体应付"紧急情况"提供足够的能量。但如持续时间长,则患者可因消耗过多自身组织而导致体重丢失、负氮平衡、创面愈合迟缓及抵抗力降低等不良后果,从而影响预后。

第二节 围手术期患者的营养状况评价

围手术期营养支持是营养支持领域中是一个重要的组成部分。数十年来,尽管营养支持的理论和技术得到快速发展,但外科患者营养不良的发生率还是居高不下。临床调查研究发现,外科住院患者中约有 30%~50% 存在营养不良,不同人群、不同疾病种类其营养不良的发生率不同。此外,手术创伤、术前及术后的禁食可加重营养不良时的代谢紊乱,导致机体瘦组织群消耗和负氮平衡,增加术后并发症的发生率和死亡率。因此,在实施围手术期营养支持前首要的工作是要采用适合的方法和工具,对手术患者进行营养状况评价,了解患者的营养状况、发现营养不良患者及其营养不良的程度,制定合理的营养支持策略。

一、外科患者营养不良的原因

外科住院患者普遍存在营养不良,其中营养不良发病率较高的是老年人群(年龄 >65 岁)、胃肠道疾病、神经系统疾病及和各种恶性肿瘤患者。据报道,老年手术患者营养不良的发生率高达 60%~88%;65% 的胃肠道手术患者存在营养不良,约 2/3 的手术患者在住院期间有体重丢失;接受手术的恶性肿瘤患者其营养不良发生率相当高,据国际权威机构的调查资料显示,恶性肿瘤患者营养不良的发生率约为 15%~80%,并与肿瘤类型、位置、病变范围及手术治疗等多种因素的影响相关。外科手术患者营养不良的原因有很多,可分为原发性营养不良和继发性营养不良,前者主要是由于长时间禁食、营养物质的供给不足、疾病状况引起,后者主要由手术创伤应激及炎性反应等引起,这些因素均可引起机体分解代谢增加,导致机体代谢紊乱及机体自身组织消耗增加,产生营养不良。

食物摄入不足是外科住院患者最常见的营养不良原因。临床上,某些疾病造成无法正常进食或进食不足,也可造成营养物质的摄入不足。疾病引起食欲缺乏或食欲低下,消化道肿瘤,如口腔、咽及食管肿瘤患者由于吞咽困难、进食障碍使摄入减少。消化道肿瘤的局部压迫致排空障碍或梗阻、肠壁浸润或压迫等,出现腹胀、恶心及呕吐等,导致进食减少和厌食。手术治疗的术前准备,如术前禁食和术后较长一段时间内无法正常进食均可影响营养物质的摄入。

胃肠道、胰腺及胆道等疾病可引起消化液及消化酶的分泌不足或缺乏,会严重影响食物中营养素的消化和吸收。手术切除肿瘤部位的脏器造成一系列功能障碍,也直接影响营养素的摄入和吸收,如口咽部肿瘤根治性切除术致咀嚼、吞咽障碍,进行鼻饲会引起患者不适;食管切除吻合术切断迷走神经引起胃潴留、胃酸减少、腹泻或脂肪痢;胃切除致倾倒综合征、吸收紊乱以及胃酸和内因子缺乏;全胃切除的患者逐渐发生维生素 A、维生素 B_{12} 及维生素 D 缺乏;空肠切除致营养素吸收障碍;回肠切除致维生素 B_{12}、胆盐、水及电解质等吸收障碍和腹泻;盲袢综合征可造成细菌过度繁殖及毒素吸收;大部分小肠切除致短肠综合征使消化、吸收严重障碍;胰腺切除致内分泌不足,造成吸收不良及糖尿病。肝切除致营养代谢障碍等。

手术创伤时,机体代谢率显著增加,组织分解代谢加剧,机体自身组织和营养物质储备消耗增加,大量氮从尿中或创面丢失。消化道瘘、肾脏疾病及消化道出血等,导致蛋白质丢失大,容易发生营养素缺乏症。手术后发热和感染等均可明显增加机体各种营养素的消耗,导致机体自身组织丢失,如得不到及时的补充将导致营养不良的发生。外科感染性疾病和手术创伤所致的炎症反应,可引起机体细胞和组织多器官和多系统的损伤性变化,如机体产生 IL-1、IL-6 及 TNF 等细胞因子,这些炎性介质不仅可引起机体全身应激反应,能量消耗增加,而且可以诱导肌肉蛋白和体脂等组织的降解,从而造成机体自身组织消耗和营养不良。此外,疾病、创伤相关的炎性反应及其代偿机制,可导致厌食、机体成分改变及应激代谢改变,最终造成营养不良。

营养不良不仅改变机体的组成,而且影响消化道、骨骼肌、心脏及肺等重要脏器的功能,从而增加手术危险性和手术后并发症。营养不良对于围手术期患者的不良影响主要表现在以下几个方面:①创伤愈合缓慢。创伤愈合是一个重要的过程,酸性成纤维细胞利用氨基酸为原料,合成胶原蛋白,营养不良患者因氨基酸原料供给不足,必然会造成愈合延迟。②低蛋白血症常导致胶体渗透浓度下降,使有效血容量相对不足,患者在术中或术后对失血的耐受力明显下降。③免疫应答能力受损,感染性并发症与器官功能障碍的发生率升高。④蛋白质分解代谢增加,影响肠道屏障功能,加重细菌及毒素移位。⑤由于呼吸肌的萎缩,心功能下降,在严重创伤、感染及大手术等重大应激时,机体不能有效代偿增加的氧耗,致使组织缺氧,容易导致多器官功能障碍的发生(图 4-2-1)。

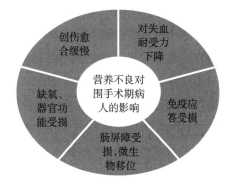

图 4-2-1　营养不良对围手术期患者的不良影响

二、外科患者的营养不良及评价

营养不良的患病率与所采用的营养评价方法和标准有关。因此,在进行营养不良流行病学研究前,首先应确定一个诊断营养不良评估的统一标准。然而,准确的营养状况评价往往十分困难,尽管目前临床上有多种营养评价方法,但现有的各种营养评价方法和手段均存在一定的局限性,目前尚没有一个或一组评价方法能对营养不良做出既敏感又特异的诊断,不同的营养评价指标得出的营养不良程度存在一定差异,其原因是各营养评价指标分别反映机体各种不同的成分、不同疾病及不同个体在患病后机体各组织并非按比例消耗,而且各指标敏感性不同,出现检测结果差异。所以,有学者主张应用综合性营养评价指标,结合多项营养评价指标来评价患者的营养状况,以提高敏感性和特异性。

对于住院患者,美国营养协会(ADA)认为理想的评价方法应当能够预测机体在缺少营养支持的情况下其发病率和死亡率是否增加,能够预测营养相关性并发症的发生,从而提示预后。然而,预后是多因素的,且现有的每个营养评价方法均存在一定的局限性,故应用单一的测量方法或者评估模式来总结营养不良对预后的影响是不可靠的。因此,多数学者推荐或采用结合病史和人体测量的综合营养评价方法,如主观全面评价和微型营养评价等进行营养状况评定,认为能够比较全面地反映患者的营养状况。

NRS-2002 评分由于基于较强的循证证据,因而被国际上多个营养学会推荐。作为住院患者营养不良风险筛查首选工具,其优点为具有循证基础,应用相对简单、易用,被广大临床医生所接受。但是,NRS-2002 评分是营养不良风险筛查工具,无法准确评价患者营养不良程度。临床实践中,常常遇到营养评价结果与营养不良风险评分之间存在着矛盾的现象。要深刻理解这两者之间为何会产生差异,首先要明确营养评价与营养不良风险之间在概念上的不同。营养评价是通过目前常用的人体测量和生化检查等方法,再结合病史、临床检查,基于多项综合营养评价等手段,来判定机体营养状况以及确定营养不良的类型和程度。临床上,我们依靠这些评价方法来评判某患者是否存在营养不良以及营养不良的程度,指导是否需要对其进行营养支持,并监测营养治疗的疗效。而营养不良风险则是一个与临床结局相关联的概念,是指"现存或者潜在的与营养因素相关的导致患者出现不利临床结局的风险",其重要特征是营养不良风险与临床结局密切相关。所谓的"营养不良风险"并不是指"发生营养不良的风险"。由此可见,营养评价的各种方法是用来评估患者是否存在营养不良,以及营养不良的程度,而营养不良风险筛查的目的则是评估患者是否存在与营养因素相关的可能会导致患者不良结局的风险。临床上,大多数情况下营养评价结果与营养不良风险筛查结果是相符合的,大多数营养不良患者其营养不良风险评分也高。但是,也有一些患者营养评价结果与营养不良风险筛查结果并不相符。值得注意的是,影响患者临床结局的因素往往是复杂、多样的,应用单一的测量或者模式来总结营养因素对预后的影响是不现实的,现有的各种评价方法均存在一定的局限性。尽管如此,在当前尚缺乏一个公认、准确及有效的营养评价方法的情况下,NRS-2002 仍然是值得推荐的营养不良风险筛查工具。临床实践中,我们可以根据实际情况采用自己熟悉并且常用的营养评价方法,再结合 NRS-2002 评分对具体患者进行营养状况评价及营养不良风险筛查,以指导临床营养支持工作。

第三节　围手术期营养支持的实施

营养不良在外科患者中十分常见,营养不良不仅损害机体组织和器官的生理功能,而且可增加手术危险性、术后并发症发生率及病死率。理论上,营养支持可以改善机体的营养状况,因此,围手术期营养支持在理论上应该对患者有益。临床上,任何治疗成功与否取决于患者是否从该治疗中获益,如果围手术期营养支持与手术后并发症发生率和手术死亡率有直接相关的话,我们就可通过积极的营养支持改善患者的预后。然而,多年来一些研究发现,围手术期营养支持与患者预后之间缺乏必然联系。

一、围手术期营养支持的目的和指征
(一)围手术期营养支持的目的

围手术期营养支持的目的是改善患者的营养状况,提高其对手术创伤的耐受性,减少或避免术后并发症和降低死亡率。最近,美国肠外肠内营养学会(ASPEN)和欧洲肠外肠内营养学会(ESPEN)有关外科患者的指南中指出,对于营养状况良好、预计术后 5 天内可以正常

进食的患者,不需要进行围手术期营养支持。目前的证据表明,营养状况良好的患者可以耐受一般手术创伤,不需营养支持。相反,对营养状况良好的患者进行肠外营养支持反而会增加感染性相关并发症。另一方面,对于重度营养不良患者、中等程度营养不良而需要接受大手术的患者,尤其是重大、复杂手术后严重应激状态的危重患者,往往不能耐受长时间营养缺乏,应及早进行营养支持。

（二）围手术期中手术前营养支持的指征

1. 重度营养不良患者。

2. 中等程度营养不良而需要接受创伤大、复杂手术的患者。术前营养支持应持续 7~10 天,更短时间的营养支持则难以达到预期效果,上述患者即使因为术前营养支持而推迟手术,患者依旧会获益。

（三）围手术期中手术后营养支持的指征

1. 术前接受营养支持患者,术后继续营养支持。

2. 严重营养不良,且由于各种原因造成术前未进行营养支持的患者,术后应进行营养支持。

3. 术后估计超过 >5 天不能进食的患者,术后需要进行营养支持。

4. 术后出现严重并发症,需要长时间禁食,或者存在代谢需要明显增加的患者,需进行营养支持。

目前大多数学者的共识是,择期手术患者,术前应进行营养状况评定或手术风险筛查,然后根据手术患者的营养状况和营养不良风险情况决定是否需要进行营养支持。对于营养状况良好或者无营养不良风险的患者,不需要进行围手术期营养支持。其次,对于营养不良程度较轻、手术创伤较小及手术后早期就能够通过消化道进食的患者,同样不需要进行围手术期营养支持。反之,对于中、重度营养不良的外科患者、严重创伤应激的患者及长时间无法正常进食的患者,进行围手术期营养支持可以使患者临床获益。

二、围手术期营养支持的方式

围手术期营养支持方式有 ONS、EN 及 PN 三种方式,各自有其适应证和优缺点,应用时需要取长补短、互相配合。一般说来,消化道功能正常或具有部分消化道功能的患者应优先使用 ONS 或 EN,如果 EN 无法满足热卡及蛋白质的目标量时可行 PN 补充。无法实施 EN 或营养需要量较高以及希望在短时间内改善患者营养状况时,则应选用 PN。

（一）口服营养补充

ONS 是以增加口服营养摄入为目的,将能够提供多种宏量营养素和微量营养素的营养液体、半固体或粉剂的制剂加入饮品和食物中经口使用。ONS 通常用于在食物不足以满足机体所需营养的情况下补充摄入,但在很多情况下 ONS 为全营养产品,也可作为唯一的营养来源。ONS 是肠内营养的一种方式,其作为专用营养补充配方可以加强食物中的蛋白质、碳水化合物、脂肪、矿物质及维生素等营养素含量,提供均衡的营养素以满足机体对营养物质的需求。一般当膳食提供的能量和蛋白质等营养素达到目标需求量的 50%~75% 时,提供口服营养补充剂作为额外的营养补充,通常提供 400~900kcal/d,提供方式包括餐间补充或小口啜服(sip)或者对于固体食物进食困难提供全代餐,以满足机体所需营养素的供给,维持或改善患者的营养状况。ONS 是肠内营养支持的一种方式,主要应用于能够进食但又无法摄入足够食物和水分以满足机体需要的患者,如果患者吞咽功能正常,且具有一定消化吸收能力,均可以考虑通过 ONS 给予一定量宏量营养素和微量营养素。

ONS 是围手术期营养支持的重要方式。大量临床研究结果显示,ONS 对于加速伤口愈合、恢复机体组成、减少体重丢失、降低术后并发症率、减少再入院率、缩短住院时间及改善生活质量均有积极作用。对于术前需要肠道准备且有营养不良患者,可以采用无渣标准的全营养配方替代传统的机械肠道准备,既有助于维持营养状况又可以保持术中的肠道清洁,亦不增加手术风险,并能有效促进术后肠道功能恢复,改善患者术后营养状况。因此,许多国家营养学会在指南中均指出,对于存在营养不良风险或营养不良且能够经口进食的手术患者,如果预计围手术期不能正常进食超过 5~7 天,或口服进食少于推荐能量和蛋白质摄入量的 60% 时,推荐使用 ONS。围手术期 ONS 应尽早给予,不应等患者不能正常进食达 5~7 天时才启动。就围手术期而言,只要患者需要营养支持且可以经口进食,ONS 可以应用于术前、术后及出院后的整个过程,对于暂时不能使用 ONS 营养支持者,当其恢复经口进食时,要尽快实施 ONS,有助于营养的整体摄入达到目标需要量,也有利于术后肠道功能的恢复,维持肠道的屏障功能。围手术期 ONS 应用时间同样非常重要,通常术前 ONS 至少使用 10~14 天,对于非限期手术患者,推荐使用 ONS 直至相关营养指标得以改善或可以满足手术条件为止。鉴于国内的医疗现状,建议部分患者术前 ONS 营养支持应从入院前开始实施,如门诊就诊时。对于需要在短时间内改善营养状况的限期手术患者,则可以在 ONS 基础上联合应用管饲或肠外营养。术后早期恢复经口进食后,尤其对于胃肠手术的患者,日常的饮食多数不能满足机体对多种营养物质的需求,需要使用全营养配方的 ONS 直至日常饮食能够满足能量需求。ONS 启动时机应根据个体的耐受性以及手术方式进行调整,对于无法早期经口进食而进行管饲的患者,待移除鼻饲管恢复经口进食时,开始 ONS 以增加热卡及蛋白质的摄入量。

ONS 使用剂量和使用时间的长短也是影响围手术期营养支持效果的重要因素。一般 ONS 的推荐剂量为饮食 +ONS 达到推荐机体日常能量及蛋白质需要量,或除日常饮食外 ONS 至少达到 400~600kcal/d。术后早期 ONS 营养支持应谨慎地进行,根据患者的耐受性调整使用剂量,初期少食多餐,逐渐增加用量,应用时间应至患者能够恢复正常饮食,即通过膳食摄入可达到机体日常营养摄入推荐量时再停用。对于接受大手术后出院患者,手术后一个相当长的时间内机体仍处于分解代谢状态,日常膳食常无法满足机体代谢所需,体重进行性下降,机体组织、细胞及器官功能受损,此时常需要出院后继续通过 ONS 改善营养状况。家庭 ONS

是医院内营养支持或 ONS 的延续,应用的时间大约 2 周至数月,对于加速伤口愈合、恢复机体组成、减少术后并发症和再入院率及改善生活质量均有积极作用。另外,恶性肿瘤患者常需要进行术后辅助放、化疗及出院后放、化疗,在此过程中应用 ONS 支持,有助于降低放、化疗的毒副作用及增加患者对放、化疗的耐受性,提高放、化疗的完成率。

(二)肠内营养

对于具有围手术期营养指征的患者,只要胃肠道功能正常或具有部分胃肠道功能,应首选肠内营养。围手术期下述情况应推荐应用肠内营养:①无胃排空障碍的择期手术患者不常规推荐术前 12 小时禁食,无特殊误吸风险的手术患者,建议仅需麻醉前 2 小时禁水,6 小时禁食。②有营养不良风险的患者,大手术前应给予 10~14 天的营养支持。③预计围手术期禁食时间大于 7 天或预计 10 天以上经口摄入量无法达到推荐摄入量的 60% 以上的患者。④对于有营养支持指征的患者,由肠内途径无法满足能量需要(<60% 的热量需要)时,可考虑联合应用肠外营养。⑤手术后应尽早开始正常食物摄入或肠内营养。大部分接受结肠切除术的患者,可以在术后数小时内开始经口摄入清淡流食。⑥对不能早期进行口服营养支持的患者,术后 24 小时应用管饲喂养,如接受大型头颈部和胃肠道手术患者、严重创伤、手术时有明显营养不足及预期大于 10 天不能经口摄入足够(>60%)营养的患者。⑦由于肠道耐受力有限,管饲肠内营养推荐采用输注泵以较低的滴速(10~20ml/h)开始,可能需要 5~7 天才能达到目标摄入量。⑧在所有接受腹部手术患者的管饲营养装置中,推荐放置较细的空肠造瘘口或鼻空肠管。⑨对于接受大型的腹部肿瘤手术的患者可考虑围手术期应用含有免疫增强型肠内营养制剂,如含精氨酸、ω-3 脂肪酸及核苷酸等特殊营养素。

(三)肠外营养

凡是需要进行围手术期营养支持但又不能或不宜接受 EN 的患者均为 PN 的适应证。EN 绝对禁忌证包括消化道机械性梗阻、不受控制的腹膜炎、肠缺血及重度休克,对于这些无法使用 EN 的围手术期营养不良患者,应进行 PN 支持。尽管近年来许多研究发现以前被认为是 EN 禁忌证的某些情况,如非机械性肠梗阻、腹腔开放、早期肠瘘、胃肠道出血、肠壁水肿或使用升压药维持血压稳定的患者,通过适量、谨慎的方法行 EN 也有可能提高患者的临床结局,但对营养不良患者或高风险患者,虽然能够接受 EN,但由于疾病等原因,当 EN 无法满足机体对能量和蛋白质的目标需要量时仍需要补充或联合应用 PN。有研究发现,当因各种原因无法经肠道途径进行营养支持或经肠道 7~10 天无法满足 60% 以上的热卡或蛋白质需求时,联合 PN 能使患者获益。美国胃肠学院在最新的指南中指出,住院患者第一周应用低热卡 PN 能使患者获益,第二周一旦患者处于更稳定的状态后 PN 即可调整至 100% 的热卡和蛋白量。对于 EN 联合 PN 治疗的患者,随着 EN 耐受性增加、PN 需要量降低,两者间的转换需要谨慎进行以防止过度喂养。通常来说当 EN 供能和蛋白质大于 60% 时即可停用 PN。围手术期营养支持应持续 7~10 天,更短时间的营养支持则难以达到预期效果。

三、围手术期营养支持的实施

手术后营养支持方式同样首选 EN。手术后早期 EN 的重要性不仅仅是提供营养底物，更重要的意义在于术后早期 EN 能降低机体高分解代谢反应和胰岛素抵抗，减少炎性介质释放、促进合成代谢和机体恢复，维护肠黏膜屏障及免疫功能，防止肠道细菌移位。大量临床研究显示，术后早期 EN 有助于改善患者营养状态，促进伤口愈合，减少并发症，缩短住院时间。EN 管饲途径有鼻胃、十二指肠管、鼻空肠管、胃及空肠造瘘等多种，具体投给途径的选择则取决于疾病情况、喂养时间长短、患者精神状态及其胃肠道功能，临床上应根据具体情况进行选择。鼻胃管更符合生理，且置管技术简单，方便，早期就可开始营养支持，绝大多数患者都能适用和耐受，只有当胃喂养难以耐受或者患者有高吸入风险时才转换为幽门后置管。小肠内喂养管的放置需要较高的技术，可能导致喂养开始延误。超过 4 周鼻胃 / 肠管会导致一系列潜在并发症，包括鼻部糜烂、鼻窦炎、食管溃疡及梗阻等。出于这些原因，对于需要长期喂养的患者最好根据需要选择通过内镜、造影引导或手术行胃造瘘或空肠造瘘置管。经皮内镜胃造瘘术（ percutaneous endoscopic gastrostomy，PEG）和经皮影像下胃造瘘术（ percutaneous radiological gastrostomy，PRG）的出现使得患者有了更多的选择，并且多项研究已表明 PEG 或 PRG 较鼻胃 / 肠管对外科患者来说更安全、有效。有多项研究发现，胸、腹部手术的患者术后早期经鼻肠管和经空肠造瘘喂养在并发症和疗效上并无差异。对于胃、食管吻合手术患者推荐将喂养管放置于吻合口远端。对于经患者肠喂养管饲在肠道内的位置越低，反流误吸风险也越低。多项研究也证实通过吻合口远端置管（空肠造口术）或术中经鼻插至远端（鼻空肠管）的方式对患者进行管饲更能使其临床结局获益。另一方面，管饲喂养应根据肠道耐受性从低流量开始（ 20~30ml/h），当患者耐受时逐渐增加喂养量，同时应密切监测患者的胃肠功能和管饲耐受性。对良好耐受患者，喂养量应该在 48~72 小时内达到目标量，以期在较短时间内通过 EN 达到能量及蛋白质的需要量，以优化营养支持的疗效。对胃肠道耐受性较差的患者，喂养量应在 5~7 天内逐渐谨慎达到目标量。在剂型上对于大多数围手术期使用 EN 的患者来说，推荐使用标准聚合配方或高蛋白标准配方。

尽管术后早期 EN 对临床结局的优势已经被证实，值得注意的是，许多大且复杂的手术创伤后，早期血流动力学不稳定，内环境紊乱，胃肠道功能严重受损，早期 EN 往往难以实施，或者单纯 EN 难以满足机体对热量和蛋白质的需求，而长时间的能量和蛋白质负平衡将会增加并发症发生率和病死率，此时联合应用 PN 可改善临床结局。许多研究发现，手术后 EN+PN 比单独应用 PN 感染并发症减少，住院时间缩短，胃排空障碍发生率降低。因此，当 EN 摄入不足时应联合 PN，而无法通过胃肠道途径提供人工营养支持的患者应及时行 PN 治疗。一项混合 ICU 患者的大型观察性研究显示，在高营养不良风险患者中，供应≥80% 目标热量与最低死亡率相关，临床上应根据患者的耐受性决定多快、多积极地增加 EN 投放量，不足部分通过 PN 补充。因此，对于高营养不良风险患者，如果无法实施 EN 或 EN 无法满足机体热卡和蛋白质需求时，PN 应尽快启动，补充 PN 比标准治疗对这些患者更有益。

第四节 营养支持的监测与管理

临床营养实施过程中,应对患者进行定期监测和随访,通过对接受营养支持的患者进行系统、全面及持续的监测,可了解患者的代谢情况,通过即时的监测和评价营养支持的疗效,根据病情变化及时调整营养处方,进一步提高肠外营养支持效果。传统的临床营养监测和疗效评价指标主要包括人体测量、生化及实验室检查、氮平衡、3-甲基组氨酸及免疫功能等。因每个指标的敏感性和特异性不同,其价值和适用范围也各有不同,营养支持疗效评价时应根据具体情况加以选择。

一、人体测量指标

人体测量是应用最广泛的营养评价方法,通过无创性检查了解机体的脂肪和肌肉储备,用于判断营养不良及程度,监测营养治疗效果,提示预后。常用的人体测量指标包括体重、身高、皮褶厚度及肌围等。

(一)体重

体重是临床上营养评价中最简单、直接而又可靠的方法之一。体重是机体脂肪组织、瘦组织群、水及矿物质的总和,体重的改变主要是瘦组织群和水分的变化,脂肪组织变化不显著。短时间体重变化反映了体液的变化,较长时间段的体重变化则是机体组成改变造成的。由于体重的个体差异较大,临床上作为营养支持疗效的评价指标,通常采用体重改变作指标似乎更合理。计算公式是:体重改变(%)=[通常体重(kg)-实测体重(kg)]/通常体重(kg)×100%,同时还需要将体重改变的程度和时间结合起来分析。因为,短时间内体重改变常是由于体液失衡所致,而非营养状况改变的作用。一般说来,3~6个月内非自愿的体重减轻是评价机体营养状况非常有价值的指标,体重减轻<5%属轻度营养不良;体重减轻>10%则为重度营养不良。另一方面,临床上还可采用实际体重占理想体重的百分比来评价机体的营养状况和营养治疗的疗效。理想体重计算公式是:男性理想体重(kg)=身高(cm)-105;女性理想体重(kg)=身高(cm)-100;实际体重占理想体重百分比(%)=(实际体重/理想体重)×100%。结果判定:80%~90%为轻度营养不良;70%~79%为中度营养不良;0~69%为重度营养不良;110%~120%为超重;>120%为肥胖。

(二)体质指数(body mass index,BMI)

BMI是国际上公认为反映蛋白质热量营养不良和肥胖症的可靠指标,BMI可以对不同性别、年龄人群进行比较。计算公式如下:BMI=体重(kg)/[身高(m)]^2。目前国际上推荐的界限为:正常值为20~25kg/m^2,18.5~20kg/m^{2}为潜在的营养不良;<18.5kg/m^{2}为营养不良;25~30kg/m^{2}为超重;BMI>30kg/m^{2}为肥胖。BMI<20kg/m^{2}与疾病死亡率和临床结局相关。老年人由于骨质疏松造成体重减轻,BMI的标准范围可以上调至22kg/m^2,即BMI<22kg/m^{2}即与

临床结局相关。

（三）皮褶厚度与臂围

通过皮褶厚度和臂围的测定可以推算机体脂肪和肌肉总量，并间接反映热能的变化，对于体重测量有困难的患者十分有用。

1. 三头肌皮褶厚度（triceps skinfold thickness，TSF） 测量TSF时要求被测者立位，上臂自然下垂，取左或右上臂背侧肩胛骨肩峰至尺骨鹰嘴连线中点，测定者用二指将皮肤连同皮下脂肪捏起呈皱褶，捏起处两边的皮肤须对称，用压力为 $10g/mm^2$ 的皮褶厚度计测定。连续测定3次后取平均值，计算实测值占正常值的百分比。TSF正常参考值为男性 11.3~13.7mm；女性 14.9~18.1mm。实测值占正常值的90%以上为正常，80%~90%为轻度营养不良，60%~80%为中度营养不良，小于60%为重度营养不良。

2. 肩胛下皮褶厚度 被测者姿势同上，取左或右肩胛骨下角约2cm处，测定方法同TSF。结果以肩胛下皮褶厚度与TSF之和来判定。正常参考值男性为10~40mm，>40mm为肥胖，<10mm为消瘦；女性为20~50mm，>50mm为肥胖，<20mm为消瘦。

3. 上臂中点围（mild arm circumference，MAC） 被测者上臂自然下垂，取上臂中点，用软尺测量。可反映肌蛋白贮存和消耗程度，是快速而简便的评价指标，也能反映能量代谢的情况。由于准确性较差，逐渐被其他方法代替，已很少使用。

4. 上臂肌围（arm muscle circumference，AMC）与上臂肌面积（arm muscle area，AMA） 测量TSF及AMC后通过计算将上臂脂肪组织与肌肉组织区分开来。公式如下：

$$AMC（cm）=MAC（cm）-3.14 \times TSF（mm）$$
$$AMA（cm^2）=[MAC（cm）-3.14 \times TSF（mm）]^2/（4 \times 3.14）$$

AMC正常参考值为男性 22.8~27.8cm；女性 20.9~25.5cm。实测值占正常值的90%以上为正常，80%~90%为轻度营养不良，60%~80%为中度营养不良，小于60%为重度营养不良。

二、血浆蛋白浓度

生化和实验室检查项目是短期和长期营养支持中的重要监测指标，内容包括：营养成分的血液浓度测定、营养代谢产物的血液及尿液浓度测定、与营养素吸收和代谢有关的各种酶的活性测定等。

血浆蛋白水平可以反映机体蛋白质营养状况、疾病的严重程度及预测手术的风险程度，是目前临床上最常用的营养评价指标之一。常用的血浆蛋白指标有白蛋白、前白蛋白、转铁蛋白及视黄醇结合蛋白等。人血白蛋白在肝细胞内合成，合成后进入血流，其中30%~40%分布于血管内，起维持渗透压和转运物质的作用。白蛋白能有效反映疾病的严重程度和预测手术的风险程度，是评估患者营养状况的一个重要参考指标。白蛋白的半衰期为18天，代谢和营养支持对其浓度的影响需较长时间才能表现出来。血清前白蛋白、转铁蛋白及视黄醇结合蛋白是一组短半衰期血浆蛋白。与白蛋白相比，这些蛋白不仅半衰期短，血清含量少，且全身代谢池小,是反映营养状况更好、更敏感及更有效的指标。临床研究表明,营养不良时上述各种蛋白合成减少,血浆蛋白浓度下降,而有效的营养支持可使这些蛋白的血浆浓度恢复正常。但是,这些蛋白各自在营养不良时减少的速度和营养支持时增加的速度主要取决于各自的代谢半衰期。白蛋白半衰期最长,不适合于短时间营养支持效果的监测。转铁蛋白受铁剂的影响而不适合用于营养疗效监测。视黄醇结合蛋白测定费用高,其血浆浓度容易受肾功能和维生素 A 的影响。由于上述原因,目前认为前白蛋白是最适合于营养支持效果监测的血浆蛋白。最常用、最合适的测定方法是比浊法。

三、氮平衡

氮平衡(nitrogen equilibrium,nitrogen balance)是指氮的摄入量与排出量之间的平衡状态。测定每小时摄入氮的量和排出氮的量,并比较两者的比例关系,以及体内组织蛋白代谢状况的实验称为氮平衡,包括氮的总平衡,氮的正平衡及氮的负平衡三种情况。氮平衡是评价机体蛋白质营养状况最可靠和最常用的指标。氮平衡 = 摄入氮 – 排出氮。氮平衡有以下三种情况:若氮的摄入量大于排出量,为正氮平衡;若氮的摄入量小于排出量,为负氮平衡;若氮的摄入量与排出量相等,则维持氮的平衡状态。机体处于正氮平衡时,合成代谢大于分解代谢,意味着蛋白净合成。而负氮平衡时,分解代谢大于合成代谢。

(一)氮平衡

摄入氮等于排出氮称为总氮平衡,这表明体内蛋白质的合成量和分解量处于动态平衡,一般营养正常的健康成年人就属于这种情况。

(二)正氮平衡

摄入氮大于排出氮称为正氮平衡,这表明体内蛋白质的合成量大于分解量。生长期的儿童少年、妊娠妇女及恢复期的伤病员等就属于这种情况。所以,在这些人的饮食中,应该尽量多给些含蛋白质丰富的食物。

(三)负氮平衡

摄入氮小于排出氮称为负氮平衡,即由食氮量少于排泄物中的氮量。这表明体内蛋白质的合成量小于分解量。慢性消耗性疾病、组织创伤及饥饿等就属于这种情况。

四、3- 甲基组氨酸

3- 甲基组氨酸(3-Methylhistidine,3-MH)是一种氨基酸,主要存在于收缩蛋白中,包括肌动蛋白和肌浆蛋白。它由已结合于蛋白质内的组氨酸 C_3 位点甲基化形成,蛋白质分解释放 3-MH 不再与蛋白质结合。3-MH 是骨骼肌分解代谢的产物,以原形自尿中排出,可以作为评价蛋白质分解代谢的指标,也是肌肉蛋白减少的标志。因此,3-MH 在尿中的排泄可反映肌肉的分解情况,尤其能反映骨骼肌的分解情况,常以 3-MH/ 肌酐表示。3-MH 可用离子交换层吸法或反向高效液相色谱法测定。3-MH/ 肌酐的正常值为 0.23 ± 0.07,与性别和年龄无关。

五、其他实验室指标

人类 C 反应蛋白（C-reactive protein，CRP）是指在机体受到感染或组织损伤时血浆中一些急剧上升的蛋白质，又称急性蛋白。CRP 可以激活补体和加强吞噬细胞的吞噬而起调理作用，从而清除入侵机体的病原微生物，损伤、坏死及凋亡的组织细胞，在机体的天然免疫过程中发挥重要的保护作用。CRP 是第一个被认为急性时相反应蛋白，在急性创伤和感染时其血浓度急剧升高。因此，CRP 常作为最常见的代谢和应激反应监测指标，CRP 在遭受急性应激后数小时内特异地增加，并在感染缓解后逐渐恢复到正常水平。CRP 由肝细胞所合成，CRP 作为急性时相反应的一个极灵敏的指标，血浆中 CRP 浓度在急性心肌梗死、创伤、感染、炎症、外科手术及肿瘤浸润时迅速显著地增高，病变好转时又迅速降至正常，其升高幅度与感染的程度呈正相关，在炎性反应及感染时升高，提示营养不良风险。

第五节　营养支持并发症及防治

一、肠内营养并发症及防治

肠内营养是一种简便、安全及有效的营养支持方法，但如果使用不当，也会引发一些并发症，增加患者痛苦，且影响疗效。临床上常见的肠内营养的并发症主要有机械方面、胃肠道方面、代谢方面及感染方面的并发症。

（一）机械性并发症

肠内营养的机械性并发症与喂养管的质地、粗细、置管方法及部位有关。主要有鼻、咽及食管损伤、喂养管堵塞、喂养管拔出困难及造口并发症等。

（二）胃肠道并发症

胃肠道方面的并发症是肠内营养支持过程中最常见的并发症，也是影响临床肠内营养支持实施普及的主要障碍。恶心、呕吐、腹泻、腹胀及肠痉挛等症状是临床上常见的消化道症状，这些症状大多数是能够通过合理的操作来预防、及时纠正及处理。

（三）代谢性并发症

代谢并发症的发生常与营养液的质量，管理、监测系统是否完善有关。代谢方面的并发症主要有水、电解质及酸碱代谢异常，糖代谢异常，微量元素代谢异常，维生素及脂肪酸的缺乏及各脏器功能异常。

（四）感染性并发症

感染是肠内营养时的另一种并发症。造成感染的因素和环节是多方面的，主要与营养液的误吸和营养液污染有关。吸入性肺炎是肠内营养支持中最严重的并发症，常见于幼儿、老年患者及意识障碍患者。临床上，若患者有呼吸困难、呼吸急促、喘鸣、啰音、烦躁、心率加快及胸片上肺下部有浸润影，这均提示有吸入性肺炎可能性。

1. 防止胃内容物潴留及反流是预防吸入性肺炎的基础，具体措施如下。

（1）对易引起吸入性肺炎的高危患者应采用幽门后途径进行喂养。

（2）输注营养液时始终使床头抬高。

（3）输注肠内营养液时应注意肠内营养液量、浓度及输注速度应逐步递增，使肠道逐步适应。

（4）及时检查和调整营养管头端的位置，防止喂养管卷曲或滑出至食管内。

（5）经常检查胃潴留情况，一旦胃潴留量 >100ml 应暂停肠内营养。

2. 一旦发现患者有吸入胃内容物征象时应立即采取以下措施。

（1）立即停止肠内营养液的输注并吸尽胃内容物。

（2）立即行气管内吸引，尽可能吸出吸入的营养液或食物。

（3）鼓励并帮助患者咳嗽、咳出误吸的液体。

（4）对于同时进食的患者，应尽早行支气管镜检查，清除食物颗粒。

（5）改用肠外营养支持，输入一定量的白蛋白以减轻肺水肿。

（6）呼吸功能严重损害的患者需要机械通气支持。

（7）应用抗生素防治肺部感染，必要时可以适量应用糖皮质激素以改善症状。

营养液配制过程可以直接被污染，最常见的是配营养液时或护理治疗时医务人员手上的细菌污染管道和营养液。为此，配液器具要严格消毒，输注营养液的管道应每 24 小时更换 1 次，管道的接头处更应保持基本无菌状态。

二、肠外营养并发症及防治

肠外营养，尤其是长期肠外营养，可导致一系列并发症，严重者甚至可危及患者生命。肠外营养并发症有些是由于该营养方式本身存在不足所致，有些则与临床操作不当，护理、监测不够有关。因此，肠外营养期间规范操作，严密、定期监测以及精心护理对于并发症的预防、发现并及时处理就显得极为重要。肠外营养的并发症主要包括：非感染性并发症、感染性并发症、代谢性并发症及再喂养综合征。

（一）非感染性并发症

非感染性并发症大多数发生在中心静脉导管放置过程中，多与置管操作不当有关，常发生的并发症有：气胸、空气栓塞、血肿形成、胸腔或纵隔积液、动脉和静脉损伤、导管栓塞、导管位置不当、胸导管损伤、颈交感神经链、臂丛神经及膈神经损伤等。也有少数是长期应用导管、导管护理不当或拔管操作所致，如导管脱出、导管扭折、导管折断、导管漏液、衔接部脱开及导管堵塞等。

（二）感染性并发症

感染性并发症主要指中心静脉导管相关感染，是肠外营养时最常见、较严重的并发症，其包括导管的局部感染或全身相关血流感染。局部感染是发生在导管局部皮肤或周围组织、腔隙及隧道的感染。全身感染是指导管所致菌血症或败血症。临床上，局部感染常表现为局部皮肤红、肿及化脓等症状,部分患者可有发热或低体温。导管性菌血症或败血症患者常出现寒战、高热、呼吸急促、低血压等症状,严重者可出现意识模糊。实验室检查见白细胞和中性粒细胞增高。当血培养与导管培养有相同的微生物生长,导管感染的诊断成立。如果临床上表现为菌血症但无明显感染部位时,应怀疑导管相关感染存在,此时应进一步进行有关检测以明确诊断。

穿刺置管时没有严格遵循无菌术、导管护理不当、营养液配制过程或输注过程受污染致细菌快速繁殖、导管放置时间过长、本身的异物反应作用及患者存在有感染病灶等,都是产生导管性败血症的条件和因素。因此,严格的无菌操作和认真的护理可有效地减少导管感染发生率。

导管局部感染,如导管口或隧道感染需去除导管,局限于出口部分的感染可用局部处理,如温热湿敷,增加局部护理次数,在一些情况下可口服抗生素。在肠外营养过程中若出现寒战、高热,又找不到其他的感染病灶可以解释时,则应高度怀疑导管性败血症已经存在,此时不必等待血培养或导管培养结果,可拔除导管,同时做血培养和导管头端培养,改用周围静脉途径进行营养支持数天。多数情况下,拔管后体温即很快恢复正常,一般不需使用抗生素治疗。若发热不退,且血培养阳性,则需根据药物敏感试验选用抗生素。对需长期插管进行肠外营养支持的患者,有人主张不需要拔除导管,采用抗生素封管。

(三)代谢性并发症

代谢性并发症是肠外营养最常见的并发症。肠外营养时提供的营养物质直接进入循环中,营养底物的过量容易引起或加重机体的代谢紊乱和器官功能的异常,产生代谢性并发症,如高血糖、高血脂、电解质及酸碱代谢失衡等。

(四)再喂养综合征

再喂养综合征(refeeding syndrome,RFS)是指长期饥饿或严重营养不良患者在重新摄入营养物质时出现的以严重低磷血症为主要病理生理特征的电解质紊乱,以及由此产生的一系列症状。临床上还可出现心律失常、急性心力衰竭、心搏骤停、低血压、休克、呼吸肌无力、呼吸困难、呼吸衰竭、麻痹、瘫痪、谵妄、幻觉、腹泻及便秘等表现。再喂养综合征常见于以下人群:①营养物质摄入减少,如长期禁食者,神经性厌食患者,老年抑郁症或老年营养不良患者等;②营养物质吸收障碍,长期酗酒、短肠综合征、炎性肠病、吸收不良综合征、严重呕吐、腹泻及减肥手术后等患者;③营养物质代谢障碍,糖尿病和体重明显下降的肥胖症患者等;④营养物质消耗增高,严重应激状态的危重患者、恶性肿瘤、结核及获得性免疫缺陷征等各种消耗性疾病患者。再喂养综合征的预防十分重要,首先,对于长期禁食等容易发生再喂养综合征的高危患者,在开始实施营养支持前应检查血电解质、酸碱平衡状况、循环状况及心肺功能,纠正已经存在的水、电解质异常以及酸碱平衡,待机体内环境基本稳定后才开始营养支持,一般需要1~2天时间。肠外或肠内营养开始时,热卡及营养底物的摄入应从低到高逐渐增加,起始摄入热卡为10kcal/(kg·d),如果患者能够耐受,则每日增加5kcal/(kg·d)左右,直至达到目标量。能量的组成中葡萄糖约占 50% 总热卡,适当提高脂肪所占的热卡比例(约 35%~40%),其余热卡由氨基酸供给。同时及时补充磷 0.5~0.8mmol/(kg·d),钾 13mmol/(kg·d),镁 0.3~0.4mmol/(kg·d),并及时监测上述血电解质浓度,根据各电解质的血浓度情况及时调整各离子的摄入量,每日至少测定 1~2 次电解质浓度。营养支持期间应严格限制入水量,监测体循环和微循环状况,防止循环负荷过重或肺水肿等并发症的发生。同时及时补充维生素 B_1,以预防由于维生素 B_1 缺乏对机体的损害。

临床上营养支持时一旦出现严重的再喂养综合征,应及时、积极处理。一般说来,患者存在严重低磷血症(<0.3mmol/L)或出现相应临床症状或并发症时,每日静脉补充磷酸盐量为 0.32mmol/kg,一般在 6~8 小时内输完,重症患者可在 24 小时内给予。对于血磷浓度在 0.3~0.6mmol/L 的中度低磷血症患者,一般每日静脉补充磷酸盐量在 50~60mmol 是安全而且有效的。对于轻度低磷血症(0.5~0.8mmol/L)患者,可以通过口服补充磷制剂。补充磷制剂时应注意其副作用,包括低钙血症和抽搐、低血压及腹泻等。在静脉补充磷制剂的同时,应及时纠正存在的低钾血症和低镁血症,注意及时纠正水、酸碱代谢紊乱,维护心、肺等重要脏器功能,监测循环状态。

(五)脏器功能损害

肠外营养,特别是长期肠外营养,常常会引起肝脏损害,主要病理改变为肝脏脂肪浸润和胆汁淤积,目前将此类肝脏损害统称为肠外营养相关肝损害(parenteral nutrition associated liver disease, PNALD)。PNALD 的发生机制目前尚未完全阐明,严重创伤应激、感染、回肠疾病及早产儿等原发疾病以及肠道细菌易位、炎性因子等均是 PNALD 发生的危险因素。另外,长期禁食时肠内缺乏食物刺激,过高的能量供给,葡萄糖、脂肪与氮量的提供不合理,胆汁淤积及某些营养制剂中的某些成分的不合理也可能与 PNALD 的发生有关。过多的热量,无论是以糖或脂肪供能的超量输入,特别是过量葡萄糖,进入体内后不能被完全利用,而转化为脂肪沉积于肝内,引起脂肪肝。尤其是对那些原有肝病基础或伴有疾病;如败血症、中或重度营养不良、短肠或极短肠及肠道已有损伤(化疗或放疗)患者中更易发生。

长期肠外营养使肠道处于休息状态,肠道激素的分泌受抑制。胆囊收缩的最主要刺激因素是缩胆囊素(CCK)的释放,肠外营养时 CCK 的缺乏导致胆囊动力下降,不可避免地出现胆泥淤积,胆囊或胆道系统结石形成。胆泥淤积和胆囊结石形成还可能进一步诱发急性胆囊炎、急性胰腺炎及胆道感染等并发症。有研究发现,进行全肠外营养 4~6 周的患者胆囊动力下降和胆泥淤积的发生率分别为 50% 和 100%。因此,长期肠外营养治疗患者应定时行超声检查,及时发现问题。另外,肠外营养时每日预防性注射 CCK 可防止胆汁淤滞和胆泥形成。

长期肠外营养时由于胃肠道长时间缺乏食物刺激,导致肠黏膜上皮绒毛萎缩,变稀、皱褶变平、肠壁变薄、肠道激素分泌及动力降低、小肠黏膜细胞及营养酶系的活性退化、肠黏膜上皮通透性增加及肠道免疫功能障碍,以至于肠道黏膜的正常结构和功能损害,导致肠道细菌易位而引起肠源性感染,甚至导致肠源性败血症。因此,临床上长期肠外营养支持患者,出现持续低热而又无明确感染病灶存在,应考虑肠源性感染。而肠内营养可改善和维持肠道黏膜结构和功能的完整性,所以对长期肠外营养患者,应根据具体情况尽可能给予一定量的肠内营养,以防止肠道结构和功能损害及并发症的发生。

部分长期肠外营养患者出现骨钙丢失、骨质疏松、血碱性磷酸酶增高、高钙血症、尿钙排出增加及四肢关节疼痛,甚至出现骨折等表现,称为代谢性骨病。肠外营养时代谢性骨病主要与营养物质吸收不良和钙、磷代谢紊乱有关,其具体原因有:①钙和维生素 D 摄入不足;②磷摄入不足和 / 或镁缺乏;③肠外营养液中氨基酸过量,尤其是含硫氨基酸;④缺乏活动;⑤维生素 D 中毒;⑥长时间应用肝素和激素;⑦慢性代谢性酸中毒;⑧铝污染。

总而言之,肠外营养可产生各种并发症或副作用,在临床实施中应注意密切监测,尽可能避免或预防其发生,一旦发生应及时处理,以确保肠外营养得以继续和安全实施。

(复旦大学附属中山医院　吴国豪)

05 第五章 疼痛管理

疼痛是继体温、脉搏、呼吸及血压四大生命体征后的第五大生命体征。手术创伤和术后疼痛均可导致全身应激,过度的应激不利于患者恢复自身稳态。术后疼痛不仅可引起患者主观感觉不适,而且疼痛引起的应激还会影响机体的自主性和免疫系统,导致一系列术后紊乱。围绕 ERAS,围手术期镇痛理念正在发生变革,从过去仅注重围手术期镇痛效果、较低的不良反应发生率正在向关注围手术期镇痛可否加快术后脏器功能康复转变。

术后疼痛从性质上而言,是手术后即刻发生的急性伤害性疼痛,通常持续不超过 7 天。手术创伤导致神经末梢或神经纤维受损,伤害性信号向中枢发放冲动,沿外周痛觉感受器,一级传入纤维传至脊髓背角,换神经元后沿脊髓丘脑束等上行神经束途径传递至丘脑边缘系统等疼痛中枢部位,导致疼痛被整合和感知,同时脑和脊髓会产生肽类和胺类物质,如各种阿片肽、肾上腺素、五羟色胺及去甲肾上腺素等,有抑制疼痛上传的作用。以上四个阶段,简要地概括了急性疼痛的神经传导途径。一旦创伤愈合,异常兴奋灶消除,神经系统的传导功能即恢复正常。提示术后疼痛是沿生理传导途径发生的可逆性疼痛。另一方面,手术创伤在导致疼痛的同时,还会引起心血管系统、呼吸系统、消化系统、泌尿系统、内分泌系统及代谢的改变,导致免疫力下降,产生精神心理状态改变。近年来,特别注意到许多种类的手术后有不同的急性疼痛转变为慢性疼痛综合征的发生,其发生率约 2%~50%。所以,术后疼痛与所有急性疼痛一样,虽对机体有警示作用,但绝非"好痛",而是必须制止的"坏痛"。

多模式镇痛(multimodal analgesia, MMA)是指联合应用不同作用机制的镇痛药物和/或不同的镇痛方法,作用于疼痛病理、生理机制的不同靶位和不同时相,以求达到较理想的镇痛,并尽可能减少镇痛不足及药物副作用,同时减轻疼痛及药物对心血管、神经、内分泌及免疫等系统的影响,减少并发症,维持内环境的相对稳定。MMA 在提高镇痛效果的同时,既能减少各种镇痛药物的用量,又能降低药物副作用的发生率,以此为基础还可以提高手术预后。围手术期多模式镇痛是现代镇痛的新理念,但如何将镇痛效果、不良反应及术后脏器功能康复在多模式镇痛方案中得到良好体现,需要分析围手术期疼痛发生的主要构成,针对患者特征、手术类型、创伤程度及功能康复需求等因素加以综合考虑,设计镇痛方案。

术后疼痛可导致患者神经内分泌功能活跃,体内儿茶酚胺、皮质醇等激素水平升高。继而可导致代谢的改变,糖、蛋白质及脂肪等分解加速,机体消耗增加,患者的营养状况恶化,与此同时,免疫功能也在一定程度上受到抑制,术后并发症会因此而增多。术后有效的镇痛可在一定程度上减轻疼痛,缓和应激,从而对疼痛所造成的生理功能的改变及免疫功能的抑制有一定程度的改善,使患者的预后大为改观,有着较好的应用前景。

第一节 术后疼痛的机制

众所周知,伤害性刺激自外周组织经脊髓向脑的传递不是一个简单的过程,它包括转导(transduction)、传导(transmission)、调制(modulation)及知觉(perception)四个不同的阶段。外周组织损伤通过外周敏感化和中枢敏感化机制来调节神经系统的反应性,外周敏感化和中枢敏感化促使了术后痛觉过敏状态的形成。

一般而言,疼痛可分为伤害性(nociceptive)与神经性(neuropathic)两种。伤害性刺激经由 C 神经纤维传入脊髓,引发前突触(presynaptic)分泌速激肽(tachykinin)和谷氨酸盐(glutamate),速激肽穿过突触间隙,与后突触(postsynaptic)的受体结合,引发脊髓后背侧角(dorsal horn)部位去极化反应,同时谷氨酸盐刺激后突触的 N-甲基-D-天门冬氨酸(NMDA)受体,引起去极化反应,疼痛信息得以继续向下一级神经传递。神经性疼痛的原因在于受伤的传入神经可自动放电,即第一阶段疼痛。当持续相当一段时间后,谷氨酸盐激活 NMDA 受体,受伤神经持续释放疼痛信号,即第二阶段疼痛或慢性疼痛。

组织损伤使损伤细胞释放炎症介质,如 H^+、K^+、缓激肽、组胺、5-羟色胺(5-HT)、三磷酸腺苷(ATP)及一氧化氮(NO)等,花生四烯酸途径激活产生前列腺素(PGs)和白三烯。免疫细胞进一步释放包括细胞因子(如白介素、干扰素及肿瘤坏死因子等)和生长因子(如神经生长因子)等介质,其中有的炎症介质直接激活外周伤害性感受器,并导致自发性疼痛;而其他的则通过炎性细胞的间接作用刺激另外的致痛物质释放。这些炎症介质或物质作用于外周神经末梢,使高阈值伤害性感觉器初级感觉神经元的传导敏感性增加,即外周敏感化。

初级传入神经元 C 纤维反复持久刺激,致使中枢神经系统(CNS)的功能和活性产生实质性改变。组织损伤后,伤害性刺激经 C 纤维传入,并释放谷氨酸、P 物质(SP)、降钙素基因相关肽(CGRP)及神经生长因子等递质或调质,作用于相应的受体,如仅氨基羟甲基异噁唑(α-氨基-3-羟基-5-甲基-4-异噁唑丙酸受体,AMPA)受体、神经激肽(NK-1)受体、阿片受体(包括 μ、K 及 δ)、α 肾上腺素受体、γ-氨基丁酸(GABA)受体、N-甲基-D-天门冬氨酸(NMDA)和非 NMDA 受体、5-羟色胺受体及腺苷受体等,致使脊髓背角神经元兴奋性呈活性依赖性升高,即中枢敏感化。伤害性刺激增加初级传入纤维肽类递质的释放,增加 Ca^{2+} 内流,激活第二信使系统,改变蛋白激酶(PKC、PKA、PKG 及 aCaPKⅡ)的活性,使蛋白质磷酸化。在长期炎症期间,蛋白激酶的激活产生转录变异,其结果是脊髓背角细胞对现存传入冲动和原来的阈下传入冲动的反应性升高,产生:对阈上刺激的反应增强,持续时间延长;兴奋性感受野扩大;神经元兴奋阈值降低等变化。

在中枢敏感化的形成中,NMDA 受体和 NK-1 受体占有重要地位。许多内源性介质如

PG、NO、阿片类及肾上腺素能激动剂亦影响脊髓神经元的兴奋性，PG 和 NO 使脊髓兴奋性增加，而 α_2 肾上腺素受体和阿片受体激动剂则通过 C 纤维神经递质释放突触前抑制和第二级神经元的突触后超极化而产生镇痛作用。总体来讲，疼痛的产生是一个多环节的、极其复杂的过程，单一的止痛机制不足以达到理想的镇痛。

手术疼痛早期直接与外科操作有关，而后期与炎症反应有关，其引起的伤害刺激术后可持续 12~48 小时。组织和外周神经损伤后局部产生炎症介质，包括前列腺素和细胞因子，与疼痛关系密切，它们除了介导、维持局部炎性反应，释放入血后还会产生全身炎症反应。在中枢神经系统所产生的细胞因子可导致机体出现一系列疾病行为变化，如发热、不适、缺乏兴趣及疲劳等；还可能导致神经炎症，中枢疼痛敏化，在某些情况下于术后晚期形成慢性或神经病理性疼痛。细胞因子的产生反映组织创伤程度，大量研究表明微创外科较传统外科操作造成的组织损伤小，因而全身炎症反应轻，具有重要的临床意义。

第二节　术后疼痛对机体的影响

手术后急性疼痛不仅使患者遭受痛苦，更重要的是可对机体造成明显的不良影响，带来各种并发症。手术的剧烈刺激可使患者产生强烈的应激，其内分泌活动的改变主要体现在三个系统，即蓝斑 - 去甲肾上腺素神经元、交感 - 肾上腺髓质系统及下丘脑 - 垂体 - 肾上腺皮质系统。

早在 19 世纪，生理学家 Claude Bernard 就已经对应激有了深刻的认识。即手术所造成的应激会使患者通过腺垂体释放促肾上腺素释放激素，肾上腺皮质释放糖皮质激素，肾上腺髓质释放肾上腺素，交感神经释放去甲肾上腺素。这些激素会使机体通过对心血管系统、代谢系统及免疫系统等的调节使其适应强弱不等的应激。手术创伤越大，术后疼痛越剧烈，患者表现出的应激越明显，导致术后活动受限，并发症增加，延长患者住院时间。

一、对心血管系统的影响

疼痛刺激可引起患者体内的一些内源性递质和活性物质的释放，从而影响心血管功能。机体释放的内源性物质包括：自主交感神经末梢和肾上腺髓质释放的儿茶酚胺；肾上腺皮质释放的醛固酮和皮质醇、下丘脑释放的抗利尿激素及血管紧张素。

心血管系统主要通过儿茶酚胺对心脏的正性变时、正性变力、正性变传导功能及其对外周血管的收缩来实现。心脏此时表现为血压升高，心率加快。糖皮质激素此时可促进水钠潴留，肾素 - 血管紧张素 - 醛固酮系统也加剧了这一作用。这些作用对患者的血压维持有一定的益处，但是许多高龄患者在术前均有一定的心血管病背景，儿茶酚胺类物质浓度的增高，可使患者心率加快，心肌耗氧量增加、水钠的潴留更加重了心脏的负担，由此造成术后心脏并发症的出现。

二、对呼吸系统的影响

由于水、钠潴留可引起血管外肺水的增多,肺水增多可导致患者肺部的通气 / 血流(VA/ Q)比率异常。实施胸部和腹部手术的患者,由疼痛引起的肌张力增加可造成患者呼吸系统的总顺应性下降,通气功能下降。可促使患者术后出现肺不张,引发缺氧和二氧化碳蓄积,某些患者由于低通气状态而发生肺实变和肺炎等呼吸系统严重并发症。

三、对机体免疫机制的影响

疼痛引起的应激可导致机体淋巴细胞减少、白细胞增多及单核 - 吞噬细胞系统处于抑制状态。研究证明,糖皮质激素明显影响白细胞的游走功能、吞噬功能,减少和抑制细胞因子和炎症介质的产生。麻醉恢复期患者体内的嗜中性粒细胞趋向性减弱,从而抑制单核细胞的活性,会引起免疫功能的持续减退,手术后感染和其他并发症的发生率大大增加。

四、对凝血功能的影响

手术后疼痛引起的应激使血小板黏附功能增强,纤维蛋白溶解功能降低,使机体处于高凝状态。有心、脑血管或有凝血机制异常的患者,术后有发生脑栓塞、肺栓塞及四肢血管血栓的可能。

五、对内分泌的影响

术后疼痛可使体内多种激素释放,产生相应的病理生理改变。除一些促进分解代谢的激素如儿茶酚胺、皮质醇、血管紧张素Ⅱ及抗利尿激素外,应激的结果尚可引起促肾上腺皮质激素、生长激素及胰高血糖素的增加,可促进机体的高分解、高代谢。在糖代谢方面,糖异生加速,糖原合成减慢,血糖升高;蛋白质代谢方面,分解加速,血液中游离氨基酸浓度增加,负氮平衡出现;脂肪代谢方面,脂肪动员加速,血中非酯化脂肪酸增多,促进其重新分布。所有这些均会提高机体对营养物质的利用率。但如果应激过强或持续时间过长,则会使患者处于消耗状态,使患者体内出现负氮平衡,不利于术后患者的康复,甚至带来一些严重的并发症。

六、对胃肠道和泌尿系统的影响

大量临床研究表明,疼痛引起的交感神经系统兴奋可反射性地抑制胃肠道功能,使平滑肌张力降低,而括约肌张力升高。表现为胃肠道绞痛、腹胀、恶心及呕吐等不良反应;膀胱平滑肌张力下降可导致尿潴留,泌尿系统感染等。

七、其他不良影响

疼痛使手术部位肌张力增加,不利于患者早期下床活动,影响机体恢复,延长住院时间、增加费用。同时疼痛刺激使患者出现恐惧、失眠及焦虑,使患者处于一种无助的状态。一般来说,手术后应激程度取决于手术的大小,创伤愈大,术后伴随的应激和不良影响愈大。据报道,在局部麻醉下施行的外周手术可产生较小的病理生理改变,腹腔手术比四肢手术应激要大,而开胸手术诱发的神经内分泌反应最大。

第三节　术后疼痛的评估

正确评估是有效控制术后疼痛的关键,由于 ERAS 需要患者早期下床活动,因此,术后疼痛的评估应该包括静息状态和下床运动时的疼痛强度,只有运动时疼痛减轻才能保证患者术后躯体功能的最大恢复。在疼痛未得到稳定控制时,应反复多次评估每次药物治疗、方法干预后的效果。原则上口服用药 1 小时、静脉给药后 5~15 分钟应评估治疗镇痛效果。对于突发的剧烈疼痛,特别是有生命体征改变,如心动过速或发热、低血压,应立即做出评估,同时对有可能发生的术后并发症,如切口裂开、感染,深静脉血栓等,及时作出诊断和治疗。疼痛治疗结束时患者应对医护人员处理疼痛和对整体疼痛处理的满意度分别做出评分。

一、术后疼痛评估的原则

疼痛是一种主观的感受,治疗前需要合理、切合实际的评估。

（一）疼痛评估的原则

1. 一定要相信患者的疼痛主诉,疼痛主诉是评估疼痛程度的金标准。

2. 对静息和活动时的疼痛同时进行评估以反映功能状态。

3. 对治疗前后的疼痛进行评估,以此来反映治疗的有效性。

4. 定期对术后疼痛进行评价,及时按需治疗,尤其是容易发生剧烈疼痛的阶段（术后早期）和场合（如麻醉后恢复室、外科病房及下地活动等）。

5. 设定需要疼痛治疗的疼痛评分程度分级标准。

6. 疼痛评估结果,包括疼痛治疗的反应以及不良反应,都予以记录并放置在病历中,便于医护人员的及时追踪和处理。

7. 疼痛异常加剧者,应立即评估,尤其在生命体征有变化的时候,如低血压、心动过速或发热等,要考虑有术后并发症的风险,如伤口裂开、感染或深静脉血栓等。

8. 对于疼痛剧烈而无法集中注意力给出疼痛评分的患者,应该马上缓解疼痛而不必进行疼痛评分;必要时请家庭成员参与疼痛程度的评估。

9. 保证同一个医疗机构应用的是同一种量化评估方法,如面部表情法、VAS 评分及语言描述分级等,便于信息沟通。

（二）疼痛评估的内容

疼痛强度评分 <4 分的患者每日进行简易评估,疼痛强度评分 ≥4 分的患者需要进行综合评估,内容包括疼痛部位、性质、持续时间、加重或缓解因素、采取措施（药物 / 非药物治疗）

及药物治疗后相关不良反应等,并根据给药方式和药物作用时间进行第二次综合评估。对携带自控镇痛泵的患者,责任护士和麻醉科护士每日分别进行疼痛综合评估,及时发现和处理患者镇痛相关的不良反应,保障患者安全。当患者疼痛强度评分 >4 分时,护士要及时通知麻醉科。

二、功能活动评分法

(一)功能活动评分法的概念及意义

疼痛评估和护理管理被列为护士继续教育的常规培训内容,责任护士需要评估住院患者入院当日的疼痛强度,次日起每天 14:00 测量生命体征时评估患者的疼痛强度,以实现住院患者疼痛评估的常态化、常规化。术后活动性疼痛护理评估已在许多医院常规开展,澳大利亚维多利亚州质量控制委员会(victorian quality council, VQC)于 2007 年组织专家制定了功能活动评分法(functional activity score, FAS)以指导及规范医务人员对活动性疼痛的评估和治疗。FAS 是以医护人员为应用主体的客观评估工具。应用方法:医护人员请患者开展某项功能活动并观察其完成情况,根据患者功能活动受疼痛影响的程度,进行 A、B、C 3 个等级的FAS 评级。FAS 已经翻译成中文,并在我国的科研和临床中应用。中文版 FAS 见图 5-3-1。

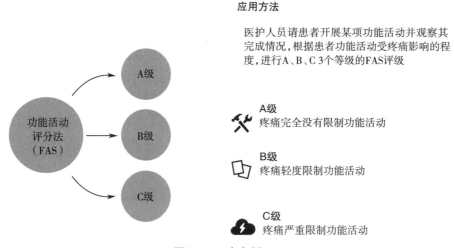

图 5-3-1 中文版 FAS

术后疼痛评估可以分为主观和客观评估工具。主观评估工具是指患者自身感受到的术后疼痛强度,如 NRS,客观评估工具指以医务人员为应用主体的工具,推荐 FAS。由于疼痛是一种与组织损伤或潜在的组织损伤相关的不愉快的主观感觉和情感体验,疼痛评估结果应是患者的主观感受,医务人员不能用自我判断来代替患者的感受。患者将主观感受到的疼痛程度按 0~10 的数字表达出来,0 是指无痛状态,10 是指患者在生活中所感受到的最为严重的疼痛,往往有严重的痛苦。疼痛数字评分法不能充分反映患者完成具体活动的能力,在评估活动性疼痛时存在局限性。有研究表明,自评 NRS10 分的患者能在病区内行走自如,而自评

NRS3 分的患者却无法在病床上翻身。而客观评估工具以医务人员为应用主体,通过观察疼痛对患者功能活动的影响进行评级,能弥补主观疼痛评估工具的缺陷。因而,采用主观和客观相结合的评估方法有助于全面评估术后活动性疼痛,尤其适用于大手术或对术后功能活动开展要求较高的手术类型。

(二)应用 FAS 的注意事项

1. 从术后康复和疼痛管理角度,恰当选择 FAS 评级的参照活动非常重要。例如开腹和开胸术后,由于胸腹部切口疼痛会阻碍咳嗽的动度,是否能有效咳嗽能有效反映镇痛效果。此外,有效咳嗽能降低术后肺部并发症的发生率。因此,可以将有效咳嗽作为 FAS 评级的参照活动模式。再如,腹部外科术后患者通过多翻身可促进肠蠕动,故可将翻身后疼痛对患者的影响作为 FAS 评级的参照。

2. 人性化地开展 FAS 评级。一些患者认为术后需要静养或担心切口裂开而不敢活动,因而护士在请患者开展功能活动前,需向其宣教术后早期活动的重要性,以取得配合。其次,护士要根据患者身体状况,循序渐进地指导其开展功能活动。最后,护士要尊重患者"有尊严地接受疼痛评估和治疗"的权利。若患者因疼痛无法完成某项功能活动时,护士应及时终止该活动,并采取积极的镇痛措施。

3. 通过建立 FAS 评级标准、活动性疼痛控制目标及干预流程等内容,实现 FAS 评级在医院内同质化开展。

三、常用的评估方法

(一)视觉模拟量表(visual analogue scale,VAS)

VAS 是一种简单,有效,可以最低限度地减少其他因素参与的测量方法。其广泛地用于临床和研究工作中。VAS 主要的优点是它的比例衡量性质。比例的衡量性适合于准确表达从多个时间点或多个独立的个体样本获得的 VAS 测量的百分率差异。在患者初次使用 VAS 方法时,因不习惯用这种方法表达疼痛的程度,需要医务人员对该方法进行详细的解释和说明,保证患者能充分理解,根据患者的具体情况,采用贴近患者的语言和词汇进行多角度的解释和说明,使患者能够充分理解,并能正确对自身的疼痛强度进行相对应的描述,建立起将感受到的疼痛强度用线性图形正确表达出来的概念。

VAS 法是一种两点量表,选择好两端点的词汇并充分说明是十分重要的。大多数的患者在了解线性模拟概念上没有困难。然而,在老年人、儿童、精神错乱、服用镇静剂的患者以及疼痛患者情绪不稳定时,一般难以完成 VAS 评价;一般 VAS 方法用于八岁以上,能够正确表达自己感受和身体状况的患者。VAS 方法(图 5-3-2)是在白纸上画一条 10cm 的粗直线,一端为无疼痛,另一端为难以忍受的剧烈疼痛,患者根据自己感受到的疼痛程度,在直线上的某一点上表达出来,然后使用直

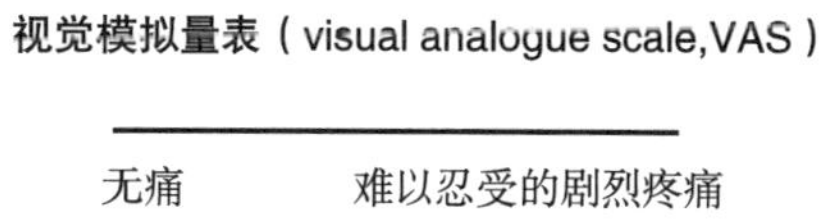

视觉模拟量表(visual analogue scale,VAS)

无痛　　　　难以忍受的剧烈疼痛

图 5-3-2　VAS 评分法

尺测量从起点到患者确定点的直线距离,用测量到的数字表达疼痛的强度。在测量时要求患者视觉和运动功能是正常的。

(二)0~10 数字疼痛强度量表(numerical rating scale,NRS)

数字疼痛强度量表是 VAS 方法的一种数字直观的表达方法,其优点是较 VAS 方法更为直观(图 5-3-3),患者被要求用数字(0~10)表达出感受疼痛的强度,患者易于理解和表达,明显减轻了医务人员的负担,是一种简单有效和最为常用的评价方法。不足之处是患者容易受到数字和描述字的干扰,降低了其灵敏性和准确性。

NRS 方法可以以口述或书面的形式使用,在临床上可用于生活质量的评价。NRS 方法可以教会患者和家属使用,在评价疼痛治疗效果时,患者在家中能够详细记录每日的动态变化,利于对比治疗前后疼痛强度的变化,为治疗提供参考依据。是目前临床使用最为广泛的方法,建议作为术后患者疼痛评估的首选方法。

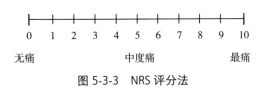

图 5-3-3 NRS 评分法

(三)简明术后疼痛评估表(表 5-3-1)

表 5-3-1 术后疼痛评估表

姓名		性别		年龄		体重		病历号		病区和床号			
日期													
时间	上午	下午	上午	下午	上午	下午	上午	下午	上午	下午	上午	下午	上午	下午
	AB	AB	AB	AB	AB	AB	AB	AB	AB	AB	AB	AB	AB	AB
10 疼痛强度 0	∷∷∷∷∷ ∷∷∷∷∷													
开始时间													
结束时间													
恶心													
呕吐													
镇静													
呼吸抑制													
排气													

续表

排尿障碍						
幻视						
精神障碍						
睡眠						
瘙痒						
临时加用镇痛药						
舒适评分						
其他						
疼痛性质	A 钝痛；B 刺痛；C 绞痛；D 刀割样痛；E 烧灼样痛；F 胀痛；G 放射样痛；H 酸痛；I 麻木样痛；J 深部痛					
时间特征						
	A 不清楚；B 持续疼痛；C 持续疼痛伴阵发加剧；D 阵发性疼痛					

注：1. 镇痛不足，安静疼痛评分 >5，患者对镇痛治疗不满意，及时与麻醉科镇痛小组联系。2. 患者嗜睡难以唤醒，呼吸频率 <8 次 / 分；SaO$_2$<90%（吸氧）。停止使用镇痛泵，与麻醉科镇痛小组联系。抽好纳洛酮 0.4mg 稀释于 10ml 0.9% 盐水。

附注：

1. 时间从手术结束返回病房开始计算。

2. 将从手术结束后开始和结束使用止痛药的时间精确地记录在表格内。

3. 疼痛评分采用疼痛的数字评估方法，注意在表格上标明。

数字疼痛评估尺（NRS）：

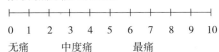

0 1 2 3 4 5 6 7 8 9 10

无痛　　　中度痛　　　最痛

4. 呕吐评分　0 无呕吐；1 轻度呕吐（1~2 次）；2 中度呕吐（3~5 次）；3 重度呕吐（6 次以上）。

5. 恶心评分　0 无恶心；1 休息时无恶心，运动时稍有恶心感；2 休息时有间断的恶心感；3 休息时有持续的恶心，运动时有严重的恶心感。

6. 镇静评分　0 可以自发睁眼；1 当呼叫患者时睁眼；2 当摇动患者时睁眼；3 无法将患者唤醒（此时应及时与医生联系并停止使用镇痛泵）。

7. 瘙痒评分　0 无瘙痒；1 轻度瘙痒（能够忍受）；2 中度瘙痒（明显瘙痒，需服用药物 1~2 次）；3 重度瘙痒（持续难以忍受需反复用药治疗）。

8. 舒适评分 BCS　0 级为持续的疼痛；1 级为安静时无痛；2 级为深呼吸或翻身时疼痛，其他时间无痛；3 级为深呼吸亦无痛；4 级为咳嗽时亦无痛。

9. 皮肤瘙痒、呕吐、恶心及镇静等在表内填写具体的级数。

10. 评估疼痛强度静息项目是指患者卧床不能动时，活动是指下床活动或翻身及咳嗽等。

11. 手术后的第一天，间隔 6 小时进行第一次评估，次日始每天评估二次。

12. 疼痛强度的评估分为上下午，一般上午在 9：00 为夜间的疼痛平均强度评估；下午在 20：00 为白天的疼痛平均强度评估。

13. 在疼痛强度评估表格内　A 代表静息状态下的疼痛强度；B 代表活动时的疼痛强度。

14. A 表示夜间的疼痛强度，用蓝线标明；B 表示白天的疼痛强度，用红线标明。

15. 疼痛性质，时间特征均将相应的描述词句填在表格内。

第四节 术后疼痛的治疗

术后镇痛是 ERAS 的核心内容。充分的术后镇痛可以减少应激,有利于患者康复。ERAS 术后镇痛提倡多模式镇痛方案。镇痛的重要原则是非甾体类消炎药(non-steroidal anti-inflammatory drugs, NSAIDs)为术后镇痛基础用药,尽量减少阿片类药物的应用,以减少阿片类药物引起的并发症如肠麻痹等,以促进患者的早期康复。环氧酶 1(cyclo-oxygen-ase, COX-1)和 COX-2 在功能上有重叠和互补性共同发挥对机体的保护作用。术前使用 NSAIDs 预防镇痛可改善术后镇痛效果,加速患者康复。

术后疼痛治疗的目标包括:良好的镇痛效果;较小的不良反应和并发症;维护良好的器官功能;有利于患者术后康复;较高的性价比。提倡建立由麻醉医师、外科医师、护理及药剂人员组成的术后急性疼痛管理团队,以提高术后疼痛治疗质量,提高患者的舒适度和满意度,减少术后并发症。

一、治疗原则

理想的镇痛方式能缓解疼痛,早期恢复胃肠功能和进食,早期无痛状态下活动,无并发症。传统术后镇痛一般多使用静脉阿片类药物进行静脉 PCA,而阿片类药物常有术后恶心呕吐、肠道功能恢复延迟等不良反应,导致患者术后恢复缓慢,口服肠内营养的时间推迟,不能早期下床活动,增加了术后并发症的风险,延长了住院时间。ERAS 提倡多模式镇痛,尽量减少阿片类药物的应用。采用的镇痛方法包括:硬膜外镇痛、神经阻滞镇痛、手术切口的局部浸润及非阿片类药物的适当应用等。有研究显示,静脉输注 NSAIDs 有镇痛、抗炎及抗痛觉过敏特点,可提高术后镇痛效果,减少阿片类药物用量,缩短住院时间,促进肠功能恢复。

预防性镇痛是通过对患者术前、术中及术后全程的疼痛管理,达到预防中枢和外周敏化的效果,从而减少急性疼痛向慢性疼痛的转化。1993 年 Woolf 进一步提出了"围手术期"镇痛理念,即在手术的前、中及后期均给予镇痛和／或镇静药物,以达到充分有效预防术后痛的目的,自此形成了广义"超前镇痛"理念。尽管"围手术期"时间较长,但该镇痛理念相对于药物治疗后所给予的伤害性刺激而言,仍可谓之"超前"。目前,"超前镇痛"在临床麻醉镇痛领域已被定义为阻止外周伤害性传入冲动向中枢传递及传导而建立的一种临床多模式和／或多药物联合的镇痛治疗方法,在减弱术中痛和预防术后痛中发挥着重要的作用。

早在 1913 年,美国外科医生 Crile(1864—1943)提出了"anoci-association"的概念,其理念是通过防止大脑接收到有害信号或疼痛刺激来避免储存在大脑细胞中的能量在术前、术中及术后被消耗。他提倡在为患者进行全身麻醉前进行区域神经阻滞,在给予伤害性刺激前阻断刺激的传入可以有效减少或消除中枢敏化,预防中枢敏化比逆转中枢敏化所需的吗啡剂量小得多,在此基础上进一步发展并提出了超前镇痛和外周敏化(peripheral sensitization)的概念。但超前镇痛的有效性一直存在争议,佘守章等回顾了 3 篇有代表性的超前镇痛荟萃分析,发现随着随机对照试验文献的选择标准和镇痛效果的评价指标不同,超前镇痛的优越性也不确定。

2000 年 Dionne 等对超前镇痛相关研究进行了综述并提出预防性镇痛的概念,主张在疼痛发生前使用镇痛药,不应仅限于手术之前,而是贯穿于围手术期全程。超前镇痛与预防性镇痛概念比较,超前镇痛指术前进行某种镇痛治疗比手术后或切皮后给予同样的治疗更加有效。它着重强调在外科手术开始之前而非之后实施疼痛治疗,与常规镇痛唯一的差别是镇痛的时机。因此,超前镇痛是一项需要在疼痛发生之前进行的操作,目的是减少由手术诱发的内向伤害感受信号传递引起的生理反应。

预防性镇痛是指治疗方案在超过干预作用持续的时间之后,与常规治疗、安慰剂治疗或无治疗相比仍能观察到疼痛减轻和 / 或镇痛药用量减少的现象。其干预措施不一定在手术之前实施。有研究者认为防止中枢敏化的唯一办法是从切皮到创伤最终完全愈合的整个过程中,完全阻断来自手术创伤的所有疼痛和伤害性信号的传入。此概念看重镇痛措施的实施质量和持续时间,而不限定干预的时机。

因此,依据 ERAS 理念的需要,围手术期镇痛模式需要发生改变。从过去仅注重围手术期镇痛效果、低的不良反应发生率向关注围手术期镇痛可否加快术后脏器功能康复转变。围手术期多模式镇痛是现代镇痛的新理念,但如何将镇痛效果、不良反应及术后脏器功能康复在多模式镇痛方案中得到良好体现,需要分析围手术期疼痛发生的主要构成,针对患者特征、手术类型、创伤程度及功能康复需求等因素加以综合考虑,设计出符合患者需求的镇痛方案。

二、围手术期镇痛的理念

术后疼痛的是一个多环节、极其复杂的过程,单一的止痛机制不足以达到理想的镇痛效果。围手术期可以分为术前、术中及术后三个阶段,在这三个阶段中特有的因素促使了急性术后疼痛的发生和发展。这些因素包括:术前有害性刺激和疼痛,如术前存在疼痛;术中皮肤、肌肉及神经等的切割所引起的伤害性传入冲动;术后伤害性传入冲动,如炎症反应和某些手术神经损伤后的异位神经元活动等。这些因素均可能促使外周和中枢敏感化的发生,每一个因素均是术后镇痛的作用靶位。这三个阶段促进急性术后疼痛的强度依赖于手术的种类、组织损伤的范围和性质、手术的持续时间、手术至给予治疗的时间、预防性用药的药理学特点、术中是否应用其他镇痛药物以及术后镇痛的性质等方面。减少这三个阶段上述因素的不良影响将有助于阻止外周和中枢敏感化的诱导和维持,而阻止敏感化的形成将有助于减轻术后疼痛和减少镇痛药的需求量。

研究表明,围手术期疼痛主要来源包括:切口痛、炎性痛、内脏痛及神经损伤性疼痛。大多数术后疼痛是复合性的,一般均存在炎性痛的机制。根据疼痛来源可进行多模式镇痛方案设计,可将镇痛方案设计为:切口痛控制 + 炎性痛控制,切口痛控制 + 内脏痛控制,切口痛控

制 + 炎性痛控制 + 内脏痛控制及神经病理性疼痛控制等。

（一）切口痛来源与疼痛控制方法

术前预防性镇痛可以有效降低切口痛的强度，术后镇痛方案中，注重控制切口痛向脊髓传导十分重要。目前在控制切口痛方面，可以根据腔镜手术与开放性手术创伤程度的不同，考虑切口痛控制的方案。如果为腔镜手术，可以在不同腔镜入口给予 0.5%~1% 浓度的罗哌卡因 2~3ml 进行伤口浸润镇痛；如果为开胸、开腹或较大切口手术，可以采用伤口埋置连续镇痛管道连续镇痛，或患者自控硬膜外镇痛（PCEA），或椎旁神经阻滞镇痛，或患者自控静脉镇痛。对于四肢手术，特别是关节置换手术，可以采用连续神经阻滞镇痛等。最近的研究表明，全麻复合硬膜外阻滞以及 PCEA 在降低肿瘤患者远期肿瘤复发率和死亡率方面具有明显优势。可以减少手术创伤导致的免疫功能抑制程度，有利于肿瘤患者的预后，减少术后并发症。另外，针对快速术后脏器功能康复，PCEA 在促进术后肠功能恢复、降低开胸手术后肺部并发症具有优势，连续股神经阻滞镇痛在改善全膝关节置换术后膝关节功能康复方面具有明显优势。

（二）炎性痛机制与围手术期控制外科创伤应激

一方面皮肤、肌肉及神经等的切割所引起的伤害性冲动会由交感 / 副交感系统通过脊髓上传至中枢神经系统；另一方面，创伤所造成的外科炎症会导致血液中的炎性细胞因子水平升高，特别是 IL-6 等炎性因子会持续升高至术后 72 小时。炎性因子会穿过血 - 脑屏障，导致脊髓和脑皮质 COX-2 表达上调并诱发炎性痛，如果围手术期不能对炎性痛加以干预，可能会导致术后远期慢性疼痛的发生。因此，预防性给予抗炎药物或者抗炎性镇痛药物，有助于降低术后炎性痛的发生，并可能降低远期慢性疼痛的发生。对一些轻中度手术创伤，可以在手术开始前预防性给予 NSAIDs，以防止术后炎性疼痛的发生，如特异性 COX-2 抑制剂帕瑞昔布钠，或非选择性 COX 抑制剂氟比洛芬脂等。对中重度手术创伤或并发脓毒血症的患者，预防性给予抗炎药物，如乌司他丁等，可以在控制炎性反应的同时，达到控制炎性痛的目的。

（三）内脏痛机制与围手术期控制

在围手术期疼痛治疗临床实践中，过去更多地关注切口痛、炎性痛的控制，而忽略了围手术期内脏痛的治疗。阿片类受体中，kappa 受体与内脏痛的发生密切相关，从机制上分析，具有激动 kappa 受体作用的阿片类药物可能均具有治疗内脏痛的特性，目前市场上具有 kappa 受体激动作用的药物包括布托啡诺、地佐辛、羟考酮等。最近的一些临床研究表明，羟考酮在一些内脏手术术后疼痛治疗中，发挥了很好的作用。国外医药公司正在开发特异性 kappa 受体激动剂，以更好地控制内脏痛的发生。从减少肠道功能抑制的角度考虑，术后使用减少 kappa 受体激动作用的药物以地佐辛更有优势。此外，在腹部手术中，有研究认为，在术前采用局部自主神经阻滞更有临床价值，明显减少了内脏痛对机体的影响，促进了患者的术后功能恢复。总之，在外科手术围手术期疼痛治疗中，应该根据手术创伤程度，有无内脏痛、炎性痛的存在，并结合患者术后功能康复需求，优化围手术期多模式镇痛方案，以获得最优的围手术期镇痛结果。

（四）术后神经病理性疼痛控制

外周神经损伤是多数术后慢性疼痛状态的最重要原因。在手术区域均有丰富的神经支配,手术过程中对这些神经的损伤可能是术后慢性疼痛发生和发展的前提。神经损伤常伴有神经病理性疼痛的典型症状和体征,包括自发的烧灼感痛、撕裂样痛、感觉迟钝及感觉异常等和诱发的痛觉超敏、痛觉过敏等。神经损伤后交感神经兴奋可易化或直接兴奋感觉传入神经元,从而引起或加重疼痛;神经损伤后免疫系统改变,引起病理性疼痛等。神经性疼痛的原因在于受伤的传入神经可自动放电,即第一阶段疼痛,当持续相当一段时间后,谷氨酸盐激活NMDA受体,受伤神经持续释放疼痛信号,即第二阶段疼痛或慢性疼痛。

传统的静脉使用阿片类镇痛药物的方法多数对中枢敏化引起的继发性痛觉过敏的镇痛效果较差,而继发性痛觉过敏是慢性术后疼痛产生的主要原因。因此,寻找用于治疗继发性痛觉过敏的镇痛方法可能会更有效地预防术后慢性疼痛的发生,控制术后急性疼痛。

三、治疗药物的选择

（一）局部麻醉药物

局部麻醉药能阻断伤害性感受达到中枢神经系统,外科手术前给予局麻药能减轻术中和术后疼痛强度,缩短疼痛持续时间,减少患者对镇痛药的需要量。采用长效局麻药切口浸润能抑制损伤组织神经信号的传导,并通过阻滞轴突反射和交感神经传出而减轻神经源性炎症。临床研究表明,局麻药施行神经阻滞或切口浸润能减轻炎症反应,降低疼痛强度和镇痛药的用量。神经干阻滞能降低术后死亡率,并能使深静脉血栓、肺水肿、输液量、肺炎及呼吸抑制的发生率分别降低44%、55%、50%、39%及59%。其主要在浸润麻醉、外周神经（臂丛神经、颈丛神经、坐骨神经及股神经）阻滞、蛛网膜下腔阻滞、硬膜外阻滞及椎管内镇痛中起着重要的作用。但是由于常用的局麻药布比卡因的神经与心血管的毒性,及其急性、致命性的心血管副作用会影响着患者的安全,因此,需推动了新型长效局麻药的研制开发。罗哌卡因和左旋布比卡因是目前临床上两种常用新型局麻药物。

预防和控制术后疼痛是患者围手术期处理的一个重要组成部分。特定患者个体化、多模式的围手术期疼痛管理可以改善镇痛效果、减少不良反应、提高患者满意度。而神经阻滞基于其独特的优势,目前在术后镇痛的领域发挥着重要的作用。有学者对超声引导持续股神经阻滞在全膝关节置换术后的镇痛效果和对患者生活质量的影响进行了研究,发现与常规持续静脉镇痛相比,超声引导的持续股神经阻滞用于全膝关节置换术术后镇痛,止痛效果佳,安全性高,可有效改善患者膝关节功能,提高患者生活质量。也有学者认为,外周神经阻滞在上肢的手术中能够以较低的成本支出为患者良好地控制术后疼痛,有可能减少患者术后额外镇痛药物的需求量,缩短住院时间,提高患者满意度。

（二）非类固醇类抗炎药（NSAIDs）

在局部麻醉或神经阻滞中应用NSAIDs可获得非常好的镇痛效果。也有研究表明其与阿片类药物联用可以减少阿片类药物需要量的 30%。由于 NSAIDs 可以通过降低外周和中枢的前列腺素（PGs）浓度，并通过其他外周和中枢机制而产生镇痛及抗炎作用，因此，NSAIDs 可以降低伤害感受器的敏感性，减轻炎性疼痛反应，阻止中枢敏感化，增强术后镇痛效果，非肠道给药方式的 NSAIDs 现在已逐渐应用于术后镇痛。花生四烯酸通过环氧化酶（COX）途径氧化而形成一系列 PGs 和血栓素产物；NSAIDs 是通过抑制 COX 的活性而发挥其药理作用。研究证实体内至少有两种不同的 COX 同工酶存在，即 COX-1 和 COX-2。在正常稳态状况下，COX-1 是具有生理功能的结构形式，而 COX-2 是与疼痛和炎症有关的诱生形式。而 COX-2 主要分布于中枢神经系统（central nervous system，CNS），但细菌脂多糖、细胞因子、生长因子、疼痛及炎症介质等上调 COX-2 后可成为外周产生 PGs 的主要酶。在外周，开始释放的 PGs 是由于 COX-1 的作用，而 COX-2 mRNA 要 2~8 小时后才能大量表达。然而，COX-2 在炎症引起的中枢神经反应中具有重要作用，免疫活性研究证实在脊髓背角表面有 COX-2 表达。最近一项第三磨牙拔除术的临床研究也表明，术前给予选择性 COX-2 抑制剂并主要通过影响中枢 COX-2 而不是外周 COX-2 来发挥术后镇痛效果，NSAIDs 对应激影响较小，但 PGs 能增加胞内 cAMP 水平而调节细胞因子释放，双氯芬酸可减轻大手术后 IL-6 的升高，且还可使术后 WBC 计数、CRP 及体温降低。NSAIDs 能减少其他镇痛药的使用量，术前使用可能具有一定效果，其在围手术期多模式镇痛（multimodal analgesia）中具有重要作用。

尽管 NSAIDs 有以上优点，但在临床中未被广泛使用的一个重要原因是它可能会增加围手术期出血、应激性胃溃疡以及肾功能损害的发生率。NSAIDs 不宜应用于已有凝血功能障碍或者行某些特定部位手术的患者，如扁桃体手术和有肾功能损害、血容量不足、心血管疾病、败血症以及肝功能低下的患者。另外，对于一些应用前列腺素治疗疾病的老年患者也应谨慎使用，如循环功能不全、局部心肌缺血以及冠状血管痉挛等。

对乙酰氨基酚虽出现时间较早，但至今仍被广泛应用。其安全范围较大，按常规剂量服用不会刺激胃黏膜或引起肾脏疾病，故在许多非处方药物中均含有该成分。其作用机制尚不清楚，但现在普遍认为是通过抑制 COX-3 同工酶、减少手术开始后中枢神经系统前列腺素的释放来发挥镇痛作用。对乙酰氨基酚仅具有轻微镇痛作用，无抗炎作用，没有抑制血小板聚集、胃肠道蠕动、心血管活性及引发出血等一些 NSAIDs 相关的副作用，这些特点使其在门诊手术术后镇痛的应用成为可能。不同于 NSAIDs，对乙酰氨基酚并不影响骨和韧带的术后恢复，这使得其在骨科术后镇痛中具有更突出的优势。虽然镇痛作用较弱、单独使用不足以实现理想的术后镇痛，但围手术期内加用对乙酰氨基酚可以减少术后自控镇痛（patient controlled analgesia，PCA）吗啡用量的 20%；由于术中所使用的阿片类药物和吸入麻醉药会延迟胃排空、减少胃肠道吸收，故与口服相比，肠道外给药能延长其作用时间。虽然对乙酰氨基酚具有以上诸多优势，但高剂量给药对肝脏和胃肠道仍具有毒性作用，故在用量和适用人群方面仍有一定的限制。

（三）阿片类药

虽然阿片类药物是目前临床上针对中重度术后疼痛最有效的镇痛药物,但其较高的恶心、呕吐、过度镇静、瘙痒、头晕、困倦、尿潴留及便秘等副作用的发生率也同样引起了众多关注。阿片类药物可减少胃肠道蠕动,甚至导致术后肠梗阻,还会影响睡眠模式,增加术后疲劳感。尽管患者术后使用 PCA 可以增加舒适感,但并不能提高他们的术后恢复力或者缩短住院时间。现在普遍认为应减少阿片类药物用量,"不用"或者"少用"阿片类药物的主张已逐渐得到认同,有学者还认为非阿片类的镇痛药物以及相关的镇痛技术应作为一线镇痛方法,在疼痛仍无法控制时再使用阿片类药物。

布托啡诺是一种经典的阿片受体激动 - 拮抗药,布托啡诺对 κ∶μ∶δ 受体的作用强度为 25∶4∶1,其对受体不同的亲和力表现为不同的临床作用。布托啡诺在超前镇痛、全身麻醉诱导期及苏醒期、术后镇痛、局部麻醉手术辅助用药等方面发挥了良好的镇痛、镇静作用,与阿片类药物相比呼吸抑制等不良反应发生率低,躯体依赖性极低。布托啡诺与强效的阿片类药物吗啡、芬太尼或舒芬太尼联合应用有利于降低其他阿片药物引起的呼吸抑制、恶心及呕吐等不良反应,故布托啡诺目前已广泛应用于术后镇痛泵的配制和术后持续静脉注射给药,且能明显降低患者血清中的 5- 羟色胺、P 物质和肾上腺素的水平。布托啡诺除了在全身麻醉手术中应用广泛,在罗哌卡因颈丛神经阻滞或臂丛神经阻滞中也表现出良好的疗效,可以增强局部神经阻滞效果,术中完全无痛率高,术中患者安静,术后镇痛时间明显延长。

地佐辛作为近年来在国内广泛使用的新型阿片类药物,其在多模式镇痛中的应用正逐步被研究并推广。地佐辛在激动 K 受体产生镇痛作用的同时,对受体的激动拮抗双重作用、对 δ 受体的低亲和力降低了副作用发生率。由于地佐辛主要作用于 K 受体,对内脏痛的缓解具有优势,故广泛应用于产科、腹部外科、胸外科、骨科及腔镜外科等领域。目前,关于地佐辛应用于 PCA、联合镇痛、超前镇痛及降低全麻苏醒期躁动方面的研究不断增多,其中关于地佐辛与其他药物联合应用时的镇痛效果及术后副作用的研究尤其受到关注。多篇地佐辛联合氟比洛芬酯采用 PCA 方式镇痛的研究表明,在获得无差异镇痛效果的前提下,该镇痛方式较使用舒芬太尼的镇痛方式副作用发生率更低,且对术后运动痛有更好的镇痛效果;在妇科手术中将地佐辛应用于超前镇痛较术后给予有更好的镇痛效果,且可以降低相关应激激素水平,降低机体对手术伤害性刺激的应激;在术后镇痛中与等剂量吗啡比较联合应用地佐辛与氟比洛芬酯后,术后患者在静息和运动时疼痛评分均较低,且副作用发生率仅为 26.7%(吗啡组为 80%)。众多研究表明,地佐辛在以多模式镇痛形式与其他药物联合使用中,以及在超前镇痛的应用中,均表现出了良好的镇痛效果,加之其副作用发生率低的优点,使其更广泛地应用于临床中。

（四）NMDA 受体拮抗剂

氯胺酮是最重要的 N- 甲基 -D- 天冬氨酸受体(N-methyl-D-aspartic acid receptor, NMDA 受体)拮抗剂,虽然氯胺酮的镇痛作用已经被广为认同,但其具体的镇痛机制仍不清楚,研究表明一些兴奋性神经递质可通过作用于 NMDA 受体影响痛觉过敏的发生、发展，氯胺酮可以阻断这一过程；另外，氯胺酮可能还作用于阿片类、胆碱类及单胺类系统的受体，甚至还具有局麻药的钠通道阻滞作用。因此，一些学者认为氯胺酮也可应用于围手术期镇痛，但因使用剂量和给药时间的不同都可能会对镇痛效果产生影响，故其具体的有效临床剂量和给药途径仍然存在争议。由于缺乏远期有效性和相关副作用的研究，并且应用于成年人会出现精神症状，故氯胺酮并未作为术后镇痛的主要用药，常以低剂量在多模式镇痛中作为辅助镇痛药物使用，以获得较单独使用常规镇痛药物时更理想的术后镇痛效果。

（五）α2 肾上腺素受体激动药

α2 受体激动剂通过作用于激动中枢神经系统中脑干蓝斑区的 α2 受体来影响觉醒与睡眠，引发并维持自然非动眼睡眠状态，从而产生镇静和催眠作用；还可作用于脊髓后角突触前和中间神经元突触后膜的 α2 受体，通过细胞超极化来抑制疼痛信号向脑的传导；亦可通过抑制下行延髓将去甲肾上腺素能通路突触前膜 P 物质和其他伤害性肽类的释放来产生镇痛作用。口服、静注或经皮给药时，可以提高镇痛效果并减少阿片类药物用量，但也有在局麻中口服给药并未产生明显效果的报道。在外周神经阻滞中联用可乐定与局麻药可提高镇痛效果，并延长镇痛时间，但可乐定会导致心动过缓、低血压和过度镇静，而且其单独用于镇痛是否有效仍存在争议。与可乐定相比，右美托咪定具有更高选择性以及更短的作用时间，几乎没有呼吸抑制作用，因此可应用于呼吸道梗阻以及因阿片类药物产生呼吸抑制的高危患者，如睡眠呼吸暂停综合征以及病态肥胖的患者。

右美托咪定（dexmedetomidine, Dex）作为一种新型高选择性 α2 肾上腺素受体激动剂，具有镇静、镇痛、抗焦虑及抗交感神经的作用，无明显呼吸抑制，且对心、脑及肾等器官功能具有一定的保护作用。Dex 复合局麻药用于椎管内和外周神经可明显延长局麻药作用时间，增强局麻药麻醉效果，稳定血流动力学，缓解术后疼痛，减少术后镇痛药用量和相关不良反应。但其作用机制还不完全明确，且应用期间也有低血压、心动过缓及过度镇静等不良反应发生。

四、术后镇痛治疗的方法

良好的镇痛应该从手术伤害开始前就实施，并一直持续到痛反应结束。患者都期望获得既能最大程度减轻疼痛，同时又能尽少出现副作用的术后镇痛。理想的镇痛技术应该实现个体化、舒适化、安全化镇痛方式，需综合考虑手术的类型、手术的方式、镇痛效果、副作用、禁忌证以及患者自身情况等诸多因素。有可靠数据表明，应用多元化术后恢复方式的部分患者可减少术后镇痛药物的用量、降低并发症的发生、增强术后镇痛效果及缩短住院时间。

（一）局部浸润

局麻药切口浸润镇痛是一种简单、有效，且价廉的术后镇痛方式，能够阻止外周伤害性刺激的传入，从而为许多手术操作提供良好的术后镇痛效果，且无严重不良反应。尽管伤口浸润镇痛已经应用了数十年，但是向伤口内单次注射局麻药不能产生长时间的术后镇痛作用，因此近年来发展了许多新的技术来延长镇痛时间,包括伤口内皮下、筋膜下及关节腔内留置导管,术后间断注射或持续输注局麻药或同时输注其他辅助药物。

罗哌卡因、左旋布匹卡因等长效的局部麻醉药物的应用和持续局部输注技术的开展,为切口局部浸润镇痛提供了可靠的手段。目前临床上已经广泛用于开胸手术、腹部手术及四肢手术。新的技术还包括超声引导技术的应用,为镇痛效果的可靠性提供了技术上的保证。

大量临床研究证实,伤口浸润镇痛、伤口留置导管、术后持续输注局麻药能够提供良好的术后镇痛效果,减少阿片类药物的使用及其相关不良反应,有助于患者早期进行术后功能锻炼,缩短住院时间,减少医疗费用。伤口浸润镇痛的不良反应相对较少,导管感染和局麻药中毒的发生率均非常低。但是关节腔内留置导管持续输注高浓度局麻药的软骨毒性作用正受到越来越多的关注。对于伤口浸润镇痛中推荐的药物、药物浓度、给药方法、导管的选择及其放置位置等还需要更多的临床试验进行研究。

(二) 椎管内给药

经硬膜外间隙注药镇痛的主要作用机制是注入外源性阿片类药物作用于脊髓相应节段的吗啡受体,产生镇痛作用;在硬膜外间隙注入局麻药,阻滞了相应传入神经和疼痛刺激的传导,也阻断了传出神经的传导,抑制或消除了机体的疼痛刺激的应激,同时也阻断了下丘脑、垂体及肾上腺轴的反射,所以在此途径给药既可发挥镇痛作用,也可阻断机体的应激,适用于胸、腹部及下肢术后疼痛的控制。主要优点是对患者的呼吸和循环等生理功能影响小,发生不良反应的比例较低,也可以明显降低患者情绪异常和相关并发症的发生率,防止快速耐药的发生。由于罗哌卡因的应用,可以达到分离麻醉的效果,无明显运动神经阻滞而感觉神经获得有效的阻滞,因此患者可以在无痛的情况下活动,用于腹部术后硬膜外镇痛可改善肠道血流,有利于肠蠕动恢复和肠功能恢复。缺点为可能会出现镇痛不完全或阻滞过度而引起下肢乏力,或低血压等。硬膜外血肿概率较低,但接受抗凝/抗血小板药物治疗的患者,其发生硬膜外血肿概率显著增高,故肝功能严重障碍、凝血功能异常者禁忌硬膜外镇痛。

开胸手术应激严重,是影响术后患者转归的重要因素,减轻手术应激可降低并发症的发生,促进患者术后康复。全麻复合硬膜外阻滞及镇痛已广泛应用于临床,全麻复合硬膜外阻滞下行胸科手术可减轻手术应激,降低术后感染和心血管系统并发症的发病率,促进高危患者的恢复。硬膜外镇痛可提供良好的术后镇痛效果,早拔管、早下床活动,术后肺部并发症减少,胃肠功能恢复加快,促进术后患者顺利恢复,缩短住院时间。有研究者发现比较连续硬膜外镇痛与伤口局部麻醉药浸润镇痛,后者虽然也能获得可接受的镇痛效果,但其所需麻醉药物剂量大,且连续硬膜外镇痛还可以减轻患者因疼痛导致的肺呼吸力降低及反射性膈肌功能抑制,因此前者是胸科手术术后镇痛的最优选择。

(三) 外周神经阻滞

随着超声可视化技术和神经刺激仪在神经阻滞领域的广泛使用,神经阻滞的安全性与准确性得到了较大的提高。神经阻滞技术用于围手术期镇痛是目前临床常用技术,已常见于胸部、腹部及四肢等手术。研究发现接受乳腺癌改良根治术的患者较单纯全麻而言,全麻复合肋间神经阻滞可显著减少术中和术后阿片类药物用量,减轻乳腺癌改良根治术患者术后急性疼痛的程度,降低术后恶心、呕吐的发生率,超声辅助下进行肋间神经阻滞可提高操作的安全性和准确性,提高患者的满意度。

髂腹股沟和髂腹下神经阻滞常用于成人和儿童腹股沟疝修补术,切皮前实施神经阻滞不仅改善术中疼痛,也减少出院后口服阿片类药物的应用。与椎管内镇痛相比,可只进行感觉神经阻滞,避免阻滞运动神经,有利于术后功能锻炼,无呼吸循环抑制等优点。

研究发现椎旁神经阻滞可以获得与硬膜外阻滞相似的镇痛效果,并且由于对来源于椎管内的交感神经抑制减弱,更有利于血流动力学的稳定。但早期因其操作相对于硬膜外阻滞更复杂,多以纯粹的形态学测量和间接的方法为依据,如阻力的消失,骨的接触感等,鉴定椎旁间隙的位置,这些方法有较高的失败率,并且有引起气胸等并发症的风险,所以未能广泛应用。近年来,超声技术为临床麻醉和疼痛治疗带来新的理念,其直观性和可视化的优势提高了阻滞成功率,缩短了操作时间与阻滞起效时间,并且减少了各种并发症。通过对脊椎横突和胸膜壁层的超声扫描实时引导,进行椎旁神经阻滞时针尖的位置有 94% 可以达到目标位置,而依靠阻力消失方法进行穿刺时仅有 50% 可以达到,这种技术明显提高穿刺针到达理想位置的成功率。椎旁神经阻滞使患者围手术期肺内氧合明显优于静脉自控镇痛(patient controlled intravenous analgesia, PCIA)患者,减少了阿片类镇痛药物的剂量,改善了通气,减少了术后并发症,是临床可选择的镇痛方法。

总之,ERAS 是围手术期康复技术和理念的更新,术后镇痛的管理是其中最为重要的环节。从技术层面来看,虽然并没有引入过多的能够改变术后结局的新技术和药物,但围手术期疼痛管理理念有了巨大的改变。临床上应该在管理方面首先给予重视,其中急性疼痛服务模式(acute pain services, APS)是需要组织和建立的体系,在充分获得有效管理的同时,改变围手术期镇痛的模式至关重要。多模式镇痛是非常重要的方法,但是如何将个体化方案有效地应用在具体患者还需要更多的研究。采用一种模式用于临床所有患者,一定会存在诸多不定因素的风险,所以术前评估和制定围手术期镇痛方案是非常重要的环节。本节在评估方面,对患者的身体状况评估没有给予相应的描述,请读者参考相关的章节。此外,对患者心理的评估和疏导,术前给予心理护理和药物治疗对术后疼痛的控制具有非常重要的价值,希望读者参考相关的文献。

(天津医科大学肿瘤医院　王昆)

06 第六章 运动康复

第一节 外科术后运动康复概述

大量循证医学证据已证明运动康复疗法有益于患者疾病的快速康复。1999 年,Cleroux 等提出,通过改变生活方式来预防和控制高血压,并制定了运动预防高血压的循证指南。2001 年,McCrory 首次以 "evidence based sports medicine" 为题在英国运动医学杂志发表文章,可谓是 "循证运动医学" 的里程碑。2014 年,Kimmel 等进一步研究了运动对癌症的治疗作用,发现运动对癌症有一定的治疗效果,并提倡将运动的标准纳入癌症的日常治疗实践当中。从 2009—2015 年循证运动医学得到了迅速发展,尤其在循证运动预防医学、循证运动人体科学、循证运动创伤及循证运动康复领域发展最快,研究包括关节镜下肩袖修补后的循证运动康复治疗、膝关节疼痛非手术的循证运动康复治疗、前交叉韧带损伤的循证运动康复治疗、八段锦对糖尿病患者干预的循证治疗、科学运动有效干预心血管疾病运动康复的循证决策、与运动相关的脑震荡的循证管理及青少年体育的循证评估等。可见,术后运动康复是加速康复外科中必不可少的一部分。

2016 年中国加速康复外科学会年会上,普通外科、麻醉科、胸心外科及神经外科等领域的专家结合文献和 ERAS 在国内开展的实际情况,共同制订了《中国加速康复外科围手术期管理专家共识(2016)》,该共识强调术后运动康复在术后快速康复中的作用:长期卧床不仅增加下肢静脉血栓形成的风险,还会产生其他不良影响,如胰岛素抵抗、肌蛋白丢失、肺功能损害及组织氧合不全等。有研究显示,术后 1~3 天早期下床活动与 ERAS 成功与否明显相关。应积极鼓励患者从术后第 1 天开始下床活动并完成每日制订的活动目标,如术后第 1 天下床活动 1~2 小时,至出院时每天下床活动 4~6 小时。此外,术后充分镇痛是促进患者早期下床活动的重要保障。

作为快速发展的发展中国家,我国的医疗资源十分紧张,ERAS 作为一种新的模式能提高医疗资源的利用率。对患者而言,ERAS 的应用可以提高患者术后的康复速度,改善术后生活质量,尽早地回归社会工作岗位;同时还减少了并发症,降低患者的医疗负担。对医院而言,ERAS 的应用不仅提高了医疗质量和医疗安全,还同时提高了医师的诊疗水平。对国家社会而言,ERAS 的引入更是非常有必要的,其显著的卫生经济学价值,有利于解决目前我国医疗资源严重不足的难题。因此,在 ERAS 中引入术后运动康复理念和治疗模式,具有非常重要的临床和科研价值,术后运动康复理念和治疗模式将成为未来对 ERAS 研究的热门领域。

术后运动康复未来发展趋势主要集中在标准化和个体化,其中运动康复处方(rehabilitation

prescription）是一种个体化、针对性强的运动程序,是联系医师实施运动康复疗法与受益个体的纽带和桥梁。它与药物处方一样,必须具有科学性、针对性、有效性及安全性。运动康复处方的目的是用于加强、保持或恢复健康和体能,通常它需要医师根据术后患者的健康状况、运动适应能力及锻炼目的而制定。还需要医师对术后患者的手术甚至是术式特点进行研究,开出适合该手术术后患者的运动项目、运动强度、运动时间及频率的诊断性处方。同时应考虑运动的安全性、运动后的效果,身体功能的维持和提高,应有相应的实施程序和注意事项。目前,国际上运动康复处方已广泛地应用于各种慢性疾病、骨关节病、超重、肥胖症、妇女儿童的健康、哮喘及精神病,甚至 HIV/AIDS 病等的管理。但在我国尚未普及,更多的医师以建议或委托的形式向患者本人或家属提出建议和委托事项,注意事项,一般都以口头医嘱的形式进行,无严格的执行程序和要求,并且受患者及家属的自觉性、认识程度、环境及条件等的影响,运动康复处方的实施和效果受到很大限制,尤其针对各类外科手术的术后运动康复处方的研究几乎处于空白阶段。所以具有科学性、实用性的术后运动康复处方的开具是具有重要意义和开拓性的,同时系统化的术后运动康复疗法的相关文献和书籍为数不多。本章节在根据各种外科术后所采用 ERAS 快速康复的基础上,制定相关外科术后快速运动康复处方,以供术后患者快速康复提供参考。

（昆明医科大学第一附属医院　李彦林）

第二节　普通外科常见手术后运动康复

在普通外科加速康复外科领域,国际上已相继发布了诸如择期甲状腺手术、乳腺手术、结直肠手术、直肠或盆腔手术、胰十二指肠手术及胃切除等普通外科手术的 ERAS 指南或专家共识;其中,运动康复又是 ERAS 的重要组成部分,术后科学、合理、早期的运动康复措施可以促进肌肉骨骼系统和呼吸系统等多系统功能恢复,缩短住院日,减少并发症发生率,减轻患者经济负担,提示普通外科术后给予科学有效的运动康复是非常必要的。

一、甲状腺术后的运动康复

为尽可能避免甲状腺术后并发症并更好地促进患者康复,近年提倡并应用的精准、微创、损伤控制及术后康复的 ERAS 给甲状腺手术后患者带来了福音,并取得了一定成效。加速康复外科中的运动康复理念及方法能使行甲状腺手术的患者术后尽早活动,提前拔除引流,快速止痛,明显加快功能的恢复,使患者感觉良好,降低相关并发症的发生率,提高患者生活质量。

（一）运动康复原则

进行术前宣教和指导,遵循术前干预、术后早期、适量、循序渐进及个体化的运动康复原则,要避免操之过急和运动过度,建立每日活动目标,逐日增加活动量,严密观察运动康复效果,避免不良反应发生。

（二）运动康复方法和措施

1. 术前宣教和指导 详尽的术前宣教和康复指导是顺利实施加速康复外科非常重要的环节。术前应向患者详细地说明该疾病的基本特征、手术方案、一些浅显的知识、围手术期康复治疗的每一步详细方案及康复过程中每一阶段所需的时间。丰富的信息可以减轻患者紧张和焦虑的情绪，建立患者对手术的信心，促进术后快速康复。

2. 呼吸肌锻炼 术前应该积极指导患者进行呼吸肌功能训练，通过吹气球、深呼吸等方式积极锻炼呼吸功能、储备肺功能。吹气球训练方法：房间开窗通风，保持空气清新，多次深吸气后慢慢将气球吹到最大体积，放气后，再次吹大气球，每组吹 5 次，每天 6~8 组。深呼吸训练方案：双手自然放于身体两侧，最大程度先吸气至胸廓饱满，暂停呼吸活动 2s，然后呼气复原，呼吸缓慢而连续，以不感疲惫为宜，每组 10 次，每天 6~8 组，术后待患者麻醉清醒后，在不引起疼痛的情况下即刻进行以上呼吸肌功能锻炼，可以防止肺部感染，促进气管、支气管内分泌物排出，频率和强度由低到高，根据体能恢复状况酌情增减。

3. 颈部运动 术前教会患者进行颈部各向拉伸练习，并告知术后颈部关节和肌肉良好的恢复有助于防止颈部僵硬、疼痛等不良情况，并要求患者记录下每日训练的具体时间和坚持锻炼的时长，术前颈部前屈、后伸、左、右旋转，左、右侧屈，尽力偏向每个方向并保持 10s，各个方向运动完成后为一组，每天 6~8 组，手术后伤口常放置引流管，为防术后因切口渗血、渗液引起气管受压导致呼吸障碍，医护人员应观察引流管，防止扭曲受压或堵塞，并尽早拔出引流管，快速止痛，待伤口愈合后即应开始做颈部的功能锻炼，运动的幅度和频率根据病情酌情调整，循序渐进，直至恢复至术前水平。期间应注意有无抽搐，手足发麻等缺钙症状，有无声音嘶哑、发声异常的情况或者其他不适，若出现上述情况，需及时和医生联系。

4. 抬腿、踝泵运动 术后及时给予双下肢气压泵治疗，以防止血栓形成和肢体肿胀。患者麻醉清醒后即可开始双下肢直抬腿和踝泵运动，其可以促进血液循环，防治下肢深静脉血栓形成及其相关并发症，主要包括踝关节的屈伸及旋转运动。屈伸运动：患者平卧位，双下肢抬高，伸直放松，双踝关节屈伸交替练习，屈曲时尽力使脚尖朝向自己，伸直时脚尖尽量向下压，每个动作保持 2 秒。环绕运动：患者平卧位，下肢伸直放松，以踝关节为中心，脚趾做跖屈、内翻、背伸及外翻组合在一起的 360° 环绕，一组伸屈运动加一组环绕运动为一个单元，10 个单元 /h，根据患者情况每天做 5~10 次不等（图 6-2-1）。

5. 下床活动 术后长时间卧床可导致肺部感染、肺不张及下肢深静脉血栓形成，早期下床活动能使以上并发症得到有效预防，并改善全身血液循环，促进切口愈合。术后第 1 天，若患者身体条件允许，即可开始下床活动。患者首先坐于床边，将双腿自然下垂，如果没有头晕等表现，可以在家属搀扶下站于床旁，适应 3~5 分钟后，围绕病床走动 5 分钟左右，活动次数和时间根据患者耐受程度逐渐增加，如果有乏力、气喘、头昏、心慌、胸闷及出冷汗等表现，需立即停止活动，卧床休息。下床活动时继续进行踝关节背伸、跖屈锻炼，可以给予温热水泡脚，配合双下肢肌肉按摩，促进血液循环。长期卧床的患者，可适当地做一些不费太多力气的

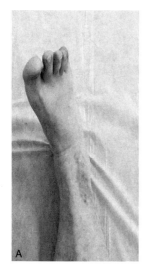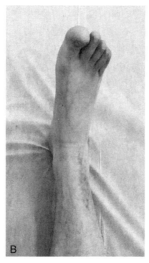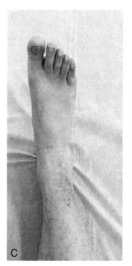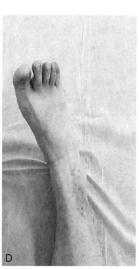

图 6-2-1 踝关节趾屈（A）、内翻（B）、背伸（C）及外翻（D）的 360°环绕运动

简单运动或卧床气功锻炼,也可进行各种形式有节律的上下肢各关节的重复动作,这些都能达到提高肌肉力量的效果。

随着患者病情逐渐恢复,可以自由下床活动时,则可以适当进行散步及站位气功等运动锻炼,增强运动强度,提高体力储备,为患者下一步恢复正常活动创造有利的条件。当患者可以整天离床运动时,可适当增加运动量,逐渐延长散步距离和时间,还可以用太极拳等运动方式进行锻炼,以便加强体力,促进恢复健康。

6. 康复体操运动 甲状腺术后早期可酌情指导患者进行康复体操运动,以促进四肢血液循环和肠蠕动,防止呼吸系统疾病和肠粘连。如果患者体力允许,术后麻醉消退后即可进行。康复体操共四节,每一节有八个节拍,每天做 2~3 遍。患者取平卧位,第一节:双手平举过头,再放回身体两侧,并配合呼吸运动进行,平举过头时吸气,双手放回原处时呼气,以腹式呼吸为主;第二节:双腿伸直上抬,与躯干夹角大于 70°,再还原,需根据患者情况量力而为;第三节:膝关节屈曲,双手抱住膝盖尽量贴近腹部,再还原;第四节:将床头抬高,嘱患者双手抱住屈曲的膝部,自行坐起,再嘱患者转体放下双足后离床站立,并下床行走,距离视其体力而定。

7. 户外运动 待患者可整日离床并出院休养时,可开始户外康复进阶运动,患者从徒步慢走开始,慢慢过渡到快走、慢跑,并配合气功、太极拳及各种健身操等,以促进机体血液循环,促进新陈代谢,增强机体免疫力,预防感冒及其他呼吸道传染病。在活动时,应注意选择无竞争性的项目。运动强度以脉搏 80~110 次 / 分、心跳及呼吸明显加快但能与周围人轻松语言交流,身体微微出汗为宜,避免喘粗气和大汗淋漓,如有不适,需及时停止高强度运动,及时行心率监测,及时就医等。

（三）运动康复注意事项

术后 2 周内,避免从事重体力劳动,如搬运重物或剧烈运动,这可能造成伤口裂开。进阶运动前 15 分钟饮水 150~200ml,运动锻炼结束后 30 分钟内可以饮水,30~60 分钟之间可少量进食,1 小时以后可正常进食,不宜暴饮暴食。

二、乳腺术后的运动康复

乳腺疾病是一种让女性痛苦不堪的常见病、多发病,分为乳腺炎、乳腺增生、乳腺纤维瘤、乳腺囊肿及乳腺癌五大类,多需手术治疗,其中,乳腺癌手术创伤最大,对患者上肢功能和生活质量的影响最为明显,其术后康复就显得十分重要,虽然 ERAS 在乳腺外科领域的实施起步较晚,但其中运动康复的相关理念及措施已广泛应用于临床,旨在增强上肢血液循环、防止出现腋窝或上肢的积液和水肿,松解软化瘢痕组织,防止瘢痕挛缩引起患肢功能障碍,提高乳腺术后患者的功能康复和生活质量。

(一)运动康复原则

进行术前宣教和指导,遵循术前干预、术后早期、适量运动、循序渐进、避免操之过急及运动过度,严密观察运动康复效果,避免不良反应。

(二)运动康复方法和措施

1. 呼吸肌锻炼　具体方法与甲状腺术后呼吸肌锻炼方法相同。

2. 肘、腕及手的运动康复　在术后 24 小时内,为防止水肿,可使用上肢气压泵,待伤口疼痛缓解后,开始活动手指和腕部,可作屈伸腕关节和各手指握拳等动作。术后 2~3 天,加强屈伸手腕和手指活动,并配合内外旋转运动,加强上肢肌肉的等长收缩,以促进血液和淋巴液的回流,并在他人辅助下进行屈伸肘关节练习,每组 8~10 次,每天 6~8 组。术后第 4~7 天,鼓励患者用患侧手刷牙、进食等,并进行抱肘运动:健侧手握患侧手肘部,抬高至胸前,每组 4~6 次,每天 5~6 组,随着时间的推移和病情的好转,逐步增加运动强度和频率。

3. 肩关节的运动康复　乳腺癌行根治性手术时常将胸大肌、胸小肌与乳房一同切除,同时行腋下淋巴结清扫,常常导致胸部外观的改变及肩关节各向活动功能障碍,所以,肩关节功能的恢复是乳腺手术运动康复的核心,一般在术前就应教育并鼓励患者积极进行肩关节的活动锻炼,而术后第一天或第二天就应该开始肩关节的被动活动。开始时,外展、前屈及内外旋转角度不得超过 40°,以免造成患者痛苦并影响伤口愈合,术后 4~7 天起前屈和外展可增加 10°~15°,但必须在患者可耐受的程度范围内,同时行肩关节前后的钟摆运动,上述运动利于恢复三角肌、肩袖、斜方肌和背阔肌的肌力,防止肌肉萎缩和关节僵硬。术后 1~2 周,可逐步增加肩关节活动,加强肩关节前屈、内收及外展等活动,如进行梳头、爬墙、摆臂及耸肩等动作,拆线后,应加强日常生活自理能力的恢复,如吃饭、洗脸、刷牙及梳头等,并加强扩胸、摆臂及旋臂等动作。

此外,住院卧床康复期间可适当行双下肢直抬腿和踝泵运动,术后第一天,患者身体条件允许时,可以开始下床活动,并适当进行康复体操运动,待患者可整日离床并出院休养时,可开始户外康复进阶运动。

（三）运动康复注意事项

术后 2 周内，避免从事重体力劳动，如搬运重物或者剧烈运动，避免牵拉伤口，造成伤口裂开。高龄患者要延迟进阶运动的时间，进阶运动前 15 分钟饮水 150~200ml，运动锻炼结束后 30 分钟内可以饮水，30~60 分钟之间可以少量进食，1 小时后可以正常进食，不宜暴饮暴食，严密观察伤口以及患侧肢体功能恢复情况，避免患肢功能减退。

三、食管术后的运动康复

食管疾病包括食管的畸形、运动失调、炎症及肿瘤，食管疾病中以食管癌的发病率和死亡率最高，外科手术是可切除食管癌治疗的首选，食管切除术后患者的摄入、营养等将受到明显影响，因此，在加强营养的基础上选择合理的运动康复显得尤为重要。

（一）运动康复原则

运动康复原则同前节。

（二）运动康复方法和措施

1. 呼吸肌锻炼 具体方法与甲状腺术后呼吸肌锻炼方法相同。

2. 上肢功能运动锻炼 术前应指导患者进行上肢、肩关节和颈部的功能锻炼，在术后 24 小时内，由于手术切口较长，患侧的上肢处于一种长时间的悬吊状态，并且由于开胸的手术切口切断了斜方肌、前锯肌等原因，患者清醒后普遍感觉肩周比较酸胀、麻木，为尽快消肿，可使用上肢气压泵，在完全清醒后应尽快开始活动四肢，待伤口疼痛缓解后，开始活动手指及腕部，并进行上肢的日常活动，具体方案参见乳腺切除术后的上肢运动康复。另外，按摩肩周的肌肉，可减轻酸软、麻木感；应鼓励患者用手去做一些力所能及的活动，如擦痰、刷牙及洗梳头等；随着体力的恢复，逐渐增加活动的量和范围，如上肢上举过头颈部、肩膀旋转运动等。但注意不要让头颈倾斜，保持自然位置；避免因长期卧床和惧怕疼痛不敢动而引起患侧上肢的失用性肌肉萎缩。此外住院卧床康复期间可适当行双下肢直抬腿、踝泵运动及康复体操运动。

3. 下床活动 食管切除术后早期下床不仅可以改善呼吸循环功能，预防肺部感染、肺不张及血栓形成等并发症，还可早日恢复胃肠功能，促进术后康复。保持房间空气清新、确保对食管伤口无额外的刺激，术后当天可在他人帮助下在床旁站立、原地踏步及绕床步行，之后逐渐增加活动范围和活动量。患者出院后，应先从运动量较小的活动开始，如散步、打太极拳及八段锦等，之后逐渐增加运动量，以个人身体恢复情况而定，循序渐进。待患者可整日离床并出院休养时，可开始户外康复进阶运动，患者从徒步慢走开始，慢慢过渡到快走、慢跑，并配合气功、太极拳及各种健身操等，以促进机体血液循环，促进新陈代谢，增强机体免疫力，预防感冒及其他呼吸道传染病。

（三）运动康复注意事项

术后 2 周内，避免从事重体力劳动，防止伤口裂开。进阶运动前 15 分钟饮水 150~200ml，运动锻炼结束后 30 分钟内可以饮水，30~60 分钟之间可以少量进食，1 小时以后可以正常进食,不宜暴饮暴食。

四、胃、肠术后的运动康复

胃肠道手术是一种常见的创伤性手术,术后患者胃肠功能明显减弱,术后早期进行运动康复能较好地促进胃肠功能恢复,并尽快恢复日常生活自理能力,胃肠术后运动康复的重点为早期下床活动和快速恢复日常生活自理能力。

(一)运动康复原则

进行术前宣教和指导,遵循术前干预、术后早期、适量、循序渐进原则严密观察运动康复效果,避免不良反应发生。

(二)运动康复方法和措施

1. 呼吸肌锻炼 具体与甲状腺手术术后的呼吸肌锻炼相同。

2. 抬腿、踝泵运动 具体方法与甲状腺手术术后的双下肢直抬腿和踝泵运动相同,防止下肢深静脉血栓形成和肌萎缩。

3. 下床活动 胃肠外科手术后早期下床为胃肠加速康复外科运动康复中的重要环节,不仅可以改善呼吸循环功能,预防肺部感染、肺不张及血栓形成等并发症,还可增进食欲,早日恢复胃肠功能,加速康复。加速康复外科将术后早期下床活动定义为术后当天从床上坐起、站立、行走及椅子入座,术后第1天在走廊适当步行一定距离,术后2~3天运动量和步行距离逐渐增大。患者出院后短期应先从跳慢舞、散步、打太极拳等开始,逐渐增加运动量,以个人身体恢复情况而定,循序渐进,逐步过渡到快走、慢跑等。待患者可整日离床并出院休养时,可开始户外康复进阶运动。

(三)运动康复注意事项

术后2周内,避免从事重体力劳动,如搬运重物或剧烈运动,可能造成伤口裂开。进阶运动前15分钟饮水150~200ml,运动锻炼结束后30分钟内可以饮水,30~60分钟之间可少量进食,1小时以后可适当进食,不宜暴饮暴食。

五、肝胆胰术后的运动康复

肝胆胰手术较复杂、创伤大,术后并发症发生率高,肝胆胰外科手术 ERAS 的规范中建议术后积极开展早期有目标的合理规划活动。早期活动可促进胃肠功能恢复,可预防肺部感染、压疮及深静脉血栓形成,因此,进行合理规划的早期活动安全有益。

(一)运动康复原则

进行术前宣教和指导,遵循术前干预、术后早期、适量及循序渐进的运动康复原则。术后建立每日活动目标,逐日增加活动量。

(二)运动康复方法和措施

1. 呼吸肌锻炼 具体与甲状腺手术的呼吸肌锻炼相同。

2. 抬腿、踝泵运动 具体方法与甲状腺手术的双下肢直抬腿和踝泵运动相同,防止下肢深静脉血栓形成和肌萎缩。

3. 下床活动 早期下床活动能有效预防下肢深静脉血栓形成和肺不张,促进肠蠕动恢复,减少肺部感染的发生,改善全身血液循环,促进切口愈合。由于胰腺手术创伤较大,建议手术当天在床上活动,术后第一天,患者身体条件允许时,可以开始下床活动,当天下床活动2小时,此后每天至少下床活动6小时,直至出院。下床活动时需注意保护引流管,避免脱落。继续进行踝关节背伸、跖屈锻炼,可以给予温热水泡脚,配合双下肢肌肉按摩,促进血液循环。待患者出院休养时,可开始户外康复进阶运动。

(三)运动康复注意事项

早期活动目标的达成有赖于术前宣传教育、施行多模式镇痛和早期拔除引流管和尿管。术后2周内,避免骑自行车及久坐,防止腹腔内压力过大而引起不适。此外,也不宜从事重体力劳动,避免搬运重物,防止增加腹压,造成伤口裂开。运动前15分钟饮水150~200ml,运动锻炼结束后30分钟内可以饮水,30~60分钟之间可以少量进食,1小时以后可以正常进食,不宜暴饮暴食。

(昆明医科大学第一附属医院 何川 李彦林)

第三节 心胸外科常见手术后运动康复

心脏疾病手术多通过切开胸骨的开放式手术入路进入,手术创伤较大,加之手术本身为高风险手术,手术后常常由于患者因惧怕疼痛和切口裂开不敢咳嗽排痰,或因长期心脏疾患引起血流动力学改变,而导致术后胸腔积液、肺部感染及肺不张。现代科学已证实,术后早期合理的运动康复对预防这些并发症的发生,促进患者的整体康复具有重要意义,因此心脏外科术后早期开始进行运动康复锻炼至关重要。肺部疾病术后肺不张、肺炎、肺水肿是对患者健康威胁极大的术后并发症,肺部疾病开胸手术多使用后外侧切口,手术要切断斜方肌、背阔肌、菱形肌及锯齿肌群,易造成肌肉粘连和肩胛骨粘连,造成术侧肩关节强直、失用性萎缩;肺叶全切术患者,还易造成脊椎侧弯,因此,运动康复锻炼在此类患者的康复中尤为重要。

一、心脏疾病术后运动康复

(一)运动康复原则

心脏疾病及肺部疾病术后风险较大,应严格遵循早期、适量、循序渐进及因人制宜的运动康复原则,并注意监护,若运动康复出现异常情况时应咨询专业医师或及时就医。

(二)运动康复方法和措施

1. 腹式呼吸、深呼吸及有效咳嗽 术后2~3天内,若患者血压平稳,在心电监测仪监测下即可进行呼吸肌锻炼,可防止肺部感染,促进气管、支气管内分泌物排出。基本方法:房间开窗通风,使病房内充满新鲜空气,但需避免受凉,双手放于身体两侧,先吸气再呼气,吸气至胸廓饱满,暂停呼吸活动 2 秒,然后呼气复原,呼吸缓慢而连续,以不感疲惫为宜,伴有痰多的患者,可以佩戴医用腹带,并用手按住伤口部位,尽量将痰咳出。

2. 上肢运动锻炼 麻醉清醒后即可由医护人员协助患者进行上肢被动运动,逐步过渡到主动运动。主动运动指患者自己由手指部位到肘关节、肩关节分别做屈伸运动,每日重复 3~4 次。术后 4~10 天内,在监测患者心率和呼吸活动的情况下,逐日增加锻炼次数。上肢运动在原有基础上增加上举、下拉及握拳运动。

3. 下肢运动锻炼 麻醉清醒后即可开始下肢功能锻炼,踝关节作屈伸、内外翻及环转动作,医护人员帮助患者自足背至髋关节逐步牵拉内推,每日重复 5~6 次。术后 4~5 天内可以尝试进行下床活动,包括床边站立、坐椅子及扶床慢走等动作。术后 4~10 天内,在监测患者心率、呼吸活动的情况下,指导其逐日增加锻炼次数,下肢运动在原有基础上增加抬腿、前踢及后蹬动作。

4. 进阶运动锻炼 待上下肢锻炼适应后,应分步序贯进行如下锻炼:

第 1 步呼吸和咳嗽运动,卧床做主动和被动四肢运动。

第 2 步与第 1 步相同,但要在床上坐起。

第 3 步热身运动,用缓慢步伐行走 30m,放松运动。

第 4 步热身运动,原地踏步运动 10~15 次,用缓慢步伐行走 50m,放松运动。

第 5 步每日 2 次热身运动,步行 100m 尝试上几步楼梯,放松运动。

第 6 步每日 2 次热身运动,步行 150m,上下 1 段楼梯(1/2 层)。

第 7 步每日 2 次上 2 段楼梯(1 层),放松运动。

（三）运动康复注意事项

进行运动康复前,注意做好一般情况和心脏功能各指标的评估。运动前、中、后必须询问患者自觉症状,记录血压、心率、血氧饱和度、心电图及呼吸困难指数。如在运动过程中出现胸痛、呼吸困难、眩晕、湿冷、出汗及呕吐等症状,运动时收缩压下降 >20mmHg 或收缩压 >200mmHg 等时,必须停止运动。运动过程中,密切监护患者情况,并适时调整运动强度。

对病情不重的、无合并症且对序贯运动的每一步都反应良好的术后患者,每一步只需要 1~2 天,而对病情较重、有较多的合并症,或对序贯运动的某一步有异常反应时,应将每一步或某一步延长,直到不再出现异常反应时,再做下一步。做第 5 步时,需尝试上、下楼梯。有些患者登楼梯感觉恐惧,此时可改用登脚踏板代替登楼梯。因脚踏板与每一阶楼梯的高度一样,患者很顺利完成康复运动。由于心脏瓣膜术后患者身体留置多条管道,切口疼痛,不敢翻身、活动,且术前患者心脏功能差,活动能力受限,体力不足,术后早期患者没信心下床活动。根据心脏康复运动的计划,在术后第 3~4 天鼓励患者下床活动,这是关键的一步。许多患者下床活动状况是"今天能下床迈出一步,明天就有信心走出病房,甚至更长的距离"。树立信心,逐步恢复体力及信心,逐步恢复自我照顾能力,提高术后生活质量。

二、肺部常见手术后运动康复

（一）运动康复原则

同心脏常见手术后运动康复原则。

（二）运动康复方法和措施

1. 呼吸肌训练 肺部手术后呼吸肌锻炼十分重要,患者术后生命征平稳,一般情况允许时即可进行呼吸肌锻炼,患者取舒适体位,全身放松,腹部放置重 250g 的生理盐水袋,用鼻缓慢深吸气使腹部凸起,每次凸起维持 10 秒,然后缩唇似吹口哨样,用口慢慢呼气,逐渐增加训练次数(图 6-3-1)。每项运动时间视患者病情及耐力而定,从 5 分钟逐渐增加至 40 分钟,若患者感觉不适,则停止运动并休息。术后第 1 和第 2 天,腹部凸起 5 分钟;术后第 3~6 天,腹部负重 250g 凸起 10 分钟;术后第 7 天~1 个月,腹部负重 250g 凸起 5 分钟,每次随呼吸腹部凸起持续 10 秒。

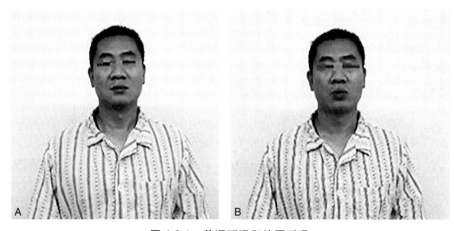

图 6-3-1　普通呼吸和缩唇呼吸

此外术后早期进行吹气球锻炼,对于肺部疾病术后尽快康复很有效,具体方法如下:先深吸一口气,对着气球慢慢吹,直到吹不动为止(图 6-3-2),需要强调的是,吹气球不在于吹得快,也不在于吹得多,只要尽量把气吹出来即可。一般每天吹 5~6 次,不要过于勉强,应根据自己的身体状况量力而行。

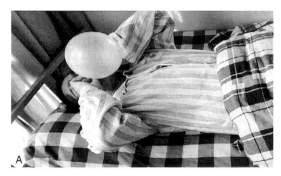
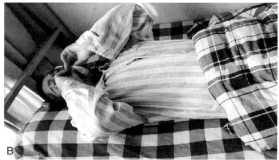

图 6-3-2　吹气球锻炼

2. 上肢功能锻炼 上肢运动:包括无负重举臂和负重举臂。负重举臂即患侧手臂负重 250g,健侧手臂负重 500g,举臂需与呼吸协调;术后第 1~2 天,上肢无负重举臂共 10 分钟;术后第 3 天,上肢负重 100g 举臂 5 分钟,负重 250g 举臂 5 分钟;术后第 4 天,上肢负重 250g 举臂 10 分钟;术后第 5 天,患侧臂负重 250g、健侧臂负重 500g 举臂 10 分钟;术后第 6 天:患侧臂负重 250g、健侧臂负重 500g 举臂 15 分钟;术后第 7 天 ~1 个月,患侧臂负重 250g、健侧臂负重 500g 举臂 15 分钟。

3. 下肢功能锻炼 术后第 1 天,无负重抬腿运动 5 分钟;术后第 2 天,无负重抬腿运动 5 分钟,下床座椅 5 分钟,扶栏杆踏步 5 分钟;术后第 3 天,扶栏杆踏步 5 分钟,至病室外走动 5 分钟;术后第 4 天,扶栏杆踏步 1 分钟,至病室外走动 10 分钟;术后第 5 天,扶栏杆踏步 1 分钟,至病室外走动 15 分钟;术后第 6 天,扶栏杆踏步 1 分钟,至病室外走动 15 分钟;术后第 7 天 ~1 个月,逐步爬楼梯 12~24 级,时间 15 分钟。

(三)运动康复注意事项

1. 运动强度控制在患者的靶心率范围内 靶心率 =(220- 年龄 – 安静心率)×(45%~60%)+ 安静心率。

2. 每次从呼吸运动开始,再进行上下肢运动,逐渐递增,结束后以呼吸运动做整理活动。

3. 术后运动过程中持续监测患者心率、血氧饱和度,若患者出现心慌、头晕、恶心、气喘或面色苍白需立即终止。

(昆明医科大学第一附属医院 王坤 李彦林)

第四节 妇产科常见手术后运动康复

自 2001 年 Moller 首次将加速康复外科模式应用到妇科手术并取得成功以后,加速康复外科逐渐得到欧美等国医师的认可,并逐渐推广应用至其他妇产科手术中,如子宫切除术、卵巢的恶性肿瘤手术及剖宫产术等。术后科学、早期的运动康复,能够有效防止深静脉血栓、尿路感染及压疮等术后并发症,还能增加机体抵抗力促进伤口愈合,并且可以防止肠粘连,利于引流物排出,缩短住院日,减轻患者经济负担,还能促进产后子宫复旧,恢复腹部肌肉紧张度,使产妇体型尽量恢复到孕前形态。由此可见,妇产科术后给予科学有效的运动康复是非常必要和重要的。

一、妇科常见手术后运动康复

(一)运动康复原则

遵循早期、适量、循序渐进及因人制宜的运动康复原则。

(二)运动康复方法和措施

1. 踝泵运动 术后患者麻醉清醒后即可开始踝泵运动,可促进血液循环,防止深静脉血栓形成,主要包括伸屈及环绕运动(图 6-2-1)。伸屈运动:患者平卧位,双下肢伸直放松,双脚尖缓缓勾起,尽力使脚尖朝向自己,达到最大程度后再保持 10 秒,然后使脚尖缓缓向下压,达到最大程度后再保持 10 秒,然后放松。环绕运动:患者平卧位,下肢伸直放松,以踝关节为中心,脚趾做跖屈、内翻、背伸及外翻组合在一起的 360° 环绕,一组伸屈运动加一组环绕运动为一个单元,10 个单元 /h,根据患者情况每天做 5~10 次不等。

2. 呼吸肌锻炼 术后待患者麻醉清醒后,即可进行呼吸肌锻炼,可防止肺部感染,促进气管、支气管内分泌物排出。基本方法:房间开窗通风(避免受凉),使病房内充满新鲜空气,双手放于身体两侧,先吸气再呼气,吸气至胸廓饱满,暂停呼吸活动 2 秒,然后呼气复原,呼吸缓慢而连续,以不感疲怠为宜,伴有痰多的患者,可以佩戴医用腹带,并用手按住伤口部位,尽量将痰咳出。

3. 康复体操运动 妇科腹腔镜术后早期给予康复体操运动,可以促进四肢血液循环和肠蠕动,防止深静脉血栓和肠粘连。如果患者体力允许,术后麻醉消退后即可进行。康复体操共四节,每一节有八个节拍,每天做操 2~3 遍。患者取平卧位。第一节:双手平举过头,再放回身体两侧,并配合呼吸运动进行,平举过头时吸气,双手放回原处时呼气,以腹式呼吸为主;第二节:双腿伸直上抬,与躯干夹角大于 70°,再还原(患者可以量力而为);第三节:膝关节屈曲,双手抱住膝盖尽量贴近腹部,再还原;第四节:将床头抬高,嘱患者双手抱住屈曲的膝部,自行坐起,再嘱患者转体放下双足后离床站立,并下床行走,距离视其体力而定。此期注意观察患者的肠蠕动恢复情况、肛门排气时间及腹胀、呼吸道感染、下肢静脉血栓形成及肩背部疼痛等情况。

4. 下床前康复运动 术后第二天,患者身体条件允许时,可以开始下床活动。患者首先坐于床边,将双腿自然下垂,如果没有头晕等表现,可以在家属搀扶下站于床旁,适应 3~5 分钟后,围绕病床走动 5 分钟左右,活动次数及时间需逐渐增加,如果感觉乏力、气喘、头昏、心慌、胸闷及出冷汗等表现,需立即停止活动,卧床休息。下床活动时需注意保护引流管,避免脱落。继续进行踝关节背伸、跖屈锻炼,可以给予温热水泡脚,配合双下肢肌肉按摩,促进血液循环。

5. 进阶运动 待患者可以整日离床时,开始户外康复进阶运动。先从徒步快走开始锻炼,强度逐渐提升,慢慢过渡到慢跑,脉搏 100~120 次 / 分,以心跳、呼吸明显加快但能与周围人轻松语言交流,身体微微出汗为准,避免喘粗气及大汗淋漓。

(三)运动康复注意事项

术后 2 周内,避免骑自行车及久坐,防止盆腔充血引起腹部不适;此外,避免过早、过量进行体力活动,防止腹腔内压过大引起伤口裂开、子宫脱垂及阴道膨出等情况发生。进阶运动前 15 分钟饮水 150~200ml,运动锻炼结束后 30 分钟内可以饮水,30~60 分钟之间可以少量进食,1 小时以后可以正常进食,不宜暴饮暴食。

二、产科常见手术后运动康复

(一)运动康复原则

同妇科常见手术后运动康复原则。

（二）运动康复方法和措施

1. 踝泵运动　产妇在麻醉消退后,可在床上进行踝泵运动(图 6-2-1,具体方法见妇科术后运动康复方法部分)。

2. 腹部运动　患者仰卧位,双手放于身体髋部两侧,手心向下,缓慢深吸气,膈肌收缩,腹部脏器上提,腹部下陷,同时双手上举至头部两侧,然后慢慢呼气,两臂随呼气慢慢复原,每日 2~3 次,10~15 分钟 / 次。自然分娩者,分娩后第二天可以进行腹部运动锻炼,剖宫产者,在不引起伤口疼痛并缓慢进行,避免引起伤口裂开。

3. 康复体操运动　顺产产后给予早期积极的康复体操能促进肠蠕动,缓解腹胀腹痛的发生,进而能增进患者食欲,促进伤口愈合(具体锻炼方法参考甲状腺术后运动康复方法部分)。剖宫产患者进行康复体操运动以不引起伤口疼痛为宜。

4. 下床前康复运动　产科手术后 6~12 小时,经阴道分娩的产妇可起床进行轻微活动。一开始先坐于床旁,屈伸双膝关节,活动双上肢,适应后在陪护搀扶下可下床行走,避免跌倒及受凉。剖宫产者术后当天开始在床上适度活动,可进行踝泵、腹部运动及康复体操锻炼,以促进全身血液循环,防治深静脉血栓形成,高龄和肥胖产妇尤其需要注意;术后第一天即可下床活动,活动强度因人而异。

5. 进阶运动　随着产妇体力逐渐恢复,剖宫产产妇伤口已拆线,可以进行运动强度稍大的运动,以利于盆底结构的恢复和形体的复原,对预防产后尿失禁和肛门失弛也有明显的作用。

（1）桥式运动:仰卧位,双膝关节屈曲,双足贴于床面,双上肢伸直置于身体双侧,深吸气后,尽力抬高臀部,使臀部离开床面,然后慢慢呼气,并缓慢放下臀部。每天 2 次,10~15 分钟 / 次。

（2）Kegel 训练:仰卧于床上,双膝关节屈曲,双腿分开,与肩同宽,双足贴于床面,双上肢伸直置于身体两侧,用力将腿向内并拢,同时收缩肛门,然后将两腿分开,同时放松肛门。同时也可以在床上进行提肛、憋尿动作。每日 2 次,10~15 分钟 / 次。该方法是一种主动的盆底修复方法,以锻炼盆底肛门、尿道、阴道括约肌等肌力为主,通过自主的、反复的盆底肌肉收缩和放松训练,增强尿道阻力,恢复松弛的盆底肌肉,达到预防和治疗女性产后尿失禁和生殖器官脱垂的目的,方法简单,效果可靠。

（3）踢腿运动:在仰卧、俯卧及侧卧位时,伸直膝关节,抬高下肢,双下肢交替进行,仰卧位时抬高肢体高度达 90°,侧卧位时尽量抬高下肢,俯卧位时达 30°以上。每天 2 次,10~15 分钟 / 次。

（4）仰卧起坐运动:仰卧起坐对伤口愈合有一定影响,因此,自然分娩的产妇,在分娩后一周,如果觉得体力恢复得可以,即可开始做仰卧起坐,但剖宫产分娩的产妇,由于腹部伤口容易裂开,在剖宫产后 3 个月,当腹部收缩能轻松达到 10 秒以上,才可以开始慢慢开始做仰卧起坐。具体方法为:仰卧位,双手置枕部,双下肢伸直,慢慢抬起头部,双肩背部离开床面约

30°,停留 5~10 秒,回归原位。每天 2 次,10~15 分钟 / 次。

（三）运动康复注意事项

同妇科常见手术后运动康复注意事项。

（昆明医科大学第一附属医院　郭慧明　李彦林）

第五节　运动医学科常见手术后运动康复

一、上肢关节镜术后运动康复

近年来,随着我国运动医学的蓬勃发展以及关节镜技术的日益提高,通过关节镜微创手术可以解决许多肩、肘及腕等上肢关节疾病,如肩袖损伤、肩关节脱位、肘关节骨性关节炎及腕三角软骨损伤等。关节镜手术具有手术创伤小、对关节血运和稳定性破坏小、总体干扰少及术后恢复快等优点,对于减轻疼痛、改善关节活动功能及延缓关节置换时间也具有积极的作用,若术后指导患者进行早期、科学、有效的运动康复锻炼,将会有效防止肢体肿胀和血栓形成,可以促进血液循环,加速伤口愈合,还可以防止关节僵硬、关节粘连及肌肉萎缩,促进关节功能快速恢复,达到巩固手术效果的目的。

（一）运动康复原则

遵循早期、适量、循序渐进、因人制宜的运动康复原则。

（二）运动康复方法和措施

1. 肩关节镜术后运动康复方法

（1）术后早期:①握拳练习,主动缓慢地握拳至极限,然后缓慢地伸展手指到极限,每天尽量多做。②活动肩胛骨,做耸肩、扩胸及含胸练习,无痛范围内主动缓慢上提肩胛骨,先使肩胛骨向脊柱靠拢,然后使肩胛骨远离脊柱,每个动作做 20 次为 1 组,每天 4~5 组。③颈部活动,主动低头、抬头及环绕颈部,防止佩戴护具过久,颈部肌肉紧张疲劳。④被动屈肘,主动伸肘练习,避免肱二头肌收缩,整个过程不得引起肩关节的活动,15 次 / 组,每天 2 次。⑤钟摆练习,健侧手臂托住患肘,弯腰 90°背部与地面平行,患侧完全放松,进行肩关节的前后左右四个方向的被动摆动练习,每个方向活动至微痛角度,最后做转圈练习。每个方向 10 次为 1 组,每天 3 组。⑥肩关节被动活动度练习,被动外展和前屈肩关节至 90°,外旋(盂唇撕裂的患者,6 周内禁止做外旋动作)、后伸肩关节控制于中立位(图 6-5-1)。⑦术后 2 周拆线后进行三角肌等长收缩训练,患者平卧床上,患侧手握拳,肘关节屈曲 90°并紧贴在体侧。在保持身体、肩关节及上肢位置不动的前提下,进行前方,外侧,后侧的静力训练,可依靠床、健手及墙面等。分别锻炼前、中及后部,均为每天 3 次,5~10 个 / 次。

（2）术后中期:①继续前面练习 4~6 周,肩关节被动前屈至 140°,外展 100°,睡觉时可去除支具。②关节活动度练习,肩关节前屈,患者应平卧于床上,伸直患侧上臂,健侧手扶患肢肘部。在患肢不用力的情况下,由健侧手用力使患肢尽可能上举达最大角度,并在该角度

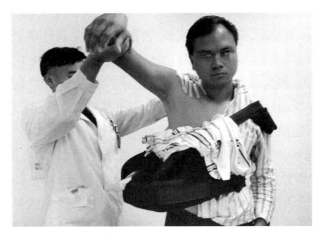

图 6-5-1 医生协助肩关节被动活动

维持 1 分钟。肩关节体侧外旋,针对盂唇撕裂的患者,此动作至少 6 周后方可练习,患侧肘关节屈曲 90°并紧贴在体侧,健侧手用一根木棒顶住患侧手掌,在维持患侧肘关节紧贴体侧的同时,尽力向外推患侧手,达到最大限度时同样维持 1 分钟。肩关节外展:患者应平卧于床上,双手持一木棒于体前,健侧向患侧推,使患侧上肢贴于床面,肩关节展开,达到最大限度时同样维持 1 分钟。肩关节外展外旋,针对盂唇撕裂的患者,此动作至少 8 周后方可练习,患者应平卧于床上,患侧肘关节屈曲 90°,肘不必紧贴于体侧,患侧肩关节尽可能外展,90°以内,90°为最佳,健手患手均握木棒一端,健手尽力向外推患手,注意上臂不可离开床面,达到最大限度时同样维持 1 分钟。

（3）术后晚期:盂唇损伤的患者,开始被动外旋练习,术后 12 周肩关节各个方向的活动度应接近健侧,如果术前存在肩周炎或其他疾病,可能存留部分功能障碍,返院复查后,根据情况开始轻度的肌肉力量练习,详细情况以门诊复查为准。①取下吊带后主动辅助关节活动训练:肩梯、滑轮等。②站立位利用棍棒等进行前屈、外展及外旋等练习,均为每天 3 次,5~10 个 / 次;站立位,双手持棍,健手带动患手进行练习。③继续进行肩部肌肉等长收缩练习,此阶段训练可与站立位进行,不过要保持躯干、患侧肩及上肢不动的条件下进行。④姿势纠正,与日常生活中保持良好的习惯及姿势,与康复训练同样重要。既可以很好地帮助康复训练,并且避免不必要的并发症的发生。⑤肩关节内旋,后盂唇撕裂,6 周内禁止做此练习:患者站立位,患肢背在背后,而健侧手背在脑后。两手分别握住一条毛巾的两端,患肢不用力的情况下,由健手通过所握的毛巾尽力将患手向上拉,达到最大限度时维持 2 分钟。

（4）赛前准备期:①3 个月后经复查决定上肢的主动肌力练习,但不允许做投掷和肱二头肌的抗阻练习。②4 个月后,复查决定是否进行投掷类活动练习,从小强度开始,逐渐增加。③进行有氧训练,肌力训练、耐力训练、抗阻训练及柔韧性训练。④开始进行赛前准备,在提高整体身体功能的同时,进行针对自身职业的提高训练,如举重运动员要不断强化肩关节稳定性训练及上肢爆发力训练等,标枪运动员应针对提高上肢肌肉特别是肱三头肌和胸大肌及前锯肌的练习。⑤重回赛场期,当修复的肌腱、韧带及骨经复查已完全愈合且身体其他部分经过前面的运动训练已达到竞赛标准,心肺功能完全恢复,即开始专项的运动训练,篮球、体操、网球、田径及游泳等,做这些竞技运动前必须充分热身,并继续提高身体的应激性和适应性,即继续强化肌力练习,耐力训练,柔韧训练等。要不断提高和超越自我。

2. 肘关节镜术后运动康复方法

(1)肘关节运动锻炼:术后及时进行肘关节的屈伸活动可以防止肘关节僵硬,保证术后关节功能恢复。如果是肘关节骨关节病行肘关节镜下清理等手术,术后第二天即可开始进行肘关节的被动屈伸活动;如果是涉及肘部骨折的关节镜手术,则需要在不影响骨折移位和愈合的前提下进行。具体方法:康复人员站于患侧,两手分别握住患者肘部和腕部,使患者肘关节缓慢伸直,当伸直至患者有疼痛感时,保持10秒,继续伸直肘关节5°左右,以患者能忍受为宜。同理,进行患肘肘关节屈曲锻炼,30次/组,每天3组。术后5天内肘关节屈伸运动以被动锻炼为主,主动锻炼为辅,必要时可借助CPM机进行锻炼。5天以后,逐渐过渡到主动锻炼,并逐步增加活动度,以恢复至术中被动屈伸活动度。每天逐渐增加5°~10°,维持最大运动幅度1~2周,并逐渐行肱二头肌、肱三头肌、伸腕、屈腕、旋前及旋后肌群抗阻力练习。

(2)握拳运动锻炼:麻醉清醒后即可进行患侧手的握拳锻炼。该动作可以使前臂肌肉收缩,促进血液循环和新陈代谢,防止肢体肿胀和肌肉萎缩。具体方法为:屈曲患侧五指呈握拳状,使前臂肌肉缓慢收缩,肌肉最大收缩力时保持10秒,再缓慢放松,休息10秒后重复,40次/组,每天3~5组。运动幅度以患者的最大忍受痛点为限,此锻炼方法持续2天(图6-5-2)。

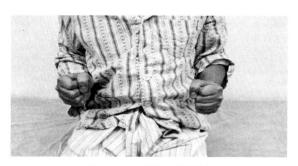

图 6-5-2　握拳功能锻炼

(3)肩关节运动锻炼:当患者可以坐于床沿时,即可进行患侧肩关节的运动康复锻炼。具体方法为:肩关节进行主动前屈及后伸运动,以活动至肩关节的最大运动幅度为佳,锻炼时动作缓慢而连续,40次/组,每天3~5组,以感觉肩关节酸胀为度。

(4)进阶运动锻炼:待患者可以整日离床时,可以开始户外康复进阶运动。患者可以从徒步快走开始锻炼,强度逐渐提升,慢慢过渡到慢跑,脉搏100~120次/分,以心跳和呼吸明显加快但能与周围人轻松语言交流,身体微微出汗为准,避免喘粗气及大汗淋漓,跑步过程中,注意肘关节的保护,避免颠簸引起肘关节疼痛。

3. 腕关节镜术后运动康复方法 腕三角纤维软骨具有传导纵向负荷和缓冲外力的作用,也是维持尺侧腕关节稳定的重要结构。腕三角纤维软骨损伤后愈合能力很差,局部切除或者有效缝合有利于缓解症状。

(1)腕部运动锻炼:术后腕部不需要特别制动,仅用绷带包扎腕部悬吊胸前即可。局部切除术后第二天即可进行腕关节屈伸运动,如果进行了修补术,腕关节需石膏制动于旋后位45°两周,然后开始轻微主动活动,持续四周。如果修补位于桡侧,则避免过早尺偏运动,反之亦然。

(2)肘关节运动锻炼:麻醉清醒后即可进行肘关节的屈伸活动,促进患肢血液循环,增强患者体力的恢复,以肘关节屈伸活动为主,缓慢而连续,40次/组,每天3~5组,以感觉肘关节酸胀为度。

(3)肩关节运动锻炼:术后第二天,即可开始进行肩关节的内收、外展运动功能锻炼。具体方法为:肩关节进行主动前屈及后伸运动,以活动至肩关节的最大运动幅度为佳,锻炼时动作缓慢而连续,40次/组,每天3~5组,以感觉肩关节酸胀为度。

(4)手部运动锻炼:术后第一天即可开始患侧五指的运动锻炼,可以促进患肢远端血液循环,防止肢体肿胀,排除代谢产物,促进伤口愈合及功能恢复。具体方法为:①手部肌腱滑动锻炼。指导患者进行平握拳、握勾拳及握直拳的肌腱滑动练习。促进指浅屈肌腱、指深屈肌腱及拇长伸肌腱和拇长屈肌腱的滑动,防止肌腱粘连。②拇指主动活动训练:将拇指朝上,拇指逐渐对向小指根部,屈指,回到原位,保持指间关节伸直。然后将拇指依次与其余四指作对掌运动。每天3次,每次15分钟。③分指和并指功能训练:利用不同弹力的橡皮筋,将五指套入其中,五指分开将橡皮筋撑大,锻炼分指力量;将橡皮泥搓成块状放在两指间,并指挤压橡皮泥,锻炼并指功能。

(三)运动康复注意事项

1. 要求患者运动持之以恒,循序渐进,尽可能定时定量。

2. 强调适量运动,过量运动可促进低血糖的发生,若出现呼吸费力、胸闷、头晕、头痛及面色苍白等则立即停止运动。

3. 运动前要做适当的准备活动,如伸展和松弛肌肉的运动,以免肌肉骨骼受伤,准备活动后应逐渐加大运动量,以免心率增加过快。运动将结束时宜行减速等适当活动,以免发生运动后血压过低、心律失常或晕厥等。

二、下肢关节镜术后运动康复

下肢多髋、膝及踝等关节疾病的运动康复优点与上肢相同。

(一)运动康复原则

遵循早期、适量、循序渐进及因人制宜的运动康复原则。

（二）运动康复方法

1. 髋关节镜术后运动康复方法

（1）踝泵锻炼：术后患者麻醉清醒后且处于卧床阶段时,可以开始踝关节主动屈伸运动锻炼,称为踝泵锻炼,以促进血液循环,防止深静脉血栓形成。具体方法见图 6-5-3:患者平卧位,双下肢伸直放松,双脚尖缓缓勾起,尽力使脚尖朝向自己,达到最大程度后保持 10 秒,然后使脚尖缓缓向下压,达到最大程度后保持 10 秒,然后放松,40 次 / 组,每天 3 组。

（2）下肢肌肉等长练习:术后早期髋关节需要休息以促进关节囊和盂唇生长,所以下肢运动以等长运动训练为主,增强下肢肌肉功能,促进血液和淋巴回流,防止肌肉萎缩,每天肌力训练的组次可逐渐增加到术前或受伤前正常水平。仰卧位,膝关节伸直,做股四头肌静力性收缩,每次保持 5 秒,20 次 / 组,2~3 组 /d;同时患者可于床上做直腿抬高运动,不要求抬起的高度,但要有 5 秒左右的滞空时间;缓慢屈膝屈髋将患肢足跟向臀部滑动,足尖保持向上,防止髋内收内旋。

（3）抗阻肌力训练:可进行抗阻内收肌和抗阻外展等长肌力训练,每个动作保持 5 秒,重复 20 次 / 组,2~3 组 /d。

（4）关节活动度及负重练习:术后第 4~14 天,重点放在肌力锻炼和增加关节活动,逐渐增加髋关节活动度至正常。负重训练在术后 2 周后逐渐进行,教会患者用单拐行走,在此期间,还应进行仰卧位直腿抬高和屈膝屈髋训练。并加强体位转移训练和关节活动度训练。患者应该在 6 周左右弃拐行走,但 6 周内避免剧烈运动。

2. 膝关节镜术后运动康复方法

（1）踝泵锻炼:术后患者麻醉清醒后且处于卧床阶段时,可以开始踝关节主动屈伸运动锻炼,以促进血液循环,防止深静脉血栓形成。具体方法为:患者平卧位,双下肢伸直放松,双脚尖缓缓勾起,尽力使脚尖朝向自己,达到最大程度后保持 10 秒,然后使脚尖缓缓向下压,达到最大程度后保持 10 秒,然后放松,40 次 / 组,每天 3 组(图 6-5-3)。

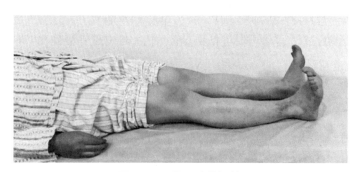

图 6-5-3 踝泵功能锻炼

（2）直腿抬高锻炼:当疼痛许可时,关节的力量增强练习就可以开始了。直腿抬高锻炼可以防止股四头肌萎缩,促进血液和淋巴回流。术后早期以等长运动训练为主,早期负重,早期活动度练习;中期以等张运动训练、轻负荷抗阻为主,强化活动度练习和平衡练习;后期以抗阻练习为主,增强能力,强化功能性练习,以早日恢复正常功能。每天肌力训练的组次可逐渐增加到术前或受伤前正常水平。仰卧位,膝关节伸直,抬高下肢至 30°~45°,维持 10 秒后放下,反复进行,每日 2 次,每次 30~60 分钟(图 6-5-4)。

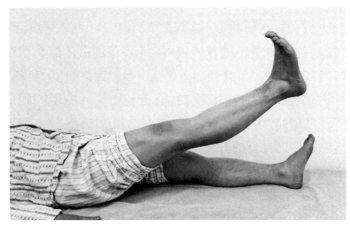

图 6-5-4　直腿抬高锻炼

(3)髌骨内推活动:髌骨内推活动可防止髌股关节粘连和关节僵直,完全伸直膝关节,用同侧大拇指压在髌骨外缘,向内侧推动髌骨,至最大限度后松开,反复进行,每日 2 次,每次 15 分钟。

(4)关节活动度和负重训练:关节活动度和负重训练不能简单地要求过早或过晚进行,一定要根据疾病与手术类型而定,总的原则是循序渐进,每周增加 5°~10°。半月板切除术者,主动关节活动度和负重训练则可以在 24~48 小时内恢复,而半月板缝合术后康复计划却有所不同,一般术后需将膝关节屈曲 15°~20°,6 周内不负重,仅进行等长练习和一定范围的主动练习,6 周后才能开始关节活动度和负重训练,所有关节活动度和负重训练均要以运动不致引起所需保护结构的损伤为标准。

(5)力量和本体感受器的恢复:一般在膝关节镜术后,损伤结构恢复后即可进行,具体训练方法有:①半蹲训练,在 10°~45° 半蹲活动,屈膝 10° 位站立,缓慢屈膝,下蹲至 45° 后,维持 5~10 秒后站起,反复进行,每日 2 次,每次 15 分钟。②本体感受器训练,蹬固定自行车或平衡板训练(单腿),每日 2 次,每次 15 分钟。③灵活性训练,向前匀速慢跑,每日 2 次,每次 30 分钟。

3. 踝关节镜术后运动康复方法

(1)患趾运动:术后当天即可进行,具体方法:患者取仰卧位,抬高患肢,手术膝下和小腿下方用枕头垫高,患侧脚趾要不时地做背伸和跖屈活动,在清醒的状态下尽可能多做。切记只活动脚趾,不要进行手术踝关节的背伸和跖屈动作。

(2)下床活动:术后第一天,即开始扶拐下床行走,但是,手术侧的足部不建议负重。下床行走时间要受到控制,一般建议每天 3~4 次,每次扶拐行走 5 分钟,下床活动同时仍要鼓励患者做脚趾的背伸和跖屈的动作。

（3）股四头肌锻炼：术后第二天开始,每日加强股四头肌的收缩、放松练习,直抬腿练习。患者取仰卧位,健侧膝关节屈曲,患侧膝关节伸直,慢慢抬起患肢,足跟距离床面约 15cm,保持至力竭,30 次 / 组,4~5 组 /d。

（4）踝关节活动度练习：术后 1~2 周,踝关节以 0° ~5° 缓慢背伸练习和缓慢跖屈 0° ~5° 练习。跖屈 5° 至背伸 5° 的往复一次运动为一次踝关节屈伸活动,每次连续活动 50 次,每天练习 3 次,共 150 次。术后 3~4 周：踝关节的背伸和跖屈角度范围由背伸 5° 至跖屈 5° 增加到背伸 10° 至跖屈 10°。术后 5~7 周：踝关节背伸和跖屈范围增加到背伸 20° 至跖屈 20°。术后 8~12 周,背伸和跖屈范围增加到正常度数。术后 12 周：开始在完全正常范围内进行活动度练习。练习踝关节背伸和跖屈功能的方法有四种：①患者自己用双手牵拉进行踝关节背伸和跖屈活动。或由医生 / 患者家属帮助患者进行被动背伸和跖屈练习。②患者用下蹲的方法练习踝关节背伸,用跪在床上的方法练习踝关节跖屈。③进行"提踵"练习：面向墙面,手扶墙面,缓慢地将足跟提离地面至极限,保持 5 秒,再缓慢放回地面,10 次 / 组,5 组 /d。④站平衡板练习：在平衡板上站立,通过转移中心调整姿势,尽量靠移动足部来保持平衡,10 分钟 / 组,每天 3 次。

（5）踝关节负重练习：术后 1~5 周,手术侧足部可以静止位完全负重,预防失用性骨质疏松,但不允许负重下行走。术后 6~8 周,患侧足部除了可以静止位完全负重预防失用性骨质疏松外,可以在双拐和支具保护下逐渐行走,负重达到正常的 30%。术后 9~12 周,患侧足部除了可以静止位完全负重预防失用性骨质疏松外,可以在双拐和支具保护下逐渐行走,负重达到正常的 50%。术后 12 周,去除双拐和支具逐渐恢复踝关节的正常功能活动或行走,但还需强化踝关节周围肌肉的力量。

（三）运动康复注意事项

1. 由于每位患者病情不尽相同,进行康复锻炼时要结合患者的具体情况,制定适合的个性化康复方案。

2. 锻炼中存在疼痛,是不可避免的。如疼痛在练习停止半小时内可减弱或消失,则不会对组织造成损伤,可以继续坚持运动锻炼。

3. 肌肉力量练习应当贯穿康复计划的始终。每次应练习至肌肉有酸胀疲劳感为宜,充分休息后再进行下一组。肌肉力量的提高是恢复关节稳定性的关键因素,应当坚持锻炼。

4. 下肢关节肿胀会伴随着整个练习过程,直至关节屈伸活动角度和肌肉力量基本恢复正常时,关节肿胀才会逐渐消退。如果出现关节肿胀突然加重,应调整练习,减少活动量,必要时应及时回医院复查。

5. 功能锻炼后即刻给予冰敷 15~20 分钟。如平时感到关节肿、痛及发热明显,可以继续冰敷,每日 2~3 次。

（昆明医科大学第一附属医院　王福科　李彦林）

三、脊柱微创术后运动康复

近年来,脊柱微创外科技术得到了迅速的发展。由于脊柱微创手术对软组织的牵拉和剥离较少,因而能有效降低术后疼痛,缩短恢复时间。为避免术后并发症的发生,脊柱微创术后运动康复显得尤为重要,术后运动康复目的是促进创伤愈合,恢复脊柱的稳定性和柔韧性,预防肌萎缩、减轻慢性疼痛及消除长期卧床对机体的不利影响。

(一)运动康复原则

遵循早期、适量、循序渐进及因人制宜的运动康复原则。

(二)脊柱微创术后运动康复

1. 床上运动康复 术后患者返回病房后即可开始床上运动康复,以促进血液循环,防止深静脉血栓形成。

2. 踝泵练习 用力、缓慢、全范围屈伸踝关节,5分钟/组,1组/小时;可有效促进循环、消退肿胀、维持神经控制能力。主要包括伸屈和环绕运动(见图6-2-1)。

(1)踝关节伸屈运动:患者平卧位,双下肢伸直放松,双脚尖缓缓勾起,尽力使脚尖朝向自己,达到最大程度后保持10s,然后使脚尖缓缓向下压,达到最大程度后保持10s,然后放松;每天不少于500次。

(2)环绕运动:患者平卧位,下肢伸直放松,以踝关节为中心,脚趾做趾屈、内翻、背伸及外翻组合在一起的360°环绕,一组伸屈运动加一组环绕运动为一个单元,10个单元/次,根据患者情况每天做5~10次不等。

3. 直抬腿练习 仰卧位,直抬腿动作(>70°为正常)同时进行微动牵伸,30秒/次、30次/组、5组/天。禁止暴力,疼痛应在耐受范围内。

4. 下床前康复运动 手术中患者接受局部麻醉,不需要复苏过程,此外手术伤口只有8mm左右,因此,卧床只是为了止血,术后2小时后可以自由活动。但下床前患者应首先坐于床上,如果没有头晕和腰部剧烈疼痛不适,方可将双腿自然下垂于床边,开始在家属搀扶下站于床旁,适应3~5分钟后,围绕病床走动5分钟左右后,若无不适可于病房内自由活动,注意保护活动次数和时间应逐渐增加;如果感觉乏力、气喘、头昏、心慌、胸闷及出冷汗等,需立即停止活动,卧床休息。下床活动时需注意保护引流管,避免脱落。可以给予温热水泡脚,配合双下肢肌肉按摩,促进血液循环。

5. 进阶运动 待患者安全度过反复期,可以开始进阶运动康复。

(1)站立和平衡练习:保护下双足分离,与肩同宽,脚尖正向前,下肢和腰腹肌肉收缩,努力控制身体正直姿势,保持平衡。在可控制身体平衡范围内前后左右交替移动重心。争取达到移动向一方单腿完全负重站立,并增加腹背肌肉的主动等张收缩,5~10分钟/次,每天2次。

(2)颈椎操:①屈伸锻炼,双足分开与肩等宽,双手叉腰,抬头望天、还原,低头看地、还原,动作要求缓慢有力。②左右侧屈,向左侧屈、还原,向右侧屈、还原,缓慢有力。③左右旋转,向左旋转、还原,向右旋转、还原,缓慢,颈肌紧张感。④仰头望月,头颈向前伸,向右上方旋转,眼望天空,还原,向左上方旋转,眼望天空,还原,缓慢,颈肌牵引感。⑤颈椎环转,头部顺时针或逆时针做回环运动,做 3 次 / 分,4 次小回环可做 1 次大回环,顺逆交替,缓慢有力,应在前 4 种动作轻松完成后应用。⑥四方抗力,双手放于额部用力向后推,颈部则与之对抗向前用力,同理做左、右及后方对抗,要求用力,此为颈项肌肉等张锻炼。

（3）胸腰椎运动康复:①风摆荷叶,站立,双足开立,双手叉腰,腰部向左或右回旋,双腿和躯干伸直,回旋幅度逐渐增大。②转腰椎碑,站立,双足开立,向左转体,右手推掌,左手握拳置腰部,同理向右转体。③双手攀足,站立,双足开立,比肩稍宽,腰下弯,手掌下按,扶地。④白马分鬃,站立,双足开立,双臂下垂,双手交叉,举至头顶,身体挺直,双手向两侧分开,还原。⑤凤凰顺翅,站立,双足开立,比肩稍宽,双手下垂,上身下俯,双脚稍屈,右手向右上方撩起,头转向右上方,眼看右手,左手放于右膝上,同理向左。要求撩手缓慢,扶膝轻柔。⑥小燕飞,俯卧于床,抬头,左右下肢分别或同时过伸上身背伸或下肢与上身同时过伸,量力而行,循序渐进,缓慢有力（图 6-5-5）。⑦仰卧架桥,仰卧,屈膝 90º,双足放于床上,用双足、头枕和双肘支撑身体,挺起躯干,呈架桥样,至最高点停留片刻,缓慢下降（图 6-5-6）。

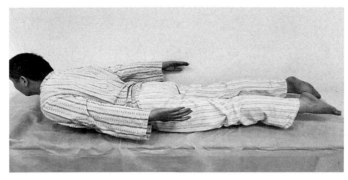

图 6-5-5　小燕飞功能锻炼

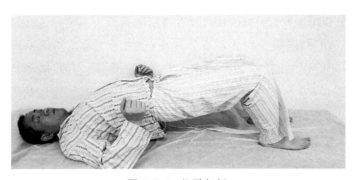

图 6-5-6　仰卧架桥

6. 户外运动康复　可以整日离床时,开始此运动康复。患者可以从徒步快走开始锻炼,强度逐渐提升,慢慢过渡到慢跑,脉搏 100~120 次 / 分,以心跳、呼吸明显加快但能与周围人轻松语言交流,身体微微出汗为准,避免喘粗气及大汗淋漓。加强四肢功能运动康复,诸如肩臂腕的活动、握拳练习、穿针、拿筷子、系衣扣、股四头肌的收缩练习、踢腿及抬腿等。

（三）运动康复注意事项

术后 3 个月内不得喝酒、不得过劳,术后半年内不得从事长期弯腰或长时间蹲位的工作或活动,如开长会、拔草等。术后不得长时间卧床,卧床时间最好不要超过 10 分钟,否则症状缓解缓慢。术后半年内不得长时间玩电脑游戏、上网或长时间打牌等。术后建议使用神经营养药、活血化瘀药及消炎镇痛药等 3 个月,以利于顺利渡过"反复期"。脊柱微创术后的运动康复是一个需要患者自身主动操练的过程,切记早期康复、科学指导、循序渐进及持之以恒。

（昆明医科大学第一附属医院　王福科　李彦林）

第六节　四肢骨折常见手术后运动康复

快速康复理念目前正逐步运用到四肢骨折手术后的康复,但是因上下肢骨折的类型不同,其快速康复方法也不完全相同。上肢创伤后功能康复的主要目的是恢复上肢关节的活动范围,增强肌力,改善手动作的灵活性和协调性,恢复日常生活活动能力与工作能力。而下肢骨需承重和步行,所以下肢骨折是全身愈合较慢的骨折,可以扶拐下地,主要是活动膝关节及踝关节,早期合理的运动康复可改善患肢循环,促进患肢血肿和炎性渗出物的吸收,防止粘连,维持一定的肌肉收缩运动,防止失用性肌萎缩,通过肌肉收缩增加骨折断端的轴向生理压力,促进骨折愈合。

一、上肢骨折常见手术后运动康复

（一）运动康复原则

遵循适量、个体化及循序渐进的运动康复原则。

（二）运动康复方法

1. 踝泵运动　术后患者麻醉清醒后即可开始踝泵运动,可以促进血液循环,防止深静脉血栓形成,主要包括伸屈及环绕运动（见图 6-2-1）。

2. 呼吸肌锻炼　术后待患者麻醉清醒后,即可进行呼吸肌锻炼,可以防止肺部感染,促进气管、支气管内分泌物排出。基本方法:房间开窗通风,使病房内充满新鲜空气,需避免受凉,双手放于身体两侧,先吸气再呼气,吸气至胸廓饱满,暂停呼吸活动 2s,然后呼气复原,呼吸缓慢而连续,以不感疲惫为宜,伴有痰多的患者,可以佩戴医用腹带,并用手按住伤口部位,尽量将痰咳出。

3. 锁骨骨折术后运动康复

（1）早期:第 1 周,做患肢近端与远端未被固定的关节所有轴位上的运动,如:握拳、伸指、分指、屈伸、腕绕环、肘屈伸、前臂旋前及旋后等主动练习,幅度尽量大,逐渐增大力度。

（2）中期:第 2 周,增加肌肉收缩力的练习,如捏小球、抗阻腕屈伸运动等。第 3 周,可适当增加抗阻的肘屈伸与前臂旋前、旋后运动。

（3）晚期:一般 3~4 周后骨折基本愈合,外固定去除后进入此期。此时锻炼的目的是恢复肩关节活动度,常用的方法有主动运动、被动运动、助力运动及关节主动牵伸运动。

4. 肱骨外科颈骨折术后运动康复

（1）术后第 1 天:可在医务人员指导下行患肢手指的握拳、伸指、腕关节的屈曲及背伸活动。

（2）术后第 2~7 天:行患肢肘关节的屈伸练习,从被动到主动,继续加强手指及腕关节活动,每天 2~3 次。

（3）术后 1~2 周:患肢疼痛肿胀减轻后,练习患肢肩关节的前屈、后伸运动,范围以患肢疼痛为限,不可操之过急,逐步加大范围,如:患侧上臂靠近胸壁,屈肘 90° 行前屈、上举动作,持续 10s,每天 2 次。还可用健肢托住患肢前臂做耸肩、肩关节外旋及内旋练习,如做钟摆样运动,每天 2~3 次。但外展型肱骨外科颈骨折禁忌患肩外展,内收型骨折禁忌患肩内收。

（4）术后 4~6 周:外固定解除后,可全面练习肩关节的活动。徒手练习以下动作:①肩关节的环转运动;②肩内旋运动;③肩内收、外旋运动;④肩外展、外旋运动;⑤肩外展、内旋及后伸运动;⑥肩外展运动。

5. 肱骨干骨折术后运动康复

（1）早期:1 周内做患肢上臂的主动收缩活动,以加强两骨折端在纵轴上的挤压力,做握拳、伸指、屈腕、伸腕及主动耸肩动作 10~20 次,练习强度和频率以不感到疼痛和疲劳为主。禁忌做上臂旋转运动,防止再移位。伴有绕神经损伤者,安排伸指及伸腕弹性牵引装置,使屈肌群能经常被动伸展。

（2）中期:第 2~3 周开始练习肩、肘关节活动。

（3）后期:4 周后全面练习肩关节活动。

6. 桡骨远端骨折术后运动康复
术后病情允许,即应进行手指屈伸和握拳活动,肩部悬挂位摆动练习及肘关节活动。术后 2~3 天进行肩关节、肘关节的主动运动,手指屈伸,对指对掌主动练习,逐步增加动作幅度与用力程度,尽可能多地进行健侧肢体的抗阻练习,以促进血液循环。术后 2 周起,患者手握拳做屈腕肌静力性收缩练习,幅度由小到大,用力强度由小到大。第 3 周起,增加屈指、对指及对掌的抗阻练习,可捏橡皮泥或拉橡皮筋,开始做腕关节主动练习,如腕关节的医疗体操练习。拆除固定后开始腕部的屈、伸主动练习,腕屈曲抗阻练习。

7. 尺桡骨干双骨折的功能锻炼

（1）早、中期:在复位固定后即开始,2 周内可练习上臂、前臂肌肉的收缩活动。

（2）后期:从骨折基本愈合,外固定除去后开始。做肩、肘、腕及指关节的主动活动,用橡皮筋做阻力的肩屈、伸、外展及内收运动,阻力置于肘部以上部位。去除外固定一周后增加肱二头肌抗阻肌力练习,做等长、等张及等速收缩练习。增加前臂的旋前和旋后的主动、助力练习,肱三头肌与屈腕、伸肌群的抗阻肌力练习。有肩关节功能障碍时,做肩关节的外旋与内旋的牵引,腕关节屈与伸的牵引。

8. 下床前康复运动
上肢骨折术后第二天,患者身体条件允许时,可以开始下床活动。患者首先坐于床边,将双腿自然下垂,如果没有头晕等表现,可以在家属搀扶下站于床旁,适应

3~5 分钟后,围绕病床走动 5 分钟左右,活动次数和时间需逐渐增加,如果感觉乏力、气喘、头昏、心慌、胸闷及出冷汗等,需立即停止活动,卧床休息。下床活动时需注意保护引流管,避免脱落。继续进行踝关节背伸、跖屈锻炼,可以给予温热水泡脚,配合双下肢肌肉按摩,促进血液循环。

9. 进阶运动　待患者可以整日离床时,可以开始户外康复进阶运动。患者可以从徒步快走开始锻炼,强度逐渐提升,慢慢过渡到慢跑,脉搏 100~120 次 / 分,以心跳、呼吸明显加快但能与周围人轻松语言交流,身体微微出汗为准,避免喘粗气及大汗淋漓。

（三）康复运动注意事项

1. 骨折患者的肢体康复应当尽早开始,但具体开始时间需根据骨折和软组织的稳定度而定。运动训练应与理疗相结合。

2. 与骨折部位邻近的关节应当尽可能早地开始活动。但是在开放性骨折中,覆盖骨折处的肌肉、肌腱单元的活动,其软组织容易受到刺激,发生损伤,并使其降低对感染的抵抗力,因之需要采用石膏夹板、支架对骨折邻近的关节进行制动以减少组织损伤。一旦软组织愈合情况允许,即开始主动或主动、辅助的关节活动度训练。

3. 因神经损伤导致的肢体主动活动能力丧失者,其关节需用夹板固定于功能位,预防挛缩。

4. 关节 ROM 和肌力训练应当在康复治疗师的监视下和指导下进行。

二、下肢骨折常见手术后运动康复

（一）运动康复原则

遵循适量、个体化及循序渐进的运动康复原则。避免张力性体位和完全负重直到影像学上骨折线消失或模糊。

（二）运动康复方法

1. 踝泵运动　除踝部骨折外,患者麻醉清醒后即可开始踝泵运动,以促进血液循环,防止深静脉血栓形成,主要包括伸屈和环绕运动。伸屈运动:患者平卧位,双下肢伸直放松,双脚尖缓缓勾起,尽力使脚尖朝向自己,达到最大程度后保持 10s,然后使脚尖缓缓向下压,达到最大程度后保持 10s,然后放松。环绕运动:患者平卧位,下肢伸直放松,以踝关节为中心,脚趾做跖屈、内翻、背伸及外翻组合在一起的 360° 环绕,一组伸屈运动加一组环绕运动为一个单元,10 个单元 /h,根据患者情况每天做 5~10 次不等（图 6-6-1）。

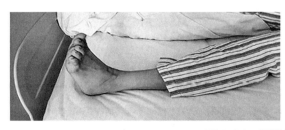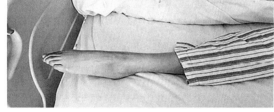

图 6-6-1　踝关节屈伸功能锻炼

2. 呼吸肌锻炼 待患者麻醉清醒后,可以进行呼吸肌锻炼,以防止肺部感染,促进气管、支气管内分泌物排出。基本方法:房间开窗通风,使病房内充满新鲜空气,需避免受凉,双手放于身体两侧,先吸气再呼气,吸气至胸廓饱满,暂停呼吸活动 2s,然后呼气复原,呼吸缓慢而连续,以不感疲惫为宜,伴有痰多的患者,尽量将痰咳出。

3. 髌骨骨折术后运动康复

(1)股四头肌等长收缩运动:待疼痛稍微减轻后,即应开始练习股四头肌等长收缩,每小时不少于 100 次,每天餐后半小时练习。

(2)推髌活动:每天向左右两侧推动髌骨,防止髌骨与关节面粘连,患者能坐起时,自己也要随时推动(图 6-6-2)。

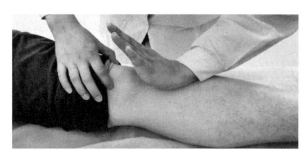

图 6-6-2　推髌活动

抱膝圈固定后即可开始练习踝关节的背屈、趾屈运动及足趾关节活动。伤口拆线后,如局部不肿胀、无积液,可戴着石膏托扶双拐下地,患肢不负重。4~6 周后去除外固定后,开始练习膝关节屈、伸活动。

4. 踝关节骨折术后运动康复 麻醉消退后,即对肿胀足背进行按摩,并鼓励患者主动活动足趾、踝背伸和膝关节屈伸等活动。但是应该限制踝关节趾屈,以免影响骨折处稳定。双踝骨折从第 2 周开始,加大踝关节自主活动范围,并辅以被动活动。被动活动时,只能做背屈和趾屈活动,不能旋转和翻转,以免导致骨折不愈合。2 周后可扶拐下地轻负重步行。三踝骨折对上述活动步骤可稍晚 1 周,以预防踝关节僵硬。

5. 跟骨骨折术后运动康复 术后 24 小时做患肢足趾的伸屈活动,48 小时后做踝关节伸屈锻炼。石膏固定期间,进行股四头肌的等长收缩运动,膝关节屈、伸运动。去除石膏后应主动活动足趾各关节,以保持足部各个关节的活力。

6. 股骨干骨折术后运动康复

(1)炎性期(第 1 周):术后第 2 天开始,以卧床为主,不负重,练习股四头肌的等长收缩练习。练习方法:患肢伸直,绷紧足尖,收缩每次 3~5 分钟后放松,反复练习数十次,每天 3~4 次,同时,练习踝关节的背伸,避免足下垂。开始练习时,强度以让患者感到疼痛又可以忍受为宜。蹬床位每天 2 次,5~10 分钟 / 次。

（2）骨痂形成期（第2~4周）：从不负重行走，逐渐过渡到部分负重行走。掌握正确行走方法：患肢前伸，重心前移，单拐行走时，拐的支撑与患肢应是一致的。

（3）骨痂成熟期（第5~6周）：继续部分负重训练。由部分负重过渡到完全负重，直至患肢的负重重量相当于自身的体重。具体锻炼方法：单腿逐渐负重，直至患肢单腿站立能够负担全身重量后，即可逐渐弃拐，术后2、4及6周要准时来院复查。

7. 胫腓骨骨折术后运动康复　早期应进行股四头肌的等长收缩、足趾的主动屈伸及髌骨被动活动。行跟骨牵引者，还应做髌骨被动活动和抬臀活动，防止跟腱挛缩。内固定术后第三天可做膝关节的屈曲活动；外固定术后5~7天可扶拐患肢不负重下地活动，外固定除去后充分练习各关节活动，逐渐负重活动。禁止做患肢旋转活动，因其会影响骨折端的稳定，导致骨不连。

8. 下肢骨折术后下床前运动康复　因下肢骨需承重和步行，下肢骨折是全身愈合较慢的骨折，而且下肢骨折类型不同，因此，刚开始下床活动时需扶拐不落地行走，具体负重时间根据骨折程度决定（图6-6-3）。

（三）运动康复注意事项

在骨折愈合过程中，负重应当加以限制，需要根据骨折固定的稳定程度、固定材料、固定方式及患者全身情况而定。患肢负重的增加应当根据X线所示骨的稳定度和骨痂生长情况而定。

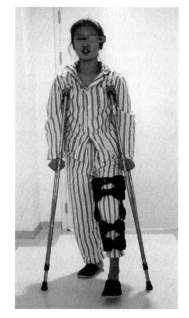

图6-6-3　扶拐行走

（昆明医科大学第一附属医院　王国梁　李彦林）

第七节　脊柱脊髓损伤术后运动康复

脊柱骨折包括颈椎、胸椎及腰椎骨折，同时可伴有脊髓损伤，脊髓损伤是指由于各种原因引起的脊髓结构、功能的损害，造成损伤水平以下运动、感觉及自主神经功能障碍。颈脊髓损伤造成四肢瘫痪称为四肢瘫，胸段以下脊髓损伤造成躯干和下肢瘫痪而未累及上肢称为截瘫。为避免或减轻脊柱脊髓损伤患者瘫痪的发生，手术后运动康复对患者肢体功能恢复、重返社会起着举足轻重的作用。

（一）运动康复原则

维持肌肉、关节的活动，预防肌肉萎缩和关节僵硬，促进血液循环，最大范围恢复患者上、下肢关节的生理功能。

（二）脊柱脊髓损伤手术后运动康复

脊柱脊髓损伤患者术后运动康复分为急性卧床期、亚急性期及后期运动康复：

1. 急性卧床期术后运动康复 急性卧床期:一般是发病后 6~8 周内,此阶段压疮、挛缩及上呼吸道感染的预防最为重要。运动康复目标:保持呼吸道清洁、畅通;保持关节主动、被动活动及瘫痪肌肉长度;加强失神经瘫痪肌和膈肌的力量;预防压疮。

(1)呼吸肌训练:呼吸肌由膈肌、肋间肌及腹肌三组肌肉组成。膈肌是主要的呼吸肌,由 C4 神经支配;肋间肌亦为呼吸肌,由 T1~T7 神经支配,其连接肋骨形成胸廓;腹肌的神经支配为 T6~T12,是主要的呼吸肌,并在咳嗽、呕吐及排便动作中发挥重要作用。脊髓损伤后,其损伤平面以下的呼吸肌瘫痪,胸廓的活动度降低,肺活量下降,尤其是急性期患者,呼吸道分泌物增多又无法排除,很容易发生肺部感染与肺不张。为增加肺活量,清除呼吸道分泌物以保证呼吸道通畅,应每天进行两次以上的呼吸肌训练。多采用深呼吸运动和有效咳嗽,使肺部充分充气,帮助肺泡和气道中微小分泌物排出体外,避免痰在肺内堆积,有利于肺部扩张,增加肺活量,增进肺功能。深呼吸训练,还可增加患者的呼吸肌强度,明显改善通气功能。①呼气训练:腹肌部分或完全麻痹的患者不能进行有效呼气,治疗师要用单手或双手在上腹部施加压力,在呼气接近结束时突然松手以代替腹肌的功能,辅助患者完成有效的呼气。②吸气训练:T1 以上的损伤,膈肌功能减退、肺活量下降、呼吸变浅。为鼓励患者充分利用膈肌吸气,治疗师可用手掌轻压患者胸骨下方,以帮助患者全神贯注于膈肌吸气动作。③上肢上举呼气训练:治疗师把一只手和前臂放在肋弓上方,用力下压固定胸廓,注意不要压肋弓缘。让患者把双上肢举过头顶,同时进行深吸气;双上肢向下移动时深呼气。不能进行上肢主动运动的患者,可进行被动上举上肢的呼吸训练。训练中,要防止下端肋骨向上移动。为提高患者的肺活量,延长呼气时间,提高呼吸肌肌力,可让患者主动呼吸,如吹气球等。

(2)排痰训练:患者因腹肌麻痹而不能完成咳嗽动作时,常使用体位排痰。患者取痰潴留部位的支气管末梢在上方的体位,使分泌物靠重力作用,流向粗大的器官,然后排出。具体方法有叩击法和移动法:①叩击排痰法,治疗师双手五指并拢并稍屈曲呈杯状,叩击胸部、背部,使痰液松动并排出体外。②振动法,治疗师双手置于患者的肋缘,在患者进行深呼气时双手振动,使粘在气管壁上的痰液松动并排出体外。叩击、振动动作要在患者最大限度呼气的时间内继续进行,终止叩击、振动时应当用力压迫。

(3)踝泵训练:术后患者麻醉清醒后即可开始踝泵运动,以促进血液循环,防止深静脉血栓形成,主要包括伸屈及环绕运动(见图 6-2-1)。

(4)关节运动:被动运动有利于促进血液循环,保持关节最大的活动范围,从而防止关节挛缩的发生。被动活动要限制在无痛范围内。活动顺序从近端到远端,活动全身关节。除脊柱和对脊柱有影响的肩关节屈曲外展限制在 90°,直腿抬高不超过 45°外,每个关节均应做全运动方向,全活动范围的运动。每天 1~2 组,每组 10~20 次,直至患者能够主动运动,并且能够靠自己的力量保证充分的关节活动范围为止。此外,急性期患者因脊髓休克瘫痪处于迟缓状态,各种反射可以随时被诱发出来,如训练方法不当,不仅容易造成骨与关节损伤,而且会在无意之中强化原始反射、痉挛及异常运动模式。

2. 脊柱脊髓损伤术后亚急性期运动康复 脊柱脊髓损伤术后亚急性期指发病后8~12周,训练重点为关节肌力训练、获得姿势控制及平衡能力训练。

(1)体位适应性训练:患者应尽早进行起立床的站立训练和坐位保持训练,但要因人而异。最初可先从30°开始,每天2次,每次15分钟。当患者无不良反应时,逐渐提高角度和延长时间,直到能直立为止。起立床训练适于C5~T12损伤的患者。不能步行的患者应坚持每天站立2次,每次1~2小时。还可以同时为患者设计适合其兴趣爱好的作业活动,如下棋、绘画、计算机游戏及接抛接球等,进一步改善和增强平衡能力、协调能力及上肢肌力。

(2)减压训练:为了预防压疮,患者应将减压动作作为一种习惯来养成。床上减压时靠体位变化完成的。轮椅上的减压应该从乘坐轮椅的第一天起就掌握,具体方法是:胸髓损伤的患者利用双上肢按住扶手支撑躯干使臀部抬起(图6-7-1)。

(3)关节活动度训练:脊髓损伤的患者不仅需要防止关节挛缩,且必须充分发挥代偿动作的效果,以获得日常生活动作。因此,很多关节的活动要超过正常范围。脊髓损伤患者长坐位的支撑动作要求直腿抬高的度数超过110°。

(4)肌力训练:增强肌力主要指残存肌力,主要指背阔肌、肩部肌、上肢肌及腹肌肌力增强。一般常用抗阻训练,如选用徒手或哑铃、弹簧以及重物滑轮系统进行抵抗运动。训练可在床上、垫上及轮椅上进行。

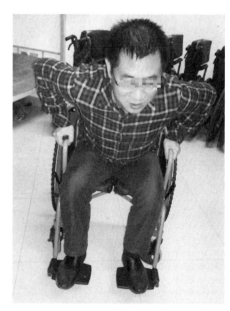

图 6-7-1 减压训练

①背阔肌的训练:背阔肌在撑起动作中起到固定肩胛骨的作用。C7~T12脊髓损伤患者均应进行训练。可用重物滑轮系统进行练习。患者坐在轮椅上,把手的高度与肩同高,肘伸直,向下拉动把手。肘关节不得屈曲。②上肢肌的训练:治疗师将手置于患者前臂远端,向肘关节伸展方向施加力量,嘱患者屈肘进行抵抗增强肱二头肌肌力。然后练习肱三头肌及前臂肌的训练。③躯干肌的训练:增强腹肌肌力时,患者取仰卧位。治疗师一手固定右侧骨盆,使患者向左侧旋转,然后方向相反进行,双侧交替。增强腰背肌肌力时,患者取俯卧位,治疗师双手放在患者肩部,抵抗患者仰展躯干的运动。

(5)功能性动作训练:功能性运动训练包括体位变换、坐起和躺下、坐位支撑移动及坐位平衡等动作,这些是患者日常生活动作的基础。

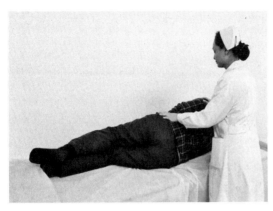

图 6-7-2　翻身训练

翻身训练：颈椎损伤患者的翻身训练（右侧翻身训练）见图 6-7-2。

C6 损伤患者从仰卧位到俯卧位，方法：①头、肩向左前屈，双上肢伸展向左侧甩动。②双下肢交叉，左下肢置于右下肢的上方；头、肩向前屈，双上肢迅速从左侧甩向右侧，呈右侧卧位。③进一步使右肩向后移动，借助上肢惯性使躯干和下肢返程俯卧位，左前臂支撑。④右肩后拉，两侧前臂同等负重。按相反顺序完成仰卧位。

C7 损伤患者向右侧的翻身方法：①将左前臂套进固定在床尾的吊带里，右肘屈曲，右手腕伸展抵住床垫边缘。②左臂拉吊带，使体重转移到支撑的右臂上。③松开吊带，左臂伸展置于身后支撑体重。④伸展右臂，与左臂共同支撑，并将双手向前移动，直到将重心移到腿上。⑤靠右臂伸直支撑使身体右倾。⑥用背伸的右腕勾在右膝下面使右腿屈曲。⑦面向右侧，靠右侧肘部支撑，使身体右倾，同时拉动左腿，使之进一步屈曲，并将左腿交叉放在右腿上。⑧左前臂撑于床垫上支持体重，躯干放低呈右侧卧位。胸腰段损伤患者的翻身训练同 C6 损伤患者的翻身训练或者直接利用肘部和手的支撑向一侧翻身。

（6）坐起训练：C6 以下完全损伤患者坐起的方法，患者先向左侧翻身；利用左肘支撑，然后变成双肘支撑；再将身体转向左肘支撑，顺势右肘伸展变为支撑；身体向右上肢转移，左上肢肘伸展为手支撑，完成坐起动作。T10 以下损伤患者坐起的方法：T10 以下损伤患者上肢完全正常，躯干部分麻痹，下肢完全麻痹，坐起动作的完成要比颈髓损伤患者容易。患者利用向两侧翻身，完成双肘支撑，再将身体重心左右交替变换，同时变成手支撑，完成坐起动作（图 6-7-3）。

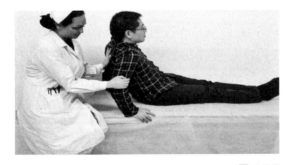
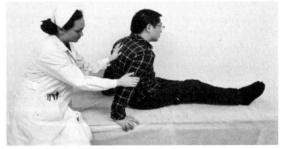

图 6-7-3　坐起训练

（7）坐位训练

1）长坐位平衡训练，长坐位至髋关节屈曲 90°，膝关节完全伸展的坐位。一手支撑，另一手抬起保持平衡,然后双手抬起保持平衡。治疗师后方保护。稳定性增加后,患者在垫上保持长坐位,治疗师与患者做接、投球练习,提高患者长坐位下的动态平衡。

2)长坐位支撑训练:三角肌、背阔肌及胸大肌肌力接近正常,肩关节、肘关节及髋关节的活动范围正常时完成支撑动作的必要条件。患者双肘关节伸展,双手支撑床面。肱三头肌麻痹的患者双上肢呈外旋位可增加肘关节的稳定性。双肩下降,臀部抬起,治疗师在后面支持。

3. 脊柱脊髓损伤术后离床期运动康复　脊柱脊髓损伤术后离床期指手术后 12 周及以后,训练重点为站立和步行训练,轮椅操作训练的最终阶段,可抬前轮,上、下台阶,应用动作训练。不同损伤水平的患者,其活动能力大致如下:C2~C4 损伤,起立床站立;C5~C7 损伤:平行杠内站立;C8~T2 损伤,平行杠内步行;T3~T12 损伤,治疗性步行;L1 及以下损伤:具有功能性步行能力。

(1)轮椅训练:患者逐步适应并学会操作轮椅,借助轮椅完成各种活动,对于 T10 以上脊髓损伤患者,大多数终身要与轮椅为伴,此期训练目标学会使用轮椅及在轮椅上完成各种转移活动,轮椅训练一般在术后 3~6 个月内完成,注意每坐 30 分钟,必须用上肢撑起躯干,或侧倾躯干,使臀部离开椅面减轻压力,避免坐骨结节发生压疮。

(2)站立训练:治疗师面对患者站立,患者坐在轮椅上,身体前倾,双手握住平行杠,肘抬高至与腕垂直做支撑动作。双手向下支撑,防止身体前倾;双脚负重后,髋关节过伸展,同时头与肩部后伸,双手平行杠稍向前移动,保持站立。

(3)步行训练:目标截瘫患者借助支具 T10 以下来实现重新走路,能完成站立平衡,增加生理上的站立耐力;在平行杠内完成摆过步,四点步,最终达到功能性步行;轮椅至借助拐杖站立的转移动作;借助支具 T10 以下患者达到功能性步行。

(三)脊柱脊髓损伤术后运动康复注意事项

对颈椎损伤患者进行腕关节和手指被动运动时,禁止同时屈曲腕关节和手指,以免造成伸肌肌腱的损伤而导致其活动能力和功能丧失。对于四肢瘫患者在骨折固定期间,应避免头、颈部活动及双肩牵拉。在进行运动康复训练时尤其是 T5 或 T6 以上脊髓损伤患者,因交感神经功能损害应预防直立性低血压,如出现症状,应立即改变体位为卧位或头低位。进行关节活动训练时,动作要缓慢而有节奏,不得出现异常运动模式。

(昆明医科大学第一附属医院　宋恩　李彦林)

第八节　泌尿外科常见手术后运动康复

大量研究证实,快速康复可不同程度缓解泌尿外科患者术后应激,增加镇痛效果,促进胃肠功能早期恢复,减少手术并发症及再次入院的发生率,缩短住院日,减少住院费用,提高患者的远期生存质量及满意度。运动康复作为快速康复医学的重要组成部分,在泌尿外科手术后患者的术后康复中扮演着重要角色。早期运动康复,对术后患者康复至关重要,术后尽早活动可促进胃肠道功能的恢复,术后长时间卧床休息,会使肌肉强度降低,损害肺功能、组织氧化能力,加重静脉淤滞和血栓形成,尤其是老年患者。接受泌尿外科手术的老年患者较多,而多数老年患者肺部防御和清除功能下降,血管弹性降低,血液黏稠度增高,血流缓慢,长期卧床有增加肺部感染、压疮及下肢深静脉血栓形成的机会,术后早期康复可有效降低该类并发症的发生率,促进患者术后康复。

一、术后运动康复原则

早期、适量、主被动活动相结合、循序渐进、量力而行,因患者具体情况及时调整。

二、术后运动康复方法

1. 四肢被动活动　术后回病房 2 小时即可进行,康复内容包括被动按摩双下肢或进行四肢关节的被动屈伸运动;术后 2 小时以单手沿小腿自下而上环形按摩,并轻捏小腿肌肉,持续 2~3 分钟;在腓肠肌和比目鱼肌两侧,用双手 4 指指腹交替轻拍,持续 2~3 分钟,双肢交替进行;术后 6~8 小时,手掌环形按摩大腿,并做膝关节屈伸运动,连做 5~10 次,以增加局部血液循环,减少血液在下肢的淤积。期间保持各管通畅,保护患侧腰部,注意避免扭动,观察有无出血倾向。该康复锻炼可维持至患者能下地自由活动为止。

2. 下肢肌肉运动　术后 6 小时即可鼓励患者行足背屈和下肢肌肉的等长收缩锻炼,每次 2~3 分钟。术后患者麻醉清醒后即可开始踝关节运动,其中包括伸屈和环绕运动两个部分(见图 6-2-1)。

3. 下床活动　术后第二天,若患者无造瘘口、无特殊不适、尿液引流正常、尿液颜色清亮、无明显出血倾向、患者身体精神条件允许时,可以鼓励其开始下床活动。患者首先坐于床边,双足垂于床边 10 分钟左右,观察患者如果没有头晕、心慌、胸闷等表现,可以在家属搀扶下站于床旁,适应数分钟后,可缓慢围绕病床走动,活动次数和时间需根据患者情况逐渐增加,如果感觉不适或出现血尿应立即停止活动,卧床休息。下床活动时需注意保护各类引流管,避免牵拉缠绕。对于手术创伤较大的患者,如膀胱部分及全切术、肾部分及全切术的患者,下床活动时间应该相应延长至术后一周左右。

4. 后期运动康复　待患者能自行下床活动时,可适当增加运动量,运动量应略低于患者平日活动量。患者可以从慢走开始锻炼逐步过渡,强度提升至快走。以无不适感为度。患者可逐步恢复至行日常轻量家务活动。泌尿系手术的患者为防止炎症、水肿造成的输尿管暂时性梗阻、术后输尿管狭窄,或为帮助输尿管的小结石排出,大多需在输尿管放置双 J 管,造瘘的患者还需放置造瘘管,双 J 管一般手术一个月后拔出,造瘘管则需放置一周左右。留置双 J 管期间,患者不宜做剧烈运动,避免突然下蹲或弯腰动作,不从事重体力劳动,多吃新鲜蔬菜、水果,保持大便通畅,防止咳嗽、便秘使腹压增加,而导致双 J 管移位或脱落。

5. 凯格尔运动 指导患者进行盆底肌肉功能锻炼,提高患者控尿能力。指导患者深吸气时收缩肛门、呼气时放松肛门,每日锻炼 3 次,每次 20 组,每组收缩 10s,放松 10s。同时也可行控制性排尿训练,加强对盆底肌肉的训练。该方法是一种主动的盆底修复方法,以锻炼盆底肛门、尿道及阴道括约肌等肌力为主,通过自主的、反复的盆底肌肉收缩和放松训练,增强尿道阻力,恢复松弛的盆底肌肉,可以帮助患者控制排尿,恢复泌尿系功能。方法简单,隐蔽,有效。

三、运动康复注意事项

运动康复在患者的术后康复中起到了重要的作用,由于泌尿系手术的特殊性,在运动康复的过程中应该注意以下事项:

患者术后应卧床 2~3 天或待尿液变清方可下床活动,若肾造瘘管内尿液颜色突然加深可将其夹闭 1~2 小时并绝对卧床。留置双 J 管期间,患者不宜做剧烈运动,避免突然下蹲或弯腰动作,不从事重体力劳动,多吃新鲜蔬菜及水果,保持大便通畅,防止咳嗽、便秘使腹压增加,导致双 J 管移位或脱落。

(昆明医科大学第一附属医院　李青　李彦林)

第九节　神经外科常见手术后运动康复

神经外科手术的患者如颅脑损伤和颅内肿瘤,术后存在多种并发症,如术后偏瘫、失明、失语及术后自理能力存在缺陷,这些并发症可直接导致患者在生活上的不便,甚至让患者产生自卑情绪,导致严重的社会心理问题。因此,对围手术期的治疗、护理及术后的运动康复要求极高。掌握患者病情发展状况,加强对并发症的防范,术后协同早期、规律个体化的运动康复,保持正常体位,预防压疮;加强呼吸训练,预防肺部感染;肢体被动运动,预防关节挛缩和肌肉萎缩;主动运动训练,维持和增强残存的肌力,可减少术后并发症的发生,提高术后功能康复,让患者及早回归社会。

一、运动康复原则
遵循早期、适量、循序渐进及因人因病制宜的运动康复原则。

二、神经外科手术后运动康复方法
神经外科手术后运动康复包括三期疗法:卧床期运动疗法、坐位期运动疗法及行走期运动疗法。

1. 术后卧床期运动康复训练 神经外科手术后卧床期运动康复训练为术后 2~7 天。训练内容包括正确肢体位置摆放、被动运动疗法、关节活动的训练、翻身训练、踝泵训练及呼吸训练。

（1）被动运动疗法：被动运动疗法有利于促进血液循环，保持关节最大的活动范围，防止关节挛缩发生。被动活动要限制在无痛范围内，活动顺序从近端到远端，活动全身关节。每天 1~2 次，每次 5 分钟，直至患者能够主动运动，并且能够靠自己的力量保证充分的关节活动范围为止。注意事项：髋关节屈曲时同时外展，外展不得超过 45°，膝关节伸展要缓慢，不得出现过伸。髋关节内旋、外旋要在髋关节屈曲 90°、膝关节屈曲 90°状态下进行。患者仰卧位时被动屈屈膝关节，需同时外旋髋关节。动作缓慢而有节奏。

（2）关节活动及翻身训练：关节活动训练顺序从肢体的近端关节至远端关节，每个关节 6 次 / 天，3~5 分钟 / 次，预防关节僵直和挛缩。翻身训练可利用床两侧的护栏，用健侧手臂拉床栏进行翻身训练，以维持强化健侧肌体肌力，诱发偏瘫肢体随意运动。

（3）踝泵训练：踝泵训练可促进血液循环，防止深静脉血栓形成，主要包括伸屈及环绕运动。伸屈运动：患者平卧位，双下肢伸直放松，双脚尖缓缓勾起，尽力使脚尖朝向自己，达到最大程度后保持 10 秒，然后使脚尖缓缓向下压，达到最大程度后保持 10 秒，然后放松（见图 6-2-1）。

（4）呼吸训练：呼吸肌由膈肌、肋间肌及腹肌三组肌肉组成。每天应进行两次以上呼吸训练，以帮助肺泡和气道中微小分泌物排出，避免痰在肺内堆积，有利于肺部扩张，增加肺活量，增进肺功能，预防肺部感染。呼气训练：腹肌部分或完全麻痹的患者不能进行有效呼气，治疗人员可用单手或双手在上腹部施加压力，在呼气接近结束时突然松手以代替腹肌的功能，辅助患者完成有效的呼气。吸气训练：治疗人员可用手掌轻压患者胸骨下方，在上腹部放置沙袋，从 500g 开始，酌情增减，一般不超过 2 000g，帮助患者膈肌吸气动作。

2. 术后坐位期运动康复训练　神经外科手术后坐位期运动康复训练时间为术后 8~14 天。患者应尽早进行起立床的站立训练和坐位保持训练。

（1）坐起训练：患者先向左侧翻身，利用左肘支撑，然后变成双肘支撑；再将身体转向左肘支撑，顺势右肘伸展变为支撑；身体向右上肢转移，左上肢肘伸展为手支撑，完成坐起动作。患者也可利用向两侧翻身，完成双肘支撑，再将身体重心左右交替变换，同时变成手支撑，完成坐起动作。

（2）体位适应性训练：患者抬高床头卧位，每天 2 次，30~45 分钟 / 次。当患者无不良反应时，逐渐提高角度和延长时间，直到能直立为止，以训练坐位平衡能力，针对肢体功能障碍加强肢体的被动与主动运动，以降低肌张力，促进神经肌肉的恢复，辅以理疗、高压氧及神经营养剂等治疗。在此阶段争取达到独立坐起，保证每次 30~45 分钟以上，为坐站转换练习，促进下地行走，防止畸形创造条件。

（3）术后行走期（扶走期）运动康复训练：神经外科手术后行走期（扶走期）运动康复训练约在手术后 15 天后进行。此阶段训练重点为下地扶走、独立行走及日常生活活动训练。鼓励指导患者自己动手，说明动手的重要性，协助患者连贯性完成，翻身、吃饭、梳头及如厕等。即使患者动作缓慢，做得较差，也要鼓励用患侧手，使患侧手得到训练，减少替代。扶走期运动康复训练，包括平行杠内站立训练、拐杖步行训练、平行杠内的基本步行训练及上、下阶梯训练。①平行杠内站立训练:患者的抬腿动作借助于背阔肌、斜方肌及肩胛肌的协同作用来完成。新的姿势感觉需要通过这些肌肉重建。患者在轮椅上支撑前移,直到足跟接触地面,治疗人员面对患者站立,两脚分开跨过患者的双下肢,双手放在患者的腰带上或臀部。患者头转向一侧,双臂抱住治疗师的颈部;治疗人员双膝抵住患者双下肢,并以下肢为支点,将患者向前拉起成站立位,使其身体垂直,双脚完全负重;治疗人员再将患者臀部向前拉,以使患者伸展头、双肩及躯干,患者身体平衡后,将手扶在平行杠上;治疗人员转到患者后方,一手抵住臀部使髋关节维持伸展,另一手辅助躯干上部伸展;治疗师帮患者找到平衡点后,鼓励患者在不依靠他人帮助的情况下保持平衡。患者能够做到后,就可进行抵抗性训练,以改善身体的平衡和协调性。②拐杖步行训练:患者将双侧拐杖同时向前方伸出,患者身体重心前移,利用上肢支撑力使双足离地,下肢同时摆动,双足在拐脚附近着地。③平行杠内的基本步行训练:患者能够独立完成平行杠内站立时,治疗人员将双手扶在患者的两侧髂嵴上面支持骨盆。患者左手握住平行杠,右手在距离左手牵放大约15cm处握住平行杠。左手用力向下支撑,同时保持肘关节伸直。左肩下降,将下肢向上提起,达到左脚离开地面的程度。以相同的方法双侧交替练习。④上、下阶梯训练:上、下阶梯需要良好的腹肌功能。患者上下阶梯时,既可向前移动,又可向后退。训练时阶梯两侧都要有扶手,或一侧有扶手,另一侧使用拐杖。

神经外科手术患者都可能遗留不同程度的神经功能损害,早期的快速运动康复训练可增加中枢神经系统感受器的传入冲动,促进大脑功能可塑性发展,使丧失的功能重新恢复。脑外科患者术后1~3个月是功能恢复最快的时期,实践证明应用术后运动疗法实行早期快速康复是患者恢复功能的关键之一,这一点是没有任何药物可以替代。目前快速康复疗法在神经外科中的临床研究与应用仍处于起步阶段,我们应该深入研究,在不断探索中前行。

三、运动康复注意事项

患者运动康复期应注意骨突部位如:枕部、肘部、臀部、膝关节及足跟的护理,应加用垫圈预防压疮。患者卧床期被动关节运动时应注意,髋关节屈曲时同时外展,外展不得超过45°,膝关节伸展要缓慢,不得过伸。髋关节内旋、外旋要在髋关节屈曲90°、膝关节屈曲90°状态下进行。患者呼气运动时如患者不能有效应用呼吸肌呼出气体,可由诊疗人员单手或双手在上腹部施加压力,在呼气接近结束时突然松手以代替腹肌的功能,辅助患者完成有效的呼气。患者体位适应性运动康复训练应保证每次30~45分钟以上,为坐站转换练习打下基础。患者上下阶梯训练时应注意使髋关节及躯干过伸,找到身体平衡点。

(昆明医科大学第一附属医院　宋恩　李彦林)

07 第七章　精神/心身医学在加速康复外科中的联络会诊作用

第一节　概述

精神/心身医学在传统的加速康复概念中并未得到足够的重视,少有篇幅专门阐述精神科在术后加速康复中所起的作用。作为加速康复外科的鼻祖,纯粹外科医生出身的 Kehlet 所发表的各类文章对涉及精神科/心身医学科领域的内容提之甚少。传统加速康复外科的概念仍未将精神科/心身医学科的药物治疗和心理治疗作为必要的条目纳入其中。在传统的加速康复外科概念中,包括如下几个关键因素(表 7-1-1)。

表 7-1-1　加速康复外科过程中的关键因素

术前	术中	术后
知情同意和术前教育	优化液体摄入	多种药物辅助阿片类镇痛药
器官功能的优化	保持体温	预防恶心和呕吐
戒烟戒酒	局部麻醉	预防肠梗阻
无肠道准备	加速镇痛	尽早恢复肠内营养
糖原储备	减小手术创伤	尽早恢复活动
	氧疗	尽早拔除各种引流管
	预防性使用抗生素	严格遵守出院指征
	预防血栓形成	

作为医学模式早已进入以生物-心理-社会医学模式为主导的 21 世纪,心理社会因素在疾病的发展过程中所起的作用得到了越来越多的重视。精神科/心身医学科在多学科协作过程中发挥着越来越重要的作用,在手术科室接受治疗的患者,在出现精神/心理问题后,常常需要精神/心身医学医生的帮助。脑部手术最容易出现与手术相关的精神症状。如被广泛接受的治疗癫痫的神经外科手术,术后有 30%~70% 的患者出现精神症状,这些症状包括焦虑、抑郁或认知功能受损,甚至有精神病性症状;但同时需指出的是,有 30%~50% 的癫痫患者在术前即与焦虑和抑郁共病,这部分患者在术前即需要精神/心身医学医生的评估和干预。

并非只有与脑部有关的手术才伴随有心理/精神症状,作为作用于机体的强烈应激源,除脑部外的其他器官手术同样可导致术后患者伴随心理／精神症状。美国华盛顿大学研究表明,慢性鼻炎患者围手术期,有 31% 的患者存在躯体化症状,17% 的患者有焦虑,25% 的患者有抑郁,这部分心理和精神症状导致患者慢性鼻炎手术后的主观不适症状放大,同时有心理／精神症状的患者对手术的满意度降低,即使术后各方面的客观检查结果表明手术非常成功,该群体仍然认为手术本身并未明显改善术前症状。对有心理／精神症状和无此症状的两个群体进行术后随访,即使术后 6~12 个月后,前一病人群体的精神和躯体的不适均远远高于无心理／精神症状组。

由此可见,围手术期伴随的高比例心理／精神症状的发生率,总体上降低了患者对手术的满意度,导致医患纠纷的比例增加,延长患者住院时间,并增加了个体和社会的经济负担。然而,临床上对该群体的识别率极低,即使在心身医学相对发达的美国,其识别率仅为 1%~10%。为此,美国心身医学协会于 1998 年发布了名为《在综合医院医疗环境下精神科心身医学联络会诊执业指南》,帮助非精神科医生更好地对心理／精神症状进行初步的识别,为精神科／心身医学科医生进行联络会诊提供准则。

我国对于精神科／心身医学联络会诊的实施已开始起步并逐渐得到了重视,对围手术期患者的心理／精神症状的干预也有了初步的探索并初有成效。但受传统加速康复外科定义的影响,这种探索多局限于术前教育和术后的心理护理干预。大量的临床数据表明,即使术前教育和心理护理干预,对围手术期患者加速康复也具有促进作用。一篇发表在国内基于 12 项关于心理护理干预对围手术期 1 109 例患者不同阶段心理应激影响的随机对照研究 Meta 分析表明,与对照组相比,心理护理干预能够降低患者围手术期不同阶段总的心理应激,干预组的焦虑和抑郁在术前、术中及术后较对照组均有显著改善。同时心理护理干预可降低因手术应激升高的收缩压和舒张压,减缓因此加快的心率。

在围手术期中,外科医生与精神／心身医学医护人员形成紧密的联络会诊治疗团队非常必要。一项纳入 1 214 名在 ICU 住院治疗患者的研究显示,对于镇静、止痛及谵妄有更好有效管理的患者,其平均住院费用可节省近 15%。作为外科医生,应掌握对患者的心理／精神症状进行初步识别的能力,及时申请精神／心身医学专业人员对患者进行联络会诊,进一步完善患者的联络会诊诊断、提出并实施心理和／或药物治疗方案,共同为患者的术后加速康复起到积极的促进作用。

(昆明医科大学第二附属医院　曾勇)

第二节　围手术期患者心理／精神症状的识别

作为手术外科医生／麻醉医生,需要清楚患者围手术期心理／精神症状的产生涉及多方面因素,一方面与患者的患病前人格特征、成长环境、宗教信仰、所受教育水平、社会支持及经济状况是否良好等社会心理文化相关;另一方面更重要的是这些症状的产生均具有其物质基础。

一、围手术期患者心理／精神症状产生的物质基础

围手术期患者心理／精神症状产生的物质基础来源于应激理论。现代应激理论将应激定义为：个体面临或觉察到环境变化对机体有威胁或挑战时做出的适应性和应对性反应的过程。应激这一概念最早由坎农于1929年提出，1974年著名生理学家塞里第一个系统性地使用应激概念来说明机体受到威胁时所发生的调节反应。塞里在动物实验中发现分别用冷、热、感染及毒物作为刺激物，均能引起小鼠肾上腺皮质增生，胸腺、脾脏及淋巴结明显萎缩，嗜酸性粒细胞显著下降，胃黏膜浅层溃疡等变化，上述反应与刺激物的种类和性质无关。塞里认为这是一种机体的非特异性反应，虽然严重程度存在差异，但应激对个体生存和适应都是必需的。

应激过程由应激源、心理、生理等中介机制相互作用的中介过程和应激结果组成。心理中介机制主要有应对方式、认知评价、社会支持系统、人格特征及防御机制。生理中介机制是指参与介导或调节应激源和应激生理反应的生理解剖结构和功能系统。

应激过程中的生理中介机制涉及机体多个系统，包括交感 - 肾上腺髓质、自主神经、下丘脑 - 垂体 - 肾上腺皮质轴、内源性阿片、性腺轴、肾素 - 血管紧张素 - 醛固酮系统及免疫系统，此外还有"情绪脑区"的参与。情绪脑区是指大脑的边缘系统和位于下丘脑中线两旁的腹内侧区的防御反应带。对生理中介机制的研究已深入到细胞与分子机制。研究显示，应激可导致细胞和分子水平的生物信号通路的启动和紊乱。这些信号通路的变化是应激相关障碍发生的基础，构成了应激生理中介相关的细胞和分子机制，这些分子机制包括炎性细胞因子的过度分泌、细胞过度氧化甚至凋亡及神经营养因子的分泌异常。

应激状态下，机体可能出现如下轻重不等的生物反应，如交感 - 肾上腺髓质系统兴奋性增强，儿茶酚胺释放，多巴胺、肾上腺素、去甲肾上腺素分泌增强，导致心肌收缩率、心率及血压升高，汗腺分泌增强、胃肠蠕动及胃液分泌下降，糖原分解、血糖升高、代谢耗氧增加及脂肪分解升高。腺垂体导致肾上腺皮质系统兴奋性增强，盐皮质激素和糖皮质激素都有所上升，蛋白质分解、氮平衡失调及血小板生成增加。同时出现一些心理／精神症状。

二、围手术期常见的心理／精神症状

围手术期的心理／精神症状丰富多变，最常见的有以下几种：

（一）焦虑（anxiety）

焦虑指的是一种紧张不安的、不愉快的状态，是围手术期中最常见的心理／精神症状。患者由于对疾病本身、即将到来的麻醉及手术等其他因素的未知而表现出适度的紧张和担心，但在可理解的范围内，此为对应激的正常反应，反映了正常的心理素质。然而部分患者表现为顾虑重重、紧张恐惧、坐立不安，严重时可表现为搓手顿足，似有大祸临头的感觉，产生对手术有回避的想法，更有甚者转化为不理智行为，同时伴有心悸、出汗、手抖及尿频等自主神经功能紊乱症状，此时界定为病态的焦虑。重度的焦虑会干扰手术的进行和术后患者的康复，

需请精神 / 心身医学医生进行联络会诊。

Bradshaw 对 304 位病例进行评定,结果发现外科手术患者 43% 在手术前存在不同程度的焦虑。1967 年 Norris 等人对 500 个病例进行评定,报道围手术期焦虑的发生率在 60% 左右。评定结果的波动可能受评定工具、评定人员、手术种类及文化背景等影响,但这些较大样本的研究结果方向较为一致,即围手术期患者焦虑的发生不在少数。

焦虑作为一种不良情绪,对大肠癌等疾病的发展、预后均产生明显的负面影响。一方面,激素分泌受紧张、压抑情绪的影响,进而机体神经免疫调节功能也受影响,机体防御作用被削弱,从而加速大肠癌进程。另一方面,机体的抗病力受焦虑情绪的影响,进而影响疾病转归。此外,心脏、血管及血流动力学等一系列生理变化也受焦虑、抑郁等情绪的影响,导致内环境紊乱、免疫功能下降,从而影响加速康复外科模式在疾病治疗上的优势。

无论非精神科医生还是精神科 / 心身医学科专业人员,使用信效度高的量表都有助于弥补因主观因素导致诊断上的差异。目前在临床上推荐的量表有广泛性焦虑量表 -7 (generalized anxiety disorder, GAD-7) (表 7-2-1)。该量表是 Spitzer 等于 2006 年基于美国精神障碍诊断标准中关于广泛性焦虑(generalized anxiety disorder, GAD)的症状而编制,是一个快速、简便、可靠、有效的 GAD 识别工具,还可用于评估症状的严重程度,监测症状改善程度,在国外已被广泛应用于临床实践。对 GAD-7 量表评定后总分超过 10 分的患者,应立即邀请精神 / 心身医学医生介入。

表 7-2-1　GAD-7 量表

指导语:根据过去两周的状况,请您回答是否存在下列描述的状况及频率,请看清楚问题后在符合您的选项前的数字上面画√

	完全不会	好几天	超过 1 周	几乎每天
感觉紧张,焦虑或急切	0	1	2	3
不能够停止或控制担忧	0	1	2	3
对各种各样的事情担忧过多	0	1	2	3
很难放松下来	0	1	2	3
由于不安而无法静坐	0	1	2	3
变得容易烦恼或急躁	0	1	2	3
感到似乎将有可怕的事情发生而害怕	0	1	2	3

注:评分标准:7 个条目,每个条目 0~3 分,总分为 7 个条目之和(0~21 分)。0~4 分,没有焦虑;5~9 分,轻度焦虑;10~14 分,中度焦虑;15~21 分,重度焦虑。

（二）抑郁（depression）

抑郁症状是以心境低落、思维迟缓、认知功能损害、意志活动减退及躯体症状为主要临床特征的一类心境障碍症状群。如症状持续而显著存在两周以上则可以诊断为抑郁症。

对疾病的未知和恐惧是导致患者严重心理障碍的最主要原因。此外,患者病前的个性特征、对医学常识的理解程度、社会支持及经济负担也是影响抑郁发生的相关因素。患者抑郁发作时，最典型的表现是情绪低落、思维迟缓及意志活动减弱。患者过度关注手术可能伴随的不利因素，对手术本身不抱希望，进而觉得人生无望，认为自身毫无价值，评价低，将悲观的范围扩大化，由对手术本身的悲观扩大到与手术无关或少许相关的事件。情绪基调灰暗，愁眉苦脸、唉声叹气，凡事缺乏兴趣，提不起精神，无法从活动中获得乐趣。严重者甚至出现自杀观念与行为。

围手术期抑郁的发生率次于焦虑。Bradshaw 报道围手术期的抑郁发生率为 27%，Marcolino 于 2007 年报道的为 26.6%，焦虑的发生率为 44.3%。严重的抑郁会损害患者机体免疫功能，抑郁本身会降低患者对手术满意度的评价。

同样，对于抑郁症状的评定推荐使用 PHQ-9（patient health questionnaire-9）量表（表 7-2-2）。该量表是严格依据 DSM-IV 的 9 条症状学标准而编制，在国内外抑郁识别中均具有良好的信效度，有双重作用，既可以作为筛查也可以评估抑郁严重程度。同时，PHQ-9 量表为自评量表，可节省医生的工作时间，对医生的培训要求更少。

表 7-2-2　PHQ-9 量表

指导语：根据过去两周的状况，请您回答是否存在下列描述的状况及频率，请看清楚问题后在符合您的选项前的数字上面画√

	完全不会	好几天	超过 1 周	几乎每天
做事时提不起劲或没有兴趣	0	1	2	3
感到心情低落、沮丧或绝望	0	1	2	3
入睡困难、睡不安稳或睡眠过多	0	1	2	3
感觉疲倦或没有活力	0	1	2	3
食欲不振或吃太多	0	1	2	3
觉得自己很糟或觉得自己很失败，或让自己和家人失望	0	1	2	3
对事物专注有困难，例如阅读报纸或看电视时	0	1	2	3
动作或说话速度缓慢到别人已经察觉？或正好相反烦躁或坐立不安、动来动去的情况更胜于平常	0	1	2	3
有不如死掉或用某种方式伤害自己的念头	0	1	2	3

注：评分标准：PHQ-9 量表内容简单、可操作性强，每个条目 0~3 分，总分就是将 9 个条目的分值相加，总分值范围 0~27 分。治疗建议：0~4 分，没有抑郁，不需要治疗；5~9 分，轻度抑郁，观察等待，随访时重复 PHQ-9；10~14 分，中度抑郁，制定治疗计划，考虑咨询，随访和 / 或药物治疗；15~19 分，中重度抑郁，积极药物治疗和 / 或心理治疗；20~27 分，重度抑郁，立即首先选择药物治疗，若严重损伤或对治疗无效，建议转移至精神疾病专家进行心理治疗和 / 或综合治疗。

也有另一种量表同时评定患者的抑郁及焦虑两种症状，即 HADS（hospital anxiety and depression scale）（表 7-2-3）。该量表包括 14 个条目，其中 7 条用于评定焦虑，另外 7 条评定抑郁。

表 7-2-3　医院焦虑抑郁量表（hospital anxiety and depression scale, HADS）

指导语：情绪在大多数疾病中起着重要作用，如果医生了解您的情绪变化，他们就能给您更多的帮助，请您阅读以下各个项目，在其中最符合你过去一个月的情绪评分上画一个圈。对这些问题的回答不要做过多的考虑，立即做出的回答往往更符合实际情况。

	0	1	2	3
我感到紧张（或痛苦）（A）	根本没有	有时候	大多时候	几乎所有时候
我对以往感兴趣的事情还是有兴趣（D）	肯定一样	不像以前那样多	只有一点	基本上没有了
对各种各样的事情担忧过多我感到有点害怕好像预感到什么可怕的事情要发生（A）	根本没有	有一点，但并不使我苦恼	是有，不太严重	非常肯定和十分严重
很难放松下来我能够哈哈大笑，并看到事物好的一面（D）	我经常这样	现在已经不太这样了	现在肯定是不太多了	根本没有
我的心中充满烦恼（A）	偶然如此	时时，但并不轻松	时常如此	大多数时间
我感到愉快（D）	大多数时间	有时	并不经常	根本没有
我能够安闲而轻松地坐着（A）	肯定	经常	并不经常	根本没有
我对自己的仪容失去兴趣（D）	我仍然像以往一样关心	我可能不是非常关心	并不像我应该做的那样关心	肯定
我有点坐立不安，好像感到非要活动不可（A）	根本没有	并不很少	是不少	确实非常多
我对一切都是乐观地向前看（D）	差不多是这样做	并不完全是这样做	很少这样做	几乎从不这样做
我突然发现有恐慌感（A）	根本没有	并非经常	非常肯定，十分严重	确实很经常
我好像感到情绪在渐渐低落（D）	根本没有	有时	很经常	几乎所有时间
我感到有点害怕，好像某个内脏器官变化了（A）	根本没有	有时	很经常	非常经常
我能欣赏一本好书或一项好的广播或电视节目（D）	常常如此	有时	并非经常	很少

注：本表包括焦虑和抑郁两个亚量表，分别针对焦虑（A）和抑郁（D）问题各 7 题。焦虑和抑郁亚量表的分值区分为：0~7 分属无症状；8~10 分属可疑存在；11~21 分属肯定存在；在评分时，以 8 分为起点，即包括可疑及有症状者均为阳性。

（三）谵妄（delirium）

谵妄在精神疾病诊断和统计手册（diagnostic and statistical manual of mental disorders, DSM）中定义为一组在认知、注意及意识方面为急性、一过性、广泛性的障碍，以意识障碍为主要特征，症状在一天中波动，时轻时重。因急性起病、病程短暂、病情发展迅速，故又称为急性脑病综合征。

谵妄的病因机制不明,较为一致的理论认为谵妄的发生在本质上是多因素共同作用的结果。有学者认为谵妄的发生是机体内炎症因子不平衡的结果,或是继发于手术后的胆碱能通路功能的受损。也有人认为手术本身导致前炎症细胞因子的蓄积,触发了谵妄的发生。

老年人是谵妄的高发人群,尽管报道的发病率高低不一,但总体偏高。Engelberger 报道,在接受急诊腹部手术的老年人中有 1/3 患者并发谵妄。在髋关节骨折的老年患者中,术后谵妄的发生率高达 50%。有报道说年老体弱的老年患者全麻外科手术后容易发生谵妄,但美国老年病学会(American Geriatrics Society)在 2015 年否定了这一说法,该协会认为全麻与否与老年人谵妄的发生关系并不密切。

除年龄外,急诊手术较择期手术更易发生谵妄,这可能与急诊手术中身体在极短的时间经受生理创伤,炎症因子急剧释放有关。第三个与谵妄发生密切相关的因素是患者在手术前的身体状况。

谵妄的发生预示患者预后不良,因此,美国老年病学会于 2014 年发布以下条例(表 7-2-4),提醒临床医生当患者具备以下 22 条目中的 2 条或 2 条以上的情况时需高度警惕谵妄的发生。

表 7-2-4　围手术期谵妄发生的高危因素

Risk factors of delirium	谵妄的高危因素
age greater than 65 years	年龄大于 65 岁
cognitive impairment	认知障碍
severe illness or comorbidity burden	严重疾病或有其他合并症负担
hearing or vision impairment	听力或视力障碍
current hip fracture	目前髋关节骨折
presence of infection	并发感染
inadequately controlled pain	疼痛控制不佳
depression	抑郁
alcohol use	酒精使用
sleep deprivation or disturbance	睡眠被剥夺或被干扰
renal insufficiency	肾功能不全
anemia	贫血
hypoxia or hypercarbia	缺氧或高碳酸血症
poor nutrition	营养不良
dehydration	脱水
electrolyte abnormalities（hyper- or hyponatremia）	电解质异常（高血糖或低钠血症）
poor functional status	功能状态不良

Risk factors of delirium	谵妄的高危因素
immobilization or limited mobility	固定或活动受限
polypharmacy and use of psychotropic medications (benzodiazepines, anticholinergics, antihistamines, antipsychotics)	多重用药和使用精神药物（苯二氮䓬类,抗胆碱药,抗组胺药,抗精神病药）
risk of urinary retention or constipation	存有尿潴留或便秘的风险
presence of urinary catheter	使用导尿管
aortic procedures	主动脉手术

（四）术后认知功能障碍（postoperative cognitive dysfunction）

手术后认知功能障碍（postoperative cognitive dysfunction, POCD）,顾名思义,这是一组发生于外科手术后的认知功能障碍,主要表现为记忆、信息处理能力、执行功能及社交能力的短暂受损。持续时间为数日至 1~2 周,也有报道称 POCD 可持续长达术后 3 个月。

POCD 和谵妄是两种本质不同的症状群,谵妄通常以急性出现并呈波动性的精神症状为特征,与外周生理环境有关,故又称为急性脑综合征。谵妄持续时间可短可长,谵妄的发生预示患者术后痴呆发生的可能性增加了 8 倍或极有可能加重现有的痴呆。虽然这两组综合征发生的机制不明、临床表现不同,但传统认为,围手术期中的缺氧、代谢障碍、药物（特别是苯二氮䓬类）及术后疼痛和炎症都是这两类综合征发生的共同诱因。研究表明,除高龄、遗传多态性、特质条件、代谢综合征及神经系统疾病的存在外,麻醉、外科手术本身及睡眠障碍的类型是 POCD 发生的最重要的危险因素。

炎症反应在 POCD 的发病过程中起了关键性的作用。在手术应激下,机体中枢神经系统中的肥大细胞（mast cell）激活静息的小胶质细胞（microglia）。激活的小胶质细胞在中枢神经系统受损时起神经保护和加重神经细胞损伤的双重作用。在应激情况下,活化的小胶质细胞产生大量的炎性介质,这些炎性介质导致神经细胞进一步受损甚至引起神经元的凋亡。

（五）睡眠障碍（sleep disorder）

睡眠障碍包括失眠症（insomnia）和嗜睡症。失眠症是指睡眠启动与睡眠维持障碍,导致睡眠质量不能满足个体需要;嗜睡症指白天睡眠过多,影响生活质量和社会功能。

睡眠障碍有可能是围手术期所伴发的症状,也可能是继发于其他疾病的症状。与手术相关的睡眠障碍多为失眠,手术前的失眠通常继发于患者对疾病本身的焦虑、抑郁及疾病本身的不适,也有的患者在手术前即已患有失眠症。失眠会增加患者手术麻醉的药品需要量,失眠与麻醉均与大脑中的名为 γ- 氨基丁酸（gamma aminobutric acid, GABA）的中枢抑制性神经递质有关,有研究认为失眠患者因大脑内 GABA 的含量不足而表现为睡眠的启动和维持困难。另有研究报道失眠患者总的 GABA 含量较正常对照低至 30%,在大脑的扣带回和枕叶皮质尤其显著。而麻醉的作用机制与增加中枢系统内 GABA 的含量和活性有关,因而术前失眠的患者对麻醉药品量的需求要高于无失眠的患者。

术后的睡眠障碍也多表现为失眠,麻醉是引起术后失眠的主要原因,有人认为手术时间越长,术后睡眠障碍时间也越长,是因为麻醉打乱了患者中枢神经系统内在的调整睡眠的节律。手术伤口疼痛不适也是引起失眠的另一重要原因,同时,术后病房环境、其他患者打鼾等都会影响睡眠。此外,手术后的焦虑及抑郁通常也伴随着失眠的存在,并且相互影响。手术广泛创伤导致的应激,身体生物钟打乱后重建也是引起术后失眠的原因。术后失眠会增加手术后痛感,有研究表明,术后 18 小时内,失眠患者的痛感高于睡眠正常组,另有研究进一步证实了极短的失眠也会增加患者对手术后疼痛的敏感性,对失眠进行干预可以减少术后痛感,其作用机制不明。

(六)其他

在围手术期,患者还可表现为脾气变差、易怒、易激惹行为及心理退缩。此外,躯体化障碍等均有一定的发生比例。

有文献报道一种分离性身份障碍,继发于青少年患者对移植排斥反应的心理应激,出现了三种人格包括患者本身、死去的孩子(供体)及有较强预测能力的先知,这些精神症状可能与两个心理因素有关,即在血液透析过程中形成的不成熟的人格特征,以及患者第一次移植后的慢性排斥反应所引起的创伤后应激。

其次,当患者本身患有精神疾病时,就会出现情感、行为、认知、人格、意志及智力等多方面的异常表现。对于出现急腹症的精神病患者,由于长期服用抗精神病药物,很可能无法正常描述其症状,并表现出反应迟钝、对疼痛不敏感、缺乏自知力等行为,从而不易正确检出其腹部阳性体征,所以这类患者一经确诊,病情往往较重。围手术期的各种治疗措施也更易引起患者的应激,影响术后疼痛反应和术后恢复,易导致并发症增多、住院时间延长,增加术后护理难度。

(昆明医科大学第一附属医院　刘芳

昆明医科大学第二附属医院　曾勇)

第三节　围手术期心理／精神症状的评估与治疗

精神／心身医学科负责联络会诊的医生收到会诊邀请后,必须对患者的病史进行评估以甄别症状、完善相关的检查,最后制定相关的治疗方案。

一、评估

与常规的精神／心身医学科患者不同,大部分围手术期患者和家属对患者出现的心理／精神症状有合理化的解释,甚至将术后的一些心理／精神症状归咎于手术的不成功,这给联络会诊医生带来困难,需要医生具备更高的沟通技巧和检查技术。对患者的评估－诊断包含以下内容和步骤：

（一）病史的评估

1. 详细询问患者发病前有无心理/精神症状,此次症状的出现与手术时间上的先后关系,患者病前的人格特征、文化程度、宗教信仰、社会支持、经济状况及手术本身是否存在经济或法律纠纷。

2. 详细询问患者手术前药物滥用或酒精等物质滥用史以及戒断的时间,排除戒断症状。

3. 有些心理/精神症状的发生与术后镇痛不够有关,注意评估患者的症状是继发于手术后疼痛还是其他。

4. 术后一些糖皮质激素等药物的使用也可能引起心理/精神症状。这些症状可在治疗时产生,也可能出现在撤药的时候,或可能是药物间相互作用的结果。镇痛药、镇静药、抗惊厥药、麻醉药、精神药物及抗胆碱药通常是与精神障碍相关的药物组。

5. 部分患者在术前即有认知功能障碍,即使轻微的认知功能障碍对患者每个心理/精神症状的评估都至关重要,识别患者是原发的精神障碍还是继发于手术的心理/精神症状是极有必要的。

6. 评估患者是否有诸如自杀等消极观念。对于向医护人员或家属直接表达自杀意念的患者,及时给予患者心理治疗是必需的。但有部分患者以消极对待治疗甚至抵触而间接表达自己对病情的悲观失望,仔细评估患者的抑郁程度并及时采取心理干预以避免可能的悲剧发生。

（二）机体和中枢神经系统的检查

精神/心身医学科会诊医生进行联络会诊时,应回顾体检内容并着重于中枢神经系统的检查,特别是对躯体化不适主诉的患者,排除器质性病因极为重要。

（三）精神状态的检查

即使申请联络会诊的医生已经注明了患者的心理/精神症状,作为联络会诊医生,给患者重新进行全面的精神专科检查仍然非常有必要。全面的精神科检查可以更好地识别症状,而且有利于发现患者隐藏的未能被非精神科医生识别的其他心理/精神症状。在进行精神状态检查的同时可以评估患者的认知功能、社会功能以及对疾病的理解程度。

（四）诊断

依据精神疾病诊断和统计手册第5版（diagnostic and statistical manual of mental disorders-5, DSM-5）和国际疾病分类手册第10版（international classification of diseases-10, ICD-10）对患者进行规范而全面的诊断,避免使用疾病缩写或使用精神科的"行话"让非精神科医生不知所云。

二、治疗

治疗分为心理治疗和药物治疗,对患者采取何种治疗方案,是以心理或药物治疗为主还是两种并重均需遵循个体化的治疗原则,应考虑患者既往的社会文化背景、个性心理特征及经济状况,处于手术不同期的患者考虑的因素也不同,术前的患者需考虑即将手术的部位、拟采取的麻醉方式、术后患者应考虑手术本身给患者带来的利弊,重点在如何促进患者机体功能和社会功能的康复,如何增加患者对手术的满意度,缩短住院时间,从而达到生理和心理上快速康复的治疗目标。

(一)心理干预

心理治疗在围手术期患者的治疗中具有一定的作用。有研究认为术前心理干预至少有益于患者术后疼痛的缓解、行为能力的康复、负性情绪的缓解以及缩短住院时间这四方面中的1~2个方面。Johnston 于 1993 年推荐了 7 种被证明有效的心理干预技术,而 2016 年于国外发表的一个 Meta 分析,纳入了 105 项研究共 10 302 位患者,再次证明这几项心理干预技术有效:程序告知(procedural information)、感觉告知(sensory information)、行为指令(behavioural instruction)、认知干预(cognitive interventions)、放松技巧(relaxation techniques)、催眠(hypnosis)及重点情感干预(emotion focused interventions)。

程序告知指的是告知患者整个手术流程,什么时候会发生什么,为什么会发生,这种告知并不是简单地播放视频或朗读条例,而是通过心理学的技巧让患者清晰地明白整个手术过程,清楚地明白自己将要面对和要经历什么。

感觉告知指的是客观地告知患者在整个手术过程中可能经历的感觉,也就是说,可能会感觉到什么,如疼痛的程度、可能发生的部位,以及与此可能相关联的感觉,如味觉、嗅觉等,非常重要的是告知的过程中一定要保持客观,用心理学技巧帮助患者清楚地明白手术后的一些感觉是与手术一起客观存在的。

行为指令是指告知患者如何做有助于手术流程顺利进行的行为,以及做什么样的行为有助于术后的康复。如在术前教患者如何使用手术器材和设备,教会患者如何使用镇痛泵。

认知干预注重的是改变个体的思维,特别是对手术的负性思维。认知干预包括认知重建和转移注意力。认知重建指的是树立一个不同的观点帮助一个正性或中立的思维形成而不是负性的思维,比如说和患者共同关注的是手术的成功率而不是把注意力放在手术失败的比例。也可以用转移注意力的方法,让患者不再注重手术的本身。

放松技巧定义为"通过系统地作用于机体和思维的技巧以降低交感神经系统的兴奋性,最终达到肌肉和感觉系统的放松"。放松技巧能在手术前降低个体的紧张和焦虑,包括递进的肌肉放松训练,即每一肌肉群紧张与放松交替进行;单纯的肌肉放松,每一肌肉群按顺序放松;呼吸技巧,如练习用膈肌呼吸及引导想象,如想象一些愉快的、令人放松的情景。

催眠于 2015 年被美国精神科协会定义为"个体由催眠师引导对改变自己的体验、感觉、知觉、感情、思维或行为的建议做出有效的回应"。一系列的技巧可用于催眠,比如诱导放松。

重点情感干预注重于帮助患者管理好自己的情绪或情感。以情感为中心的干预包括帮助患者具备讨论、表达及接受自己情绪或情感的能力;帮助患者将情绪或情感情景化,即将情绪或情感放入一些情景中,如生活、关系及既往的经验;以及理解自己的情绪或情感,给自己的感情定义。需指出的是,情感干预是帮助患者管理自己的情绪或情感,用合适的方式去表达而不是改变,改变属于"认知干预"的范畴。

在心理干预中需要注意的是必须采取个体化的原则,选用的心理干预技术应与对患者的评估有关,有选择性地采用对患者症状针对性强的技术才能做到有的放矢。上述几项心理干预对患者的影响各有侧重,程序告知可以通过帮助患者明白当他们接受手术时要经历哪些步骤,从而有效地降低患者的焦虑,降低患者对手术的不确定性的焦虑,帮助患者明白经历的过程是医院关于手术必须完成的程序。同样的感觉告知也可以通过缩小患者担心的感觉与实际发生的感觉的差距来降低患者术后的焦虑。比如,当患者在术后出现的疼痛不适的部位、性质及程度与患者术前预期的一样,患者可以理解这些不适是手术本身伴随的症状而不是因为手术不成功。认知干预通过改变患者的负性思维或通过转移注意力而降低患者的负性情绪。重点情感干预直接针对患者的情感问题,适用于不能很好管理个体情绪 / 情感的患者。放松训练和催眠可以使个体身心放松,有助于转移患者的注意力,能够同时降低患者的负性情感和负性思维。之前有报道指出,负性情感和负性思维可以影响伤口的愈合并放大疼痛的感觉。最后,行为告知直接影响患者的行为,这些行为对外科手术过程的顺利实施以及尽快康复非常重要。比如,教会患者如何正确并有效地使用镇痛泵、或者一些有助于患者尽快恢复到术前状态的设备。

术后心理干预中被证明有效的有音乐疗法,另外可以尝试使用正念疗法。之前提到的使用于术前的心理干预技巧可以视患者的病情而选择是否继续应用。

音乐疗法作为一种相对安全、无创、经济、对治疗师要求相对较低、易于操作的心理干预手段,用于手术患者术后康复由来已久,其历史可以追溯到 1914 年,但一直缺乏循证学的依据。2015 年发表在柳叶刀(Lancet)杂志上的一篇文章,对此进行了系统性的 Meta 分析,这篇文章共收录了 72 个使用音乐疗法作为干预手段的随机对照研究,每个研究纳入的患者20~458 例不等。分析结果表明,音乐疗法的确有助于缓解患者的术后疼痛以及焦虑、减少患者对麻醉泵的需求,但对是否有利于缩短住院时间没有做出研究。音乐疗法如何有益于患者术后康复的机制不明,现代关于疼痛的理论认为疼痛是由生理和心理因素两方面共同决定的,听音乐这一认知过程可能可以转移机体对疼痛的注意力和减低不愉快的感觉。选择使用哪种音乐和 / 或使用的间隔期和时间长短同样要符合个体化的原则。

正念疗法源自佛教修行的冥想,在与当代心理学的结合过程中,形成了一系列正念干预疗法。正念疗法在这些干预疗法中通常被定义为"通过有意识地觉察当下,并对每时每刻所觉察的体验不加评判地接受,从而产生的一种觉察力"。有临床心理学家把正念和相关的治疗方法,称为继行为治疗和认知行为治疗后认知心理治疗的第三次浪潮。有研究表明,正念干预能够改善情绪反应,调整思维和自主行为,有助于睡眠。一项将正念疗法用于移植术后患者的研究表明,正念疗法有助于减轻患者移植术后不愉快的情绪反应,正念疗法还有助于适当地减轻患者的失眠。但是,正念疗法问世仅 40 余年的历史,尚缺乏大量的用于术后快速康复的循证学依据。

（二）药物干预

1. 药物治疗的基本原则

（1）明确躯体和精神障碍的诊断，充分评估焦虑抑郁障碍药物治疗的必要性和安全性。

（2）精神药物治疗的选择必须考虑患者的年龄、所患躯体疾病的性质、严重程度、症状特点、患者对精神药物的耐受性、选择偏好以及药物费用负担等因素。

（3）药物治疗前向患者和家人介绍药物性质、作用、起效时间、疗程以及可能发生的不良反应及对策。

（4）药物宜小剂量开始逐步递增，躯体状况较差的患者初始剂量更小，往往是药物推荐起始剂量的 1/2~1/4，治疗尽可能采用最小的有效量，使不良反应减至最少，以提高服药依从性和安全性。

（5）抗抑郁药物优先选择安全性高、抗焦虑抗抑郁疗效确切的，选择性 5-HT 再摄取抑制剂、选择性 5-HT 和 NE 再摄取抑制剂、NE 和特异性 5-HT 能抗抑郁药、5-HT 受体拮抗和再摄取抑制剂、选择性 5-HT1A 受体激动剂以及其他药物，如氟哌噻吨美利曲辛等。抗精神病药物则优先选择第二代抗精神病药。

（6）治疗早期可以酌情联用苯二氮䓬类药物，有助于快速控制焦虑、改善睡眠、减少抗抑郁药物的不良反应，但持续用药不宜超过 4 周。

（7）治疗期间应密切观察病情变化，及时调整药物剂量，尤其要注意与躯体疾病治疗药物间的相互作用，及时处理药物不良反应。当心理干预效果不佳，或患者症状急需控制时，应权衡利弊后当机立断选用药物干预，药物干预的原则是对症治疗，个体化的原则非常重要。

2. 药物种类

（1）依据作用受体的不同助眠药分为非苯二氮䓬类助眠药和苯二氮䓬类助眠药。

1）非苯二氮䓬类助眠药（nonbenzodiazepine drugs，non-BZDs）：这类药物有唑吡坦和佐匹克隆等，该类药物通过高度选择作用于机体的 GABA 的 α1 受体，仅帮助睡眠，对机体无肌松作用，故有助于患者快速入睡，相对苯二氮䓬类对呼吸的影响较小，但对焦虑引起失眠的患者效果不如苯二氮䓬类。①唑吡坦：躯体健康成人睡前服 5~10mg，大多数患者能在服药后 30 分钟内入睡，其对正常睡眠的结构破坏少，精神运动性和记忆损害小，停药时反跳性失眠和撤药症状少；②佐匹克隆：成人睡前服 7.5mg，呼吸功能不全者睡前服 3.75mg。

2）苯二氮䓬类（benzodiazepine drugs，BZDs）：这类药物有阿普唑仑、艾司唑仑、地西泮、硝西泮、劳拉西泮及奥拉西泮等，因作用于 GABA 的 α1、2、3 及 5 受体，对机体有肌松及帮助睡眠的作用，可以用于缓解焦虑及帮助睡眠，但这类药物的肌松作用限制了药物在有呼吸困难的患者中使用。谵妄状态避免使用苯二氮䓬类药物，后者使患者大脑皮质功能进一步抑制，加重意识障碍。该类药物没有特殊的心血管不良反应，但其使用后焦虑水平降低，从而交感系统兴奋性降低，心率减慢，心肌兴奋性下降。这些 BZDs 可以缩短失眠者的睡眠潜伏期、增加总睡眠时间,不良反应包括日间困倦、头昏、肌张力减退、跌倒及认知功能减退等。老年患者用药时尤须注意药物的肌松作用和跌倒风险。使用中 - 短效 BZDs 治疗失眠时有可能引起反跳性失眠。持续使用 BZDs 后,在停药时可能会出现戒断症状。对于有物质滥用史的失眠患者需要考虑到潜在的药物滥用风险。BZDs 禁用于妊娠或泌乳期的妇女、肝肾功能损害者、阻塞性睡眠呼吸暂停综合征患者以及重度通气功能缺损者。常用镇静催眠药物的用法用量和主要适应证见表 7-3-1。

表 7-3-1　常用镇静催眠药物的用法用量和主要适应证

药物	半衰期	成年人用法用量	主要适应证
地西泮	20~50h	5~10mg,睡前口服	入睡困难或睡眠维持障碍
艾司唑仑	10~24h	1~2mg,睡前口服	入睡困难或睡眠维持障碍
阿普唑仑	12~15h	0.4~0.8mg,睡前口服	入睡困难或睡眠维持障碍
劳拉西泮	10~20h	1~4mg,睡前口服	入睡困难或睡眠维持障碍
唑吡坦	0.7~3.5h	10mg,睡前口服	入睡困难或睡眠维持障碍
佐匹克隆	约 5h	7.5mg,睡前口服	入睡困难或睡眠维持障碍
右佐匹克隆	4~6h	1~3mg,睡前口服	入睡困难或睡眠维持障碍

注:主要参考中华医学会神经病学分会《中国成人失眠诊断与治疗指南》(2012)

(2)抗抑郁药:5- 羟色胺(5-hydroxytryptamine,5-HT)再摄取抑制剂、5-HT 和去甲肾上腺素(norepinephrine,NE)再摄取抑制剂,这两者为抗抑郁药,其中几种也可用于焦虑症的治疗。前者的代表药物有氟西汀、帕罗西汀、西酞普兰、艾司西酞普兰、氟伏沙明及舍曲林,后者的代表药物有度洛西汀和文拉法辛。此外,还有 SARIs(即 SARI 类药物,serotonin antagonist and reuptake inhibitors)为 5-HT 阻滞和再摄取抑制剂和 NaSSAs(即 NaSSA 类药物,noradrenergic and specific serotonergic antidepressants)被称为 NE 能和特异性 5-HT 能抗抑郁药,代表药分别为曲唑酮和米氮平。

SSRIs(即 SSRI 类药物,selective serotonin reuptake inhibitors):为选择性 5-HT 再摄取抑制剂,是近年临床上广泛应用的抗抑郁药,具有疗效好,不良反应少,耐受性好,服用方便等特点。主要有氟西汀、帕罗西汀、舍曲林、氟伏沙明、西酞普兰及艾司西酞普兰。

1)代谢及药理作用:5-HT 再摄取抑制类药物口服吸收好,不受进食影响,与血浆蛋白结合高,$t_{1/2}$ 约 20 小时(氟西汀的去甲基代谢物长达 7~15 天),主要经肾脏,少数从粪便排出。

2)适应证:各种类型和不同严重程度的抑郁障碍。

3)禁忌证:①对 SSRIs 类过敏者;②严重心、肝及肾病慎用;③禁止与 MAOIs、氯咪帕明及色氨酸联用;④慎与锂盐、抗心律失常药及降糖药联用。SSRIs 镇静作用较轻,可白天服药,如出现嗜睡乏力可改在晚上服,为减轻胃肠刺激,通常在早餐后服药。年老体弱者宜从半量或 1/4 量开始,酌情缓慢加量。

4）用法和剂量：5-HT 再摄取抑制剂类药物的常用剂量及用法见表 7-3-2。若患者对一种 SSRI 无效或不能耐受，可换用另一种 SSRI 治疗。

表 7-3-2　常用抗抑郁药物的分类和制剂范围

分类与药名	起始剂量（mg/d）	剂量范围（mg/d）
选择性 5- 羟色胺再摄取抑制剂（SSRIs）		
氟西汀（fluoxetine）	20	20~60
帕罗西汀（paroxetine）	20	20~60
舍曲林（sertraline）	50	50~200
氟伏沙明（fluvoxamine）	50~100	100~300
西酞普兰（citalopram）	20	20~60
艾司西酞普兰（escitalopram）	10	10~20
5- 羟色胺和去甲肾上腺素再摄取抑制剂（SNRIs）		
文拉法辛（venlafaxine）	37.5~75	75~375
度洛西汀（duloxetine）	60	60~120
去甲肾上腺素和多巴胺再摄取抑制剂（NDRIs）		
安非他酮（bupropion）	150	300~450
选择性去甲肾上腺素再摄取抑制剂（NRIs）		
瑞波西汀（reboxetine）	4	8~12
5- 羟色胺阻滞和再摄取抑制剂（SARIs）		
曲唑酮（trazodone）	150	150~300
α- 肾上腺素受体阻滞剂		
米安色林（mianserine）	30	30~90
米氮平（mirtazapine，NaSSA）	15	15~45
褪黑素受体激动剂		
阿戈美拉汀（agomelatine）	25	25~50
三环类抗抑郁药（TCAs）		
丙米嗪（imipramine）	25~50	100~300
氯米帕明（cClomipramine）	25~50	100~300
阿米替林（amitriptyline）	25~50	100~300
多塞平（doxepin）	25~50	100~300
马普替林（maprotiline）	75	100~225
单胺氧化酶抑制剂（MAOIs）		
吗氯贝胺（moclobemide）	150	300~600

注：主要参考美国精神病学会 *practice guideline for the treatment of patients with major depressive disorder，third edition*（2010）

5）不良反应：①神经系统，头疼、头晕、焦虑、紧张、失眠、乏力、困倦、口干、多汗、震颤及痉挛发作。少见的严重神经系统不良反应为：中枢 5- 羟色胺综合征，这是一种 5-HT 受体活动过度的状态，主要发生在 SSRIs 与单胺氧化酶抑制剂合用。由于 SSRIs 抑制 5-HT 再摄取，单胺氧化酶抑制剂抑制 5-HT 降解，两者对 5-HT 系统具有激动作用，两者合用可出现腹痛、腹泻、出汗、发热、心动过速、血压升高、意识改变（谵妄）、肌阵挛、动作增多、激惹、敌对及情绪改变。严重者可导致高热、休克，甚至死亡。因此，SSRIs 禁与单胺氧化酶抑制剂类药物及其他 5-HT 激活药合用。②胃肠道，较常见恶心、呕吐、厌食、腹泻及便秘等。③过敏反应，如皮疹。④性功能障碍，阳痿、射精延缓及快感缺失等。⑤其他，罕见的有低钠血症，白细胞减少。

6）药物相互作用：①置换作用，SSRIs 蛋白结合率高，如与其他蛋白结合率高的药联用，可能出现置换作用，使血浆中游离型药浓度升高，药物作用增强，特别是治疗指数低的药如华法林、洋地黄毒苷，应特别注意。②诱导或抑制 CYP（P450）酶，CYP（P450）酶诱导剂如苯妥英，将增加 SSRIs 类药物的清除率，降低 SSRIs 类药物的血药浓度，影响疗效；而抑制剂，会降低 SSRIs 类药物的清除率，使 SSRIs 类药物的血浓度升高，导致毒副作用（表 7-3-3）。

表 7-3-3　可能与 SSRIs 类抗抑郁药相互作用的药物

CYPIA2	CPY2D6	CPY3A3/4	CYP2C19
氨茶碱	去甲米帕明	阿普唑仑	苯妥英
米帕明	利培酮	三唑仑	地西泮
咖啡因	酚噻嗪类	红霉素	环已烯巴比妥
非那西汀	氟哌啶醇	硝苯地平	米帕明
华法林	可待因	皮质醇类	非那西汀
酚噻嗪类	普洛奈尔	环孢素（抗排斥反应）	华法林
	奎尼丁	阿司咪唑（抗组胺药）	普罗奈尔
		酮康唑（抗真菌药）	TCAs

SNRIs（即 SNRI 类药物，serotonin and norepinephrine reuptake inhibitors）：为 5-HT 及 NE 再摄取抑制剂。主要有文拉法辛（venlafaxine）、度洛西汀（duloxetine）。

文拉法辛（venlafaxine）：①代谢及药理作用，文拉法辛口服易吸收，蛋白结合率低仅 27%，因而不会引起与蛋白结合率高药物之间置换作用。快速释放剂型半衰期短，为 4~5 小时，故应分次服用；但缓释剂型每天服药一次。文拉法辛和其代谢产物主要经肾脏排泄。对肝药酶 P4502D6 抑制作用小，提示药物相互作用可能性较少。文拉法辛不抑制单胺氧化酶 A（MAO-A）或者单胺氧化酶 B（MAO-B）活性，体外研究认为，对毒蕈碱样胆碱受体和组胺 H 受体以及 α- 肾上腺素受体的亲和力均较低或无。无明显的抗胆碱能作用和过度镇静等不良反应。②适应证，主要为抑郁症、伴焦虑症状的抑郁障碍及广泛性焦虑症。③禁忌证，无特殊禁忌证，严重肝、肾疾病，高血压，癫痫患者应慎用。禁与 MAOIs 和其他 5-HT 激活药联用,避免出现中枢 5- 羟色胺综合征。④用法和剂量,最小有效剂量 75mg/d,治疗剂量为 75~300mg/d,一般为 150~200mg/d,快速释放剂型分 2~3 次服;缓释胶囊每粒 75~150mg,有效剂量 75~300mg/d,日服 1 次。⑤不良反应,文拉法辛安全性好,不良反应少,常见不良反应有恶心、口干、出汗、乏力、焦虑、震颤、阳痿及射精障碍。不良反应的发生与剂量有关,大剂量时血压可能轻度升高。

SARIs(即 SARI 类药物,serotonin antagonist and reuptake inhibitors) 为 5-HT 阻滞和再摄取抑制剂,主要有曲唑酮。作用机制是阻断 5-HT2A 受体,抑制 5-HT 和轻微地抑制 NE 的再摄取。

曲唑酮(trazodone):①代谢及药理作用,口服吸收好,约 1 小时达峰,蛋白结合 89%~95%,$t_{1/2}$ 为 5~9 小时,老人为 11.6 小时,4 天内达稳态,主要经尿排泄。②适应证,各种轻、中度抑郁障碍,重度抑郁效果稍逊;因有镇静作用,适用于伴焦虑、失眠的轻及中度抑郁。③禁忌证,低血压、室性心律失常。④剂量和用法,起始剂量为 50~100mg,每晚 1 次,每隔 3~4 日增加 50mg,常用剂量 150~300mg/d,分 2 次服。⑤不良反应,常见者为头疼、镇静、直立性低血压(进餐时同时服药可减轻)、口干、恶心、呕吐及无力,少数可能引起阴茎异常勃起。盐酸曲唑酮和全麻药的相互作用了解甚少,因而在择期手术前,盐酸曲唑酮应在临床许可的情况下尽早停用。⑥药物相互作用,可加强中枢抑制剂,包括酒精的抑制作用,也不宜和降压药联用,和其他 5-HT 能药联用可能引起 5-HT 综合征,禁与 MAOIs 联用。

NaSSAs(即 NaSSA 类药物,noradrenergic and specific serotonergic antidepressants) 被称为 NE 能和特异性 5-HT 能抗抑郁药,是近年开发的具有 NE 和 5-HT 双重作用机制的新型抗抑郁药。

米氮平(mirtazapine):①代谢及药理作用,口服吸收快,不受食物影响,达峰时间 2 小时,半衰期平均为 20~40 小时,蛋白结合率 85%。主要代谢是在肝脏脱甲基和羟化过程,然后与葡糖醛酸酯产生结合反应。主要代谢产物是去甲基米氮平,其药理活性很弱,血浆浓度也低于原药。主要由尿和粪便排出。米氮平阻断 α2 自身受体后,促进去甲肾上腺素的释放,因而增加了去甲肾上腺素能神经传导。另外,此药还阻断去甲肾上腺素对 5-HT 释放的抑制作用,促进了 5-HT 的释放。对 H 受体的亲和力高,有镇静作用;同时对外周去甲肾上腺素能神经元突触 α2 受体的中等程度的拮抗作用,与引起的直立性低血压有关;而抗胆碱能作用小。②适应证,各种抑郁障碍,尤其适用于重度抑郁和明显焦虑,激越及失眠的抑郁患者。③禁忌证,严重心、肝、肾病及白细胞计数偏低的患者慎用。不宜与乙醇、地西泮及其他抗抑郁药联用。禁与 MAOIs 和其他 5-HT 激活药联用,避免出现中枢 5- 羟色胺综合征。④用法和剂量,开始 3.75~7.5mg 睡前服,渐增至 30mg/d,必要时可增至 45mg/d,日服 1 次,晚上服用。⑤不良反应,本药耐受性好,无明显抗胆碱能作用和胃肠道症状,对性功能几乎没有影响。常见不良反应为镇静、嗜睡、头晕、疲乏、食欲及体重增加。

（3）抗精神病药:患者存在有精神病性症状时,可以考虑使用抗精神病药。二代抗精神病药具有锥体外系不良反应小等特点,故目前临床上推荐首选二代抗精神病药,代表药物有奥氮平、喹硫平、阿立哌唑及利培酮等,一代抗精神病药中的氟哌啶醇针剂,方便用于不配合服药的患者以及镇静作用强、起效快等特点。

对于生命体征平稳的患者,针对伴发的精神症状,可选用副作用较小的抗精神病药物,如小剂量奥氮平片(5~20mg/d,起始剂量 2.5mg/d)、喹硫平片(100~400mg/d,起始剂量 12.5mg)口服。对于以幻觉妄想为主的精神症状,也可选用利培酮、阿立哌唑或齐拉西酮,均需要自小剂量开始,逐渐缓慢加量,治疗剂量不宜过大,同时需要密切观察病情变化,以防由于药物的不良反应而掩盖原发病的病情。值得注意的是,此类药物会诱发癫痫发作。

通常谵妄患者有精神症状,如不协调性精神运动性兴奋、感知障碍及妄想等。由于谵妄患者脑内多巴胺能活动增强、乙酰胆碱能活动降低,而抗精神病药能阻断多巴胺 D2 受体,后者又与增加乙酰胆碱释放相关联,这成为抗精神病药用于治疗急性谵妄的药理学基础。氟哌啶醇较少引起嗜睡和低血压,而且起效快,能快速控制患者的精神运动性兴奋、躁动症状,可列为首选,常用剂量为氟哌啶醇针剂 5~10mg 肌注。同时,应尽量小剂量、短疗程治疗。最好不要使用苯二氮䓬类药物,因为这类药物会加重意识障碍,甚至抑制呼吸,并加重认知损害。对于老人、儿童及妊娠妇女要慎重用药。

抗精神病药的心血管系统不良反应主要是直立性低血压和 Q-T 间期延长。直立性低血压主要在低效价抗精神病药中出现。Q-T 间期延长需高度注意,因其是极度危险的尖端扭转型心动过速的危险因素。Q-T 间期延长的危险因素包括年龄大于 65 岁、女性、心血管疾病史、心动过缓、低钾血症及低镁血症等。抗精神病药中,甲硫哒嗪和齐拉西酮致 Q-T 间期延长的风险最高;静脉高剂量使用氟哌啶醇也可引起 Q-T 间期延长;最近其他新型抗精神病药如喹硫平、利培酮、奥氮平及氯氮平中也有报道,但没有证据显示其会导致猝死。因此,在心血管疾病患者中,对于 Q-T 间期延长的高风险患者,使用抗精神病药前和过程中需心电图监测 Q-T 间期,对药物代谢有改变的患者减缓药物加量过程,并注意监测患者电解质水平。

常用抗精神病药长期治疗推荐的(口服)给药剂量见表 7-3-4。

表 7-3-4 常用抗精神病药长期治疗推荐的(口服)给药剂量

抗精神病药	起始剂量 (mg/d)	服药 次数[1]	首发患者 给药剂量 (mg/d)	反复发作患者给药 剂量(mg/d)	最大剂量 (mg/d)[2]
第二代抗精神病药					
氨磺必利(amisulpride)	100~200	(1)~2	100~300	400~800	1 200
阿立哌唑(aripiprazole)	5~10	1	15~(30)	15~30	30
阿塞那平(asenapine)[3]	5	1	5~10	5~20	20
氯氮平(clozapine)	25	2(4)	100~250	300~800	900
伊潘立酮(iloperidone)[3]	1~2	2	4~16	4~24	32

续表

抗精神病药	起始剂量（mg/d）	服药次数[①]	首发患者给药剂量（mg/d）	反复发作患者给药剂量（mg/d）	最大剂量（mg/d）[②]
鲁拉西酮（lurasidone）[③]	20~40	1	40~80	40~120	120
奥氮平（olanzapine）	5~10	1	5~20	5~20	30
帕利培酮（paliperidone）[③]	3~6	1	3~9	3~12	12
喹硫平（quetiapineIR/XR）	50~100	2/1	300~600	400~750	750
舍吲哚（sertindole）	4	1	12~20	12~24	24
利培酮（risperidone）	1~2	1~2	1~4	3~10	16
齐拉西（ziprasidone）	40~80	2	40~120	80~160	160
佐替平（zotepine）	25~50	2（4）	50~150	100~250	450
第一代抗精神病药					
氯丙嗪（chlorpromazine）	50~150	2~4	300~500	300~1 000	1 000
氟奋乃静（fluphenazine）	4~10	2~3	2.40~10	10~20	20~（40）
三氟噻吨（flupenthixol）	2~10	1~3	2~10	10~20	60
氟哌啶醇（haloperidol）	2~8	（1）~2	1~4	3~15	100
奋乃静（perphenazine）	4~12	1~3	6~36	12~42	56
哌咪清（pimozide）	1~4	2	1~4	2~12	16
氟哌噻吨（zuclopenthixol）	2~50	1~3	2~10	25~50	75

注：主要参考中华医学会《精神分裂症防治指南第二版》（2015）①推荐的每日服药次数，每日1次=1，每日2次=2等。②许多国家批准的最大剂量在不同国家有所不同。在临床实践中，一些第一代和第二代抗精神病药在没有充分循证依据下甚至超剂量使用。在长期治疗中更是如此。增加剂量可能导致更多的不良反应，继而可能会降低患者的依从性。③这些抗精神病药物尚未在首发精神分裂症患者中开展研究。

第一代常用抗精神病药：氟哌啶醇（haloperidol），口服易吸收，生物利用度为40%~70%，92%与血浆蛋白结合，口服后3~5小时达血浆峰浓度，连续给药1周达稳态浓度。主要在肝脏代谢。氟哌啶醇属于高效价抗精神病药，是目前对D2受体选择性最强的阻断剂。对阳性症状疗效肯定。肌内注射对兴奋、激越、躁狂症状及行为障碍效果较好，对阴性症状及伴发的抑郁症状疗效不肯定。有效治疗剂量为6~20mg/d，维持治疗量以2~6mg/d为宜。主要的不良反应为锥体外系不良反应。对躯体器官系统影响较小。但可引发心脏传导阻滞，有猝死病例报告。

第二代常用抗精神病药：奥氮平（olanzapine），为氯氮平的衍生物，目前有普通片剂、口崩片及长效针剂（国内未上市，见长效非典型抗精神病药）等多种剂型。口服后5小时达血浆峰浓度，半衰期为31小时（21~54小时），可以每日1次用药。食物不影响奥氮平的吸收。93%的药物呈蛋白结合形式，在肝脏经CYPIA2、CYP2D6代谢。老年人半衰期延长，主要由尿及粪便排出。奥氮平为多受体作用药物,特异地阻断 5-HT2A、D2 及 D1 和 D4 受体,另外还阻断毒蕈碱样胆碱能受体(M1)、H1、5-HT2A、5-HT3 及 α1 受体。奥氮平的药理特性与氯氮平相似,但基本上没有氯氮平所致粒细胞缺乏症的不良反应。主要的不良反应为短暂的镇静、直立性低血压,体重增加不良反应明显,EPS 的危险较低,有恶性综合征、暂时性催乳素升高的个案报告。奥氮平常用治疗剂量:5~20mg/d,高剂量可达 30mg/d。

喹硫平(quetiapine)的分子结构接近于氯氮平和奋乃静,有速释和缓释等剂型。口服后 1~1.5 小时达峰浓度,血浆蛋白结合率为 83%。消除半衰期 6.9 小时,服药后 48 小时达稳态浓度。喹硫平有多种代谢途径,大部分为无活性代谢产物。老年和肝肾功能损害的患者,药物清除率减低,需要降低剂量 30%~50%。喹硫平对 $5-HT_2$、H_1、$5-HT_6$、α1 和 α2 受体有很高的亲和性,与 D2 受体有中度亲和性,对 D1 受体有很低亲和性,对 M1 和 D4 受体有极低亲和性。该药引发 EPS 的危险性较小,但可引起催乳素浓度的暂时升高。喹硫平的治疗剂量 300~750mg/d,应每日两次给药,饭前饭后均可,成人的起始剂量应为 50mg/d,老年人减半。CYP3A4 是喹硫平的主要代谢途径,如果合并使用影响该同工酶活性的药物,需要调整喹硫平的剂量。不良反应:主要是嗜睡、头晕及直立性低血压。此外喹硫平可引起甲状腺激素水平轻度降低,不伴有促甲状腺激素水平升高,这些改变均没有临床意义。对心血管系统无明显影响,偶尔出现 QTc 间期延长(表 7-3-5)。

表 7-3-5　心境稳定剂

名称	日剂量(mg/d)	主要不良反应	说明
常用心境稳定剂			
锂盐	600~2 000	震颤、恶心、共济失调、尿频、尿崩症、痤疮、甲状腺功能减退、体重增加、水肿、良性白细胞增加	血锂浓度维持在 0.8~1.2mmol/L,妊娠妇女禁用,排钠利尿剂及大量出汗可增加锂盐的毒性,严重锂中毒可引起昏迷和死亡
丙戊酸盐	400~1 200	恶心、呕吐、镇静、头痛(逐渐产生耐受)、胰腺炎(少见)、肝损害(少见)	肝肾疾病患者慎用,监测肝功能,治疗血药浓度为 50~100μg/ml
卡马西平	500~1 200	粒细胞减少症,再生障碍性贫血(少见),眩晕,共济失调,瘙痒	治疗血药浓度为 8~12μg/ml,应监测肝脏、血常规及心脏情况,本身有酶诱导和抑制作用,有多种药物相互作用
候选心境稳定剂			
拉莫三嗪	50~500	有镇静、眩晕、震颤、严重皮疹,Stevens-Johnsom 综合征(少见)	小剂量开始缓慢加量,丙戊酸可增加本药浓度,用于治疗难治性抑郁和快速循环发作
托吡酯	25~400	镇静,认知损害,体重减轻	在其他药物引起体重增加不良反应时常作为辅助用药

续表

名称	日剂量（mg/d）	主要不良反应	说明
加巴喷丁	800~2 400	易耐受，有镇静，眩晕，体重增加	可用于疼痛，焦虑，失眠
氯氮平	50~400	镇静、抗胆碱作用、体重增加、诱发癫痫、粒细胞缺乏症及引起 2 型糖尿病	定期监测血常规，肝功能
奥氮平	5~20	体重增加，引起 2 型糖尿病及血脂增高	
利培酮	2~4	锥体外系症状、血催乳素水平增高、镇静及头晕等	
喹硫平	300~700	嗜睡、头晕及直立性低血压	

注：主要参考中华医学会精神病学分会《双相障碍防治指南》（2007）

3. 药物治疗的临床选择

（1）睡眠障碍的治疗建议：药物治疗的具体建议，药物治疗的关键在于把握获益与风险的平衡。在选择干预药物时需要考虑症状的针对性、既往用药反应、患者一般状况、当前用药的相互作用、药物不良反应以及现患的其他疾病。在遵循治疗原则的同时还需兼顾个体化原则。

1）给药方式：BZRAs 一般在夜间睡前给药，每晚服用 1 次，称之为药物连续治疗。对于慢性失眠患者，从安全角度和服药的依从性方面考虑，提倡 non-BZDs 药物间歇治疗，即每周选择数晚服药而不是连续每晚用药。间歇治疗具体间隔的频次尚无定论，推荐间歇给药的频率为每周 3~5 次。至于具体哪一晚给药更合适，基于唑吡坦的临床试验结果认为，应由患者根据睡眠需求"按需"服用（Ⅱ级推荐）。"按需"的具体决策可参考如下标准：①预期入睡困难时，于上床睡眠前 5~10 分钟服用；②根据夜间睡眠的需求，于上床后 30 分钟仍不能入睡时服用；③夜间醒来无法再次入睡，且距预期起床时间大于 5 小时，可以服用，但仅适合使用短半衰期药物；④根据白天活动的需求，如次日有重要工作或事务时，于睡前服用，具有催眠作用的抗抑郁药物和褪黑素受体激动剂于睡前服用。由于药理学机制不同，抗抑郁药一般不采用间歇给药或按需用药的方式。褪黑素受体激动剂是否可以间歇给药或按需服用有待进一步研究。

2）疗程：失眠的药物治疗时程没有明确规定，应根据患者情况调整剂量和维持时间。小于 4 周的药物干预可选择连续治疗，超过 4 周的药物干预需重新评估，必要时变更干预方案或者根据患者睡眠改善状况适时采用间歇治疗，属于Ⅱ级推荐。

3）变更药物：换药指征包括：①推荐的治疗剂量无效；②产生耐受性；③不良反应严重；④与治疗其他疾病的药物有相互作用；⑤使用超过 6 个月；⑥高危人群，如有成瘾史的患者。

4）终止治疗：当患者感觉能够自我控制睡眠时，可考虑逐渐停药。如失眠与其他疾病，如抑郁障碍等，或生活事件相关，当病因去除后，也应考虑停用镇静催眠药物。推荐的停药原则：①避免突然终止药物治疗，减少失眠反弹（Ⅱ级推荐）；②停药应逐步减停，有时需要数周至数月，如在停药过程中出现严重或持续的精神症状，应对患者进行重新评估（Ⅱ级推荐）；③常用的减量方法为逐步减少夜间用药量和 / 或变更连续治疗为间歇治疗（Ⅲ级推荐）。

5）药物治疗无效时的处理：部分失眠患者对药物治疗反应有限，或者是仅能获得一过性睡眠改善。此外，一些失眠患者同时罹患多种疾病，多种药物同时应用存在药物交互反应，干扰治疗效果。当规范的药物治疗无法获得满意效果时，推荐将认知行为干预作为添加或替代的治疗手段（Ⅰ级推荐）。

6）推荐的失眠药物治疗策略（5~8 可视为序贯方案）：①失眠继发于或伴发于其他疾病时，应同时治疗原发或伴发疾病。②药物治疗的同时应当帮助患者建立健康的睡眠习惯。③药物治疗开始后应监测并评估患者的治疗反应。长期、难治性失眠应在专科医生指导下用药。④如具备条件，应在药物干预的同时进行认知行为治疗（Ⅰ级推荐）；⑤原发性失眠首选短效 BZRAs，如唑吡坦、佐匹克隆、右佐匹克隆及扎来普隆（Ⅱ级推荐）；⑥如首选药物无效或无法依从，更换为另一种短 - 中效的 BZRAs 或者褪黑素受体激动剂（Ⅱ级推荐）；⑦添加具有镇静作用的抗抑郁药物，如多塞平、曲唑酮、米氮平或帕罗西汀等，尤其适用于伴随焦虑和抑郁症状的失眠患者（Ⅱ级推荐）；⑧BZRAs 或褪黑素受体激动剂可以与抗抑郁药联合应用（Ⅱ级推荐）；⑨老年患者推荐应用 non-BZDs 药物或褪黑素受体激动剂（Ⅱ级推荐）；⑩抗组胺药物、抗过敏药物以及其他辅助睡眠的非处方药不宜用于慢性失眠的治疗；⑪对于长期应用镇静催眠药物的慢性失眠患者，不提倡药物连续治疗，建议采用间歇治疗或按需治疗的服药方式，同时建议每 4 周进行 1 次评估（Ⅲ级推荐）。

（2）对抑郁症的治疗建议：伴有躯体疾病的抑郁障碍，其抑郁症状可为脑部疾病的症状之一，如脑卒中，尤其是左额叶、额颞侧的卒中；抑郁症状也可能是躯体疾病的一种心因性反应；也可能是躯体疾病诱发的抑郁障碍。躯体疾病与抑郁症状同时存在，相互影响。抑郁障碍常常会加重躯体疾病，甚至使躯体疾病恶化，导致死亡，如冠心病、脑卒中、肾病综合征、糖尿病及高血压等。躯体疾病也会引起抑郁症状的加重。故需有效地控制躯体疾病，并积极地治疗抑郁。但有研究提出围手术期使用此类药物与患者焦虑的改善关系不大，还有研究认为术后合并使用抗抑郁药会增加患者贫血及肺部疾病等并发症，延长患者的住院时间。

抑郁障碍的治疗可选用不良反应少，安全性高的 SSRIs 或 SNRIs 药物。药物均自小剂量开始，起始量可为一般剂量的 1/2 或 1/3，缓慢递增，随病因治疗症状好转时及时减量。如有肝肾功能障碍者，抗抑郁药的剂量不宜过大。若是躯体疾病伴发抑郁障碍，经治疗抑郁症状缓解，可考虑逐渐停用抗抑郁药。若是躯体疾病诱发的抑郁障碍，抑郁症状缓解后仍需继续治疗。对于伴有明显激越、强迫及精神病性症状的抑郁症的治疗可联系精神 / 心身医学科医生。

（3）对伴有精神病性临床症状群为主的患者的药物治疗建议：有精神病性症状的患者应使用抗精神病药控制精神症状。药物的选择应优先采用口服一种非典型抗精神病药，如利培酮、帕利培酮、奥氮平、喹硫平、齐拉西酮、阿立哌唑及氨磺必利,其次可考虑使用一种典型抗精神病药如氯丙嗪、氟哌啶醇、奋乃静或舒必利治疗。治疗个体化差异很大,应充分考虑患者的年龄、病情、一般身体状况而选取合适的起始剂量,以免因药物剂量过大导致过度的镇静作用而掩盖病情。通常应从小剂量起始,根据疗效和不良反应在数天内逐渐滴定至目标治疗剂量,在剂量调整的过程中随时评定疗效和安全性。有时为尽快控制病情,加药速度过快,因抗精神病药加药速度过快易出现多种不良反应,应事先向患者及家属告知可能出现的相关不良反应,以取得患者及家属的理解和配合。治疗药物达到目标治疗剂量后,应持续治疗观察,当躯体疾病有好转,可渐减药至停药,对脑部手术后持续存在精神病性症状的患者,可考虑长期小剂量维持治疗并转诊精神/心身医学医生。

(昆明医科大学第一附属医院 刘芳
昆明医科大学第二附属医院 曾勇)

第四节 案例

一、甲状腺功能亢进伴术前焦虑

(一)病例资料

1. 现病史 患者,女性,34岁,因"颈前包块10年,心慌、气短、怕热及易出汗半年"就诊。患者10年前体检发现甲状腺结节,未予重视。半年前出现心慌、气短、怕热、易出汗、性情急躁及容易发脾气。2天前来我院内分泌科就诊,诊断"单纯性甲状腺肿合并甲状腺功能亢进",预进行手术治疗。入院后患者紧张不安,烦躁,过度担心手术和身体健康,睡眠差、入睡困难、睡眠浅、多梦、易惊醒、因不适应病房环境,有时几乎彻夜难眠。食欲正常,近半年体重减轻5kg。

2. 既往史 胃溃疡病史2年。

3. 个人史 家中排行第二,有一个哥哥。幼年生长发育无异常。大学本科,教师,病前性格争强好胜,工作能力强,人际关系良好。末次月经2014年5月8日,月经量多,周期不规律。26岁结婚,夫妻关系和睦,育有一子,儿子及丈夫体健。否认烟酒等不良嗜好。

4. 家族史 否认两系三代精神障碍史。

5. 体格检查 T37.5℃,P109次/分,BP130/80mmHg,无突眼,甲状腺Ⅱ度肿大,结节状。心肺未见异常,未闻及心脏杂音。神经系统未查及阳性体征。

6. 实验室和辅助检查 T3、T4增高,TSH降低,TPOAb及TGAb阴性。心电图:窦性心动过速。甲状腺超声:双侧甲状腺结节,回声欠均匀。

7. 精神检查 意识清晰,时间、人物及地点定向正确,接触主动,问少答多,语速、语量适中。反复追问手术是否可缓解病情,过度担心身体健康,近1年因身体不适心情不佳,心烦意乱,工作能力下降,社会活动减少,引出中度焦虑情绪和轻度抑郁情绪,注意力、记忆力下降,反应稍迟钝,常识、理解力及抽象概括能力与文化水平相符,HAMA:21 分,HAMD:14 分,艾森克人格问卷(EPQ):P:45 分、E45 分、N60 分及 L16 分,MMPI:Pt、Hs、D 量表高分。

（二）诊疗经过

1. 初步诊断 ①焦虑状态;②单纯性甲状腺肿;③甲状腺功能亢进。

2. 治疗经过 术前给予普萘洛尔 10mg TID 控制心率,米氮平 15mg QN、阿普唑仑 0.4mg QN 改善睡眠和焦虑症状,辅助支持性心理治疗。

（三）治疗原则

1. 药物治疗 β 受体阻滞剂是甲状腺手术术前准备的常用药,有助于减轻交感神经亢进症状;苯二氮䓬类、米氮平等有助于改善焦虑和睡眠质量;必要时可予抗焦虑作用强的 SSRIs 类抗抑郁药改善焦虑症状;对于因环境改变出现睡眠问题的患者也可短期应用唑吡坦等助眠药。

2. 心理治疗 以支持性心理治疗、放松训练及认知行为治疗为主。

（四）意义

1. 内分泌系统与精神活动存在密切联系,长期的精神压力和负性应激往往是甲状腺功能异常的诱因,紧张、敏感多疑、急躁及易怒的个性特征是术前焦虑的人格基础,因此精神症状的控制对术前准备、减少并发症和复发都起着至关重要的作用。

2. 手术前患者的焦虑、抑郁等症状源于对疾病的性质、检查、治疗及预后的担心,这些可能在临床诊疗过程中未受到重视,因此在术前准备中给予支持性心理治疗,倾听患者对病痛的感受,给予理解和支持,用非专业术语进行解释,有助于帮助患者消除顾虑,增加恢复的信心。

二、胃肠手术后抑郁、焦虑

（一）病例资料

1. 现病史 患者,男性,62 岁,因"情绪低落、担心及害怕 2 周"就诊,患者 2 周前因"排便习惯改变半年,突发腹胀,停止排气排便 1 天"就诊于胃肠外科,腹部平片:全腹多个气液平。结肠镜检查:降结肠可见息肉隆起,活检提示中分化腺癌,行降结肠切除术,手术顺利,术后患者诉腹部疼痛,不敢多走动,烦躁不安,向家属交代后事,害怕突然死去,夜眠差,辗转反侧,早醒,凌晨 4 点醒来,醒后难入眠,脑中总是浮现不好的想法,食欲减退。

2. 既往史 否认重大躯体疾病史。

3. 个人史 家中排行第一,有两个兄弟姐妹。幼年生长发育无异常。大专学历,工程师,病前性格内向,工作能力和人际关系良好。28 岁结婚,夫妻关系和睦,育有一女,女儿及妻子体健。吸烟史 40 余年,每日 10 支,饮酒史 40 余年,每日饮酒 100g。

4. 家族史 否认两系三代精神障碍史。

5. 体格检查 T37℃,P89 次 / 分,BP120/80mmHg,心肺未见异常,神经系统未查及阳性体征。

6. 精神检查 意识清晰,时间、人物及地点定向正确,接触被动,语速慢。交谈中神情激动,谈到得病不愿提及"癌症",忍不住哭泣,2 年前退休后一直感到失落,无所事事,检查出癌症后担心拖累家人,害怕治疗带来不良后果,引出中 - 重度抑郁情绪,注意力稍不集中,记忆力下降,反应稍迟钝,常识、理解力及抽象概括能力与文化水平相符,HAMA:20 分,HAMD:19 分。

(二)诊疗经过

1. 初步诊断 ①混合性抑郁焦虑状态;②结肠癌术后。

2. 治疗经过 针对睡眠差和抑郁、焦虑情绪,给予艾司西酞普兰 5mg/d、阿普唑仑 0.4mg/ 晚,辅助支持性心理治疗、认知行为治疗。

(三)治疗原则

1. 药物治疗 SSRIs 类抗抑郁药改善抑郁、焦虑症状,苯二氮䓬类改善睡眠。

2. 心理治疗 以支持性心理治疗和认知行为治疗为主,引导建立合理信念,逐渐接受癌症的事实,解释病情、需要进行的治疗以及可能的不良反应、5 年生存率情况,鼓励患者坚持治疗。放松训练可结合生物反馈仪缓解疼痛等躯体不适。

(四)意义

1. 身患癌症对患者来说是严重的心理冲击,因此产生心理问题和抑郁、焦虑情绪;应激影响神经免疫调节,削弱机体防御机制,导致术后并发症的产生、术后疲劳;不良情绪导致患者自我照料差、营养不足,甚至产生消极观念等,影响疾病转归。因此,对情绪和心理问题的积极关注,有助于减少负性情绪对疾病进展、预后产生的负面影响。

2. 综合的心理治疗有助于缓解疾病和治疗的躯体不适,如疼痛和化疗不良反应等,鼓励患者接纳自己因疾病产生的变化,建立乐观、坚强的信念,提高治疗依从性,改善生活质量。

(昆明医科大学第一附属医院 刘芳

昆明医科大学第二附属医院 曾勇)

08 第八章 加速康复外科与护理

加速康复外科涵盖了外科学、麻醉学、营养学、康复医学、护理学以及心理学等学科的多学科协助（multi disciplinary team, MDT）形式，护理是其中重要的一部分。ERAS 围手术期护理贯穿术前、术中及术后。目前，ERAS 护理拓展到院前干预，包含预康复处理，院后的延续性护理。

第一节 术前宣传教育

健康意识的提高能动员社区应对社会、经济以及环境对健康的决定因素。更高的健康素养水平可以帮助人们利用可获得的健康信息保持自身和家人的身体健康。事实上，通过自我保健，人们可以更好地管理疾病，预防心脏病、卒中、糖尿病及癌症等慢性病。因此，加强自我保健意识十分重要。

习近平主席出席全国卫生与健康大会，会议提出今后一个时期卫生与健康工作的方针。颁布了《"健康中国 2030"规划纲要》，力争到 2030 年人人享有全方位、全生命周期的健康服务，并提出会在构建健康促进体系，全周期维护和保障人民健康方面不懈努力。

其实早在 20 世纪 90 年代初，第 14 届世界健康大会提出："健康教育及其相关的理论是一种崭新的科学文化，它的着眼点是如何促使人们建立和形成有益于健康的行为和生活方式，以消除危险因素，更好地促进和保护人民群众的健康"。健康教育是有计划、有组织、有系统及有评价的教育活动，核心是教育人们树立健康意识，养成良好的健康行为和生活方式，保护和促进个体或群体健康。

护理健康教育是健康教育大系统中的一个重要分支，是主要由护士进行的、针对患者或健康人群所开展的具有护理特色的健康教育活动。按教育场所可分为：医院、社区及家庭护理健康教育等；按教育的目的或内容可分为：疾病、营养、生理与病理及心理护理健康教育等。随着生物医学模式的转变，对患者实施整体护理尤为重要，而护理健康教育既是整体护理的重要内容，也是实现整体护理的重要措施。因此围手术期的护理健康教育对 ERAS 有着重要的意义。本部分的护理健康教育包括术前健康教育及拓展内容：院前干预，即预康复处理。

一、术前教育

健康教育是针对行为问题采取的一系列科学的干预措施，它解决的是如何帮助人们改变不健康的行为方式,建立健康的行为和生活方式。行为指导是护理健康教育的重要手段。健康教育与健康促进联系紧密,健康教育是健康促进的重要内容和基础;健康促进是健康教育的发展与延伸。

健康素养是指个体能够获得和理解基本的健康信息和服务,并运用这些信息和服务做出正确的判断和决策能力,以维持并促进自己的健康。它既是健康教育与健康促进的目标,也是衡量健康教育及健康促进成效的标志。因此,一个人的健康素养决定了个人如何获取、理解及利用信息,从而保持和促进健康。健康素养的提高是一个终身的、渐进的过程,健康教育是提高健康素养的有效手段。研究表明,健康素养水平的高低与健康结局有直接的关系,因此术前的健康教育对患者的恢复与转归均有影响。

护士指导患者做好手术前的准备,对于手术的成功以及术后的康复,都具有特殊的意义。手术前健康行为指导一般在决定患者手术时即已开始,在手术的前一天要对一些特殊项目进行强化指导,以便为患者接受手术做好充分的准备。

术前健康教育的方法:

采用多模式健康宣教方法,对患者进行术前健康教育。常使用:

1. 谈话法　谈话法是教育者根据受教育者已有的知识和经验,通过提问,引导受教育者对所提问题得出结论,从而获得知识并解决问题的一种教学方法;经常使用,可启发患者及家属的思维活动,并及时了解健康教育效果。

2. 传单法　传单一般是指单页或活页的文字和美术宣传品;具有制作简便,覆盖面较大;应用传单法进行护理健康教育宣传,十分简便易行。

3. 视听教学法　以录像、电视等视听材料向人们讲解健康知识与技能的教学方法,直观、生动,能激发学习者的学习兴趣,使其在没有压力及紧张气氛中获得健康知识。

4. 讲授法　讲授主要是针对有相同或近似疾病的多数患者,通过集中讲授某一专题的健康内容,达到向听讲者传递相关知识的目的。

5. 技术操作法　是受教育者在教育者的指导下,学习并掌握一定的知识,并形成一定的技能、技巧的教学方法;可以帮助患者形成自我护理能力,提高生活和护理质量。

(1)心理健康指导:使用谈话法,护士主动与患者交谈提问后,解决其问题,并解释手术治疗的必要性及相关注意事项,鼓励家属和朋友给予患者关心与支持,缓解患者的焦虑,使其积极配合治疗与护理。

(2)自身准备指导:将次日同病种手术的患者集中在宣教室,统一发放彩色宣传单页,使用讲授法讲解相关知识;发放加速康复外科临床护理路径单,详细讲解路径的内容及患者术后每日要达到的目标及完成的任务,提高患者及家属的共同参与意识。告知患者术前一日洗头洗澡,修剪指甲,刮净胡须。

(3)饮食指导:术前一日,指导患者高蛋白、高热量、高维生素、低脂肪及易消化食物。手术前夜 20:00 口服碳水化合物 1 000ml,术前 2 小时(6:00)口服 500L,口服前加热。

（4）呼吸道准备指导：做深呼吸和有效咳嗽排痰练习，以增加肺活量，预防术后肺不张和肺部感染。

（5）功能锻炼指导：主要使用技术操作法，使受教育者学会技能。术前一天教会患者床上功能锻炼：主要有抬臀运动及踝泵运动。嘱患者术后麻醉清醒后即可进行，抬臀及踝泵运动 10 个 / 次。并播放视频，加深患者的印象，使其熟练掌握技能。

（6）休息指导：为患者创造良好的休息环境，保证患者休息和睡眠，以增食欲，提高机体抵抗力。

（7）药物准备指导：发放统一规格的药盒，其中包含术后首日需要口服的止痛药片及乳果糖，确保患者术后即能按时服用。

二、院前干预

院前干预属于院前急救的一部分，常见于急诊科。干预对象：如脑外伤、外伤性颈腰椎骨折患者等。患者在入院前，由医务人员在事故现场进行的护理干预措施，通过干预可减少一系列并发症的发生；院前护理干预、规范化的院前抢救流程是提高抢救成功的关键。目前，加速康复外科开始提倡并将院前干预模式引进其围手术期处理中。

ERAS 中院前干预是指，在入院前给予患者预康复期（the preoperative period, prehabilitation）处理，通过一系列有循证医学证据措施的实施，包括营养支持、心理护理及体能锻炼等，使者具备良好的生理及心理状态去迎接手术，从而降低术后并发症的发生。从患者门诊就诊确定住院时即开始进入预康复期，含院外等待床位，地点主要是以家庭为中心，此期间的护理健康教育发挥重要作用。预康复期，患者未接受手术治疗，心理状态及接受能力是优于术后恢复期患者。因此去执行干预措施，效果优于术后。ERAS 围手术期每个阶段的详细处理内容见表 8-1-1。

表 8-1-1　ERAS 围手术期处理

院前干预（入院前）		预康复处理：营养支持；体能锻炼；肺功能锻炼；处理已有的并发症：糖尿病或高血压等；停用影响手术的药物：阿司匹林、利血平等；优化血红蛋白水平，需纠正贫血，防止术后输血的风险
术前	确保患者术前最好的身体状态	明智的决策
		优化卫生及医疗条件
		健康及风险的评估
		与患者良好的沟通
		提供治疗建议
		告知患者预期的过程，包括预期的住院天数
		碳水化合物的摄入：素乾（200ml/ 瓶）
		维持患者内稳态
		肠道准备，避免口服
		告知出院计划

入院	确保患者术前最好的身体状态	告知患者手术日期 优化液体管理 入院宣教 碳水化合物摄入 避免或减少口服泻药
术中护理	确保患者接受最优化的外科管理	尽量避免侵入性操作／微创 个体化的液体治疗 控制性输液,避免晶体过多 全身麻醉 使用局部浸润止痛 防止低体温
术后评估	确保患者接受最好的术后康复	不使用胃管 做好引流管护理 24 小时内积极活动 麻醉清醒即可进水 早期口服营养 尽早结束静脉输液 尽早拔管 遵医嘱口服止痛药:非甾体抗炎药
延续护理（跟踪）		按计划或出院标准出院 出院指导:发放资料夹,给予饮食、理疗及体能锻炼建议等 24 小时内完成首次电话随访 回归家庭的延续护理:饮食、体能锻炼、伤口及并发症的处理

评估是护理健康教育程序的第一步。有效的评估对于确定护理健康教育诊断、制定健康计划、选择教育方法及教育效果的评价,都具有重要意义。患者门诊就医,主任医师了解病情后,首先评估患者情况;再由 ERAS 专职护士全面评估患者生理、心理等,根据生活习惯、机体条件等制定个体化的预康复方案。发放《预康复手册》,指导患者参照手册内容进行。预康复处理主要包括以下几方面:

1. 门诊一般资料登记 ERAS 门诊就诊登记表,包括患者年龄、性别、身高、体重、既往史、烟酒史及联系方式等一般资料。对于有高血压、糖尿病病史的患者,了解其用药及频率,指导其合理用药,定时监测及调整,以期保证术前的稳定性。

2. 心理评估 用医院焦虑抑郁量表（HAD）评价患者患病以来的情绪,筛查患者中焦虑和抑郁情绪。0~7 分属无症状,8~10 分属症状可疑,11~21 分属肯定存在症状。对于存在症状的患者,采用自我调节法达到减轻焦虑、心理压力的目的。

3. 营养支持 用住院患者营养风险筛查量表 NRS2002,评估营养状况,总分≥3 分:有营养不良的风险,需营养支持治疗;总分 <3 分:若患者将接受重大手术,则每周重新评估其

营养状况。对于 NRS 评分≥3 分的门诊患者,遵医嘱指导口服肠内营养粉,如给予安素 400g 等;无特殊情况的患者,指导高蛋白、高热量及高维生素的饮食方案。

4. 术前训练 采用劝服法中的恐惧唤醒法;劝服法是护理健康教育的独特形式,是教育者以心理学为基础,试图通过信息交流来改变他人态度和行为的一种努力,它的最佳形式就是面对面地进行说服教育,具有极强的个体针对性;而恐惧唤醒法目的是运用此法作为刺激健康动机的手段,唤醒患者对存在的及潜在的健康威胁的重视,形成健康的行为和态度,改变有害健康的行为。

(1)强调戒烟酒的重要性,并量化每日戒烟酒的目标。

(2)肺部功能锻炼:教会患者使用三球深呼吸训练器(图 8-1-1),改善肺功能。

(3)练习吹气球,每天 10 次,以不吹破气球为标准。

(4)活动能力锻炼:鼓励爬楼梯 3~4 层,每日 2~3 次或者选择步行,活动量适宜,不宜疲劳。

5. 睡眠指导 保持 6~8 小时睡眠时间,必要时药物辅助(图 8-1-2),并且注意保暖。

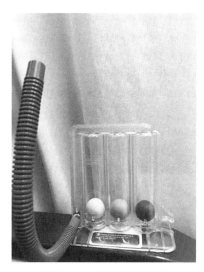

图 8-1-1 深呼吸训练器

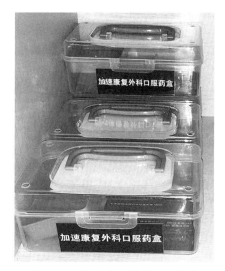

图 8-1-2 加速康复外科口服药盒

第二节 强化术后康复治疗

手术的成功为患者的康复创造了有利条件,但如果术后恢复不好,仍不能达到患者康复的目的。因此,患者术后的健康行为指导既是患者手术前健康行为指导的继续,更是全面促进患者恢复健康的开始。

健康教育相关的理论和模式是健康教育活动的指南,可帮助理解、分析行为变化的过程,是评估健康需求、实施健康教育计划及评价健康教育结果的理论框架。知-信-行

（ knowledge-attitude-belief-practice，KABP/KAP ），即知识、信念及行为的简称。该理论提出了知识、信念及行为之间的递进关系。"知"，主要是指对疾病相关知识的认知和理解。"信"，主要是指对已获得的疾病相关知识的信任，对健康价值的态度。"行"，主要指在健康知识、信念及态度的动力下，产生有助于健康的行为。该理论认为知识是行为改变的基础，信念和态度是行为改变的动力。只有当人们获得了有关的健康知识，并对知识进行积极的思考，具有强烈的责任感，才能逐步形成信念；知识只有上升为信念，才有可能采取积极的态度去改变行为。因此术后强调该理论对患者的行为及术后结局均有影响，通过术后健康宣教，让该理念在患者行为中有所体现。

加速康复外科有别于传统外科，其术后主要强调三大核心原则：早期饮水进食、早期下床活动和及时有效的止痛。同时根据患者情况，制定周密的 ERAS 临床护理路径（ 表 8-2-1 ）。

表 8-2-1　加速康复外科临床护理路径单

时间	护理内容
术前 1 天	办理入院手续；安排床位；在门诊完成入院前检查，携带检查结果进入病房；完成入院评估；告知患者围手术期护理计划；多模式健康宣教，教会床上功能锻炼及深呼吸有效咳嗽；20：00 口服素乾（碳水化合物）800ml；登记体重。 6：00 口服素乾 400ml；保温；控制性输液；生命体征监测；疼痛评估；睡眠监测；麻醉清醒后即 3~5ml 温水湿润口腔、协助床上功能锻炼。
手术当天	协助患者生活自理；拔除导尿管，观察排尿情况；术后健康教育；疼痛评估与观察；协助 24 小时内下床活动，活动量 100~200m，2 次 /d；发放统一规格的饮水工具，除去睡眠时间，每小时口服温水 30ml，共 500~800ml/d；咀嚼口香糖 2~3 次 /d；口服止痛片（非甾体抗炎药）及乳果糖，每天 2 次；记录睡眠情况；造口患者指导更换造口袋工作。
术后 1 天	协助患者生活自理；健康教育；疼痛评估与观察；活动量 200~300m，每天 4 次；除去睡眠时间，每小时口服温水或营养粉 60ml（根据患者通气情况及医嘱执行），共 1 000ml/d；咀嚼口香糖 2~3 次 /d；口服止痛片（非甾体抗炎药）及乳果糖，每天 2 次；记录睡眠情况。
术后 2 天	疼痛评估与观察；活动量 300~400m，2 次 /d；除去睡眠时间，每小时口服温水或营养粉 90ml（根据患者通气情况及医嘱执行），共 1 500ml/d；咀嚼口香糖 2~3 次 /d；口服止痛片（非甾体抗炎药）及乳果糖，每天 2 次；记录睡眠情况；若停止静脉输液，责任护士须协助完成口服饮水进食量。
术后 3 天	观察时间；医嘱予以拔除腹腔引流管，观察腹部情况及有无不适主诉；督促患者完成口服饮水进食量，2 000ml/d。
术后 4~5 天 出院	评估患者的个体情况：饮食、体能及精神状态，做出个体化的出院健康宣教；发放随访资料夹，告知 5 年内随访流程及检查项目；指导办理出院手续；体重登记。

患者从手术完毕回病房直至康复出院阶段的护理，称为手术后护理（ postoperative nursing care ）。手术创伤导致患者防御能力下降，切口疼痛和应激反应等加重了患者的生理、心理负担，不仅影响创伤愈合和康复过程，而且可导致多种并发症的发生。术后护理重点是根据患者的手术情况和病情变化等，采取切实有效的术后护理，预见性地实施护理措施，尽可能减轻患者的痛苦和不适，防止并发症，促进患者康复。

1. 维持生理功能的稳定,保证患者安全 迎接和安置术后回室的患者;遵医嘱生命体征监测及给予吸氧;根据麻醉方式、术式安置患者合适的体位;2 小时内帮助患者复温,防止低体温;遵医嘱给予静脉补液。

2. 处理术后不适,增进患者舒适 麻醉作用消失后,患者往往因切口疼痛而感觉不舒适。切口疼痛在术后 24 小时内最剧烈,2~3 天逐渐减轻。剧烈疼痛可影响各器官的正常生理功能和休息,故需关心患者,倾听其主诉;将患者安置于舒适体位,有利于减轻疼痛,指导患者在咳嗽、翻身时用手按扶切口部位,减少对切口的张力性刺激。

(1)不使用 PCA 泵,采用多模式止痛方案,包括静脉止痛及口服止痛。遵医嘱给予口服氨酚羟考酮一片,2 次 /d;8 小时 1 次静脉推注帕瑞昔布钠 40mg;生理盐水 100ml+ 氟比洛芬注射液 50mg 静滴,2 次 /d。使用线性视觉模拟标尺评分法 VAS 评估患者术后疼痛,术后 3 天内控制在 4 分以内。

(2)指导患者正确汇报疼痛情况,如部位、性质及程度,及时采取必要的措施,指导患者学习并掌握疼痛的数字评估法及脸谱评估法。

(3)加强疼痛评估工作,由专职护士、专人负责,并设定时间进行:如下床活动、晚间入睡前;当疼痛评分 >4 分,汇报床位医生,进行疼痛的干预,并做好记录。

3. 饮食指导 术后早期饮水进食,起到了滋养胃肠道的作用。麻醉清醒后即给予 3~5ml 温水湿润口腔,逐步至 30ml/ 次,观察有无胃肠道反应。患者通气前,主要是饮水;通气后,即可饮用清流质(米汤等)。量化饮水进食方案,告知其术后第 1 天饮水量 500ml,第 2 天饮水进食量 1 000ml,第 3 天饮水进食量 1 500ml;统一发放同型号规格的小药杯,剂量为 30ml,实行 "1、2、3" 原则。嘱其除去睡眠时间,术后第 1 天每 1 小时 1 杯、第 2 天每 1 小时 2 杯及第 3 天每 1 小时 3 杯;执行过程中,如有不适,告知责任护士;责任护士做好交接班及记录工作,下一班知晓上一班患者饮水、进食的量,指导其继续安全地饮水进食。

4. 活动指导 术后早期活动可改善全身血液循环,有助于增加肺活量,防止静脉血栓、肺炎等并发症的发生,促进肠功能恢复和减少尿潴留的发生。协助患者 24 小时内开始下床活动,术后 3 天内每日下床活动三次,分别为 7∶30、15∶30、20∶30。由活动专职护士指导患者下床活动,先评估患者的生命体征,采用 "3、3、3" 原则,协助患者床上坐起 3 分钟,无不适后床边坐立 3 分钟,无不适后床边站立 3 分钟,无直立不耐受后协助走动。规定每日的活动量,术后第 1 天活动量 100~200m、术后第 2 天活动量 200~300m 及术后第 3 天活动量 300~400m,可以采用无线智能设备监测患者每日活动的完成情况。

5. 管道护理指导 导尿管 24 小时内拔除,注意观察患者排尿情况;腹腔引流管防止打折、扭曲,保持通畅,观察引流液的性状、颜色及量,有异常及时汇报;输液通道保持通畅,并观察患者局部有无渗液、静脉炎等发生。

6. 休息指导 为患者创造良好的休息环境,保证患者休息和睡眠。

7. 心理护理 缓解患者焦虑和恐惧。

8. 识别术后并发症　做好预防和护理,预防出血、感染等常见的并发症。

9. 出院回家后给予延续性护理　加速康复外科患者术后住院时间短,回家后仍然需要给予指导及护理,确保其在家庭期间的安全康复。

马斯洛人的需要层次论认为,人类对客观事物的需求,由低级向高级发展,在满足了低一级层次的需要后,再向高一级层次发展。护理健康教育程序的各个步骤,包括评估、诊断、计划及实施评价,及有效贯彻,都是建立在这一需要层次论基础之上的。饮食指导、休息指导及活动指导等满足患者的基本生理需要;正确使用疼痛药物等满足了安全需要;家属、同事等社会关系之间的关心及爱护满足了爱与归属的需要;在此基础上,在向自尊需要及自我实现需要发展。同时鼓励患者参与自我管理,提高积极性,促进自身术后快速康复。

(中国人民解放军东部战区总医院　彭南海)

09 第九章　医疗管理在推广加速康复外科治疗中的作用

第一节　加速康复外科需要多学科协同作用

加速康复外科的目的是应用一系列有循证医学证据的优化措施,减少手术患者生理和心理的应激,达到加速康复,提高手术患者术后的生活质量的目的。其主要措施从术前开始,贯穿术中、术后的全过程,包含三方面的内容:①家属、医疗团队的教育;②减少患者手术应激,包括完善的麻醉和镇痛,微创手术;③术后加强的康复治疗。加速康复应用三大核心技术,即微创手术、完善的镇痛及液体管理。显然,加速康复的措施不能够由一个人,一个部门来完成,而是需要多学科、多部门的协同推进来完成。从人员来讲,包括外科医生、麻醉师、护士、康复治疗师及营养师等,从部门来讲,包括医疗、行政及后勤等,所以加速康复外科就其本身的定义及要求来看,就需要多学科协同作用。加速康复的任何一项措施都不是决定的因素,但又是不可或缺的环节,有些技术,比如微创手术,镇痛,目标导向的液体治疗所起的作用较大;有些措施,如不用胃管,尽量不放引流管等只起边缘性的效果,但是这些因素整合在一起,却起到意想不到的效果。如何把医院的不同部门,以及不同部门的有关人员有机地组织在一起,形成合力,是加速康复推动者应该重视的问题,特别是医疗管理部门和人员,能够在这个过程中起到关键的组织和协调作用。

但是,即便 ERAS 已有较多的循证医学证据进行支持,在目前 ERAS 理念较为盛行的欧洲,研究也发现 ERAS 在临床的应用仍有很多阻力,在国内更是如此。其原因可能是:①教育不足,医护人员不知道 ERAS 的理论,或者即便知道,也未必能全面和正确理解;②ERAS 涉及对一些传统诊疗观念的更新,但是传统观念"传承百年"成为了一种习惯,且往往"深入人心",从而影响了 ERAS 在临床的开展;③ERAS 的实施过程中牵涉外科、麻醉、护理、营养及心理等多个学科的相互协作,但关于 ERAS 的多学科协作的研究目前还处于探索阶段;④随着社会的发展、法制的健全、医学知识的普及以及人们素质的不断提高,法律意识和维权意识也不断增强。近年来,医患、护患关系比较紧张,医疗纠纷也不时出现。在这种背景下,不管是医院管理部门还是临床工作者,基本还是着重于"医疗安全第一"的理念,从而也限制了 ERAS 作为一种常规在临床广泛开展。ERAS 要在临床成功实施,其重要的保障措施之一就是医院管理部门的良好组织与协调。医院管理部门应该与时俱进,积极更新管理理念,把握外科学发展的主流方向,从而创新管理手段和方式。医院管理部门应积极在院内组织开展有关 ERAS 知识的学习,通过"走出去,引进来"的方式,让临床工作者前往国内外在 ERAS 领域已经取得成功经验的医疗卫生单位进行学习,或者邀请相关单位或专家到医院进行经验推荐和授课培训,帮助临床医护人员正确认识和全面理解 ERAS 理念,从而引导其更新理念。同时,医院管理部门应在充分评估 ERAS 各项措施的风险和保证安全的前提下,积极推广 ERAS 在临床的应用,组织和协调 ERAS 实施过程中涉及的外科、麻醉、护理、营养及心理等多个学科之间的协作,针对一些围手术期的临床路径及诊疗常规进行新的更新与规范,针对不同的疾病制定不同的 ERAS 方案。

从 2005 年开始,我国 ERAS 概念逐步形成和推广,从大的医疗中心开始开展逐步普及到全国各地。首先从胃肠外科开始,逐步向其他手术科室拓展。在普通外科的胃肠肿瘤手术中实施 ERAS,目前已取得较好的成绩,术后平均住院时间从 10 天缩短到了 6 天左右,平均治疗费用也大为降低。这些成果的取得与医院管理部门做了大量的组织和协调工作是分不开的,哪怕仅仅是病房环境的改善,对于患者术后的镇痛,住院时间的长短也是有影响的。我们相信在不久的将来,ERAS 这一新理念必将为广大医务人员所接受,必将为广大患者造福,也必将会有利于更有效地利用社会医疗资源,ERAS 也为适应按效果付费(pay for-performance)的新模式提供了一种全新的解决方案。

第二节　质量控制

要确保 ERAS 的稳步开展,质量控制非常重要。ERAS 中的质量控制有两层意义,一是评估 ERAS 开展的质量,二是 ERAS 建立后的维持。

由于 ERAS 是一系列优化措施的整合,有些措施所起的作用是边缘性的,在具体实施过程中可能被忽视或省略。因此,建立完备的质量控制体系,有助于 ERAS 各个环节的连接和持续改进。对于质量控制的方法,各个 ERAS 中心应该根据各自实际情况制定。一般措施如下:①成立 ERAS 工作小组,至少由外科医师、麻醉师及护士 3 人组成,有条件的增加临床营养师、精神科医师等,小组成员必须是在本单位认识和开展 ERAS 的佼佼者,工作小组负责本单位的 ERAS 方案制定,确定可考核的指标,考核该方案的执行情况并进行统计。所制定的方案应该稳定执行一段时间,通常是一年,然后在工作小组的召集下讨论修改,再稳定执行,如此循环并不断提高,即遵循知识 - 行动转化(knowledge-to-action cycle)周期理论;②ERAS 教育和推广,定期组织和学习有关 ERAS 的进展,交流各自的心得;③专设的 ERAS 护士负责数据的收集统计,及时地反馈并改进,以便提高 ERAS 措施的遵从度。

ERAS 虽然在我国蓬勃地展开,但是各地情况却千差万别。在 ERAS 开展的初期阶段,由于医院管理层面的督促,ERAS 团队都能精诚合作,ERAS 措施的遵从度大于 70%,ERAS 效果也是满意的,相反,如果 ERAS 遵从度低于 70%,术后康复的效果就差强人意。有研究表明,如果没有持续推进的措施,就有可能恢复旧习惯的趋势,约有 40% 的措施不能持续保持,这将导致平均住院日的升高。所以,医院管理层在 ERAS 建立之后应该形成长期推进 ERAS 的理念和措施,把 ERAS 作为常规考核指标,形成反馈提高的机制,以推进 ERAS 持续稳定的开展。

第三节　出院标准和出院后的管理

对于加速康复出院标准,各个指南通用的标准是:

1. 口服止痛药物可以很好地控制疼痛。
2. 进食固体食物,不需要液体治疗。
3. 可自由活动。
4. 器官功能状态良好。
5. 患者愿意并希望回家。

达到出院标准并不是表明患者各器官结构和功能的完全康复,仍有少数并由于并发症而再入院。一般用出院后再入院率(readmission rates)来进行统计分析。研究表明,加速康复和传统围手术期处理的再入院率并没有显著的差别,一般的再入院率在 5% 左右,而且在老年患者也能安全地进行加速康复的实践。而在减重外科,再入院率在 3% 以下。在不同的专科,再入院率有所不同,这需要进一步研究。即便是有肠梗阻的结肠癌患者也可以实施加速康复,再入院率也没有增加。

加强出院后的管理是加速康复计划的重要组成部分。一是出院后的饮食指导和器官功能恢复锻炼,二是镇痛指导,三是及早发现并发症,减少再入院率。为此,加速康复科室应有固定的加速康复随访小组,负责出院患者的定时随访记录和指导。作为医院管理部门应该重视这部分的工作,在人员设置上应给予协助。医院应该配备专门的随访车辆,以便随访护士上门指导和服务。

第四节　加速康复外科降低医疗费用,缩短住院时间

加速康复外科的最终目的是患者的康复,客观的指标是住院时间,由于加速康复的推广和实施,患者的住院时间缩短,不断有新的纪录出现,以右半结肠切除为例,没有实施加速康复之前平均住院时间 9 天,实施加速康复之后平均住院时间是 6 天,现在报道的最短时间是23 小时。

由于住院时间的缩短,住院费用也大大降低。波兰的一项单中心研究表明,结直肠腹腔镜手术 + 加速康复组平均住院时间为 3 天,而单纯腹腔镜手术组和开腹手术组的平均住院时间分别为 6 天和 9 天,相应的住院费用分别为 1、1.29 及 1.34 倍。新西兰的一项研究也有类似的结论,他们报道,加速康复组每个患者平均可节约 NZ$6900。但是加速康复本身由于在起

始阶段的人力、教育及设备的投入,会增加费用,由于缩短住院时间,减少输液量等效果使总体费用减少。加速康复不仅有利于患者身体健康,而且可节约医疗费用及卫生资源,是一项利国、利民的好事。因此,医院管理部门应该高度重视,在加速康复的教育、组织及推广上负起应有的责任,积极宣传加速康复理念,在组织加速康复团队上给予政策及医疗资源的协调和支持,以便加速康复顺利、广泛地开展,造福于患者。

(华中科技大学同济医学院附属同济医院　冯永东　胡俊波)

10 第十章 手术前预康复

第一节 概述

预康复是指在疾病诊断到治疗开始前,对患者身体和心理状态进行评估,建立生理储备基线,明确损害、提供干预、改善患者身体和心理健康来降低未来损害的发生率及严重程度。

预康复目的是通过术前治疗,包括身体状况评估、膳食营养指导、心理干预及戒烟,加强患者体能,如心肺健康和肌肉力量,来提高患者手术耐受性,以降低手术后并发症发生率,提高术后生存时间,减低术后 30 天死亡率,减少重症监护时间,提高患者术后生活质量,降低肿瘤复发率,达到加快患者康复的目的。术前通过个性化定制饮食方案和术前训练为肿瘤患者提供术前干预(图 10-1-1)。

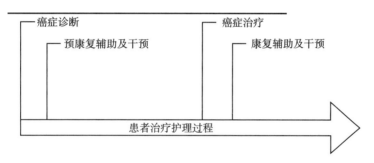

图 10-1-1 术前通过个性化定制饮食方案和术前训练为肿瘤患者提供术前干预

恶性肿瘤居 21 世纪影响人类健康三大杀手的首位,陈万青等研究结果显示 2015 年我国共有 429.2 万新发肿瘤病例,死亡病例高达 281.4 万,手术、放疗及化疗是目前治疗恶性肿瘤的主要手段,然而在治疗的同时也损害了患者的整体健康状态。世界卫生组织 2014 年在《世界癌症报告》中显示,发达国家恶性肿瘤患者的 5 年生存率远高于中国,如加拿大 82%,美国66%,日本 70%,而中国恶性肿瘤患者五年生存率仅 30.9%。如何在治疗的同时保护患者体质,尽量减轻干预性治疗对机体的损伤,对增强患者手术,放疗及化疗的耐受力,增强其治疗效果,改善患者生存质量,延长生命,使其早日回归正常生活至关重要。目前,在术前阶段人们往往只重视术前化疗或各种治疗手段,而忽视了患者身体的生理储备能力,营养、体质以及心理状态,患者术前身体状态与术后并发症发生率及发病严重程度密切相关,可以说术前身体功能,身体素质与状态对于术后康复起着决定性的作用。如手术心理压力大,对术前诊断、手术以及术后康复都有不利影响,吸烟也会增加手术并发症的发生比例。患者营养状态,特别是术前营养状态,将直接影响到患者的免疫功能,进而对术后恢复造成影响。

加拿大学者 Francesco Carli 发现在诊断后和手术前 4~5 周(患者手术预约等待期)内通过合理饮食和健康训练结合戒烟和心理干预能够增强患者机体功能,优化其生理储备来拮抗手术损伤,使患者得到更快的康复,从而提出预康复概念,并将术前通过增强患者机体功能,优化其生理储备来降低手术压力的过程称为预康复。术后并发症发生率和严重程度与术前体质、营养状况及吸烟行为密切相关。传统方法只针对术后康复和改变患者生活方式,然而最近有数据表明,调理患者体质的最佳时机在术前,从生理角度和实践经验来看,在诊断到术前实行预康复治疗是可行的,但必须与合理饮食和健康训练相结合。两项控制变量试验显示参与预康复项目的结肠癌患者比正常康复患者恢复快,实际上 84% 接受预康复治疗者在术后 8 周恢复到基准线,而对照组仅有 62% 患者恢复,其中只有 40% 患者能够恢复到基准线(图 10-1-2,文末彩插)。

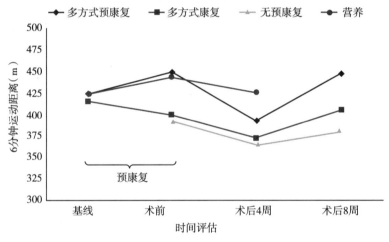

图 10-1-2　功能性行走能力改变曲线

目前加拿大预康复项目成功开展正带动美国、荷兰、法国、丹麦及中国等国家参与,病种已从单一直肠癌、乳腺癌等常见手术开始扩展到结肠癌、肺癌等,未来可能针对所有癌症手术,乃至对所有重症疾病手术进行预康复准备,提升存活率,降低并发症发生率和严重程度,提高患者术后生活质量。

预康复由营养学、运动学、心理学及麻醉学等多学科、多途径交叉,是一个严谨的跨学科、多模式、多中心的团队治疗,与癌症治疗配合紧密。成员涉及:麻醉科、外科、运动医学、心理、营养、戒烟医师、护士及传感器工程师等,内容涉及医疗选择、体能锻炼、营养、心理干预、戒烟戒酒、血糖控制、促进康复及腹腔镜气孔护理等。

(中国医科大学北京航空总医院　王幼黎)

第二节 体力活动

体育锻炼、个体化营养计划及心理医生访视以帮助患者学习放松运动和呼吸技巧是术前预康复的三驾马车,其中体育锻炼作为核心在其中扮演重要角色,手术前通过体育锻炼增强自身健康来对患者机体体质、整体状态进行干预,有助于术后更快恢复,改善术后患者生存质量。术前预康复体育锻炼强调个性化训练项目,可显著提高患者肌力质量(1-RM 测试)和术前心肺条件(VO_2 峰值测试)。包括术前训练,患者在手术前得到专业运动医师的咨询,根据《全美大学生体育药品》指导,进行锻炼;心肺训练,根据不同人的情况,进行专业心肺训练;肌肉训练,根据个体差异,进行专业肌肉训练,提高手术耐受性。改善患者术前身体功能、身体素质及状态对术后康复有益,同时患者术前身体状态与术后并发症的发生率和发病严重程度密切相关。

肿瘤患者在明确诊断后,准备接受手术的前 4~5 周进入预康复阶段,首先进行体质体能评估,CT 和 DEXA 扫描和肌肉活组织切片检查以观察肌肉质量基线,检测患者的 VO_2 值、斜坡训练、6 分钟步行及 1-RM 测试以明确患者体能基线,供运动医师根据个体体能基线制定个性化训练项目,术前复测对比进行疗效评价。

术前训练,肿瘤患者在手术前会得到专业运动医师的咨询,运动医师向患者解释其体质体能评估结果和体能基线测试结果,确定个人训练项目和额外注意的隐患点,根据《全美大学生体育药品》指导,进行锻炼,无监督锻炼,每周至少进行 3 次,有氧运动与力量训练交替、每次约 50 分钟:5 分钟热身、20 分钟有氧运动、20 分钟力量训练、5 分钟冷却,当强度达到 borg12/mrt15 时增加训练强度,建议随访以确保执行。有氧锻炼的强度由 6 分钟步行测验 Borg 表得分决定,The Karvonen formula(220 − 年龄 − 休息时心率 × 运动强度 % − 休息时心率)用来判断维持期望获得或规定运动强度所需要的心率,有氧运动包括步行、慢跑、游泳及骑自行车,根据患者意愿选择。绝大多数患者应该一周进行 3 次专业人员监控下的训练,在特定训练下增强肌肉力量,发给患者 Borg 评分表、心率检测仪便于达到运动医师要求的有氧运动强度,在术前 4 周预康复干预前通过医学运动测试建立体能基线,根据基线制定锻炼计划,患者术前一周至术后回家均继续接受康复训练。

心肺训练,根据不同个体的情况,进行专业的心肺训练,通过特殊训练(高强度间歇训练,HIT)提高患者的耐力,减低术后并发症发生率。心肺运动试验测定的峰值耗氧量和无氧阈值所描述的心肺运动能力可以预测择期大手术患者术后心肺并发症发生率,术前结构化运动训练可以改善大手术后患者体能,提高癌症患者整体生活质量(HRQOL),减少术后并发症。包括高强度间歇训练的新训练方法被证实在提高 VO_2 峰值是可行的、有效的,仅通过 13 次这样训练后可以使久坐不动男性的 VO_2 峰值增加 10%,这种训练可以在 4 周内完成,10%VO_2 峰值增加可以使术后并发症风险明显下降。

　　根据不同人情况,进行专业肌肉训练,提高手术耐受性。肌肉减少症和肌肉力量与术后并发症发生率有关,肌肉减少症通常定义为骨骼肌质量退化性减少,常规而言,50 岁以后每年减少 0.5%~1%,与机体老化和术后并发症发生率增加有关。肌肉减少症连同营养缺乏可以预测某些结直肠癌患者术后预后不良。由于与结直肠癌术后感染、延迟恢复有密切的关系,肌肉减少症越来越受到重视。所有的成年人通过每餐食用足量优质蛋白质可以促进肌肉蛋白质合成代谢,同时结合体力活动是防止或延缓肌肉减少症发病的一个有效策略,即使在健康年轻男性,短时间肌肉失用以及食物中蛋白量摄入不足可以损害肌肉蛋白质合成。术前运动训练已被证明能够有效改善肌肉力量和体质,术前优化患者体质和整体改善肌肉力量有利于患者的健康和手术预后。

(中国医科大学北京航空总医院　王幼黎)

第三节　营养支持

　　据文献报道 5%~55% 的住院患者入院时存在不同程度营养不良,在即将接受大手术的外科住院患者表现更为明显,外科住院患者术前营养不良占 25%~40%。营养不良已被公认为围手术期并发症和术后严重并发症的独立危险因素,与术后死亡率和术后心肺并发症显著相关。因此,建议即使是营养良好的患者术前也应进行营养支持,营养不良的早期诊断和适当的干预被作为外科住院患者治疗的一个重要部分。

　　营养干预,由注册营养师提供营养处方,基于《饮食摄入指导》要求量配比宏观营养量。膳食摄入量评估基于个体能量计算和蛋白质要求量决定,参考个体营养基线评估,补充制定活性乳清蛋白分离物,补充相对应的精氨酸、谷氨酰胺、ω-3 脂肪酸,核苷酸、额外抗氧化维生素及矿物质。免疫营养是一种肠内营养配方,具有潜在有利影响,减少感染等并发症,降低住院率和死亡率。可调节宿主的免疫反应,控制炎症反应,调节急性期结构蛋白质合成,改善肠道屏障功能损伤后氧合,降低脓毒症的发病率和死亡率。

　　手术前后 4 周营养补充可以提高术前功能性步行能力,加快术后康复,运动结合营养支持可以获得最佳合成代谢反应,特别是必需蛋白质摄入、吸收,在运动后恢复期间,这类必需蛋白质能最大程度被吸收利用。依据欧洲肠外肠内营养学会(ESPEN)肠内营养指南,通过膳食食物获得蛋白质摄入量为 1.2~1.5g/(kg·d),占总热量的 20%,为提高预康复治疗中患者运动能力和营养状态,运动过程中应保持饮食摄入平衡。原发或合并的肠道疾病可以导致患者营养耐受,需要根据患者疾病不同阶段以及实际情况制定个性化营养护理计划,结合个体食品记录和需求评估,根据个体营养基线制定个性化营养护理计划,个性化搭配膳食,选择合适食物来满足能量和蛋白需求,同时根据患者不同治疗阶段实际情况随时调整。

　　在特殊情况下,维生素 C 被列为几种慢性疾病的保护性物质,吻合口愈合依赖于胶原蛋白形成,维生素 C 支持胶原合成,因此,适当补充能够同时提供维生素 C 和维生素 E 的复合维生素对患者快速康复更有效,围手术期脂肪补充也具有潜在的好处,有临床试验表明,在结直肠肿瘤术前、术中及术后早期强化肠内营养有助于通过自主神经系统刺激来促进肠功能恢复,减少术后肠梗阻及肠瘘的发生率。

(中国医科大学北京航空总医院　王幼黎)

第四节　心理干预

肿瘤患者围手术期焦虑、抑郁及手术心理压力大对于术前诊断、手术以及术后康复都有不良影响。研究证实焦虑和抑郁影响术后恢复,术后第 3 天仍紧张焦虑的患者比情绪乐观的患者住院时间更久。抑郁与术后感染相关并发症和伤口愈合不良有关,在癌症后期治疗中 30%~40% 患者存在不同程度疲劳、抑郁、认知问题及周围神经病变,在结直肠癌患者中经常观察到这些持续存在的症状,同时伴随相应生活质量降低和死亡率升高。心理基线测定显示焦虑情绪在围手术期没有得到有效干预,将直接影响患者术后康复,正确辅助心理康复可明确改善患者预后,前列腺癌手术前缓解压力、心理放松能够改善患者术后免疫功能。结直肠癌手术患者的预康复研究发现体能的改善常伴随心理健康和生存质量评估的改善。

尽管人们在研究体育锻炼对患者术后康复的影响方面进行了大量工作,但在解决手术给患者和家属带来的心理压力方面做得不多,心身干预越来越引起人们重视,特别是缓解围手术期焦虑和失眠。因此,多模式预康复方案必须包括涉及康复所有方面的多学科参与。

预康复结合心理干预能减轻应激、提高预康复治疗效果,心理康复训练有助于使患者主动控制自己的健康并积极主动地参与康复过程,心理医师根据个体心理基线制定个性化训练,使之适应患者个人层面的心理特征,如动机、取向或认知处理方式,可以激发患者参与预康复治疗的积极主动性,配合营养和运动干预在术前对患者进行心理疏导,降低手术压力,通过减少心理紧张有效改善患者康复时间。

减小外科手术给患者带来心理压力的策略:在预康复治疗前根据 HADS 医院焦虑和抑郁量化表对患者活力、社交功能、角色情感及心理健康进行评估,确定心理基线,在患者手术前对患者进行心理疏导,降低手术压力。所有患者均接受专业心理医师咨询来减轻术前焦虑,如与呼吸训练相结合的想象和可视性放松训练,开始时患者在心理医师指导下进行训练,此后在家中按照光盘指导每周进行 2~3 次练习,心理医师同时暗示这些放松训练能够加强运动和营养等预康复干预措施的效果。

众所周知,吸烟是引发术后并发症的高危因素,吸烟对组织微环境的短暂影响,对炎症和细胞修复功能的长期影响,导致术后伤口延迟愈合等并发症的发生。戒烟可以通过改善维生素 C 转化和炎症细胞反应影响术后伤口收缩和胶原代谢,有证据表明,术前戒烟可减少术后并发症发生率。此外,术前 4 周内戒烟能迅速改善组织微环境、恢复炎性细胞功能。因此,在手术前几周戒烟可能会降低所有术后并发症的风险,手术前 4~8 周的戒烟已被证实可以显著减少术后并发症,术前吸烟患者应在心理医师或专业戒烟医师深入辅导下戒烟,改善血清肌酐 / 铁蛋白比值,补充维生素 C。

（中国医科大学北京航空总医院　王幼黎）

11 第十一章 加速康复与术前准备

减少创伤和应激反应是加速康复外科的核心,通过优化的术前准备减轻患者术前的应激反应对患者术后的快速康复具有重要意义。术前准备包括心理与生理上的准备,心理准备主要由良好的宣教完成;而生理准备则包括多项措施,如不做无必要的机械性肠道准备、较少禁食时间及术前口服碳水化合物等。本章围绕加速康复外科术前准备的几项核心措施进行阐述。

第一节 康复宣教

为了发挥加速康复外科的优势,在实施之前应向患者介绍围手术期治疗的相关知识,具体包括:①详细告知康复各阶段可能的时间;②对促进康复的各种建议;③鼓励早期口服进食和下床活动。通过术前教育可以减少患者的焦虑和疼痛。在加速康复外科中,一些围手术期的处理措施可能与传统的方法有很大的不同,如术前2小时口服碳水化合物饮品、不常规行机械性肠道准备及出院时间可能提前等。因此,这些均需向患者及家属介绍并取得配合。

相关研究已显示,详细的康复教育和辅导是快速康复过程中很重要的因素,而在康复教育中,最为关键的因素就是要让患者了解"加速康复计划"的每一个环节,更重要的是让患者明白其自身在康复过程中所起的作用。

康复教育的对象包括患者、患者家属及陪护人员,需向上述人员清楚地说明"加速康复计划"和大致的住院时间等。患者是"加速康复计划"中的主体,要让其和家属熟悉整个流程,以取得充分的配合,更好地完成"加速康复计划"。宣教的时机一般选择在手术前几天,宣教内容可以是让即将接受手术治疗的患者参观术后康复病房,宣教的形式可以是口头讲解,也可以通过书面进行术前解释,目前还可采用视频进行直接、形象的宣教形式进行辅导。人工智能是近年来的热门话题,如能将宣教和人工智能相融合,不仅能够更加形象、更加详细地展示宣教内容,还能节省医疗的人力资源。

第二节 术前肠道准备

现代外科认为,行胃肠、肝胆,甚至结直肠手术时,不需要常规行肠道准备。仅在有严重便秘或需要术中进行结肠镜定位的患者才需行术前肠道准备。这样可减少患者液体及电解质的丢失,且并不增加吻合口瘘和感染的发生率。

对于结肠切除手术患者,术前行机械性肠道准备与不做肠道准备相比手术结局无明显差异。荟萃分析结果显示术前行机械性肠道准备不能降低术后并发症的发生率,不能使患者获益。肠道准备是在手术的前一天下午就要开始,这就必然会影响进食。其实大部分行结肠切除的患者将面临或已存在营养不良的问题,此时再行肠道准备,只会进一步加重患者术前的营养不良。

目前,我们一般选用的肠道准备药物有洗肠散、磷酸钠盐口服液等,均能导致患者脱水,从而对于接受手术麻醉,尤其是硬膜外麻醉的患者,将进一步引发其他并发症。硬膜外麻醉时血管舒张,使血压下降,加之患者因术前肠道准备而导致的脱水,会进一步加重低血压。而改善低血压状况,就要经静脉给予补液,这将加大外科手术过程中输液过多的风险。而输液过多和手术本身应激反应引起全身及肠道组织水肿,在术后会进一步影响胃肠蠕动功能的恢复。因此,肠道准备能直接影响麻醉状态和患者术后肠功能的恢复。

术前肠道准备不仅会给患者带来不适、增加手术中血压的波动幅度和静脉输液量,而且还能导致肠道细菌移位、电解质和酸碱失衡以及患者术后腹腔感染和吻合口瘘的发生率显著增加。因此,肠道准备应有选择地运用于需行结直肠手术的患者,而不应作为常规的术前准备。

第三节 术前禁食

传统观念认为,术前 10~12 小时应开始禁食,结直肠等手术的禁食时间更长。但欧美国家现代麻醉学指南认为,患者术前 2 小时可以自由进水,术前 6 小时可以自由进食。认为减少术前禁食时间,有利于减少手术前患者的饥饿、口渴、烦躁及紧张等不良反应。

术前禁食主要是为了避免在麻醉时发生误吸。在麻醉诱导阶段,患者的保护性咳嗽及吞咽反射都被抑制,而胃内容物的 pH 为 2~3,如果肺内吸入酸性的胃内容物,必将引起气管内的刺激及炎性反应,从而影响肺的气体交换,这将产生严重的危害。因此,术前胃越空虚越好。

术前禁食对保证患者的安全很重要,但究竟该禁食多长时间一直是麻醉和外科所关注的问题。目前研究认为长时间的术前禁食应被禁止,因为长时间的禁食可能引起许多不良后果。患者禁食时胃每小时可以分泌 50ml 的液体,而若用半排空时间表示胃排空速度,则水的半排空时间约为 10~20 分钟,表明饮水 1 小时后 95% 的水已被排空。因此,单纯地一味地通过延长禁食时间不是优化胃内环境的最佳方法。相反,可能引起患者更严重的问题,如脱水、电解质紊乱、营养不良、低血糖、低血压及全身不适等。

长时间的术前禁食不仅造成患者术前的不适,而且还会对患者的术后康复产生不利影响,导致患者出院延迟。有研究显示术前长时间的禁食,术后恶心呕吐的发生率增加。Smith AF 等将择期手术患者分为 2 组,术前 2 小时饮水组术后仅有 18% 患者发生恶心呕吐,而常规禁食组的发生率为 35%。当禁食达到 8.5 小时时,有许多患者会感到恶心,长时间的禁食还可能引起术后的肠麻痹时间延长。成人 24 小时内一般需要饮水约 2 500ml,如果脱水常引起电解质紊乱、心动过速、低血压及少尿,甚至意识不清。患者在手术中还将丢失部分液体,这些都会对患者术后液体补充形成挑战。长时间禁食还会导致患者的代谢状态改变,禁食将导致分解代谢增加,造成高血糖状态。

传统的术前禁食原则未区别对待液体和固体食物,但从生理学角度而言,液体和固体的胃排空速度不同,其中固体排空较慢,液体较快,而脂肪类食物则更慢。因此,禁食时间的长短需根据饮食的种类来确定,这比饮食的量更为重要。2017 年美国麻醉医师学会发布的指南针对不同食物种类推荐:麻醉前 2 小时可以饮用清流质;麻醉前 6 小时可进食固体食物;油炸类食物和肉类等需禁食 8 小时以上。

第四节　术前代谢准备

手术创伤引起一系列的应激反应,对患者术后代谢、器官功能及康复速度都将产生影响。应激反应所引起的代谢变化,特别是术后的胰岛素抵抗和高血糖现象,是与术后并发症发生和康复速度相关的重要因素。因此术前代谢准备在加速康复外科策略中至关重要。

以往,患者手术前长时间禁食不仅会引起口渴不适,还会增加机体术后的分解代谢,这对外科手术以及患者术后的康复都会产生副作用。更重要的是,术前长时间禁食将引起术后胰岛素抵抗,胰岛素敏感性下降,使外周组织对糖的代谢减少,糖原合成下降,从而维持血糖水平,保证心、脑等重要器官的能量需求。胰岛素是血糖调节的主要激素,出现胰岛素抵抗后,将降低胰岛素对血糖水平的反应性,产生类似糖尿病时的代谢状态最终引发高血糖。该作用非常重要,因为对于外科大手术的患者,高血糖是引起术后并发症的一个关键因素。

目前清流质饮食,如水、不加奶的咖啡和茶及果汁等,被普遍推荐用于择期手术患者,但是清流质饮食并不能保证患者足够的能量摄入,也就不能改变术前禁食状态对患者的影响。若在清流质饮食中加入 12.5% 的糖类,不仅能有效地改善患者的饥饿和术前焦虑,而且通过术前给予足够的糖负荷,刺激胰岛素分泌,增加胰岛素的敏感性,将术后胰岛素抵抗的发生率降低 50%。如果选择静脉应用碳水化合物,需要 20% 以上的葡萄糖按 5mg/(kg·min)速度输注,才能获得足够的胰岛素释放,而使用低浓度如 5% 葡萄糖则不足以引起足够的胰岛素反应。两者相比较,术前口服碳水化合物,更为符合生理,并且使用简便。

有研究发现,拟在第 2 天早上手术的患者,手术前晚 8 时饮 12.5% 碳水化合物饮品 800ml,术前 2~3 小时再饮 400ml,可减少术前口渴、饥饿及烦躁症状,并显著减少术后胰岛素抵抗的发生率。进入手术室前的患者处于进食后的代谢状态,将优于完全禁食状态,此时患者将处于更合适的合成代谢状态,可更好地从术后营养中获益,术后高血糖的发生率也将降低。

目前国内,也有相关的碳水化合物饮品上市,推广速度很快,如素乾、术能等,其成分列于表 11-4-1,可供参考。

表 11-4-1　碳水化合物饮品制剂

营养成分	素乾（100ml）	术能（100ml）
能量（kJ）	215	241
蛋白（g）	—	—
碳水化合物（g）	12.6	14.2
脂肪（g）	—	—
钠（mg）	50	45
钾（mg）	122	17.14
氯（mg）	6	—
钙（mg）	6	—
磷（mg）	1	—
镁（mg）	1	—
锌（mg）	—	1.48
维生素 B_1（mg）	—	0.24
维生素 B_6（mg）	—	0.13
维生素 B_{12}（mg）	—	0.14
牛磺酸（mg）	—	50

第五节　术前鼻胃管管理

以往腹部外科手术前常规放置鼻胃减压管。现代观念认为,腹部外科手术包括胃肠手术,均不需常规放置鼻胃管,不放置胃肠减压管不仅不会增加患者术后恶心、呕吐、腹胀及瘘等并发症的发生率,还可以减少患者术后口咽部的不适反应,减少肺部感染的风险,并有利于患者术后早期恢复进食。

传统观点之所以要求腹部手术（尤其是胃肠道手术）的患者放置鼻胃管,是考虑到手术创伤和麻醉等综合因素的影响,可能导致术后胃肠道功能障碍,甚至出现术后胃肠道麻痹,放置鼻胃管可行胃肠道减压,防止恶心呕吐和急性胃扩张,降低吻合口张力,从而减少吻合口瘘的发生。然而研究表明,手术结束后数小时,小肠的蠕动和吸收功能便可恢复正常,这从理论上证明放置鼻胃管并非必要。此外,鼻胃管本身对鼻腔和咽部的刺激,会导致患者的不适感,从而引发恶心、呕吐。

第六节　术前激素的使用

在小手术前给予单一剂量的糖皮质激素,可以减少恶心呕吐和疼痛,也可以减轻炎性反应,并且没有副作用,可以促进患者从小手术中加速康复,但是,此方法对大手术的效果并不肯定。对于高龄或营养不良的患者,可在营养支持的同时、使用促合成药(如氧甲氢龙、胰岛素及生长激素等)以增加瘦肉组织的合成。目前已有不少的研究观察了危重高分解状态患者使用促合成药的作用(如在烧伤儿童中使用生长激素),发现其可以间接促进氮平衡,直接促进伤口愈合,缩短住院日。在危重患者中使用胰岛素可以降低死亡率。2000 年的一个研究显示,在因髂关节骨折而进行手术的老年患者中,使用小剂量生长激素[20mg/(kg·d)],术后恢复更快。Kassim 等的研究发现术后小剂量激素的应用可有效改善术后疼痛,减少其他止痛药物的使用,并能够减轻术后恶心呕吐。笔者中心尝试在胃切除术后使用小剂量激素,我们的研究结果显示小剂量激素的使用不仅能够达到更好的止痛效果,还能够缩短术后肠功能恢复时间,这或许与肠道炎症反应及水肿的减轻有关。

(中国人民解放军东部战区总医院　赵健　刁艳青　江志伟)

12 第十二章　加速康复麻醉技术

第一节　麻醉前评估与宣教

一、康复宣教

麻醉医生接触患者的第一步是在手术前对患者进行访视与评估环节。麻醉医生作为践行 ERAS 理念和方案的重要团队,可通过参与患者的术前教育提高患者依从性,最终利于 ERAS 理念的实现。

麻醉医生应在手术前 1~2 天访视患者,对合并有重要内科疾病的患者则需更早访视。一方面,从患者的病史资料、体检报告及精神状态等方面全面评估患者状况,对需要进行术前治疗的疾病提出具体意见和建议;另一方面,向患者和家属详细告知基于患者自身情况制定出的利于其快速康复的麻醉方案、具体麻醉操作流程、体位及患者和家属的注意事项,以取得患者和家属的信任,同时缓解患者的焦虑心理,减轻术前应激。麻醉医生和患者交流内容需包括告知患者在整个手术诊疗过程中的角色和作用、术前禁饮禁食的时间、口服碳水化合物、术后早期经口进食及术后早日下床活动的意义等。推荐以图文并茂的方式或视频资料来直观展示全身麻醉和硬膜外麻醉等方式的操作流程,提示患者如何配合麻醉操作,全面直观地向患者传达术前、术中及术后的注意事项,ERAS 策略实施的意义,以获得患者及其家属的充分理解、信任及配合。患者和家属良好的配合是完成 ERAS 方案的前提,而向患者和家属解释 ERAS 方案在围手术期的相关内容和预期的结果,详细说明麻醉、手术情况,并且制定围手术期每日干预措施和目标。以上是完成 ERAS 方案的保障。

二、麻醉前评估

麻醉术前对患者的检诊和评估是进行和完善术前准备,制定最适合于患者的麻醉方案的基础。术前为患者提供一个全面的手术、麻醉风险评估是非常重要的。在评估后,筛选并识别出高风险的患者,进行进一步的检查和优化,制定出相应的围手术期预防处理措施,达到优化资源配置的目的。基于 105 951 名美国手术患者的大型回顾性研究提示:若患者在手术前后 30 天内存在一种严重的并发症,那么其生存中位数在 8 年中将减少 69%。超过 80% 的术后死亡来自高风险群体。实践证明,麻醉前对患者充分的检诊、评估及准备可提高患者安全性,减少并发症,加速患者康复,缩短患者住院日期,降低医疗费用。因此,麻醉前的评估,识别出手术和麻醉后重要并发症的风险因素是非常重要的。

（一）功能储备评估

功能储备的评估是评估一名患者耐受手术、麻醉风险的方法。通过代谢当量（metabolic equivalents，METs）来评估患者的功能储备。METs是以安静和坐位时的能量消耗为基础，表达各种活动时相对能量代谢水平的常用指标。1METs相当于耗氧量3.5ml/（kg·min）。1~4METs仅能自己穿衣、吃饭、如厕，平地慢走（3~4km/h）或稍加活动，甚至休息时即发生心绞痛，属于高危患者；4~7METs能上三层楼，平地走6km/h，可耐受中等手术；大于7METs能短距离跑步，短时间打网球或篮球，可胜任大手术。功能评估未达到4个METs说明患者功能储备较差，术后心脏事件的发生率会增加。拥有好的功能储备，即使存在稳定的缺血性心脏病或者其他风险因素，术后也会有好的结局。

（二）呼吸系统功能评估

呼吸系统管理是ERAS的重要环节，且贯穿围手术期全程。有研究显示，37.8%的外科手术患者合并肺部并发症，如肺部感染、肺不张及呼吸功能不全等，是增加手术和麻醉风险的重要因素，肺部并发症的出现显著延长了患者的住院时间，增加医疗费用，且是患者远期死亡率增加的一个独立风险因素。预测患者术后并发症的风险因素有年龄、吸烟史、运动能力、肥胖、阻塞性睡眠呼吸暂停、慢性阻塞性肺疾病、哮喘、糖尿病及充血性心力衰竭，还与手术部位、麻醉技术及机械通气持续时间等手术过程相关。通过患者的病史、胸片、动脉血气及肺功能检查等资料对患者的肺功能进行评估，还可通过一些简易的床旁测试，如屏气实验和吹气实验等，评估患者的肺功能状态，为术前准备、术中及术后的呼吸管理提供可靠的依据。例如：肺活量低于预计值的60%、通气储量百分比<70%及第一秒用力肺活量与用力肺活量的百分比（FEV1/FVC%）<60%，术后有发生呼吸功能不全的可能。当FVC<15ml/kg时，术后肺部并发症的发生率明显增加。最大自主通气量（MVV）也是一项有价值的指标。一般以MVV40L或MVV占预计值的50%~60%作为手术安全的指标，低于50%为低肺功能，低于30%者一般列为手术禁忌证。慢性阻塞性肺疾病（COPD）是公认的围手术期容易发生肺部并发症的危险因素，与术后限制性肺功能减退有密切关系。用力肺活量（FVC）、第一秒用力呼气容积（FEV1）及最大通气量（MVV）是预测术后呼吸功能不全的最佳指标组合。对于有可能做全肺切除者，最好行健侧肺功能测定或分侧功能测定。动脉血气分析简单易行，可用于了解患者的肺通气功能和换气功能。

对于存在增加肺部并发症风险因素的患者，术前准备时应积极鼓励患者戒烟，指导患者做肺功能锻炼，个性化选择麻醉技术和手术方式，术后充分镇痛，尽可能改善患者肺功能，减少并发症的发生。

（三）心血管系统功能评估

并存心血管系统疾病的患者接受手术，术后病死率比其他疾病患者高25%~50%。在麻醉和手术前，应充分评估患者的心脏功能，对手术、麻醉的耐受性，综合考虑手术的必要性与迫切性、患者的耐受性及手术的危险程度,评估后若风险性很大且经治疗可使其降低者,或非急诊手术均应暂缓实施,经积极准备,待条件具备时再行择期手术。对于存在心血管危险较大的手术患者,应做好充分的术前准备,术中监测,维持围手术期循环的稳定。心血管疾病患者行非心脏手术的危险性评估可采取逐步评估法。首先,判断手术紧迫性,行紧急手术的患者需立即送入手术室,进行围手术期监护、手术风险分层及危险因素处理。非紧急手术则确定患者有无活动性心脏病,对于不稳定型心绞痛、30 天内心肌梗死 / 心肌缺血、失代偿性心力衰竭、严重心律失常或瓣膜性心脏病者,应推迟或取消手术,直至心脏病得到确诊并适当治疗;必要时行冠状动脉造影评估;对择期手术患者可行最大限度地药物治疗。对于无活动性心脏病者则需要评估接受手术的危险级别,对于中高危手术患者,且日常活动无法达到4METs 的患者,需要进行术前的优化和干预。

(四)肾功能评估

临床上常通过血浆肌酐浓度,尿素氮、尿浓缩及尿稀释等实验室检查评估肾功能。对于并存慢性肾疾病患者,常伴有其他脏器、系统的病变,如高血压、动脉硬化、冠心病、糖尿病、贫血、心包炎、凝血机制异常、代谢及内分泌紊乱。术前均应正确识别、诊断,予以适当治疗。行非心脏手术的患者中,约 1% 的患者会出现急性肾损伤,这一并发症会增加患者术后的发病率和死亡率。在行非心脏手术的患者中已鉴定出 11 个独立预测因素,它们分别是:年龄 >56 岁,男性,急诊手术,胸腔和腹腔内手术,需要口服药物或胰岛素治疗的糖尿病,急性充血性心力衰竭,腹水,高血压,术前轻度、中度肾功能不全。术前全面地评估和识别出危险因素,优化并存疾病,保护肾功能,避免发生急性肾功能损伤是促进患者术后康复的主要措施。

(五)评估系统

1. ASA 分级 根据麻醉前访视结果,将病史、体格检查及实验室检查资料,联系手术麻醉的安危,进行综合分析,可对患者的全身情况和麻醉手术耐受力做出比较全面的评估。目前有不少评分系统用来预测外科患者的死亡率和并发症。麻醉医生最常使用的是美国麻醉学会分级(ASA 分级)(表 12-1-1)。尽管不同的观察者在运用 ASA 分级上存在着判断上的差异性和含糊性,但 ASA 分级对非心脏死亡的预测是一个良好的指标,适用于整体死亡的评估。

表 12-1-1　ASA 健康状况评估分级

分级	评估标准
I	无器质性、生化或心理疾病的健康人
II	有轻度系统性疾病,对日常生活无严重影响。对麻醉手术无影响
III	重度系统性疾病,显著影响日常生活。对麻醉手术很可能有影响
IV	严重系统性疾病,威胁生命或需要加强治疗。日常活动严重受限。对麻醉手术有重要影响
V	危重患者,手术与否都可能在 24 小时内死亡
VI	脑死亡的器官捐献者

ASA I、II级患者对麻醉的耐受力一般均较好，麻醉经过平稳；III级患者接受麻醉存在一定危险，麻醉前需尽可能做好充分准备，对麻醉中和麻醉后可能发生的并发症要采取有效措施，积极预防；IV、V级患者的麻醉危险性极大，更需要充分、细致的麻醉前准备。

2. POSSUM 评分 1991年，Copeland 等为普外科患者描述了 POSSUM（physiological and operative severity scoring for the enumeration of mortality and morbidity）评分系统。通过多变量分析对35个影响术后可能的不良因素进行检测，最终选出12个术前独立性预测因素，按其程度分为1、2、4及8分，以8分最为严重。为了使预测更为精确，加上6项手术因素。经前瞻性6个月的试行，证实这一评分系统对普外科手术结果较为准确。这个评分系统能够预测30天的发病率和死亡率风险。POSSUM 回归方程在低风险人群中会过高估计其死亡率，P-POSSUM（the portsmouth POSSUM）评分系统则优于 POSSUM 评分系统，它采用另一种回归方程、不同的常数及权重，更准确地预测术后死亡率。POSSUM 已经针对不同专科的患者进行了修改，如在对接受结肠直肠术、食管手术及血管手术的患者评估时，其敏感性和特异性有所改善。POSSUM 评分系统各变量及计分见表12-1-2。

表 12-1-2 POSSUM 评分系统各变量及计分

变量	1分	2分	4分	8分
年龄（岁）	≤60	61~70	≥71	—
心脏功能	无衰竭	应用利尿药、降压药或心绞痛药	周围型水肿，华法林治疗	颈静脉压增高
呼吸系统	无气促	运动时气促，慢性梗阻性气道病变（COPD），轻度	登高时气促，COPD，中度	休息时气促，肺纤维化或实变
收缩压（mmHg）	110~130	100~109	90~99	<89
	50~80	131~170	≥171	
脉率（次/分）		40~49	101~120	>121
		81~100		≤39
Glasgow 昏迷评分	15	12~14	9~11	≤8
血红蛋白（g/dl）	13~16	11.5、12.9	10.1~11.4	≤9.9
		16.1~17.0	17.1~18.0	≥18.1
白细胞（×10¹³/L）	4~10	3.1~4.0	≤3.0	—
		10.1~20.0	≥20.1	
尿素（mmol/L）	≤7.5	7.6~10.0	10.1~15.0	≥15.1

续表

变量	1分	2分	4分	8分
钠（mmol/L）	>136	131~135	126~130	≤125
钾（mmol/L）	3.5~5.0	3.2~3.4	2.9~3.1	≤2.8
		5.1~5.3	5.4~5.9	≥6.0
心电图	正常	—	心房颤动，心率60~90次/分	异常心律，早搏≥5次/分，Q波或ST/T波异常
手术范围	小手术	中手术	大手术	极大手术
手术种数	1	2	2种以上	2种以上
总失血量（ml）	≤100	101~500	501~999	≥1 000
腹腔污染	无	血清血（<250ml）	局部脓液	游离肠内容物、脓或血
恶性肿瘤	无	仅单发灶	伴淋巴转移	伴远处转移
手术类型	择期性		急症，可复苏，2h以上	需在2h内进行

用于普外手术患者的 P-POSSUM 评分方程式：

$$\ln(R/1-R)=-9.066+(0.169\ 2\times 生理学评分)+(0.155\ 0\times 手术严重性评分)$$

3. 2014ACC/AHA 非心脏手术围手术期心血管评估与治疗指南和 ESC/ESA 非心脏手术心血管疾病评估及防治指南 两个指南主要为接受非心脏手术成人患者的围手术期心血管评估和治疗提供指导，分别由美国心脏病学会（ACC）联合美国心脏协会（AHA）组成的实践指南工作组和欧洲心脏病学会（ESC）与欧洲麻醉学会（ESA）联合发布，内容包括：围手术期风险评估，指导手术的选择或操作；评估相关治疗是否有改变的必要，为治疗的更改作出决策；明确需要长期治疗的心血管疾病或危险因素。总体上，新指南期望达到两方面目的：甄别出围手术期心血管病风险增加的患者；加强风险防范和化解，制定合理的围手术期策略以降低额外的风险。在预测围手术期心血管病发生风险方面，美指南介绍了三种计算方法。其中修订心脏风险指数（revised cardiac risk index，RCRI）为离线评估方法，涉及 6 项预测因素：①肌酐≥2mg/dl；②心衰；③1 型糖尿病；④经胸、腹腔手术或腹股沟以上的大血管手术；⑤既往卒中或短暂性脑缺血发作；⑥缺血性心脏病。

0~1 个预测因素为低危，≥2 个预测因素则危险性升高。

美国指南强调，相互合作的"围手术期团队"是围手术期评估的基石，包括外科医生、麻醉医生及主要照顾者等相关参与者的密切沟通。

欧洲指南首先明确列出不同外科手术的危险性（表12-1-3），并指出多数稳定性心脏病患者不用进行额外评估均能耐受低危和中危手术，但建议在麻醉师辅助下评估心血管病风险，优化治疗（Ⅱb，C）。对于需进行额外风险评估，接受高危非心脏手术的已知心脏病患者或心血管病高危者,指南建议由麻醉医师、心脏病医师及外科手术医师组成多学科专家组进行围手术期心血管病风险率评估(IIa,C),必要时加入其他内科医师、重症监护室医师等。

表 12-1-3　不同外科手术进行危险性评估分级

高危(>5%)	主动脉及主要大血管手术、开放式下肢血运重建术、开放式下肢截肢术、开放式下肢血栓栓塞清除术、十二指肠 - 胰腺手术、肝部分切除术、胆管手术、食管切除术、肠穿孔修复术、肾上腺切除术、膀胱全切术、肺切除术、肺或肝移植
中危(1%~5%)	腹膜内手术(脾切除术、食管裂孔疝修补术、胆囊切除术)、症状型颈动脉手术、外周动脉形成术、血管瘤修复术、头颈部手术、大型整形术、大型泌尿外科手术、肾移植、非大型胸腔内手术
低危(<1%)	表浅手术、乳腺手术、牙科、甲状腺、眼部、美容手术、无症状颈动脉手术、微小妇科手术、微小泌尿外科手术(如经尿道前列腺切除术)

欧美指南均推荐根据非心脏手术的紧急程度进行风险评估。美指南对手术相关紧急程度首先进行定义:急诊手术是指必须在 6 小时内接受手术,否则将危及生命或肢体;紧急手术是指必须在 6~24 小时接受手术,否则将危及生命和肢体;半择期手术是指手术可延期 1~6周,以便进行风险评估,且治疗策略选择不同对预后将产生明显影响;择期手术则是指手术可延期 1 年以上。同时根据患者代谢当量(MET)进行功能能力评估,如果不能进行运动平板检查,则 1MET 代表静息状态代谢需求,4MET 代表上 2 层楼梯代谢需求。临床医生可参照具体评估及处理流程(图 12-1-1)进行处理。

4. Lee 指数(the Lee index)　Lee 指数是在原始的 Goldman 心血管功能危险指数基础上做出修改后得到的。它包括 6 个围手术期主要心脏事件的独立影响因素:①缺血性心脏病病史(IHD);②脑血管疾病病史;③心衰;④糖尿病患者术前胰岛素治疗;⑤血肌酐 >177μmol/L;⑥高危手术。

每存在一个影响因素记为 1 分,0、1、2 及 3 分的患者发生严重心脏并发症的概率分别为0.4%、0.9%、7% 及 11%。

5. 心血管风险评估计算器(cardiovascular risk calculator)　心血管风险评估计算器是预测术后心肌梗死和心搏骤停概率的评估工具,Gupta 和其团队已经在 211 410名手术患者中验证了其可行性。它包括 5 个独立预测因子:①手术的类型;②功能自理状态(术前 30 天日常活动不能自理,部分自理或完全自理);③血肌酐异常;④ASA 分级;⑤高龄。

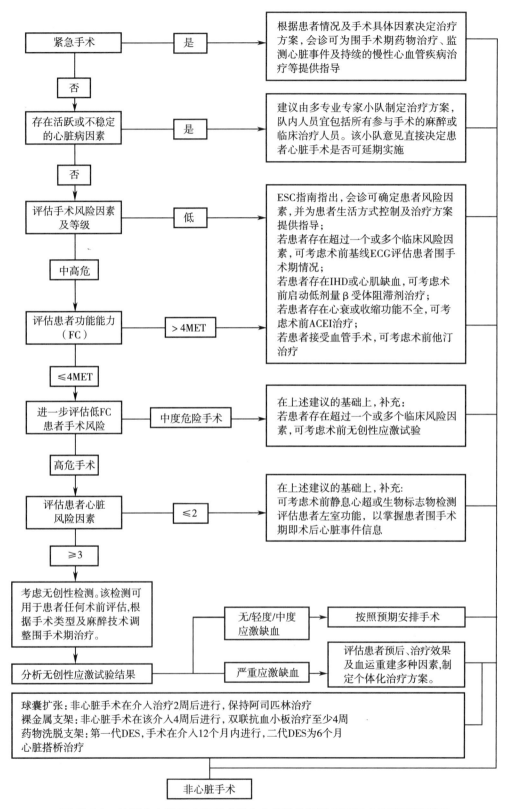

图 12-1-1　接受非心脏手术患者术前心血管风险评估及围手术期管理流程图

第二节 麻醉前用药和麻醉方式的选择

一、麻醉前用药

患者在接受手术前通常都有焦虑。据调查,术前60%的患者对手术存在疑虑;50%以上对手术非常恐惧;31%~38%担心手术有损健康或危害生命;17%对麻醉存在恐惧;12%顾虑术后疼痛、呕吐难以忍受。研究显示,术前焦虑是术后疼痛最常见的预示因子,且与术后疼痛的强度呈正相关。为减轻术前患者的精神负担,并完善麻醉效果,可于麻醉前在病房内预先给患者使用某些镇静镇痛类药物,这种方法称为麻醉前用药。用药种类包括抗胆碱能药、镇静安定药、麻醉性镇痛药、胃内容物调整药,以及一些最新研究证实有助于患者术后康复的药物,如$\alpha 2$受体激动药、β受体阻断药及NSAIDs类药物。

麻醉前用药的目的如下:①抑制皮质、皮质下,或大脑边缘系统,产生意识松懈、情绪稳定及遗忘效果。由此可显著减少麻醉药用量和/或提高机体对局麻药的耐受性。②提高痛阈,阻断痛刺激向中枢传导,减弱痛反应、加强镇痛,弥补某些麻醉方法本身镇痛不全的缺陷。③减少随意肌活动,减少氧耗量,降低基础代谢率,使麻醉药用量减少,麻醉药毒副作用反应减轻,麻醉过程平稳。④减轻自主神经应激性,减弱副交感反射兴奋性,减少儿茶酚胺释放,拮抗组胺,削弱腺体分泌活动,保证呼吸道通畅、循环系统功能稳定。

二、基于加速康复外科理念的麻醉前用药选择

(一)抗胆碱能药

用于麻醉前用药的抗胆碱能药均为M-胆碱受体阻滞药。能阻滞节后胆碱能神经支配的效应器上的胆碱受体,抑制多种平滑肌,抑制多种腺体分泌,抑制迷走神经反射。然而,有研究证实,抗胆碱能药物的使用与患者的认知功能障碍和痴呆风险增加密切相关,抗胆碱能药物的使用明显增加了机体脑萎缩和脑功能障碍的发生率。在行氯胺酮麻醉的小儿中,术前使用抗胆碱能药物,增加了小儿术中和术后发热的风险。术前使用抗胆碱能药物东莨菪碱与麻醉术后兴奋的发生率呈正相关。基于大量的循证医学证据,ERAS方案摒弃了常规抗胆碱能药物,优化了患者术前用药,提倡术前用药个体化。是否使用术前用药取决于麻醉药物和麻醉方法的使用、患者因素及手术需要。选择何种药物则根据患者的年龄和并存疾病综合考虑。

(二)苯二氮䓬类药

苯二氮䓬类药物为抗焦虑药物,能有效解除患者的紧张恐惧和疼痛应激,特别对精神高度紧张的患者,抗焦虑效果显著。然而,常规使用苯二氮䓬类药物,在一些患者中可能出现暂时性认知功能障碍,精神涣散,细微操作能力受到干扰以及诱导幻觉等副作用,这将不利于患者的术后康复。Caumo等在一个随机双盲的临床研究中发现,与安慰剂组相比,术前使用地

西泮进行抗焦虑治疗组的患者,术后疼痛评分显著增高,原因可能是苯二氮䓬类药物存在拮抗阿片类药物的镇痛效应。Maurice-Szamburski 等的临床研究证实,对于全麻下行择期手术的患者,与安慰剂组和术前未使用镇静药物组相比,术前常规使用劳拉西泮镇静,并未给患者带来益处,反而延长了术后拔管时间以及患者苏醒时间。在日间手术中,苯二氮䓬类药物用作常规术前用药有利于术后躯体症状和心理状态恢复。研究者们认为,尽管苯二氮䓬类药物延长了患者术后复苏时间,但并未影响患者的总住院时间,不能因此放弃术前使用苯二氮䓬类药物。麻醉前是否选择苯二氮䓬类药物需要充分考虑患者的年龄,合并疾病等个体化因素,避免使用长效的镇静安定药,在大于 60 岁的老年人中,短效的苯二氮䓬类药物也应该避免使用。小儿在术前口服咪达唑仑 0.5mg/kg,可在诱导期配合接受监测装置和麻醉面罩,不再出现哭泣或挣扎;对于先天性心脏病的小儿,术前使用咪达唑仑则需要监测脉搏血氧饱和度;对术前焦虑的患者,或手术后不需要立即恢复神经系统功能,也希望对术期有记忆缺失者,可在术前晚或手术晨口服苯二氮䓬类抗焦虑药物。

(三)镇痛药

患者接受手术后,组织的损伤对机体是一种伤害性的刺激,伤害性冲动向上传导至脊髓,脊髓中枢亦发生可塑性变化,导致痛阈降低、兴奋性增强,引起肌肉痉挛及周围血管收缩,出现疼痛。研究显示,手术前存在的疼痛是术后疼痛重要的预示因子。在伤害性刺激作用于机体之前采取一定的措施,如降低周围致敏、阻滞伤害感受的传入或降低中枢兴奋性等,可减少或消除由伤害引起的疼痛,达到超前镇痛的目的。超前镇痛是一种阻止外周损伤冲动向中枢传递及传导而建立的一种镇痛治疗方法。对术前有炎症和疼痛的患者,应在术前即采取镇痛措施,甚至对无痛的患者术前也应该进行预防性镇痛,以减少术后疼痛的发生。术前,对一些疼痛患者(如烧伤、骨折及肠或肢体缺血性坏死等)使用阿片类镇痛药,可提高痛阈,稳定患者焦虑情绪。非甾体抗炎药(NSAIDs)可通过降低外周环氧化酶(COX)和前列腺素(PGs)合成酶活性减少痛觉神经对内源性炎性因子的反应,抑制外周敏化,达到超前镇痛的目的。术前使用 NSAIDs 类药物,还可以加强镇痛效果,减少阿片类药物的使用,显著降低阿片类药物不良反应。

(四)α2 受体激动药

α2 肾上腺素受体主要分布在中枢以及外周神经系统的交感神经末梢,减少去甲肾上腺素的释放,产生低血压、窦性心动过缓、镇静以及镇痛作用。在非神经组织的多个器官内,包括血小板、脂肪细胞、肝脏、胰岛细胞及肾脏等也有分布,受体兴奋时可增加血小板积聚、抑制脂肪分解、抑制胰岛素及肾素释放。利用其对神经系统的影响——镇静及镇痛,可在麻醉前使用 α2 受体激动剂。可乐定为中枢性 α 受体激动剂,临床研究发现,与咪达唑仑相比,可乐定能产生更满意的镇静水平,减少苏醒期躁动,产生更有效的术后镇痛效果。可乐定用作高血压患者的术前用药,还可以消除气管插管诱发的心血管不良应激;对并发高血压未能控制的急诊手术患者也适用,但由于其存在不可逆性交感神经反应减退,可干扰对潜在血容量丢失及其代偿情况的正确判断。右美托咪定是一种新型的 α2- 肾上腺素受体激动剂,可以产生剂量依赖性的镇静、镇痛及抗焦虑作用。与可乐定相比,右美托咪定对 α2 受体具有更高选择性,起效快,迅速达到血浆峰药浓度,消除半衰期较短,因此,右美托咪定比可乐定更适合用于临床。最新的循证医学证据显示,右美托咪定术前用药可以获得满意的镇静效果,可减少小孩术前与父母分离时哭闹以及增加小孩对面罩通气的接受度。右美托咪定术前用药还能减少术后急性疼痛程度,减少术后对镇痛药的需求,降低术后谵妄的发生率以及术后寒战的发生率。然而,术前使用右美托咪定会降低收缩压和减慢心率,延长镇静的作用时间。

(五) β 受体阻滞剂

β 受体阻滞剂是目前应用最为广泛的围手术期心脏保护药物,可减少高危患者非心脏手术围手术期心脏事件及死亡的发生。从机制上看,围手术期心脏方面的并发症是由于长时间心肌缺血和冠状动脉斑块破裂伴血栓形成所致,而术前应用 β 受体阻滞剂对这两方面都有明显的调控作用。一方面,β 受体阻滞剂能有效调节血压的剧烈波动,减低心率和心肌收缩力,平衡心肌氧供和氧耗,降低围手术期心肌缺血的发生;另一方面,β 受体阻滞剂可降低围手术期炎性分子和自由基,稳定斑块,防止急性冠状动脉综合征的发生。对于术前存在有中高危心血管疾病风险,又必须接受非心脏手术的患者,术前应用 β 受体阻滞剂可降低心血管并发症的发生率和死亡率。患者心脏事件的风险越大,β 受体阻滞剂带来的收益越大。然而,一项大型随机对照试验结果发现,对中到高危患者术前 2~4 小时随机给予美托洛尔或安慰剂,持续至术后 30 天,结果 β 受体阻滞剂虽可降低 26% 围手术期心肌梗死,但除了常见的低血压和心动过缓不良反应外,还增加了 31% 的死亡率和 100% 的卒中发生率。一项较新的单中心病例对照试验表明,在手术失血造成急性贫血的患者,β 受体阻滞剂的应用会增加术后心脏事件。但这两项研究并未否定 β 受体阻滞剂的作用,只是提出 β 受体阻滞剂的使用需要考虑个体化因素。ACC/AHA 指南指出,对于心血管疾病(CAD)患者,特别是正在使用 β 受体阻滞剂的 CAD 患者,围手术期仍推荐使用 β 受体阻滞剂。β 受体阻滞剂的剂量目标应当是严格控制心率,有效控制目标为 <65 次 / 分,术中和术后应当继续应用 β 受体阻滞剂控制心率;高选择性 β1 受体,如比索洛尔,优于低选择性 β1 受体,如美托洛尔、阿替洛尔;长效 β 受体阻滞剂优于短效 β 受体阻滞剂,对于 CAD 或不稳定斑块的患者,短半衰期 β 受体阻滞剂的突然撤药将增加血管手术心脏事件的风险;推荐在术前超过 1 周使用 β 受体阻滞剂,心脏事件的发生率更低且预后更好。

三、麻醉方式的选择

针对患者接受的手术类型、选择的手术方式以及合并的疾病等各方面因素,选择个性化的麻醉方案,可以帮助实现术后快速苏醒,缩短麻醉后监测治疗室(postanesthesia care unit PACU)停留时间和住院总天数,减少住院总费用。目前多主张采用平衡麻醉技术,即复合使用不同的麻醉药物和方法,在满足手术需要的前提下,尽可能地选择短效麻醉药物,尽可能减少麻醉药用量,以降低其对生理的不良影响。例如,对于结直肠癌手术,ERAS 方案可以采用全身麻醉联合硬膜外麻醉。与全身麻醉相比,此种联合麻醉可以有效地控制呼吸,消除腹腔镜气腹的不适,获得满意的肌肉松弛,减少全身麻醉药与肌肉松弛药的使用,术毕苏醒快,术后利用硬膜外导管有利于术后镇痛。对于肝功能差的患者,有利于维持有效的肝血流,减轻气腹对肝脏的影响。对于冠心病患者,有利于防止或减少术后心肌缺血、心绞痛或心肌梗死的发生。此外,联合硬膜外麻醉和全身麻醉,还可减轻机体对于上腹部手术产生的内分泌和代谢方面的反应,减少应激激素的释放,缓解术后胰岛素抵抗和加快术后恢复。对于结直肠癌手术患者,硬膜外置管最好位于 T7 或 T8 水平,不仅可以镇痛,还可以阻滞交感神经,避免术后肠麻痹。

麻醉药物的选择尽可能使用短效药物。常用药物如下:①吸入全身麻醉药物,七氟醚、地氟醚。②静脉全身麻醉药物,丙泊酚、依托咪酯。老年患者尽可能避免使用咪达唑仑。③肌松药,首选中效肌松药,如罗库溴铵、维库溴铵及顺阿曲库铵等,避免使用长效肌松药。④阿片类药物,芬太尼、舒芬太尼及瑞芬太尼等。全身麻醉诱导可以应用短效药物,如丙泊酚和瑞芬太尼等。为了使患者快速苏醒及恢复,麻醉维持阶段可用静脉麻醉药丙泊酚或辅以短效吸入麻醉剂。

全身麻醉、区域阻滞及两者的联合使用成为 ERAS 理念下可选的麻醉方式,不但能满足镇静、镇痛,并提供良好的手术条件等基本要求,亦能有效减少手术应激,有利于促进患者术后康复。

(一)置入喉罩麻醉

喉罩麻醉的推广与 ERAS 研究进展相平行。从最初的普通型喉罩(classic LMA)到现在最新的 i-gel 喉罩,喉罩型号、外观设计上的发展大大减少了反流误吸,漏气等喉罩通气的并发症,使喉罩通气配合短效麻醉药物的全身麻醉能够在快通道外科(ERAS)中广泛使用。

(二)区域神经阻滞麻醉

区域神经阻滞麻醉是 ERAS 的一个重要组成部分,不仅能通过多模式镇痛,减少阿片类药物用量,同时可通过传入神经阻滞的各种生理学效应,在手术刺激的情况下,减轻应激和促炎反应,维持各器官的正常功能,加速患者术后康复。因此,麻醉医生须充分了解各类区域神经阻滞麻醉技术的特点,对手术应激的影响,明确其优势和缺陷,以指导临床实践,改善患者转归。

手术应激和严重的术后疼痛,会导致内分泌和代谢功能的多种变化,并引起炎症反应。这一系列的生物反应包括分解代谢激素(如氢化可的松、胰高血糖素及儿茶酚胺)的释放和合成代谢激素(如胰岛素)水平的降低。血浆去甲肾上腺素浓度的升高是最重要的应激,它可以使血管粥样硬化患者发生血管痉挛,与高凝状态一起导致心血管事件。这种反应在围手术期表现为高血压、心动过速、高血糖、免疫功能抑制及肾功能改变。区域神经阻滞麻醉,如硬膜外麻醉、椎旁阻滞、腹横肌平面阻滞及连续外周神经阻滞,可以通过阻断传入神经刺激和炎症介质释放,减少内分泌应激,增加肠道蠕动,减少促炎因子分泌,减少应激和疼痛,降低器官功能障碍的发病率,从而改善手术预后。区域神经阻滞麻醉技术作为全身麻醉的辅助时,不仅可以获得充分的镇痛效果,减少术后静脉阿片类药物的使用,还减少了吸入麻醉药物、静脉麻醉药物及肌松药的使用,可以使患者从全身麻醉中更早苏醒。

1. 蛛网膜下腔阻滞　蛛网膜下腔阻滞是脐部以下手术的首选麻醉方式。有研究报道,与全身麻醉相比,蛛网膜下腔阻滞能够减少老年患者术后深静脉血栓和术后谵妄的发生,促进老年患者髋部手术后快速康复;蛛网膜下腔阻滞复合鞘内注射阿片类药物可以安全地用于心脏手术患者,然而,其作用时间限制了这项技术在术后提供足够长时间的镇痛,因此,这一技术未来可能不会成为大部分手术的 ERAS 方案。

2. 胸段硬膜外麻醉　胸段硬膜外麻醉(thoracic epidural anesthesia, TEA)被认为是胸腹部手术 ERAS 方案的最佳镇痛方法,能够显著降低术后机械通气使用率、减少心血管并发症以及肠梗阻发生率,还能够缩短住院时间,而这些促进患者术后快速康复的优势并不能降低术后死亡率。在腔镜等微创手术中,TEA 的作用则存在争议。有研究显示,TEA 在腹腔镜乙状结肠切除术后 48 小时内显著减轻了疼痛,减少阿片类药物用量,但是并未改善患者的预后。因担心抗凝和硬膜外血肿的问题,在心脏手术和部分肝脏切除术中,应用 TEA 的争议更大,虽然有很多研究表明 TEA 用于心脏手术可以减少术后肺部并发症和室上性心律失常的发生率,但是不能降低心肌梗死和卒中的发生率以及死亡率;TEA 可以导致显著低血压、尿潴留等不良反应,存在增加液体超负荷和因需要导尿而导致泌尿系统感染的风险,因此,合理选择适用TEA 的手术类型及适当的围手术期液体治疗是 TEA 发挥 ERAS 价值的前提。

3. 椎旁阻滞　椎旁阻滞(paravertebral block, PVB)仅阻滞单侧脊髓神经,能提供与硬膜外阻滞相同的镇痛效果,并且低血压,尿潴留等不良反应较少,最近在胸科和乳腺外科手术麻醉和镇痛中有替代 TEA 的趋势。一项荟萃分析发现,应用 PVB 导管与应用 TEA 导管相比,在术后疼痛评分上没有差异,但在肺部并发症(肺不张或肺炎)发生率明显降低,且术后24 小时呼吸峰速与第一秒用力呼吸量(FEV1)更高。TEA 的主要优势在于更安全,不良反应更少,因此,PVB 更能体现 ERAS 理念。

4. 腹横肌平面阻滞　腹横肌平面阻滞(transversus abdominis plane block, TAPB),是将局部麻醉药注射到腹内斜肌深面筋膜与腹横肌浅面筋膜之间的腹横肌平面内,在下腹部手术中的应用越来越普遍。一些研究表明,尽管持续时间比 TEA 短,在接受腹腔镜结直肠切除术的患者中,TAPB 能提供良好的镇痛效果,减少阿片类药物的用量,降低术后恶心、呕吐的发生率,且平均术后住院时间降低到 3 天。

5. 外周神经阻滞　单次外周神经阻滞(peripheral nerve block, PNB)和连续外周神经阻滞镇痛的使用都能够缩短住院时间。随着连续外周神经阻滞一次性输注泵的应用,患者可自带泵出院并自行拔出导管,还有长效脂质包裹局部麻醉药的应用,使得 PNB 的麻醉和镇痛作用能够更加显现出 ERAS 的作用。手术切口部位的局部麻醉药浸润也能作为 ERAS 术后多模式镇痛方案的一个组成部分。术毕切口进行局部麻醉浸润能有效缓解术后疼痛,降低疼痛评分,减少阿片类药物消耗。

第三节 精准麻醉管理

精准的麻醉管理包括对患者围手术期生命体征、麻醉深度及肌松精准的监护,根据这些精准的监测指标,使麻醉医生做出定性、定位、定时及定量的处理措施,实现精准的麻醉管理,从而提高麻醉安全系数,助力 ERAS。

一、精准麻醉监护

临床麻醉监测是通过医疗设备对患者生命指标和生理参数进行连续、快速、动态及反复物理检测或化学检验,以数据或图像形式呈现出来,为麻醉医师诊断和治疗提供依据的一门技术。围手术期,麻醉医生需要实时监测麻醉期间患者生命体征的变化,帮助麻醉医师对病情变化做出正确的判断,采取正确的处理措施,维持患者生命体征稳定,保证手术期间患者的生命安全。研究显示,麻醉期间未及时全面地监测患者是围手术期出现麻醉并发症的主要原因之一,在围手术期,麻醉医生通过加强监测,针对监测结果及时采取措施,可减少不良反应或意外事件的发生。

麻醉前,麻醉医生必须确保麻醉设施和基本监测设备处于正常工作状态,包括开启报警功能,设置报警阈值。必须了解影响监测设备正常工作的常见原因,合理解释监测参数,综合分析监测结果,并确保一旦需要,可以得到更进一步的监测设备。麻醉医生对监测数据产生怀疑而又无法解释时,应更换另一台监测设备进行监测,及时维护和更新有故障的麻醉设施和监测设备。

全身麻醉、局部麻醉、监测麻醉及体外循环期间均应通过监测患者的血压、心率、心电图、呼吸及体温等生命体征,连续监测患者的氧合、通气及循环状态。同时,通过观察患者的皮肤、指甲和黏膜颜色及手术野血液颜色来判断患者氧合状态,通过观察胸廓运动、呼吸囊运动及听诊呼吸音评估气道是否通畅,机械通气时连续监测气道压、潮气量、呼吸频率及呼气末二氧化碳($PETCO_2$)评估通气情况。推荐监测患者的吸入氧浓度,不同时期给予不同给氧方式与吸入氧浓度;如非全麻鼻导管给氧时,可选择纯氧,流量调至 3~5L/min;长时间气管导管插管的全麻患者,麻醉机吸入氧浓度应调至 40%~60%;长时间、复杂大手术及高龄和高危患者手术时应该使用扩展监护,以保证手术患者围手术期的各器官功能正常和内环境稳定。扩展监护包括监测患者的体温、尿量、有创动脉压、中心静脉压、失血量、心排出量监测以及经食管超声心动图监测。在一些高危的心脑大血管手术中,还需监测动脉血气(ABG)和脑氧饱和度($SrCO_2$),这些安全保障均为精准麻醉患者监护注入了正能量。

由于麻醉前禁饮,麻醉后血管扩张,加上术中液体和血液的丢失,容量治疗和监测则是麻醉医生实现精准麻醉的重要内容。怎样准确判定容量不足或过负荷,过去较大的手术都要置入中心静脉导管监测中心静脉压(CVP),使之保持在 6~12mmHg,后来发现 CVP 主要代表右心的前负荷,不能反映左心的前负荷,而且也不够精确。1970 年 Swan 和 Ganz 发明了肺动脉导管,导管尖端有一个小球囊,球囊顺着血流漂进肺动脉,可以测定肺动脉嵌顿压(PAWP),反映左房的压力即左心前负荷,因此 Swan-Ganz 导管又叫漂浮导管。该管利用热稀释法可以测定心排出量(CO),计算心脏指数(CI)。使用六腔的漂浮导管还可连续测定 CO(CCO)和计算心排血指数(CCI)及外周血管阻力(SVR)和肺血管阻力(PVR)等。

由于 CVP 和 PAWP 反映的都是静态的前负荷,不能反映患者对液体治疗的反应,而且心脏的前负荷与机械通气和胸腔内压改变有关,也离不开心肌的收缩功能,因而每搏量(SV)会有动态的增减,于是有人提出容量负荷应监测每搏变异度(SVV),脉搏变异度(PPV)和容积变异指数(PVI)等,如果 SVV>12.5%、PPV>13.5% 或 PVI>14% 都说明容量不足而应扩容。

床旁超声和食管超声(TEE)的发展更使我们耳目一新,TEE 经过改进,利用可视化技术观察左心舒张末期容积,可直观反映有效循环容量,提供心脏、大血管形态和功能,并做出定性、定位、定时及定量的诊断指标,大有代替 Swan-Ganz 导管之势,成为麻醉学科建设的重要内容。许多麻醉医生已经掌握了 TEE,并取得超声诊断的资质,把精准麻醉向前推进了一大步。

二、精准麻醉深度监测和肌松监测

精准地监测患者的麻醉深度。通过对患者脑电信号的监测,麻醉医生能准确地综合评价患者的麻醉深度,并配以测算患者的睡眠深度,肌肉松弛程度和镇痛的效果等,从而根据手术需要准确把握和调整麻醉深浅,并在术后能让患者及时苏醒。在手术中监测麻醉深度,不仅能提高麻醉质量和手术安全性,还能减少麻醉并发症。传统的麻醉深度监测是依据麻醉医生的经验,结合术中患者的血压、心率来判断麻醉的深浅,而受手术刺激的影响,患者血压、心率并不能准确反映麻醉深度,这就为麻醉意外事件的发生留下了隐患。麻醉过深,可能造成神经后遗症,术后长时间可能有不适感;麻醉过浅则患者存在较大的应激,甚至在手术未完成时已清醒并伴有疼痛感觉,患者可能对手术有记忆甚至会引起睡眠障碍或精神障碍,严重影响术后生活质量。

测定脑电图线性成分(频率和功率)(bispectralidex, BIS),同时分析成分波之间的非线性关系(位相和谐波),把能代表不同镇静水平的各种脑电信号挑选出来,进行标准化和数字化处理,最后转化为一种简单的量化指标,是目前以脑电来判断镇静水平和监测麻醉深度的较为准确的一种方法。

BIS 监测下指导麻醉深度的调整能够明显降低术中知晓的发生,减少术中丙泊酚和吸入麻醉药(地氟烷、七氟烷及异氟烷)的用量,加快患者术毕苏醒睁眼,定向力恢复时间和拔管时间,明显缩短患者在 PACU 内停留的时间,节省了患者的总住院花费。在全身麻醉下行择期膝关节或髋关节置换术的老年患者（年龄 >60 岁）随机分为 BIS 监测组和常规监测麻醉组，BIS 监测组的患者术中异氟烷的总使用量比常规监测麻醉组患者明显减少 30%，且术毕定向力恢复明显快于常规麻醉组。常规麻醉过程中麻醉药物剂量及患者反应存在较大个体差异，利用 BIS 等手段监测麻醉深度具有重要的临床意义。2005 年，Monk 等人首先指出累积深睡眠持续时间（累积 BIS 值小于 45 的持续时间）是进行非心脏大手术术后一年死亡率的独立预测因子。随后研究发现，术中"三低"状态与患者术后死亡率间存在显著的相关性。所谓"三低"就是术中平均动脉压低于 75mmHg，最小肺泡浓度低于 0.8，脑电双频指数少于 45 的状态。2012 年，Sessler 团队研究发现"三低"状态与患者的住院时间延长和术后死亡率增加密切相关，但后续研究未能重复该研究的结果。因此，近期 Mark D.Willingham 博士及其团队将几项大型临床研究的数据进行了合并，评估了"三低"状态与术后死亡率的相关性。该回顾性观察性研究共纳入了 13 198 位患者，这些患者分别来自 3 个临床研究，包括 B-Unaware、BAG-RECALL 及密歇根知晓控制研究（临床试验注册号分别为 NCT00281489、NCT00682825 及 NCT00689091）。纳入标准为：年龄 >18 岁，行外科手术；排除标准为：术中未监测 BIS 值、术中需进行唤醒试验、既往有痴呆及卒中或脑外伤病史。与 Sessler 团队的研究类似，根据"三低"状态的累积时间，将患者分为 0~15 分钟组、16~30 分钟组、31~45 分钟组、46~60 分钟组及 60 分钟以上组，采用 Pearson 卡法检验比较各组之间死亡率（$P<0.008$ 认为差异有统计学意义）。并将"三低"状态累积时间超过 15 分钟的患者与不足 15 分钟的患者进行倾向性匹配，采用多变量 Cox 比例风险模型以评估"三低"状态与术后死亡率之间的相关性。结果发现，约 30% 的患者术中"三低"状态累积时间超过 15 分钟（$n=3\,950$）。术后 30 天和 90 天的总死亡率分别为 0.8%（$n=111$；95%CI，0.69%~1.00%）和 1.9%（$n=247$；95%CI，1.64%~2.10%）。术中"三低"状态累积时间超过 15 分钟的患者术后 30 天和 90 天的死亡率分别为 1.9% 和 3.7%，显著高于"三低"状态累积时间不足 15 分钟的患者，后者术后 30 天和 90 天的死亡率分别为 0.4% 和 1.1%。"三低"状态累积持续时间与术后 30 天死亡率增高密切相关（hazard ratio 1.09；95%CI 1.07~1.11，per 15 分钟）。作者认为，术中"三低"状态与术后死亡率呈弱相关，倾向性匹配分析显示这并非偶然现象。BIS 监测下的麻醉管理能够影响患者的远期预后，通过使用 BIS 避免深麻醉，通过对患者全方位的精准监测管理麻醉，能够改善患者的预后，改善患者的远期生存质量，这也是麻醉管理实现 ERAS 的重要组成部分。

　　然而，BIS 监测本身有局限性。EEG 监测脑功能的神经生物学基础和 EEG 电活动变化的相互作用是以脑代谢状况为基础的，其变化与脑代谢紧密相连。脑代谢受众多因素的影响，因此任何一个或多个成分障碍都会导致 EEG 异常。例如：麻醉、低温、低氧及脑缺血都会产生类似的 EEG 改变。这种多层次系统使 EEG 成为具有较高敏感性，而特异性不强的脑功能障碍的指标。因此，深麻醉（麻醉药过量）、低温（脑代谢降低）、缺氧及脑缺血（出血休克、心衰及外周血管扩张）等都可以产生低 BIS。麻醉医生在使用 BIS 监测麻醉深度时，需要正确判断，解读 BIS 值的变化（表 12-3-1）。

表 12-3-1　BIS 数值分级及含义

BIS	
90~100	清醒
70~90	轻中度镇静
60~70	深度镇静
40~60	麻醉状态
30~40	深度麻醉
10~30	爆发抑制

麻醉脑电意识深度监测系统（narcotrend）是目前技术最先进、对临床指导意义最大的一种麻醉深度监测设备，这项监测系统在许多欧美国家已成为医疗必需项目，在手术室和重症监护室“一床一配”narcotrend 通过多参数（原始脑电波的功率、频率及幅度）统计方法和微机处理，其通过普通心电电极在头部任意位置采集分析即时的脑电信号（原始脑电或视觉脑电），自动分析分级后在彩色触屏上显示患者麻醉/意识深度状态（分级脑电）。将脑电信号以 6 个阶段 15 个级别作为量化指标，即 A、B0-2、C0-2、D0-2、E0-2 及 F0-1，并同时显示 α、β、θ 及 δ 波的功率谱变化情况和趋势。具体数值及含义详见表 12-3-2。

表 12-3-2　narcotrend 数值分级及含义

narcotrend			
分级	亚级	数值范围	含义
A		100~95	清醒状态
B	B0	94~90	浅镇静状态
	B1	89~85	
	B2	84~80	
C	C0	79~75	常规镇静状态
	C1	74~70	
	C2	69~65	
D	D0	64~57	常规麻醉状态
	D1	56~47	
	D2	46~37	
E	E0	36~27	深度麻醉状态
	E1	26~20	
	E2	19~13	
F	F0	12~5	过度麻醉
	F1	4~0	（爆发抑制）

神经肌肉阻滞剂使肌肉松弛,为手术提供最佳的操作条件。根据手术方法和手术类型的不同,为手术条件提供的神经肌肉阻滞的程度就不同。比如,当使用腹腔镜时,就需要一个深的神经肌肉阻滞水平。一项最新的 Meta 分析显示,使用腹腔镜手术方法时,深度肌肉松弛条件(TOF 为 0)比中度肌肉松弛提供了更佳的手术条件。然而,在腹腔镜手术中使用深度肌肉松弛,会增加残余肌松的风险,尤其是在舒更葡糖无法使用的地区。虽然中度的肌肉松弛能促进手术操作,但是并不是每一个行开腹手术的患者都有必要使用神经肌肉阻滞。事实上,足够的麻醉深度,没有肌肉松弛剂也能为约 2/3 的行耻骨后前列腺根治术的患者提供一个良好的手术视野。鉴于这些考虑,假设最佳的神经肌肉阻滞能够通过缩短手术持续时间来减少手术应激,且能在低腹压条件下完成手术,从而能够减少术后疼痛,这看似很符合 ERAS 方案内容。然而,这还需要大样本,高质量的研究进一步证明。

手术结束时,神经肌肉功能恢复至术前水平是非常重要的,以避免残余肌肉麻痹引起的呼吸功能不全、缺氧及吸入性肺炎。同时,肌松残余还会损害早期下床活动。为了避免残余肌松作用,应避免使用长效的肌肉松弛剂。患者低体温同样也会直接影响到神经肌肉的功能,延长肌松剂的作用时间以及神经肌肉阻滞剂的消除时间。因此,对于预防残余肌松作用,维持患者正常的体温很重要。

使用神经肌肉阻滞剂一定要评估阻滞的程度,进行适当的监测。在健康志愿者中,已经证明当 TOF 监测值 <0.9 时,存在咽喉肌功能障碍或误吸的风险。此外,三个临床试验已经证明,很大一部分的缺氧事件以及在恢复室时间延长的患者,其 TOF 值 <0.9。甚至有很多有经验的麻醉医生在临床上未能判断出肌松残余的程度。许多研究表明,临床试验和定性评估(视觉和触觉)神经肌肉功能并不可靠,不能够检测残余肌肉松弛的作用。定量的方法,如肌收缩的机械效应图法(MMG)、肌收缩的电效应机电描记法(EMG)、肌收缩加速度法(AMG)及肌音描记法(PMG),能够提供有关肌收缩效应准确的信息。其他避免肌松残余还有如下方法,通过测定 TOF 值 >0.9,等待神经肌肉功能自动恢复。这种方法不适用于简短手术,因为一些神经肌肉阻滞剂的作用持续时间超过 4 小时,即使是在手术开始前单剂量给药,其作用时间仍然很长。应该避免拮抗剂产生的副作用,输注胆碱酯酶抑制剂,需要充分考虑胆碱酯酶抑制剂和抗毒蕈碱剂的副作用。输注舒更葡糖,舒更葡糖通过甾体类神经肌肉阻滞剂选择性逆转神经肌肉作用。Abrishami 等研究表明,舒更葡糖逆转神经肌肉阻滞作用(罗库溴铵)比新斯的明快,且不依赖于神经肌肉阻滞的程度。舒更葡糖可以使用不同剂量,2mg/kg、4mg/kg 及 16mg/kg 分别逆转中度、深度或即刻诱导的阻滞效应。其起效时间比新斯的明快 3~4 倍,在 5 分钟内可以完全逆转神经肌肉阻滞作用。

精准麻醉的围手术期监护,麻醉深度监测和肌松监测可以总结为图 12-3-1,麻醉医生应该根据患者接受手术的大小,合并疾病,综合评估所得的风险等因素合理选择,做到精准监测,预判疾病发展变化,指导治疗。

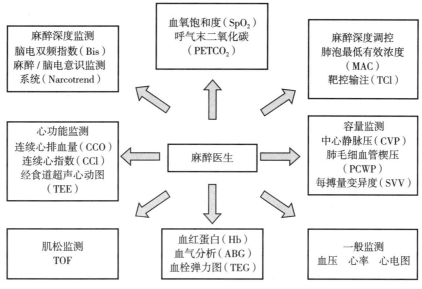

图 12-3-1　麻醉医生精准监测项目

三、术中供氧

氧气是一种高度活性的气体，在麻醉实践中普遍使用。在细胞生理学水平，葡萄糖氧化作用生成二氧化碳、氧气及水，同时产生能量，是有氧新陈代谢的基础。因此，麻醉医师最首要的任务之一就是确保患者在围手术期不缺氧，防止细胞代谢的中断。

在麻醉过程中，氧气很容易获得，且可以调控流量大小。通常，我们在麻醉时会增加吸入氧浓度大于 21% 来防止因为生理变化导致的缺氧，如肺内分流等。尽管增加吸入氧浓度对于克服缺氧是很有必要的，但越来越多的观点认为，高氧同样会因为氧自由基产生过多而引起损伤。

然而，也有观点认为，高吸入氧浓度能够保护患者免受手术切口感染的风险。一个多中心随机对照研究——PROXI 实验的结果表明，吸入氧浓度为 30% 与 80% 的患者作对比，在手术切口感染率以及肺部并发症发生率方面并未有明显差异。一个包含了 PROXI 实验的荟萃分析则表明，受益于高吸入氧浓度疗法的患者有两类，一类是进行全身麻醉的患者，另一类是结直肠手术的患者。最新的荟萃分析囊括了 9 个随机对照试验，共计 5 001 名患者，研究发现，在行结肠、直肠手术的患者中，吸入高浓度的氧气和正常浓度的氧气相比，能减少手术切口感染（RR 0.77，95%CI 0.59~1.00，p=0.03）。该研究还发现，高吸入氧浓度能减少术后 24 小时恶心、呕吐的发生率，但只限于吸入麻醉，且未给予预防性止吐药的患者。根据这些数据分析，关于高吸入氧浓度能否有利于预防术后切口感染，我们仍不能得出确定的结论。

对 PROXI 研究的患者进行长期追踪随访后，出现一种反对高吸入氧浓度的声音。随访研究发现，肿瘤患者接受高吸入氧浓度降低了生存率。遗憾的是，这个研究的作者未对高吸入氧浓度患者比正常吸入氧浓度患者死亡率高的原因作进一步的报道。Edmark 和他的同事观察了麻醉诱导前吸入不同浓度的氧气（60%、80% 及 100%）5 分钟，CT 扫描显示，在吸入氧浓度为 100% 的组中，肺不张的发生率增高，虽然患者氧饱和度下降较其他两组（60% 组、80% 组）缓慢。而吸入氧浓度为 80% 的患者，并未增加肺部并发症的风险。

综上所述，吸入高浓度的氧气（80%）可能存在减少手术切口感染的风险，尤其在行结直肠手术的患者中，但是远期的肿瘤结局可能有不利的影响。可以在麻醉开始时短时间使用高吸入氧浓度，麻醉诱导前对肺内预充氧储备（给氧去氮）。降低术后切口感染风险的措施还有很多，如维持患者正常的体温，正常的心排出量，控制好血糖，预防性抗生素的使用以及减少对切口的污染，这些措施似乎更值得推荐使用。

四、围手术期血糖管理

手术对于患者属于一种应激源。患者在应激状态下，糖代谢会发生变化。应激状态下，多种升高血糖的激素如肾上腺素、糖皮质激素、胰高血糖素及生长激素等水平明显升高。胰岛素是唯一能降低血管内细胞外血糖水平的激素。应激时胰岛素因不同机制分泌情况不一。一方面血糖升高和胰高血糖素增加对胰岛 β 细胞的直接刺激作用使胰岛素分泌增加；另一方面，儿茶酚胺增多通过 α 受体发挥抑制作用，使胰岛素分泌减少，总结果为胰岛素与胰高血糖素比值明显降低，这是应激时血糖水平增高的重要原因之一；此外，外周胰岛素依赖组织对胰岛素敏感性降低，葡萄糖利用减少，内环境的变化更利于向组织提供充足能源并利于胰岛素非依赖组织，如脑、外周神经、骨髓及白细胞等，以获得更充分的能量，糖尿病患者应激性高血糖现象尤为明显。

研究显示，高血糖与手术患者（合并或不合并糖尿病）不良事件的发生有关。择期手术期间或手术后，血糖升高，发展成不同程度的高糖血症，这主要取决于患者的代谢状态，如禁食时间、术后进食时间及糖尿病等，麻醉和镇痛的类型及手术组织创伤的严重程度。有研究显示，在危重症患者中，高糖血症与院内死亡率密切相关。而最新的研究还发现，入院时并存糖尿病，或者入院后才发现的高糖血症（空腹血糖 >7mmol/L 或随机血糖 >11.1mmol/L）与患者的不良结局密切相关，他们较血糖正常的患者需要更长的住院时间，入 ICU 的概率更高，以及再入院概率更高，院内死亡率增加高达 18 倍。Ata 等的研究证实，术后血糖升高是术后切口感染最重要的独立危险因素。糖尿病患者应该在术前控制好血糖，减少术后切口感染的发生率。Eshuis 等的研究则发现，在胰十二指肠切除术后，术后早期的高糖血症与术后并发症的发生率密切相关。一些最新的观察研究则发现，术前血糖控制的质量对于术后转归十分重要。糖化血红蛋白的水平同样能够预测心脏手术和腹部手术术后并发症的发生。

高糖血症和临床结局之间并没有被证明存在直接的因果关系。目前，也没有足够的证据表明术前严格的血糖控制（血糖水平正常或介于一个狭窄区间）较常规的术前血糖管理存在明显优势。围手术期低血糖也不利于患者术后康复，当血糖≤2.8mmol/L 时可能出现认知功能障碍，长时间≤2.2mmol/L 的严重低血糖可导致脑死亡。长期未得到有效控制的糖尿病患者在正常血糖水平情况下,也存在发生低血糖的风险。发生一次低血糖即可增加患者围手术期的死亡风险,全麻镇静患者低血糖反应往往被掩盖,风险尤其高。在 ICU,仍然在权衡血糖降低带来的好处和低血糖存在的风险。由于研究的数量尚少,病人群体存在异质性,胰岛素的给药途径以及对结局的定义不同,目前尚未得出能增强和改善临床结局最佳的血糖水平。这种不确定性还体现在医学协会关于危重患者和手术患者血糖控制的多种多样的推荐上。

对于血糖的控制目标,中华医学会麻醉学分会推荐餐前血糖≤140mg/dl(7.8mmol/L),进食期间血糖、餐后血糖以及随机血糖≤180mg/dl(10.0mmol/L),但是不建议过于严格控制血糖,术中和术后血糖控制在 140~180mg/dl(7.8~10.0mmol/L)较合适。

术后 ICU 住院时间≥3 天的危重患者,推荐目标血糖≤150mg/dl(8.4mmol/L);整形手术对于伤口愈合的要求较高,器官移植术后可能出现糖耐量递减等情况,除这两类手术之外的其他手术,目标血糖可放宽至≤214mg/dl(12.0mmol/L);对整形手术建议目标血糖适当降低,控制在 108~144mg/dl(6.0~8.0mmol/L),以降低伤口感染的发生率。

手术患者如有高血糖相关的并发症风险,加强胰岛素治疗是一种近来得到广泛认可的干预方式。术后转入 ICU 的患者,使用胰岛素治疗高血糖可以明显减少并发症,降低死亡率。作为控制围手术期高血糖的关键药物,胰岛素可有效控制血糖,但是可能存在低血糖的风险,所以应该在不增加低血糖风险的前提下,尽量避免血糖过高。对术中发生低血糖的患者,建议静脉注射 50% 葡萄糖 20~50ml 或者肌内注射胰高血糖素 1mg,随后持续静脉输注 10% 或者 5% 葡萄糖维持血糖,每 5~15 分钟检测一次,直至血糖≥100mg/dl(5.6mmol/L)。

第四节　术中保温

对正常人而言,体温变化的范围非常窄,大约在 0.2℃左右,如果超出这个范围,可能会激发众多机制参与体温调节。然而,如果患者处于麻醉状态下,这个体温变化范围会增大,可能会高达 4℃,也就是说患者体温变化幅度低于 4℃或高于 4℃,才会启动机体内在的调节机制。而在这个范围内,即使患者已经出现低体温,也不能够产生寒战等反应,这样患者就会面临低体温的问题。临床上,我们通常把体温低于 36℃以下定义为围手术期低体温。全身麻醉诱导后,核心体温向外周体温转移,引起体热重新分布,核心体温在第一小时可降低 0.5~1.5℃,第 2~3 小时缓慢降低,最后变得稳定。对于老年患者,由于其肌肉变薄、静息的肌张力较低、体表面积 / 体重之比增大、皮肤血管收缩反应能力降低及血管储备功能低下等原因,更容易发生围手术期低体温。所以术中体温最好保持在 36℃以上。

围手术期低体温增加了伤口感染,心血管事件发生率的风险,严重的低体温还会引起机体凝血机制障碍,延长麻醉药物的作用时间,不利于患者的苏醒和转归。麻醉诱导的低体温还会抑制记忆形成基因以及相关蛋白的表达,可能对患者造成记忆的丧失或者认知功能的障碍,从而影响患者的长期预后。大量研究表明,预防腹部大手术围手术期低体温,可以降低术后伤口感染率、心血管事件发生率,减少失血及输血量,缩短麻醉苏醒时间。许多荟萃分析和随机对照试验也已经证实,预防围手术期低体温能够明显减少切口感染,心血管并发症的发生率,减少出血量和输血需求,改善患者的免疫功能以及缩短了患者术后在 PACU 的停留时间,提高了整体生存率。因此,预防围手术期患者热量丢失成为了践行 ERAS 策略的重要内容之一。

预防围手术期低体温有效的办法就是加强围手术期体温监测。全麻时间超过 30 分钟或在椎管内麻醉下行大手术的患者都需要常规监测体温。其他有效措施还包括:术前至麻醉诱导阶段积极进行保温;进入手术室前使用加热毯预热患者,提高术前核心温度;术中保持温暖的手术环境;使用加热毯、加热床垫;对静脉输注的液体进行加温;对体腔冲洗液加温等。

第五节　术中液体管理

循环可以满足身体组织的需求,运送机体代谢活动所需的氧气和营养物质,并运走代谢产生的废物;维持内环境的相对稳定,为细胞正常存活及实现功能提供条件,运送激素到靶器官,实现体液调节。机体足够的灌注压和足够的心排出量是实现上述目标需要满足的两个条件,只有这样才可运送血液进入所有器官的毛细血管,输送氧气及营养物质,并把二氧化碳及废气带走。围手术期液体治疗是为了维持患者的组织灌注、保证组织供氧。组织灌注直接影响组织供氧,组织灌注良好、供氧充足,组织的营养代谢才有保障。

机体的容量状态与围手术期并发症的发生存在一定的关系,当患者在术中输入过多液体即血容量过多时,围手术期并发症发生率增加;如果术中血容量过少,围手术期并发症也会增加。通过术中液体管理,优化围手术期血流动力学,能够明显改善患者的结局,促进康复。因此,麻醉医生需要在患者正常血容量范围找到一个理想的临界点,从而将围手术期并发症降到最低。

术中液体管理是围手术期管理的基本要求,与术后并发症和死亡率相关。研究证实,过多的液体蓄积会增加围手术期并发症的发生率和死亡率。目前对于术中液体管理策略包括开放输液,限制输液和目标导向液体输注,液体种类可分为晶体液和胶体液。对于不同手术种类,不同类型的患者如何选择输液策略和输液种类仍存在诸多争议。

传统上,麻醉期间的输液量是根据公式计算:输液量 = 术前累计损失量 + 生理需要量 + 术中继续损失量 + 失血量。但无法准确测量术前累计损失量,也不能机械地以小手术 0~2ml/kg、中手术 2~4ml/kg 及大手术 4~8ml/kg 来计算术中继续损失量。一成不变的输液公式不能完全满足个体化的术中液体治疗要求。开放输液与限制输液的主要差异在于是否需要补充第三间隙液。手术和麻醉等应激可使大量体液渗出至浆膜层或转移至细胞间隙,这部分液体被视为进入第三间隙的液体,其将使有效循环血量减少并增加组织水肿的程度。限制输液策略认为麻醉期间不需要补充第三间隙液的丢失量。不少学者支持术中限制扩容补液,建议合理使用多种血管活性药物来维持适当的血压。无论是全身麻醉还是区域阻滞麻醉均会发生不同程度的有效循环相对不足,出现血压下降,此时若一味通过大量晶体或胶体液来升高血压,在手术结束后,随着血管紧张度恢复,会表现出有效循环血容量相对过多,导致组织水肿,从而影响脏器功能和伤口愈合。有研究表明,围手术期限制液体输注可防止发生围手术期并发症,并不导致循环不稳定或肾脏衰竭,显著缩短住院时间。而一项最新的 Meta 分析发现,对于腹部大手术,限制输液并未明显降低术后并发症的发生率,也未缩短住院时间。开放输液虽然使前负荷充沛,循环稳定,但患者液体负荷过重,增加了组织水肿、细胞代谢障碍、肺顺应性下降、左心功能衰竭、胃肠道功能恢复延迟及伤口愈合不良等并发症发生的可能,对患者预后同样不利。要达到最佳的液体治疗效果,必须有最好的监测手段,运用血流动力学监测与治疗相结合的方法指导输液,从而降低手术患者的死亡率和并发症的发生率,由此诞生了目标导向液体治疗。通过监测患者的心率、血压、尿量、中心静脉压(CVP)、肺动脉楔压(PCWP)以及一些更准确的监测指数,如每搏变异指数(stroke volume variation, SVV)、脉搏灌注变异指数(pleth variability index, PVI)及全心舒张末期容积(global end-diastolic volume, GEDV)等指标,进而直观、动态地判断液体治疗的效果。目标导向性治疗策略可以避免患者输注过多的液体。Walsh 等在 2008 年进行的荟萃分析发现,经食管超声监测指导下的术中液体管理可明显改善术后转归,缩短住院时间。Berger 等指出,术中通过收缩压和脉压变化、每搏输出量及校正血流时间三项指标来指导术中输液治疗,可以减少术后并发症,缩短住院时间。研究表明,目标导向液体治疗方案可在不明显增加医疗费用的前提下,提高液体治疗质量,降低并发症的发生率及病死率。手术时的应激和围手术期事件使得高危手术患者处于危险之中,运用经食管超声等一系列先进技术,监测危重患者术中和术后的血管内容量和 / 或心排出量,从而确保手术患者接受安全的药物和液体治疗。对于危重患者,术中以 3ml/(kg·h)的速度泵入基础晶体量;术中监测心排出量及每搏输出量变异率(SVV),或动脉血压变异率(PVV);给予患者接近生理学临界点的额外液体量,从而达到 Frank Starling 机制中的稳定水平,基于动脉血压使用血管收缩药物或血管加压素及正性肌力药,进行合理的围手术期液体管理(图 12-5-1)。

施行 ERAS 策略的患者与传统方法的患者相比较,在围手术期,传统组的患者经历较长时间的饥饿以及肠道准备,引起脱水。手术麻醉开始前存在低血容量状态,麻醉期间的间歇正压通气和麻醉药物的血管扩张作用进一步引起了内脏的灌注不足。静脉液体输注恢复了血管内容量,然而,术后数天持续液体输注会导致相对容量负荷过量和肠道水肿,结果可能会导致肠梗阻。施行 ERAS 策略的患者在手术开始时,其容量状态就处于正常区域范围,并且麻醉医生根据心搏量的监测,保持血管内容量在最优化状态,进而减少了液体的转移。术后维持静脉输液在恰当的速率,当患者能进食时就停止静脉补液,这样可以降低盐、水超负荷。

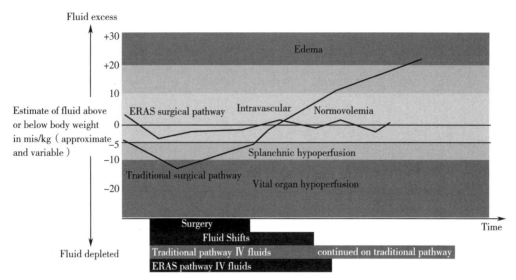

图 12-5-1　实施 ERAS 策略和未实施 ERAS 策略：围手术期液体过量和组织低灌注风险比较

　　围手术期选择输注晶体液还是胶体液一直存在争议。晶体液与胶体液各有优缺点。晶体液可有效地补充人体的生理需要量,但其扩容效果差、维持时间短,大量输注后还易出现组织间隙水肿、肺水肿等不良反应。人工胶体扩充血容量的效能强,且能在血液中保留较长时间,扩容效果持久,有利于控制输液量,减少组织水肿,但其干扰凝血功能、损害肾功能,引起过敏反应等不良反应的发生率较高。目标导向液体治疗能明显改善患者术后结局,而 Yates 等研究发现,在液体种类选择方面,目标导向液体治疗中,无论使用晶体液或胶体液,两组术后并发症的发病率无明显差异,尽管晶体液输注组需要更多的液体来优化血流动力学。从有效性和安全性的角度分析,未发现二者之间的差异有统计学意义。因此,术中当患者存在明显血容量不足而须大量输液时,建议首先胶体液扩容,以充分发挥其优势,并有利于控制输液量、减少组织水肿。若患者未发生严重低血容量,仅需补充细胞外液或功能性细胞外液时,建议使用晶体液以补充机体生理需要量。

　　在进行液体治疗的同时,应充分考虑所选用液体的副作用,扬长避短,以提高液体治疗效率。不同个体对液体的代偿能力不同,特殊患者的液体选择更应慎重。脓毒血症、肾功能不全患者应避免使用羟乙基淀粉溶液,以免加重肾功能损害;对于已存在高氯性酸中毒者,应尽可能减少生理盐水的使用量,可考虑使用氯离子水平较低的液体,如醋酸钠林格液。而在基本疗效无明显差异的情况下,建议选择低价格的液体以降低医疗费用。

　　没有一种液体治疗策略能够普遍适用于所有类型的患者,针对患者具体病理生理改变、接受手术的类型和时间选择个性化,实时化的液体治疗方案才能体现出 ERAS 理念。如对于年轻低危患者行小创伤手术时,采用开放输液的液体治疗方案;对于中危的患者行中等创伤手术,限制输液策略或目标导向液体治疗方案可能对患者更有利;而对于合并心血管疾病的高危患者或拟行对循环影响较大的中、大创伤手术时,采用目标导向液体治疗方案则能减少伤口感染概率,降低术后并发症的发生率和死亡率,明显改善患者结局。

第六节　减少手术应激

应激是机体受内外环境因素刺激所产生的以交感 - 肾上腺髓质和下丘脑 - 垂体 - 肾上腺皮质功能增强为主要特点的一系列非特异性全身反应。轻度、短暂及可控的应激能调动机体的各种储备,抵抗刺激带来的损伤。而严重、持久难以控制的过度应激则可导致症状明显的病理状态。对于接受手术的患者而言,手术既是一个接受治疗的过程,又是一个遭受创伤的过程。麻醉、手术相关的各种心理刺激及躯体创伤刺激作为应激源贯穿整个围手术期,可引起机体强烈的应激。这些应激包括与手术相关的所有因素,如焦虑、禁食、组织损伤、出血、低体温、液体转移、疼痛、缺氧、卧床、肠梗阻及认知障碍等。这些在代谢功能和生理平衡上发生的改变对机体的生理和心理上都会造成一种打击。因此,需要相应的措施进行干预,使机体恢复到术前的生理状态。

减少手术应激是 ERAS 理念的核心原则,也是患者术后康复得以加速的基础。有证据表明,假如不处理这些应激,将会增加患者术后并发症的发生率和死亡率。这一证据为加速术后康复提供了理论基础,同时还有助于减少器官功能障碍引起的各种并发症以及降低长期生存率的潜在风险。

应激主要表现为机体的激素水平变化和代谢改变,进而引起血流动力学,免疫功能及内分泌功能的改变,改变的程度与组织损伤的程度成正比,且术后并发症的发生会进一步增强这些应激。激素和炎性反应之间的相互作用表现为下丘脑 - 垂体 - 肾上腺轴的激活引起负反馈调节激素,如皮质醇、生长激素、胰高血糖素及儿茶酚胺等的升高,然后促炎性细胞因子,抗炎性细胞因子陆续升高。组织损伤后,促炎性细胞因子 IL-1 和 IL-6 介导激活全身炎性反应。应激产生的一些物质,如胰高血糖素、皮质醇及肾上腺素,又参与介导促炎性细胞因子作用在靶器官上,影响下丘脑的体温调控或者肝脏急性蛋白合成。局部的改变不但影响全身的炎症状态,对内环境的稳态,代谢和循环器官均有影响。手术应激引起器官功能受损的一个典型例子就是非心脏手术后心肌受损。非心脏手术后心肌受损是心肌损伤引起肌钙蛋白 T 峰值水平大于 0.03ng/ml,可能无症状或无确切的心肌梗死,它是 30 天死亡率的独立预示因素。最新的一个 15 000 人队列研究中,8.0% 的患者曾发生过非心脏手术后心肌损伤,而他们之中 58% 的患者并不满足通常所说的心肌梗死的诊断,发生过非心脏手术后心肌损伤的患者中,只有 15.8% 的患者出现心肌缺血的症状。尽管目前还不清楚哪一个 ERAS 措施能够特异性地降低非心脏手术后心肌损伤,但已有证据表明当所有的 ERAS 措施都实施后,能够显著降低心血管并发症的发生。机体应激的大小还与手术切口大小,对内脏器官的干扰程度以及组织分离的范围成正比。这不仅体现在机体生理功能或者代谢功能的改变上,同时还能够干扰机体的免疫系统,引起机体免疫系统抑制。免疫系统抑制后引起儿茶酚胺和促炎性细胞因子释放,能够引起机体胰岛素抵抗的发生。

ERAS 治疗策略的有效性主要就是体现在其多种多样的治疗方法上,而多样的治疗方法都是建立在减小手术损伤引起的应激反应,进而维持机体稳态。

一、采用微创手术方式

"微创手术"的开展减小了手术对机体的创伤,在一定程度上减轻了应激,内镜在手术中的应用便是一个极好的实例。已经证实,腹腔镜手术能够避免重大腹壁创伤,减轻神经 - 内分泌反应和前炎性细胞因子的产生,降低手术后并发症发生率,缩短患者的住院时间。微创外科(MIS)的主要目的就是使整个手术的损伤最小化。这一概念不仅只局限于减小手术切口的大小,还包括通过最优化的外科技术,减小由手术引起的原发性损伤和继发性损伤。原发性损伤就是来自组织的动员或者对器官本身创伤所引起的腹壁或组织的直接损伤。手术中同样存在间接的损伤,如失血,麻醉技术,包括间歇正压通气,药物引起的局部血管舒缩改变导致的局部血流改变以及患者的体位、二氧化碳人工气腹压力导致的生理学效应。减小手术切口的基本原理主要是减少影响术后恢复的神经 - 激素生物通路的激活。降低神经 - 激素通路的激活可以通过减小创伤的入路和减小手术相关的内部创伤来实现。

通过改变切口的方向,减少对肌丝和皮肤的横断来减小对腹壁的创伤。当进行开腹手术时,腹壁横向切口可以减轻术后疼痛,改善患者结局,但目前暂缺乏相关证据。使用腹腔镜技术能够减小切口大小,切口的总长度和最大切口的长度均减小。此外,用来进入腹腔的新型接头通过分离肌纤维,而不是离断肌纤维,进一步减小创伤。无论使用开腹或者腹腔镜术式,其腹腔内的操作部分相似,不同的是减小创伤的方法不一样。已有权威的证据证明,在腹腔镜下行结、直肠手术,整体失血少,腹腔粘连轻,减小对浆膜层的损伤和减少失血都能够降低腹腔粘连的风险。使用新型的超声技术同样能减少失血,减小由其他技术引起的间接伤害。腹腔镜手术技术还强调分离血流不丰富的组织时也需要很谨慎,这将有利于减小间接损伤,降低对机体的刺激性,减小手术引起的细胞因子,激素和神经反应性对机体产生的继发性损伤。微创外科的优点还体现在能够减少由禁食和卧床引发的间接问题,进而可以较快恢复肠道功能,早期下床活动。

进行微创手术还需要考虑在手术时,二氧化碳人工气腹和患者的体位可能会损害患者的生理学效应,尤其是手术时间较长时,启动二氧化碳人工气腹就会触发交感反应,引起血流和呼吸动力学发生改变。在容量足够的患者中,主动脉后负荷增加,每搏量降低,结果导致全身供氧减少,最终影响到患者结局。这种反应通常持续 20~25 分钟,直到机体适应上述改变,但是在一些病例中,其心排出量会持续降低无改善。通过使用特殊的腔镜接头或者使用足够的神经肌肉阻滞剂减小二氧化碳人工气腹的生理学效应,进而利于在低腹压下能很好地暴露手术视野,这方面的相关研究正在进行中。

微创手术和 ERAS 间的相互作用还体现在另一层面,即能减少患者的住院时间。微创手术即能减小手术引起的原发性损伤,又能减低继发性损伤,成为了 ERAS 重要的组成部分。

二、麻醉方法的选择

大多数学者认为全凭静脉麻醉和单纯吸入麻醉不能有效地减轻手术应激和心肌缺血的发生,其原因可能是全麻只能抑制大脑皮质、边缘系统及下丘脑对大脑的传导,而不能有效地阻断手术区域伤害性刺激向交感神经低级中枢传导,致使交感 - 肾上腺髓质系统兴奋,儿茶酚胺分泌增加。单纯依靠加大吸入麻醉药浓度和静脉麻醉药剂量来抑制应激有很大局限性,并且大剂量药物产生的心肌抑制和扩张血管作用容易引起血流动力学波动,对于某些患者甚至有加重心肌缺血的危险性。

由上行神经传入的损伤部位的刺激是引起手术应激的主要刺激,动物实验证明,切除神经可减轻损伤导致的应激激素改变;Breslow 观察到脊髓损伤患者的应激明显减弱。以上正是神经阻滞麻醉有效减轻应激的生理基础。早期观察认为,硬膜外间隙阻滞能够较为有效地抑制盆腔和下腹部手术引起的应激,而对于上腹部和胸部手术引起的应激却效果欠佳,提示硬膜外间隙阻滞仅能部分,而不能完全阻滞所有来自上腹部的神经冲动。近年来,人们对胸段硬膜外间隙阻滞(TEA)在胸科手术的应用也进行了大量的观察研究。Stenseth 等将 TEA 复合全身麻醉应用于 CABG,发现复合 TEA 患者手术中血浆儿茶酚胺、皮质醇、血糖、乳酸水平以及外周血管阻力(SVR)明显低于单纯全麻,肯定了 TEA 对抑制 CABG 手术中应激的作用。临床实践发现,复合应用于 TEA 行 CABG、CPB 前的血流动力学平稳、血浆去甲肾上腺素上升幅度较小;CPB 过程中,SVR 变化小,血浆肾上腺素和去甲肾上腺素反应较轻。James 的试验却得出了不同结果,对 39 例行腹主动脉置换术患者的观察发现,硬膜外间隙阻滞不能减轻传统意义上的应激激素以及一些前炎性细胞因子水平的上升。认为由于应激激素的分泌在每个患者间的个体差异很大,评价手术激素反应需要观察到手术后第 4 天,所以一些相关的前期试验具有一定局限性,尚需进一步远期临床观察。

三、麻醉药物的选择

吗啡对创伤引起的应激反应有一定的调控作用,而且呈剂量依赖性:小剂量的吗啡即可以抑制促肾上腺皮质激素(adreno-cortico-tropic-hormone,ACTH)释放,并部分阻滞手术应激引起的垂体 - 肾上腺反应;1mg/kg 能抑制大手术引起的血浆皮质醇增加,但不能抑制生长激素的分泌;在心脏手术中应用吗啡 4mg/kg 可以抑制 CPB 之前的血浆皮质醇和生长激素水平,但自 CPB 开始直至手术后,以上激素的血浆浓度持续上升。芬太尼及其衍生物凭借着较高的血流动力学稳定性和强劲的镇痛效能,在心脏手术、腹部大手术中呈剂量依赖性抑制应激。心脏手术麻醉中,应用芬太尼 60~100μg/kg 能够有效地抑制 CPB 之前的血浆 ADH、肾素及醛固酮的增加,但即便是 100μg/kg 的芬太尼也无法阻止 CPB 中 ADH 的显著增高。也有一些试验表明,大剂量芬太尼能抑制大多数患者心脏手术整个过程中血糖、血浆皮质醇及生长激素水平增高,然而这一研究结果却不能在所有病例中稳定重复,尤其是在 CPB 中、CPB 后及手术后。

四、非麻醉药物的选择

（一）α2 受体激动剂

α2 受体激动剂可乐定能够缓解患者术前焦虑,减轻气管插管反应,稳定术中心血管功能,对降低围手术期应激有一定作用,但能否减少围手术期心肌缺血尚有争议。Helbo-Hansen 等将可乐定用于冠状动脉旁路移植术(coronary artery bypass grafting, CABG)术中,发现它能够有效地抑制术中交感 - 肾上腺素能反应。其作用机制是通过激活孤束核突触后 α2 受体,抑制交感神经发放冲动,降低交感张力,同时激活心脏及交感神经末梢突触前 α2 受体,抑制去甲肾上腺素的释放,从而降低血浆儿茶酚胺浓度,还能抑制肾上腺皮质激素和肾上腺素的释放。

（二）β 受体阻滞剂

β 受体阻滞剂最早在减轻应激方面的应用主要是减弱气管插管的心血管反应。艾司洛尔用于 CABG 手术中的强刺激阶段,如气管插管、切皮及锯胸骨等,有助于血流动力学稳定,同时对预防心肌缺血有一定作用。与芬太尼联合应用能够有效抑制气管插管引起的肾上腺素和去甲肾上腺素浓度上升。

（三）钙通道阻滞剂

钙通道阻滞剂能有效地控制高血压,减轻去甲肾上腺素的升压反应,同时还能预防儿茶酚胺升高诱发的冠状动脉痉挛和心肌损伤。可用于控制围手术期高血压、心律失常以及改善心肌缺血。钙通道阻滞剂与 β 受体阻滞剂联用的患者在大剂量阿片麻醉过程中可以出现较强的心肌抑制,这对于心功能较差的患者应该慎重。

（四）硝酸酯类

尽管扩血管药硝普钠和硝酸甘油能迅速有效地控制围手术期血压升高,但是其促 CA 释放作用往往加重心血管外的应激,因此,建议将扩血管药与 β 受体阻滞剂或 α2 受体激动剂联合使用。

（五）硫酸镁

硫酸镁直接抑制肾上腺素能神经末梢和肾上腺上髓质释放儿茶酚胺,还具有抗心律失常及稳定心血管功能的作用,目前已广泛应用于围手术期,尤其适用于嗜铬细胞瘤、妊娠期高血压患者及心、脑外科手术患者。

（六）非甾体抗炎药

应激的发生可以改变前列腺素的代谢,反之,前列腺素的代谢产物亦可加剧应激的程度。研究发现,血栓烷(TAX_2)、前列环素(PGI_2)可加重应激程度, TXA_2/PGI_2 失衡与心肌缺血、心绞痛及心肌梗死密切相关,也是气管插管心血管应激血流动力学紊乱的介导因素之一。由于内毒素的释放可加重应激,NSAIDs 可降低内毒素所致的发热、心动过速、代谢率的提高及应激激素的释放;已证实 NSAIDs 能缓解腹主动脉瘤切除术中肠系膜牵拉引起的血流动力学紊乱,减轻手术后疼痛所致的机体应激。因此,NSAIDs 对围手术期心血管功能稳定会产生有利的作用,对于缺血性心脏病患者尤有意义。

(七)质子泵抑制剂

应激性黏膜病变(stress-related mucosal disease,SRMD)是严重应激所致急性胃肠道功能障碍的重要表现,74%~100%的危重患者可发生不同程度的SRMD。在这些患者中,15%~50%表现为隐性出血,5%~25%为显性出血,0.6%~5.0%为大出血,出血患者病死率高达50%。预防和治疗SRMD将有助于提高患者围手术期安全性、缩短住院时间及降低医疗费用。药物预防SRMD的目标是控制胃内pH≥4。有研究证实,质子泵抑制剂(PPI)能迅速改变胃内酸性环境(pH>6)。可有效预防SRMD,减少术后上消化道出血及出血所致的死亡风险,进而缩短住院时间和降低医疗费用。对于严重创伤、严重感染或感染性休克的急诊手术患者等高危人群,应在危险因素出现后静脉注射或静脉滴注PPI,如奥美拉唑(40mg,每天2次),使胃内pH迅速上升至4以上。

(八)糖皮质激素

快速康复理念提出,围手术期给予糖皮质激素能减少术后恶心呕吐的发生,对心肺功能的调节也起到一定的积极影响。糖皮质激素通过抑制磷脂酶 A_2 和环氧酶的作用而抑制花生四烯酸代谢产物的生成,而且可以有效抑制单核细胞和巨噬细胞分泌各种细胞因子,并能阻断炎症反应中某些蛋白酶的作用。已经证明,在感染和内毒素存在的情况下,外周白细胞亦存在糖皮质激素的受体。糖皮质激素是唯一对应激中的多种体液因子均发挥抑制作用的药物。虽然其具有延缓伤口愈合和免疫抑制的副作用,但是术前单次大剂量应用可以减轻疼痛,减少麻醉药的剂量,预防术后高热反应及改善术后肺功能。

总之,围手术期应激受到多种因素影响,不同的手术、不同的刺激及不同的机体反应性会造成不同程度的应激,强烈的应激会给机体造成多方面的损害。完全消除围手术期应激在技术上是不现实的,而且其意义也值得怀疑。适当的麻醉方法、合理的用药能够在一定程度上减轻机体不利的神经内分泌和代谢反应,使危害患者围手术期生理得以改善。对于围手术期应激的调控手段种类繁多,只有针对具体情况进行综合防治,才能将应激调控到患者可以耐受的最佳状态。

第七节 麻醉恢复

麻醉苏醒期是麻醉后重要生理功能全面恢复期。麻醉恢复期间手术和麻醉对患者的生理影响并未完全消除,在此期间患者的呼吸、循环功能仍处于不稳定状态,各种保护性反射仍未完全恢复,因此麻醉恢复期属于发生围手术期意外的高危时期,在术毕麻醉苏醒期,麻醉医生主要评估和优化患者的认知功能、呼吸功能及镇痛水平,预防和治疗苏醒期躁动、低氧血症及术后恶心呕吐等术后并发症。

一、评估优化认知功能

术后对患者认知功能的评估和优化,对于防止不良事件发生、患者早日康复出院有重要意义。术后确保患者完全苏醒、意识及定向力恢复。研究显示,应用麻醉深度监测指导麻醉镇静用药的全身麻醉患者较未应用麻醉深度监测的全麻患者术毕苏醒更快,麻醉结束后睁眼时间,拔管时间和定向力恢复时间均显著缩短。BIS 监测能反映全麻中镇静深度,通过 BIS 监测指导麻醉用药,可实现个体化精确给药,可避免给药剂量过大或过小。麻醉中减少镇静药物的剂量,理论上将缩短苏醒时间。BIS 监测能指导麻醉管理,减少全身麻醉中药物用量并提高术后苏醒质量。

二、确保无肌松残余

对于使用非去极化神经肌肉阻滞剂或患有神经肌肉功能障碍相关疾病的患者,术后麻醉苏醒期应评估其神经肌肉功能,必要时给予特异性拮抗剂,逆转残留的神经肌肉阻滞作用。在麻醉恢复期,术后肌松残余是常见的全麻并发症之一,可能影响患者呼吸和肺功能。肌松监测在临床麻醉中得到广泛的应用,肌松监测对提高肌松药临床使用的合理性和安全性,降低术后残余肌松而引起的并发症有着重要意义。在麻醉恢复期应用肌松监测,可以更准确地判断拔管时机,有效降低低氧血症的发生率,为患者顺利度过麻醉恢复期提供帮助。

三、完善术后镇痛

术后疼痛加重机体应激和肌肉痉挛,影响患者术后早期活动,延长了恢复时间和住院时间。而术后大量使用阿片类药物进行术后镇痛则会引起患者镇静过度、术后恶心呕吐、尿潴留、肠梗阻及呼吸抑制等不良反应,这些不良反应会延迟患者出院。有效的术后镇痛可减轻患者焦虑症状,促进患者早期进食和早期下床活动,减少心、肺等多器官系统并发症的发生,降低手术创伤引起的应激,促进手术创面愈合。因此,优化术后疼痛管理是麻醉医师践行 ERAS 方案的关键组成部分,对促进患者术后恢复至关重要。加速术后康复关键的组成部分就是优化管理急性术后疼痛,尤其考虑到急性疼痛在患者康复时会引起不利临床并发症时,更加显现出优化疼痛管理的重要性。首先,疼痛本身会延长康复的时间,推迟患者术后出院。患者术后恢复包括功能指标:如下床活动的时间,是否在助行架的帮助下活动,这与骨科手术和脊髓手术尤其相关,因为镇痛不足会阻碍患者早期下床行功能锻炼,长期卧床又增加了胃肠道功能紊乱和下肢血栓形成的风险。其次,阿片类药物是大部分术后镇痛方法的基础用药。虽然它对剧烈疼痛都有很好的镇痛效果,但是由于其剂量相关的副作用,比如呼吸抑制、镇静、术后恶心呕吐、尿潴留及肠梗阻,使得阿片类药物的使用延长了总住院时间(length of stay, LOS)。事实上,镇痛相关的副作用是患者选择镇痛药物主要考虑的关注点,因此,一些患者就会选择镇痛效果稍弱的镇痛药物,以换取更少的副作用。而且,研究发现,并发阿片相关副作用的患者,其平均住院费用更高(\$22, 077vs\$17370; $p<0.000\ 1$),总住院时间延长(7.6 天

vs4.2 天；$p<0.0001$），再次入院率增加（$OR=1.06$，95% 可信区间：$1.02\sim1.09$）。

考虑到有效镇痛的重要性和阿片类相关副作用的影响，多模式镇痛通过联合不同作用机制的镇痛药物和多种镇痛方法，在有效镇痛的前体下，减少阿片类药物相关不良反应的发生。大多数多模式镇痛相关研究集中在阿片类和单一非阿片类药物的组合，理想情况下，多种非阿片类药物（如 NSAIDs、对乙酰氨基酚、环氧化酶-2 抑制剂、氯胺酮、可乐定、右美托咪啶、腺苷、加巴喷丁、普加巴林、糖皮质激素、艾司洛尔及新斯的明等）可以组成更优化的术后疼痛治疗方案，从而达到不完全依赖于阿片类药物的终极目标。除了选择输注不同作用机制的镇痛药物，区域麻醉技术、患者静脉自控镇痛（PCIA）、手术切口局部麻醉等给药方式的组合及一些非药物的镇痛方法，如音乐、针刺等，也是多模式镇痛的模式选择内容。多模式镇痛的目标就是在减少术后疼痛的同时，使阿片类药物相关的副作用降至最低，最终加速术后康复，减少总住院时间。

四、防治苏醒期躁动

麻醉苏醒期躁动危害较大，可使患者心率增快、血压升高，可使手术创面及薄弱的脑血管破裂出血；躁动患者的体动与挣扎可使引流管、导尿管、输液管及气管导管脱出，甚至可发生自伤及坠床等意外伤害。引起苏醒期躁动的原因很多，如疼痛，导尿管和气管导管的刺激，麻醉药的残余作用是导致苏醒不完全，从而引起意识障碍的一个原因，静吸复合麻醉术后躁动的发生率较全凭静脉麻醉高。

针对引起苏醒期躁动的原因采取相应的措施治疗苏醒期躁动，如术中维持适当的麻醉深度，避免麻醉过深；避免应用容易引起谵妄、躁动的麻醉药，术毕充分排出吸入麻醉药，减少麻醉药残留，术后充分镇痛，选择适当的时机拔管，维持生命体征平稳，防止脑部缺氧，及时导尿，避免各种有害刺激等。对已发生躁动者，在原因未明确之前，需加强护理，防止意外伤害发生。如果原因较明确，应立即予以消除，如缺氧应给予吸氧并纠正缺氧原因，出血应及时止血并积极补充血容量，防止低血压的发生。不能耐受气管导管的患者，如有拔管指征则尽快拔管。总之，及时消除各种有害刺激，能防止和减少躁动的发生。

第八节　预防和治疗术后恶心呕吐

术后恶心呕吐（postoperative nausea and vomiting, PONV）是麻醉和手术常见的并发症，也是患者在围手术期最不愉快的经历之一。尽管目前已对术后恶心呕吐（PONV）的研究不断深入，也出现了很多新型的镇吐药物，但 PONV 的发生率仍高达 20%~30%。女性、非吸烟者及有 PONV 史或晕动病史是 PONV 的危险因素，成人 50 岁以下患者发病率高，小儿 3 岁以下发病率较低，术前有焦虑或胃瘫者发生率高。此外，麻醉因素和手术因素也会影响 PONV 的发生率，如吸入麻醉药包括氧化亚氮、阿片类药物、硫喷妥钠、依托咪酯、氯胺酮及曲马多等均会增加 PONV 的发生率。容量充足可减少 PONV 发生率。区域神经阻滞麻醉较全麻发生率低。丙泊酚全凭静脉麻醉较吸入全麻发生率低。手术时间越长，PONV 发生率越高，尤其是持续 3 小时以上的手术。腹腔镜手术、胃肠道手术、胆囊切除术、神经外科手术、妇产科手术及斜视矫形术等，PONV 的发生率较高。在呕吐风险较高的人群中，PONV 的发生率高达 70%。严重的术后恶心呕吐可导致伤口裂开，出血，水、电解质紊乱，切口疝形成，误吸和吸入性肺炎等并发症，影响患者术后早期进食和胃肠道功能的恢复，延长住院时间和增加医疗费用，不利于患者术后快速康复。

采取措施预防 PONV 的发生是麻醉医生践行 ERAS 方案的重要内容。首先，正确识别 PONV 的高危因素，去除基础病因，包括适当术前禁食（不少于 6 小时）；对消化道梗阻患者术前插入粗口径胃管单次抽吸或持续引流，对术中胃膨胀患者应在手术结束前放入大口径胃管一次性抽吸，抽吸后拔除胃管以减少胃管刺激和反流。围手术期减少阿片类药物的用量，避免大量使用易致 PONV 的药物。围手术期可以通过复合麻醉技术减少术中阿片类药物用量，通过使用多模式镇痛技术减少术后阿片类药物的用量，在满足手术条件的前提下，选择 PONV 发生率小的麻醉方式，在 PONV 高危人群中采用以丙泊酚为主的全凭静脉麻醉，避免使用氧化亚氮；其次，维持围手术期容量平衡，提高吸入的氧浓度有助于降低 PONV 的发生。最后，通过合理选择抗呕吐药和给药时间，预防治疗 PONV。

根据抗呕吐药的作用部位可将抗呕吐药物分为：①作用在皮质，苯二氮䓬类；②作用在化学触发带，吩噻嗪类（氯丙嗪、异丙嗪及丙氯拉嗪）；丁酰苯类［（氟哌利多和氟哌啶醇（氟哌啶）］；5-HT3 受体拮抗药（昂丹司琼、格拉司琼、托烷司琼、阿扎司琼、多拉司琼及帕洛诺司琼）；NK-1 受体拮抗药（阿瑞匹坦）；苯甲酰胺类；大麻类；③作用在呕吐中枢，抗组胺药［赛克力嗪（苯甲嗪）和羟嗪］，抗胆碱药（东莨菪碱）；④作用在内脏传入神经，5-HT3 受体拮抗药、苯甲酰胺类（甲氧氯普胺）；⑤其他，皮质激素类（地塞米松和甲泼尼龙）。

不同作用机制的 PONV 药物联合用药的防治作用优于单一用药，作用相加而副作用不相加。5-HT3 受体拮抗剂、地塞米松、氟哌利多及氟哌啶醇是预防 PONV 最有效且副作用小的药物。无 PONV 危险因素的患者，不需要预防用药。对低、中危患者可选用上述一或两种药物预防。对高危患者可用 2~3 种药物组合预防。如预防无效应加用不同作用机制的药物治疗。预防用药应考虑药物起效和持续作用时间。口服药物，如昂丹司琼、多拉司琼、丙氯拉嗪及阿瑞匹坦应在麻醉诱导前 1~3 小时给予；静脉抗呕吐药则在手术结束前静注，但静脉制剂地塞米松应在麻醉诱导后给予；东莨菪碱贴剂应在手术前晚上或手术开始前 2~4 小时给予。患者在 PACU 内发生 PONV 时，可考虑静注丙泊酚 20mg 治疗。患者离开麻醉恢复室后发生持续的恶心和呕吐时，首先应进行床旁检查以除外药物刺激或机械性因素，包括用吗啡进行患者自控镇痛、咽喉部引流管或腹部梗阻。在排除药物和机械性因素后，可开始止吐治疗。对未预防用药的 PONV 患者，第一次出现 PONV 时，应开始小剂量 5-HT3 受体拮抗药治疗。5-HT3 受体拮抗药的治疗剂量通常约为预防剂量的 1/4，昂丹司琼 1mg、多拉司琼 12.5mg、格拉司琼 0.1mg 及托烷司琼 0.5mg。也可给予地塞米松 2~4mg，氟哌利多 0.625mg，或异丙嗪 6.25~12.5mg。如患者已预防性用药，治疗 PONV 时，应换用其他类型药物。如果在三联疗法，如 5-HT3 受体拮抗药、地塞米松及氟哌利多或氟哌啶醇，预防后患者仍发生 PONV，则在用药 6 小时内不应重复使用这三种药物，应换用其他止吐药。如果 PONV 在术后 6 小时以后发生，可考虑重复给予 5-HT3 受体拮抗药和氟哌利多或氟哌啶醇，剂量同前。不推荐重复应用地塞米松。

第九节　优化术后疼痛管理

术后疼痛加重机体应激和肌肉痉挛，影响患者术后早期活动，延长了恢复时间和住院时间。而术后大量使用阿片类药物进行术后镇痛则会引起患者镇静过度、术后恶心呕吐、尿潴留、肠梗阻及呼吸抑制等不良反应，这些不良反应会延迟患者出院。有效的术后镇痛可减轻患者焦虑症状，促进患者早期进食和早期下床活动，减少心、肺等多器官系统并发症的发生，降低手术创伤引起的应激，促进手术创面愈合。因此，优化术后疼痛管理是麻醉医师践行 ERAS 方案的关键组成部分，对促进患者术后恢复至关重要（图 12-9-1）。

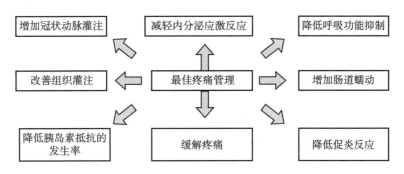

图 12-9-1　优化术后疼痛管理对 ERAS 的影响

加速术后康复关键的组成部分就是优化管理急性术后疼痛，尤其考虑到急性疼痛会引起不利于临床康复的并发症发生，更加显现出优化疼痛管理的重要性。首先，疼痛本身会延长康复的时间，推迟患者术后出院。患者术后恢复包括功能指标：如下床活动的时间，是否在助行架的帮助下活动，这与骨科手术和脊髓手术尤其相关，因为镇痛不足会阻碍患者早期下床行功能锻炼，长期卧床又增加了胃肠道功能紊乱和下肢血栓形成的风险。其次，阿片类药物是大部分术后镇痛方法的基础用药。虽然它对剧烈疼痛都有很好的镇痛效果，但是由于其剂量相关的副作用，比如呼吸抑制、镇静、术后恶心呕吐、尿潴留以及肠梗阻，使得阿片类药物的使用延长了总住院时间（length of stay, LOS）。事实上，镇痛相关的副作用是患者选择镇痛药物主要考虑的关注点，因此一些患者就会选择镇痛效果不强的镇痛药物，以换取更少的副作用。而且，研究发现，并发阿片相关副作用的患者，其平均住院费用更高（\$22,077 vs \$17370；

p<0.000 1），总住院时间（LOS）延长（7.6 天 vs 4.2 天；*p*<0.000 1），再次入院率增加（OR=1.06，95% 可信区间：1.02~1.09）。

预防性镇痛和多模式镇痛方案均能够减少阿片类药物相关副作用，获得有效的镇痛效果，目前已成为加速术后康复的基础。现已存在多种多样的镇痛技术供预防性镇痛和多模式术后镇痛选择。这些技术可以分为药物作用的镇痛技术和非药物作用的镇痛技术。全身药物作用的镇痛包括：阿片类药物、非阿片类药物（对乙酰氨基酚）、非甾体抗炎药、N-甲基-D-门冬氨酸受体拮抗剂、抗痉挛药（如 γ-氨基丁酸类似物）、β 受体阻滞剂、α2 受体激动剂、瞬时受体电位香草类受体激动剂（辣椒碱）及糖皮质激素。其他药物形式的镇痛还包括：椎管内阻滞、手术切口浸润及区域阻滞。非药物作用的镇痛技术包括针刺疗法、音乐疗法、经皮电神经刺激及催眠疗法。这些药物和镇痛技术作为多模式镇痛的一部分，每一种药物和方法都有其优点和特定的安全性，这就突出了为每一位患者选择合适的镇痛方案的重要性。

考虑到有效镇痛的重要性和阿片类相关副作用的影响，多模式镇痛通过联合不同作用机制的镇痛药物和多种镇痛方法，在有效镇痛的前提下，减少阿片类药物相关的不良反应的发生。大多数多模式镇痛相关研究集中在阿片类和单一非阿片类药物的组合。理想情况下，多种非阿片类药物，如 NSAIDs、对乙酰氨基酚、环氧化酶-2 抑制剂、氯胺酮、可乐定、右美托咪啶、腺苷、加巴喷丁、普瑞巴林、糖皮质激素、艾司洛尔及新斯的明等，可以组成更优化的术后疼痛治疗方案，从而达到不完全依赖于阿片类药物的终极目标。除了选择输注不同作用机制的镇痛药物，区域麻醉技术、患者静脉自控镇痛（PCIA）、手术切口局部麻醉等给药方式的组合以及一些非药物的镇痛方法（音乐、针刺等）也是多模式镇痛的模式选择内容。多模式镇痛的目标就是减少术后疼痛的同时，使阿片类药物相关的副作用降至最低，最终加速术后康复，减少 LOS。预防性镇痛则减轻了围手术期有害刺激引起的应激，降低外周和中枢敏化，减少术后痛觉过敏的发生率，降低术后疼痛强度。预防性镇痛是完全的、长时间的、覆盖术前、术中及术后的有效镇痛手段，强调持续、多模式的镇痛，治疗方案的选择包括各种麻醉方法和药物单独或联合应用。

一、椎管内阻滞镇痛

硬膜外镇痛作为 ERAS 策略的一部分，尽管它在缩短总住院时间的结论还没有足够的证据，但是硬膜外镇痛能够加速肠道功能的恢复，减少疼痛。多种模式的硬膜外给药结合不同药理学作用的药物镇痛效果比单独使用一种药物的镇痛效果好。结合局麻和辅助药物，可为胸科手术、腹部手术及下肢手术等很多手术期间和手术后提供了镇痛作用。硬膜外辅助用药，比如可乐定 [0.08~0.12μg/（kg·h）] 结合硬膜外持续输注 0.08% 的罗哌卡因 [0.16mg/（kg·h）]，减少了患者对麻醉药的需求，增强了镇痛效果。结合局部应用麻醉性阿片类药物同样也是有效的。随机双盲对照研究对比了产科手术中，连续硬膜外输注 0.125%

布比卡因、二乙酰吗啡、二乙酰吗啡及 0.125% 的布比卡因混合液三种药物进行术后镇痛；同时，每组均复合局部使用阿片类药物，发现复合局部使用阿片类药物比每一种药物单独输注时产生的镇痛作用强，能够更有效地缓解疼痛，产生较少的副作用。除了其镇痛作用，中枢神经性镇痛方法还能减少手术应激和心脏、肺及肾并发症和血栓性疾病。关于硬膜外麻醉的系统综述和荟萃分析结果显示：硬膜外镇痛能够显著降低死亡率（3.1% vs 4.9%；OR：0.6；95% CI 0.4~0.9），同时，还能够降低心律失常（房颤和室上性心动过速）的风险，减少深静脉血栓形成，呼吸系统并发症（呼吸抑制、肺不张及肺炎）和胃肠道并发症（如肠梗阻、术后恶心呕吐 PONV）。

腰麻（蛛网膜下腔阻滞）是另一种椎管内阻滞技术，当选择好药物种类和剂量同样能够加速术后康复。腰麻，使用多模式"微剂量"利多卡因（10~30mg），布比卡因（3.5~7mg），或罗派卡因（5~10mg）加少量的阿片类药物（如芬太尼 10~25μg）的脊神经阻滞麻醉，与常规的脊神经阻滞麻醉相比，可以使患者的感觉和运动功能得到较快的恢复，并降低低血压的风险。研究表明，对于门诊简短的腹腔镜手术，脊神经阻滞麻醉比全麻更能加速患者康复。然而，麻醉医生必须权衡蛛网膜下腔给阿片类药物的副作用，比如术后恶心呕吐，这将会延迟患者出院。这就凸显了依据患者的个体化特点选择镇痛方法的重要性。如老年患者更容易出现腰麻镇痛的副作用，需要更低剂量的药物，由于他们的神经髓鞘生成减少以及脑脊液容量减少，导致局麻药扩散更广，阻滞平面更广泛。

尽管椎管内麻醉有很多优点，但是它同时也并存有很多副作用，一项最新的荟萃分析显示硬膜外阻滞麻醉有 6.1% 的阻滞失败率；而无意的运动阻滞、腰麻后头痛以及感染也是其并发症。此外，这种阻滞技术需要占用大量人力资源，因为需要持续地监测。硬膜外阻滞可能会引起明显的低血压、皮肤瘙痒、尿潴留及运动阻滞。因此，有经验的麻醉医生进行的麻醉管理以及个体化的风险 - 收益分析显得十分重要。手术类型是一个考虑因素，因为开放手术比腔镜手术更适合使用椎管内镇痛。基于系统回顾和荟萃分析发现，硬膜外镇痛对开放手术和腹腔镜手术同样有效，然而，也有系统回顾认为腹腔镜手术后使用椎管内镇痛，其风险与收益相比，并不赞同腹腔镜手术后使用椎管内镇痛技术。后续的研究发现，虽然在大多数胸、腹部手术后，与椎管内给药镇痛方式相比较，非硬膜外镇痛组术后疼痛评分较高，但疼痛的程度尚可耐受，因此影响了硬膜外镇痛方式在临床上的普遍推广运用。

二、手术切口部位局部浸润麻醉

局部麻醉作为多模式镇痛的一部分，当其用在手术切口时，减少了患者对阿片类药物的需求及副作用。比如：胃底折叠术、阑尾切除术、疝修补术及胆囊切除术等腹腔镜腹部手术后，可用布比卡因 50~100mg 或者利多卡因 400mg 用于腹膜内阻滞。然而，目前缺乏有效的证据证明在腹腔镜入腹腔的小切口处，局部浸润麻醉可以达到有效的镇痛效果。这可能是因为局部麻醉药物的剂量不足或者在某些局麻药物的持续时间较短。在关节镜、全膝关节置换术等骨科手术中,关节内渗入镇痛药物能够减少疼痛和阿片类药物的用量,而是否影响其出院时间和总住院时间还没有足够有效的证据。研究提示大剂量罗哌卡因(150~400mg)加肾上腺素(0.1~0.5mg)再加酮咯酸(一般为30mg)这种多模式混合,用于局部切口浸润麻醉能够获得有效的镇痛效果。不推荐使用术后患者自控持续关节内输注镇痛药物的镇痛方法,因为长时间镇痛药物作用可能会引起关节内软骨溶解,最终引起骨关节炎和残疾。23例肩关节镜后软骨溶解的病例追踪结果发现,在关节内输注了大于20ml的0.25%的布比卡因加肾上腺素,其中17/23例患者使用过术后大容量关节内微量泵输注镇痛48小时。

使用局麻时必须考虑其相应的风险和并发症,如对心脏的影响(如心动过缓、低血压)和对中枢神经系统的作用(如视物模糊、癫痫及通气不足)。通过注药前回抽,避免误入血管,给实验量,使用每种药物的安全范围剂量可以使风险降低。过敏反应很少见,但是会出现皮肤皮疹、恶心呕吐、意识消失、发热及低血压等表现。

三、区域神经阻滞技术镇痛

区域神经阻滞技术,如腹横肌平面阻滞(TAP)和椎旁阻滞(PVB),已经越来越多地用于多模式镇痛中,同时,也有足够的证据表明其加入 ERAS 策略的有效性。已有研究明确,为全麻下行腹腔镜结肠、直肠手术的患者,增加实施双侧腹横肌平面阻滞(TAP)是一种加速康复的方法,能够减少围手术期阿片类药物的使用和患者的总住院时间。与对照组相比,TAP 阻滞还能够减少腹部手术术后阿片类药物的需求和术后恶心呕吐的发生率,减少急性术后疼痛。通过对比 TAP 阻滞和椎管内麻醉的有效性,发现腹腔镜结肠、直肠手术,4 象限 TAP(即双侧肋缘下单次阻滞 + 双侧髂脊上单次阻滞后置管术后 48 小时持续输注,术前输注 0.365% 左布比卡因 2.5mg/kg,术后输注 0.25% 左布比卡因 48 小时),其镇痛效果和术后曲马多的使用量与术后硬膜外镇痛方式相当,硬膜外输注术前使用 20ml 0.25% 的布比卡因,术后使用 0.125% 布比卡因 8~12ml/h 和芬太尼 2μg/ml。而另一个在剖宫产手术的系统评价和荟萃分析结果显示,在 24 小时镇痛效果方面,单独 TAP 阻滞没有椎管内注射吗啡效果好,进而需要更多剂量的吗啡进行术后镇痛。虽然椎管内注射吗啡发生镇静和术后恶心呕吐等副作用的发生率更高。通常,TAP 阻滞的风险(如腹腔内注射局麻药,还有少见报道的暂时性股神经麻痹和肠血肿)发生率都很低。TAP 阻滞还存在损伤内脏结构的风险,如在盲穿下发生刺伤肝脏,可以通过在超声引导下降低这样的风险。

关于椎旁阻滞(PVB),对很多行开胸肺切除的患者进行回顾性研究发现,当在患者自控镇痛方案中增加吗啡,通过 PVB 持续输注[一开始输注 0.25% 的布比卡因或者以 0.1ml/(kg·h)的速度输注左布比卡因进行镇痛],其镇痛效果和减少术后并发症方面与 TEA 输注[一开始输注 0.1% 布比卡因或左布比卡因 0.1ml/(kg·h),加入 5μg/ml 的芬太尼进行镇痛]效果相似。而且,过去普遍认为胸段硬膜外置管是开胸手术后镇痛的最佳镇痛方式,而 PVB 的使用能减少患者的总住院时间(LOS),支持了它在快通道胸科手术中的实用价值。还有证据指出，PVB 对于像腹股沟疝修补术这样的门诊手术同样是一种很好的镇痛方式。与快通道全身麻醉相比，PVB 能提供更快速的恢复速度，更持久的镇痛效果，在 PACU 内复苏的时间更短，能够更早地出院。然而，PVB 并发症的发生率在 2.6%~5%，包括阻滞失败（6.8%~10%）、低血压（4.6%）、刺穿血管（3.8%）、刺穿胸膜（1.1%）以及气胸（0.5%）。其实由于 PVB 的导管很细，即使刺穿胸膜也不一定发生气胸，即使发生气胸，其程度一般都较轻微，容易控制。

四、静脉用药全身镇痛

（一）阿片类药物

阿片类药物是大部分手术术后镇痛的基石。虽然它对于中 - 重度的疼痛很有效，然而它的使用却受到了其剂量依赖性等副作用的限制，如术后恶心呕吐、尿潴留、肠梗阻、瘙痒及最危险的呼吸抑制。这些副作用进一步强调了多模式镇痛方案的重要性，即减少阿片类药物的需求，将阿片类药物作为非阿片类药物不能控制的疼痛替代镇痛药物。

（二）对乙酰氨基酚

对于轻 - 中度的疼痛，对乙酰氨基酚是一种有效的镇痛药物。当对乙酰氨基酚与阿片类药物合用时，口服给药或者直肠给药均能够减小疼痛强度以及减少至少 30% 阿片类药物的需求。口服给予对乙酰氨基酚的效果优于直肠给药，因为直肠吸收药物是不稳定的，还可能会导致镇痛效果多变。静脉使用对乙酰氨基酚也越来越多见，因为与口服给药和直肠给药相比，药物在血浆和脑脊液中能较早出现峰值，存在有利的药代动力学，虽然与口服和直肠给药相比价钱更昂贵。当前的研究缺乏直接对比口服和静脉给对乙酰氨基酚的数据结果，但是到目前为止，静脉输注对乙酰氨基酚的研究结果支持上述结果。静脉输注对乙酰氨基酚同样能够减少至少 30% 阿片类药物的需求，尽管同样不能减少阿片类相关的副作用。一个最新的荟萃分析发现，在手术前或者送至 PACU 之前预防性静脉输注对乙酰氨基酚（通常为 1g）作为多模式镇痛的一部分，能够减少恶心的发生，但是在疼痛开始后输注就没有这种作用。有趣的是，与安慰剂相比，恶心、呕吐的减少与疼痛减轻相关，与术后阿片类药物的需求减少无关。

将对乙酰氨基酚加入多模式镇痛策略中是因为其与非甾体抗炎药（NSAIDs）具有明显的协同作用。对乙酰氨基酚结合 NSAIDs 同样应用于多模式镇痛策略中，不使用阿片类药物。比如，口腔外科手术后，与单独使用一种药物相比，单次剂量的对乙酰氨基酚（0.5~1g）组合布洛芬（200~400mg）能提供较迅速的术后镇痛，同时还减少了其余镇痛药物的需求和副作用。

对乙酰氨基酚的安全性能很好，比 NSAIDs 更安全。对乙酰氨基酚副作用少，恶心、呕吐发生率 <1%，皮肤不适，如荨麻疹、红斑及皮炎等，发生率 <0.1%，更为严重的副作用，如血小板减少，白细胞增多，粒细胞缺乏以及肝脏增大则更为少见，发生率 <0.01%。

（三）利多卡因输注

利多卡因静脉输注同样能够减少术后阿片类药物（吗啡）的需求量，同时，减少阿片类药物的副作用，包括缩短了术后第一次肠道通气的间隔时间，第一次排便的间隔时间，减少术后恶心呕吐的发生以及患者的总住院时间。因此，利多卡因静脉输注在腹部手术中使用获益最大。

（四）非甾体抗炎药和COX-2抑制剂

非甾体抗炎药，包括环氧化酶2抑制剂，COX-2，用在多模式镇痛策略中能够减少阿片类药物的需求以及阿片类药物相关的副作用。然而，使用非甾体抗炎药并不是没有风险。基于病例对照研究发现，任何非甾体抗炎药都存在增加择期结肠直肠手术吻合口漏的风险，虽然增加的风险并没有统计学差异（OR 1.81; $p=0.06$），其中酮咯酸能够明显地增加吻合口漏的发生（OR 2.09; $p=0.021$）。来自动物模型的实验证据表明，NSAIDs药物（尤其是选择性COX-2抑制剂）会抑制骨的愈合。尽管来自人类的实验数据暂不确定这一作用，但也有一些报道发现NSAIDs确实能减少骨质的重吸收率。基于这些研究结果，NSAIDs应该谨慎用于存在吻合口漏风险的患者，比如用吻合器进行机械吻合的手术患者。但是，在大部分患者中，NSAIDs仍被推荐作为多模式镇痛方案的一部分。

环氧化酶-2抑制剂并没有像普通非选择性NSAIDs类药物一样的副作用，即不会引起COX-1抑制，增加手术相关的出血风险，胃肠道溃疡以及肾功能障碍。COX-2抑制剂被证明能够减少腹腔镜胆囊切除术和膝关节置换术对阿片类药物需求，并且出现更少的阿片类药物相关的副作用，促进患者功能恢复。但值得注意的是，COX-2抑制剂存在促血栓形成的心血管副作用，使得像罗非昔布和伐地昔布等COX-2抑制剂产品不能得以推广用于临床。

（五）门冬氨酸受体（NMDA）拮抗剂

氯胺酮是门冬氨酸受体拮抗剂，能够减少术后阿片类药物的使用。研究显示，在快通道结肠切除术中，氯胺酮联合布比卡因用于硬膜外麻醉比布比卡因联合芬太尼效果好，前者方法的患者PACU停留的时间以及总住院时间均更短，阿片类药物相关的副作用更少。氯胺酮作为多模式镇痛的一部分，对于一些术后需要大剂量阿片类药物的患者，或者阿片类药物都难以缓解的疼痛尤其有效。门冬氨酸受体与像痛觉过敏等疼痛状态的病理发展有关，因此，作为门冬氨酸受体拮抗剂的氯胺酮能够缓解行全髋置换术和依赖阿片类药物的患者行腰椎手术术后的慢性疼痛，还能减少阿片类药物的使用，切皮前0.5mg/kg静推，然后以$2\mu g/(kg \cdot min)$持续泵注24小时。

其他门冬氨酸受体（NMDA）拮抗剂包括右美沙芬、美金刚及硫酸镁。在一篇有关这三类药物研究的Meta分析总结出，使用右美沙芬（0.5~1mg/kg）和氯胺酮（0.15~1.0mg/kg），分别有67%和58%的患者明显减轻术后疼痛和减少阿片类药物的使用，但是硫酸镁没有上述的作用。与氯胺酮相比，美金刚（20~30mg/d）镇痛效果更强，消除更缓慢，患者更容易接受（半衰期:美金刚 60~80h vs 氯胺酮 2.5h)。美金刚缓解慢性术后疼痛,有可能成为阿片类药物的助剂共同缓解急性术后疼痛。硫酸镁[术前 50mg/kg 静推,术中持续泵注 8mg/(kg·h)]同样显现出 NMDA 受体拮抗剂的作用,还能够抑制钙离子内流。研究发现它能够减少术后阿片类药物的需求,尽管上述的一篇荟萃分析并未寻找到其减少术后阿片类药物需求以及能够缓解疼痛的证据。门冬氨酸受体拮抗剂可能存在一些不可预知的、不利的副作用,比如精神错乱,但是低剂量,如小于 1mg/kg 的氯胺酮硬膜外或者静脉内给药,被证明能够缓解疼痛而不出现副作用。总的来说,低剂量的氯胺酮和右美沙芬可以用在多模式镇痛策略中,用于一些存在阿片类药物都难以缓解疼痛的患者,或者依赖阿片类药物和耐受阿片类药物的患者中。

(六)抗惊厥药[γ-氨基丁酸(GABA)类似物]

加巴喷丁和普瑞巴林是 GABA 类似物,当其用于多模式镇痛中,能够减少大部分手术术后阿片类药物的需求以及缓解急、慢性术后疼痛,如产科手术、腹部手术、骨科手术以及口腔外科手术。虽然它们有着类似 GABA 的结构,但是它们的作用机制是结合突触前膜电压依赖型钙离子通道上的 α2-d 亚基,进而减少兴奋性神经递质的释放和随后的突触后钙离子内流。加巴喷丁能够减少阿片类药物的需求,缓解急、慢性术后疼痛。关于术前给予加巴喷丁的剂量和时机,切皮前和切皮后口服加巴喷丁,其缓解腰椎椎板切除术后 PCA 吗啡的用量和术后疼痛的效果是一样的;900mg 的剂量和 1 200mg 的剂量具有相同的效果,且均比安慰剂和 600mg 的剂量有效。一项研究对比了预防性给予加巴喷丁(术前口服加巴喷丁 1 200mg,然后静脉推注盐水,术中持续输注盐水)和氯胺酮[术前口服安慰剂药丸,切皮前静脉推注氯胺酮 0.3mg/kg,术中持续输注氯胺酮 0.05mg/(kg·hr)直至手术结束],对照组(术前口服安慰剂药丸,然后推注盐水,术中持续输注盐水)。术前给予加巴喷丁组和氯胺酮组,均能够减轻术后疼痛以及 PCA 吗啡的用量(分别减少了 42% 和 35%),只有加巴喷丁组能够减轻第一、第三及第六月的慢性切口疼痛和相关的慢性疼痛。

与加巴喷丁相比,普瑞巴林有更好的生物利用度,能够更迅速地达到缓解效果。荟萃分析明确了术前和术后给予普瑞巴林均能够减少术后麻醉药物的需求以及减少 PONV 的发生率,虽然在缓解术后疼痛方面作用并不明显。口服不同剂量的普瑞巴林其效果也不一样。口服剂量 <300mg,尤其是 75mg 或 150mg,能够累积减少使用 8.8mg 阿片类药物,口服剂量为 300~600mg 能够累积减少使用阿片类药物 13.4mg。GABA 类似物的缺点就是其副作用,包括镇静、视力障碍、眩晕及头痛。还需要更多的研究继续探究 GABA 类似物出现副作用最小而能最大发挥缓解疼痛作用的最佳剂量,将其用于多模式镇痛策略的一部分。

(七)β 受体阻滞剂

越来越多的证据表明,艾司洛尔能够减少术中和术后阿片类药物的需求,因为它们具有镇痛作用。β 受体阻滞剂能够削弱机体对手术应激所产生的心血管反应,减少术后不良心脏事件的发生率。此外,围手术期使用艾司洛尔作为瑞芬太尼的部分作用替代药物,已被推荐用来维持术中血流动力学的稳定。术中持续输注艾司洛尔[5~15µg/(kg·min),不复合使用任何阿片类药物]替换术中的阿片类药物[替换瑞芬太尼 0~0.5µg/(kg·min)],这种方法已被成功用于日间腹腔镜胆囊切除术。与术中持续输注艾司洛尔复合使用芬太尼组相比,术中单独持续输注艾司洛尔还能降低 PONV 的发生率、降低术后疼痛强度以及缩短总住院时间。

(八)α2 受体激动剂

可乐定和右美托咪啶被越来越多的应用于镇痛药的辅佐剂,其镇痛的机制是刺激了中枢和外周的 α2 受体。系统综述和荟萃分析研究发现,当 α2 受体激动剂(可乐定或右美托咪啶)联合阿片类药物用于全身镇痛时,能明显减少术后患者对阿片类药物的需要,降低疼痛强度和减少像恶心等阿片类药物相关的副作用。可以经静脉、口服及经皮等多种途径的给药,在术前、术中及术后等多个给药时机使用,但是还需要更多的研究来确定最佳的给药方式和给药时机。可乐定在多模式区域神经阻滞麻醉输注同样有很好的辅助效果。一项随机对照试验研究发现,行择期结肠直肠手术的患者硬膜外使用可乐定持续输注(9ml 生理盐水中加入 150µg 可乐定,术前 30 分钟给药,术后以 1.5µg/ml 的浓度持续输注)较硬膜外使用吗啡(0.1mg/ml)和 0.2% 的罗哌卡因 100ml 能缩短患者第一次肠道通气时间,虽然在总住院时间方面两组没有明显差异。区域阻滞麻醉复合静脉输注右美托咪啶能够延长镇痛时间和运动阻滞的时间。而且,在伤口缝合前持续静脉输注右美托咪啶[0.2~0.8µg/(kg/hr)]能够减少在腹腔镜下行减肥术的病态肥胖患者在 PACU 中对阿片类药物的需求量,在 PACU 中的停留时间以及术后恶心呕吐的发生率。

(九)辣椒碱

辣椒碱是一种非麻醉药物,是一种瞬时感受器电位 V 型(TRPV1)激动剂,它能够激活外周的瞬时感受器电位 V1 型受体。辣椒碱选择性地激活无髓鞘的 C 传入神经纤维,引起持续释放 P 物质后紧接着进行消除 P 物质,最终减少 C 纤维的激活。它的优点包括镇痛持续时间较长,对运动功能和自主神经功能没有作用。因此,在一些骨科手术后,它具有促进早期康复和机体功能恢复潜在的价值。在全膝关节置换术切口关闭之前,在切口内直接缓慢滴入辣椒碱 15mg 能够减少术后疼痛,减少患者对阿片类药物的需求以及阿片类药物的副作用(如皮肤瘙痒),同时还能够改善患者的功能恢复。需要注意的是,辣椒碱的使用必须在麻醉结束之前,因为在使用后的即刻会产生剧烈的灼烧感。

(十)糖皮质激素

糖皮质激素能够缓解术后疼痛,同样也能减少术后患者对阿片类药物的需求和术后恶心呕吐等副作用。糖皮质激素通过多种机制发挥镇痛作用,它在脊髓水平有抗伤害作用,可以阻止炎性疼痛相关的细胞因子产生,通过阻止花生四烯酸的生成抑制炎性前列腺素和白细胞三烯的产生。有关糖皮质激素最大的顾虑就是其潜在的副作用,大剂量使用糖皮质激素(地塞米松 1mg/kg)较长时间(超过 21 天)会增加感染的风险以及延缓伤口的愈合。还有一些研究表明,单次剂量预防性给予地塞米松能够引起患者术后 24 小时轻度高血糖。一项随机对照研究发现这种高血糖与肺炎、导管相关性感染等术后并发症的发生相关。此外,一项随机对照试验提示,单次低剂量给予地塞米松(麻醉诱导前最多给予 8mg),在输注后的 24 小时升高了血糖浓度。关于使用糖皮质激素利大于弊的最佳剂量目前仍不清楚。不过,当前大部分文献支持在诱导时预防性给予单次剂量 4mg 地塞米松能够起到预防 PONV 的作用,给予 8mg 能够获得额外的节省阿片类药物和快速恢复的效应,而并不会增加像感染、伤口分离以及不愈合等术后并发症。

五、非药物镇痛疗法

非药物镇痛作为辅助方法用于术后疼痛管理,可以减少镇痛药的需求和相应的副作用。

(一)针刺疗法

许多研究显示,针刺疗法用作多模式术后镇痛的一部分,能够减少阿片类药物的用量和副作用(如 PONV 和尿潴留等)。尽管在临床上,人们对它的功效仍存在分歧。针刺疗法作用的机制目前仍不清楚,相关的假说包括"闸门控制学说"和内源性阿片类物质的释放。一项随机对照试验研究发现,针刺疗法的另一种形式——电针刺,增加了电流,当其用于多模式镇痛策略(联合曲马多和氯胺酮)中,能够减少根治性前列腺电切术的患者术后 45 分钟时对镇痛药物的需求和降低皮质醇的水平。

(二)音乐疗法

音乐疗法通过转移注意力降低对疼痛的知觉达到短期的缓解疼痛和焦虑的作用。与单独佩戴消音耳机相比,音乐联合消音耳机方法能够降低经直肠行前列腺穿刺术患者的疼痛评分。组织活检术中,音乐疗法组的舒张压保持稳定,而对照组和佩戴消音耳机组患者舒张压升高,认为音乐降低了焦虑程度和对疼痛的生理反应。音乐疗法还能减少患者对阿片类药物的需求。目前还需要更多的研究探索音乐疗法的最佳类型和持续时间。

(三)经皮电刺激神经疗法

目前有关经皮电刺激神经疗法(TENS)的研究证据有限,少量研究表明,TENS 在缓解急性术后疼痛方面有一些积极的作用。考虑到它的安全性,TENS 一般被用于一些对常规镇痛技术没有反应的患者或一些对常规镇痛技术出现严重副作用的患者。

(四)催眠疗法

催眠疗法通过改变患者对疼痛的知觉,可以成为缓解疼痛的辅助治疗方法,但是所有患者对该治疗方法的反应不是一样的。有关乳腺癌手术的一项随机对照试验表明,与控制了注意力的对照组相比,催眠能减少丙泊酚和利多卡因的用量;催眠还能减少疼痛、恶心、疲乏及情绪泪丧等不适。还有证据表明,催眠还能减少小儿和青少年手术后的疼痛以及一些手术操作(如骨髓穿刺术)的疼痛,它作为缓解疼痛的辅助治疗方法,至少在分散患者注意力方面是非常有效的。

多模式镇痛技术成为了大部分手术后标准的 ERAS 方案之一,在多种镇痛药物和镇痛技术可供选择的前提下,根据患者的手术方式、部位及合并疾病等自身情况设计个性化多模式镇痛方式,在出现最少副作用的同时收益最大限度的镇痛效果,促进患者康复。

(昆明医科大学第一附属医院　邵建林)

13 第十三章 术中加速康复

第一节 概述

术中快速康复涉及手术医师、麻醉师及护理等多个方面,而本章节主要从术者的角度介绍有关术中如何减少患者手术创伤,加速术后康复。

快速康复不仅可以减少住院时间,还可以控制疼痛、降低手术风险,使患者在得到治疗的同时,减少生理和心理的应激。随着影像学技术、内镜检查及定位技术的发展,术前准确定位病灶的位置已不再是问题,甚至随着计算机模拟影像技术的进步,术前手术医生可以精准地理解病变部位、病变大小、病变与周围组织和血管的关系等。因此,外科手术方式也随之发生了巨大的改变,手术和术中解剖入路等都开始丰富起来,甚至对于同一个部位的病变也有了不同的手术入路和手术方式。外科是否能够选择合适的手术方式和手术入路不仅关系到病灶能否切除,同时也关系到患者是否能在术后快速康复。另一方面,随着现代外科学快速的发展,手术器械和手术技术也得到了飞速的发展。传统的止血方式主要为缝合和结扎,随着电刀、超声刀及生物夹等器械的应用,大大减少了术中出血、手术时间及患者的损伤,从而缩短了患者的恢复时间,也大幅度地降低了手术过程中的死亡率。

时至今日,一个优秀的外科医生,关注的不仅仅是病灶能否切除干净,而是如何选择更好的手术方式和手术技术,以减少手术风险、痛苦及对患者的打击,从而加速患者恢复。

因此,本章内容主要从术者在手术过程中如何减少患者术后疼痛,降低手术风险来展开。包括以下方面:解剖学入路、微创技术、损伤控制技术、止血、输血及术中冲洗。

第二节 解剖学入路

解剖学入路是以解剖学和胚胎学为指引的手术入路,是利用目前对解剖、胚胎发育的深入研究,合理优化手术入路,从而达到最大限度地清除病灶,保护器官功能和最低程度的手术创伤,包括手术切口、手术过程中的入路和暴露。

最大清除病灶是患者获得最佳、最快恢复效果的前提,目标病灶即需要消除症状和治愈疾病的预期目标。当前,先进的可视化技术极大地提升了病灶评估的确定性,多排 CT 和高场强 MRI 等高精度现代化影像技术可精确确定病变的边界,数字三维重建技术则可以精确重建器官的解剖结构,从而精确显示病变定位、病变与周围血管的空间关系,这些为术前选择精确的手术入路,在确保损伤最小的前提下达到最大清除效果提供了准确的信息保证。术中超声和 MRI 等可实时确定病变的位置和边界、脉管的位置,计算机辅助实时导航系统能在整个手术过程中动态显示病变与重要结构的空间关系,为精准的手术规划、手术作业及切除病灶解剖路径的选择提供信息,使外科医生精准控制切除的范围、最大化地切除病灶,从而使患者得到最佳、最快的恢复。例如,神经胶质瘤切除残留的问题,神经胶质瘤是浸润性生长的肿瘤,它和正常脑组织没有较为明显的界限,难以完全切除,对放疗化疗不甚敏感,非常容易复发,是生长在大脑等重要部位的良、恶性肿瘤。目前有多个研究发现,部分手术医生凭丰富的经验认定肿瘤已完整切除的病例中,术中影像却证实存在肿瘤残余,这也解释了为什么部分患者术后肿瘤很快复发,甚至多次手术治疗,也未能实现患者长久的康复。所以,在术中合理利用可视化技术不仅可使患者在住院期间获得快速康复,还能减少患者出院后未来复发和再次手术的可能,从而达到长久的康复,这是我们术中快速康复的根本目标。

重要器官的功能和结构是否完整是决定术后器官功能代偿和手术安全的关键因素,选择合理的解剖学入路,能减少对非病灶区的操作,保护重要的神经、血管及器官。精准地切除病灶,可以尽量保留切除器官的残余功能,防止术后发生器官衰竭,例如肝脏外科中倡导基于肝脏储备功能量化评估和肝实质体积精确测量的定量肝切除,既可以彻底清除肝内外病灶,又可确保剩余肝脏功能的足够代偿,减少术后发生肝衰竭的可能,加速术后康复。传统的胃贲门癌手术有两种手术入路,一是经胸腔打开膈肌切除贲门肿瘤,另一种是经腹腔切除。近年多个研究表明,在两种入路都可以切除的情况下,经胸手术路径虽然使外科医生的操作更加方便,但对非病灶区域胸腔器官的影响较大,术后发生心脏及肺部并发症的概率明显增加,且明显延长患者术后的康复时间,而两种手术路径其他并发症的发生率却没有明显差别。因此,手术入路的选择不仅要考虑手术操作是否可行,还要考虑对正常解剖结构的破坏程度,对非病灶区域器官功能的保护和对病灶器官功能的保留,从而保障患者的术后康复。

传统的外科手术过程中,手术入路的决定取决于主刀医生的个人经验和习惯,如有些普外科医生只要做腹部手术统一选择正中切口,如果暴露不良,再行延长,导致手术切口较长、手术创伤较大、术后患者疼痛、应激较明显,且需要更多的吗啡类药物使用,延长了患者术后恢复的时间,甚至是增加了术后短期、长期并发症的发生。科技的发展给医学带来了巨大的进步,影像学的快速发展,对手术及手术疗效的研究不断深入,各种手术器械的问世,外科医生也应顺应这种发展,针对每一位患者,选择最合理的手术入路,在充分暴露手术野的同时,尽可能减少患者疼痛及并发症,实现快速康复。

一、切口入路的选择

腹部手术由于解剖原因导致手术入路较多,再加上腹部外科手术情况较为复杂,这就要求选择手术切口时不仅要考虑术前影像学资料,同时也需要根据手术医生丰富的经验,充分考虑到术中可能出现的变化。腹部切口选择的位置是否合理在很大程度上影响到整个手术的成败。由于病灶在腹腔内的位置不同,病变的性质和手术的方式也各不相同。因此,腹部切口的位置和长短也必须因人而异,强调个体化对待,尽可能选择一个适合患者的最理想切口。

(一)腹部切口选择的原则

一个理想的腹部切口应符合下列基本要求:①切口通常在靠近病变的部位,能够直接到达病灶,保证提供良好的显露和手术野即可,不应为了手术方便而过分延长切口;②手术范围需要扩大时,切口应能在相一致方向上延长,而不至于损伤腹壁的强度;③所做的切口不应对腹壁有较大损伤,特别要避免损伤或切断神经、肌肉及血管;④缝合后腹壁必须牢固,应该保持术后腹壁强度与术前一致,防止术后切口疝的发生。

根据上述基本要求,腹部切口选择的原则可概括为:①最容易到达病变所在位置,能够充分显露手术部位;②既便于延长或扩大切口,又能最大限度减少腹壁损伤;③缝合后张力不大,腹壁具有足够强度,愈合牢固。外科医师应根据不同患者的病变部位、手术范围及解剖关系选择最适当的手术切口。成功的手术往往依赖于一个理想的切口,一个理想的切口为患者带来更少的损伤、更短的手术麻醉时间及更少的出血,为患者的术后快速康复打下基础。

(二)常用腹部切口的类型

1. 纵行切口　这种切口最常用。无论在上腹部或下腹部,可取正中切口、旁正中切口或经腹直肌切口,根据病变所在的不同部位,切口可以选择在左侧或右侧。

(1)正中切口:正中切口应准确地做在正中线上,在上腹部自剑突尖至脐,在下腹部自脐至耻骨联合,切开皮肤、皮下组织、腹白线、腹膜外脂肪及腹膜进腹。也可取脐部的正中切口,即脐上和脐下各半,向左或向右绕脐。正中切口的优点是:经腹白线开腹,进腹快,关腹也快。由于腹白线内无血管与神经,故还有损伤轻、出血少及操作容易的优点。因此,该切口是须快速进入腹腔时最有价值的切口。暴露良好,从切口可以探查半个腹腔;术前当病变的位置不能确定时,选择该切口最为合适,大多数病变都可通过这个切口进行处理。其缺点是:切口在血运较差的腹白线上,愈合后的瘢痕较薄弱。切口垂直切断了腹外侧肌群的腱膜,由于腹外侧肌的收缩,侧向拉力大,形成的瘢痕不能承受大的张力,容易发生腹壁切口疝,尤其在下腹部可能性更大。

(2)旁正中切口:切口距中线 2cm,根据病变的不同部位,切口可在上腹或下腹正中线的左侧或右侧。在切开皮肤、皮下组织及腹直肌前鞘后,将腹直肌与内侧的前鞘剥离开,并把它牵向外侧,在腹白线旁纵行切开腹直肌后鞘、腹横筋膜及腹膜。这种切口仅切开腹直肌前后鞘,并不损伤肌肉和神经;缝合后腹直肌介于前后鞘的切开线之间,既有保护作用,又能承受腹内压力,因此,腹壁缝合后具有足够强度,愈合也最好。但是,一侧的旁正中切口不能很好地暴露对侧的病变,是该切口的不足之处。上腹的旁正中切口,在右侧常用于十二指肠、胆囊、胆道及胰腺手术,在左侧则多用于胃癌、胃溃疡及脾切除等手术。下腹的旁正中切口主要用于回盲部、结肠、乙状结肠及盆腔器官的手术,是下腹部切口中应用最多的一种,而且较下腹部正中切口更为理想,后者容易发生切口疝。

（3）经腹直肌切口:切口距中线4cm,根据需要可选左侧或右侧腹直肌的上半部分或下半部分。在皮肤、皮下组织及腹直肌前鞘纵行切开后,于内1/3处或内1/6处纵行分开腹直肌,按皮肤切口切开后鞘及腹膜。此切口切开和关闭迅速,能提供良好显露,应用相当普遍。经腹直肌切口的缺点是:切口不但垂直切断了前后肌鞘的纤维,而且也在同一切线平面分开了腹直肌。因此,在切口愈合前承受腹内高压的能力较差。通常的切口长度,即可能损伤肋间神经,切口内侧的腹直肌将有一定程度的瘫痪,有形成腹壁切口疝的危险。上腹右侧的腹直肌切口起于肋缘下,止于脐平面或稍下,多用于胆囊和胆道的手术。左侧的切口可用于胃造口或结肠脾曲部的手术。下腹的切口则可用于盲肠、阑尾及乙状结肠等部位的手术。

2. 横切口 横切口比许多纵行切口应用得更早,与纵切口相比,横切口的优点是:切断肋间神经和相伴行的肋间血管少于纵行切口,对腹壁功能影响小。切口方向与腹壁力线垂直,承受的张力小,因此切口愈合牢固,手术后发生切口裂开或切口疝等并发症的机会较少;显露良好,有利于同时使用牵开器械;对腹式呼吸干扰相对较小,肺部并发症少;切口方向与皮纹方向一致,皮肤瘢痕纤细;根据需要可两侧延长,切口位置的高低和左右均可依据实际情况而定。横切口的缺点在于:有时需切断一侧或两侧的腹直肌、肌鞘及筋膜,使腹壁的完整性遭到破坏;切开及缝合切口亦较费时;病变位置不能确定时,横切口不能提供良好暴露和探查。一般说来,对于诊断已经明确的择期或限期手术,横切口在优先选择之列,故其应用有日趋普遍之势。

（1）上腹部横切口:包括起自两侧第8肋游离端连线的上腹部横切口和位于脐上5cm水平处,横贯上腹,两端越过腹直肌外缘的脐上横切口。切口处皮肤、皮下组织、腹直肌前鞘、腹直肌、腹直肌后鞘及腹膜均在同一水平切开。必要时,分离皮肤与腹直肌前鞘并向上牵开,将切口上缘的腹白线切开至剑突处,可以显著增加手术野的显露。上腹部的横切口对上腹部手术极为有利,如全胃切除、十二指肠和胆道手术、门静脉高压症脾切除门奇断流或门腔分流手术、胰腺手术及横结肠手术等,均可提供良好的显露及术野空间。

（2）下腹部横切口:Chemey切口是最为常用的下腹部横切口,该切口是沿髂前上棘间皮纹弧形切开,中点在耻骨联合上约5cm,同样切开腹直肌前鞘、腹外斜肌及腹内斜肌的腱膜。切断腹直肌腱,横行切开腹膜。在需要开阔术野的盆腔手术,无论患者胖瘦,这种切口均可获得充分暴露,缝合后又能良好愈合,是一个理想的切口。

3. 斜切口 位于上、下腹的一侧,其方向可从内上斜向外下,或由外上斜向内下两种。切口的方向和部位不同,对神经、肌肉的损伤有差异。其优点是:可充分暴露腹腔两侧较为固定的脏器,如阑尾、胆囊及脾脏等,操作较纵切口费时多,且易出血,但在麦氏切口无此缺点。

（1）肋缘下斜切口或称Kocher切口,可在右侧或左侧,常用于胆囊、胆道、肝脏或脾脏手术,尤其适用于肥胖或肋角较宽的患者。切口通常自剑突尖下3cm处开始,距肋缘下3cm向外下斜行,约5~15cm,但不宜延伸至腰部,否则将有更多的肋间神经被切断。按皮肤切线切断腹直肌鞘、腹直肌及侧腹壁肌群。

（2）McBumey切口也称阑尾切口,在右侧髂前上棘和脐连线的外、中1/3交界做一与连线垂直的切口,长约5cm,此即麦氏切口。切口的长度和位置还应取决于阑尾的位置和腹壁的厚度。切开皮肤、皮下组织后,深层的腱膜和肌肉按其纤维方向分离而不切断,不伤及血管和神经,腹膜可沿腹横筋的方向横行切开。这种切口组织损伤最小,愈合后强度最大。

4. 胸腹联合切口 先做右侧或左侧上腹部经腹直肌的切口,如需扩大显露范围,可经右或左第7或第8肋间开胸与腹部纵切口相连;亦可沿第7或第8肋床进入胸腔,切断肋弓后,延长至腹正中线。胸腹联合切口使显露范围增大,适于较困难的膈下手术,如右肝较大的肿瘤切除、常温下全肝血流阻断切肝术和累及食管下端的贲门癌根治术等。胸腹联合切口缺点是:创伤大、失血多及操作费时,同时切开胸、腹腔对生理干扰大,术后并发症多等。实际上由于外科医生经验的不断丰富及手术器械的完善包括吻合器的应用,绝大多数的情况下都是单独使用胸部或腹部切口,胸腹联合切口已很少使用。

（三）腹部常规手术切口的选择

腹部切口的选择取决于很多因素,不仅要关注原发病和可能受累及的部位,还要考虑拟行手术的种类、大小及难易程度,是择期手术还是急诊手术,更应考虑患者的年龄、合并疾病、对手术耐受程度、腹壁强度及是否需要再次手术等。手术的目的是治疗,而不是单纯的切除,虽然患者成功施行手术切除病变,但手术切口未能根据患者的具体情况作出良好的选择,术后可能发生切口疼痛、感染、液化、甚至切口裂开,影响患者术后的快速康复,导致患者发生术后并发症甚至死亡。一般可按下列原则选择切口:

1. 胃及十二指肠 上腹部正中切口能为胃、十二指肠手术及断流术和胰体尾手术提供良好的显露。右上腹旁正中切口也适用于十二指肠和胰头手术。尤其是年龄较大,营养状况一般的患者,因为纵切口切断的腹部肌肉较少,对患者的创伤较小,能有效地减少术后疼痛,加快患者术后康复。

2. 肝脏 选用切口的原则强调要有开阔的术野,能够同时良好显露第一肝门和第二肝门,以利手术安全顺利地进行。一般有经腹和经胸腹两种手术途径,因为后者增加了对胸腔器官的影响,术后并发症较多,现已很少选用。经腹常选择肋缘下斜切口、右上经腹直肌切口、上腹正中切口等。肝脏手术选用右肋缘下斜切口最多,即从剑突沿右肋缘下3cm向外达第12肋尖处,该切口可获得很好显露,不必开胸便能完成各种右肝或左肝手术。上腹部人字形切口虽然对肝脏有良好的显露,但对上腹壁的神经、血管及肌肉损伤过重,应严格掌握适应证,尤其是年龄较高、营养较差及肿瘤较晚的患者更应慎重考虑,对肥胖、基础情况较好或同时有上腹其他脏器病变的患者可考虑选用这种切口。

3. 胆道 右肋缘下Kocher切口,右上腹旁正中切口,右上腹经腹直肌切口和右上腹横切口都常用于胆囊切除和胆道手术探查,尤以右肋缘下Kocher切口最常用,也最适合再次手术的患者。

4. 胰腺 对于一般的胰腺手术,用右上腹旁正中切口、右上腹经腹直肌切口或上腹正中绕脐切口能获得良好显露。需广泛切除者,尤其是重度胰腺炎患者,可选用上腹横切口。

5. 脾脏 脾脏外伤性破裂时,最好选用左上腹旁正中切口,可向下延长,便于探查和处理腹腔内其他可能受损的脏器。例行的脾切除手术一般选用左肋缘下斜切口。若是巨脾并与膈肌牢固粘连者,应该选择左侧胸腹联合切口。

6. 阑尾 一般的阑尾手术选用麦氏切口或右下腹横切口均可以顺利完成手术操作,术后切口愈合良好。但对于病变性质不确定,或阑尾坏疽穿孔继发腹膜炎的患者,宁愿选择右下腹旁正中切口,便于探查和引流。

7. 结直肠 结肠癌手术多选用旁正中切口。对于结肠脾曲的病变,将切口向上延至肋缘下,能获得满意的显露。直肠癌手术一般通过下腹正中或左下腹旁正中切口进行。

8. 盆腔器官 可以选择下腹旁正中切口或正中切口,但在盆腔内施行广泛切除,如膀胱全切除或盆腔内多脏器切除时,则选用 Chemey 切口。

在某些特殊情况下,如患者高龄、基础疾病多、感染严重甚至存在休克表现及术前影像学资料不充分的情况下,手术切口的选择就更加重要。患者耐受创伤的能力和愈合能力较差,可选择正中小切口探查,发现具体病变后再适当延长切口,以减少对患者的创伤。

二、术中解剖、游离入路的选择

腹腔内器官有着独特的胚胎发育特点,在解剖学上形成了不同的系膜、筋膜及间隙解剖结构,这些结构为手术医生提供了天然的手术入路,利用这些结构,可以充分地减少损伤和出血等,所以这要求外科医生不仅要熟悉这些解剖结构,并且术中要灵活地运用这些结构,对手术区域进行游离。尤其是恶性肿瘤患者,完整地切除肿瘤、淋巴结清扫及非肿瘤接触等都是决定患者术中损伤和手术效果的关键因素。

(一)胃的解剖特点

胚胎期第 4 周,胃夹在双层结构的原始系膜之间,腹侧体壁与胃之间(胃小弯侧)的系膜称为腹系膜,后侧体壁与胃之间(胃大弯侧)的系膜称为背系膜,胃的腹、背侧系膜向下与十二指肠的同名系膜相延续。脾、胰腺及腹腔干的分支均发生于胃背系膜两叶之间。胃的腹系膜在胚胎期前肠旋转中形成小网膜,而背系膜的前后两层广泛覆盖胃、脾及胰腺,进而衍化成为胃脾韧带、胰腺被膜及脾肾韧带等。在胚胎期前肠旋转中,系膜与系膜、系膜与脏器和腹壁相互靠近并贴在一起发生融合,形成潜在的、分布广泛的及充满疏松结缔组织的解剖平面,称为融合筋膜。融合筋膜为天然无血管区,由于其内仅有疏松结缔组织,与富含脂肪组织的系膜外观区别明显,术中易于分辨和定位,同时也便于手术中的解剖层面分离操作,是非常适于镜下操作的外科平面。胃的手术准确的实施依靠准确的定位来确定正确的操作平面,操作的安全性和淋巴结清扫的彻底性有赖于对胃周系膜及其间隙在腹腔镜下的解剖层次和分布特点的深刻认识。尤其是在胃癌手术过程中,进行游离、血管裸化及淋巴结清扫时很容易进入错误的操作平面或引起血管意外损伤,造成术中出血较多,甚至损伤周围器官,需联合切除非病灶器官。微创技术的发展和手术越发成熟,实施微创手术越来越多,但较开腹手术更难区分解剖层次,忽视相关系膜的解剖学来源亦可导致切除范围不足而根治不彻底。因此,有必要对胃背系膜及其形成的系膜和系膜间隙进行充分的了解,减少患者损伤及出血,加速患者的康复时间。

1. 横结肠系膜、胰腺前后筋膜及胰后融合筋膜

(1)横结肠系膜前叶的层次和进行系膜分离时的安全后界:胃背系膜后层的后叶与腹后壁腹膜融合形成胰腺后筋膜,向下包绕胰腺后方并继续下行与胰腺前筋膜相融合,组成横结肠系膜前叶。但胰腺后筋膜与胰腺前筋膜在横结肠系膜前叶发生融合的位置不固定,并且没有明显的融合线或融合面,胰腺后筋膜在横结肠系膜的中下部逐渐消失,与胰腺前筋膜融合或形成边界不明显的游离缘,有2~3支来自脾动脉的分支贴在胰腺后筋膜前方向下走行。愈接近胰腺下缘,胰腺后筋膜愈发明显,横结肠系膜前、后叶之间的间隙出现边界不确定的分层。此时容易出现游离方向错误,在游离方向靠近横结肠系膜后叶的情况下,分离层面极易进入胰腺后筋膜与肾前筋膜(Gerota筋膜)之间的胰后Toldt间隙。此间隙内充满疏松结缔组织,为易于分离的无血管平面,向上可游离至胰体和胰尾后方。胰后Toldt间隙后边界为肾前筋膜,胰腺后筋膜受牵拉时与肾前筋膜间具有一定的滑动性,易于直视下确认。如操作超越肾前筋膜,极易误伤位于其后方的肾上腺及腹后壁血管。

(2)胃左血管根部和肝总动脉根部的定位标志:胃背系膜后层的前叶在胰腺前方向下延伸,称为胰腺前筋膜或胰腺被膜,其包绕胃左血管和肝总血管的部分在腹后壁形成腹膜突起,分别称为胃胰襞和肝胰襞。在胰腺被膜前方沿胰腺上缘可清楚地定位左胃胰襞和右下方的肝胰襞,此结构在胃体向前上方充分牵拉暴露时更为明显。分离横结肠系膜,向上剥离横结肠系膜前叶和胰腺被膜后,充分暴露胰腺上缘并以胰腺上缘为基准向左右游离,体质瘦弱系膜纤薄者可直接观察到其下方并行的胃左动、静脉和右下方的肝总动脉,系膜较厚者于术中可观察到胰腺上缘的搏动性隆起。定位后即可从根部进行血管裸化,并循血管鞘进行游离至腹腔动脉。

(3)胰腺后方淋巴结清扫的安全通道:Toldt筋膜位于胰腺后筋膜与肾前筋膜之间,其内有大量疏松结缔组织,向右与右侧Treiz筋膜相互贯通。如果考虑清除胰后淋巴结或需要联合切除胰尾与脾,从脾外缘侧腹膜进入,沿胰腺后筋膜与肾前筋膜间的Toldt间隙向右分离,可顺利进至腹主动脉前。将胰体尾、脾及脾动脉向右侧掀起,即可从后方脾门及脾动脉进行处理。

(4)胃脾韧带:由胃背系膜后层的前后两叶包绕脾及进出脾门的血管形成,胃脾韧带和脾肾韧带作为胃背系膜的组成部分,其系膜相互延续,系膜间隙相互贯通。脾动脉和胃网膜左动脉的主干及分支不论变异与否均限于胃背系膜后层前后两叶之间。此间隙与胰腺前后筋膜间的间隙是相互延续贯通的,在胰腺前筋膜剥离后可以循筋膜走向顺势清扫脾动脉旁淋巴结和脾门淋巴结。

2. 胰头十二指肠前、后方的系膜间隙 胰腺前筋膜向胰头十二指肠前方延续与升结肠系膜融合并从前方包绕胰头和十二指肠第二部,形成胰十二指肠筋膜。胰十二指肠筋膜与胰腺固有筋膜之间的解剖间隙有大量疏松结缔组织,筋膜在受牵拉时筋膜之间发生相对移位,可明确识别。从胰腺前方沿着胰腺前筋膜与胰腺固有筋膜间的间隙向右下方分离至胰头,操作平面始终应位于此间隙内。位于右肾的肾前筋膜与胰十二指肠后筋膜之间的融合筋膜间隙又称为 Treiz 筋膜间隙。Treiz 筋膜为疏松结缔组织形成的融合筋膜,位于胰头十二指肠后方,右肾前筋膜和下腔静脉前方,与腹主动脉左侧的 Toldt 筋膜相互延续。从十二指肠第二部右侧切开腹膜,进入 Treiz 筋膜间隙并沿此无血管平面向内侧分离,可将胰头和十二指肠整个向内侧掀起,清扫胰头后淋巴结。

3. 胰腺筋膜间的间隙 胰腺前、后筋膜与网膜囊后壁的上份和胃脾韧带相互延续,将胰腺、脾、腹腔动脉及其分支均包绕在内,筋膜之间内存在相互贯通的潜在解剖间隙。沿此间隙可清扫腹腔动脉根部和幽门下淋巴结。此间隙的后方为相互贯通的 Treiz 筋膜间隙和 Toldt 筋膜间隙,与肾和肾上腺前方的肾前筋膜边界明显,易于分离。

(二)结直肠及盆腔解剖结构特点

目前在结直肠手术中,尤其是恶性肿瘤手术,已经开展的直肠癌全直肠系膜切除(TME)术、完整结肠系膜切除(CME)术及低位直肠癌肛提肌外腹会阴联合切除(ELAPE)术均以精细解剖为基础。在结直肠外科中,相关的系膜、筋膜及间隙起着重要作用,精细的解剖学入路可明显降低局部复发率、减少术中损伤和术后并发症,改善患者的术后康复。

1. 系膜

(1)直肠系膜:直肠后方完全位于腹膜外的髂窝内,没有被悬吊。因此,从解剖学意义上,"直肠系膜"一词不恰当。外科医生在描述直肠周围的网状组织时广泛使用"直肠系膜"这一名词,它是指直肠周围被直肠固有筋膜包裹的含有脂肪纤维结缔组织、淋巴管、淋巴结及肠系膜下动脉分支等结构。由于直肠系膜中无发挥重要功能的神经和血管穿行,因此,在此层次进行手术操作可减少术中对盆底神经及骶前血管的损伤。

(2)结肠系膜:国内局部解剖学教材中对横结肠和乙状结肠的系膜进行了确切描述,而对升结肠和降结肠的系膜并未描述。其理由来自对结肠系膜的一个传统认识:升、降结肠是间位器官,间位结肠不存在系膜。因此,在传统的升降结肠手术图谱中均未提及升降结肠系膜在手术中的意义。实际上从外科解剖学角度,升降结肠是存在结肠系膜的,该系膜从胚胎发育早期即存在,在以后的发育过程中,随着肠袢旋转,升降结肠及其系膜与后腹壁贴附:其一侧面对游离腹腔,有间皮覆盖;另一侧面对腹后壁,无间皮覆盖。此时的结肠系膜不再是悬吊结肠的功能,这和解剖学上系膜的定义并不符合,因此在现代成人局部解剖上,无升降结肠系膜的定义。但实际上,升降结肠系膜和直肠系膜一样,其内含有脂肪纤维结缔组织、淋巴管、淋巴结及肠系膜动静脉分支等结构。

2. 筋膜

（1）脏、壁层筋膜和脏、壁腹膜：实际上在胚胎发育早期，原始消化管及其系膜周围均被脏层筋膜所包裹，并连接于腹壁，而腹壁表面则覆盖壁层筋膜。但随着肠袢旋转，结肠分化形成，最终包裹升、降结肠肠管及系膜的脏层筋膜与后方腹壁壁层筋膜粘连固定，而覆盖于腹、盆腔壁和腹、盆腔脏器表面的筋膜组织则浆膜化形成腹膜，没有被浆膜化的筋膜组织，在成人后依然称为筋膜。衬于腹、盆腔壁的浆膜化的筋膜组织称为壁腹膜，由壁腹膜返折并覆盖于腹、盆腔脏器表面的浆膜化的筋膜组织称为脏腹膜。结肠和直肠及其系膜则被脏层筋膜和腹膜像信封一样包裹，从腹腔延续到盆腔。

（2）结肠系膜脏层筋膜和直肠脏层筋膜：在升降结肠前面和两侧及其系膜前面被覆腹膜，称为脏腹膜。分布在结肠系膜的脏腹膜又称其为结肠系膜前叶。与之相对应的升降结肠系膜对着后腹壁的表面筋膜组织，没有浆膜化被称为脏层筋膜（又称结肠系膜后叶）。直肠中下段在盆腔内没有腹膜覆盖，因此包裹直肠及其系膜的筋膜被称为直肠脏层筋膜，或称直肠固有筋膜，因其包绕直肠成圆桶状，故也称固有筋膜鞘。

（3）腹、盆腔壁层筋膜：如前所述，在升降结肠及其系膜和直肠系膜的脏层筋膜（非浆膜化一侧）所对应的腹腔和盆腔壁，被覆一层胚胎期形成的壁层筋膜，这层筋膜到成人后一直存在。腹盆腔的壁层筋膜具有连续性和统一性。腹腔壁层筋膜向下跨越骶岬进入盆腔延续为盆腔壁层筋膜（盆壁筋膜）。壁层筋膜分布在腹腔和盆腔的不同部位有相应的命名，如肾脏前的肾前筋膜（Gerota 筋膜）、主动脉前的主动脉前筋膜，以及髂肌前筋膜、腰大肌前筋膜和骶前筋膜等。腹腔壁层筋膜覆盖着肾脏、输尿管及生殖血管等结构。盆壁筋膜在骶骨前增厚形成骶前筋膜，覆盖骶骨、尾骨内侧面及神经、骶正中动脉和骶前静脉。一种新的观点认为盆壁筋膜和骶前筋膜是两层结构，盆壁筋膜是腹腔壁层筋膜在盆腔的延续和增厚，其内包含腹下神经和下腹下神经丛，其背侧还有一层筋膜，即骶前筋膜，其覆盖在骶骨、尾骨内侧面及神经、骶正中动脉和骶前静脉前面。TME 操作层面应该在盆脏筋膜和盆壁筋膜之间的间隙。实际上外科手术分离结直肠时，超过壁层筋膜易引起输尿管和生殖血管损伤和出血，特别是骶前静脉丛的出血可危及生命。在直肠肿瘤手术中，骶前静脉丛出血的发生率为 4.6%~7.0%。

（4）直肠骶骨筋膜和 Denouvilers 筋膜：直肠骶骨筋膜是骶前筋膜（应为盆壁筋膜）从骶 4 水平朝向前下方的增厚筋膜反折与肛门直肠环上方的直肠脏层筋膜延续。直肠骶骨筋膜通常被称为 Waldey 筋膜（或 Waldey 韧带），是直肠后方分离的重要标志。Denouvilers 筋膜也被称为直肠生殖隔，男性为直肠膀胱隔，女性为直肠阴道隔。关于该筋膜是一层还是两层及其形成的机制，尚存在一些争议。在临床上较实用的理解有如下描述：Denouvilers 筋膜是一层纤维性强切筋膜，前方来自前列腺、精囊腺被膜的疏松结缔组织，可与筋膜融合；后方来自直肠肌层一部分延伸的结缔组织，也可与筋膜融合。Denouvilers 筋膜向下到达会阴体，随着邻近会阴中心腱，其相互间的融合更加致密和坚韧。因此，在此处分离直肠和前方组织时，有时解剖层面不是很清晰,应特别小心,避免损伤直肠导致穿孔或损伤尿道、阴道。在 Denouvilers 筋膜与精囊腺、前列腺之间的腔为前列腺后腔(retroprostatic space);与直肠之间的腔为直肠前腔(prerectal space),直肠前腔比前列腺后腔稍宽广,其中结缔组织也疏松。直肠癌根治手术中,后方和侧方分离的解剖层面总体来说一致,而前方的分离层面尚不统一。Lindsey 认为直肠系膜平面与后方、侧方的分离平面相延续,对大多数直肠癌来说,它是适当的分离平面,是结直肠外科医生熟悉的自然解剖平面。高桥孝、Stelzner 等认为前切除的操作平面应在前列腺后腔。位于 Denouvilers 筋膜的前方,沿前列腺尖部或阴道壁后部,在会阴体的下方,需将融合于会阴体两侧的盆壁筋膜锐性分离开。如果不完全切除 Denouvilers 筋膜,其中将有淋巴管残留。

3. 间隙

(1)直肠后间隙和骶前间隙:壁筋膜和脏筋膜之间有一融合间隙,内充填白色发丝样的网状组织。这一脏、壁层筋膜间隙内除在系膜根部有肠系膜上下动脉静脉的主要分支血管走行外,间隙的更大区域内无血管走行,因而是结直肠手术操作的绝佳层面。该间隙广泛分布在腹腔和盆腔,不同解剖部位,有不同的命名,在腹腔称为 Toldt 间隙,在盆腔称为直肠后间隙。该间隙在外科学或临床实践中,常被称为骶前间隙,这一传统称谓,至少现在看来不准确。骶前间隙应为骶前筋膜和盆壁筋膜之间的间隙,盆壁筋膜和直肠脏层筋膜(固有筋膜)之间的间隙是直肠后间隙,直肠外科的操作平面。

(2)Toldt 间隙(筋膜):是胰腺后方和肾前筋膜之间的疏松结缔组织,与 Treitz 筋膜延续。在胚胎时期,为胰腺后系膜在发育过程中和后腹膜的融合所形成的胰后筋膜,位于腹主动脉左侧,位于腹主动脉右侧的胰后筋膜则为 Treitz 筋膜。将升、降结肠及其系膜脂肪与肾前筋膜之间的疏松结缔组织,即升、降结肠及系膜后的脏壁层间隙,在解剖学上又称 Toldt 间隙。该间隙是施行完整结肠系膜切除术的外科操作平面。沿该层面操作是确保结肠系膜完整切除的根本,外科意义包括:脏层筋膜是外科手术的标志结构;保证结肠系膜完整可减少肿瘤的残留和出血,同时可避免副损伤;可更彻底地清扫系膜根部淋巴结。在传统的外科手术中,我们没有重视这层间隙的存在,分离手法多较粗糙,损伤较大,甚至误伤输尿管等邻近器官。

随着我们对胚胎发育学和解剖学的认识不断加深、手术器械的革新及手术操作的日臻成熟,充分利用人体的解剖结构、间隙进行手术,可有效减少副损伤、减少术中出血。严格按照解剖层次和解剖结构进行外科操作,此乃手术精细操作的基础,传统粗糙的术后入路已不再适应现代手术对快速康复的要求。坚实的解剖学基础,是将外科技术变为艺术的前提。精细解剖手术一定会为患者带来良好的预后,加速患者术后康复。

第三节　微创技术

微创技术,即应用当代先进的电子电热光学等设备和技术,力求以最小的切口路径和最少的组织损伤,完成对体内病灶的观察诊断和治疗的技术。其目的在于减少出血、减轻术后疼痛及加速患者康复。微创技术分可分为几类：一是小切口手术，或叫精细手术。利用扩张器、夹钳及电凝刀等专用器械进行手术，做到对手术病灶的精确"打击"，而对非手术区域尽可能地减少损伤。简而言之，即是能保留的功能、组织及器官一定要保留。二是内镜技术。内镜有很多种，包括胃镜、肠镜、胆道镜及十二指肠镜等，这都是利用人的自然腔道进行检查、治疗的方法，其中最具代表性的是目前对经自然腔道内镜手术（natural orifice transluminalendoscopic surgery，NOTES）技术的探索。三是腔镜技术，严格来说，腔镜也是内镜的一种，此处更强调的是腹腔镜、胸腔镜、输尿管肾镜及关节镜等。尤其是泌尿外科手术，绝大多数的手术实施是通过腔镜完成的，腔镜技术是目前微创技术的主要组成部分。四是机器人手术系统，由视频系统、机械臂系统及医师控制台3部分组成。视频系统为主刀医师提供放大10~15倍的高清三维图像，赋予手术视野真实的深度感，增加医师对手术的把握。器械臂所持专用器械具有独特的可转腕结构，可以540°旋转，突破了双手的动作限制，使操作更灵活，尤为适合狭小空间内的手术。主刀医师坐于控制台前，不需要长时间站立，显著减轻了生理疲劳。机器人计算机系统自动滤除术者动作中的不自主颤动，使操作更稳定。我国机器人手术尚处于起步和探索阶段。

一、小切口手术（精细手术）

随着电刀、超声刀、吻合器及各种扩张器等手术器械的应用，使得手术切口不断地缩小。由于止血技术与解剖游离工具的进步，原来需要联合病灶一起切除的器官得以保留或者部分切除，最大限度地做到了如"精确导弹打击目标"似的手术操作，从而减少了手术损伤，减少了作为治疗目的的手术对患者的打击，减少了患者的痛苦，减少了并发症，做到真正的快速康复。

二、内镜技术

在微创技术不断发展的今天，原来只作为辅助诊断的内镜技术，正进入治疗性内镜技术阶段，应运而生的内镜外科技术包括：内镜黏膜切除术、内镜黏膜下层剥离术、经皮内镜下胃造瘘术以及胰腺假性囊肿内镜超声引导下胰胃引流等。尤其是在近几年内镜外科技术迅猛发展的基础上，人们提出的NOTES手术的概念，是目前对内镜技术在外科治疗中应用的最具代表性的技术。NOTES是指利用自然孔道（口腔、肛门、阴道及尿道），将软性内镜进入体腔，穿刺空腔脏器壁（胃、结肠、阴道及膀胱）进入腹腔，完成腹腔内脏器手术。很多的外科医生以及内镜医生热衷于NOTES技术的探索，在尝试了大量的动物实验研究和一些临床研究后，提出了NOTES技术与传统腹腔镜技术相比较可能具有的优势：①术中疼痛和不适感更轻微，腹壁不留瘢痕；②对腹膜和腹腔脏器的接触较少，术后肠梗阻、肠粘连发生机会显著减少，创伤更小；③随着技术发展，不用气管插管和全身麻醉就可完成NOTES手术，相应的麻醉风险大大降低；④未来NOTES可能在门诊即可实施，患者不需住院，降低个人和社会的医疗负担；⑤更适用于高度肥胖和高风险的患者；⑥通过人体自然腔道可以方便地到达胰腺等一些传统手术和腹腔镜手术不易到达的手术区域,使手术操作难度和创伤明显降低。在上述 NOTES 技术的优势中,只有腹壁不留瘢痕是实实在在的优势,而其他目前来说只是大胆的预测,要真正实现上述优势还有很长的路要走。与以往任何一项技术相比,NOTES 技术更依赖于器械和设备的进步,现有的腹腔镜和内镜的器械及设备尚不能满足 NOTES 技术的开展,目前在 NOTES 技术探索的过程中,很多问题还没有或者没有很好地解决,在技术方面的障碍包括:入路的选择、空腔脏器的安全闭合、腹腔感染、缺乏有效的器械及内镜腹腔内定向困难等,同时还涉及伦理和成本等问题。总之,NOTES 虽然还不是一项现实可行的技术,但是作为微创外科新的理念,将进一步推动外科手术技术在现有微创外科技术的基础上,向创伤更小,并发症更少,患者恢复更快方向发展。在这一理念指导下,两镜联合与单孔腹腔镜技术已经成为了现实可行的技术,已经是对传统腹腔镜技术的进一步深化和发展。为适应微创外科技术的进一步发展,外科医生应当主动掌握软镜技术。

三、腔镜技术

以腹腔镜为代表的腔镜微创手术已经过二十多年的迅速发展,从 20 世纪 90 年代初开始的以腹腔镜胆囊切除为主的良性病变脏器的切除与功能修复,到 20 世纪 90 年代中后期开展了胃肠道恶性肿瘤的切除,在 21 世纪初又开始进入了消化道肿瘤微创外科快速发展与普及的时代。近年来,又正在经历从多孔腹腔镜手术向单孔腹腔镜手术和 3D 腹腔镜演变。我们可以看到以腔镜技术为代表的微创外科技术的不断发展,而这种成功的发展不仅体现在日益成熟的手术技术上,而且还体现在深入人心的微创理念上。微创腔镜手术可通过小切口完成,从而最大限度地减少术后疼痛,减少术后并发症,缩短恢复时间。目前,腔镜技术并不仅限于体腔,而可在封闭的腔隙(如颈部和腋窝建立皮下腔隙)进行操作。腔镜技术是目前微创技术的最主要组成部分,但是适应证范围尚未达到开放式手术的广度,表明了微创技术的局限性。所以一味地追求微创化,忽视手术的原则性,盲目地扩大手术适应证范围,不客观地根据个人的技术水平和设备条件的限制,而给患者造成损害,同样也属"巨创"。

腔镜技术是目前发展最快的微创技术,不断更新腔镜的技术,如单孔腔镜、3D 腔镜等,同时外科医生的操作水平也日益增高、手术技巧越发完善,共同促进腔镜手术的发展,不断扩大腔镜手术的适应范围,尤其是在泌尿外科手术和妇科手术中,已实现绝大多数手术可以通过腔镜完成。目前国内外的大量研究也表明,在治疗效果上,与传统手术相比,并无差距,甚至在某些方面还要优于传统手术,但在术后疼痛、术后并发症及术后患者恢复时间等方面,明显优于传统手术。尤其与快速康复理念相结合,腔镜手术的优势被更突出地发挥出来。

四、机器人手术系统

机器人手术在我国尚在起步阶段,只有个别手术有了较为成熟的发展。大量回顾性研究、荟萃分析及少数小样本随机对照临床试验结果显示,机器人手术的优势主要在于更为精细的手术操作,更为精确与流畅的组织分离,可转向器械更易克服直杆器械在组织间隙游离中的"相对死角",保障组织的完整切除;更快的术后胃肠道功能恢复;更好地保护神经功能;更少的术中出血,比腹腔镜手术更低的中转开放手术率和相似的术后并发症发生率和住院时间。在肿瘤根治方面,机器人手术的淋巴结检出率、远端切缘阳性率、局部复发率及长期存活率与腹腔镜和开放手术相似,在降低环周切缘阳性率方面具有潜在优势。机器人手术技术尚在发展。随着技术的完善,可能在术后患者快速康复的优势会越来越明显。

在外科手术过程中,除了对患者心理造成某种程度的创伤之外,常规手术对患者肉体的"创伤"主要有手术切口的创伤、分离各层组织显露病灶部位过程的损伤或误伤、对病灶局部处置(包括切除、修补缝合等)过程中对病灶邻近脏器的损伤以及手术过程对患者全身各器官系统的直接创伤。这些创伤始终存在于常规手术过程中。因此,做到既能达到治疗目的,又可以达到对患者尽可能小的损伤,这是摆在外科医生面前的一道难题,也是外科医生永远追求的目标。而微创技术的发展,提供给了外科医生一种解决这一难题的方法,从目前的大量研究中已经证实了微创技术在快速康复中发挥的巨大作用,这仅仅是微创技术的开始,相信在未来微创技术会带给我们更多惊喜。

(四川大学华西医院　伍晓汀　夏霖)

第四节　创伤控制技术

应激(stress)是机体受到物理性创伤、机械性破损及化学性侵害或情绪因素而引起机体神经、内分泌及内稳态改变。当机体受到外来侵袭时,信息由传入神经传至下丘脑-脑垂体-肾上腺轴(hypothalamus-pituitary-adrenalaxis, HPA)而使儿茶酚胺和肾上腺皮质激素的分泌增加。同时也有炎性介质和细胞因子的改变,以至全身性的炎性反应。

术中,加速康复外科的核心仍然是减轻应激,加速康复外科术中各项措施的实施需要外科与麻醉科共同配合完成,包括预防性抗生素的使用、麻醉方法的选择、麻醉深度的监测、气道管理、液体管理、导管管理、体温管理及手术方式的选择等。其中微创技术和围手术期的液体管理是加速康复外科的核心措施。

一、微创技术与加速康复外科

大量研究证实腔镜微创手术可以减少出血量、减轻疼痛、减轻手术应激、减轻术后肠麻痹、改善肺功能、促进术后康复及缩短术后住院时间。且腹腔镜手术对肿瘤学的短期或中期预后无不良影响。有些研究还显示:腹腔镜手术可以降低术后长期并发症如小肠粘连和切口疝的发生率。荟萃分析发现,在超过3 500例的腹腔镜结肠切除术中,平均住院日下降了约20%,主要是因为术后疼痛少和肠麻痹时间缩短。尽管微创技术存在诸多优势,但术后康复的快慢更多的是依赖于全新的围手术期处理方案,而并非是依赖某一种微创方法。加速康复外科并非是手术操作的加速,而是指整个手术治疗过程的缩短。因此,要求手术操作更精细、更加地微创,手术的微创不仅仅是通过腹腔镜操作来达到,而且要求在开腹手术中也应遵循微创的理念,只有手术微创精细,才能为不常规放置腹腔引流管、早期解决肠麻痹等创造条件。如果手术操作不精细,必然导致手术野渗液、渗血严重,这时就必须放置腹腔引流,不然就可能增加术后腹腔积液、感染的发生率。

在实施加速康复外科治疗的过程中,围手术期的每一个细小的步骤都应考虑在内,例如选择手术切口的长度及缝合方法,在不影响根治切除暴露的情况下,应尽可能地缩短切口的长度。其目的是尽可能地减少切口导致的创伤以及术后的疼痛,有利于患者的早期康复出院。

如今,腹腔镜、单孔腹腔镜、机器人及单孔机器人等微创技术蓬勃发展,日渐成熟,这些技术有利有弊,关键在于术者如何合理地予以运用,运用得当,才能达到真正的微创手术。在我们进行微创手术,推广微创手术的同时,应当更加要理解如何使手术微创化。微创手术技术是加速康复外科不可分割的一部分。

二、结直肠癌手术腹腔镜或开腹术式的选择

结直肠癌选择腹腔镜手术还是开腹手术仍在争论中。结直肠癌手术切除常常在高龄、危重及恶性肿瘤等患者中进行,如果采用传统的围手术期处理方法,患者一般术后需要 7~10 天才能出院,手术创伤产生的应激将引起一系列神经内分泌代谢和体液系统的复杂反应,这将导致对生理代谢的增加,可能引起器官功能不全及术后并发症,从而延长患者住院及康复的时间。为了加速结直肠切除手术患者术后快速康复,其进展主要表现在两个方面:腹腔镜微创技术的应用和加速康复外科理念的临床应用。加速康复外科主要是通过优化一系列的围手术期处理措施,强调更好地实施止痛、改善液体管理及早期进食和下床活动等方案,减少或减轻手术应激,达到患者的快速康复和早期出院。而腹腔镜手术技术主要是通过微创操作、减轻疼痛来缓解手术应激、减少术后并发症及住院时间。

(一)加速康复外科的概念和优缺点

加速康复外科在临床应用最为成功的领域是在结肠切除术中的应用。一般术后住院天数平均为 2~4 天,与使用常规处理方法的腹腔镜手术相比,其住院时间更短,患者康复速度更快。加速康复外科是根据有关围手术期处理的最新循证医学证据,对围手术期的措施进行综合优化整合,其主要内容包括患者的全新教育、麻醉的进步、术后止痛方法的改进、术后早期进食及下床活动、不常规使用鼻胃管、腹腔引流管、不常规术前肠道准备、术前口服碳水化合物液体及不长时间的术前禁食等诸多方面。加速康复外科的核心是通过综合处理以减轻手术患者生理及心理的创伤应激、缓解组织的分解代谢,以促进患者术后的快速康复。加速康复外科与传统围手术期处理方法相比,显著地减少了对肺功能、肠运动功能、体力及心血管

功能的损害,更好地保存机体肌肉的强度,择期结肠切除手术患者术后住院时间仅需 2~3 天。一些随机对照研究还证实,加速康复外科不仅减少住院时间和降低并发症发生率,而且改善了患者的生活质量,提高了患者及家属的满意率。而使用腹腔镜联合常规处理方法时,并不能达到如此的作用。应用加速康复外科的开腹手术还可以减轻术后体质虚弱状况,在出院后不再需要其他的健康支持手段。与传统方法相比,加速康复外科患者再入院率轻微增加,但总费用却是显著下降。另外,在大宗病例的研究中还显示,加速康复外科可以降低术后心肺并发症的发生率。

当然,目前在应用及推广加速康复外科方面也存在着一些不足之处或不利因素,如加速康复外科需要外科、麻醉及护理等多科协作配合,而目前医院内的组织结构可能影响其顺利地开展,因此,需要行政部门的组织与协调。一些医院及医生对传统方法的坚持,也将影响新理念的实施。虽然已有许多证据显示传统的方法应该被中止。还有部分患者及家属对此方案安全性的担心以及对早期出院的反对,因此,需要加大对患者及家属的教育,以取得良好的配合。另外,老年人或单独居住者早期出院后可能还需要社会和家庭的照顾,因此,需要社会及家庭的配合。还有研究认为,应用加速康复外科早期出院后可能将住院费用的减少转嫁到院外服务支持费用的增加。另外,早期的研究报道应用加速康复外科时可能面临有较高的再入院率;因此,出院计划不应绝对地追求早期出院,术后 3~4 天的出院计划可能可以较好地解决此问题。

(二)腹腔镜手术的优缺点

目前,在一些国家应用腹腔镜进行结直肠切除手术已达到 10% 的比例,来自美国、英国、欧洲、中国香港及新加坡的研究都证实了腹腔镜手术的安全性。腹腔镜手术可以减轻疼痛、减轻手术应激、减轻肠麻痹、改善肺功能、疼痛少、出血少、促进术后康复及减少术后住院时间。腹腔镜手术对肿瘤学的短期或中期预后无不良影响,至少与开腹手术相当。有些研究还显示,腹腔镜手术可以降低术后长期并发症如小肠粘连和切口疝的发生率。荟萃分析发现,在超过 3 500 例的腹腔镜结肠切除术中,平均住院日下降了约 20%,主要是因为术后疼痛少和肠麻痹时间短。一些随机对照研究中显示,住院时间减少了约 3 天,平均住院天数约 5~9 天。荟萃分析显示,腹腔镜技术主要是通过减少切口感染减少并发症。因为有几项研究显示直接费用是增加的,也有些研究显示有的费用减少等情况,因此,腹腔镜结肠切除经济学优势仍不清楚。根据以上研究结果,也有人推荐常规使用腹腔镜进行结肠切除。

但是由于腹腔镜技术需要培训、操作困难、手术时间长、学习曲线较长、有较高的中转率及花费较高等缺点,影响了此项技术的广泛应用。以后,广泛地开展腹腔镜结肠切除手术,一个重要的问题是培训和教育,一般学习曲线需 30~50 例。同时选择合适的病例也是关键之一,因为应用腹腔镜行横结肠、直肠癌切除仍有不少的困难,虽然通过手助腹腔镜技术稍微延长切口,可能有助于缩短手术时间和进行一些复杂的病例操作。另外,腹腔镜结肠切除手术的操作顺序问题,是由"中至侧"还是"侧至中"仍存在着争论。有人推荐由"中至侧"的方法,认为比较符合肿瘤学原则,因为首先结扎处理了血管。然而,由"侧至中"方法在开腹手术中更为常用,解剖更为熟悉。

(三)腹腔镜手术与开腹手术选择

最近有两个随机研究都使用加速康复外科方案,观察了腹腔镜手术与开腹手术在结直肠切除中的作用,但两个研究结果存在矛盾之处。其中,一项英国的研究将 62 例患者随机分为腹腔镜组或开腹组(2:1),均采用快速康复计划。结果腹腔镜组住院时间、康复时间及再住院时间短,尽管两组在并发症、生活质量及花费方面无明显差异。但此项研究由于病例数少、缺乏双盲研究,其结果受到质疑。哥本哈根的一项随机研究,在术后 1 个月内对手术类型及预后判断均进行了盲法处理,将 60 例患者随机分为腹腔镜组或开腹组(1:1),两组均采用了加速康复的方案,均计划术后 48 小时出院,结果两组的并发症、病死率及再入院率差异无统计学意义,平均住院 2 天,均很快地恢复了正常活动。但是,由于病例数少,无法显示出腹腔镜技术对减少并发症及降低病死率的优势,因此也受到质疑。上述结果表明,术后康复的快慢更多地依赖于全新的围手术期处理方案,而并非是依赖某一种微创方法。目前,国际上有关腹腔镜结直肠切除的研究,大多尚未使用加速康复外科作为对比研究,两者谁优谁劣从中还不能得出肯定的结论,需要进一步地扩大病例数进行随机对照研究。

(四)进一步研究的方向

近年来,因为其安全和有效性,加速康复外科的概念已越来越受到人们的重视,加之应用一些新的方法,如控制应激的药物、微创技术及特异性的麻醉与止痛方法,使得加速康复外科有望进一步地应用于危重和体质虚弱的患者中。另一方面,随着腹腔镜技术不断进步、培训的加强与改善及患者逐渐广泛接受,腹腔镜结直肠切除手术将逐渐增加。因此,需要进一步明确加速康复外科与腹腔镜手术的关系,合理地将微创手术整合到加速康复外科方案中,以期进一步缩短住院时间,加速患者的康复。

腹腔镜外科具有无可置疑的生理学优势:小切口、出血少及切口感染少,术后肠粘连轻和肠梗阻的发生率低。但腹腔镜外科医生应当注意不能仅仅依赖单一的微创手术优势,因为围手术期的其他因素对术后康复的影响也可能具有相同,甚至更为重要的作用。因此,需要在快速康复治疗方案的基础上,再对照研究腹腔镜和开腹手术的优劣性。另外,以后的研究应该由有经验的腹腔镜外科医生来参加,尽量减少中转开腹率,希望由通常的 20% 下降至小于10%。研究设计时也应将手术技术进行盲法处理,避免人为因素对术后的处理和结果评估产生偏差。另外,尽量减少使用阿片类止痛药以及使用外周阿片受体的拮抗剂等来进一步地减少术后肠麻痹。以往在开腹的快速康复治疗中使用硬膜外麻醉来达到良好的止痛效果,以及减轻肠麻痹;但是在腹腔镜手术中一般不需要使用硬膜外麻醉。因此,以后的研究也应考虑将硬膜外止痛的方案进行盲法处理来观察。另外,通过在围手术期使用糖皮质激素、β 受体阻滞剂或促合成药物以减轻应激,并在此基础上来评价腹腔镜的优势,以达到更好的无应激、无痛手术。围手术期的液体治疗也应重新考虑,因为输注过多的液体将延缓胃肠功能的恢复,增加术后的并发症,而在腹腔镜手术时液体的转移可能会减少。以后加速康复外科的研究重点之一还应包括在老年及高危患者中的应用,因为在年轻人及低危患者中,术后恢复通常较快。另外,应将重点之一放在更复杂的结直肠手术中如直肠手术、Hartmann 术后重建肠道手术及结肠炎性疾病手术。最后,费用问题也需要重新评估,腹腔镜结肠手术的直接费用增加,而检验、药物及后续的康复等费用有所下降,通过更有效的多模式康复治疗将获得更显著的费用下降。由于腹腔镜术后切口疝、肠粘连发生率低;因此,可能对中、长期结果产生更有利的结果。总之,以后应该在多层面上研究与整合加速康复外科与腹腔镜外科的优势,以期加速结直肠切除术患者的康复速度。

三、手术机器人系统在胃癌手术中的应用现状

从 20 世纪 80 年代开始,腹腔镜外科作为微创外科的代表被广泛应用,与开腹手术相比,腹腔镜手术的优点是并发症少、恢复活动早、肠通气和进食提前、康复速度快及住院时间短。尽管腹腔镜外科具有许多优点,但仍存在如医生体位不适、反向操作及易颤抖等不足之处,这些不足因素阻碍了腹腔镜在复杂手术中的应用,也在一定程度上增加了手术医生的紧张度。为了减少腹腔镜操作的难度,机器人手术系统应运而生,其优点是减少常规腹腔镜手术的缺点,采用三维放大(10~15 倍)的视野及 7 个自由度的器械使操作更加精准,医生的体位也更加舒适。

目前,机器人手术已取得了不少的成绩,其中最为成功的是应用在前列腺癌根治术中,此方法已在全球广泛开展。2008 年在美国 80% 前列腺癌根治术是由机器人手术系统完成的。机器人手术还应用于其他复杂的手术中,如心脏、妇科及小儿外科领域。特别是常规腹腔镜难以完成的手术中,如心脏瓣膜置换等手术中。因此,机器人手术系统有望拓展微创外科的适应证范围。本文重点总结了机器人手术系统在胃癌治疗中的现状及未来的发展方向。

(一)机器人手术系统应用于胃癌治疗的可行性和安全性

2003 年, Hashizume 等报道了机器人辅助的胃切除术。之后,有小样本的病例报道其与腹腔镜或开腹相比较的短期效果观察。2011 年, Woo 等报道了目前最大一组机器人胃癌切除的研究, 2006—2010 年共完成了 236 例机器人早期胃癌手术,与 591 例腹腔镜手术进行了比较,发现机器人手术术中出血少,但手术时间较长,术后住院时间无明显缩短。这些研究均证明了机器人手术系统治疗胃癌特别是在早期胃癌治疗中的应用是安全及可行的。

机器人手术系统由于需要额外的安装机器臂的时间,及机器人手术触觉的缺失,一般而言,机器人手术时间通常较长。Song 等报道机器臂安装时间约 15 分钟,通过前 30 例熟悉以后装机时间逐渐减少将达到一个平台期;在不包括安装机器臂时间的前提下,操控台上的手术时间比腹腔镜开始阶段的时间短,与腹腔镜组熟练期的操作时间相当。由于机器人手术采用与常规开腹手术相似的方法,其操作简便,且学习曲线比腹腔镜学习曲线短,因此,使得机器人微创外科操作更加容易,外科医生也较容易适应机器人手术。

大多数的研究报道机器人手术与腹腔镜手术相比,术后短期效果基本相同。Pugliese 等研究结果表明,机器人组与腹腔镜组术后起床活动时间、恢复进食时间及术后住院时间比较差异无统计学意义。而 Kim 等研究比较了 16 例机器人、11 例腹腔镜及 12 例开腹胃切除手术,结果示机器人术后住院时间显著缩短。许多研究报告了机器人手术胃切除术后不同的并发症发生率为 5.0%~46.2%,提示其并发症并不比常规手术增加,其中大部分是切口并发症,并不需要再开腹手术。有 2 例术后死亡,但与机器人操作无关。

(二)机器人手术系统有利于拓展微创手术治疗胃癌的适应证范围

标准的胃癌根治术包括胃切除和淋巴结清扫,而淋巴结清扫被认为是影响胃癌患者长期生存的一个特别重要的因素。腹腔镜手术清扫第 14、9 及 11 组淋巴结时,由于血管解剖结构的复杂性和器械的活动度有限等原因,最容易发生术中出血;即使是有经验的腹腔镜外科医生,也存在非自主性的颤抖及视野不佳等问题。由于这些原因,目前腹腔镜胃切除术首先仅被推荐应用于早期胃癌,因早期胃癌不需要进行广泛的淋巴结清扫,仅需清扫 1、3~9 组淋巴结即可。而对于黏膜下层早期胃癌和局部进展期胃癌的手术治疗,目前要求均应进行 D2 淋巴结清扫。因此,目前胃癌腹腔镜手术较成熟的指征是Ⅰa 和Ⅰb 期胃癌,因为与常规开腹手术相比,腹腔镜进行 D2 淋巴结清扫仍有一些局限性。

机器人手术系统可以改善外科医生操作的灵活性,特别适用在狭窄空间内进行广泛的淋巴结清扫。Kim 等的研究对比了机器人、腹腔镜及开腹手术获取的淋巴结数,发现 3 组间无显著差异,这可能是因为有经验的腹腔镜医生可以如同开腹手术一样清扫足够的淋巴结。然而,即使在这种情况下,机器人术中出血量仍显著少于其他两组。这些研究仅依赖于早期的机器人手术经验,随着病例数的增加,机器人手术可能超越腹腔镜手术,更加完美地完成淋巴结清扫。D2 胃癌根治术已是Ⅱ、Ⅲ期胃癌开腹手术的标准方式,因此,在微创外科中也应成为其标准手术方式。从病理学的结果来看,机器人辅助胃切除及 D2 淋巴结清扫是安全的,有与开腹手术相当的肿瘤学效果,同时仍具有腹腔镜手术的微创优势。因此,机器人手术有利拓展微创外科的适应证范围,是治疗进展期胃癌一个切实可行的微创方法。目前在国内已有较多病例使用机器人进行进展性胃癌的根治术。

由于机器人手术系统临床应用时间仍较短,其治疗胃癌的长期肿瘤学效果目前还不能确定。Pugliese 等研究观察了 16 例包括早期和进展期胃癌进行机器人辅助胃切除术中期生存情况,平均随访 28 个月,结果发现机器人手术组 3 年生存率为 78%,而腹腔镜组为 85%,两组间生存率比较差异无统计学意义。然而,此研究的缺陷是病例数少,随访时间短。因此,仍需要更准确的长期、大样本的随机对照研究来证实机器人手术的长期肿瘤学效果。

(三)机器人缝合有利于切口更小化

目前,许多机器人胃切除术的研究是通过腹腔外进行手工缝合或腹腔内应用缝合闭合器进行吻合。在东方国家,患者体质偏瘦,4~5cm 小切口进行体外吻合是可能的。因为要移出切除的标本,切口也至少需要 3.5cm。另外,考虑到体内吻合技术困难且手术时间较长,在此情况下进行体外吻合是可以接受的。

然而 2010 年 Hur 等在一个开放的研究报道中发现,使用机器人进行缝合吻合重建是可行的,真正由全机器人进行胃癌手术,而不是机器人辅助手术或机器人辅助的腹腔镜手术。机器人不仅可以进行胃十二指肠吻合、胃空肠吻合,还可以进行食管空肠吻合,结果表明,在深而窄的腹部空间内进行吻合是可行的,正如在前列腺癌切除中的尿道吻合或心脏手术中的瓣膜置换手术,由于机器人手术系统具有三维视野、内腕式的器械有 7 个自由度且消除了生理颤抖等优点。这一技术对于肥胖患者有明显的优势,因为对于肥胖患者往往需辅助"小"切口进行体外吻合,剖腹切口较大。近年来,微创外科有进一步缩小切口的趋势,如 NOTES 及单孔腹腔镜技术,这些观念也适用于机器人外科。机器人手术维持了腹腔镜的优势,如术后疼痛少及美容等。

腹腔镜下全胃切除后如何进行食管空肠吻合还没有很好的方法。RY 吻合是通过体外取小切口使用管状吻合器来进行吻合,这是一个简便易行且与常规开腹手术相似的一种吻合方法,但是,这个方法有时也会遇到困难,如通过小切口做荷包缝合及将吻合器头插入时,特别是患者肥胖、前后径较大及肋弓角较小时。因此,有人尝试全胃切除后使用腹腔内吻合来解决这一困难,使用内镜下荷包缝合器械法及管状吻合器来完成。有研究报道了使用经口插入吻合器头部的 Orvil 装置进行腹腔内管状吻合器行食管空肠吻合。这一装置仍不十分完美,在经口插入时有损伤咽部及食管可能,仍未被广泛使用。也有报道使用手工荷包缝合,再使用管状吻合器进行吻合的方法。这些使用管状吻合器的所有方法常遇到困难,如需要重建气腹、通过小切口在脐上放入管状吻合器较为困难。也有研究报道使用侧侧吻合器进行腹腔内食管空肠吻合来克服以上使用管状吻合器的困难,如侧侧、功能性端端及端侧吻合方法,然而其又会出现其他技术性困难,如需要广泛游离远端食管,Roux 袢在吻合口处需要减少张力,切断的食管会回缩到纵隔中,在有限的膈肌角进行缝合开孔处的关闭困难等。

(四)机器人胃手术有待解决的问题

虽然目前有证据证明机器人胃手术具有较高的安全及可行性,但仍有一些待解决的问题。首先,仍需明确机器人手术系统对胃癌患者的长期肿瘤学效果,特别是进展性胃癌。价格效益比也是一个重要问题。第二,不同腹腔镜操作经验的外科医生的培训标准化问题。以往的一些机器人研究结果均来自有成熟腹腔镜技术的医生,还需要考虑如何培训无腹腔镜经验的医生。第三,仍需要研发合适的机器人器械。目前还缺乏基本的器械,如吸引器和切割闭合器等,在机器人手术时需要另外戳孔和另外一个助手的帮助。通过研发这些器械,机器人手术的优势将最大化,以及联合其他领域的进展如单孔腹腔镜技术也可以在机器人手术系统中应用。尽管目前仍是一些小样本的回顾性研究,机器人辅助胃切除及淋巴结清扫治疗胃癌,对于有经验的腹腔镜外科医生而言,在技术上是可行的、安全的,而且有满意的效果。由于肿瘤学及长期生存结果是肿瘤外科必须观察的,因此需要通过前瞻、随机及对照研究来观察开腹、腹腔镜及机器人手术胃切除及淋巴结清扫的效果。

四、围手术期液体管理

围手术期的液体治疗是加速康复外科关注的重点问题之一,其目的是为了维持血流动力学稳定、保障器官和组织灌注、维持电解质平衡及纠正液体失衡和异常分布等。液体不足会导致氧运输不足和器官功能损害,太多则会导致水钠潴留,致使外周及肠道水肿。在此基础上,加速康复外科提倡目标导向性液体治疗,它是指根据不同的治疗目的、疾病状态及阶段个体化制定并实施合理的液体治疗方案。目标导向性液体治疗需要监测患者每搏量以指导其静脉液体治疗。以往重症监护医师强调使用液体优化氧输量应 >600ml/(min·m^2),其围手术期并发症发生率下降,这可能是因为足够的供氧防止了胃肠道并发症的发生。腹腔镜手术时,由于存在气腹和氧运输量减少,因此,有研究者认为氧输量 >400ml/(min·m^2)可以有效减少围手术期并发症。术前饮碳水化合物饮品及控制性液体治疗是两个能独立改善患者预后的措施,可以降低 25% 的术后并发症风险,以及 50% 术后综合征延迟出院的风险。有研究者认为,对加速康复外科临床路径执行越差则效果越不理想,反之则越好,并强调避免术后液体过量的必要性,每增加 1L 液体,术后并发症增加约 32%,延长约 24 小时的住院时间。也有证据表明,术中过量输入液体特别是盐溶液,将延迟胃肠功能的恢复,增加肠麻痹的时间,且可能增加术后并发症发生及延长住院日。

《2018 加速康复外科中国专家共识及路径管理指南》认为,晶体液可有效补充人体生理需要量和电解质,但扩容效果差,维持时间短,大量输注可致组织间隙水肿及肺水肿等不良反应。人工胶体作为天然胶体的替代物已广泛应用于患者围手术期的液体及复苏治疗,扩容效能强,效果持久,有利于控制输液量及减轻组织水肿,但存在过敏、干扰凝血功能及肾损伤等不良反应。对于择期腹部中小型手术,应以平衡盐液作为基础治疗。对于耗时长、操作复杂、出血量多的中大型手术,可以晶胶 3:1 的比例输注胶体液。羟乙基淀粉(HES 130/0.4)因分子质量相对集中且较小、降解快及安全性更好,对凝血和肾功能的影响较小,每日成人用量可提高到 50ml/kg。HES 输注后能够维持相同容量的循环血容量至少达 6 小时,特别是溶于醋酸平衡盐液的 HES 130/0.4,渗透压及电解质浓度接近血浆,具有更好的安全性,可降低电解质紊乱的风险。推荐目标导向循环管理策略,特别是复杂手术以及危重患者,包括目标导向性液体治疗;维持动脉压波动范围在基础值 ±20%,特殊群体提高下限阈值;心脏指数 >2.5L/(min·m^2);液体维持首选晶体平衡溶液,容量补充须适度晶、胶结合。另外,应尽可能减少液体的转移,预防措施有:避免机械性肠道准备、术前口服碳水化合物饮品、减少肠道操作、微创手术及减少血液丢失等。术前缩短禁食禁饮时间,术后清醒即可饮水,尽快恢复经口进食,逐渐增量,当经口液体摄入量至 2 000~2 500ml 即停止静脉输液。

(中国人民解放军东部战区总医院　江志伟)

第五节 止血

手术过程中的止血技术是贯穿始终的基本操作。止血是否及时、有效,是决定整个手术成功与否的核心技术之一。恰当有效的止血可以有效减少术中失血、保持术野清晰、防止重要组织损伤、保证手术安全、促进术后创口愈合等,是保障患者术后安全、快速康复的关键。随着科技的迅猛发展,以及一些新型止血材料和医疗设备的产生,外科手术中止血技术也产生了革命性的发展,已由以往单纯的机械止血发展出了一系列复杂的技术体系。快速康复理念的提出,对手术过程中的止血技术提出了更高的要求,要求不仅能够实现有效止血,还要达到副损伤更小、止血更快等目标。这就要求外科医生不仅要充分了解各种止血技术的优缺点、适用部位,还要在手术过程中灵活地使用这些技术,才能够减少术中出血、保持术野清晰避免副损伤,在保障患者安全的前提下,真正地加速患者的康复。

止血技术可以分为预防出血和出血后止血两个方面,其包括传统的止血技术和现代止血技术,下面就从这两个方面进行详细的介绍。

一、预防出血

预防出血是减少术中出血的根本方法之一,各种预防出血的方法核心原则是控制手术区域的血液灌注。

(一)术前选择阻断手术区域的血流供应,预防手术出血

骨科中的止血带和肝切除中选择性预先阻断出入肝血管等阻断技术,在手术止血技术中发挥着重要的作用,但是术前阻断止血技术是一把双刃剑,在预防出血的同时加重手术区域相邻组织的缺血再灌注损伤,引起组织坏死,增加术后炎症反应等,不符合快速康复的要求。随着对缺血再灌注损伤的认识、科技的发展及新技术的应用,使得术前阻断技术也发生了巨大的进步,如止血带的衍生产品,纤维蛋白绷带和壳聚糖绷带作为这类产品的代表在人体和动物实验中均取得了良好的效果,在实体器官病灶切除时,可应用器官局部降温、输注抗氧自由基药物及精确控制每一次的阻断时间等方式,来减少保留器官组织的缺血再灌注损伤。在一些骨肿瘤手术中,术前可以通过实现介入手术对肿瘤区域进行精确阻断。外科医生在选择止血时,合理、充分地应用阻断技术这把双刃剑,才能在有效减少出血的前提下,实现更小的损伤,更短的手术时间,避免副损伤等快速康复的目标。

(二)低温、降压麻醉

应用麻醉学方法降低患者血压,通常使平均动脉压降至 50~70mmHg(1mmHg=0.133kPa),主要目的是使术野出血减少,改善手术操作条件及减少输血量。硝酸甘油降压效果显著,容易调节,且不影响心脏收缩功能,广泛使用于手术的术中控制性降压。部分手术可行低温麻醉(体温降至 32℃左右),可减少机体周围组织的血容量,从而有效地减少术中出血。局部冷

冻降温后再行手术,也可明显地减少出血。控制性降压、降温麻醉患者在有效减少组织血液灌流量的同时,可减轻组织的缺血再灌注损伤,但应注意监测,长时间的低血压、低温肯定会为患者带来损伤,所以这需要手术医生与麻醉师良好的配合,精确控制低血压时间,在保证手术野清晰的同时避免并发症的发生。

(三)选择合适的手术入路

人体在发育过程中,形成了很多腔隙结构,这些结构中主要由疏松的结缔组织构成,一般无穿行的大血管,沿腔隙进行病灶切除,可有效预防出血,如直肠癌 TME 手术等。在本章第二节已详细叙述。

二、出血后止血技术

出血后止血技术是指对血管进行阻断或结扎、夹闭等操作技术。

(一)传统的手术操作止血

结扎、缝合、填压及热止血等传统方法至今仍在发挥着重要作用,依然是术中止血最常用的操作,是止血操作的基础,每一名外科医生都应熟练掌握,灵活运用。

1. 钳夹、结扎止血 此法为术中最基本、最常用的止血方法,即用血管钳将看得见的出血点进行快速、准确地钳夹止血。不可盲目乱夹,如出血点因出血而看不清,可用纱布块压迫一下,待看清楚后再夹。钳夹的组织宜少,以免过多地损伤血管周围的正常组织。钳夹后进行结扎止血,有单纯结扎和缝合结扎两种方法。单纯结扎法经常使用,对以准确钳夹的出血点进行结扎,结扎线的粗细要根据钳夹的组织多少以及血管粗细进行选择,血管粗时应单独游离结扎。扎线要将所需结扎组织完全套住,有时对于粗大的血管要双重结扎,重复结扎,同一血管两道线不能结扎在同一部位,须间隔一些距离,结扎时收线不宜过紧或过松,过紧易拉断线或切割血管导致出血,过松可引起结扎线松脱出血。缝合结扎法即贯穿缝扎,主要是为了避免结扎线脱落,或因为单纯结扎有困难时使用,对于重要的血管一般应进行缝扎止血,但是缝扎一定要准确,切勿将周围组织、血管及神经一并缝扎,造成副损伤,甚至于导致器官缺血坏死;在进行连续缝扎时要注意每次进针、出针的位置,以免造成缝扎线相互缠绕,引起术后缝扎线结扎不牢靠,甚至滑脱,危及患者安全。结扎所用的线头,作为异物长期留在组织之中,可造成感染或引起组织排斥反应,甚至影响创口愈合,故在结扎后剪线时,应尽量剪短,避免遗留过长线头,影响患者康复。

2. 术中阻断止血 此法为临床上术中出血时止血效果最明显、最可靠的方法,即用钳夹、结扎及缝扎的方法阻断知名血管或术区中较粗大血管的血流,达到区域止血的目的。

(1)知名或较粗血管的阻断止血:术中处理此类血管,应顺其长轴,细心将其从血管鞘中分离解剖出来,再行两侧钳夹或结扎后剪断,即可达到防止和减少出血的目的。注意血管结扎切断后所留下的断端长度,至少应为该血管管径的两倍,并应行双重甚至三重结扎,才能有效地防止滑脱。对较大动脉的第二次结扎,使用贯穿缝合法,则更为稳妥、牢靠。

（2）颈外动脉结扎：颈外动脉是口腔颌面部血液供应的主要来源，因此，阻断结扎或结扎切断颈外动脉主干或其分支仍不失为预防和处理颌面部手术中出血的重要和有效的方法之一。由于颌面颈部血管侧支循环较多，在临床上双侧颈外动脉结扎的止血效果比单侧结扎更佳，但要注意其适应证，正确选择。

（3）区域阻断止血：对血液循环十分丰富而又不宜使用上述两种方法止血的组织可采用此法预防和处理出血。在切口周围或在切除肿物血供的近心端先行圈式或栅栏式缝扎，即可达到明显减少出血的目的。在进行术中阻断止血时，一定要明确血管的供应范围，以免错误阻断，影响非止血区域的血供，对患者造成额外的损伤。

3. 压迫止血 使用外力压迫局部，可使微小血管管腔闭塞，从而达到止血效果。对于较大面积的静脉渗血或瘢痕组织及某些肿瘤，如血管瘤、神经纤维瘤及嗜酸性粒细胞增生性淋巴肉芽肿等，切除时的广泛渗血，可用温热盐水纱布压迫止血。对局限性出血又查不到明显出血点的疏松组织出血区，可用荷包式或多圈式缝扎压迫止血。如组织基底移动性差，不能缝合或缝合效果不佳时，可转移邻近肌肉或其他组织覆盖、填塞加压止血。骨髓腔或骨孔内的出血则用骨蜡填充止血。腔窦内出血及颈静脉破裂出血而又不能缝合结扎时，则可用碘仿纱条填塞压迫止血，以后再分期逐渐抽除。对急性动脉出血，可选用手指立即压迫出血点，或压迫供应此区知名动脉的近心端，继而再用其他方法止血。

（二）现代止血技术

1. 高频电刀 是最早应用于临床的手术电刀，利用高频放电效应对人体组织进行切割并凝血，具有单极、双极、凝、切及混合等功能。单极电凝操作简单，工作时电流需经过身体，组织损伤大，故不宜用于较精细的手术。双极电凝仅对电凝之间的人体组织产生热效应，以凝固血液中的蛋白质，达到止血效果，广泛应用于显微神经外科、脑血管和脑重要功能区及脊髓的手术，尤其是今年双极电凝在普外科手术中的应用，如甲状腺手术和腹腔镜手术中的大量应用，不仅减少了术中出血，更是大大缩短了手术时间。目前，新型高频电刀还具有患者接触监护系统，自动凝血控制等多项功能并可以根据作用组织的阻抗不同，自动调整输出能量，且周围的组织不会灼伤和碳化。电凝止血适用于表浅的小的出血点止血，使用时要注意：①使用前要检查电灼器有无故障，连接是否正确，检查室内有无易燃化学物质；②电灼前用干纱布或吸引器将手术野蘸干净，电灼后残面不能用纱布擦拭，只能用纱布蘸吸，以防止血的焦痂脱落造成止血失败；③电灼器或导电的血管钳、镊不可接触其他组织，以防损伤；④应随时用刀片刮净导电物前端的血痂，以免影响止血效果。

2. 超声刀 是以超声波为能源，利用超声波极强的穿透能力和可聚焦性，集夹持、分离、切割及止血功能为一体的新型手术器。通过将电能转换成机械能，使金属探头产生超声频率 55.5kHz 的机械振动，带动组织振动，使组织细胞内的蛋白变性并形成胶状，从而封闭血管达到止血效果。超声刀震动蛋白所产生的热量远小于高频电刀，其能量向周围播散小于 $500\mu m$，降低了对周围组织的热损伤。因此，在切割、止血方面，超声刀可以避免电极板处皮肤烧伤、毗邻组织高温损伤及金属接触烧伤等高频电刀常见安全事故。由于使用超声刀时无电流通过患者身体,不会造成电击灼伤等意外。对于心脏起搏器植入术后等不宜使用电刀、激光刀的患者,超声刀是首选新型辅助手术器械。超声刀成为一种性能优于高频电刀的新型手术器械,广泛运用于各种术中。超声刀具有术中出血量少、切割时产生烟雾少及切割组织后创面发白且较少出现焦痂等特点可使术区视野清晰、减少术后并发症。但与电刀相比,超声刀止血、切割时间较长,单纯运用超声刀会延长手术时间。因此,常联合使用电刀和超声刀应用于手术过程中,以保证手术的效率,缩短手术时间。

3. 结扎束血管闭合系统 根据将要熔合的组织密度,释放适当的能量,使血管和其周围组织的胶原蛋白和弹性蛋白变性,结合血管钳口的压力,使变性的蛋白重组,熔合形成一透明带。结扎束血管闭合系统与超声刀相比同样可达到无烟雾,无组织焦痂,手术视野清晰,术后粘连少的效果。EBVS 可以安全和永久闭合直径大至 7mm 的血管,但与超声刀闭合血管耗时 4~8 秒相比,结扎束血管闭合系统需要 20 秒。

4. 氩气电凝刀 是一种较新的非接触式止血电凝刀,其机制是利用氩气束发生器在高频高压作用下充分电离氩气为氩离子,形成高能电弧,喷射到组织创面上产生理想的止血效果。其特点是在未接触到组织时即可通过高能热量止血,尤其对大面积的弥散性出血进行止血,通过热量闭合血管,并形成焦痂,不易脱落,止血效果可靠,氩气流能将出血组织上的积血吹开,清扫创面,出血点暴露清楚,止血速度快,组织碳化少,可以有效地缩短手术时间。且氩气无烟雾,不会影响手术野。

5. 局部止血新材料的应用 上述机械性止血方法对多数情况下的术中出血均可适用,但亦有其不足之处。根据手术方式和出血部位的不同,某些术中出血无法通过机械性方法止血,如在骨组织表面出血、实质性脏器出血、炎症或较为脆弱的组织出血以及含有弥散性毛细血管的组织出血等。此时局部止血材料可发挥重要作用。近年来研究出了很多可吸收的局部止血材料,它们可直接用于出血部位,术后不需要取出,止血作用可延续至术后。常用的局部止血材料可分为两类:一类是主动性止血材料,另一类是被动性止血材料。主动性止血材料其本身具有生物活性,可直接参与凝血过程,诱导出血部位的血块产生。主动性止血材料主要包括凝血酶和含有凝血酶的材料等。由于主动性止血材料的特点是作用于凝血过程的最后阶段,故其局部止血效应很少受机体其他凝血因子或血小板缺乏的影响。被动性局部止血材料包括胶原、纤维素及明胶等。它们的作用机制均是通过提供一个物理结构让血小板聚集,胶原主要通过血液直接接触后,促进血小板的接触活化和聚集发挥止血作用,被动性止血材料的优点在于其在出血较重的情况下也可应用,因为它们可吸附自身重量数倍的液体。其另外一个优点是可制成任何需要的形状、大小及形式。但其缺点在于会引起一些并发症,如周围为骨骼或其他坚硬组织时可压迫神经,甚至有压迫脊髓的报道,且被动性局部止血材料对湿的组织黏附力不强,血管活动性出血时效果不佳。

6. 全身止血药物和重组人活化凝血因子Ⅶ 除了传统的全身性止血药物,如巴曲酶、氨甲苯酸及维生素 K1 等外,近年来受到较多关注全身性止血药物的是重组人活化凝血因子Ⅶ。其主要通过外源性凝血途径起作用。其最大的优点是止血迅速、效果显著,通常给药后数分钟内即可停止出血。目前研究认为,重组人活化凝血因子Ⅶ的作用只局限于动静脉损伤处,并不激活全身的凝血系统,可以大大减少全身的血栓并发症发生率。其半衰期为 2 小时左右,但具有一定的抗纤维蛋白溶解作用,所形成的凝血块也较密集,止血效果可以持续较长时间。重组人活化凝血因子Ⅶ的主要缺点在于价格昂贵。其成本 - 效益比还需商榷。

以上介绍的各种止血方法,应视手术类型、术中出血情况、患者全身及局部情况酌情选用,也可联合应用。灵活地应用各种止血技术,也是控制损伤外科学的重要组成部分,作为临床外科医生要熟练掌握各种止血技术,并能在手术过程中去灵活应用,不能因个人喜好而单一使用一种或几种止血技术。

综上所述,止血技术有很多种类,科技发展引领止血方式创新,会有更好、更完善及更个性化的止血技术诞生。为手术顺利、麻醉平稳及患者安全保驾护航,有效减少手术对患者损伤的同时极大发挥手术对患者的治疗作用,最终实现患者的快速、安全康复。

第六节 输血

正确掌握输血可以迅速纠正失血容量,保证手术的成功及患者的安全,对外科的发展起到越来越重要的作用,所以医院术中输血量占全院输血量的大部分。但也应看到术中输血确实存在很多问题,尤其临床医生对输血的认识还不十分清楚,对输血不当引起的问题没有引起足够的重视,输血是需要"临床专业知识与患者情况和最佳科学证据的结合",以求最大限度提高输血决策的质量,趋利避害,使患者获得更好的临床疗效和生存转归,加速患者的康复。

一、术中大量输血对患者的主要影响

(一)对凝血功能影响

研究表明,患者术中大量输入红细胞悬液时,开始 PT、APTT 及 TT 时间无明显改变;但随着手术时间的延长,PT、APTT、TT 时间明显延长,同时 FIB 水平明显下降,并在手术完毕时更加明显。时间较长的手术,术中出血较多,需要输血量较大,如果术中只单纯关注血红蛋白的变化,而忽略输血对凝血功能的影响,会加重术中的出血、影响手术操作,甚至发生术中广泛渗血,所以在术中输入成分血制品时,当输入量较大时,要及时输入凝血成分。

(二)对电解质影响

大量输血后主要对钾、钙离子有较明显的影响,尚未有明确的证据证明会导致产生致死浓度。但是术后电解质的紊乱对患者肠道、凝血、肌肉及神经功能产生较为明显的影响,影响

患者的术后康复,应在术后给予重视,尽快纠正电解质的紊乱。

(三)对血糖影响

术中输血对糖尿病患者和非糖尿病患者的血糖都会产生上升的影响,非糖尿病患者因其血糖调节功能正常,血糖的升高一般可代偿,通常不会导致术中高血糖,而糖尿病患者恰恰相反,容易出现术中高血糖,并且术中高血糖不易及时发现,所以对于术中输血,尤其是大量输血的糖尿病患者应及时检测动态血糖,合理应用短效胰岛素,降低患者的术中风险。

(四)对血管的影响

有研究表明过量地输入异体血会导致血管痉挛,尤其是在进行血管手术后,会影响术后手术效果,几个潜在的机制可以解释与血管痉挛和红细胞输注相关的潜在机制。首先一氧化氮作为内皮舒张因子,被认为能够影响血管痉挛及脑血管的收缩。有研究曾经提出输注红细胞能减少一氧化氮的储备,从而使血管舒张因子被稀释。由于红细胞输注引起一氧化氮被稀释,从而使血管舒张反应变得迟钝,导致血管痉挛加重。还有一些研究者提出,红细胞的输注引发血管痉挛的炎症成分。储备的红细胞被认为是具有潜在的负性炎症原作用或具有诱导免疫功能缺陷的作用。这些不同的发现和理论可用来解释危重患者在红细胞输注后能产生内脏缺血,最终导致预后变差的原因。

(五)对免疫功能影响

异体输血引起的免疫抑制反应主要包括细胞及体液免疫。T淋巴细胞在机体免疫特别是细胞免疫中发挥着重要的作用,通过对淋巴细胞各亚群的测定可以评估和监测患者的免疫功能状态。有研究结果表明异体输血组患者术后 $CD8^+$ 细胞较术前有明显升高外,其他淋巴细胞亚群数量对比术前均明显降低,至术后第 7 天仍十分显著。$CD3^+$ 细胞的减少,是细胞免疫总体功能受到抑制的反映。$CD4^+$ 细胞减少,可能与异体血作为外来蛋白质抗原主要抑制 $CD4^+$ 细胞的功能,$CD4^+$ 细胞的下降可能导致产生淋巴因子如 IL-2 减少,协助 B 细胞产生抗体的功能下降,以及辅助其他淋巴细胞的功能减弱。异体输血患者术后 $CD4^+/CD8^+$ 的显著降低表明 T 细胞亚群间的比例失衡,主要是 $CD4^+$ 细胞下降造成。$CD4^+$ 细胞与 $CD8^+$ 细胞在机体内维持一定的比例共同参与免疫应答过程,其比例失衡会导致免疫功能紊乱。免疫球蛋白和补体是被公认机体内与抗感染密切相关的具有免疫增强作用的分泌型免疫效应分子,在术后抗感染能力、切口愈合等方面均起重要作用。异体输血患者 IgG、IgM 下降明显,反映异体输血对体液免疫功能的影响较大。

(六)对肿瘤患者的影响

研究报道显示,对总体病例而言,输血患者的预后显著差于无输血者。无论肿瘤直径、浸润深度及淋巴结转移度如何,患者生存期均随输血量升高而呈显著缩短。对无远处转移病例,输血者预后显著变差,而输血对远处转移者的预后无显著影响。对接受根治手术者,预后随输血量增加而显著变差,而输血量对接受姑息性手术者的预后无明显影响。无论有、无联合脏器切除,输血量升高患者生存期显著下降。由此可见,对无远处转移的肿瘤患者,在施行根治性手术前提下,减少术中输血对改善预后有利。

二、血液的组成成分

将供者血液的不同成分应用科学方法分开,依据患者病情的实际需要,分别输入有关血液成分,称为成分输血。成分输血具有疗效好、副作用小、节约血液资源以及便于保存和运输等优点,目前已成为标准的输血方式。成分输血的迅速发展,要求外科医生需要了解各种成分输血及其特点、作用及适应证,才能够在临床工作中,为患者选择更加合适的输血成分,减少输血对患者带来的危害,更好地发挥对患者的治疗作用。

（一）红细胞

1. 浓缩红细胞（CRC） 每袋含 200ml 全血中全部 RBC,总量 110~120ml,血细胞比容 0.7~0.8。含血浆 30ml 及抗凝剂 8~10ml,运氧能力和体内存活率等同一袋全血。作用:增强运氧能力。适用:①各种急性失血的输血;②各种慢性贫血;③高钾血症、肝、肾及心功能障碍者输血;④小儿、老年人输血交叉配血试验。

2. 少白细胞红细胞（LPRC） 白细胞去除率 96.3%~99.6%,红细胞回收率 >90%;手工洗涤法:白细胞去除率 79% ± 1.2%,红细胞回收率 >74% ± 3.3%;机器洗涤法:白细胞去除率 >93%,红细胞回收率 >87%。作用:同 CRC。适用:①由于输血产生白细胞抗体,引起发热等输血不良反应的患者;②防止产生白细胞抗体的输血(如器官移植的患者)与受血者 ABO 血型相同。

3. 红细胞悬液（CRCs） 400ml 或 200ml 全血离心后除去血浆,加入适量红细胞添加剂后制成,所有操作在三联袋内进行。同 CRC。

4. 洗涤红细胞（WRC） 400ml 或 200ml 全血经离心去除血浆和白细胞,用无菌生理盐水洗涤 3~4 次,最后加 150ml 生理盐水悬浮。白细胞去除率 >80%,血浆去除率 >90%,RBC 回收率 >70%。作用:增强运氧能力。适用:①对血浆蛋白有过敏反应的贫血患者;②自身免疫性溶血性贫血患者;③阵发性睡眠性血红蛋白尿症;④高钾血症及肝肾功能障碍需要输血者主侧配血试验。

5. 冰冻红细胞（FTRC） 去除血浆的红细胞加甘油保护剂,在 -80℃ 保存,保存期 10 年。解冻后洗涤去甘油,加入 100ml 无菌生理盐水或红细胞添加剂或原血浆。白细胞去除率 >98%,血浆去除 >99%,RBC 回收 >80%,残余甘油量 <1%。洗除了枸橼酸盐或磷酸盐、K^+ 及 NH^{3+} 等。作用:增强运氧能力。适用:①同 WRC;②稀有血型患者输血;③新生儿溶血病换血;④自身输血加原血浆悬浮红细胞要做交叉配血试验。加生理盐水悬浮只做主侧配血试验。

（二）血小板

1. 手工分离浓缩血小板（PC-1） 由 200ml 或 400ml 全血制备。作用:止血。适用:①血小板减少所致的出血;②血小板功能障碍所致的出血需做交叉配血试验,要求 ABO 血型相合,一次足量输注。

2. 机器单采浓缩血小板（PC-2） 用细胞分离机单采技术,从单个供血者循环液中采集,每袋内含血小板$\geq 2.5 \times 10^{11}$,红细胞含量 <0.41ml。使用要求同 PC-1。

（三）白细胞

机器单采浓缩白细胞悬液（GRANs）用细胞分离机单采技术由单个供血者循环血液中采集。每袋内含粒细胞$\geq 1 \times 10^{10}$。作用:提高机体抗感染能力。适用:中性粒细胞低于0.5×10^9/L,并发细菌感染,抗生素治疗 48 小时无效者,需从严掌握适用证。

（四）血浆

1. 新鲜液体血浆（FLP） 含有新鲜血液中全部凝血因子;血浆蛋白为 6%~8%;凝血因子I0.2%~4%;其他凝血因子 0.7~1 单位 /ml。作用:补充凝血因子,扩充血容量。适用:①补充全部凝血因子(包括不稳定的凝血因子V、Ⅷ);②大面积烧伤、创伤。

2. 新鲜冰冻血浆（FFP） 含有全部凝血因子。血浆蛋白为 6%~8%;凝血因子I0.2%~0.4%;其他凝血因子 0.7~1 单位 /ml。作用:扩充血容量,补充凝血因子。适用:①补充凝血因子;②大面积创伤、烧伤。

3. 普通冰冻血浆（FP） FFP 保存一年后即为普通冰冻血浆,作用:补充稳定的凝血因子和血浆蛋白。适用:①主要用于补充稳定的凝血因子缺乏,如Ⅱ、Ⅶ、Ⅸ及Ⅹ因子缺乏;②手术、外伤、烧伤及肠梗阻等大出血或血浆大量丢失。

4. 冷沉淀（Cryo） 每袋由 200ml 血浆制成。含有:Ⅷ因子 80~100 单位,凝血因子I约 250mg,血浆 20ml。适用:①甲型血友病;②血管性血友病（vWD）;③凝血因子I缺乏症。

三、自身输血

自身输血可以避免血源传播性疾病和免疫抑制,对一时无法获得同型血的患者也是唯一血源。自身输血有三种方法:贮存式自身输血、急性等容血液稀释（ANH）及回收式自身输血。

（一）贮存式自身输血

术前一定时间采集患者自身的血液进行保存,在手术期间输用。只要患者身体一般情况好,血红蛋白 >110g/L 或血细胞比容 >0.33,行择期手术,患者签字同意,都适合贮存式自身输血。按相应的血液储存条件,手术前 3 天完成采集血液。每次采血不超过 500ml（或自身血容量的 10%）,两次采血间隔不少于 3 天。在采血前后可给患者铁剂、维生素 C 及叶酸(有条件的可应用重组人红细胞生成素)等治疗。血红蛋白 <100g/L 的患者及有细菌性感染的患者不能采集自身血。对冠心病、严重主动脉瓣狭窄等心脑血管疾病及重症患者慎用。

（二）急性等容血液稀释（ANH）

ANH 一般在麻醉后、手术主要出血步骤开始前,抽取患者一定量自身血液在室温下保存备用,同时输入胶体液或等渗晶体补充血容量,使血液适度稀释,降低血细胞比容,使手术出血时血液的有形成分丢失减少。然后根据术中失血及患者情况将自身血回输给患者。患者身体一般情况好,血红蛋白≥110g/L(血细胞比容≥0.33),估计术中有大量失血,可以考虑进行 ANH。手术降低血液黏稠度,改善微循环灌流时,也可采用。血液稀释程度,一般使血细胞比容不低于 0.25。术中必须密切监测血压、脉搏、血氧饱和度及血细胞比容、尿量的变化,必要时应监测患者静脉压。下列患者不宜进行血液稀释:血红蛋白<100g/L,低蛋白血症,凝血功能障碍,静脉输液通路不畅及不具备监护条件的。

(三)回收式自身输血

血液回收是指用血液回收装置,将患者体腔积血、手术失血及术后引流血液进行回收、抗凝、滤过及洗涤等处理,然后回输给患者。血液回收必须采用合格的设备,回收处理的血必须达到一定的质量标准。体外循环后的机器余血应尽可能回输给患者。回收血禁忌证:血液流出血管外超过 6 小时;怀疑流出的血液被细菌、粪便、羊水或有毒素的液体污染;怀疑流出的血液含有癌细胞;流出的血液严重溶血。

四、术前评估、准备

(一)术前评估

包括对血液系统影响的疾病、存在的危险因素及实验室检查结果:疾病包括先天性或获得性疾病,如Ⅷ因子缺乏、镰状细胞贫血、特发性血小板减少性紫癜及肝病等。相关危险因素:①器官缺血如心肺疾病,可影响红细胞转运;②凝血功能障碍如应用华法林、氯吡格雷及阿司匹林,可影响非红细胞成分的转运;③是否应用维生素及中草药;④是否用过抑肽酶等药物(再次应用可能引起过敏反应)。实验室检查包括血红蛋白、血细胞比容及凝血测定,可估测输血需求和大量失血可能。如存在凝血功能障碍还应进一步评估相关实验室检查结果。只有术前做好充分的评估,才能保障患者手术过程的安全,才能在术中更好地把握输血指征,选择合适的成分输血,减少输血对患者影响,从而实现患者快速康复。

(二)术前准备包括调整或终止抗凝治疗

择期手术前停用抗凝药物,如华法林、氯吡格雷和阿司匹林,手术延期至抗凝药作用消失。氯吡格雷、阿司匹林作用时间大约 1 周,华法林作用持续几天。逆转药物有维生素 K、凝血酶原复合物、重组活化Ⅶ因子及新鲜冰冻血浆。改变抗凝状态减少血栓形成会同时增加失血,应权衡利弊。预防性应用药物:术前应用抗纤溶药物,如抑肽酶、6-氨基己酸及氨甲环酸,可改善凝血功能,减少手术失血。但是应用抗纤溶药物应考虑到潜在的不良预后,如移植物血栓形成或栓塞以及罕见的大块血栓形成。而再次应用抑肽酶可能引起严重的过敏反应。抗纤溶药物适用于大量失血患者,但是不应作为常规治疗。术前应用促红细胞生成素可避免或减少肾功能不全、慢性病贫血或拒绝输血患者等特殊人群的异体血输入。但促红细胞生成素价格昂贵,而且起效慢,使血红蛋白浓度明显增加需要几周时间;术前收集自体血:在需要时回输收集的自体血,可减少或避免异体血输入。但这样可引起术前贫血,并使术中自体血或异体血需要量增加,费用也相应增加,其可行性尚待探讨。

五、术中术后失血和输血的管理

(一)红细胞输入

监测失血量,观察术野,及时发现弥散性微血管出血(凝血功能障碍)。应与麻醉医师密切沟通,及时统计术中失血量,常规方法计算失血量是统计吸引器吸引血液量和纱布吸血量及术中冲洗用水量。麻醉医生术中发现血压、心率、血氧饱和度、尿量及心电图发生变化时,应及时处理,与麻醉医生共同寻找原因。术中红细胞输入指征:①血红蛋白 >100g/L,可以不输;②血红蛋白 <70g/L,应考虑输;③血红蛋白在 70~100g/L 之间,根据患者的贫血程度、心肺代偿功能、有无代谢率增高以及年龄等因素决定。

(二)凝血功能障碍的处理

观察术野是否发生弥散性微血管出血,即凝血功能障碍,还应观察吸引罐、手术纱布及引流量。发现问题及时向麻醉师提出术中凝血功能检查,包括血小板计数、凝血酶原时间(PT)、国际标准化比值(INR)及活化部分凝血活酶时间(APTT),还包括凝血因子I、血小板功能、血栓弹力图、D- 二聚体及凝血酶时间。

1. 血小板 用于患者血小板数量减少或功能异常伴有出血倾向或表现。术中输入指征:①血小板计数 $>100 \times 10^9$/L,可以不输;②血小板计数 $<50 \times 10^9$/L,应考虑输;③血小板计数在($50~100$)$\times 10^9$/L 之间,应根据是否有自发性出血或伤口渗血决定;④如术中出现不可控渗血,确定血小板功能低下,输血小板不受上述限制。

2. 新鲜冰冻血浆(FFP) 用于凝血因子缺乏的患者。指征:①PT 或 APTT> 正常1.5 倍,创面弥散性渗血;②患者急性大出血输入大量库存全血或浓缩红细胞后,出血量或输血量相当于患者自身血容量;③病史或临床过程表现有先天性或获得性凝血功能障碍;④紧急对抗华法林的抗凝血作用(FFP:5~8ml/kg)。

3. 全血 用于急性大量血液丢失可能出现低血容量休克的患者,或患者存在持续活动性出血,估计失血量超过自身血容量的 30%。回输自体全血不受本指征限制,根据患者血容量决定。

(三)加温输血对全身麻醉手术患者中心体温的影响

快速康复要求术中因尽可能保持患者的中心温度,可能有效降低应激,是术中快速康复麻醉管理中的核心之一。但全身麻醉时,麻醉药使患者血管收缩阈值降低至中心温度以下,抑制了中枢热调节性血管收缩;大多数麻醉药有直接扩血管作用,血管舒张使体热从中央室顺温度梯度向外周转移,使中心温度迅速下降。快速输入大量库存血会引起体温下降,低温进一步诱发机体一系列病理变化,包括应激及免疫功能不足、药物清除障碍、乳酸积累及心律失常等。因此,对于全身麻醉手术患者,为防止术中输血引起体温下降以及进一步引发并发症,将库存血复温是非常必要的。有文献指出,将库存血加温到 37℃,红细胞完整性不受影响,血清钾和游离血红蛋白含量不会明显增加。应用加温器对库存血加温到37℃,然后给患者输入,可以有效避免患者中心体温大幅度下降,同时保证红细胞不会被过多破坏。

六、限制性输血

血液保护的核心是确定科学的输血指征。所谓"限制性输血"是相对于传统的、通常根据临床医师经验决定患者输血及输血量的"开放性输血"而言,就是科学用血、合理用血,严格执行输血指征,决定输血时机和临床输血量。在临床工作中,对于术中中等量的出血,Hb 为 70~100g/L 的患者,决定输与不输,或者输多少量,是经常困扰手术医师的现实问题,可根据患者年龄、术中循环、SpO_2、体温等指标的输血评估体系确定分值并累加求和的方法确定目标 HbO 和 HcTO,根据公式计算输血量的方法实施术中限制性输血技术,可精确评估所需输血量。同时还采取了其他血液保护措施,如调节麻醉深度以维持循环稳定或控制性降压,减少术野的出血和渗血;血液稀释使术中血液有形成分丢失减少,改善微循环;通过以上措施的综合应用,更安全、有效地减少了术中输血,避免了盲目输血,更好地保证了手术患者的安全。同时限制性输血并不影响患者麻醉苏醒和伤口愈合等。为及时合理输血提供依据,既保证手术患者安全,减少盲目性,又可减少不必要的异体血液输注带来的输血相关性疾病的发生,预防恶性肿瘤复发,提高患者术后生存率。

第七节　术中冲洗

术中冲洗因冲洗液性质不同、温度不同、冲洗压力不同而发挥着不同的作用,最常见的有防治切口感染,判断肿瘤预后、降低操作损伤、减少出血、防治肿瘤转移及预防术后粘连等作用,选择合适的冲洗液、冲洗方法可减少手术并发症,缩短患者的住院时间及费用,实现快速康复。

一、预防切口感染

常见的皮肤软组织挫裂伤伤口,伤口内一般挫伤污染较严重,甚至有泥沙等异物,伤口内细菌较多,常需急诊行清创缝合,避免伤口感染。清创的关键是彻底去除伤口内的失活组织及异物,杀灭伤口内及伤口周围组织内的细菌。可用消毒能力较强且对皮肤刺激较轻的消毒液如 0.1% 碘伏,反复冲洗伤口,能够大大减少清创术后切口的感染,加快患者的愈合。急性穿孔性阑尾炎患者术中消毒液局限区域冲洗也能加快患者的术后恢复速度,并降低其并发症发生率,尤其是切口感染。

二、判断肿瘤预后

如在肺癌手术后进行胸腔冲洗,对冲洗液进行细胞学分析,发现其内有癌细胞定为阳性,多数报告显示阳性组与阴性组的生存率有极明显差异。冲洗细胞学阳性组与阴性组的 5 年生存率差异极显著,而且还比较 I 期肺癌阳性组与阴性组的 5 年生存率分别为 81% 和 43%,所以,有学者认为冲洗液阳性应视为恶性胸腔积液即 T4 处理。提出应将术中胸腔冲洗视为诊治的常规。

三、预防肿瘤转移

腹腔、胸腔手术后低渗温热灌注化疗可预防肿瘤术后腹腔、胸腔转移复发,其作用机制主要是:①低渗状态下可促进化疗药物进入肿瘤细胞,同时肿瘤细胞在低渗溶液中容易发生细胞膜破裂,提高热灌注化疗疗效。常温灌注液的渗透压可影响化疗药物对肿瘤细胞的穿透性,渗透压越低,肿瘤细胞内化疗药物的浓度越高。②肿瘤组织细胞具有热敏感性,与正常组织细胞具有不同的温度感受性。灌注液加温至 43℃,对正常组织无损害,而肿瘤组织受温热效应作用后,不能像正常组织那样通过扩张血管来散热,导致肿瘤内微小血管形成栓塞,造成癌细胞缺氧、酸中毒或营养摄入障碍,使肿瘤细胞变性、坏死。③在高温条件下,细胞膜通透性增高,细胞对抗癌药的摄入增多,但肿瘤组织因血液供应差及其血管对热反应不敏感,散热能力比正常组织弱,易致组织内乏氧,pH 下降,增强抗癌药活性,抑制化疗后癌细胞 DNA 的修复和合成。④同时热效应使残留的癌细胞异质性提高,抗原性增强,有利于免疫效应细胞的识别和杀伤,同时活化的淋巴细胞对于其他部位转移灶的杀灭也十分有益。⑤胸腔内给药,局部药物浓度高,其药物效能显著大于静脉给药,且腹膜、胸膜表面浓度最高,高浓度大面积的腹腔、胸腔灌注使脏器浸泡在化疗药物之中,可直接杀伤游离癌细胞及微小转移灶,有效控制癌细胞播散。

四、减少操作损伤和出血

在治疗肾及输尿管结石时,微创经皮肾穿刺碎石术中采用输尿管镜替换肾镜,其优点是对患者创伤小,手术过程中出血少、术后恢复时间短且能到达肾镜不能到达的肾盂及大部分肾盏。上述方法虽能减少手术过程中大出血的可能,并可有效碎石,经皮肾穿刺碎石术中需冲洗,采用持续长时间的低压冲洗,会降低患者的肾损害程度,有效地减少了术中大出血的概率。

五、温水冲洗预防术中患者低体温

术中大量生理盐水冲洗增加了传导散热,使体温降低。人体是一平衡体,细胞内绝大部分反应是在恒温恒压下酶催化的反应产生,当温度降低,各种反应减慢甚至停止。低体温可使基础代谢率降低,肝肾功能降低,心律失常,出血时间延长,药物代谢减慢,增加神经、肌肉阻滞时间和强度,低血钾及氧离曲线左移,影响组织的氧合。同时由于温度感受器冷敏神经元兴奋,使骨骼肌发生不随意的节律性收缩,患者发生寒战,产生恐惧不适感,机体耗氧量增加,二氧化碳产生增加,加重心脏负担,易诱发酸中毒倾向,尤其对老年人不利。这些都直接影响患者的手术效果、预后及并发症的产生。当温度降低至32℃以下时,就有明显的心动过缓和心排出量降低,同时还增加了发生心室纤颤的危险,并使血液黏稠度增高,组织灌注不良,呼吸减慢。因此,维持正常体温是保证患者手术安全的重要条件。术中使用加温的生理盐水冲洗,对患者体温的影响不显著,加温冲洗腹腔可有效地预防患者术中低体温,减少术中寒战的发生。单纯加温冲洗不能完全阻止体温的下降,只能减少体温的下降幅度,在一定程度上可减少术中低体温的发生。手术患者均有不同程度的体温下降,可通过提高室温,增加保暖,输注加温液体,呼吸道湿热交换过滤器的应用等减少散热,加强患者的体温护理,有利于患者缩短麻醉恢复时间,降低感染,减少并发症,利于患者术后康复。

(四川大学华西医院　伍晓汀　夏霖)

14 第十四章　术后加速康复

术后阶段是加速康复外科最核心的环节,如何减轻患者痛苦,加速患者康复是医患双方都关注的问题。术后,患者面对的主要问题包括:疼痛、无法进食、活动困难以及导管问题等。这些问题既是独立存在的,也是相互影响的。

笔者认为,加速康复外科的核心机制可能是肠功能的快速康复。术后肠麻痹(postoperative ileus, POI)是阻碍外科患者快速康复的重要因素,而加速康复外科的许多措施正是针对预防和治疗 POI,如避免或减少阿片类止痛剂、不使用鼻胃管、早期进食水及实施微创手术治疗等。因此,术后各项加速康复外科措施的开展要紧紧围绕促进肠功能康复进行。

第一节　术后肠麻痹

肠麻痹(ileus)以往也常用于描述肠梗阻,如胆石性肠梗阻(gallstone ileus),其实肠麻痹与机械性肠梗阻在临床表现、病理生理及预防与治疗等多方面有许多的不同之处。现在一般认为肠麻痹是由于毒性作用或创伤引起的肠运动功能的障碍,而不同于机械性肠梗阻。在大手术后出现的肠麻痹又被称为术后肠麻痹,它导致了患者的不适和住院日的延长。尽管术后肠麻痹在 19 世纪后期就被认识,并被认为胃肠道的安静期可能具有一定的保护作用,但其复杂的发病机制至今仍没有被阐明。

一、术后肠麻痹的临床表现

术后胃肠道功能障碍不仅会在腹部大手术后发生,而且在其他部位的手术后也会发生,甚至在一些小手术后也同样有发生的可能。一般来说,大的手术切口、广泛的操作致肠道或腹腔内有血液或脓液刺激时,更有可能导致术后肠麻痹。肠麻痹的特点是肠活动缺乏协调性,肠蠕动明显减少。肠麻痹的临床表现多样,有些患者无任何症状,而部分患者表现为腹痛、恶心,偶尔还有患者表现为腹胀并且有胆汁性呕吐,厌食也是一个常见的伴随现象,患者常常缺乏肠蠕动和肠道排气。

体格检查时,患者可能有些腹胀,叩诊时可能表现为鼓音。腹部不一定有压痛,压痛一般与切口有关。传统观念认为,听诊时肠鸣音缺乏是肠麻痹的主要特点之一,肠鸣音的恢复常被认为是肠功能恢复和肠麻痹已解决的先兆。尽管肠鸣音的数与质和肠功能有一定的关系但并不是一种肯定的关系,目前肠鸣音已不再是作为术后判断肠功能恢复的决定性证据。

目前仍没有一种辅助检查可以证实或排除术后肠麻痹的诊断。腹部影像学检查可发现小肠和大肠有扩张的积气肠袢,但没有特异性意义。CT 和胃肠道造影检查仅在很少的情况下有用。在区别术后机械性肠梗阻与肠麻痹时,如果术后 5~6 天肠麻痹仍没有消失,就需要寻找有无其他的原因,如腹腔脓肿、吻合口瘘及由于粘连引起炎症或肠套叠引起的肠梗阻。

在术后早期一般不需要进行诊断性的检查,因为通过临床表现常能判断肠麻痹。但是,何时为肠麻痹的结束,目前仍没有确定的标准。传统的指标以有肠排气或肠蠕动的恢复,作为肠麻痹已消失的标志,这是考虑到结肠的运动恢复在腹部手术后是最晚的。研究表明,手术后小肠蠕动恢复的时间为 12~24 小时内,胃 24~48 小时内,结肠是 3~5 天。然而,尽管排气或肠蠕动恢复表明了全胃肠道的蠕动已恢复。但没有证据表明在此之前不能允许口服进食,而必须等到肠排气或肠运动的完全恢复。目前,许多研究表明使用以往的标准指导进食,往往会导致进食时间的延迟。而事实上,在全部胃肠运动恢复之前,大多数患者已可以耐受部分口服进食了。对于有便秘的患者,以往的指标就显得更不准确,而在全麻、腹部手术及术后使用阿片类止痛剂的患者中,常常会发生便秘等并发症。

其他的临床指标也常作为判定术后肠麻痹是否消失。如前面提到的听诊有肠鸣音的恢复作为有正常肠蠕动的信号,但现在认为这并不可靠。目前仍被使用的另一个非特异指标就是根据鼻胃管引流的量,以判断胃肠道分泌液是否可以通过到远端,但临床证据表明这是一个不可靠且十分保守的肠功能恢复的指标。有人认为鼻胃管引流液由绿色变为清亮时,则表明胃内已没有胆汁,这可能是已有正常肠运动的指标,它优于以鼻胃管引流量的减少作为标准。在使用包括鼻胃管减压和肠道休息的传统术后诊疗方案时,使用这样的观察指标可能有助于较早地去除鼻胃管,更早地恢复口服进食。

目前认为,肠麻痹已缓解、最有生理性意义的指标是患者可以耐受口服进食而没有腹痛、腹胀及恶心等不良表现。然而,目前还没有准确判断肠道可以耐受口服饮食的方法,而如果出现早期进食的耐受不良,无疑会增加呕吐和误吸的危险性。这就要求术后早期开始少量逐步给予进食,当胃肠道耐受后再逐渐增加进食量。即便如此,关于在腹部手术后何时开始进食为安全,仍存有许多争论。

二、术后肠麻痹的发病机制

胃肠道的运动由几个机制所共同控制:自主神经系统、胃肠道激素及炎性介质。麻醉和手术可以通过影响其中之一或更多机制而对肠运动功能产生较大的影响。通过一些方法调控这些机制,可以帮助改善术后肠麻痹的严重度,缩短其时间。

在禁食时,胃和小肠的蠕动为缓慢、不规律的收缩波,而进食状态时是有力、频繁有规律的收缩波。这种运动模式的变化是受神经、体液机制调控的,特别是与肠道神经系统的激活相关。结肠的主要作用是吸收水分及排出废物,与之相关的运动表现为慢节律的收缩。这种运动在禁食和进食状态时区别不大,但能够显著地被内源或外源性因素所影响而减缓。术后肠运动功能恢复的标志是进食后有收缩模式的恢复。如上所述,小肠先恢复,然后是胃,最后是结肠,整个胃肠道的运动在术后 3~5 天才恢复。这个恢复过程是如何协调的,什么样的因素影响到整个恢复过程仍不是十分清楚。

自主神经系统在调节胃肠运动中有重要作用。副交感神经(迷走神经)通过诱导肠肌间神经丛释放乙酰胆碱刺激肠运动;交感神经通过减少乙酰胆碱释放而抑制肠道的运动,这是术后控制肠运动的重要生理机制之一。由于腹膜刺激或炎性反应引起的输入神经,通过内脏神经丛增加交感输出神经激活。副交感与交感神经之间的平衡,最终结果是引起了肠运动的减缓。但这一个神经控制过程往往在术后是一个短暂的过程,它不能完全解释术后 3~5 天的肠麻痹过程。因此,应该还有其他的因素和机制参与了术后肠麻痹的发生过程。

尽管已知胃肠道激素如促胃动素、血管活性肠肽等对调节肠运动有重要作用,但是它们在术后是如何发挥作用,相互间如何作用仍不清楚。更重要的是,通过调节这些激素以减少术后肠麻痹的研究效果不理想。神经递质对产生术后肠麻痹也有重要作用,有研究发现 P 物质拮抗剂可能对抑制术后肠麻痹有效。一氧化氮(NO)对胃肠道运动是有力的抑制剂,其机制是通过局部作用于肠肌间神经丛。在动物实验中发现使用 NO 合成抑制剂可以减轻术后肠麻痹,但这类物质在临床使用的有效性仍不清楚。最后,内源性的阿片物质也对肠麻痹发生作用,但可能作用较小。尽管已有了许多的研究,但胃肠道激素、神经递质及其他体液因子对术后肠麻痹的具体作用机制仍不是十分明确。因此,也只有当充分地了解了他们之间的复杂关系及相互作用以后,才有可能因此制定出有效的干预肠麻痹的方法。

止痛药特别是阿片类止痛剂可能减缓肠蠕动。在胸段硬膜外止痛的方案中使用布比卡因,可以减轻对肠蠕动的抑制作用,因此,可以减少术后阿片类止痛药的使用剂量。目前正研究特殊的外周 μ 受体拮抗剂,以减少阿片类止痛药对胃肠道的不利作用,而不影响其对术后患者的中枢有利的止痛作用。

近来研究表明,炎性介质可能在肠麻痹的发病机制中具有重要作用。可能的机制是:组织创伤引起细胞因子及其他炎性介质释放,减缓了胃肠道运动功能。当有严重炎性反应时,术后肠麻痹也将严重,例如内脏穿孔引起化学性腹膜炎时。因此,减少炎性反应的技术如微创手术和术中轻柔地处理组织,可以减轻术后肠麻痹。进一步的研究表明使用抗炎药如痛力克(ketorolac)有利于减轻术后肠麻痹,但是由于它的抗炎作用,其止痛作用所发挥的作用仍不是十分清楚。

在肠道肌层中有无数的白细胞,其中巨噬细胞最为丰富,一些研究发现在腹部手术进行肠道操作时,这些静止的巨噬细胞将被激活而分泌许多的活性物质,如 NO、通过环氧化酶 -2 的作用而产生的前列腺素以及其他一些前炎性细胞因子如 IL-6、IL-1β、TNF-α 及单核细胞趋化蛋白 -1 等。一些研究也观察了手术引起肠壁的炎性反应及其对术后肠麻痹的作用。还有研究表明,小肠的手术操作也可以导致远离小肠部位的胃及结肠的运动减缓,表明还存在着其他或联合的机制参与了术后肠麻痹的发病。

总之,尽管有许多因素在术后影响胃肠运动功能,但没有一种机制或途径可以完全解释其作用。可能交感神经激活以及肠道肌层的炎性反应在其中发挥了重要作用,但其具体的机制也还不十分清楚,仍需要进一步地研究。

三、术后肠麻痹的防治

任何单一药物或治疗措施都不能起到显著地预防和治疗 POI 的作用,因此,提倡综合治疗方法加速康复外科的核心机制可能是肠功能的加速康复。POI 是阻碍外科患者快速康复的重要因素,而且加速康复外科的许多措施正是针对预防及治疗 POI,如多模式止痛、减少阿片类药物用量、控制液体入量、微创手术、尽量减少留置鼻胃管和腹腔引流管、早期进食及下床活动等。

术前或术后早期口服缓泻剂,如乳果糖,可能有刺激肠道运动的作用。术后咀嚼口香糖被认为可改善肠道运动功能,其可通过假饲原理刺激迷走神经,进而促进肠道蠕动,但若术后早期经口进食能够实施,则完全优于此措施。遵循出入量零差值的液体平衡原则与术后肠道功能改善具有显著相关性。

第二节　术后镇痛

术后疼痛会让患者厌食、烦躁,使早期进食的依从性降低。因此,术后疼痛管理是加速康复外科的核心环节,良好的止痛是 ERAS 实施的前提与基础。阿片类止痛药物一直是控制术后疼痛的主要药物,但阿片类药物会抑制肠蠕动,不利于患者术后肠功能恢复。因此,近年来,外科领域和麻醉领域越来越提倡多模式镇痛(multimodal analgesia, MMA)。多模式镇痛是指联合运用多种止痛药物和止痛方法达到良好的镇痛效果,进而减少阿片类药物的使用以及其所带来的副作用。

良好的止痛不仅可以促进患者的快速康复,也是其他一系列 ERAS 措施实施的前提和基础。据报道,约有 70% 的患者在术后会经历中到重度的疼痛。不理想的镇痛会降低患者满意度,引起并发症,延长住院时间。近年来外科领域及麻醉领域所提出的多模式镇痛其首要目标是要达到完美的镇痛,如何合理地应用各种镇痛药物和镇痛技术是多模式镇痛实施的难点。手术后疼痛主要包括内脏痛、切口痛以及炎症性疼痛,因此,更加需要联合运用多种镇痛方式及镇痛药物缓解各种原因引起的疼痛,从而达到良好的镇痛效果。在此基础上,笔者团队经过多年的探索,总结出一套三联多模式镇痛方案以供参考:术毕缝皮前切口罗哌卡因浸润、术后静脉注射非甾体类药物(例如特耐、凯纷)及口服氨酚羟考酮片。

在 ERAS 发展的过程中,曾经提倡过胸段硬膜外镇痛,胸段硬膜外镇痛技术的优势在于阻滞交感神经兴奋,减轻手术创伤造成的应激,其应用符合 ERAS 理念。但在应用过程中会发现,硬膜外置管过程烦琐,且其本身实质上也是一种有创操作给患者带来痛苦,术后由于患者背部置管在一定程度上影响了患者术后活动。近年来,麻醉中右美托咪定等药物的使用也能够达到抑制交感兴奋、减轻应激的作用。因此,在一些手术上,胸段硬膜外止痛技术应当可以被多模式镇痛技术优化、取代。

第三节　术后早期肠内营养

围手术期营养支持治疗是指围手术期在饮食摄入不足或不能摄入的情况下,通过肠内或肠外途径进行补充,为患者提供全面、充足的机体所需的各种营养素,以达到预防和纠正患者营养不良,增强患者对手术创伤的耐受力,促进患者早日康复的目的。临床营养支持治疗方案中,肠内较肠外营养支持治疗更符合生理需求。肠内营养支持治疗具有维持肠黏膜细胞结构与功能的完整性,并发症少且价格低廉等优势。即使患者仅存在部分消化吸收功能,也应尽可能首先考虑施行肠内营养支持。

传统的观念强调术后胃肠道"休息",应等待肠道通气甚至通便以后,再开始进行口服进水、进食,此时一般已是术后第4~5天。现代观念认为,腹部外科手术包括胃肠手术等,患者在术后早期就可进食水、流质饮食,不需要等到肠道通气才开始,这样做并不会增加腹胀及恶心、呕吐的风险。进食的量和种类,可根据不同手术情况逐渐增加,以患者可以耐受、没有腹胀、恶心及呕吐等不良症状为标准。早期恢复胃肠道的进食,可以提前停止静脉输液,促进肠功能的恢复,加速患者的康复。术后早期肠内营养可改善患者的免疫功能,降低患者感染性并发症的发生率,缩短住院时间,减少住院费用,而如果患者术后存在营养不良,则会引起吻合口以及切口相关的并发症。需要注意的是,术后早期的肠内营养的价值不仅仅在于营养的支持,更加注重的是保护肠黏膜、减少黏膜屏障的损害及防止肠道菌群的异位。

通常来说,患者术后的肌肉质量及脂肪质量会有所降低,肌肉质量和脂肪质量的降低主要是因为手术应激所致的高分解代谢状态。体重的过多丢失往往伴随着持续性疼痛、腹泻、恶心及呕吐等症状,而加速康复外科的措施可使疼痛以及恶心、呕吐得到合理地控制,这使得接受加速康复外科的胃癌患者体重丢失相对较少。一项研究指出,接受早期肠内营养支持的患者围手术期体重丢失少于对照组,术后早期肠内营养能够改善患者的营养状况,保证加速康复外科程序的实施。在结肠手术加速康复外科的研究中,研究者还发现早期肠内营养可以促进代谢的平衡。

虽然围手术期营养不良还很难定义、诊断及治疗,但众所周知,营养不良是术后临床结局不良的一个主要的独立预测因素。发生营养不良的外科患者术后死亡率、并发症发生率、再入院率更高,同时增加患者住院费用及住院时间。据估计,24%~65%接受手术的患者存在营养风险。另外,最新的数据显示在接受择期结直肠手术的患者中,存在营养不良或有营养风险的患者30天再入院率是其他患者的两倍。对于所有外科患者,围手术期营养干预均可改善外科临床结局,减少因感染而发生的并发症及死亡。随机对照研究和荟萃分析证实对于接受胃肠肿瘤手术的营养不良患者,术前营养支持(无论何种途径)能够减少术后 20% 的并发症。术后营养支持对于维持术后分解代谢阶段营养状况至关重要,术后早期、充足的喂养作为加速康复外科的一部分已被循证医学推荐。事实上,经口进食的实施是结直肠手术后早期康复独立的决定性因素。关于围手术期营养支持价值方面的数据证实,在加速康复外科路径中,对于接受肿瘤外科手术的患者,术后第一天的营养支持是术后五年生存率的独立预测因子。

大量研究表明术后早期恢复经口进食是安全的,并且对于术后良好的恢复也是至关重要的。在包括胃肠手术在内的大手术后,早期经口喂养能够减少术后并发症、缩短住院天数及降低住院费用。实际上,多个 Meta 分析报道胃肠手术和其他大手术一样,术后 24 小时内恢复喂养能够减少死亡率。在 Lewis SJ 等的 Meta 分析中显示,肠道手术后 24 小时内肠内喂养组死亡率低于 24 小时内未肠内喂养组,而两组在吻合口瘘并发症无区别。总之,与传统肠功能恢复后恢复喂养相比,术后早期喂养并不会增加吻合口瘘和术后恶心呕吐的发生率。当术后只给予葡萄糖而不给予充分的蛋白支持时,合成代谢无法进行。众所周知,蛋白摄入不足会导致瘦肉丢失,进而有损机体功能恢复和患者的体质。对于老年人群,无论是否给予足量的热卡,只要给予蛋白就能维持瘦肉质量,能减少因热卡不足而引起虚弱的风险。Yeung SE 等指出,在加速康复外科路径中,接受结直肠手术的患者如果能够通过高蛋白 ONS 获取 60% 以上蛋白需要量 3 天以上,则能够使住院时间减少 4.4 天。因此,除非患者存在肠道功能不全、肠缺血或顽固性肠梗阻,大部分患者都应在手术当天摄入高蛋白饮食,应强调术后达到蛋白目标量较摄入足量的热卡量更加重要。患者在术后接受营养支持的途径取决于以下指标:摄入热卡的能力 $[25\sim30kcal/(kg\cdot d)]$、摄入蛋白的能力 $[1.5\sim2g/(kg\cdot d)]$ 以及能否耐受经口进食。当患者口服营养能够达到 50%~100% 营养目标量,则应首选高蛋白 ONS 来满足蛋白及能量的需要量。当经口摄入量小于 50% 目标量时,通过管饲的肠内营养应当启动,如果通过口服或管饲肠内营养无法达到 50% 的蛋白或热卡需要量超过 7 天,则应启动肠外营养。终止导管喂养或减少导管喂养量 /EN 量的标准定在胃残余量大于 500ml。理论上讲,对于营养不良的患者,术后营养支持应当持续实施 4 周或更长。

在 ERAS 理念中,针对没有营养不良的患者通常不需要常规行管饲肠内营养或肠外营养支持,而是强调减少术前禁食时间,术后早期恢复口服饮食等措施。同时,强调通过减轻围手术期的应急代谢,缓解分解代谢,促进合成代谢等诸多环节来促进患者的康复,减少手术创伤对患者营养、代谢及免疫等环节的不利影响。一旦恢复经口进食,鼓励进食高能量及高蛋白的膳食或营养辅助补充品,并且鼓励尽早地进行适量的体能锻炼,以促进合成代谢及机体功能的恢复。针对术前存在营养不良的患者,应根据患者胃肠功能的情况来考虑行术前的肠内或肠外营养支持,一般需行 7~14 天的术前营养支持,待纠正或缓解了患者的营养不良状态后,再择期行手术治疗,这有利于减少因营养不良所导致的肺部感染、瘘及切口裂开等并发症。如果判断术后可能存在营养不良风险,活胃肠功能不全,可在术中行空肠造口,以利于术后开展肠内营养。

第四节 早期下床活动

术后早期活动不仅是加速康复外科的措施,也是加速康复外科成功的表现之一,研究显示,术后 1~3 天能否下床活动与 ERAS 成功与否显著相关。

传统观念认为,术后应卧床休息,而加速康复外科则鼓励患者术后早期下床活动。术后长期卧床将增加肌肉丢失、降低肌肉强度、损害肺功能和组织氧化能力、加重静脉瘀滞和血栓形成;相反,术后早期下床活动能够促进机体的合成代谢,减少下肢静脉血栓形成等,使患者快速康复。但术后早期下床活动并不是易事,其有赖于其他一系列加速康复外科措施的保障,如充分的止痛、不留置尿管、不留置鼻胃管以及尽量缩短腹腔引流管的留置时间。

患者首次下床活动可能会出现心慌、头晕等症状,让患者产生抵触、恐惧心理,因此,患者首次下床时应有医生或护士在场,帮助患者去除心电监护和不必要的导管,缓解患者恐惧、抵触的心理。首次下床也应循序渐进,先于床边坐立 2 分钟,待无头晕、心慌等症状后再站立并行走。一般术后当天即可下床,术后第一天可活动 4 小时,第 2、3 天可活动 6 小时以上。运用计步器可对患者活动量进行精确的监测,以胃肠切除手术为例,术后第一天患者可行走300~1 000 步,术后第二天可行走 1 000~2 000 步,术后第三天可行走 3 000~5 000 步。

第五节 控制术后恶心、呕吐

不论是小手术或是大手术,在加速康复外科中术后尽早地恢复正常口服饮食是一个重要的环节。为了达到这一目的,必须控制术后的恶心、呕吐。术后恶心、呕吐(postoperative nausea and vomiting,PONV)的发生率约为 30%,是患者对医疗不满意和延迟出院的主要原因之一。其发生的危险因素包括:年龄(<50 岁)、术后使用阿片类药物、女性、非吸烟者、有术后恶心呕吐病史或晕动病病史。除此之外,手术方式、麻醉药物的种类及手术时间长短等都会影响 PONV,如胃肠道手术、腹腔镜手术 PONV 发生率较高。

应避免使用可能引起呕吐的药物如新斯的明、阿片类药物等,有呕吐风险的患者应预防性使用止吐药物如昂丹司琼、5- 羟色胺受体拮抗剂、达哌啶醇及地塞米松等。若患者已经发生恶心、呕吐,可以联合使用以上这些药物。研究表明,多途径的控制比单一使用止吐药更有效,另外,在止痛方案中应去除或减少阿片类药物的使用,在 2001 年的一个研究中,腹部手术术后使用外周吗啡受体拮抗剂可以减少恶心、呕吐及肠麻痹。

2018 年发布的《加速康复外科中国专家共识及路径管理指南》提倡使用两种止吐药以减少 PONV。5-HT3 受体拮抗剂为一线用药,可以复合小剂量地塞米松(4~8mg);二线用药包括抗组胺药、丁酰苯及吩噻嗪类药物等,也可依据患者的高危因素使用其他措施降低 PONV 的风险,包括使用丙泊酚麻醉诱导和维持、避免使用挥发性麻醉药、术中术后阿片类药物用量最小化及避免液体过负荷等。

第六节 术后胰岛素抵抗

加速康复外科的核心是通过减轻围手术期的创伤应激以达到患者快速康复的目的。手术创伤引起一系列的应激,对患者术后代谢、器官功能及康复速度都将产生影响,近年来人们对此方面有了许多新的认识,研究进展也很快。应激所引起的代谢变化,特别是术后的胰岛素抵抗和高血糖现象,虽然目前仍未完全了解其发生机制,却都是与术后并发症和康复速度密切相关的重要因素。

一、术后胰岛素抵抗的概念及机制

理论而言,创伤导致的许多代谢改变,都可以用胰岛素的作用下降这一理由来解释,这一现象常被称为术后胰岛素抵抗。胰岛素抵抗这一术语常在糖尿病时被提及,所谓胰岛素抵抗,是指正常数量的胰岛素不足以产生对脂肪细胞、肌肉细胞及肝细胞的正常胰岛素响应的状况。近年来的研究越来越重视术后胰岛素抵抗的现象,它与糖尿病引起的胰岛素抵抗有相同之处,也有些不同之处。一般而言,术后胰岛素抵抗通常是一个急性的严重过程。

手术后早期的糖代谢变化类似于 2 型糖尿病。即使代谢正常的非糖尿病患者,在术后也会出现数天至数周的高血糖。因此,有人认为术后胰岛素抵抗和高血糖现象,在手术患者中普遍存在,并可以对患者术后的并发症发生和预后产生影响,临床上应该重视对其预防和治疗。

术后胰岛素抵抗发生时,一方面会导致肝脏合成葡萄糖增加,另一方面导致外周肌肉组织特别是骨骼肌对葡萄糖的摄入减少,这两方面的变化导致了术后高血糖的发生。术后胰岛素抵抗的程度通常主要与手术创伤程度相关,如果是小的手术操作如腹股沟疝修补或腹腔镜胆囊切除术,术后胰岛素敏感性比术前仅下降 15%~20%。而开腹的胆囊切除术比术前下降了约 75%。另外,围手术期血液的丢失量多少也影响到术后胰岛素抵抗的程度。而患者术前胰岛素的敏感性、性别及年龄,则不对术后胰岛素抵抗的发生产生太大的影响。胰岛素抵抗可以在手术后几分钟就发生,胰岛素敏感性下降约 40%,并且可以持续至少数周。研究显示,在非复杂的开腹胆囊切除手术患者中,术后胰岛素抵抗引起的代谢异常如要正常恢复,一般需要约 2~3 周的时间。

手术创伤引起应激时机体释放出应激激素如皮质醇、儿茶酚胺及胰高血糖素等,它们数分钟至半小时内迅速入血,并且很快地就会引起代谢的变化,使机体从能量贮备中动员底物,从糖原中动员葡萄糖,从脂肪贮备中动员脂肪,从肌肉中动员蛋白质。而所有这些激素都与胰岛素的作用正好相反,因此,其中任何一个或几个应激激素的变化,都将引起胰岛素抵抗。手术创伤引起内分泌代谢变化的同时,也会激活炎性反应,手术后机体释放出细胞因子如肿瘤坏死因子(TNF-α)、白细胞介素 -6(IL-6)等参与代谢变化。研究表明,择期手术后 IL-6 释放的程度与术后胰岛素抵抗的程度具有相关性。有趣的是,当危重手术患者使用胰岛素控制血糖时,C 反应蛋白(CRP)水平亦下降,提示胰岛素治疗可以对过度的炎性反应产生负反馈。

由此可见,术后内分泌变化和炎性反应对术后胰岛素抵抗的发生具有重要作用。

二、术后胰岛素抵抗与术后康复的关系

术后胰岛素抵抗不仅影响到葡萄糖的代谢,还将影响蛋白质及脂肪的代谢。众所周知,胰岛素是一个强力抑制蛋白分解的促合成激素,而这种能力在术后由于发生胰岛素抵抗而受到损害。由于胰岛素与其他激素可以相互作用,手术应激导致胰岛素作用下降,这将使得胰岛素样生长因子 -1(IGF-1)和皮质醇的活性水平也会受到影响。还有研究发现,胰岛素抵抗还具有促进炎性反应的作用。

术后胰岛素抵抗可能在三个方面影响到患者的康复速度:①胰岛素抵抗直接引起高血糖,而高血糖已是公认的导致术后并发症的危险因素之一;②胰岛素是合成激素,当发生胰岛素抵抗时,会导致肌肉的蛋白质丢失增加;③胰岛素抵抗发生时,一方面由于肌肉对葡萄糖的摄入减少,糖原贮备减少;另一方面由于肌肉的蛋白质丢失增加,会引起手术后患者肌肉强度的下降,导致体弱而影响康复。

三、术后高血糖是对手术结局有重要影响的危险因素

2001 年 van den Berghe 等报道了强化胰岛素治疗在外科危重患者中的作用,他们将 1 548 例外科术后入住 ICU 须接受呼吸机辅助呼吸的患者随机分为两组:一组进行强化胰岛素治疗,维持血糖在正常的 6mmol/L 水平,而另一治疗组仅当血糖浓度超过 12mmol/L 时,才使用胰岛素治疗。结果发现通过使用胰岛素使术后血糖维持在正常水平,将对患者的结局产生影响,强化胰岛素治疗可以使术后重症监护患者的死亡率减少 43%,使术后脓毒症发生频度、呼吸机支持、肾衰及多发性神经疾病等并发症发生率下降约 40%~50%。有趣的是,最近的一个来自美国的研究发现,用胰岛素来抑制胰岛素抵抗,最有效的结果出现在 APACH Ⅱ评分(acute physiologic and chronic health score Ⅱ)具有较低危重度的病人群中,而大手术患者应该属于此类病人群。

在危重患者中应用胰岛素强化治疗具有有效作用的机制仍不是十分明确。有解释认为,胰岛素主要影响肌肉和脂肪细胞摄入葡萄糖,当胰岛素抵抗时而发生高血糖。然而,其他的许多细胞从血浆中摄取葡萄糖主要依赖于血糖的浓度,而不依赖于胰岛素,如肝脏、神经组织及血细胞等。因此,当血糖上升时,这些细胞增加对葡萄糖的摄取,然后通过糖酵解来代谢过

度摄入的葡萄糖,通过 Krebs's 循环进入线粒体氧化链。当氧化代谢途径过度激活时,从中将产生大量的氧自由基及其他终产物,这些物质都影响到细胞因子的基因表达。因此,高血糖就有可能引起过度炎性反应等不良结果。

四、术后胰岛素抵抗对蛋白质代谢和肌肉功能变化的影响

胰岛素不仅影响术后血糖的水平,而且在手术后胰岛素作为正常的合成激素的代谢作用也将停止,这将导致脂肪分解增加,血浆非酯化脂肪酸水平上升,氧化程度更严重。另一个更显著的代谢变化是蛋白代谢的负平衡,表现为肌肉蛋白质的分解增加,导致肌肉的丢失及瘦肉质群的减少。有研究表明,手术后患者在肠内灌食的同时使用胰岛素治疗,可以保存更多的蛋白质,这表明胰岛素在术后蛋白质的代谢中具有重要的作用。

导致术后肌肉功能下降的原因主要有两方面,一个是由于蛋白质代谢的负平衡,导致肌肉群丢失。另外一个原因,是由于肌肉的糖代谢异常也引起肌肉功能的下降。发生胰岛素抵抗时,肌肉对葡萄糖的摄入减少,并且葡萄糖转化为糖原的贮备能力也下降。这两个变化在手术后数分钟内就出现,并持续数周甚至几个月的时间。有研究发现在腹部大手术时,外周肌肉内的葡萄糖合成酶活性在 1 个月后仍有下降。由此可见,由于肌肉蛋白丢失和糖原贮备能力的下降,可能是导致术后体弱的两个重要因素。

五、防治术后胰岛素抵抗

防治术后胰岛素抵抗主要通过两方面,一个是减少和预防胰岛素抵抗的发生;一个是及时处理已发生的胰岛素抵抗。有许多方法可以防止或减缓发生术后胰岛素抵抗,例如使用中胸段硬膜外麻醉及止痛,选择的位置一般位于肾上腺神经支配的节段水平以上(胸 8 以上),这样可以显著地减少儿茶酚胺、皮质醇的释放,与单独全麻方法相比,术后胰岛素抵抗程度下降约 40%。硬膜外麻醉还可以提供最有效的术后止痛,减轻疼痛也是减缓胰岛素抵抗的有效方法之一。另外一个有效方法是通过使用腹腔镜微创技术,与常规肋缘下斜切口开腹手术相比,腹腔镜微创手术术后胰岛素抵抗程度下降约一半。最后,避免术前长时间禁食,术前口服碳水化合物进行代谢准备,也可以减轻术后胰岛素抵抗。

术前常规整夜禁食已有 150 年以上的历史,目的是保证麻醉前胃排空以避免反流误吸的危险,这一常规目前仍在许多国家实施,但已有大量的研究证据表明,这一措施对大多数择期手术而言已不是必需的措施。近十年来,许多国家的麻醉学会已修改了临床的麻醉指南,患者在麻醉前 2~3 小时可以自由进食清流质。这一措施修改的初衷是为了避免口渴不适,但近年来的研究发现,整夜禁食不仅增加患者口渴、烦躁等不适反应,而且不利于手术患者的代谢状态。因此,建议在术前口服含碳水化合物的液体,取代 16~18 小时的术前禁食,这样处理如同正常进餐可以刺激胰岛素释放,对术后的代谢有许多好处,特别是减轻了术后的胰岛素抵抗。相比于口服含碳水化合物的液体,如果选择静脉应用碳水化合物,需要 20% 以上的葡萄

糖按 5mg/（kg·min）速度输注,才能获得足够的胰岛素释放,而使用低浓度如 5% 葡萄糖则不足以引起足够的胰岛素反应。由此可见,术前口服碳水化合物相对而言,更为符合生理,并且使用简便。因此,目前国外比较流行使用一种低渗的 12.5% 碳水化合物口服液,推荐在术前 2~3 小时口服,这也符合现代麻醉禁食指南,是一个安全的术前处理措施,临床上已有不少患者安全使用。通过术前口服碳水化合物进行代谢准备,对术后代谢最为重要的影响,是各类手术患者术后的胰岛素抵抗下降了约 50%。

有研究发现,术前碳水化合物准备可以减少肝脏产生葡萄糖,而增加外周组织摄入葡萄糖,从而减少术后高血糖的发生。在另一个研究中,研究者们观察了术前口服碳水化合物联合持续使用硬膜外麻醉及止痛的效果,结果发现这与任何一种方法单独使用相比,发生胰岛素抵抗的机会更少,患者即使进行肠内营养灌食,不使用胰岛素也仍能维持血糖水平于正常（<6mmol/L）。

术前口服碳水化合物不仅能减少胰岛素抵抗,还可以改善蛋白质代谢。有研究发现术前使用 20% 葡萄糖整夜静脉输注,可以减少蛋白质的丢失。在腹部大手术时,术前口服碳水化合物,可以减少大约一半肌肉质群的丢失。在结直肠切除患者中术前口服碳水化合物,在手术后 1 个月时肌肉的丢失比对照组有显著减轻。所有这些结果都与胰岛素抵抗的减轻相关,这也表明控制术后胰岛素抵抗改善了患者的预后。有作者对总共 52 例患者的 3 个小样本的前瞻性研究进行了荟萃分析,结果发现术前口服碳水化合物的患者住院天数有显著地缩短。这些研究原本并不是以住院天数为研究指标的,而回顾性的研究结果却表明住院天数也获得了显著地减少。

六、小结

总而言之,胰岛素抵抗是在手术后发生的一个常见的代谢紊乱,特别是胰岛素抵抗导致的术后高血糖,与术后许多并发症均有相关性。避免或减轻发生胰岛素抵抗的方法包括使用硬膜外麻醉、微创技术、良好的止痛及术前口服碳水化合物等。如果已发生了术后高血糖,应该通过使用胰岛素治疗来维持正常血糖水平,降低由于高血糖引起的术后相关并发症的危险。针对胰岛素抵抗进行预防与治疗,可以显著地改善术后并发症发生率和病死率。

第七节　引流管和导尿管管理

一、引流管管理

腹部择期手术患者术后使用腹腔引流并不降低吻合口漏和其他并发症的发生率或减轻其严重程度,而且腹腔引流管的留置会引起患者疼痛、限制患者活动,因此,不推荐对腹部择期手术常规放置腹腔引流管。只有当存在吻合口漏的危险因素如血运、张力、感染及吻合不满意等情形时,才建议留置腹腔引流管。对于胃部手术,meta 分析结果显示,无循证医学证据支持胃手术后留置腹腔引流管。对于结直肠手术,荟萃分析结果显示,结直肠术后常规留置引流管对患者无益。美国加速康复外科与围手术期控制学会制定的《择期结直肠手术加速康复外科术后感染预防专家共识》不建议对结肠手术常规放置腹腔引流管。《加速康复外科中国专家共识及路径管理指南》不推荐结肠手术术后常规留置腹腔引流,以利于减轻疼痛、让患者术后早期下床活动;直肠手术术后,根据术中情况选择盆腔引流管的种类和数量。

二、导尿管管理

既往对术后留置导尿管的时间没有设限,大多放置 4~5 天,甚至更长。现代观念认为,尽量缩短留置导尿管的时间,不会增加尿潴留的风险。一般手术 24 小时后应拔除导尿管,行低位直肠手术的患者若恢复排尿时间较长,可考虑行耻骨上膀胱穿刺引流。导尿管留置大于 2 天,尿路感染发生率显著增高,而耻骨上膀胱穿刺引流感染率低,患者舒适度好,且便于观察排尿功能的恢复情况。

(中国人民解放军东部战区总医院　赵健　江志伟)

15 第十五章 普通外科常见手术的加速康复治疗

第一节 甲状腺手术

19世纪末至20世纪初,瑞士医生Theodor Kocher在临床工作中开展无菌术和止血术,同时阐明了甲状腺生理功能,总结了全甲状腺切除的并发症,并施行了超过5 000例甲状腺手术。在约28年间,Theodor Kocher将手术死亡率从12.6%降至0.2%,因此获得了诺贝尔生理医学奖,并被誉为现代甲状腺外科之父。随着Engel提出的生物-心理-社会医学模式逐渐被临床实践所重视,甲状腺外科逐步从单纯关注甲状腺疾病的生物化学因素,向生物、心理及社会并重的多维度发展。外科医生在诊治甲状腺疾病的同时,将更关注患者术后瘢痕、发音嘶哑等并发症所造成的心理负担和社会康复问题。

近年来,我国甲状腺良性结节、甲状腺癌的发病率亦呈现逐年上升的趋势,庞大的人口基数对就医环境带来的负荷越来越重。医疗资源的配置和医疗服务供给不足使得卫生建设面临瓶颈,也成为导致医患关系如履薄冰的关键问题。让医疗资源充分被利用、让病床有效且快速地周转成为了解决医疗单位与社会矛盾至关重要的一步。目前,以减创、微创技术为背景,以减少生理、心理创伤、生化应激指标及促进良好预后为基础,实践加速康复理念的临床应用与研究已经逐渐铺开,甲状腺外科将进一步发展为加速康复甲状腺外科。

部分西方国家已将甲状腺手术作为日间手术(day-case surgery)进行,因此,在ERAS方面的研究报道较少。然而,我国社区家庭医生的诊疗机制建设尚不完善,无法保障术后并发症的及时发现与治疗,促使患者术后仍需住院观察一段时间。因此,符合我国国情的加速康复甲状腺外科仍有其研究和实践意义,现就加速康复理念在甲状腺外科的应用作如下归纳和总结。

一、院前诊疗和准备流程

(一)设立院前准备中心优化院前诊疗流程

院前诊疗流程(pre-hospital treatment processes)是指对患者进行门诊诊治和入院前的相关处理步骤。传统的院前诊疗存在门诊患者的流动性大、住院的不确定性、病房可容纳的被动性及非专科化诊治等问题。院前准备中心即是统筹管理院前诊疗流程,对门诊患者进行专科化诊疗、健全门诊转诊机制、完善院外术前准备、预约住院、定期术前随访,达到优化诊疗流程,合理分配医疗资源的目的。确保经过院前筛选,具备手术适应证和耐受性的患者,入院后能立即接受手术,而其余患者则转诊至相关专科行门诊治疗、院外术前准备或定期随访,保证患者在疾病早期能接受预约住院治疗,提前完成入院后的术前准备工作,降低了患者的住院成本,有效缩短了患者入院后等待手术的时间,缓解了医疗资源的紧张。

(二)院前相关准备

1. 控制基础疾病 门诊医生应根据甲状腺诊疗指南把握外科治疗的适应证,如合并有基础疾病且控制不佳者,应先控制病情后再择期住院手术。甲状腺功能亢进、巨大甲状腺肿可于院外行相关准备。高血压、糖尿病患者应继续使用药物,使血压控制在 140/90mmHg 以下,预防围手术期心脏事件的发生,将血糖控制在 8~10mmol/L 以下,预防手术应激致血糖升高,造成切口感染、愈合不良、甚至发生酮症酸中毒及高渗性昏迷。近期有心绞痛发作、严重心律失常的患者,应于心血管专科控制症状,改善心肌血供后再考虑择期手术,且术前应停止口服抗凝药物至少 1 周。有呼吸系统疾病者应控制感染,促进排痰改善肺功能。肝、肾功能不良者应充分评估手术的必要性和对手术的耐受性再考虑预约手术。

2. 完善院外术前准备 甲状腺功能亢进的患者术前执行口服复方碘溶液(Lugol 溶液)准备的时间较长。传统的诊疗流程多是入院后执行,这延长了患者的住院时间,不利于病床周转,也加重了患者的紧张和焦虑。目前国际上对术前执行口服 Lugol 溶液的准备尚无统一标准,本团队规定患者于院外执行,方案为每日口服 3 次,每次 5 滴,逐日逐次增加 1 滴,至 15 滴维持数天后按预约时间入院,继续执行医嘱等待手术,期间可合用普萘洛尔控制心率。还应教育患者监测脉搏、计算基础代谢率及依嘱随诊。巨大甲状腺肿患者也可考虑适当使用 Lugol 溶液口服准备。

3. 初步鉴别诊断和门诊随访 甲状腺彩超检查是甲状腺结节诊断的金标准,对已知或怀疑有结节的患者均应进行彩超检查。对于彩超难以鉴别的甲状腺结节可行细针穿刺抽吸活检(fine needle aspiration biopsy, FNAB)。甲状腺结节直径 >1cm,尚未符合手术指征者,也可行 FNAB。直径 <1cm 者,如彩超提示结节或颈部淋巴结有恶性可能者,亦可考虑行 FNAB。未满足手术适应证,并初步排除恶性者可定期随访。若多次细胞学检查未能确诊,可综合彩超高危表现,复查期间结节持续增大(直径 >4cm)或发现有可疑转移淋巴结者,应考虑预约住院手术治疗。

4. 预约住院并保持良好的心理、生理状态 门诊患者预约住院后,得知需手术治疗难免有恐惧和焦虑等情绪,门诊医护人员应宣导积极的态度,关怀患者消除其不良情绪,利用科普宣传册普及相关知识,让患者事先熟悉病房环境、了解住院办理程序等,引导患者建立良好的心理基础,使其以稳定的心态配合诊治流程。嘱咐患者入院前,做好充分的生理准备,调整生活作息,改善饮食、睡眠及戒烟等。门诊医生应合理统筹分配床位,评估患者病情缓急和准备是否充分,包括女患者月经来潮时间,安排住院治疗的先后顺序,事先开立住院卡,保证其在预约时间自主办理住院手续,及时进行手术治疗。

二、规范住院诊疗流程

患者晨起空腹来院。护士记录患者的基础生命体征和一般情况,安排床位并带领患者熟悉住院环境,介绍基本的检查和诊治流程,必要时对患者进行心理干预,安抚其焦虑的情绪。住院医师询问病史、查体、开立医嘱、书写病历、安排手术、嘱咐患者完善术前检查并签署相关医疗文书。医生引导家属配合患者治疗,强调相关陪护知识和注意事项,告知其住院期间 ERAS 对各阶段治疗的应用优势。

(一)ERAS 理念在术前诊疗中的应用

1. 完善院内术前准备　术前除行常规外科住院检查项目外,至少应完成以下甲状腺专科检查:甲状腺功能测定、血清甲状旁腺素测定、术前声带检查及甲状腺彩超。于门诊已查的1周内血生化项目,近期已完成的彩超,无明显病情变化者可不重复检查。血清促甲状腺激素低于正常者应进行甲状腺核素扫描。考虑恶性肿瘤者,应查甲状腺球蛋白、颈部 CT 增强扫描。避免漫无目的的检查,所有检查应在 1~2 天内完成。对甲状腺功能亢进症、自主高功能腺瘤及巨大甲状腺肿患者进行基础代谢率的监测。对高血压、糖尿病患者进行血压、血糖的监测及调控。拟定行经口腔前庭入路手术者,术前 1~2 天使用 1:5 000(0.02%)醋酸氯己定水溶液多次漱口,保持口腔卫生,并使用左氧氟沙星注射液预防性抗感染(术前 30 分钟第一次给药至术后第 2 天,共使用 3 天)。除经口腔入路手术或合并感染可能的患者外,一般患者均不使用预防性抗生素。

2. 精确术前评估和诊断　结合术前相关检查,再次确定患者基本情况是否能耐受手术。对于甲状腺恶性肿瘤多发转移等疑难病例进行多模式联合治疗(multidisciplinary team, MDT)是最佳的诊疗途径,也是 ERAS 的治疗模式之一。根据甲状腺彩超、颈部 CT 增强扫描及声带检查,评估甲状腺肿物的数目、大小及位置,判断甲状腺肿瘤与周围组织是否有粘连、浸润,有无淋巴结肿大、转移,了解神经、气管是否受压或侵犯。结合 FNAB 病理结果可初步明确病理类型、TNM 分期。评估手术的风险和相关并发症,充分做好知情同意工作,减少因为术后不良后果而引发的医患矛盾。

3. 术前手术方式的个体化制定　选择相适应的手术方式是减少中转手术、术后再手术的基础。综合患者的基本情况、肿瘤的大小位置、病理类型及 TNM 分期,在确保手术安全和有效性的前提下,结合患者的意愿选择相适应的手术方式,制定符合 ERAS 理念的个体化手术方案。目前甲状腺手术方式大致可以分为传统开放手术和腔镜手术,后者在近 10 年来发展迅速,手术方式多种多样,皆有其适应证和优缺点。按是否完全在腔镜摄像下操作分为完全腔镜和腔镜辅助手术,按其入路途径可大致分为颈部途径和颈外途径。

十余年来,根据已开展的多种甲状腺手术入路,包括目前常规施行的有开放甲状腺手术(open thyroidectomy, OT)、经乳晕入路腔镜甲状腺手术(endoscopic thyroidectomy via aerola approach, ETAA)及经口腔前庭入路腔镜甲状腺手术(endoscopic thyroidectomy via oral vestibular approach, ETOVA),具有较多的临床经验,故主要围绕这 3 种手术方式进行说明,其中腔镜手术的严格适应证如下：

（1）ETAA 适应证：①甲状腺肿物直径 <7cm；②甲状腺功能亢进症甲状腺肿大 <Ⅱ度；③考虑恶性肿瘤者无侧颈部淋巴结转移证据；④既往无颈部、胸前区及乳房手术或严重外伤史者；⑤患者对颈部美容有需求，渴望行腔镜手术者。

（2）ETOVA 适应证：①良性或考虑恶性肿瘤但无颈部淋巴结转移证据；②良性肿物直径 <5cm，恶性肿物直径 <2cm（单侧肿物位于右叶中下极者更佳）；③既往无口腔、颈部手术或严重外伤史者；④患者对体表美容有需求，渴望行经口腔前庭腔镜手术者。

上述适应证的适用宽度已受国际同行评议，也被初期开展腔镜手术的单位接受。在有相当腔镜手术经验的基础上，可综合各方面因素适当放宽其适应证。本团队亦有Ⅲ度肿大甲状腺肿经 ETAA 成功切除（图 15-1-1，文末彩插），及双侧肿物或甲状腺癌伴中央区淋巴结转移经 ETOVA 成功切除的经验，尚需更大样本量和随访来证实放宽其适应证的安全性。

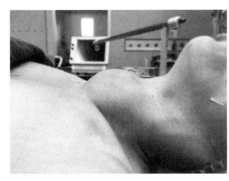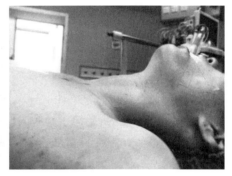

图 15-1-1　Ⅲ度肿大甲状腺肿经 ETAA 切除术前术后颈部外观

对上述 3 种手术方式进行临床对比分析的最新结果显示：①在手术耗时上，ETOVA>ETAA>OT（F=24.3，p<0.001）；②在 3 种手术之间术中出血量差异无统计学意义，但出血量总体均数不同：ETOVA>OT>ETAA；③术后住院时间虽无明显统计学差异，但其总体均数显示 ETVOA 术后住院时间比其余 2 种手术方式更短；④监测 3 种手术方式术后应激指标（TNF-α、IL-6、CRP 及 WBC）、免疫指标（IgG、IgM、IgA、C3 及 C4）的变化趋势均一致；⑤各手术方式之间并发症差异无统计学意义；⑥体表切口长度，ETOVA<ETAA<OT，患者术后对美容满意度评分表明 ETOVA>ETAA>OT（F=13.556，P<0.001）。综上表明，3 种手术方式具有程度相当的疗效，与 OT 相比较，ETAA、ETOVA 并不增加对机体的创伤、应激、免疫抑制及并发症的发生率；而 ETOVA 虽然手术耗时相对较长，但其具有体表无瘢痕的美容效果及住院时间更短，是符合 ERAS 理念的一种理想术式。当然，尚需更大样本量的多中心临床随机试验及循证医学研究来论证上述观点。

（二）术中应用 ERAS 理念精益手术操作、预防并发症

1. 手术入路、层次及其优缺点　OT 取颈前衣领样弧形切口，一般切口长约 4~8cm，逐层切开皮下、颈阔肌,沿着颈白线切开舌骨下诸肌,在甲状腺外层被膜和固有膜间隙内分离腺体。其优点是最直观、直接地暴露术野,操作空间大,可多人多器械同时进行手术。缺点是术后颈前区必会留下瘢痕,无疑对患者的心理和生活带来了负担。

王存川教授更好地隐蔽颈部、前胸壁瘢痕,将胸乳入路进行改良设计出 ETAA(图 15-1-2,文末彩插)。该入路取右侧乳晕内缘约 1.5cm 弧形切口作为观察孔,钝性分离皮下脂肪至颈阔肌下间隙,置入直径 10mm Trocar 并注入 CO_2(压力维持在 6mmHg)建立操作空间;取双侧乳晕外缘约 0.5cm 切口作为操作孔,在腔镜录像下各置入 2 个直径 5mm Trocar。使用超声刀和钝性分离钳分离胸壁筋膜层和颈阔肌深面筋膜层,分离上至甲状腺软骨水平、两侧超过胸锁乳突肌前缘。沿颈白线切开两侧胸骨舌骨肌和胸骨甲状肌,切开甲状腺外膜,游离甲状腺与颈前肌群间隙,从颈前皮肤缝入丝线悬吊牵拉两侧颈前肌群暴露甲状腺。其优点是解决了颈前、胸壁皮下薄弱易形成瘢痕的问题,且由于切口位于乳晕黏膜与皮肤交界处,愈合后瘢痕不明显。缺点是手术隧道路径长,操作空间相对有限,需分离较多的皮瓣。

秉承腔镜甲状腺手术的良好疗效,为进一步解决体表瘢痕的问题,王存川教授团队设计并开展了 ETOVA(图 15-1-3,文末彩插)。该入路取口腔前庭正中下切牙前黏膜处约 1cm 横行切口做观察孔,配合特制的无损伤分离棒紧贴下颌骨向颈部钝性分离颈阔肌深面,置入直径 10mm Trocar 并注入 CO_2(压力维持在 6mmHg)建立操作空间;取口腔前庭两侧下排第一、二磨牙前黏膜处直接穿刺置入直径 5mm Trocar 作为操作孔。使用超声刀和钝性分离钳分离皮下疏松结缔组织和颈阔肌深面筋膜层,分离下至胸骨上窝水平、两侧超过胸锁乳突肌前缘。手术方式与 ETAA 相若,但操作难度更大。优点是口腔黏膜具有良好的愈合能力,术后体表不遗留瘢痕。缺点是两侧操作器械之间形成较小的夹角,操作空间相当有限,并且将甲状腺手术 I 类切口转变为 II 类切口。

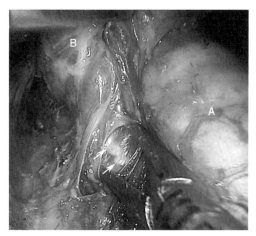

图 15-1-2　ETAA 术中视野
A:气管;B:腺体; ↗:喉返神经

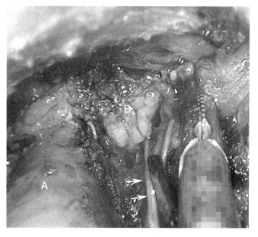

图 15-1-3　ETOVA 术中视野
A:气管;B:腺体;→:喉返神经

2. 术中能量器械的使用 超声能量设备（Harmonic）俗称超声刀，是使手术脱离传统止血方法的重要设备之一。研究表明，使用超声刀的手术患者，术后体内的应激指标（CRP、IL-6及IL-8）水平明显低于使用单极高频电刀的手术患者。其具有减少术后炎症反应、渗液、出血及疼痛的优点，有助于缩短手术时间和住院时间的效果。超声刀侧向热传导距离在3mm以内，规范使用对甲状旁腺、神经等周围组织的热损伤小，可减少相关手术并发症。虽然它的成束结扎血管技术比传统的缝线结扎更为简便快速、可靠，但亦有研究表明超声刀对直径>3mm的血管并不能百分之百地安全闭合。我团队主张<3mm的血管可直接使用超声刀切断，对直径3~5mm血管采用防波堤技术凝固闭合后再切断，对直径>5mm血管应先结扎后再使用超声刀切断。

双极电热血管封闭系统（LigaSure）又称结扎束，是通过改进双极电刀系统的止血设备。结扎束和超声刀具有相类似的优点，对机体的炎症反应和免疫系统的影响小，侧向热传导能够控制在1~2mm距离。Meta分析指出这2种器械，均能够缩短手术时间，对术后暂时性或永久性神经损伤、甲状旁腺损伤及血肿等并发症均差异无统计学意义。结扎束在血管结扎技术上能够在平均2~4s内永久性闭合直径<7mm的血管，且闭合断端能够承受的压力是正常成人动脉收缩压的3倍。与传统手术结扎、单极高频电刀相比较，使用超声刀或结扎束更加符合ERAS理念，值得临床推广应用。

3. 喉返神经、喉上神经的保护和电生理监测 目前临床上对于喉神经的保护主要有"区域保护"和"识别显露"两种对立的理论。据多项研究统计，喉返神经损伤的发生率差异较大，考虑是由于不同研究之间手术经验和保护方式的不同所造成的，经验丰富的外科医生可将永久性喉返神经损伤的发生率降至1%~2%；而术中显露喉返神经损伤的发生率是0.3%~18.9%，不显露喉返神经损伤的发生率是0.8%~33.9%，神经监测并显露神经损伤的发生率为0%~11%。喉上神经损伤的临床症状和体征较轻微，常常被误诊为气管炎或水肿而掩盖了其真实的发生率，若通过手术前后的喉镜评估、声音分析判断喉上神经损伤的发生率为5%~28%。目前大部分医生仍选择紧贴甲状腺上极腺体切断上极血管，以躲避喉上神经的被动方式预防损伤，而不是识别或主动保护神经。然而，部分喉上神经外侧支的穿支会在甲状腺上极附近肌肉穿出，若仅以避让的方式处理仍有很大的损伤机会。

掌握喉返神经和喉上神经的解剖走行，积累丰富的专科手术经验是保护神经的基本前提。腔镜摄像系统和神经电生理监测是识别和保护神经的两大"利器"。术中显露神经后，通过电生理监测辨认神经并明确其连续性，再切断周围组织，可极大程度地降低神经横断性损伤。电生理监测在术中起到了快速识别神经、明确神经走行、协助游离神经、判断神经连续性及预测术后神经功能的作用，在一定程度上缩短了寻找、保护及游离神经的时间，是有效减少手术耗时、提高手术安全性的一种方法。但电生理监测只能辅助客观识别并不能取代肉眼的主观识别。腔镜摄像系统的聚焦、放大等功能是肉眼识别神经的一种补偿方法。第一助手若能灵活并充分发挥腔镜 30°角的作用则可以清晰暴露术野,而 5~10 倍的术野放大效果足以准确辨认神经。

4. 甲状旁腺的保护与移植 甲状腺全切除术后,因损伤甲状旁腺引起暂时性低钙血症的发生率高达 50%,而经验丰富的术者可将永久性低钙血症的发生率控制在 1%。因此,充分认识甲状旁腺的解剖位置、形态大小并辨别甲状旁腺是外科医生的基本功。游离甲状腺时操作精细、轻柔,尽可能保护甲状旁腺血供是提升手术质量的关键。精细被膜解剖不仅可以保证甲状腺上极的完整切除,更保留了上极血管对上甲状旁腺的血液供应,避免了损伤甲状腺下动脉对上甲状旁腺的血液供应,最终做到甲状旁腺的原位保留。腔镜手术中保持摄像视野的清晰,是识别、显露及成功保护甲状旁腺的基本方法。术中不可过分钳夹或盲目抽吸可疑的甲状旁腺组织。使用超声刀时,刀头的无功能面应靠近需保护的组织,且安全距离应保持在 5mm 左右。

研究报道,为避免术后低血钙需保留至少 2 个甲状旁腺。但是,由于甲状旁腺滋养血管纤细、脆弱,术中很容易受到刺激并发生痉挛,导致腺体缺血。因此,一旦发现甲状旁腺与包膜剥离后出现颜色灰白等缺血表现,应考虑异位移植。甲状腺癌清扫Ⅵ区淋巴结时,下甲状旁腺易随组织一并被切除,因此应在标本中寻找辨认甲状旁腺,并取 1/3 可疑腺体做冷冻切片明确组织来源,一旦确认为甲状旁腺再将剩余 2/3 组织行异位移植。

5. 选择性留置引流管 甲状腺具有内分泌腺体的组织学特性,又位于血管和淋巴管分布最密集的颈部,术后可出现术区渗液、渗血,轻者引发局部感染,严重者可压迫气管引起窒息。因此,留置引流管预防并发症是国际学者普遍接受的观点。但留置引流管会刺激伤口、限制患者的部分活动、加重疼痛和心理负担。不留置引流管则简便了手术操作、免除了引流护理及拔除引流管等工作,减轻了患者生理和心理的不适,是一个理想的 ERAS 手段。基于前期临床研究提示,以下情况可选择不留置引流管:①肿物小(直径 <3cm)较易切除,手术创面小;②手术中无明显出血(出血量 <50ml);③余下腺体创面术毕时无渗血。由于我们对于 ETOVA 的患者选择和手术操作均较为严格,尽管部分患者肿块 >3cm,但均不留置引流管。而对于手术创面范围较大、术中出血量多(>100ml)、术毕渗血的患者应在止血后留置引流管。应避免过度修剪引流管侧孔、减少引流管在体内的弯曲折叠,从而预防拔除引流管时发生断裂。

6. 合理的麻醉选择、维持良好的麻醉效果 选择合理的麻醉方案并在术中维持良好的麻醉效果是使患者加速康复的一个重要环节。复合静脉麻醉可更好地保持血流动力学稳定,减少麻醉相关并发症,提高手术安全性。麻醉诱导可采用咪达唑仑、芬太尼、丙泊酚镇静镇痛催眠及阿曲库铵松弛骨骼肌的联合方案。麻醉维持采用机器精确静脉推注丙泊酚、芬太尼,阿曲库铵每 30 分钟追加麻醉诱导时剂量的 1/2 维持肌肉松弛效果,若使用神经电生理监测则术中不再追加,以免影响监测效果。所有麻醉药物均根据患者生命体征、神经电生理监测情况及时调整。甲状腺术后患者在麻醉复苏时,应避免因气管插管、口腔分泌物等刺激而引起呛咳,导致胸腔巨大的压力传导至术区,引起小血管破裂出血、局部血肿等并发症。

7. 手术体位的调整和预防低体温　甲状腺手术体位要求患者头部充分后仰,肩背部垫高,使下颌、气管及胸骨处于同一水平线便于暴露术野。这种体位需要患者头颈部过度后伸,胸背部肌肉充分伸展,术后可因压迫神经、血管出现甲状腺手术体位综合征,如颈部疼痛、恶心及呕吐等。传统方法多通过术前的颈部锻炼以适应术中体位,目前带有头部固定架的手术床,或应用手术床升降功能取头高脚低位来辅助调整体位,减少患者头后仰的程度。既可充分暴露术野,又可预防术后因过度后仰、伸展引起的并发症。ETAA 的"大"字形体位还需要患者适当分开双腿,两腿之间的距离应足以容纳主刀站立和操作,且右下肢应稍内收,避免影响在外侧站立的助手进行扶镜操作。

研究表明,术中低体温可导致心血管疾病发生率上升,凝血功能异常,使切口感染发生率上升 2~3 倍。因此,术中应通过调控室温、棉被保温等处理预防患者低体温,达到减少术后应激及降低机体代谢分解,促进患者加速康复的目的。

8. 选择合适的手术切口、缝合方式及缝线　选择合适的切口位置、缝合方式及缝线是兼顾手术安全性和彻底性时,为求达到最佳美容效果不可忽视的环节。随着腔镜技术的发展,通过远端切口入路进行甲状腺手术可将切口设计在腋下、耳后、乳晕及口腔等相对隐蔽的位置。如 ETAA 切口设计在乳晕旁,ETOVA 切口在口腔前庭,可实现术后颈部、体表完全无瘢痕的美容效果。经验丰富的手术医生在执行 OT 时,能够将切口长度缩短 1~2cm。OT 最理想的切口选择是两侧胸锁乳突肌内侧缘之间的皮肤张力线(Langger 线)或与之平行的皮纹,此处与皮内胶原纤维和弹性纤维的排列方向一致,顺着纹理走向的切口可有效减少术后瘢痕发生。缝合方式可选择单纯间断缝合(ETOVA)、皮内间断(OT)或连续缝合(ETAA)。皮内间断缝合后可垂直于切口黏附敷贴以减少张力。ETAA 在乳晕切口缝合后外涂组织胶水使皮缘对合整齐、减少皮肤张力。选择可吸收线作为缝合材料既免去了术后拆线的步骤,又避免了患者因拆线而产生的恐惧和疼痛,且不需等待拆线便可出院,缩短了住院时间。

(三)ERAS 理念引导术后临床工作

1. 术后患者的治疗与护理　患者麻醉苏醒后转回病房,予平卧、心电监护及低流量吸氧,清醒后鼓励早期进温凉流质饮食,建议在床上活动四肢。除老年人、考虑手术耗时长的患者外,一般患者不留置导尿管,若留置则在麻醉复苏时尽早拔除。术后 6 小时后可进半流质饮食,鼓励下床活动,静脉补充丢失液体、纠正电解质紊乱,予雾化吸入化痰,减轻因气管插管和手术刺激引起的气道反应。术后第二天可进软食,饮食恢复至术前水平时应尽早减少或停止补液。ETOVA 术后患者继续使用漱口液保持口腔卫生,静脉预防性抗生素仅使用至术后第二天。术后无特殊情况应尽早拔除甲状腺切除窝引流管。甲状腺功能亢进症术后逐日逐次减少 Lugol 溶液口服量。术后镇痛是 ERAS 理念的重要组成部分,但观察发现术后留置静脉镇痛泵的患者大部分出现恶心、呕吐症状,所以,本团队常规不留置镇痛泵,避免因剧烈呕吐增加术区压力而引起术后出血。遵循间隙解剖及精细被膜解剖原则,可使患者术后疼痛程度降至最低,个别患者疼痛难以耐受时可选用口服或静脉一次性给药镇痛,止痛有效且不易产生不良反应。

2. 术后并发症的观察和处理 术后应注意是否出现甲状旁腺、喉返神经、喉上神经、胸导管及血管等的损伤。早期发现并尽早干预可防止并发症进一步发展。应警惕诸如手足麻木、声嘶呛咳、发音无力及呼吸困难等症状,注意观察引流情况、局部体征。ETAA 术毕通道渗血可在估计出血位置后,于体表缝入丝线结扎纱块、加压止血,必要时加用弹力绷带包扎胸部。若术后血肿压迫气管应立即通畅引流管或穿刺引流。声带麻痹引起窒息必要时立即床边行气管切开术。双叶甲状腺全(近全)切除术后为避免甲状旁腺功能暂时性减退,可常规预防性补钙(口服或静脉推注)并复查甲状旁腺激素及血钙,手足搐搦发作时可静脉推注葡萄糖酸钙,必要时连续监测甲状旁腺功能。

3. 出院时机的选择和出院教育 部分医生将 ERAS 的建设重点放在缩短患者的住院时间上,以节点式术后某天办理出院而忽略了术后并发症的早期发现和治疗。速度只是 ERAS 诊治过程的评价指标之一,ERAS 的真正核心价值是更好地康复。进一步完善我国社区家庭医生诊疗机制的建设是放宽出院时机并缩短住院时间的一个重要基础,也是方便患者就近治疗、简便随访减轻住院成本与社会医疗负担的一个重要方法。目前,我国社区家庭医生诊疗机制建设尚不完善,不主张甲状腺手术患者在术后 24 小时内出院。出院时机的选择应以患者的病情稳定为前提,出院时患者应满足以下基本要求:①生命体征平稳;②局部情况良好、无严重并发症;③不需要静脉补液支持;④引流管及尿管均已拔除;⑤活动自如,不需要特殊护理。出院前还应对患者进行出院教育,内容应涵盖以下要点:①告知手术情况、病理类型,普及相应甲状腺疾病知识及后续治疗流程,若病理为恶性还应积极安抚患者及家属情绪;②宣传甲状腺素替代、抑制治疗的目的及效果,嘱咐按医嘱增减药量;③定期随访,按预约时间返院行后续治疗,如再手术、131 碘治疗等;④如出现不适,随时返院就诊。

三、总结

ERAS 通过优化住院流程、提高临床和病理诊断效率、完善治疗规范、精细手术解剖、减少并发症及术后追踪随访等措施,以兼顾最小的不良反应和最优的治疗效果。精准医疗(precision medicine)是 ERAS 理念中甲状腺手术的终极目标,重点在于最大化地保护神经和旁腺的功能,安全、彻底地治疗甲状腺疾病。ERAS 需要多学科的共同参与,无论外科、内科、麻醉、心理康复及护理等都处于同等重要的位置。ERAS 同样离不开患者和家属的支持配合,需要在术前准备、术后护理、遵循医嘱及重视随访等方面与医护人员共同协力。设立院前准备中心规范患者预约住院,遵循专科诊治途径入院,合理统筹管理床位是建立 ERAS 稳固的基石；不断规范围手术期诊治流程是实现 ERAS 核心价值稳步上升的阶梯；进一步促进社区家庭医生诊疗机制的完善是发展 ERAS 坚强的后盾。ERAS 是外科医师不懈努力的方向，是汇集医学及管理学优势的共识，是未来甲状腺外科发展的必然趋势，也是患者受益最大化的途径。

（暨南大学附属第一医院　张艺超　李进义　孙鹏　王存川）

第二节　乳腺手术

手术是外科治疗疾病的主要手段，传统外科重点关注对需要外科处置的伤病术前诊断、病情评估、手术技术及并发症的预防和治疗，注重的是这些措施给外科治疗带来的最终结果。但就围手术期的处置对患者康复的影响缺乏系统研究。

减少创伤应激是 ERAS 理念的核心。应激（stress）指机体受到物理、化学性损害或情绪因素引起机体神经、内分泌及内环境改变。影响应激的因素包括：疼痛、体表温度变化，恶心呕吐、肠麻痹、焦虑、失眠、疲劳及分解代谢和免疫系统紊乱等。ERAS 利用现有手段对围手术期各种常规治疗措施加以改良、优化及组合，旨在减少外科应激，维持患者内环境稳定，加快术后康复，缩短住院时间。

随着 ERAS 的研究和推广应用，实施 ERAS 的优势也得到凸显。采用 ERAS 可缩短平均住院时间，降低普外科手术并发症，除此之外，ERAS 还可降低患者死亡风险和患者再入院风险。ERAS 对患者术后恢复的促进作用是多方面的，对 ERAS 依从性越高，患者获益越大。

目前，ERAS 在多个领域得到广泛应用，已在许多择期手术中取得成功，多个领域已制定了相应的 ERAS 指南共识。2005 年发布了欧洲版 ERAS 专家共识指导临床工作；2009 年 ERAS 工作组发布结直肠手术专家共识；2009 年 ASGBI（英国外科协会）发布快速康复方案实施指南；2012 年 ERAS 学会发布普外科（胰十二指肠切除、择期结肠手术及直肠盆腔择期手术）三大手术 ERAS 指南，不断规范临床工作。虽然目前并没有已经发布的乳腺手术临床工作 ERAS 指南，但是借助 ERAS 概念，并通过荟萃分析临床试验数据，也可探讨能在乳腺外科中值得推广并应用的 ERAS 措施。

ERAS 一般包括以下几个方面的重要内容：①院前检查和术前患者教育；②充分的麻醉和手术期间管理，有效的止痛措施，精准、微创的外科技术，以减少手术应激、疼痛及不适反应；③强化术后康复治疗，包括早期下床活动和营养支持。良好而完善的组织实施是保证 ERAS 成功的重要前提，加速康复外科是一个多学科协作的过程，建立由包括外科医生、麻醉师、康复治疗师、心理医师、营养师、护士，以及患者及家属共同参与组成的"康复团队"是 ERAS 的重要组成部分。通过"康复团队"成员之间充分的沟通合作，利用多学科技术，采取多形式的干预方式，实时观察并判断患者状态，随之制定个体化的快速康复方案。

一、乳腺疾病术前加速康复的内容

（一）院前检查

乳腺疾病需手术患者均需要进行必要的检查以明确诊断、了解患者全身情况和已有的其他疾病等，是保证手术安全的前提。既往大多情况是，患者一经初步诊断为乳腺良、恶性疾病需要手术时，均先收入院，然后再进行相应评估和检查。这增加了患者术前住院时间，已有研究表明术前住院时间越长，可能引起医院获得性感染的机会越多。因此，除急诊患者外，所有择期手术患者的术前检查应尽量在院外完成，住院后尽快手术。

（二）健康宣教

所有乳腺疾病患者在接受手术前，都应该接受专门的咨询服务。健康教育的目的除了告知患者手术和麻醉方式，解释手术过程，讲解围手术期的禁食和饮食安排，如何进行术后早期活动并控制疼痛之外，还有对乳腺癌患者减少恐惧和焦虑的心理支持作用。由于手术本身和担心乳房切除后的身体改变的双重压力之下，乳腺癌患者比其他患者的焦虑和抑郁比率更高。而术前的高心理应激状态和对手术结果担心会直接影响术后恶心、乏力及疼痛不适的发生率。通过健康教育，可以促进术后恢复并减少疼痛，尤其是对高焦虑水平患者效果更显著。有研究发现 92 名进行详细健康宣教的乳腺癌患者，均在术后 2.5 小时顺利出院。

健康教育的内容目前并无明确的指南推荐，有研究发现，健康教育的内容不能过于细节，对手术过程太过细节的健康教育反而加重了患者的焦虑情绪。因此，健康教育主要应该着眼于围手术期的患者准备事项，如术前饮食、术后伤口护理、引流管护理及让患者了解各种可能出现的术后不适症状和可能的并发症。多媒体时代，健康宣教的形式现在也多种多样，可通过个人辅导，提供传单、手册，或多媒体信息等方式让患者了解所有相关的信息。

（三）围手术期禁食

为了防止全麻导致的呼吸道误吸，多年来一直坚持全麻术前 12 小时禁食的原则。而目前的研究表明，术前 2 小时之前饮水都是安全的。术前预先给予碳水化合物饮料能降低手术的代谢反应，减少术前干渴和焦虑，尤其有利于减轻术后胰岛素抵抗。有研究通过 50 名患者的随机临床对照研究发现，在术后电解质水平、尿量以及患者满意度等各方面，术前口服水合剂均优于术前静脉体液补充。因此，推荐乳腺手术患者术前 6 小时禁食固体食物，术前 2 小时禁食透明液体。

（四）抗焦虑用药

术前焦虑水平和术后不良事件相关，包括增加疼痛敏感度和镇痛要求以及术后恶心呕吐等，因此，抗焦虑药过去曾在国外广泛应用。但是近年来由于 ERAS 的推广应用，大部分 I 期和 II 期乳腺癌手术患者，于手术后 24 小时出院，外科医生担心抗焦虑药的使用会延迟患者出院时间，所以抗焦虑药物的临床应用量反而降低了。但是 meta 分析的结果表明，抗焦虑药物并不延迟乳腺手术患者出院时间，而且随机临床试验也证明了苯二氮䓬类药物在乳腺癌围手术期使用的安全性和降低临床焦虑水平的有效性。因此,对于高焦虑水平的乳腺手术患者,可以术前使用抗焦虑药物。

(五)预防性抗生素治疗

抗生素的应用主要是为了预防手术部位感染(surgical site infection, SSI)。SSI 是指围手术期发生在切口或手术深部器官或腔隙的感染。乳腺手术为 I 类清洁切口,其 SSI 的发生率为 1%。因此,一般的乳腺手术不需要预防使用抗生素,而有假体置入,或手术时间长、创伤较大,以及患者有感染高危因素,如高龄、恶性肿瘤、糖尿病、免疫功能低下及营养不良等时,需要预防使用抗生素。乳腺手术 SSI 感染的主要病原菌是葡萄球菌,一般首选第一代头孢菌素如头孢唑林、头孢拉定等。预防使用抗生素的时机尤为关键,应在切开皮肤前 30 分钟,即麻醉诱导时开始给药,以保证在发生细菌污染之前血清及组织中的药物已达到有效浓度,不应在病房给药,而应在手术室给药。为了达到有效药物浓度,应在 30 分钟内静脉给药滴入。血清和组织内抗菌药物有效浓度必须要能够覆盖手术全过程。常用的头孢菌素血清半衰期为1~2 小时。因此,手术延长到 3 小时以上,或失血量超过 1 500ml,应补充一个剂量,必要时还可用第三次。预约使用抗生素应该短程用药,择期手术结束后不必再用。若患者有明显感染高危因素或有假体等人工植入物,可再用一次或数次直到 24 小时,特殊情况可以延长到 48 小时。

二、乳腺疾病术中加速康复的内容

(一)麻醉

乳腺手术可选择的麻醉方式包括全身麻醉、局部麻醉以及监测麻醉护理。全身麻醉仍然是最常规的麻醉方式。异丙酚目前是诱导麻醉的最佳方法,但是短效麻醉剂如地氟烷在术后快速恢复上要优于异丙酚或异氟烷酸盐。术中使用丙泊酚维持能减少术后呕吐的发生率。全身麻醉会导致术后恶心和呕吐,增加止痛剂,尤其是阿片类药物的用量,并且术后活动不便延长住院时间。椎旁或肋间阻滞麻醉以及胸部硬膜外麻醉等区段麻醉方式能让患者获益更多。椎旁阻滞麻醉(paravertebral block, PVB)在乳腺癌手术中应用的荟萃分析显示,PVB 在术后疼痛,患者满意度和术后恶心呕吐(PONV)的发生率方面均优于全身麻醉。PVB 的实施成功率为 87%~100%,操作时间为 4~24 分钟。其他形式的局部麻醉,如胸膜硬膜外或肋间阻滞,也可用于乳房手术,但支持其用于乳腺癌手术的证据不如 PVB 那么有力。回顾性病例对照研究和少量的随机研究均显示,和全麻相比,胸膜硬膜外或肋间阻滞能更好地控制疼痛和减少住院时间。监控麻醉(monitored anaesthesia care, MAC)是将静脉镇静和镇痛与局部麻醉相结合。MAC 能减少术后恶心呕吐的发生率,降低术后阿片类镇痛药的需求量。但是目前MAC 主要应用于乳房活检或区段切除等较小的乳腺手术,尚没有关于 MAC 应用于乳腺癌手术的随机临床试验。

(二)预防术中低温

手术中保持正常体温可减少伤口感染、心脏并发症、出血及输血量。保持手术前后 2 小时的正常体表温度可降低患者的应激反应。特定研究乳房手术中保持体温的临床试验很少。对 421 例清洁手术（主要包括乳房，静脉曲张及疝气）的患者进行随机研究，结果显示防止术中低温能明显减少伤口感染。ERAS 要求预防术中低体温，可以使用液体加温装置将静脉输注的液体或血液制品加温到 37℃；麻醉超过半小时的患者或者麻醉小于半小时但容易发生低体温的高危患者在手术期间应当使用保暖装置，保证围手术期患者的体温应不低于 36℃。

（三）引流

乳房和腋窝手术通常会放置引流以减少术后皮下积液的发生率。由于引流管放置导致的术后疼痛不适，如何减少引流天数、改进引流装置一直是外科医生研究的问题。有研究不放置引流在乳腺手术中的可行性，通过缝合皮肤和肌肉减少乳房切除术后的皮下间隙腔，采用乳房成形术减少腺体组织间间隙腔，使用纤维素密封剂减少出血和渗出等一系列方法替代引流管放置的临床研究均尚待证实。如何更好地留置引流管，减少患者疼痛还需要更多的研究。在常规放置引流管的乳腺癌手术中，术后拔除引流管的时间长短通常决定了患者住院时间。为了缩短患者住院时间，目前更多的外科医生要求患者带管出院，临床研究也发现住院期间拔管的患者和带管出院的患者，在术后引流天数、皮下积液发生率及伤口并发症等方面并无差异，因此，对于乳腺癌常规放置引流管的患者，带管出院者需要教会患者对引流量和引流物性质的观察，并保持引流通畅，并规定患者返回门诊或病房拔出引流管的时间。

三、乳腺疾病术后加速康复的内容
（一）术后镇痛

乳腺疾病患者术后会经历不同程度的疼痛，严重疼痛导致恢复缓慢，延长住院时间，应当有效预防和控制。除健康宣教、术中充分麻醉外，对患者术后可能发生的疼痛程度应进行评估。预计术后可能发生中 - 重度疼痛者，可于手术结束前在切口皮下注射中 - 长效麻醉剂，能有效减轻术后疼痛。为了预防痛觉过敏，现在 ERAS 更建议采用"预防镇痛"来积极控制患者的疼痛。预防镇痛主要是为了防止痛觉过敏的发生，包括手术时避免刺激可能显露于手术区的重要神经，如胸背神经、胸长神经等，避免术中大块结扎以减少术后的炎症反应等。根据手术范围的大小，术后宜采取多模式镇痛。术后镇痛也越早越好，常规镇痛比出现疼痛之后再给药效果更好。非甾体抗炎药是多模式镇痛的重要组成部分，同时应减少阿片类药物的使用。Meta 分析显示，通过对疼痛强度，额外镇痛药物的需求，疼痛控制时间 3 个方面对止痛药物进行评价，发现非甾体性抗炎药（NSAIDs）能改善额外镇痛药物需要和疼痛控制时间，而硬膜外镇痛在 3 个方面均有明显改善。术后镇痛药物的选择可按照疼痛强度，次第选择：①对乙酰氨基酚和局麻药物浸润；②非甾体抗炎药；③区域阻滞加弱阿片类或曲马多或必要时使用小剂量强阿片类药物静脉注射；④硬膜外局麻药物复合阿片类或曲马多或阿片类药物注射。

（二）防止术后恶心呕吐

恶心呕吐是阻碍早期康复和延迟出院的主要原因。疼痛、全身麻醉及阿片类药物均可导致术后恶心呕吐。除此之外，女性、非吸烟者、平时少运动者及曾有术后恶心呕吐历史的患者发生 PONV 的风险更高。因此，预防术后恶心呕吐应常规纳入乳腺手术 ERAS 方案，有 2 个或以上风险因素的患者，应该采用多模式预防 PONV。几项随机临床试验证实了 5-HT3 受体拮抗剂在乳腺手术后治疗 PONV 的安全性和有效性。同时荟萃分析发现地塞米松联合 5-HT3 受体拮抗剂有更好的预防 PONV 疗效。可乐定等 α2- 肾上腺素激素剂可通过减少麻醉药物用量并降低交感神经张力，从而减低 PONV 的发生率。

（三）预防深静脉血栓形成

乳腺手术患者发生深静脉血栓的风险虽然低于腹部和盆腔手术的患者，但是术前新辅助化疗等因素会增加乳腺癌患者深静脉血栓的发生率。手术患者整体的深静脉血栓的发生率约为 0.8%~5%。目前，乳房手术后是否常规使用抗血栓药物尚未达成共识，外科医生之间常规做法也不尽相同。NIH 推荐当患者有一种或多种血栓形成的危险因素时，需要使用普通肝素预防深静脉血栓。大样本研究发现肿瘤手术后深静脉血栓的风险明显高于无手术患者，并且其高发风险一直持续至术后 12 个月。然而目前尚没有足够的证据支持在乳房手术中常规使用药物预防血栓形成。对 3 898 例乳腺手术患者的回顾性分析发现，常规使用弹力袜和间歇性充气加压装置等机械抗血栓措施，可将症状性深静脉血栓的发生率降低至 0.16%。早期床上活动和下床活动也是降低术后血栓形成的有效措施。因此，为了预防深静脉血栓形成，应鼓励患者早期下床活动，术后常规应用机械性抗血栓治疗。药物预防血栓形成仅仅适用于血栓形成高风险的患者。

（四）早期活动和手臂功能锻炼

术后早期活动和快速恢复密切相关。有研究发现乳腺癌术后 30 分钟立即进行适当的活动都是安全的，并无直立性相关风险的发生。全麻术后应尽早下床活动，术后第一天的上午，患者就应积极活动，完成每日的活动目标。

乳腺癌术后上肢疼痛和肩关节僵硬是影响患者术后生活质量的重要因素，乳腺癌患者术后早期进行手臂功能的锻炼能提高患者上肢功能，但是可能会影响术后引流量和术后皮下积液的发生。目前的系统回顾和临床试验尚不能得出最佳的术后上肢功能锻炼时间，为了在术后皮下积液和上肢功能恢复之间达到平衡，有研究建议将术后上肢功能锻炼延迟至术后 7~14 天。

四、乳腺外科的精准、微创及加速康复

近十余年来乳腺外科临床治疗的发展和变化体现在多个方面。其中重要的理论支撑是提出了最小有效治疗，形成二个重要趋势：遵循循证证据和提倡个体化治疗。以乳腺外科的

重要疾病乳腺癌为例,一方面,已发表的高级别循证医学证据,使由此制定的"指南"具有良好的实用性和指导性。治疗乳腺癌时不再是"依据医生临床经验"进行治疗,而是遵从指南。从而减少了盲目和不合理的治疗。另一方面因诊断乳腺癌时:患者年龄不同、身体状况不同、临床分期不同、组织类型不同、分子分型不同及伴随疾病不同等,因此,不能像"熟练工人生产合格产品"那样采用同一种方式进行外科治疗和综合治疗。"最小有效治疗"是在大量循证结果和临床新理论和技术的支撑下,针对具体患者在有效治疗的前提下,减少过度治疗和不确定的盲目治疗,尽量减少不良反应和并发症,缩短住院时间。并使患者得到最佳心理、身体康复及最佳经济效益。

(一)乳腺外科的精准诊疗

为实现乳腺疾病的最小有效治疗,需要对患者的诊断和治疗精准化。精准诊疗是联系循证医学和个体化治疗的桥梁,是实现"最小有效治疗"的核心理念和关键技术。其内容包括:

1. 精准临床诊断 由优质高效,规范的临床检诊和合理选择辅助检查构成。包括精准影像诊断(BI-R 分级、精准定位及活检技术等),精准检验诊断(生化、激素水平等),精准病情诊断(如不同临床分期),精准病理诊断(组织类型、淋巴结数量、分化程度及分子分型等)和精准身体状况诊断(行为能力、体力状况、生活质量及伴随病等)。精准诊断是临床治疗的 GPS。

2. 精准外科治疗 包括选择最佳手术时机(患者是否需行新辅助治疗、术前伴发疾病控制等)和选择最好的手术方式。目前常用的乳腺癌手术方式如乳腺癌扩大根治术、乳腺癌根治术、乳腺癌改良根治术、保留乳房的乳腺癌局部扩大切除术、腋窝前哨淋巴结活检术及乳房成形术等,对特定的患者其中一个术式是最佳手术方式,应根据患者具体情况科学选择。当确定手术方式后,尚需选择适宜手术技术,其原则是方法最佳、路径合理及符合无瘤原则且操作规范。尚需确定围手术期处理,包括伴随疾病管理、抗生素合理使用、手术并发症的预防和处理方案及营养支持等。并按照加速康复外科原则使患者实现快速康复。乳腺癌的精准外科是改善患者生活质量的关键。

3. 精准综合治疗 放射治疗需根据指南选择适合的病例,对具体患者的不同情况采取不同的照射范围、剂量、防护及放射源等。而针对有化疗指征的患者,化疗方案、剂量、疗程、密度及不良反应处理,可能各不相同,要区别对待。而内分泌治疗者则要考虑患者的绝经状态,雌激素受体阳性比率进行药物选择。分子靶向治疗是 HER-2 阳性浸润性乳腺癌的最佳治疗,应明确 HER-2 基因检测结果,药物和治疗方案选择。并告知可能的并发症使之能及时得到检查和治疗。同时尚需注意支持治疗、并发症治疗、心理治疗及康复训练等其他治疗,使患者得到最好的治疗获益。精准综合治疗是提高患者生存率的关键。

4. 精准跟踪监测 乳腺癌患者经系统治疗出院后仍需进行跟踪管理。内容包括:疗效评价(疗效、并发症、美观、心理及经济等)、预后评估(患者状态和复发危险评估等)、跟踪记录（定期检查方案和复发转移预警等）、规范随访（正确方法、明确时间、规范记录及科学管理）、科学指导（功能康复、生活指导及心理疏导等）及其他治疗（如补充治疗和并发症治疗等）。并需对该特定患者的整个诊疗过程进行卫生经济学评价，以便研究最佳的患者获益率和社会经济效果。精准跟踪监测是出院后管理的重要步骤。

精准诊疗技术的应用使乳腺癌患者真正实现了个体化治疗。

（二）乳腺外科的微创治疗

以腔镜技术为代表的微创外科技术，应用于乳腺疾病的治疗已有 20 余年的历史，显示出特有的优势，产生了巨大影响。作为一种外科技术创新，从以下几个方面可能对乳腺外科产生积极的影响。

1. 具有突出的美容效果　由于其能通过微小切口完成大范围复杂手术操作，且出血少、恢复快，美容效果好，在患者术后的精神和心理康复方面具有常规手术难以达到的突出效果。

2. 改变了传统手术的方式和程序　如腔镜乳腺癌改良根治术，腔镜手术是先清除腋窝淋巴结，同时阻断了与肿瘤引流相关的静脉和淋巴管，再行乳房切除手术，从理论上更加符合恶性肿瘤的无瘤手术原则。

3. 乳腺腔镜手术增强了手术技术功能，突出了创新手术的特点　如腔镜辅助的保留乳房乳腺癌切除术，是在已有研究的基础上，充分利用腔镜可以远离病灶部位入路进行手术的优点，在常规手术基本原则的指导下，经远离病灶的乳晕切口或腋窝切口完成乳腺癌切除手术；即使须经乳房表面切口亦可通过腔镜的小切口操作，使保留乳房的美容效果更加突出。同时，腔镜手术避免了常规手术对肿瘤的挤压，通过皮肤悬吊或气腔真正做到非接触性手术。既可达到常规保留乳房手术的要求，又突出了创新手术的特点，弥补了常规手术的诸多不足。

4. 乳腺腔镜手术可能解决常规手术难以实现的临床难题　乳腺癌扩大根治术切除内乳淋巴结的方法被弃用后，乳腺癌内乳淋巴结转移成为外科治疗的盲区。腔镜乳腺癌内乳淋巴结清扫术采用双腔气管插管麻醉技术经肋间入路行腔镜乳腺癌内乳淋巴结清扫术，解决了不切除肋软骨清扫内乳淋巴结的临床难题。且视野广泛，方便胸腔内探查，内乳淋巴结清扫手术更加方便、彻底。

5. 乳房腔镜技术发展了新的手术理念　对较早期乳腺癌，用腔镜辅助完成小切口乳腺癌改良根治术，仅距离肿瘤边缘 1~2cm 切开皮肤，术中冷冻切片保证切缘无癌残留，切口两端不必再扩大，按常规手术标准游离皮瓣至无法直视手术时，借助腔镜技术辅助完成乳腺癌改良根治术。腔镜辅助小切口手术可以达到与传统改良根治术相同的肿瘤切除效果和淋巴结清扫范围。因腔镜的照明、放大作用配合超声刀良好的止血效果，术中出血更少，腋窝和锁骨下淋巴结清扫更加清楚，并可保护在血管鞘周围的淋巴管，减少术后上肢水肿的发生。术后随访最长已超过 5 年无局部复发。其突出的美容效果使乳腺癌手术终于摆脱了胸壁巨大、丑陋切口瘢痕。且因保留了更多的胸部皮肤为Ⅰ期和Ⅱ期整形手术创造了条件。患者术后精神和心理康复具有常规手术难以达到的突出效果。

腔镜技术改善了乳腺整形手术的效果。如全腔镜背阔肌瓣转移乳房重建术和腹腔镜带蒂大网膜乳房成形术等均充分发挥了腔镜技术的优势,创新了乳腺整形手术的技术并极大改善了整形的效果。

（三）精准、微创及快速康复的关系

精准、微创及快速康复是外科领域理论和技术的重大进展。是用"新理念"指导"老技术"达到更好的治疗效果,更满意的生理和心理康复;同时用最有限的资源,提供更多更好的服务,创造更高效益。其中精准诊疗和微创技术解决的是手术效果和术后生活质量,而快速康复,通过减少患者围手术期应激反应和降低并发症等方面的改善,合理缩短了患者住院时间,解决的是手术效率和卫生经济效率。更加适合我国患者基数大和医疗资源相对紧张的矛盾。

西南医院乳腺外科曾比较"十二五"期间,在人员和床位相同的情况下,通过开展精准、微创及快速康复使科室主要医疗指标明显提升,取得较好的效果（图 15-2-1）。

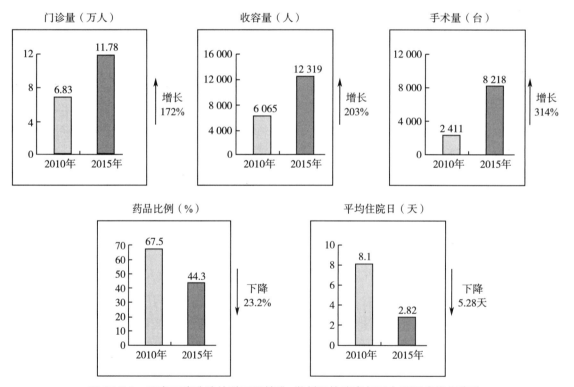

图 15-2-1　西南医院乳腺外科开展精准、微创及快速康复后主要医疗指标变化

总之,快速康复的成功应用,在乳腺外科 ERAS 可以缩短住院日、减少并发症及降低再住院率。与传统方法相比,快速康复计划对器官功能有保护及促进作用,快速康复计划还增加了患者的满意度,同时减少了治疗费用。

除此之外,需要强调的一个概念是加速康复外科主要是为了控制围手术期的病理生理学反应,目的是促进患者康复,而不是仅仅是为了早期出院。它的意义不仅在于减少了治疗费用,更重要的是提供了更好,且更有效的医疗服务。尽管这些方法可以减少费用,但它们主要的目的是通过减少并发症、提供更好的预后来改善外科手术治疗。总而言之,ERAS 的基本概念是通过多模式控制围手术期的病理生理变化和应激反应,改善手术患者的预后。乳腺外科医生应该学习 ERAS 的原则与方法,将 ERAS 的理念整合到乳腺手术患者的临床治疗中,让每一位乳腺手术患者从中获益。

［中国人民解放军陆军军医大学第一附属医院（西南医院）　姜军　周艳］

第三节　胃手术

加速康复外科理念可被认定为多模式的围手术期干预,通过一系列的措施来控制患者围手术期发生的各种生理病理反应,降低患者的手术应激及术后并发症,进而促进患者术后康复和提高患者的预后。已有相关的随机对照试验和 meta 分析研究表明,腹部手术取消常规机械灌肠、局部使用镇痛药物、全身镇痛、早期给予肠内营养、较早地移除鼻胃管及进行离床活动等措施并不增加术后吻合口瘘、肠梗阻及腹部感染等术后并发症的发生。尽管如此,中国加速康复外科理念,特别是胃手术的加速康复外科相对于结直肠在临床治疗中应用较少,本文针对胃手术加速外科胃手术期提出一些具体干预措施,希望对于胃手术的加速康复外科发展有些帮助。

一、院前筛查及宣教

（一）院前筛查

一些基础疾病会影响到术后顺利康复。进入胃手术加速康复外科的患者应进行院前筛查,积极处理基础疾病。

1. 有吸烟史并肺功能异常者术前应至少戒烟三周,并进行痰培养,预防性使用抗生素。

2. 术前营养评分 NRS2002 评分≥3 分者应术前给予营养支持治疗。

3. 术前空腹血糖高于 10mmol/L 者应在内分泌科指导下进行降糖治疗,控制空腹血糖在 8~10mmol/L。

4. 长期服用血管活性药物或者激素类药物如阿司匹林、华法林及泼尼松者,应至少停药 1~2 周后方可安排手术。

5. 老年男性患者,注意有无前列腺肥大疾病,必要时请泌尿外科协助处理,以免术后拔除尿管困难。

（二）康复宣教

拟进入胃手术加速康复外科的患者进行院前宣教,目的是让患者了解哪些主动行为有助于术后康复。健康教育主要包括:①术前吹气球大于每天 3 次,每次超过 15 分钟;②术前爬楼梯 3~4 层,每日超过 10 次;③术前步行每天超过 3 000 步;④术前每日进行翻身锻炼;⑤术前每日进行深呼吸锻炼;⑥术前每日进行有效咳嗽锻炼;⑦识别疼痛评分表(VAS 评分)的含义,术后能准确表达。

二、术前项目

(一)术前心理干预措施

医护人员需要详细掌握胃手术患者的疾病情况、家庭情况及生活情况等基本信息,以利于对患者开展更好的心理干预。手术前,让患者参观病区,并告知患者主管医生的基本信息,消除陌生环境带给患者的恐惧感,增加患者对医护人员的了解;告知手术的目的和流程等,同时向患者讲授疾病的相关知识,提高患者对疾病的认知程度,消除由于缺乏疾病知识导致的恐惧、紧张等情绪;有条件的安排术前患者和术后患者同病房,让术后患者用自己的亲身经历告知术前患者,可以更有效地消除患者术前的紧张情绪。护理人员要主动与患者进行交流沟通,交流时要用通俗易懂的语言,态度要热情,及时掌握患者不良情绪的来源并给予正确的疏导。护理人员告知患者及其家属围手术期护理的正确方法,同时告知患者适当运动的重要性、如何运动、有效咳嗽及自我疼痛评分等。通过增强患者对疾病知识、康复知识的了解,以提高患者的治疗依从性,加快康复的速度。

(二)术前肠道准备

术前除非有幽门梗阻的患者不需要禁食,并告知患者在手术前一天晚上要进食全流质或者半流质的食物,手术前 3 小时给予口服浓度为碳水化合物溶液 300ml。胃手术患者术前不需要口服任何缓泻剂,如果肿瘤位于胃大弯侧,术前影像学评估可能会侵犯横结肠,术中可能会切除部分结肠,则可以术晨使用温盐水清洁灌肠。有幽门梗阻的患者则可提前胃肠减压并使用 3% 盐水洗胃,每日 2~3 次。

(三)皮肤准备

上腹部手术常规清洁皮肤,但是不用剃刀剃毛,如果确实术区体毛过长,术中可能会影响手术操作则可以使用剪刀剪除过长的术区体毛,备皮避免使用剃刀。

(四)术前胃管和尿管的放置

无幽门梗阻的患者一般在麻醉后在喉镜指引下放置胃管,有幽门梗阻的患者提前放置胃管并术前洗胃,麻醉后留置导尿。

(五)术前是否需要使用抗焦虑药物

麻醉前焦虑会增加术后疼痛管理难度。因此,传统上术前常规使用抗焦虑药物,但并无证据表明麻醉前使用抗焦虑药物能使术后疼痛减轻,反而使麻醉复苏困难或复苏后处于嗜睡状态。因此,不主张在术前应用抗焦虑药物。

三、术中项目

（一）预防性使用抗菌药物

有充分研究证据支持术前预防性使用抗菌药物可降低手术部位感染发生率。主张切开皮肤前 0.5~1.0 小时或麻醉开始时给予抗菌药物，推荐静脉给药，且抗菌药物有效覆盖时间应包括整个手术过程。如手术时间 >3 小时或超过所用抗菌药物半衰期的 2 倍，或成年患者术中出血量 >1 500ml，术中应追加单次剂量。抗菌药物可根据国家卫生计生委指南选择，但预防性使用有别于治疗性使用。总体来说，预防性使用的抗菌药物应覆盖所有可能的病原菌。

（二）术中的保暖措施

术中预防低体温，多项 meta 分析和临床随机对照研究结果均表明，避免术中低体温能降低切口感染、心脏并发症及出血等发生率。此外，术中低体温会影响药理及药代动力学，影响麻醉复苏。因此，术中要常规监测体温，应提高室内温度并保持在 22~24℃，必要时使用保温毯、加热的冲洗水等措施，积极避免低体温发生，保持体温 >36℃。

（三）术中入路和切口选择

手术入路和切口以能良好暴露手术视野为准，开放手术或腹腔镜手术都适用。

（四）术中预防性镇痛

预防性镇痛的核心理念是预防痛觉敏化（疼痛阈值降低），采用多模式镇痛，多种药物联合使用，减少每一种药物的用量，降低药物副作用，并增强镇痛效果。术中为避免患者的应激反应，静脉麻醉前 20 分钟应该给予 5mg 地塞米松静推，并给予非甾体类止疼药（NSAIDs）静推。我们的经验是，全麻气管插管成功后，用 0.5% 罗哌卡因或左旋布比卡因，切皮前切口周围 2~3cm 多点浸润麻醉，进腹后于腹膜外切口周围 2~3cm 多点浸润麻醉，关腹前于腹膜外肌层多点浸润麻醉，术后连续 3 天使用 NSAIDs。

（五）术中的引流放置

手术放置引流管对引流少量瘘和避免瘘继发感染有益，无高级别证据支持胃外科术后常规放置引流管。有研究结果表明，在胃手术中未放置引流管的患者虽未导致术后吻合口瘘等严重并发症发生率增加，但术后再次腹腔穿刺引流发生率显著升高。故不强求常规不放置引流管，涉及胃手术仍推荐放置引流管，同时主张在无瘘、无感染的情况下早期拔除引流管。

（六）术中输液的管理和深度肌松的管理

由麻醉医生负责，术者给予积极配合。

四、术后措施

（一）术后胃管和尿管的处置

术后应该尽早拔除胃管和尿管。一般全胃切除术在麻醉清醒前，观察胃管内无明显出血即可拔出胃管，在行远端胃切除或者近端胃切除的患者术后 24 小时内拔出胃管。除非男性患者存在严重的前列腺肥大,均可在麻醉清醒后拔出尿管,有严重前列腺肥大患者,应在术前口服哈乐和保列治等药物后尽早拔除尿管。

(二)术后镇痛措施

据研究显示,术后 80% 的患者术后经历中重度疼痛,术后良好镇痛可提高患者的感受和生活质量,缓解紧张和焦虑,且提高早期进食、早期活动等依从性,加快机体功能恢复。相反,术后镇痛不足对患者危害极大,包括:疼痛所致的免疫抑制及其不良后果,如延缓伤口愈合、延长恢复时间、增加术后感染风险等;影响心理健康,如增加焦虑和抑郁风险;影响早期活动,延迟下床时间;影响肠功能恢复;延长住院时间、增加静脉血栓栓塞风险等;增加再入院风险。因此,术后镇痛是 ERAS 的重要环节,而"手术无痛"被视作 ERAS 的终极目标之一。

胃手术加速康复外科术后主张预防、按时及多模式的镇痛策略。预防镇痛,即在疼痛出现前采取镇痛措施以减轻痛觉敏化的发生,其始于外科手术前,覆盖整个术中和术后,并按时有规律地给予镇痛药物。提倡多模式镇痛,例如全麻加硬膜外麻醉,全麻加椎旁神经阻滞麻醉,全麻加 B 超引导下腹横肌平面阻滞或经腹横肌平面阻滞。对于镇痛药物的选择,阿片类药物的不良反应较大,如影响肠功能恢复、呼吸抑制、恶心及呕吐等,应尽量减少使用。近年来,联合应用阿片类与非阿片类药物使不良反应减少。非甾体抗炎药物 NSAIDs 被美国及欧洲多个国家的指南推荐为基础用药,建议若无禁忌证,首选 NSAIDs,其针剂可与弱阿片类药物联合应用,片剂作为口服序贯镇痛药物。在 NSAIDs 针剂的选择上,因非选择性 NSAIDs 可能增加出血风险和应激性溃疡发生率,推荐使用选择性环氧化酶(cyclooxygenase, COX)-2 抑制剂。多模式镇痛采用硬膜外阻滞麻醉、患者自控镇痛泵(patient control analgesia, PCA)和切口自控镇痛泵、腹直肌后鞘和 / 或腹横筋膜平面(transversus abdominis plane, TAP)阻滞等。有随机对照研究结果表明,局部切口浸润麻醉联合 PCA 比硬膜外阻滞麻醉更能缩短患者术后住院时间。术后第一天每 2~4 小时评估一次疼痛评分,VAS 评分超过四分,就要采取积极的处理措施,缓解疼痛。

(三)术后活动

术后早期下床活动对于胃肠道功能的恢复、预防深静脉血栓及肺部感染尤为重要。首次下床活动可能会出现头晕、心慌,甚至晕倒。下床活动应循序渐进,麻醉清醒后即给予半卧位,术后 6 小时评估生命体征平稳,再依次变换为半坐位、坐位(两脚触地)及下床活动。每变换一种体位间隔时间为 5~10 分钟。为增强患者术后下床活动的信心,手术医生需亲临床边,去除患者身上的监测导管并指导患者首次下床活动。一般情况下生命体征平稳,术后 6 小时即可下床,每次少许活动 5~10 分钟。若患者身体条件允许,按术后 0 天离床活动 2h/d,以后每天递增 2 小时计算活动时间。

(四)术后预防深静脉血栓措施

胃外科手术多涉及胃恶性肿瘤的大手术,增加了深静脉血栓形成和肺动脉栓塞风险。预防性抗凝是降低这一严重并发症的有效手段。预防性抗血栓形成措施包括患者教育、基础预防、机械预防和药物预防。基础预防即早期活动；机械预防常用措施是间歇性空气加压（intermittent pneu-matic compression，IPC）和梯度压力弹力袜（gradient pressure elastic socks，GCS）；药物预防有普通肝素、低分子肝素（1ow molecular weight heparin，LMWH）及阿司匹林等。LMWH 与普通肝素比较，前者出血风险低，患者依从性高，可有效降低血栓形成风险，比 IPC 机械抗凝效果更佳。术后 Carprini 评分 >5 分，需要同时进行机械预防和药物预防。在排除出血风险的情况下，建议术后 1~3 天使用 LMW。

（五）术后营养支持措施

术后营养支持以肠内营养为主导，术后 5~6 小时患者清醒后即鼓励其开始少量进水，每次 20~40ml，每 4 小时 1 次或从 20ml/h 开始，并根据患者肠胃的耐受情况随时调整增加。术后第 1 天开始进少量流质，术后第 1 天进水 500ml，第 2 天 1 000ml，主要以糖盐水为主，第 3 天 1 500ml 营养制剂，由低浓度开始，第 4 天停止静脉输液。必须根据患者生理需要以及胃肠耐受情况，采取逐渐增量的原则进行术后早期进食，以免发生腹胀、恶心及呕吐。如果患者不能经口饮食或存在顾虑，肠内营养也可通过术后放置空肠营养管实施，部分患者对肠内营养制剂耐受不佳，出现腹胀和腹泻，调整 EN 配方和速度。当给予肠内营养后出现腹胀，及时给予评估，程度轻者调整输注速度，严重者应该停止肠内营养，密切观察肠鸣音，给予腹部查体以排除机械性梗阻。

（六）肺部感染的预防

雾化吸入、深呼吸锻炼、辅助排痰仪及早期下床活动是术后预防肺部感染的重要措施。当患者咳嗽时腹肌和腹壁切口承受巨大张力，手术医生应教会陪护人员双手帮助收拢腹部切口，以减少咳嗽时切口承受张力和疼痛。

（七）医、护及麻醉一体化查房

胃手术的加速康复外科提倡医、护及麻醉一体化查房，这样的方式可以加强整个治疗小组对于患者实时病情变化的管控，护理可以和手术医生沟通患者术后的活动情况及术后对于肠内营养的耐受情况并调整术后治疗方案；麻醉医生可以实时了解患者术后的镇痛情况，并随时改变镇痛策略。

五、出院标准

患者生活基本自理，体温正常、白细胞计数正常及器官功能良好，疼痛缓解或口服止痛药能良好控制，能少量多次经口进食，排气排便通畅，切口愈合良好、无感染。

[中国人民解放军空军军医大学第一附属医院（西京医院）　施海　赵青川]

第四节　结直肠手术

作为 21 世纪医学一项新的理念和治疗康复模式，ERAS 在临床上以在结直肠手术中的应用最为成功。我们参考国外的指南和中国的专家共识,结合我们的临床实际制定了如下结直肠手术加速康复治疗方案。

一、术前宣教

术前评估患者的手术风险和耐受性、加强宣教将有利于患者术后的康复。应重点介绍治疗过程和手术方案,便于患者配合术后康复和早期出院计划,应让患者知道自己在此计划中所发挥的重要作用,包括术后早期进食、早期下床活动等。主要包括以下几点:①告知 ERAS 相关实施措施;②告知治疗过程和手术方案;③与患者及其家属共同商议术后康复目标和出院标准;④在病房放置 ERAS 宣传册。

二、术前的优化

术前优化主要从以下几个方面开展:①常规术前脏器功能评估;②建议戒烟禁酒,加强呼吸功能锻炼;③麻醉和手术室进行术前 ASA 评估。

三、术前肠道准备

不提倡对拟行结直肠手术的患者常规肠道准备,但需要结合患者个体情况和术式决定是否要进行肠道准备。术前肠道准备适用于需要术中结肠镜检查或有严重便秘的患者。我们认为下述方法比较合适:①术前尽量保持普食或半流饮食,术前 3 天开始给予口服缓泻剂乳果糖溶液促进排便,每天 3 次,每次 30ml;②右半结肠手术(包括小肠手术)者尽量不口服全消化道泻药和机械灌肠;③左半结肠和直肠手术者给予口服全消化道泻药保持肠道干净;④Miles' 手术可以不做任何肠道准备;⑤如果术中计划行肠镜检查或探查结肠微小病变,术前给予口服全消化道泻药,必要时术前清洁灌肠。

四、术前禁食和能量供给

目前的研究尚无证据支持有关结直肠手术术前过长时间的禁食可避免反流误吸的观点。现在许多国家的麻醉学会推荐,无胃肠道动力障碍者,麻醉 6 小时前允许进食固体饮食,2 小时前允许进食清流质。有研究表明,术前 12 小时饮 800ml 清亮碳水化合物(12.5%)饮品,术前 2~3 小时饮 400ml,可以减少术前的口渴、饥饿及烦躁,并且显著降低术后胰岛素抵抗发生率;患者将处于一个更适宜的代谢状态,降低了术后高血糖和并发症的发生率。根据经验,可以考虑下述措施:①术前 6 小时禁止进食固体。②第一台手术患者早晨 6 点喝 200ml 清亮碳水化合物电解质溶液或饮料,如佳得乐和宝矿力水特等。③接台手术应根据预定麻醉时间判断术前口服碳水化合物电解质溶液的时间,必要时进行适当的补液,根据时间,可以在开始关腹时通知接台手术患者开始口服碳水化合物电解质溶液。具体时间可根据实际情况而定。④需要注意的是,如果评估患者存在胃排空障碍,或者存在消化道梗阻情况则不适用上述措施。另外糖尿病患者不适合应用含糖量过高的溶液。可考虑 5% 的低糖溶液。

五、麻醉前用药

现在的国内共识认为,除特殊患者,不推荐常规术前麻醉用药,包括镇静和抗胆碱药。对于紧张型患者,在放置硬膜外导管时,给予短效的抗焦虑药可能有帮助。对于存在系统性疾病,如高血压者,需要遵医嘱术前当天服用降压药。

六、预防静脉血栓

根据 VTE 发病风险高低进行个体化预防。入院后立即进行 Caprini 评分,根据评分对患者进行危险度分级。根据 2012 年 *Prevention of VTE in Nonorthopedic Surgical Patients* 推荐措施进行 VTE 预防,具体参考如下:①风险 <0.5%,不需要特殊药物治疗或只是机械性预防,优于单纯下床活动;②风险 <1.5%,推荐使用 IPC(下肢轮匝气泵);③风险 <3%,推荐使用 LMWH,低剂量普通肝素或 IPC;④风险 <6%,推荐使用 LMWH,低剂量普通肝素;⑤腹部或盆腔恶性肿瘤手术患者,推荐使用 LMWH 至术后 4 周;⑥高出血风险患者,推荐使用 IPC;⑦所有患者,不应放置静脉滤网作为初始预防治疗。开腹手术需要穿弹力袜,腹腔镜手术使用 IPC。当然如果不具备 IPC 条件,也可使用弹力袜代替。需要注意在进行 VTE 评估的同时,需要同时评估出血风险,权衡利弊,选用合适预防措施。

七、术前备皮及预防性抗生素使用

术前 2 小时内备皮,以清洁、消毒为主,只有术野可见的毛发需要剃除。在结肠手术中预防性地使用抗生素对减少感染是有利的。预防性抗生素使用须注意:①预防用药应同时包括针对需氧菌及厌氧菌的药物;②应在切开皮肤前 30 分钟使用;③单一剂量与多剂量方案具有同样的效果,如果手术时间 >3 小时,可以在术中重复用药 1 次。

八、标准的麻醉方案

采用全身麻醉、硬膜外阻滞及全麻联合硬膜外阻滞等麻醉方案。中胸段硬膜外阻滞麻醉有利于抑制应激反应、减少肠麻痹,利于术后快速苏醒、术后良好镇痛、促进肠功能恢复。目前我们多采用全身麻醉结合腹横肌平面阻滞联合静脉自控镇痛,镇痛效果较佳。

九、术后恶心、呕吐的预防及处理

术后的恶心、呕吐延缓患者的早期经口饮食,并容易继发误吸,导致严重的肺部感染。因此对于恶心、呕吐等症状要加以关注,尽早处理。根据国内外指南及共识,结合我们的临床经验,可从以下方面准备:①尽量避免使用容易引起呕吐的药物,如阿片类镇痛药;

②对于所有接受结直肠手术且存在 2 种或以上导致术后恶心、呕吐危险因素的患者均给予多模式联合预防术后恶心、呕吐的治疗；③患者已经出现术后恶心、呕吐,应及时给予多模式的治疗方法；④腹腔镜手术以及手术方式的改变,如条件允许,建议行腹腔镜下结肠切除术。

十、鼻胃管置管

择期结肠手术不常规留置鼻胃管,如果术中发现胃扩张积气,影响手术者可以在术中插入带导丝鼻胃管以吸净气体和液体,但在患者麻醉清醒前应予以拔出。术前存在消化道梗阻者,必须留置鼻胃管以降低麻醉后误吸的风险和手术操作的难度。如果患者术后出现明显腹胀,应视临床情况决定是否留置鼻胃管和调整饮食方案。

十一、避免术中低温

避免术中低体温可以减少低温对神经内分泌代谢、凝血机制的影响。在术中应常规监测体温及采用必要的保温措施。在临床上,可采用如下策略:①患者入室后调高室温至 25℃;②手术全程监测体温,维持核心体温在 36~37℃;③麻醉后手术全程覆盖气体保温毯;④使用输液加温器;⑤使用恒温箱加热术中腹腔冲洗液;⑥复苏时使用保温毯;⑦需要注意的是,在预防低体温的时候,也要避免体温过高。

十二、围手术期补液原则

减少患者术中及术后的液体及钠盐的输入量,将有利于减少术后并发症并且缩短术后住院时间,加速胃肠功能的恢复。术中以目标导向为基础的限制性容量治疗策略是减少围手术期液体过负荷、心肺过负荷的最佳方法。使用硬膜外麻醉可能引起血管扩张,导致血管内容量相对缺乏及低血压。因此,处理由于血管扩张引起的低血压,比较合理的方法是使用血管收缩药而不是大量输液。对于高危患者,术中使用经食管超声多普勒监测可以帮助决定液体的需要量。

十三、结肠吻合术后腹腔引流

因为疼痛的因素,放置腹腔引流将影响患者的早期下床活动。同时 Meta 分析结果表明,结肠吻合后使用腹腔引流并不降低吻合口瘘及其他并发症的发生率或者减轻其严重程度。具体如下:①如结肠手术顺利,无吻合口瘘高危因素者不需要常规放置引流管来早期发现吻合口瘘的发生;②中低位直肠手术的患者,由于吻合口瘘发生的风险较高,放置引流管有利于保守治疗的成功。

十四、导尿

放置导尿管影响患者术后的早期活动。在使用硬膜外止痛的行结肠切除的患者中,使用导尿管 24 小时后,尿潴留的风险将很低。因此,推荐在胸段硬膜外止痛时,使用导尿管 24 小时后就应考虑拔除。经腹低位直肠前切除术时,应放置导尿管 2 天左右。

十五、预防术后肠梗阻

术后肠梗阻是常见的严重并发症,一旦出现,明显延长住院时间,增加住院费用,严重的术后肠梗阻甚至需要再次手术解决。目前国内外指南和共识认为微创手术、早期活动及早期进食均可降低术后肠梗阻的发生率。结合实际经验,我们建议:①首选腹腔镜手术;②限制性补液;③不常规胃管减压;④早期流质饮食;⑤术后随意咀嚼口香糖,至少每天 3 次,10~15 分钟 / 次;⑥早期离床活动,并量化下床活动的目标。

十六、术后镇痛

根据 2015 年版《普通外科围手术期疼痛处理专家共识》,我们可考虑如下措施:①采取多模式镇痛;②超前镇痛,术前在 B 超引导下实施腹横肌平面阻滞和 / 或进行罗哌卡因切口浸润;③术后留置静脉自控镇痛泵;④每天规律疼痛评分,根据评分实施补充止痛。

十七、围手术期营养管理

应该根据营养状态对患者进行筛选,如果认为患者存在营养不良的风险,应该给予积极的营养支持。具体操作上,可在入院时使用 NRS2002 评分进行营养筛查。术前禁食应该最小化,并且在术后尽早地鼓励患者进食。具体实施时,需要警惕术后肠动力不足的问题。如果手术顺利,术后麻醉清醒后 6 小时开始可以进食少量的碳水化合物电解质溶液,并同时给予止吐药防止因麻醉药物导致的恶心呕吐;术后逐渐增加进食流质的量,直至患者能耐受半流质饮食。营养不良的患者,出院后继续给予口服营养支持。

十八、术后血糖控制

高血糖症是术后并发症发生的危险因素,应该避免其出现,同时也需要避免低血糖的发生。后血糖调整方案可参照《2014 年围手术期血糖管理专家共识》。糖尿病患者术前可请专科会诊,制定围手术期血糖管理方案。糖尿病患者术后应用静脉营养时,可使用胰岛素泵 24 小时控制,控制目标大约 10mmol/L。

十九、早期活动

长期卧床不仅增加胰岛素抵抗和肌肉丢失,而且减少肌肉的强度、损害肺功能和组织氧合,也增加了下肢静脉血栓形成的危险。使用便携式的胸段硬膜外镇痛泵或者常规使用 NSAIDs 可以很好地进行术后止痛,这是促进患者早期活动的重要保证。根据患者的客观情况,每天计划并落实患者的活动量,并且应建立患者的活动日记。目标是在手术后第一天下床活动 1~2 小时,而至出院时每天应下床活动 4~6 小时。

(浙江大学医学院附属第一医院 于吉人)

第五节 肝脏手术

加速康复外科 ERAS 理念涵盖手术前、手术中及手术后三部分,由外科医师、麻醉医师、护理人员及家属共同参与。参照中国研究型医院学会肝胆胰外科专业委员会《肝胆胰外科术后加速康复专家共识(2015 版)》,肝胆胰外科手术 ERAS 工作要点和工作内容见图 15-5-1。由于肝脏、胆道及胰腺疾病有各自的发病特点,因此在实施 ERAS 过程中,既要遵循 ERAS 的基本原则,又要兼顾各自的发病特点。

工作要点	工作内容
术前 ● 术前宣教 ● 优化患者身体状况 ● 术前肠道准备及禁食 ● 抗血栓治疗 ● 预防性镇痛	● 医师、护士、麻醉师引导患者了解手术方式及疼痛管理 ● 术前改善患者贫血、低蛋白血症、高血肌酐,及严重肝功能异常 ● 术前 6 小时禁食,2 小时进水,无消化道梗阻者期间适当口服碳水化物 ● 高血栓风险患者术前给予抗血栓治疗 ● 根据疼痛评估给予预防性镇痛,降低术中阿片类药物用量,加速术后康复
术中 ● 麻醉 ● 切口及术式 ● 体温控制 ● 液体管理 ● 引流管及鼻胃管放置	● 多模式联合镇痛,降低阿片类药物用量,减少术后呕吐、谵妄、肠麻痹等 ● 微创手术:配合手术类型及切口选择对术后康复干扰小的麻醉方式 ● 结合手术时间,采用不同方法控制术中体温 >36℃ ● 目标导向性液体治疗 ● 避免不必要的引流管或鼻胃管放置,利于术后患者早期活动
术后 ● 术后镇痛 ● 尽早活动 ● 防止术后恶心呕吐 ● 术后营养支持 ● 促肠功能恢复	● 术后 1~3 小时疼痛评估,指定镇痛方案,改善手术体验,促早期下床活动 ● 配合镇痛,及时去除不必要的鼻胃管 / 尿管 / 引流管,鼓励尽早活动 ● 利用 NSAIDs 类药物或 Cox-2 抑制剂控制疼痛,减少一些药物的致吐副作用 ● 根据麻醉苏醒及食欲,在医生指导下尽早开放饮食,以少量饮水为先导 ● 减少干扰肠功能的药物,配合控制性液体治疗及肠内营养,促肠功能恢复

图 15-5-1 肝胆胰外科手术 ERAS 工作要点和工作内容

在中国,实施肝切除的患者,大多合并有病毒性肝炎、肝硬化等基础性疾病。因此,在肝脏外科实施 ERAS 过程中不仅要倡导外科技术的精细准确,而且要注重肝脏基础疾病的影响和肝功能的保护,科学地进行术前评估和围手术期处理,实现以最小创伤侵袭、最大器官保护及最低医疗耗费获得最佳治疗效果的理想目标。

一、精准肝脏外科与肝脏外科加速康复

精准肝脏外科被认为是 21 世纪肝脏外科发展的方向,与 ERAS 一脉相承、相互联系、相

互融通。特别是近年来,精准肝脏外科借鉴生物医学、现代医学影像技术及计算机辅助外科技术的最新成果,准确规划并指导肝脏手术,是对 ERAS 内涵和方法上的进一步拓展。ERAS 在肝切除术中的应用,除遵循 ERAS 的一般规律外,还必须重视肝脏基础疾病,特别是病毒性肝炎、肝硬化等的处理。对于整体病患者而言,特别是合并病毒性肝炎、肝硬化患者,因为术前肝脏储备功能下降、术后肝功能损害等关键因素的影响,严重制约了患者术后的加速康复。精准肝脏外科理念强调重视肝脏基础疾病的治疗,术前精确评估和手术规划,术中精准解剖、精细止血及术后精心处理,与 ERAS 理念联合应用于肝脏围手术期处理,可使肝脏手术患者大大获益。

二、肝脏外科加速康复的措施

(一)患者宣教

术前通过面对面交流,书面(展板、宣传册)或多媒体方式,告知患者围手术期各项相关事宜,包括告知患者麻醉和手术过程、减轻患者对麻醉和手术的恐惧和焦虑,告知患者 ERAS 方案的目的和主要项目,鼓励患者术后早期进食、术后早期活动,宣传疼痛控制及呼吸理疗等相关知识,增加方案施行的依从性,告知患者预设的出院标准,告知患者随访时间安排和再入院途径。

(二)围手术期营养管理

营养治疗在加速康复外科中是不可缺少的部分,系统的营养管理可有效地缩短患者的住院时间。围手术期营养管理包括术前营养不良风险筛查、术后营养状况评估、围手术期患者饮食指导及科学合理的营养治疗方案(若有需要)等。营养不良风险评分≥3 分的患者视为存在营养不良风险,对这些患者应进行更全面的营养状态评估,必要时行肠内或肠外营养支持治疗,其中首选肠内营养支持治疗。

1. 为了解患者现阶段整体营养状况,建议对入院患者进行统一的营养评估 采用 24 小时膳食回顾法(日常饮食量、日常饮食结构及日常饮食习惯)、营养不良风险筛查(ESPENT 推荐的 NRS2002 营养不良风险筛查工具,见表 15-5-1)以及营养体格检查,内容包括身高、体重、肱三头肌皮褶厚度、上臂围、上臂肌围及腰臀比等。根据患者营养评估结果,制定相应的营养治疗方案。中、重度营养不良患者或严重吞咽困难的患者,采取肠外营养或肠内肠外营养相结合方法;单纯饮食量下降患者或体重减轻较少者,营养师制定患者每日饮食需要量,给出相应的饮食指导并观察患者体重变化。

2. 术后营养状况评估 采用 ESPEN 推荐的 NRS2002 营养不良风险筛查工具,动态评估患者营养不良风险,积极采取相应的营养治疗。实施流程包括:①术后第一天进行首次营养状况评估。若患者肠内营养仍处于少量补充阶段,可同时给予静脉营养。②术后第三天进行再次营养状况评估,营养不良风险筛查评分如降低,则可根据患者术后肠内营养量增加情况,或患者术后康复情况,减少或暂停静脉营养。③术后一周对患者进行第三次营养状

表 15-5-1 NRS2002 营养不良风险筛查表

姓名:	性别:	年龄:	身高:	cm	现体重:	kg	BMI:

疾病诊断:					科室:	

住院日期:		手术日期:		测评日期:	

NRS2002 营养不良风险筛查:分

疾病评分:	评分 1 分:髋骨折□慢性疾病急性发作或有并发症者□ COPD □血液透析□肝硬化□一般恶性肿瘤患者□糖尿病□ 评分 2 分:腹部大手术□脑卒中□重度肺炎□血液恶性肿瘤□ 评分 3 分:颅脑损伤□骨髓移植□大于 APACHE10 分的 ICU 患者□
小结:疾病有关评分	
营养状态:	1. BMI(kg/m²)□小于 18.5(3 分) 注:因严重胸腹水、水肿得不到准确 BMI 值时,无严重肝肾功能异常者,用白蛋白替代(按 ESPEN2 006)＿＿＿(g/L)(<30g/L, 3 分) 2. 体重下降 >5% 是在□ 3 个月内(1 分)□ 2 个月内(2 分)□ 1 个月内(3 分) 3. 一周内进食量:较从前减少□ 25%~50%(1 分)□ 51%~75%(2 分)□ 76%~100%(3 分)
小结:营养状态评分	
年龄评分:	年龄 >70 岁(1 分)年龄 <70 岁(0 分)
小结:年龄评分	

对于表中没有明确列出诊断的疾病参考以下标准,依照调查者的理解进行评分。 1 分:慢性疾病患者因出现并发症而住院治疗。患者虚弱但不需卧床。蛋白质需要量略有增加,但可通过口服补充来弥补。 2 分:患者需要卧床,如腹部大手术后。蛋白质需要量相应增加,但大多数人仍可以通过肠外或肠内营养支持得到恢复。 3 分:患者在加强病房中靠机械通气支持。蛋白质需要量增加而且不能被肠外或肠内营养支持所弥补。但是通过肠外或肠内营养支持可使蛋白质分解和氮丢失明显减少。

总分值≥3 分:患者处于营养不良风险,需要营养支持,结合临床,制定营养治疗计划。 总分值 <3 分:每周复查营养不良风险筛查。

况评估,如患者营养不良风险持续降低,术后一周肠内营养量恢复术前饮食量(总量或总能量)60%,表明患者现阶段营养及饮食情况较理想。④出院前对患者进行最后一次营养状况评估,如筛查结果低于 3 分,表明患者营养不良风险较低或不存在营养不良风险。如果患者营养不良风险仍较高,营养师应针对患者进行个体化出院前饮食指导,并留联系方式便于患者咨询。

3. 术后患者饮食指导及饮食管理 目的在于了解患者每日进食量(总量或总能量),与患者日常进食量(总量或总能量)进行对比。具体方法由医师及营养师指导患者术后饮食,提供参考食谱。患者记录每日饮食量,由护士进行每日汇总(24 小时饮食量)。营养师计算每日患者饮食量,供医师参考并进行营养治疗。

4. 非经口营养的补充评估 如患者出现不适宜经口进食或一周后患者进食仍达不到饮食总量的 60%,应考虑其他营养治疗方法辅助治疗,如:经口营养补充剂(oral nutritional supplements, ONS)、肠内营养治疗或肠外营养治疗等。

适用对象:18~90 岁,住院 1 天以上,次日 8 时未行手术者,意识清楚者。不适用对象:18 岁以下,90 岁以上,住院不过夜,次日 8 时前行手术者,意识不清者。

(三)术前肝功能的改善

对于部分肝功能不良、合并梗阻性黄疸的患者,术前充分评估并改善肝功能,对围手术期加速康复非常重要。对于肝功能不良者,可给予护肝药物,低蛋白血症患者输注白蛋白。对于合并梗阻性黄疸患者,实施大范围肝切除有发生肝功能衰竭风险。因此,对于黄疸时间长或伴有胆管炎、营养不良及血清胆红素 >200μmol/L 且需要作大范围肝切除(切除肝叶 > 全肝体积 60%)的患者,应予术前胆道引流。胆道引流的方法包括经皮经肝胆道引流(PTBD)、经内镜鼻胆管引流(ENBD)、经内镜胆管支架引流(ERBD)以及手术引流等。可根据患者状况和各单位技术水平个体化选择引流方式。

(四)术前精确评估与手术规划

术前精确评估对选择合理的治疗方法,把握合适的肝切除范围,降低术后肝衰竭的发生率具有重要意义,是 ERAS 应用于肝切除术的基石。主要包括肝脏储备功能评估、肿瘤与肝脏解剖影像学评估以及应用肝脏手术规划技术进行虚拟肝切除等。术前常规采用吲哚菁绿排泄试验(ICG15)来评估肝脏储备功能、指导肝切除范围。以肝脏影像学(CT/MRI)三维重建为基础的肝体积精确测量、手术方案的设计、虚拟肝切除及切除后残肝体积评估等,对规划手术具有重要指导意义。对于通过体积评估,估计预留肝脏体积不足,肝切除术后有发生肝功能衰竭可能的患者,可先行患侧门静脉栓塞(portal vein embolization, PVE)诱导保留侧肝脏增生,待预留肝脏的体积达到安全肝切除后再行大范围肝切除手术。联合肝脏离断和门静脉结扎的两步肝切除术(associating liver partition and portal vein ligation for staged hepatectomy, ALPPS)是另外一种可在较短时间内增加残肝体积的方法,可在某些有选择的病例中应用。

(五)术前饮食和烟酒摄入的管理

传统术前饮食管理的方案是术前禁食 12 小时,禁水 6 小时。但研究结果表明,禁食时间过长可引起胰岛素抵抗和术后不适。ERAS 的理念建议采取术前禁食 6 小时,禁水和清流质食物 2 小时,可以在麻醉前 2 小时给予碳水化合物及电解质。若患者术前未合并糖尿病,麻醉前 2 小时内应口服葡萄糖液,以减轻患者饥饿、口渴及焦虑。术前日均摄入酒精 >60ml 的患者,可增加术后不良反应和并发症的发生率,每日吸烟的患者术后发生呼吸道并发症的风险也较未吸烟患者增加。因此,对于择期手术患者,术前 1 个月需告知患者戒烟、戒酒,对于长期吸烟者,建议术前进行肺功能康复锻炼。

（六）术前镇静抗焦虑用药

目前并无证据表明麻醉前使用抗焦虑药物能使患者受益,反而使麻醉复苏困难或复苏后处于嗜睡状态。因此,一般情况下,术前不必常规应用镇静抗焦虑药物。对于少数高度紧张、焦虑的患者,可在术前给予地西泮片 10mg 睡前口服。

（七）开展腹腔镜肝切除手术

与传统开放手术相比,腹腔镜肝切除具有创伤小、全身反应轻及术后恢复快等优势。选择合适病例,术前合理规划手术方案,实施腹腔镜肝切除（解剖性切除或非解剖性切除）,可极大地加速肝切除患者术后康复。腹腔镜肝切除手术适应证包括肝脏良恶性病变如肝血管瘤、部分肝胆管结石病例、原发性和转移性肝脏恶性肿瘤以及活体肝移植的供肝获取等。传统观点认为腹腔镜肝切除适用于肿瘤位于易于显露的区域如Ⅱ段、Ⅲ段、Ⅳb 段、Ⅴ 段及Ⅵ段,肿瘤部位远离大血管和肝门结构,肿瘤直径 <5cm 等。近年来,随着腹腔镜肝切除技术的进展,肿瘤的部位和大小已不再是否行腹腔镜肝切除的决定性因素。在行腹腔镜肝切除的过程中,重点是出血的控制和肝脏断面脉管结构的处理,避免术后出血、胆瘘等并发症的发生,是术后患者加速康复的关键。

（八）术中预防低体温

多项荟萃分析和临床随机对照研究结果均表明:避免术中低体温能降低切口感染、心脏并发症、出血及输血等发生率。此外,术中低体温会影响药理和药代动力学,影响麻醉复苏。因此,术中应积极预防低体温,建议每 30 分钟监测并记录体温;采取必要措施维持患者体温在摄氏 36~37℃。

（九）减少术中出血

肝切除术中失血量与术后恢复及预后密切相关,若术中出血 >2 000ml,患者术后恢复显著延迟、并发症增加。术中选择合适的控制肝血流方法,准确判断出血部位及原因,及时采取有效止血措施控制出血是成功实施肝切除术的关键。术者应根据不同部位、不同范围的病变,选择性采用自己擅长而又利于最大限度保护肝功能的肝血流阻断方式;与此同时,还要求术者熟知解剖、细致操作及预先处理可能之出血;根据不同的肝实质层次选择好的断肝工具,小块组织钳夹法断肝,妥当处理肝断面脉管结构,配合局部压迫或缝合止血等。肝切除术中 CVP 控制有助于减少出血,断肝过程中控制 CVP 在 $0~5cmH_2O$ 可显著减少来自肝静脉出血,并有助于血管缝合等术中止血措施的实施。

（十）术中精细操作

1. 术中精准解剖肝门　术中精准解剖第一肝门、第二肝门及第三肝门,实现精准的肝门解剖,能做到真正意义上的个体化、选择性肝血流阻断技术,避免不必要的 Pringle 法肝血流阻断;最大限度保护剩余肝功能,降低术后肝衰竭发生率,以提高手术的安全性,促进患者术后早期康复。

2. 术中精细离断肝实质　可采用超声刀、CUSA、刮吸刀、水刀、血管钳及双极电凝等器械中的一种或多种离断肝实质和处理肝断面。术中精细肝实质的离断原则包括以下3个方面：①精确解剖和处理肝断面的脉管结构；②保留剩余肝脏组织脉管结构的完整性，包括肝动脉、门静脉、肝静脉以及肝内外胆管系统；③肝断面确切止血后应尽量避免对拢缝合。

（十一）预防性使用抗生素

有充分的研究证据支持术前预防性使用抗生素，可降低手术部位感染发生率。建议切开皮肤前 0.5~1.0 小时给予抗生素，推荐静脉给药，且抗生素有效覆盖时间应包括整个手术过程。如手术时间 >3 小时或超过所用抗菌药物半衰期的 2 倍，或成年患者术中出血量 >1 500ml术中应追加单次剂量。

（十二）手术区引流管放置

无高级别证据支持肝切除术后常规放置引流管。虽有研究结果显示，在肝脏手术中，放置引流管并不能降低术后并发症发生率，但类似研究多存在选择性偏倚。因此，术者需要根据术中离断肝实质和肝断面处理情况，有选择地放置腹腔引流管。

（十三）术中液体管理

倡导对实施肝切除的患者，实施目标导向性静脉补液。术中避免体液超载，建议经食管多普勒监测心排出量以优化液体平衡；低血压时使用血管升压素；晶体平衡液优于生理盐水；术后尽早停止静脉补液，过渡到经消化道补充液体。围手术期患者，既应避免因低血容量导致的组织灌注不足和器官功能损害，也应注意容量负荷过多所致的组织水肿和心脏负荷增加。针对不同患者的个性化目标导向性补液治疗可维持患者合适的循环容量和组织供氧，达到加快术后康复的目的。目标导向性补液治疗的临床参考指标很多，实施过程中，需要连续、动态监测，维持血压下降幅度 ≤ 正常值的 20%，心率加快幅度 ≤ 正常值的 20%，CVP为 4~12cmH$_2$O，尿量维持在 >0.5ml/（kg·h），血乳酸 ≤2ml/L，中心静脉血氧饱和度（ScvO$_2$）>65%，每搏出量变异度 ≤13%。由于大部分患者可早期进食，故可以在术后第 2~4 天停止静脉补液。

（十四）术后预防肝功能衰竭

在我国，大多数肝细胞癌患者合并病毒性肝炎和肝硬化，肝脏储备功能受损，预防术后肝衰竭及促进术后肝功能恢复是我国肝切除术 ERAS 处理措施的核心。预防术后肝功能衰竭的措施，除了术前、术中精确评估及术中精细手术操作，也与术后合理用药密切相关。有报道认为，腺苷蛋氨酸通过解毒、抗氧自由基、增加膜的流动性及抗炎症介质等途径，保护肝功能。肝切除术后补充外源性腺苷蛋氨酸可能有利于保护剩余肝功能，降低术后肝功能不全的发生率，特别适用于术中第一肝门阻断时间 >15 分钟的患者。乌司他丁注射液作为广谱水解酶抑制剂，能抑制多种炎症介质的释放，如 TNF、IL-1、IL-6 等，达到减轻炎症反应的效果；同时能够增加肝细胞溶酶体膜稳定性，防止肝脏脂质过氧化，减轻肝脏缺血再灌注损伤，目前已被推荐用于肝切除术围手术期管理，可有效发挥对抗过度炎症反应、保护肝脏及全身其他器官的作用。

（十五）围手术期镇痛

开腹肝切除术手术创伤大，术中拉钩牵引和术后腹腔引流管放置常导致患者术后疼痛较重，严重影响患者术后加速康复。80% 的患者术后经历中重度疼痛，术后良好镇痛可提高患者生存质量，缓解紧张和焦虑，且提高早期进食、早期活动等依从性，加快机体功能恢复。相反，术后镇痛不足对患者危害极大，包括疼痛所致的免疫抑制及其不良后果，如延缓伤口愈合、延长恢复时间及增加术后感染风险等；影响心理健康，如增加焦虑和抑郁风险；影响早期活动，延迟下床时间；影响肠功能恢复；延长住院时间、增加静脉血栓栓塞风险；增加再入院风险等。此外，如果镇痛不足，超过 10% 的患者可能会出现慢性疼痛。因此，术后镇痛是 ERSA 的重要环节，而 "手术无痛" 被视作 ERSA 的终极目标之一。主张预防、按时及多模式的镇痛策略。预防镇痛，即在疼痛出现前采取镇痛措施以减缓术后疼痛的发生，其始于外科手术前，覆盖整个术中和术后，并按时有规律地给予镇痛药物。多模式镇痛采用硬膜外阻滞麻醉、患者自控镇痛泵和切口自控镇痛泵、腹直肌后鞘和 / 或腹横筋膜平面阻滞等。

肝切除术后镇痛原则上应选择对胃肠道和肝功能影响较小的药物，采用多模式联合镇痛方式，减少不良反应，增加镇痛效果。非甾体抗炎药物用于术后镇痛效果肯定，可以减少阿片类药物的使用量，而阿片类药物用于术后镇痛可抑制术后肠道功能，并可能引起诸多不良反应，妨碍患者术后康复，因此，非甾体抗炎药物可作为多模式镇痛的基础用药。尽管硬膜外镇痛被推荐作为结直肠手术 ERAS 的基本策略，但鉴于肝切除术后可能出现凝血功能障碍等，肝脏手术后硬膜外镇痛现阶段在国际上尚存有争议。区域阻滞镇痛效果好，且有利于患者术后早期活动和康复，被认为适合于肝脏术后镇痛。

（十六）早期拔除各种引流管，包括胃管、导尿管及手术区引流管

长期留置导尿管会增加尿路感染等风险，因此，除非特殊情况，术后 1~2 天即可拔除导尿管。长期留置胃管患者发热、肺不张、肺炎及胃食管反流等并发症发生率较高，而不留置胃管患者胃肠功能恢复较快。未同时行胃肠道重建患者可不放置胃管或于手术结束时拔除；同时行胃肠道重建患者根据引流情况于术后胃肠功能恢复后拔除胃管。依据引流液的量和性质，合理地早期拔除腹腔引流管能使患者获益。

（十七）预防血栓栓塞

肝脏外科中涉及恶性肿瘤的大手术居多，增加了深静脉血栓形成和肺动脉栓塞风险。预防性抗凝是降低这一严重并发症的有效手段。预防性抗血栓形成措施包括基础预防、机械预防及药物预防。基础预防即早期活动；机械预防常用措施是间歇性空气加压（intermittent pneumatic compression, IPC）；药物预防有普通肝素、低分子肝素（low molecular weight heparins, LMWH）及阿司匹林等。LMWH 与普通肝素比较，前者出血风险低，患者依从性高，可有效降低血栓形成风险，比 IPC 机械抗凝效果更佳。建议围手术期根据 Caprini 评分，评估血栓形成

风险,预防性应用药物和 / 或机械性抗血栓治疗。Caprini 血栓风险评估表见表 15-5-2,CHEST
指南 2012 推荐的对应血栓预防措施见表 15-5-3。

表 15-5-2　Caprini 血栓风险评估模型

以下每项风险因素记 1 分	以下每项风险因素记 2 分
□ 年龄为 41-46 岁　　□ 急性心肌梗塞	□ 年龄 60-64 岁　　□ 中心静脉置管
□ 下肢水肿（现患）　　□ 充血性心力衰竭（<1 个月）	□ 关节镜手术　　□ 大手术
□ 静脉曲张　　□ 卧床内科患者	（45min）
□ 肥胖（BMI≥25）　　□ 炎症性肠病史	□ 恶性肿瘤（既往或现患）
□ 计划小手术　　□ 大手术史（<1 个月）	□ 腹腔镜手术（>45min）
□ 败血症　　□ 肺功能异常（COPO）	□ 患者需要卧床（>72 小时）
□ 严重肺部疾病、含肺炎（<1 月）	□ 石膏固定（<1 个月）
□ 服避孕药或雌激素替代治疗	小计：＿＿＿＿＿＿＿
□ 妊娠期或产后（<1 个月）	
□ 不明原因死产,习惯性流产（≥3 次）,早产伴有新生儿毒血症或发育受限	
□ 其他风险因素	
小计：＿＿＿＿＿＿＿	

以下每项风险因素记 5 分	以下每项风险记 3 分
□ 脑卒中（<1 个月）　　□ 多发性创伤（<1 个月）	□ 年龄≥75 岁　　□ 血栓家族史
□ 选择性下肢关节置换术	□ DVT/PE 患病史　　□ 凝血酶原 20120A 阳性
□ 髋关节、骨盆或下肢骨折	□ 因子 VLeiden 阳性　　□ 狼疮抗凝物阳性
□ 急性骨髓损伤（瘫痪）（<1 个月）	□ 血清同型半胱氨酸升高
	□ 肝素引起的血小板减少（HIT）
	（不可使用肝素或者任何低分子肝素）
	□ 抗性磷脂抗体升高
	□ 其他先天或后天血栓形成
小计：＿＿＿＿＿＿＿	小计：＿＿＿＿＿＿＿

表 15-5-3　CHEST 指南 2012 基于 Caprini 血栓风险评估推荐的预防措施

风险	Caprini 评分	＊VTE 发生率	预防措施
极低	0	0.5%	早期活动
低	1-2	1.5%	IPC
中	3-4	3.0%	LMWH, UFH, IPC
高	5+	6.0%	LMWH, UFH+IPC or GS

（十八）术后早期活动

早期活动指有目标地合理规划的活动。长期卧床会增加肺部感染、栓塞等并发症发生率。早期活动可促进肌肉骨骼系统、呼吸系统等多系统功能恢复,可预防肺部感染、压疮及深静脉血栓形成,同时促进胃肠功能恢复。早期活动目标的达成有赖于术前宣传教育、施行多模式镇痛及早期拔除引流管。推荐术后建立每日活动目标,逐日增加活动量。进行合理规划的早期活动,并积极鼓励患者达成目标:①术后早期活动,术后当天即开始活动鼓励患者每日达到一定的活动目标;②术后第一天,床上活动,床上坐;③术后第二天,床边站立,下床累计坐 1 小时;④术后第三天,搀扶行走。

（十九）出院标准设置

患者生活基本自理,体温正常、白细胞计数正常及器官功能良好,疼痛缓解或口服止痛药能良好控制,能正常进食,排气排便通畅,切口愈合良好、无感染,不必等待拆线。

（武汉大学中南医院　袁玉峰　张中林）

第六节　胆囊手术

腹腔镜胆囊切除术(laparoscopic cholecystectomy, LC)已成为胆囊切除的最常用术式,具有手术创伤小、恢复快等优势。ERAS 理念在 LC 围手术期合理应用可进一步减轻围手术期应激,更加有利于术后早期康复。

一、患者宣教

所有患者入院后由主管医生、护士共同详细告知医院和科室环境,减少陌生感,讲解疾病治疗方案,包括麻醉、手术方式,并告知手术前后如何准备和配合等。了解患者自身想法及顾虑,尤其心理状态变化,给予科学、客观解释。

二、肠道准备

除长期便秘等特殊情况外,不常规进行术前肠道准备。

三、注意事项

在术前术者应评估手术难度,预测手术时间。通常情况下,LC 操作时间较短,术中注意输液量和输液速度,尽可能避免留置各种引流管道,诸如胃管、尿管及腹腔引流管等。术毕返病房后亦应注意术后最初数小时内的输液速度,通过对术中、术后补液的整体规划与预判,可大大降低 LC 术后的尿潴留发生。除非存在胃瘫、消化道梗阻及胃肠内容物潴留等可能会导致麻醉过程中呕吐的情况,原则上 LC 术前不留置胃管。术后尽可能不放置腹腔引流管,具体放置指征可由术者根据术中具体情况来决定。

四、围手术期饮食的管理

有研究证实,对于无胃肠道功能障碍的患者,饮水后胃排空时间仅需 30 分钟,所以手术前 6 小时进食,手术前 2~3 小时饮水,并不增加反流误吸的风险。需要注意的是,术前饮食的管理,外科医生要多与麻醉科医生沟通,达成一致意见。LC 术后,在患者完全清醒,有进食意愿时,可开始适量饮水或进流质饮食。

五、麻醉方式与术中保温

上腹部手术,推荐采用全身麻醉联合硬膜外镇痛的方法,以减少全身麻醉药物的使用,有利于患者术后早期拔除气管导管、减少手术应激对患者生理功能的干扰。LC 术毕腹壁戳孔可采用局麻药物局部浸润麻醉,减少术后切口疼痛。手术室温度控制在 24~26℃,在术中监测患者体温,使患者体温保持在 36~37℃。

六、术中精细操作

尽管胆囊切除术手术过程相对简单,但由于术者常常是年轻的外科医生,手术经验相对欠缺,加之胆道系统有较多的解剖变异,因此,术中精细而规范的操作显得尤为重要。如术中仔细辨认胆囊三角诸结构,合理应用电外科设备,避免灼伤胆管,将胆囊从胆囊床分离时找准解剖层次,避免出血和胆液外溢等。对于炎症较重、腹腔粘连明显者,要仔细分离避免损伤十二指肠、结肠等邻近脏器。

七、术后早期下床活动

麻醉清醒后 4~6 小时,可协助患者下床活动,早期适度的活动对于 LC 术后患者肠功能的恢复、早期恢复饮食,改善心肺功能均有帮助。

八、出院条件

LC 术后 24~48 小时,如患者不需要液体补充,可在病区自由活动,可进半流食,无腹痛、发热等并发症,患者可出院。

(武汉大学中南医院　袁玉峰　张中林)

第七节　胰腺手术

由于胰腺特殊的解剖学特点和胰腺疾病复杂的病理生理学过程,患者具有并发症多、恢复慢及住院时间长等特点。因此,临床亟需在多学科团队综合诊断与治疗模式下,通过 ERAS 理念加快患者康复,达到减轻应激、减少并发症、缩短住院时间、降低再入院风险及降低医疗费用的目的。

一、胰腺手术的特殊性

（一）胰腺的解剖生理学特点

胰腺是人体内仅次于肝脏的第二大外分泌腺。长 12~20cm，宽 3~5cm，厚 1.5~2.5cm，重 75~125g，斜向左上方紧贴于第 1~2 腰椎体前面。分为胰头、颈、体及尾 4 部分，各部分间无明显界限。除胰尾被浆膜包绕外，其余部分均位于腹膜后。因此胰腺病变的表现往往比较深在、隐蔽。胰头较为膨大，嵌入十二指肠环内，其下部向左突出并绕至肠系膜上动、静脉后方的部分称钩突，此处常有 2~5 支小静脉汇入肠系膜上静脉。肠系膜上静脉前方的部分为胰颈，胰颈和胰尾之间为胰体，占胰的大部分，其后紧贴腰椎体，当上腹部受到钝挫伤时胰腺被挤压的机会最大。胰尾是胰左端的狭细部分，行向左上方抵达脾门。脾切除时胰尾易受损伤而形成胰瘘。

主胰管，或称 Wirsung 管，直径约 2~3mm，约有 20 条次级分支，将收集的胰液通过十二指肠乳头排入十二指肠。在主胰管和胆管汇合处，形成膨大部分，称为 Vater 壶腹，约 78% 形成共同通道。Oddi 括约肌通过收缩和舒张调节胰液的排出。部分人存在副胰管，或称 Santorini 管，细而短，一般位于胰头上部，直接开口于副乳头。

胰头血供来源于胃十二指肠动脉和肠系膜上动脉的胰十二指肠前、后动脉弓。胰体尾部血供来自于脾动脉的胰背动脉和胰大动脉。通过胰横动脉构成胰腺内动脉网（图 15-7-1）。胰的静脉多与同名动脉伴行，最后汇入门静脉。胰腺的淋巴也很丰富，起自腺泡周围的毛细淋巴管，在小叶间汇成稍大的淋巴管，沿血管达胰表面，注入胰上、下淋巴结及脾淋巴结，然后注入腹腔淋巴结。胰的多个淋巴结群与幽门上下、肝门、横结肠系膜及腹主动脉等处淋巴结相连通。胰腺受交感神经和副交感神经的双重支配，交感神经是胰腺疼痛的主要通路，副交感神经传出纤维对胰岛、腺泡及导管起调节作用。

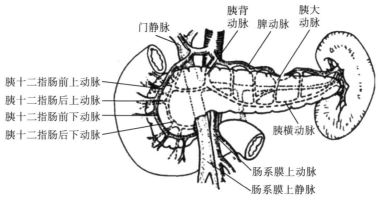

图 15-7-1　胰横动脉构成胰腺内动脉网

胰腺具有外分泌和内分泌两种功能。胰液是胰腺外分泌的一种透明等渗液体，每日分泌约 750~1 500ml。其主要成分为由腺泡细胞分泌的各种消化酶以及由中心腺泡细胞和导管细胞分泌的水和碳酸氢盐。胰消化酶主要包括胰淀粉酶、胰蛋白酶、糜蛋白酶、弹性蛋白酶、胶原酶、核糖核酸酶、脱氧核糖核酸酶、胰脂肪酶及胰磷脂酶等。胰液的分泌受迷走神经和体液的双重控制,但以体液调节为主。胰腺的内分泌来源于胰岛。胰岛是大小不等、形状不定的细胞集团,散布于腺泡之间。胰腺约有 100 万个胰岛,主要分布于胰体尾。胰岛有多种细胞,以 β(B)细胞为主。

(二)胰腺围手术期

1. 术前准备

(1)术前宣教:因胰腺癌手术创伤大,术后长期生存率不高,患者心理状态比其他恶性肿瘤术前更差。要告知患者及家属手术的必要性,可能取得的治疗效果,手术的风险,可能发生的并发症以及术后恢复过程中的注意事项,以获得患者和家属的信任,尽力消除患者对疾病的悲观情绪。包括告知患者麻醉和手术过程,减轻其恐惧、焦虑情绪,保证睡眠质量;告知患者手术方案、预期目标、可能发生的并发症及预期处理方案、出院标准等,告知患者 ERAS 围手术期处理措施的目的和主要项目,鼓励患者术后早期进食、早期活动及吸氧,宣传疼痛控制、呼吸锻炼、理疗等相关知识;告知患者随访时间安排、出院后关注的要点和再入院途径。

(2)心、肺、肝、肾等重要器官功能的检查评估:术前行心电图、胸部 X 线片及血生化等检查,及时纠正各项功能异常。

(3)改善营养状况:胰腺头颈部肿瘤患者术前多有营养不良的表现,包括消瘦、低蛋白血症及贫血等。营养不良是增加术后并发症发生率的独立危险因素,尤其是胆道长期梗阻的患者,营养不良风险较高。术前营养支持治疗方式首选经口或肠内营养支持治疗,根据患者个体情况,设定每日营养目标。营养物配置方面应充分考虑胰腺疾病患者有无长期梗阻性黄疸、合并电解质紊乱和维生素缺乏、合并肝炎或胆液性肝硬化及肝功能不良等特殊情况。必要时应行静脉营养支持治疗。

(4)改善凝血功能:术前存在梗阻性黄疸的患者,有肝功能损害及维生素 K 吸收障碍,导致凝血功能异常,术前可给予护肝、静脉输注新鲜血浆、冷沉淀及补充维生素 K,术前使用止血药等。

(5)减黄:术前存在梗阻性黄疸的患者,可给予内镜下经鼻胆管引流(endoscopic nasobiliary drainage, ENBD)或者经皮肝穿刺胆管引流(percutaneous transhepatic cholangiography drainage, PTCD),由于存在大量胆汁丢失而导致电解质紊乱,须检查血电解质并及时纠正,一般引流 2~3 周后手术。

(6)胃肠道准备:长时间禁食使患者处于代谢应激状态,可导致胰岛素抵抗,不利于降低术后并发症发生率。建议术前 6 小时禁食固体食物,术前 2 小时禁食清流质食物。对无糖尿病病史的患者,推荐术前 2 小时饮用 400ml 12.5% 的碳水化合物饮料,可减轻饥饿、口渴及焦虑等,降低术后胰岛素抵抗和高血糖发生率。术前 1 晚行肠道准备,禁食 12 小时以上,适当应用泻剂排空肠道,并且预防性应用肠道内抗生素,减少肠道内的细菌,减少消化道重建后的感染发生。

（7）术前放置胃管和导尿管：长期放置胃管和导尿管,患者发热、肺炎及尿路感染等并发症发生率较高。未放置胃管患者胃肠功能恢复较快。胰腺手术大多涉及消化道重建,因此,可根据 ERAS 原则及术后患者情况早期拔出。预计手术时间较长者,可于麻醉诱导后放置尿管,并于术后 1~2 天拔出。

2. 术中处理

（1）术中低体温的预防：术中低体温会影响患者体内的药理及药代动力学,增加术中出血风险,影响麻醉复苏,增加术后切口感染、心脏并发症等。术中应监测患者体温,通过手术室温度调节、加温毯、暖风机、输液加温装置及使用温热盐水冲洗腹腔等措施,保持体温≥36℃,避免低体温。

（2）术中液体治疗：目的是改善组织灌注,避免容量不足或容量负荷过重。胰腺外科患者具有病程长、长期摄入量不足及营养状况差等特点,合并梗阻性黄疸时常有肝功能异常及水、电解质紊乱,且手术时间常较长,术中液体治疗过程应予重视。建立完善的血流动力学监测,如每搏输出量、心排出量、收缩压变异率、脉压变异率及每搏输出量变异率等,以平衡盐晶体液为基础,根据监测指标指导补液速度和补液量。如出现区域阻滞后血管扩张导致的低血压,应使用血管活性药物收缩血管,避免大量补液。

3. 术后处理

（1）根治性胰十二指肠切除术操作过程复杂,切除范围广,对患者创伤大,且术前多数患者均有不同程度的营养不良,术后应入住重症监护室,密切观察生命体征,并密切检测各项临床指标,及时了解患者各器官的功能状态,包括血常规、肝肾功能、血电解质、动脉血气及凝血功能等,一旦发现异常,应及时找原因并纠正。如短时间内出现血红蛋白下降,要高度注意有无术后出血。术后患者多有轻重不同的代谢性酸中毒,根据血气分析结果给予输注碳酸氢钠溶液,可先给予 5% 的碳酸氢钠溶液 125ml 静滴,后再根据血气分析的复查结果决定是否继续减酸。

（2）记录每天出入量,根据各引流管的各种引流量调节液体输入量,保证血压的稳定,尿量 >1 500ml/d,补充足够的胶体、白蛋白,尽可能使血白蛋白在 30g/L 以上。

（3）患者因术前多有不同程度的营养不良,术后应给予足够的营养支持,术后 2 周内主要给予肠外营养支持,补充足够的能量。

（4）持续胃肠减压到胃肠功能恢复;给予生长抑素和制酸剂抑制消化液分泌。

（5）术中使用一次抗生素,术后使用抗生素 5~7 天,避免使用有肾毒性的抗生素。

（6）观察各引流管的引流量及引流液的性质,术后第 1 天开始检测其中淀粉酶含量,如引流管引流量明显减少,行腹水超声检查以明确腹腔是否有积液未能引出;如有,则需要调整引流管,必要时需要在超声定位引导下行腹腔穿刺置管引流;如果为单纯腹水,证实无感染和无消化液漏后,可夹闭引流管,同时给予增加胶体渗透压及利尿,减少白蛋白丢失。

（7）患者常因腹部伤口疼痛而不愿移动体位，有痰不易咳出，应给予雾化吸入及沐舒坦化痰，并给予拍背鼓励患者咳痰，防止肺部感染，一旦出现肺部感染，后果严重。

二、胰腺外科微创化治疗

胰腺常用的手术方式：

（1）根治性手术：①胰头十二指肠切除术（Whipple手术）。切除范围包括胰头（含钩突）、远端胃、十二指肠、上段空肠、胆囊及胆管。若考虑恶性肿瘤尚需同时清除相关的淋巴结。切除后再将胰、胆、胃及空肠重建。重建的术式有多种。②保留幽门的胰头十二指肠切除术（PPPD）。适用于幽门上下淋巴结无转移，十二指肠切缘无癌细胞残留者，术后生存期与Whipple手术相似。

（2）姑息性手术。适用于高龄、已有肝转移、肿瘤已不能切除或合并明显心肺功能障碍，不能耐受较大手术的患者。包括用胆肠吻合术解除胆道梗阻；用胃空肠吻合术解除或预防十二指肠梗阻。

（3）单纯的剖腹探查手术。

（4）内引流术。

根据ERAS的原则和目标，胰腺手术的微创化是实现患者术后全面康复的重要促进因素之一。近年来，腹腔镜、机器人等微创技术已经彻底改变了普外科的手术方式，并被应用到几乎所有的腹部外科手术中，随着腹腔镜相关操作技法的不断革新和成熟，该相关术式在消化系统肿瘤手术中的应用取得了长足的进展，其安全性及疗效与传统术式相比较已无明显的差异。

微创不仅表现在体表切口的缩小，其根本核心在于以患者为中心，贯彻以人为本的思想于整个医疗过程中，以最小的组织损伤、最轻的炎性反应及最理想的组织愈合，达到最佳的医疗预后。微创是加速康复理念贯彻的一个重要方式。与开腹手术相比，微创手术显著降低术后机体应激反应和免疫功能不全，减少术后肠麻痹和肺功能障碍，减轻心脏负担，缩短住院时间。

与开腹手术相比，腹腔镜手术在减少术中出血量和术后恢复方面有显著的优势，并且腹腔镜手术能够保留胰腺功能。腹腔镜手术用于治疗良性及交界性胰腺肿瘤是安全有效的，具有术中出血量少、术后恢复快及并发症少的优势。1994年Birkett等首次报道3D腹腔镜用于胰腺癌探查术，这一报道标志着3D腹腔镜开始运用于胰腺外科。但因当时的3D显示系统采用快门式的3D腹腔镜，获取立体图像必须佩戴沉重且价格较高的快门式3D眼镜，给术者带来了极大的不便。随着技术的进步，后期由快门式改为轻便廉价的偏振式3D眼镜，不仅术者眼睛舒适感得到显著的提升，而且在分辨率和解析率上也有明显改善。虽然快门式3D显示技术在当时3D腹腔镜系统中仍为主流，但由于对其者眼睛带来明显的负担，致使3D系统并未真正替代传统的腹腔镜，直到2012年Buchs等再次运用偏振式3D腹腔镜顺利完成

1台腹腔探查术与1台胰腺炎被膜松解术,3D腹腔镜系统才逐渐回到人们视野。Buchs文章表明,偏振式的3D腹腔镜为术者提供舒适的3D操作环境,长时间操作也不会导致术者视疲劳。McLachlan等发表文章表明偏振式3D腹腔镜已经被陆续运用到胰腺外科的手术当中,并在多个国家相继开展。

在中国,3D腹腔镜在临床的应用起步相对较晚,近年来3D腹腔镜系统才逐渐应用到了胰腺外科诊疗之中。姚健等在2013年首次报道国内运用3D腹腔镜治疗胰腺囊性肿瘤的病例,他们认为3D腹腔镜系统可为医师提供三维立体视野,不仅还原手术中的三维视觉,且能够在各种外科操作上如缝合、结扎等表现得更好,但是对于一些有二维腹腔镜手术经验的外科医生而言,最初接触3D腹腔镜可能需要一段适应期。在2013年,范应方等运用3D腹腔镜系统施行胆囊切除术治疗胆源性胰腺炎,他认为3D腹腔镜可以更好地展现术区的组织层次结构,使腔镜下操作变得更加精确,同时手术的安全性与传统手术相比也有明显提高。

有学者曾指出LPD的术后并发症与手术医师的技术水平密切相关,LPD手术最重要的环节是肠系膜上动脉(superior mesenteric artery, SMA)/肠系膜上静脉(superior mesenteric vein, SMV)以及门静脉(portal vein, PV)的处理,因为胰头部与上述血管毗邻紧密,致使LPD手术操作更加复杂,风险显著增高。因此,为达到侵犯血管的肿瘤切除的最佳安全性,国外学者做了较多探索。本团队亦推出一种胰腺肿瘤的分型方式来指导手术:采用CT扫描和血管重建技术,对SMV/PV、SMA受侵犯的程度进行评估,来建立一个规范胰腺肿瘤微创手术的分型方式。根据术前的影像学检查,我们可准确地评估SMV/PV、SMA、肝动脉(hepatic artery, HA)、脾动脉(splenic artery, SA)、SV及腹腔干(celiac trunk, CA)等是否受肿瘤压迫或侵犯,并可以根据肿瘤的位置和其与上述血管的关系将胰腺癌进行分型(图15-7-2)。

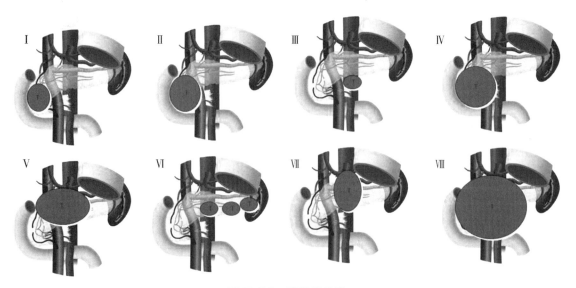

图15-7-2 胰腺癌分型

Ⅰ型：肿瘤位于胰头部，SMV/PV 和 SMA 均未受肿瘤压迫和侵犯；Ⅱ型：肿瘤位于胰头部，仅 SMV/PV 受肿瘤压迫或侵犯，SMA 未受肿瘤压迫或侵犯；Ⅲ型：肿瘤位于胰头的钩突部，SMA 受肿瘤压迫或侵犯，SMV/PV 未受肿瘤压迫或侵犯；Ⅳ型：肿瘤位于胰头部，SMV/PV 和 SMA 均受肿瘤压迫或侵犯；Ⅴ型：肿瘤位于胰腺头颈体交界处，SMV/PV、SA、SV 受压迫或侵犯，SMA 受压迫或侵犯；Ⅵ型：血管未受肿瘤压迫或侵犯的胰体尾部肿瘤；Ⅶ型：SA、SV 和 / 或 CA、HA 受压迫或侵犯的胰体尾部肿瘤；Ⅷ型：美国国立综合肿瘤网络（national comprehensive cancer network，NCCN）指南中规定不能行根治性切除的胰腺肿瘤。

由于胰腺这一特殊的器官解剖位置较深、与周围的组织结构关系复杂、胰腺本身血管供应丰富、后腹膜解剖层面较多、胰腺手术消化道吻合重建技术困难等原因，微创技术的应用在胰腺外科难度相对较高。3D 腹腔镜系统具有放大手术视野，使解剖更加细致，能更精准提高手术操作精准性的优势，特别是在胰腺手术解剖肠系膜上血管等大血管的过程中，3D 腹腔镜更加安全可靠，让淋巴结清扫更加彻底。因此，3D 腹腔镜在大血管的精准分离中具有特别重要的临床意义。此外，胰腺手术中吻合口重建，尤其是胰肠吻合是手术的重点与难点，而应用 3D 腹腔镜手术系统行腹腔镜下的胰肠吻合、胆肠吻合等，由于立体感更强，给手术医师提供的深度感觉更丰富，使得吻合操作更流畅、动作更精准，大大缩短腔镜下缝合和吻合口重建的手术时间和学习曲线，是高质量消化道重建的重要保证。

在胰腺手术的微创化治疗过程中，仍不可避免地将要面对传统手术所带来的一系列可能的并发症，特将微创相关的注意事项描述如下：

1. 出血　腹腔镜手术的突出优势是借助腹腔镜的放大视野和超声刀、腔镜切割闭合器等手术器械进行精细解剖，从而出血少、视野清。然而，一旦术中发生意外出血，必须在 10~20s 内进行有效控制。否则，视野不清，意味着腹腔镜手术失败，需术中转移开腹。故一旦发生意外出血，必须立即有效控制。笔者的经验是，运用"五孔法"进行腹腔镜胰十二指肠切除术，主刀和助手分别使用右侧或左侧的两个操作孔，互相配合默契，有利于控制出血。遇到血管出血时，助手先用吸引器压迫止血，再一边吸引，一边用解剖钳提起出血点，主刀通过主操作孔置入钛夹或血管夹夹闭血管破口。如 SMV、PV 或一些重要的动脉分支出血，可先用钛夹控制出血，再采用 5-0 prolene 缝合血管破口，然后移除钛夹。门静脉或脾静脉小分支等撕裂出血时，尽量用纱布或止血材料压迫止血；无效时再用 5-0 prolene 缝合止血。但对于出血量大而腔镜下控制困难、视野暴露不清的情况，应及时中转开腹手术，以确保安全。

2. 保证吻合质量，预防吻合口瘘　吻合口的质量是影响瘘发生率至关重要的因素。目前尚无证据证明哪种重建方式最安全，关键是保证吻合口密封、无张力及血供良好。

笔者的经验是，腹腔镜下要达到上述三个要求，胰肠吻合采用导管对黏膜的吻合方式为宜，并根据胰管直径进行个体化重建。对于胰管直径介于 2~5mm 者，胰肠吻合采用置入胰管支架的导管对黏膜吻合，分别在胰管口的 3、6、9 及 12 点钟方向各缝一针进行吻合，并用 6 点钟缝线固定胰管支架。对于胰管直径大于 5mm 者，可不置入胰管支架，根据胰管大小，后壁间断缝合 3~5 针,前壁缝 3~4 针。

胆肠吻合同样应根据胆管直径采用个体化重建方案:对于直径小于 8mm 的胆管,采用间断缝合;而对于直径大于 8mm 的胆管,可采用连续缝合。首先将空肠浆膜层与胆管周围组织缝合一针,使两者靠近。在空肠对系膜缘切开一个与胆管口直径类似的口,行胆管 - 空肠黏膜对黏膜吻合。再将肠管浆肌层与肝门板组织间断缝合,以减少张力。若行连续缝合,在前壁的最后几针,可先穿针再一起拉线,这有利于避免最后几针误缝胆管后壁。

胃肠吻合口的发生率一般不高,常与胃壁水肿、吻合器使用及手术操作不当有关。术中确保胃肠壁的全层吻合,防止切割和保证吻合口的良好血供。

三、总结和展望

ERAS 是基于循证医学依据的一系列围手术期优化处理措施,以达到快速康复为目的。ERAS 已在骨科、乳腺外科、心胸外科、胃肠外科、神经外科及妇产科等多个外科领域开展。由于胰腺手术复杂、创伤大、术后并发症发生率高,快速康复措施在胰腺外科领域的应用相对缓慢。近年提倡并应用的精准、微创及损伤控制的现代外科理念为 ERAS 的施行奠定了一定基础。外科手术未来的发展趋势必将是精准和微创手术。从腹腔镜到 3D 腹腔镜再到机器人手术的出现和迅速发展,正是不断追求精确和微创的具体体现。

(华中科技大学同济医学院附属同济医院 秦仁义)

16 第十六章 胸外科常见手术的加速康复治疗

肺癌是当前世界范围内发病率和病死率最高,也是我国最常见的恶性肿瘤之一。国家癌症中心2015年发布的数据显示,2006—2011年我国肺癌5年患病率是130.2(1/10万),严重危害我国居民健康与生命。外科手术切除是肺癌的主要治疗手段,也是目前临床治愈肺癌的唯一方法,但术后并发症发生率及死亡率仍高居不下。相对于加速康复外科(ERAS)在其他外科中的快速发展,加速康复外科在肺癌外科的开展较缓慢。随着胸腔镜技术的迅速推广和普及,肺癌外科治疗技术正日臻完善,加快术后康复,降低并发症发病率及死亡率一直是胸外科医生在肺癌外科治疗方面的努力方向和目标。我国学者赵光强、黄云超等在2010年首次提出ERAS理念应用于肺癌外科的研究和临床实践,经过近几年来国内外同行的共同努力,ERAS理念也逐渐引起我国胸外科医生的重视和推广。ERAS在肺癌围手术期的应用,可以减少术后并发症发生率,加快术后康复速度,具有缩短住院日和降低住院费用等优势。ERAS在肺癌外科的应用主要包括术前、术中及术后三方面。

一、肺癌外科的术前加速康复实施

(一)健康宣教

在进行术前准备期间,医护人员需要对患者进行有关肺癌围手术期知识的宣传和术前心理疏导,主要包括肺癌知识宣教、术前戒烟、合理运动与肺功能锻炼、正确咳嗽咳痰方法、术后早期下床活动及围手术期饮食调整等,用通俗的语言向患者讲解肺癌的发病机制、诱因、过程、预后情况及治疗的方案等,减轻患者对麻醉和手术的恐惧和焦虑。实际上,这些宣教措施应贯穿于整个围手术期,在此期间应密切观察患者的心理情绪变化,及时给予解决措施,保持与患者及家属之间的交流和沟通,使患者处于一种积极主动的心态,配合医护人员的工作。

(二)术前肺功能锻炼和肺功能筛查评估

术前肺功能锻炼方法主要有深呼吸训练,有效咳嗽咳痰、吹气球训练、肺功能训练器训练、爬楼梯等有氧运动等。深呼吸方法:患者取端坐位,以最大的吸气量吸气后屏住呼吸2~3s然后缩唇慢呼气,呼气时间一般是吸气时间的2倍左右。有效咳嗽咳痰方法:进行深吸气,使胸廓膨胀闭嘴屏气2s,腹肌、胸廓骤然收缩,气管、支气管内有大量气流冲出,同时带动痰液随之排出；爬楼梯：锻炼时心率在 120 次 / 分以下为宜。这类肺功能锻炼方法应从术前两周即开始进行。

肺功能筛查评估是术前了解肺癌患者肺功能锻炼效果、把握肺癌手术适应证的重要内容。根据患者肺功能指标，浙江大学医学院附属第一医院的胡坚等提出，将肺癌围手术期患者分为四型：Ⅰ型，肺功能实际正常，肺功能检查达标；Ⅱ型，肺功能实际正常，肺功能检查不达标；Ⅲ型，肺功能实际异常，肺功能检查不达标，经训练后达标；Ⅳ型，肺功能实际异常，肺功能检查不达标，经训练仍不达标。Ⅰ、Ⅱ型：可以安全手术；Ⅲ型：具有潜在手术风险；Ⅳ型：高危患者，不能耐受手术。肺功能筛查评估的目的在于有效鉴别出上述四型患者。对于Ⅲ型患者，需采取特殊的围手术期管理措施，术前加强呼吸治疗（如消炎、平喘等，雾化吸入糖皮质激素类或支气管扩张剂等）、呼吸锻炼及运动能力锻炼；术中尽可能减少手术创伤和手术范围，避免对肺进行过多的手术切除；术后则加强深呼吸锻炼，加强翻身拍背，用咳痰机辅助排痰或支气管镜吸痰，严格控制液体的入量和速度，对容易发生呼吸衰竭的患者及早给予无创正压通气。Ⅳ型患者因不能耐受手术，则采取非手术治疗措施。

（三）术前禁食

传统择期手术要求术前禁食 12 小时、禁饮 6 小时，认为可预防麻醉插管时发生误吸，降低术后吸入性肺炎的发生率，但缺乏循证医学证据支持。近年来这一观念逐渐转变，De Groot JJ 等的一项纳入了 22 项随机对照研究的 meta 分析结果表明，术前 2 小时进流质食物并未增加并发症发生率。Noblett SE 和 Soop M 等研究者也发现让患者在术前 2 小时进食少量流质，不仅不增加麻醉时误吸的风险，还可以减轻患者焦虑和饥渴感，同时降低术后胰岛素抵抗的发生率。目前推荐的术前禁食方式是：术前 1 天正常进食，术前晚 21：00 再进流质饮食 500~800ml（约含 400kcal 热量），术前 2 小时饮碳水化合物 300~500ml（约含 200kcal 热量）。这种方式可明显减轻患者术前口渴和焦虑状态，同时术前补充容量有助于术中限制性输液，降低术后肺部并发症的发生率。

（四）预防性抗菌药物使用

肺癌手术一般情况下属于清洁 - 污染手术（Ⅱ类切口），有充分的研究证据支持术前预防性使用抗菌药物可降低手术部位感染发生率。预防性抗菌药物的使用需严格按照国家卫生计生委发布的《抗菌药物临床应用指导原则》（2015 年版）贯彻执行。通常选择针对金黄色葡萄球菌、凝固酶阴性葡萄球菌、肺炎链球菌及革兰阴性杆菌的抗菌药物。尽量选择单一抗菌药物（第一、二代头孢菌素）预防用药，避免不必要的联合使用。头孢菌素过敏者，针对革兰阳性菌可用万古霉素、去甲万古霉素及克林霉素；针对革兰阴性杆菌可用氨曲南、磷霉素或氨基糖苷类。给药途径推荐静脉输注。静脉输注应在皮肤、黏膜切开前 0.5~1 小时内或麻醉开始时给药，在输注完毕后开始手术，保证手术部位暴露时局部组织中抗菌药物已达到足以杀灭手术过程中沾染细菌的药物浓度。万古霉素或喹诺酮类等由于需输注较长时间，应在手术前 1~2 小时开始给药。预防用药维持时间：抗菌药物的有效覆盖时间应包括整个手术过程。手术时间较短（<2小时）的清洁手术术前给药一次即可。如手术时间超过3小时或超过所用药物半衰期的2倍以上，或成人出血量超过1 500ml，术中应追加一次。Ⅱ类切口手术的预防用药时间为24小时。过度延长用药时间并不能进一步提高预防效果，且预防用药时间超过48小时，耐药菌感染机会增加。如术后并发感染，则不属预防应用范畴。

二、肺癌外科的术中加速康复实施

（一）术中预防低体温

通常手术室温度维持在20~25℃之间，由于术中伤口裸露以及麻醉药物对体温调节中枢的影响，如果不采取一定的保温措施，通常会引起手术患者的低体温状态。术中低体温增加机体应激反应，降低机体免疫力，增加围手术期出血风险，增加切口感染和心脏并发症风险，并影响药物代谢进而影响麻醉复苏。因此，术中应积极避免低体温发生。ERAS推荐术中采用保温措施，常用措施包括：提高手术室温度，使用变温毯、暖风机预防机体热量散失，静脉输液加温处理等。一般主张保持体温≥36℃。

（二）术中合理输液

对于肺癌手术围手术期患者，既应避免因低血容量导致的组织灌注不足和器官功能损害，也应注意容量负荷过多所致的组织水肿和心脏负荷增加。国内外研究表明，开胸术后肺部感染的发生率和死亡率较高，而术中和术后肺水肿是术后导致肺部感染的关键因素和死亡率增加的危险因子。肺部手术时对肺的牵拉、挤压及缺血再灌注损伤都是导致术后肺水肿的危险因素。吴益和和胡坚等人的研究表明，在行解剖性肺切除术时，过快和过慢的液体输入均可导致肺炎等肺部并发症发生率的显著增加，维持一个较为合理的术中输液速度有助于减少患者肺部并发症的发生，加快术后康复。ERAS推荐实施目标导向液体治疗（goal-directed therapy, GDT）的术中补液方法，维持患者合适的循环容量和组织供氧。GDT要求液体治疗的目标为：中心静脉压（central venous pressure, CVP）保持在8~12cmH$_2$O（1cmH$_2$O=0.098kPa）；平均动脉压（MAP）达到65~90mmHg（1mmHg=0.133kPa）；尿量大于0.5ml/（kg·h）；如果MAP低于65mmHg，则用血管活性药物维持；中心静脉血氧饱和度（systemic central venous oxygen saturation, ScvO$_2$）应大70%，如果ScvO$_2$低于70%，则输入红细胞以维持血细胞比容大于30%，ScvO$_2$仍小于70%，则使用多巴酚丁胺2.5~20μg/（kg·min）。术后则尽早停止静脉补液。

（三）麻醉

ERAS理念中，麻醉占据着非常重要的地位，联合麻醉，即全身麻醉+局部麻醉或区域麻醉是ERAS提倡的观念。肺癌手术时间长，联合麻醉即全身静脉麻醉联合胸段硬膜外麻醉，可以减少全身麻醉药物的用量，减轻手术应激反应，更有利于呼吸循环功能稳定，保护免疫功能，促进肠功能恢复，对患者的术后快速康复发挥积极作用。习惯上应用短效诱导药物（如丙泊酚）和短效阿片类药物（如芬太尼）结合，短效肌松药可通过神经肌肉监测调整用量。麻醉维持可以应用短效吸入麻醉药物（如七氟醚）或通过静脉靶控输注丙泊酚行全静脉麻醉。短效麻醉药物的使用,使大部分患者可在麻醉复苏室拔管,而不需要术后入住外科监护室。同时,硬膜外麻醉术后还能留置导管应用于术后镇痛。另外,广州医学院第一附属医院何建行等在国际上率先提出并实施了"非气管插管麻醉胸部手术"全新的胸外科 ERAS 麻醉理念。

(四)微创手术

微创手术不仅仅是切口的微创,而更应该是关注手术对机体组织的应激反应,是否有利于术后的快速康复。目前肺癌微创手术主要有:保护胸壁肌肉的小切口手术,胸腔镜辅助小切口手术,完全胸腔镜下手术(包括四孔、三孔、二孔及单孔手术方式)及机器人手术。胸腔镜技术的推广和普及,极大地推动了胸外科的学科发展,具有创伤小、痛苦轻、恢复快、疗效确实、安全可靠以及切口符合美容要求等诸多优点。胸腔镜肺癌肺叶切除术治疗早期肺癌的近期和远期临床效果已无争议,2006 年颁布的美国国家综合癌症网络(NCCN)非小细胞肺癌临床实践指南和 2007 年美国胸科医师学会(ACCP)肺癌诊治指南均把胸腔镜手术与开胸手术并列为早期肺癌外科治疗的合理选择。肺癌微创手术降低组织应激反应和对机体的损伤,减轻术后疼痛、加快术后患者康复速度及缩短住院时间,是肺癌 ERAS 理念中的核心组成部分。

(五)术中尿管和胸管放置

留置尿管可引起患者不适,降低患者舒适度并影响术后早期活动,也易导致术后尿路感染的发生。在麻醉后置尿管,而在患者完全清醒前拔除尿管。甚至在部分手术时间短,无前列腺相关疾病的患者中不留置导尿管。

胸腔引流管留置主要是引流术后胸腔积气、积液,重建胸膜腔负压环境,方便观察术后胸腔出血情况并及时采取应对措施。目前临床上存在单管引流和双管引流,单胸腔引流管具有疼痛减轻,术后引流量减少,利于术后早期活动及康复训练的优势。另外,引流管也存在细管和粗管的差异,有研究表明,细管的引流效果不劣于粗管引流,但有助于增加舒适度,方便患者术后活动和拔管后的引流管口愈合。故推荐常规细单管引流,在无漏气、肺复张的情况下早期拔除引流管。对于部分行局部肺楔形切除的患者,在止血彻底并无漏气的前提下,推荐不放置胸管。

三、肺癌外科的术后加速康复实施

(一)术后镇痛

胸部手术导致胸部肌肉和肋间神经损伤以及术后胸管刺激肋间神经,80% 的肺癌患者术后经历中重度疼痛,因此,术后镇痛是 ERAS 的重要环节。ERAS 方案强调优化的术后镇痛,其目标是缓解疼痛、促进早期下床活动、促进胃肠功能恢复及进食,无并发症。ERAS 提倡根据患者的个体情况及手术创伤,实施术后多模式镇痛。肺癌外科手术患者的多模式镇痛包括术前超前非甾体抗炎药物(nonsteroidal anti-inflammatory drugs,NSAIDs)镇痛、硬膜外阻滞镇痛、静脉患者自控镇痛泵(patient-controlled analgesia,PCA)、持续伤口浸润渗透及肋间神经阻滞等方法。通过多模式实现减少阿片用量,提高镇痛效果,促进患者生理和心理的尽快恢复。

对于镇痛药物的选择，由于阿片类药物的不良反应较大，如影响肠功能恢复、呼吸抑制、恶心及呕吐等，应尽量减少使用。近年来，联合应用阿片类与非阿片类药物使患者不良反应减少。NSAIDs被美国及欧洲多个国家的指南推荐为基础用药，建议若无禁忌证，首选NSAIDs，其针剂可与弱阿片类药物联合应用，片剂作为口服续贯镇痛药物。在NSAIDs针剂的选择上，因非选择性NSAIDs可能增加出血风险和应激性溃疡发生率，推荐使用选择性环氧化酶-2（cyclooxygenase-2，COX-2）抑制剂以降低出血风险。

（二）肺动脉栓塞预防

如果不进行预防，胸部手术后下肢深静脉栓塞的发生率约20%，术后肺动脉栓塞的发生率约为1%。肺动脉栓塞一旦发生，死亡率极高。预防肺动脉栓塞的主要策略为鉴定高危患者和采取预防措施来防止深静脉血栓的形成。预防性抗血栓形成措施包括基础预防、机械预防及药物预防。基础预防包括限制术前卧床时间，术中间断肺通气，术后早期活动。间断的肺通气有减少静脉淤血和刺激纤溶系统的优点。机械预防常用措施是使用抗血栓压力带等。药物预防有低分子肝素（low-molecular-weight heparin，LMWH）、华法林及阿司匹林等。LMWH与普通肝素比较，具有出血风险低，患者依从性高，可有效降低血栓形成的风险。在排除出血风险的情况下，建议使用LMWH至术后可下床活动甚至直到出院为止。另外，有关研究发现，有1/3的患者在大便后出现肺栓塞，因此，术后患者预防便秘非常重要。

（三）胸管拔除指征

传统方法认为24小时引流量少于100ml可拔除胸管。但国外一些研究者提出胸腔引流量在250~450ml/d之间拔除胸腔引流管是安全的，并不增加再次处理胸腔积液的风险。因此，在引流液颜色变淡、无肺部漏气及胸片提示肺复张良好，24小时胸腔引流量<450ml的情况下拔除胸管是安全的。

（四）术后早期活动

术后长时间卧床会增加血栓形成风险，继而增加脑梗死和肺动脉栓塞的发生率，也增加肺部感染、肺不张的发病率。ERAS理念中提倡术后当晚即在床上活动和术后24小时内下床活动，早期活动促进肌肉骨骼系统功能恢复，促进胃肠蠕动和肺活量的快速恢复，促进全身血液循环预防深静脉血栓形成，同时可以提高机体免疫力，预防肺部感染的发生。有效的多模式镇痛和早期拔除引流管是促进患者早期活动的重要保证，同时围手术期的宣教及术后优质护理也有利于患者的术后早期活动。

（五）术后营养支持治疗

肺癌术后早期给予营养支持治疗，能有效纠正患者营养不良状态，改善机体的免疫功能，缩短细胞免疫功能恢复的时间，促进组织愈合，减少术后并发症发生。肺癌手术一般不破坏消化道，术后早期即可经口进食。因此，术后早期营养支持以口服为主，必要时加用肠内营养（enteral nutrition，EN）制剂补充。中链甘油三酯（medium chain triglycerides，MCT）仅由饱和脂肪酸构成，研究发现MCT饮食不但有助于胃肠功能快速恢复，也可以减少胸腔引流量。

（六）出院标准

住院时间是评价 ERAS 理念的一个重要指标。肺癌术后患者出院标准：不需静脉输液，完全经口进食；能耐受有氧运动；无发热，血常规白细胞基本正常；胸片提示肺复张良好，不需要处理的液气胸；无明显术后伤口疼痛。在患者出院前，需进行系统随访宣教，包括出院后仍需肺功能锻炼、戒烟、2 周后复诊、定期随访及出现紧急情况即刻返院并优先安排再次入院等。

四、结语

ERAS 在肺癌外科是切实可行的。但 ERAS 的临床和研究数据有待进一步总结和完善，需要得到更多的循证医学证据的支持。ERAS 作为一种新的理念，是对传统临床实践经验的系统性改变，需要多学科的支持，需要设立专门工作小组开展实施和质量控制。在全国胸外科同道的共同努力下，我国肺癌外科 ERAS 相关理念得到了迅速推广和普及。但是，ERAS 在国内肺癌外科领域的发展仍然面临诸多挑战：①ERAS 的实施必须以患者安全与疗效为中心，开展 ERAS 的单位需具备一定的条件；②需进一步开展 ERAS 相关的临床研究；③需要探索制定 ERAS 标准化的评估体系。ERAS 对医务工作者是一种挑战，循规蹈矩将是停滞不前，积极探索将是风险与机遇并存。

（浙江医科大学第一附属医院　胡坚　吴益和）

17 第十七章　妇产科常见手术的加速康复治疗

第一节　子宫下段剖宫产手术

我国的剖宫产率从 20 世纪 60 年代的 5% 左右上升到 90 年代初的 20%；且近 20 年来，呈现持续上升的状况，甚至在许多医院达到 50% 以上。剖宫产是目前妇产科常见的基本术式，在挽救危重症产妇以及珍贵儿方面发挥着重要作用。当符合剖宫产医学指征时，实施剖宫产可以有效地预防孕产妇死亡、围生儿死亡及相关疾病。随着有效输血、麻醉水平的提高及广谱抗生素的运用，子宫下段剖宫产技术的安全性不断提高，使得剖宫产手术得以更广泛开展。但是应该说，妊娠妇女还是不同于一般患者，术前妊娠妇女的生理病理状态，与一般妇科疾病引起的生理病理状态完全不一样，妊娠妇女及家人术前的心理状态与患有疾病的患者及家属也完全不一样。因此，ERAS 理念应用在妊娠妇女的剖宫产手术有其独有的特点。

一、术前项目

（一）术前宣教

首先，健康教育术前谈话需结合产妇及家属的文化背景、受教育程度和对分娩方式的选择意向。其次，应向产妇及家属详细交代病情，采取剖宫产手术结束妊娠的必要性，获得产妇及家属的同意。最后，需充分告知常规采取硬膜外阻滞麻醉联合腰麻的麻醉方式、手术切口的选择利弊，详细讲解术后护理，具体包括：剖宫产术后回病室后需立即测血压、脉搏、呼吸、体温，观察宫缩、阴道出血量及腹部伤口有无渗血、乳房形态、有无初乳、保持各种管路通畅、调稳输液速度，分别于产后 30 分钟、1 小时、2 小时及 3 小时的血压和脉搏 1 次，新生儿护理，母乳喂养，乳房护理，产后康复（麻醉完全清醒即可采取半卧位，多翻身，促使恶露排出，避免恶露淤积在子宫腔内，引起感染和影响子宫收缩，也利于子宫切口的愈合），希望产妇及家属在饮食、疼痛管理（一般术后 3 天可消失）、术后活动等方面给予理解、支持和配合，更要及时评估产妇心理状况，发现产妇因术后角色转变加之手术后不适感导致的情绪波动，向产妇提供心理支持，使产妇树立信心（证据等级：低，推荐强度：强）。

（二）术前禁饮禁食

产妇术前 6 小时可自由进食半流质食物，但以清淡易消化食物为主，术前 2 小时饮清水或术前 2~3 小时口服含碳水化合物的饮品，可有效减少产妇术前饥渴及焦虑。不建议术前长时间的禁食禁饮。产妇术前无胃肠动力障碍，麻醉前 8 小时禁食高脂高蛋白食物，麻醉前 6 小时禁食固体食物，麻醉前 2 小时可口服 300ml 以内的清流质（证据等级：中，推荐强度：强）。

（三）肠道准备

产妇由于便秘经常有粪便堆积，分娩时往往影响胎头的顺利下降及旋转，以致妨碍产程的进展。灌肠能清除粪便，避免在阴道分娩时肛门放松，粪便排出污染产床及消毒物品，同时减少产道的阻力，有利于胎先露的下降，刺激宫缩加速产程。但在剖宫产术前灌肠可诱发宫缩，易导致胎膜早破，增加宫内感染的概率，因此，不常规进行肠道准备（证据等级：中，推荐强度：强）。

（四）预防性使用抗生素

尽管抗生素已被广泛应用于剖宫产术，但术后感染仍是剖宫产术后最常见的合并症。导致剖宫产手术感染的高危因素有很多，如手术时间、产程时间、产妇肥胖、分娩过程检查次数、术者经验及术中出血量等。为避免剖宫产术后感染的发生，围手术期预防性抗生素的合理应用十分重要。

剖宫产手术时预防性抗生素通常包括氨苄西林、头孢唑林、头孢西丁以及其他广谱头孢菌素类抗生素。剖宫产皮肤切开前 60 分钟内常规静脉注射抗生素（头孢唑林 0.5g）。在分娩或破膜的产妇中，添加阿奇霉素可进一步减少术后感染（证据等级：高，推荐等级：强）。

（五）预防性抗血栓

妊娠期凝血因子 Ⅱ、Ⅴ、Ⅶ、Ⅷ、Ⅸ、Ⅹ 均增加，血液处于高凝状态。血浆凝血因子 Ⅰ 含量比非孕期增加 40%~50%，于妊末期可达 4.5g/L。因此，剖宫产术后孕产妇深静脉血栓形成的风险增加，建议采取预防措施。鼓励尽早下床活动，可根据产妇有无血栓形成的高危因素，个体化选择穿戴弹力袜、预防性应用间歇充气装置、补充水分以及皮下注射低分子肝素等措施，如：依诺肝素，术前 12 小时皮下注射 4 000 Axa IU（0.4ml），手术 24 小时后，皮下注射 4 000 Axa IU（0.4ml），每天 1 次。建议产妇围手术期宜进行机械性抗血栓预防；对于深静脉血栓高危产妇可使用低分子肝素进行药物性预防（证据等级：中，推荐强度：高）。

二、术中项目

（一）麻醉方案

患者入手术室后，建立生命体征的各项监测，包括心电图、血压、心率、脉搏、血氧饱和度、呼气末二氧化碳分压等（图 17-1-1）。

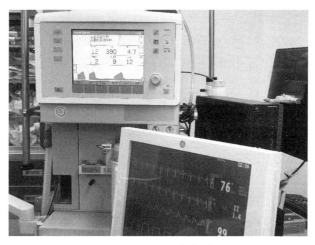

图 17-1-1　术中监测

应根据妊娠妇女与胎儿的状态、医疗机构的条件以及麻醉技术来做出决定。剖宫产手术的麻醉方式包括椎管内麻醉（蛛网膜下腔麻醉+硬膜外阻滞的联合麻醉、或连续性硬脊膜外阻滞）、全身麻醉及局部浸润麻醉等。

ASA产科麻醉实践指南更新指出，与全身麻醉（GA）相比，椎管内技术的使用，包括腰麻、硬膜外麻醉以及硬腰联合阻滞（CSE），可以有效增加产妇及胎儿的安全性，特别在产妇为高体质指数及存在呼吸道问题时。建议剖宫产通常选用硬膜外麻醉，既可以缓解疼痛，又可以通过阻滞神经传导降低手术应激反应，减少术后肠麻痹，有利于早期进食和活动（证据等级：低，推荐等级：强）。

（二）手术方式选择

腹壁切口的选择：与纵切口相比，横切口手术后孕产妇切口不适感的发生率更低，外观比较美观。切口位于耻骨联合上2横指（3cm）或下腹部皮肤皱褶水平略上，切口呈浅弧形，弯向两侧髂前上棘。其切口位置偏低较为美观，切口张力小，术后反应轻微，切口更容易愈合（图17-1-2）。

（三）避免术中低体温

产妇汗腺与皮脂腺功能亢进，以及基础代谢率增高，比较容易出现多汗，术中保暖尤其重要。通过减少体表暴露、加盖被子、升高室温至25℃、使用温毯、加温输入液体及缩短手术时间等方法有助于维持体温在36℃以上。建议为防止产妇在剖宫产时体温过低，建议采用强制空气加热、液体加热或使用温毯（证据等级：中等，推荐等级：强）。

（四）目标导向性静脉补液

对于剖宫产术后的产妇，不存在异常丢失、异常分布等情况，给予维持性液体治疗即可，即补充生理需要量：25~30ml/（kg·d）液体，1mmol/（kg·d）的 K^+、Na^+、Cl^-、

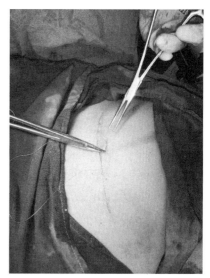

图 17-1-2　剖宫产横切口缝合

50~100g/d 葡萄糖。对于肥胖产妇,应根据实际体重计算,一般不超过 31g/d。维持术前和术中血容量正常是产妇围手术期护理的重要因素,可以改善剖宫产术后产妇和新生儿的预后(证据水平:低至中等,推荐等级:高)。

三、术后项目

(一)术后镇痛

剖宫产术后腹部切口及子宫收缩的疼痛往往会给产妇带来巨大的困扰,影响产妇活动、术后恢复,甚至影响哺乳。术后连续无痛处理,不仅可直接缓解产妇的手术后疼痛,同时也有助于胃肠道功能的恢复。

术后镇痛方式应在剖宫产前或手术中确定。如果使用腰麻或硬膜外麻醉,可以选择椎管内镇痛作为术后的镇痛方式。术后短期缓解疼痛通常使用吗啡。当鞘内或硬膜外途径给药时,吗啡可提供术后 12~24 小时的镇痛,但伴有皮肤瘙痒、恶心、呼吸抑制等风险(图 17-1-3)。

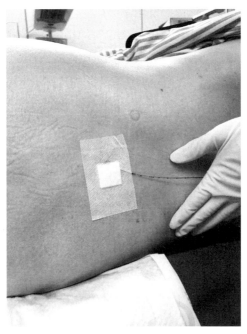

图 17-1-3　硬膜外镇痛

多数 NSAIDs 对母乳喂养是安全的,但缺乏 COX_2 抑制剂的相关研究。吲哚美辛因为已在乳汁中发现,且半衰期长,代谢物仍有活性。因此,该药对乳母严格禁忌。NSAID 是弱酸,脂溶性差,蛋白结合率高,这些因素均限制了其在乳汁中的分泌,因此,NSAIDs 极少量经母乳排泄,尤其是布洛芬,加之其半衰期较短而被推荐为哺乳期首选药物。虽然一部分说明书上标注哺乳期禁忌使用,但是布洛芬为哺乳期用药危险等级 L1 级,可以放心使用。较为理想的方式是哺乳开始时服用 NSAIDs,每次哺乳时间为 20 分钟,哺乳间隔 4 小时以上,这样可使婴儿较少受药物影响。剖宫产后口服止痛药包括阿片类镇痛药、非甾体抗炎药（乙酰氨基酚），可单独或组合使用，目前对于术后镇痛尚无最佳方案。推荐使用多模式镇痛（证据等级：中，推荐强度：强）。

（二）术后恶心、呕吐的防治

如产妇剖宫产术后出现恶心、呕吐，可暂时关闭麻醉泵，待麻醉完全清醒后，症状往往可自行缓解。也可以尽早进行母婴皮肤接触，分散产妇注意力（图17-1-4）。但对于有呕吐风险的产妇，应预防性应用止吐药，如甲氧氯普胺、格拉司琼等，防止呕吐的发生。建议对于有呕吐风险的产妇采用多模式的方法预防及治疗术后恶心呕吐（证据等级：低，推荐强度：强）。

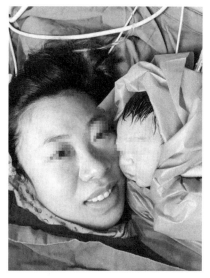

图 17-1-4　产妇与新生儿接触

（三）术后促进胃肠功能恢复

早期进食可以帮助产妇恢复体力，有助于乳汁分泌，提高母乳喂养率。研究表明，剖宫产术后1小时开始口服液体，术后6~8小时进食不会影响肠道功能恢复，但会减轻大部分产妇的饥饿感和口渴感，也显著缩短肠鸣音恢复的时间，缩短住院时间。因此，产妇如无不适，术后1小时可少量进水，4~6小时可适量进食流食，如蛋汤、米汤，忌食牛奶、豆浆、大量蔗糖等胀气食物；肠道气体排通后，改用半流质食物1~2天，如稀粥、汤面、馄饨等，然后再转为普通饮食。建议对于无潜在并发症的产妇，术后尽早进食，逐渐过渡至正常饮食（证据等级：低，推荐强度：强）。

（四）尿管管理

剖宫产术后次日酌情拔除留置的导尿管，鼓励产妇多饮水，有尿意即努力自行排尿。建议由术者根据手术情况决定导尿管保留时间，情况允许时宜尽早拔除导尿管（证据等级：低，推荐强度：弱）。

（五）早期下床活动

应鼓励剖宫产术后的产妇在积极镇痛的情况下早期活动，术后2小时可在床上活动，如翻身、侧身半卧位等，然后再下床活动，逐渐增加每日活动量。可适当使用腹带，减少活动带来的切口不适感。适量的运动可以促进子宫的复旧，加速恶露的排出，减少了宫腔感染的机会，同时也缩短了产妇的住院时间。建议剖宫产术后情况允许，可于术后6小时离床活动（证据等级：中，推荐强度：强）。

（六）术后血栓预防

深静脉血栓形成的预防是必须重视的，剖宫产术后产妇深静脉血栓形成的风险增加，因此建议采取预防措施。注意观察下肢有无皮肤色泽改变、水肿、浅静脉怒张、肌肉深压痛；测量双下肢相同平面的周径，如果两侧周径差>1cm要提高警惕；注意观察高危人群肺栓塞的三联征表现：血痰、胸痛及呼吸困难等。鼓励产妇尽早开始足、趾的主动活动，并多做深呼吸及咳嗽动作。鼓励尽早下床活动，可根据产妇有无血栓形成的高危因素，个体化选择穿戴弹力袜、预防性应用间歇充气装置、补充水分以及皮下注射低分子肝素等措施。

四、出院及随访

剖宫产术后的产妇一般状况良好，如体温正常、血尿常规基本正常、切口愈合良好、子宫复旧良好及恶露正常，可出院。术后 1 周内电话随访一次，关注产妇是否存在腹痛、恶心、呕吐等不适主诉以及母乳喂养情况。术后 1 周首次门诊随访，完成切口拆线等。术后 2 周内，避免腹部伤口沾湿，全身的清洁宜采用擦浴，在此之后可以淋浴，但恶露未净之前禁止盆浴。每日冲洗外阴 2 次。如果伤口发生红、肿、热、痛，应及时就医，以免感染迁延不愈。

指导性生活与避孕。剖宫产术后 42 天如果阴道不再出血，经医师检查伤口愈合情况良好，可以恢复性生活。但是，一定要采取严格的避孕措施，避免妊娠。建议应建立明确的再入院的"绿色通道"。在产妇回家后 1 周内应进行电话随访及指导，术后 1 周和 1 个月应来门诊进行回访（证据等级：低，推荐强度：强）。

第二节　附件手术

附件良性疾病为妇科最常见疾病，主要包括卵巢巧克力囊肿、卵巢浆液性囊肿、卵巢畸胎瘤、输卵管积水、输卵管妊娠等，各种附件疾病临床表现各异，虽然可见于各个年龄阶段，但是仍以生育期女性多见。近年来随着体检意识的提高，其检出率出现增高趋势。附件良性疾病的治疗需要根据患者年龄、有无生育要求、囊肿性质等制定，术式呈现多样化，可以卵巢囊肿剥除，可以单纯输卵管切除，也可以附件切除。随着以腹腔镜为代表的微创技术在临床应用及发展，绝大多数的妇科附件良性疾病均可以在腹腔镜下完成，包括传统腹腔镜、单孔腹腔镜（LESS）、经自然腔道腹腔镜（NOTES）等技术，而且附件良性疾病的腹腔镜手术适应证也在不断扩大，巨大卵巢良性肿瘤已不再是腹腔镜手术的禁忌证。在我国许多医院妇科附件良性疾病的腔镜手术率可以达到 90% 以上，甚至在日间手术开展好的医院，这样的手术都在日间手术室完成，本节将附件手术的特点与 ERAS 理念结合进行编写。

一、术前项目
（一）术前宣教

腹腔镜下附件手术是妇科最常见的手术，手术时间短、创伤小、恢复快，部分患者可于术后第二日即出院观察。患者入院后主要个体化讲解手术术式以及术后饮食、活动、镇痛等注意事项。年轻患者需要保留卵巢,行卵巢囊肿剥除术,因激素水平波动,术后会出现少量阴道流血,短时间内月经周期可能有改变,如行输卵管手术,可能对妊娠造成影响;对于绝经后患者,虽然切除附件不会出现太多不适症状,但还是要详细告知患者,因卵巢已没有功能,切除后不会出现激素波动导致的潮热出汗、泌尿生殖系统不适症状。

(二)术前禁饮禁食

术前 6 小时可进食固态食物,术前 2 小时可进食流质碳水化合物 300~400ml。第一台患者术晨 6 时口服流质碳水化合物 300~400ml(最好是 12.5% 碳水化合物),以减少蛋白质分解、减缓饥饿、口渴及焦虑情绪,减少手术应激。接台患者根据上一台手术预计结束时间通知口服碳水化合物时间,必要时适当补液。

(三)术前肠道准备

术前一天普通饮食;可以不做任何肠道准备;有长期便秘史的患者可在术前 1 天口服缓泻剂乳果糖溶液,30ml/ 次,中午 12 时口服一次,晚上 6 时口服一次。

(四)术前麻醉用药及预防镇痛

腹腔镜下附件手术时间短,创伤小,手术前可不常规应用镇痛药物。但对于焦虑及情绪紧张的患者术前可给予镇静及抗胆碱药物(如硫酸阿托品 0.3~0.5mg/ 次,静脉注射或东莨菪碱 20mg/ 次,静脉注射,间隔 20~30 分钟可再用 20mg)。

(五)预防性使用抗生素

因为附件手术多为 I 类切口,推荐单次术前 0.5~1.0 小时给予抗菌药物,推荐给予一代头孢菌素,如术后血常规正常,则 24 小时后停用抗菌药物。

二、术中项目

(一)手术方式选择

医院条件允许,最好选择腹腔镜手术(图 17-2-1)。

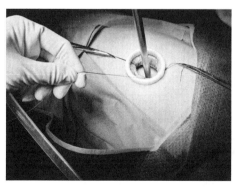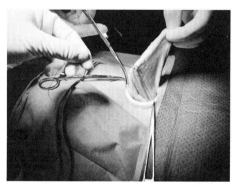

图 17-2-1　单孔腹腔镜下巨大卵巢囊肿剥除术

(二)麻醉方案

ERAS 提倡多模式麻醉联合应用,可采用全身麻醉、全身麻醉联合硬膜外阻滞麻醉等麻醉方案。在用药选择方面,静脉静注丙泊酚是快速通道麻醉诱导的最佳选择。吸入麻醉药地氟烷或七氟烷能够缩短麻醉苏醒时间,有效扩张重要器官的血管,增加脏器血流量。

（三）避免术中低体温

有条件的医院应在术中监测体温,可采用预加温、提高手术室温度 25℃左右、使用液体加温装置等措施维持患者术中中心体温 >36℃（图 17-2-2）。

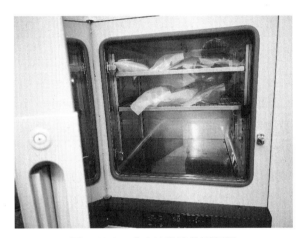

图 17-2-2　术中冲洗液体预加温

（四）静脉补液

腹腔镜附件手术时间短,给予维持性液体治疗即可,即补充人体需要量 1 500~2 000ml,以晶体为主,可适当应用胶体及平衡液。

三、术后项目

（一）术后镇痛

如无疼痛,可不予镇痛,或仅口服止痛药物。如非甾体抗炎药塞来昔布,200mg,2/d 口服。

（二）术后恶心、呕吐的防治

术后患者出现恶心、呕吐的现象,可暂时关闭麻醉静脉泵,并预防性应用止吐药,如:盐酸托烷司琼注射液 5mg,每天 1 次静注。如患者仍有恶心、呕吐的症状,可临时加用甲氧氯普胺 10mg 静脉注射。

（三）术后促进胃肠功能恢复

术后患者清醒后即可少量饮水,6 小时后进清流质饮食,米汤或藕粉,300~400ml;排气后即可口服半流质饮食,如米粥、汤及面条等,逐渐过渡到普通饮食。术后随意咀嚼口香糖,至少每天 3 次,10~15 分钟 / 次,糖尿病患者选用无糖口香糖。

（四）盆腔引流管及尿管管理

吸净腹腔冲洗液,不常规放置盆腔引流管。如无特殊情况,附件肿瘤手术可于术后第

1 天拔除尿管。

（五）早期下床活动

完全清醒后即可床上翻身,半坐位,第一天即下床活动,每日增加活动量。每日针对不同患者情况个体化有计划地设立活动目标。

四、出院及随访

患者生活基本能够自理,体温正常,口服止痛药可缓解疼痛,不需要静脉用药,切口愈合良好,可正常进食,不必等拆线即可出院。患者出院后 1 周内电话或微信随访,询问体温、饮食、大小便以及切口愈合情况。术后 1 个月随访。

第三节　子宫手术

妇科子宫良性疾病主要包括子宫肌瘤、子宫腺肌病及功能性子宫出血等。主要临床表现为月经改变,月经周期缩短、月经量增多、月经期延长、继发性痛经,下腹痛,不规则阴道流血以及由月经改变而导致的继发性贫血。因此,有相当一部分患者因贫血而就诊于血液科。尽管子宫良性疾病手术方式需要根据患者年龄和有无生育要求,行子宫肌瘤挖除术、子宫病灶切除以及子宫切除术,但是全子宫切除术仍是治疗子宫良性疾病最有效的方式,也是妇科最常见的术式之一,不仅是妇科医师必须要掌握的手术,也是合格妇科手术医师的标志。本节以子宫切除术为例讲解 ERAS 路径管理患者流程。

一、术前项目

（一）术前宣教

与其他专科手术患者比较,女性在妇科手术中表现出较高的焦虑状态,而术前健康教育对缓解焦虑有较好效果。对于子宫切除民间流传了几种说法,子宫切除了就会绝经或者排尿困难,不可以再有性生活等,这就造成了患者听见切除子宫就产生了焦虑的情绪。因此,术前要详细讲解子宫的生理功能,如孕育胎儿、子宫内膜受卵巢激素影响完成月经、提供一部分卵巢的供血以及承担少量内分泌功能;详细讲解仅切除子宫虽然不会周期性月经来潮,但不会影响体内激素水平,更不会快速衰老;另外因为子宫颈与膀胱的关系,子宫全切除术短时间内可能会有排尿习惯的改变,但会恢复;子宫切除术后阴道断端愈合后可进行正常性生活;详细介绍和解释有利于术后康复的建议,如术后早期进食、早期活动,宣教疼痛控制及呼吸理疗等。

（二）营养评估与支持

子宫肌瘤或子宫腺肌病多合并有不同程度的贫血。患者入院后首先排除其他慢性出血性疾病,如胃出血、肠息肉出血或痔疮出血以及血液系统疾病导致出血。

患者如血红蛋白小于 70g/L,应考虑输血;血红蛋白为 70~100g/L 之间,最常用的治疗方法是补充铁剂药物治疗,可口服或静脉输注(表 17-3-1)。口服铁剂的剂量根据具体服用药物的推荐使用量。住院期间的静脉补铁,可根据总缺铁量计算公式:所需补铁量(mg)= 体重(kg)×(Hb 目标值 –Hb 实际值)(g/L)× 0.24 + 贮存铁量(mg)。通常采用铁剂 100~200mg/d 静脉滴注。

表 17-3-1　口服铁剂与静脉铁优缺点对比

给药途径	优点	缺点
静脉	疗效确定,不需要强调患者依从性	并发症多见,如过敏反应、恶心、低血压、给药时需医疗监护
口服	降低静脉铁剂和红细胞生成刺激剂所需剂量;相对安全,给药方便;便宜	胃肠道不良反应率较高;药效不稳定,患者依从性差

(三)术前禁饮禁食

目前并无证据表明,盆腔手术前长时间禁食和禁饮可以防止误吸和反流的发生,因此,多个国家的麻醉医师协会和 ERAS 指南推荐术前 6 小时可进食固态食物,术前 2 小时可进食流质碳水化合物。

(四)术前皮肤和肠道准备

2018 年 ACOG 指南建议,腹部手术患者术前夜间行(全身)淋浴或沐浴。术前皮肤清洁要清理脐孔。因为脐孔常呈凹陷状态,皮肤褶皱不易清洗,导致污垢积累,适合细菌滋生,对于经脐单孔手术患者而言,如果术前对脐部清除细菌不彻底,常会引起脐部切口感染而影响患者的预后。

2015 年中华医学会肠外肠内营养学会专家达成共识,术前常规肠道准备对患者是一种应激刺激,可能导致脱水及水电解质失衡,特别是老年患者。至今尚无研究显示在妇科微创手术前常规使用机械性肠道准备可改善术中可视化及肠道处理或使手术变得容易。ERAS 协会推荐常规所讲的机械性肠道准备不应用于妇科或者肿瘤外科手术,包括计划行肠切除的患者。

(五)术前麻醉用药和预防镇痛

患者如能经口进食,推荐术前晚和术晨口服非甾体抗炎药,进行术前预镇痛,有较好的止痛效果。对于情绪较紧张的患者,可考虑给予少量抗焦虑药物。

(六)预防性使用抗生素

妇科手术部位感染可由皮肤菌群、阴道菌群或肠源杆菌引起。因此,预防性抗生素应选取广谱抗生素。头孢菌素类抗生素因其广谱、过敏反应率低而最常推荐使用。预防性抗生素(头孢唑林 0.5g)应在皮肤切开 30 分钟内使用。困难子宫切除手术时间长,严重失血等特殊情况,需要追加抗生素用量。

二、术中项目

（一）麻醉方案

ERAS 提倡快速通道麻醉技术,缩短麻醉恢复时间及麻醉后监测治疗室停留时间,提倡全身麻醉与区域麻醉或局部麻醉的联合应用,子宫切除术最常用全身麻醉联合硬膜外阻滞麻醉。

（二）手术方式选择

微创手术就属于 ERAS 理念中最容易而且最早被临床医生以及患者广泛认识及接受的措施之一。近几年随着操作技术的积累及器械的不断改进,单孔腹腔镜在妇科等领域迅速开展,比以往的三孔或四孔腹腔镜手术更微创化,具有单孔、创口小及术后恢复快等优点。但是手术方式只是手术入路,不能一味追求微创,术前需综合患者的情况选择术式,可选择腹腔镜下子宫切除、单孔腹腔镜下子宫切除也可以选择开腹子宫切除。

（三）避免术中低体温

术中给予患者保温,维持体温达 36℃以上,调高手术室温度,温盐水冲洗腹腔,可以减少患者肾上腺素和儿茶酚胺过度释放,从而减少手术应激、出血,减少术后寒战及不良心脏事件发生等。

三、术后项目

（一）术后镇痛

术后疼痛是手术患者术后的最大应激因素之一,良好的术后镇痛可以缓解患者紧张和焦虑,改善睡眠,有利于患者早期下床活动等,是 ERAS 中最为关键的环节。可采用视觉模拟评分（FACE）结合数字评定量表（NRS）进行疼痛评估,并记录于体温单上（图 17-3-1,图 17-3-2,图 17-3-3,文末彩插）。推荐常规进行多模式镇痛,方法包括使用罗哌卡因等药物进行切口浸润或硬膜外阻滞控制疼痛;无禁忌证患者可使用 NSAIDs 药物控制炎性痛。开放手术推荐联合硬膜外镇痛,腹腔镜手术不推荐常规使用硬膜外镇痛。

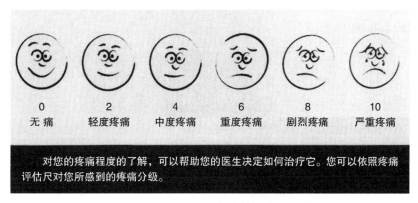

图 17-3-1　面部表情评定

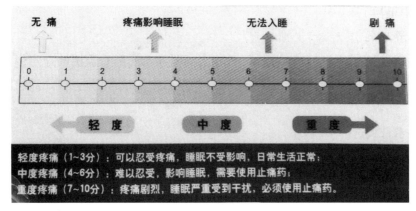

图 17-3-2　数字评定量表

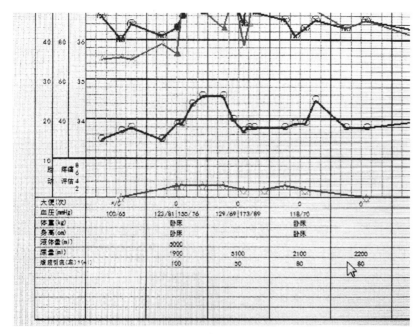

图 17-3-3　疼痛体温单

（二）术后恶心、呕吐的防治

有大量研究表明术后恶心呕吐发生的高危因素包括年龄小于 50 岁、行妇科腹腔镜手术、麻醉时间长、易挥发麻醉药物应用、术后阿片类药物的使用、氮氧化合物的应用等。因此，具有以上高危因素的患者应该在术前评估。临床常用的止吐药为甲氧氯普胺、托烷司琼。还有证据显示，使用地塞米松通过中枢或外周机制对控制术后恶心呕吐也有效。

（三）术后促进胃肠功能恢复

术后完全清醒即可饮水，6 小时开始进食流质饮食，通过胃肠反射较早刺激肠管蠕动，可降低术后肠粘连和发热发生率，缩短术后肠道功能恢复时间。腹腔镜微创手术与开腹手术相比,肠功能恢复更快,更早恢复口服进食。咀嚼口香糖及使用爱维莫潘等药物,都有可能对促进术后肠麻痹的恢复有效。

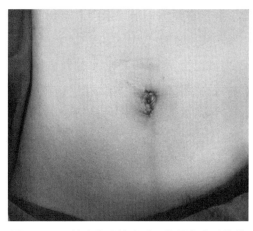

(四)盆腔引流管管理

吸净腹腔冲洗液,不常规推荐放置盆腔引流管(图 17-3-4)。

(五)尿管管理

子宫切除术后如无特殊情况,推荐留置尿管1~2 天即可拔除。

(六)早期下床活动

图 17-3-4　单孔腹腔镜术后不留置盆腔引流管

鼓励患者术后早期下床活动,促进下肢血液循环,可以降低术后双下肢静脉血栓的形成,早期下床活动还具有促进肌肉的合成代谢,增加患者肺活量,促进患者胃肠功能的恢复等优点。

四、出院及随访

患者体温正常,疼痛缓解,不需要静脉用药,切口愈合良好,能正常进食,排气、排便通畅,能自由下床活动,可不必等切口拆线。术后 1 周返院或就近医院拆线,术后 1 个月门诊随访。

第四节　子宫恶性肿瘤手术

子宫恶性肿瘤是最常见的妇科恶性肿瘤,主要包括子宫颈癌和子宫体癌(子宫肉瘤和子宫内膜癌等),虽然对这两类恶性肿瘤的手术治疗方式需要根据其临床分期、患者年龄、生育要求、全身情况、医疗水平及条件设备等综合考虑。但是其基本术式是子宫全切或根治性子宫切除术 + 盆腔淋巴结切除术。尽管该类手术范围较大(有时需要淋巴结清扫到肾静脉水平),但是属于典型的规范性、解剖性手术,将 ERAS 理念运用到该类手术中,会使患者更加受益。本节以子宫颈癌为例进行 ERAS 理念的编写。

一、术前项目
(一)术前宣教

首先,患者入院后进行口头交流,消除患者及其亲属在诊断为宫颈癌后会出现焦虑、恐慌的情绪;告知术前需要的检查手段的意义,包括泌尿系 B 超、CTU 及盆腔 MRI。其次,以书面形式告知患者围手术期各阶段的注意事项以及快速康复的具体内容,提高患者的依从性。再次,由于宫颈癌根治手术中广泛切除宫旁组织导致盆腔神经损伤,告知患者术后会出现排尿困难、尿控障碍、膀胱自主舒缩功能低下需长期留置尿管;同时告知盆腔淋巴结切除术后容易出现淋巴潴留囊肿、下肢水肿及乳糜漏等不适症状以及缓解症状的方法。另外,由于宫颈癌的年轻化趋势,生育功能、卵巢功能的保留和术后性功能的恢复逐步受到重视,要详细告知患者各种术式的适应证,做出适合的选择。最后下发宣传手册、观看教育片加强和巩固患者及家属的记忆。

(二)营养评估与支持

宫颈癌的主要症状是接触性出血,一部分患者会因突然出现阴道大量流血而就诊,多伴有贫血等营养不良症状。

入院后根据欧洲临床营养和代谢协会于 2002 年提出的营养评定工具"营养风险筛查2002"对患者进行营养度量。对于没有营养不良的患者,不需要实施营养支持治疗。对于有营养不良或存在营养风险的患者,首选肠内途径:口服营养素(例如:营养强化蛋白复合粉,每天 3 次,每次 1~2 袋,每袋用 100ml 温水冲服,或加在米粥或者牛奶中服用)。

入院后根据血红蛋白的数值决定纠正贫血的方式。推荐补铁治疗为纠正贫血的首选方案,如血红蛋白大于 100g/L,可口服琥珀酸亚铁片,2 片 / 次,2/d 口服,术前即开始口服,持续至术后乃至出院后一段时间。如患者有吸烟及饮酒不良嗜好,需于术前 4 周开始戒烟和戒酒。

(三)术前禁饮禁食

患者术前 6 小时可进食半流质饮食,麻醉前 2 小时给予清流质是安全的。

(四)肠道准备

传统的术前胃肠道准备包括:术前 8~12 小时开始禁食,术前 4 小时开始禁饮,术前晚及术晨温肥皂水灌肠。目前有大量高质量的证据表明,机械灌肠在妇科微创手术中并没有改善手术视野,也没有改善患者的预后;没有证据表明使用机械灌肠对意外的肠损伤发生、必须切除和再吻合的肠道有任何好处。因此,在没有任何益处和潜在危害的情况下,常规机械灌肠作为妇科的术前肠道准备应当被抛弃。术前晚可仅口服磷酸钠盐。

(五)术前麻醉用药及预防镇痛

对于术前静息时疼痛视觉模拟评分(VAS)≥3 分、活动时疼痛≥5 分的患者可给予 COX-2特异性抑制剂抗炎镇痛(如塞来昔布 200mg,2/d)或对乙酰氨基酚(如泰诺林 0.3~0.6g,2/d)口服。对于睡眠不佳的患者给予地西泮 5mg 或艾司唑仑 1~2mg 睡前口服。必要时给予地西泮10mg 睡前肌内注射。

(六)预防性使用抗生素

应严格掌握抗生素的使用剂量,对于头孢唑林(0.5g,2/d,静脉滴注)在内的大多数抗菌药物,应在切皮前 1 小时内使用。宫颈癌根治手术特殊情况下手术时间会超过 3 小时,建议术中增加抗生素药物单次剂量。

（七）预防性抗血栓

接受腹腔镜手术的宫颈癌根治术患者体位多为截石位,手术过程中双下肢被长时间固定,血运回流受阻,手术时间多在 3 小时左右,且恶性肿瘤作为静脉血栓栓塞症（VTE）的一个危险因素,术后形成双下肢深静脉血栓的风险较高,存在危险因素的患者若无预防性抗血栓治疗,术后深静脉血栓形成发生率可达 30%,致死性肺栓塞发生率近 1%（图 17-4-1 患者手术体位 - 截石位）。

患者围手术期静脉血栓栓塞（VTE）一旦发生,后果严重,应该强调以预防为主,治疗中应该强调循证。患者入院后、手术前、手术后及病情发生变化时均应该进行 VTE 评估（表 17-4-1）。

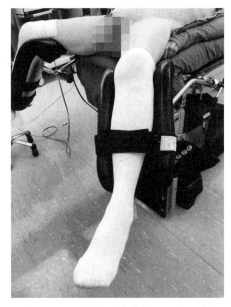

图 17-4-1　患者手术体位——截石位

表 17-4-1　VTE 评估及推荐预防措施

Caprini 评分	VTE 风险等级	不采取预防措施 VTE 发生率	推荐预防措施
0	极低危	<0.5%	不需要特殊用药或机械性预防
1~2	低危	1.5%	IPC
3~4	中危	3.0%	LMWH,低分子普通肝素或 IPC
≥5	高危	6.0%	LMWH,低分子普通肝素

患者入院后 VTE 风险评估可参照 Caprini 模型。按照风险等级给予相应预防措施。最常用的机械预防措施为弹力袜,根据患者小腿围决定型号,并排除腿部皮炎、下肢血管严重动脉硬化等,最常用的药物预防为低分子肝素［如:低分子普通肝素,术前 12 小时皮下注射 4 000 Axa IU（0.4ml）,术后 24 小时后每日一次皮下注射 4 000 Axa IU（0.4ml）］,并持续用药至出院或术后 14 天。

需要注意的是在进行围手术期血栓风险评估的同时,应该进行出血风险的评估,权衡利弊,选用相应的预防措施。高出血风险的患者推荐使用 IPC。

二、术中项目

（一）麻醉方案

传统的盆腔手术,麻醉方式多采用腰麻联合硬膜外阻滞麻醉。而腹腔镜手术多采用全身麻醉、全身麻醉联合硬膜外阻滞等麻醉方案,联合麻醉结合了全身麻醉起效快、术中麻醉彻底和硬膜外麻醉可术后镇痛等优点,麻醉效果理想,术后胃肠功能恢复快。

（二）手术方式选择

早期宫颈癌手术推荐应用微创技术,例如腹腔镜手术、机器人手术等。微创手术可以减少术中出血、降低各种术后并发症、减少住院时间,这与 ERAS 的要求相符(图 17-4-2,文末彩插)。随着对宫颈癌淋巴转移规律的认识,同时为减少系统性淋巴结清扫术的并发症,开始在早期宫颈癌手术中引入前哨淋巴结活检术,可以更精准地切除该切的淋巴结,留下不必要切除的淋巴结(图 17-4-3,文末彩插)。微创手术是减少手术应激的一种措施,绝非 ERAS

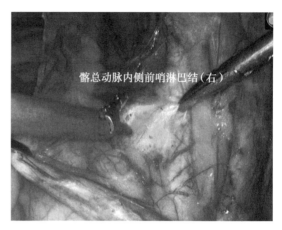

髂总动脉内侧前哨淋巴结(右)

图 17-4-2　腹腔镜下前哨淋巴结活检术

的必要条件,开放手术也可以进行快速康复,或者说更需要快速康复。因此,术前应详细评估患者状态,与患者交流腹腔镜手术和开腹手术的利弊,结合患者的经济和实际情况,选择合适的手术方式,使患者最大限度地受益。

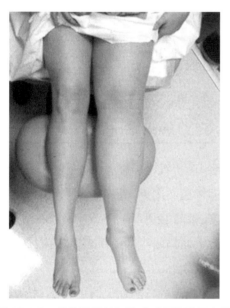

图 17-4-3　盆腔淋巴结切除术后下肢淋巴水肿

（三）避免术中低体温

患者进入手术室后进行保温,给予加热毯、加热床垫,麻醉前加盖保温被,麻醉后术中进行体温监测、静脉输注液体预热,肿瘤手术无瘤原则,手术结束前需要大量蒸馏水冲洗,腹腔冲洗液需加热到 37℃,手术结束后手术间与病房转运患者途中给予保温被保暖。

（四）目标导向性静脉补液

对"健康"患者采用中度限制输液,对高危患者采用目标导向输液;对极端头低脚高体位患者应限制输液,但恢复体位后应注意容量补充。术中需连续监测维持血压下降 ≤ 正常值的 20%,CVP 为 $4\sim12\mathrm{mmHg}$,尿量维持 $>0.5\mathrm{ml/(kg\cdot h)}$,中心静脉血氧饱和度 >65%。术中补液应以晶体液为主,采用平衡液以减少钠的摄入,术中补液速度控制在 $4\sim5\mathrm{ml/(kg\cdot h)}$。

三、术后项目

（一）术后营养治疗

宫颈癌术后不需禁食,术后完全清醒即可少量饮水,术后第一天即可进流质饮食以及口服肠内营养素(500~1 000ml),进食量根据胃肠耐受程度逐渐增加,患者排气后可更改为半流质饮食。若口服液体量达 2 000ml 时可停止静脉补液。

（二）术后镇痛

宫颈癌术后常规安置镇痛泵以预防术后疼痛的发生。术后 24 小时后更改为口服非选择性 NSAIDs 对乙酰氨基酚（如泰诺林 0.3~0.6g，bid）口服，定时给药；也可使用罗哌卡因等药物进行切口浸润，常用于开腹手术患者。

（三）术后恶心、呕吐的防治

术后恶心呕吐是患者术后常见的症状，发生率约为 30%。评估宫颈癌患者是否有吸烟、有术后恶心呕吐史、高度紧张焦虑或晕动病史等高发因素。如患者存在高发因素，术后常规预防性使用止吐药物如甲氧氯普胺、5-HT$_3$ 阻滞剂或地塞米松，例如盐酸托烷司琼注射液 5mg，每天 1 次静注。如患者仍有恶心呕吐的症状，可临时加用甲氧氯普胺 10mg 静脉注射。

（四）术后促进胃肠功能恢复

采取微创手术，控制术中液体输注量，可以减少肠黏膜水肿的发生，减少阿片类药物的使用，尽量缩短留置腹腔引流管时间，尽早经口进食以及尽早离床活动都可以促进胃肠功能恢复。术后 24 小时进食流食或软食，逐渐过渡到固体食物。

（五）盆腔引流管管理

宫颈癌根治术盆腔淋巴结清扫范围大，手术创面渗出较多，手术后需常规留置盆腔引流管。但手术后 1~2 天，若引流液清亮，临床情况稳定，建议引流量一般在 100ml 以内尽早拔除。

（六）尿管管理

尿路感染、尿潴留是常见的妇科恶性肿瘤并发症之一，尤其是子宫颈癌根治术，手术范围比较大，易损伤膀胱神经，导致术后膀胱功能障碍，需留置尿管 7~14 天，少数患者出院后仍不能拔除尿管，考虑到长期留置尿管会增加尿路感染的机会，一部分依从性较好的患者可自主清洁导尿。科室设计自主清洁导尿记录表及 10 项注意事项，患者住院期间发放，详细讲解操作方法及注意事项，让患者反复练习至熟练后出院自行操作，并把每日记录情况以图片形式发给主管医师，主管医师根据记录调整导尿次数并解决患者导尿过程中遇到的问题。

（七）早期下床活动

妇科恶性肿瘤患者血液浓度高，血小板聚集功能增强，手术时间长，术后极易发生血栓栓塞。宫颈癌术后患者术前、术中及术后给予穿弹力袜，术后 6 小时后可半坐位，术后 12~24 小时床上活动后如无头晕等不适症状，可离床活动。根据患者体能增加每日步行时间，至出院时每日可活动 4~6 小时。

四、出院及随访

宫颈癌患者的出院标准：能进半流质饮食、排便通畅、能够自由活动、不需要静脉补液、口服止痛药能有效镇痛以及患者接受出院。术后血常规、肝肾功及电解质化验均在正常范围。可自行管理尿管,定期到医院更换尿袋。

随访内容和随诊时间应根据患者病情和治疗需要而定,需要个性化对待。一般宫颈癌患者出院后 1 周内电话或微信随访,询问饮食、大小便、尿管等情况,出院后 1 周左右需返院切口拆线及解除尿管。如患者解除尿管后仍不能自主排尿,需告知患者进行自主清洁导尿直至可自行排尿,且残余尿少于 80ml 持续 2 天。对于围手术期进行营养支持、出院时经口摄食无法满足营养需求的患者,出院后需继续进行营养支持指导,口服辅助营养补充剂,逐渐过渡到普通饮食,推荐按膳食宝塔均衡摄取(图 17-4-4)。术后根据病理情况指导后续治疗方法。术后 1 个月和 3 个月定期随访观察,根据患者恢复情况个性化制订长期随访计划。

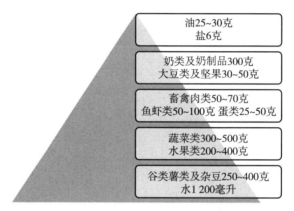

图 17-4-4　中国营养学会推荐的膳食宝塔

第五节　卵巢癌手术

在临床中,早期卵巢癌可在腹腔镜下完成分期手术,但是绝大多数(70% 以上)卵巢癌属于晚期而只能选择开腹手术。由于晚期卵巢癌的治疗效果直接与手术切除病灶的程度密切相关,所以卵巢癌的手术原则是最大限度地肿瘤细胞减灭术,为行满意减瘤术,除需要切除子宫、附件和大网膜之外,还可能需要切除部分肠管、阑尾、胆囊、部分肝脏、部分胃、胰尾、输尿管、脾脏及部分膀胱等癌灶累及的所有部位,可见手术范围之大。晚期卵巢癌手术也是妇科手术中最复杂、风险度最高、并发症最多的手术。因此,本章把卵巢癌手术单独提出来成为一节。在肿瘤细胞减灭术中引进 ERAS 理念,进行精准治疗,优化围手术期流程、提高诊疗精准度,以减少术后并发症、可以有效提高患者术后舒适度、缩短住院时间,使患者快速康复。

一、术前项目

(一)术前宣教

卵巢癌早期缺乏特异性临床症状,患者多因食欲差、腹部胀满及排便不畅等消化道症状于消化内科治疗,直至出现大量腹水表现为腹部膨隆时,肿瘤多已扩散和转移,到妇科就诊时已属晚期。入院后首先口头并书面告知疾病的特点,缓解患者紧张焦虑的情绪,对患者进行心理辅导和术前教育,提高患者的心理承受能力。针对高危患者加强 VTE 相关知识宣教,使之提高警惕。除检查需要空腹外不限制饮食。告知患者麻醉和手术过程,为达到满意的减瘤术,可能需要切除部分器官,并可能需要行肠吻合和肠造瘘术。解释患者在围手术期的任务,鼓励患者完成术后早期进食、早期下床活动、宣传疼痛控制及呼吸理疗等。尽量减轻患者恐惧情绪,保证睡眠治疗,将患者机体调整到最佳状态。

(二)营养评估与支持

卵巢癌患者因早期难以发现,多数诊断即为Ⅲ和Ⅳ期,患者多合并有大量腹水和盆腹腔广泛转移,存在不同程度的营养不足,可有消瘦、贫血等恶病质表现。欧洲临床营养和代谢协会(ESPEN)发布外科临床营养指南。患者入院后需进行营养风险评估(表 17-5-1)。NRS≥3分,患者入院即给予口服营养素(ONS),术前≥1 周的营养支持治疗,必要时给予肠外营养。肠外营养优选全合一营养液(3L 袋或药房配制,需富含谷氨酰胺、ω-3 脂肪酸),而不是多瓶输注。

表 17-5-1 营养风险筛查 2002

A. 营养状况受损程度	
0 分	正常营养状况
1 分	3 个月内体重下降 >5%,或近 1 周进食减少 >25%
2 分	2 个月内体重下降 >5%,或 BMI18.5~20.5kg/m² 或近 1 周进食减少 >50%
3 分	1 个月内体重下降 >5%,或 BMI<18.5kg/m² 或近 1 周进食减少 >75%
B. 疾病受损程度	
0 分	正常营养需求
1 分	肿瘤、糖尿病、血透、慢性病患者(肝硬化、慢性阻塞性肺疾病)
2 分	血液系统肿瘤、重症肺炎、脑卒中、大型腹部手术
3 分	重症颅脑损伤、骨髓移植、重症监护
C. 年龄	
1 分	年龄≥70 岁

总分:A+B+C

分值≥3 分患者存在营养风险,给予营养支持

分值 <3 分重大手术必要时给予营养支持

(三)术前禁饮禁食

患者入院后需完善相关辅助检查,采血、影像学检查、胃肠镜检查都要求患者空腹,长时

间禁食可能抑制胰岛素分泌,增加了胰岛素抵抗,甚至导致患者血容量不足,增加了术后并发症发生率。

据 2011 版欧洲麻醉学会指南,麻醉前 2~3 小时口服糖饮料不会增加麻醉期间的胃反流和误吸的风险。麻醉前 6 小时可进半流食,2~3 小时给予 300~400ml 清流食,最好是 12.5% 碳水化合物,以减少蛋白质分解、减缓饥饿、口渴及焦虑情绪,减少手术应激。但对于年龄大及有合并症的患者,如有胃排空障碍、或怀疑有消化道梗阻的患者术前 2 小时不宜口服,可给予适当补液。糖尿病患者宜给予 5% 低糖溶液口服。

(四)肠道准备

2017 年,美国加速康复与围手术期质量控制学会的《择期结直肠手术加速康复外科术后感染预防的专家共识》中,对于择期结直肠手术,不推荐单独使用机械性肠道准备,而推荐口服抗生素联合机械性肠道准备作为术前常规措施。为达到满意的减瘤术,卵巢癌根治术中可能需要切除部分肠管,可选择术前一日口服缓泻剂(如乳果糖等)联合少量磷酸钠盐灌肠剂,但应该预防脱水和电解质紊乱。

(五)术前麻醉用药和预防镇痛

术前教育及避免长时间禁食、禁水都可以减少患者的焦虑,不常规给予抗焦虑药物。ERAS 主张预防、按时、多模式镇痛策略,镇痛措施始于术前,覆盖整个术中、术后;主张按时、有规律地给患者镇痛药,而不是疼痛了再给。术前 1~3 天或术前晚及术晨可口服或静脉给予非甾体抗炎药进行术前预镇痛(如塞来昔布 200mg,bid)或对乙酰氨基酚(如泰诺林 0.3~0.6g,bid)口服。

(六)预防性使用抗生素

肝胆胰外科术后加速康复专家共识主张预防用药应涵盖需氧菌及厌氧菌,切皮前 0.5~1.0 小时或麻醉开始时给予抗菌药物(如头孢曲松钠 2.0g 静脉滴注)。头孢菌素过敏者可用克林霉素 + 氨基糖苷类或氨基糖苷类 + 甲硝唑。卵巢癌根治术手术时间一般≥3 小时,需重复使用 1 次相同剂量抗生素。ACOG 指南建议,肥胖患者预防性应用抗生素的剂量应适当增加。对于手术失血过多(以 1 500ml 为界限)的病例,补加 1 次抗生素可能更为合适。

另外,针对加速康复外科患者围手术期感染的防治还包括控制血糖、改善营养状态、戒烟、术区备皮、术前一天沐浴、切开皮肤前用聚维酮碘 - 酒精消毒以及必要时使用切口保护器等。

(七)预防性抗血栓

恶性肿瘤、血栓病史及家族史、D- 二聚体增高及手术时间长等都是术后深静脉血栓和肺栓塞的危险因素。肿瘤患者发生 VTE[包括深静脉血栓形成(DVT)和肺栓塞(PE)]的风险比非肿瘤患者高数倍。国外循证医学研究发现,肿瘤患者伴血栓形成风险升高 4.1 倍。在所有 VTE 患者中,肿瘤患者占 20%。卵巢癌患者 VTE 发生率高达 38%,术后 6 周发生 VTE 的概率较良性妇科手术高 90 倍以上。

卵巢癌患者多为绝经后女性,年龄大,通常合并多种心脑血管疾病。患者入院后 VTE 风险评估可参照 Caprini 模型。根据 Caprini 模型评分常≥5 分,属高风险,通常需要多种预防措施联合应用,穿梯度弹力袜,术前及术后应用低分子肝素药物,如依诺肝素,术前 12 小时皮下注射 4 000 Axa IU（0.4ml）,术后 24 小时后 qd 皮下注射 4 000 Axa IU（0.4ml）,至术后 4 周,以及术后给予间歇性气囊压迫。术前晚上、术晨清洁灌肠后,对年老体弱排泄多者,应及时补充水、电解质,以防血液浓缩形成高凝状态（图 17-5-1）。

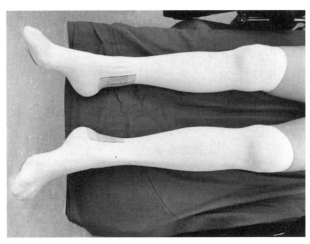

图 17-5-1　术前及术后穿梯度弹力袜

二、术中项目

（一）麻醉方案

可选择全身麻醉或全身麻醉联合硬膜外阻滞等方案。推荐使用短半衰期的诱导药物以及短半衰期的肌松药,可维持深度神经肌肉阻滞有利于手术视野暴露及完成手术操作。手术开始前实施神经阻滞、手术切口的局部浸润等（图 17-5-2）,有效降低术中阿片类药物和其他全身麻醉药物的用量,利于术后快速苏醒、加速胃肠功能恢复和尽早下床活动。

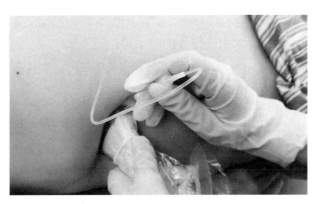

图 17-5-2　腹壁切口的局部浸润麻醉

（二）手术方式选择

早期卵巢癌可在腹腔镜下完成全面分期手术,晚期卵巢癌可于腹腔镜下完成 Fagotti 评分,如 Fagotti 评分 <8 分,可完成满意的肿瘤细胞减灭术,需在开腹手术下完成。

（三）避免术中低体温

患者进入手术室后进行保温,给予加热毯、加热床垫,麻醉前加盖保温被。术中体温的变化分为 3 个阶段:第 1 个阶段是由于麻醉等因素造成血流分布改变引起的核心体温快速下降,一般会在第 1 小时内下降 0.5~1.5℃;第 2 个阶段是由于手术伤口热量挥发、室温等因素引起的持续体温下降,一般持续时间为 2~4 小时;第 3 个阶段为平缓期,体温的变化取决于热量丢失及补充的平衡状态。因此手术超过 30 分钟就应该进行体温监测,将静脉输注液体预热到 37℃,腹腔冲洗液加热到 37℃,围手术期患者术中中心体温维持在 36℃以上。另外手术结束后手术间与病房转运患者途中给予保温被保暖。

（四）目标导向性静脉补液

卵巢癌手术范围大、时间长、失血量多。美国麻醉学会制定的围手术期红细胞输注的临床指南规定,血红蛋白小于 60g/L 需要输注红细胞,我国一般规定血红蛋白小于 70g/L 需要输注红细胞,血红蛋白大于 100g/L 不需要输注红细胞。术中需要根据患者年龄、心肺功能情况、疾病严重程度、出血的速度和量等因素综合考虑是否需要输注红细胞及输注的量。可以参考华西医院创建的围手术期输血指征评分(表 17-5-2)。

表 17-5-2　围手术期输血指征评分

加分	维持 $SpO_2 \geqslant 95\%$ 时所需吸入氧气浓度（%）	维持基本正常心排出量所需肾上腺素输注速度 [$\mu g/(kg \cdot min)$]	中心体温（℃）	心绞痛
0	≤35	不需要	<38	无
+1	36~50	≤0.05	38~40	运动或体力劳动或激动时发生
+2	≥51	≤0.06	>40	日常生活或休息安静时发生

注:4 项总积分加 6 分为 POTTS 总分;最高分≥10 分算 10 分;每次评分时也测定血红蛋白,评分≤血红蛋白水平,不输注红细胞;评分 > 血红蛋白水平,输注红细胞;输注红细胞(U)=(评分 −Hb)×2

卵巢癌患者常有大量腹水,术中缓慢放出腹水并记录腹水量,在维持性液体治疗基础上,应补充丢失、纠正失衡与异常分布。术中需要监测乳酸含量、二氧化碳分压和标准碳酸氢盐以及尿量,控制补液总量及补液速度,按需补液。

三、术后项目

（一）术后营养治疗

卵巢癌患者术中放出大量腹水,同时手术范围比较大,为行满意减瘤术可能切除部分器官以及后腹膜淋巴结,术后容易出现低蛋白、电解质紊乱、血容量不足及容量失衡等情况。术后需再次对患者进行营养状况评估,检测电解质、血常规、白蛋白、中心静脉压(CVP)以及尿量。术后经口和单独肠内营养无法满足营养需求的患者,需要给予肠外营养,优先选择全合一营养液(药房配制)输注5~7天,补充平衡液、晶体液的同时适量输注胶体液,纠正离子紊乱,选择白蛋白实施目标导向的限制性液体治疗。

定期监测血糖及用药外,在饮食种类上也应做好指导,糖尿病患者日常应严格按照糖尿病饮食进食。

卵巢癌术后早期进食能减少肺炎、术后肠梗阻及其他术后并发症,可减少住院时间。早期进食是在手术后24小时内口服液体或食物,而不考虑肠道功能的恢复。但关于具体的早期进食时间,不同疾病有所差异。卵巢癌患者术后2~4小时内可以饮用45~50ml液体,在随后的几个小时内,每小时饮用100ml的液体,术后肠道功能恢复良好。

(二)术后镇痛

术后镇痛是ERAS的核心内容,剧烈的术后疼痛,不仅使患者的运动能力受到损害,也增加了围手术期并发症的发生率,影响患者术后恢复,更可能引发术后慢性疼痛综合征。另外,考虑到阿片类药物的相关不良反应,包括术后恶心呕吐等,尽量减少静脉使用阿片类药物,提倡采用多模式镇痛管理方式,包括硬膜外麻醉和神经阻滞镇痛等。2008年,Eberhan等对卵巢癌行肿瘤细胞减灭术患者的研究表明,和传统围手术期管理组相比,应用ERAS路径围手术期管理的患者术后疼痛,术后身体不适均得到改善,且术后恢复更快;而术后并发症两组别比较无明显差异。ERAS协会推荐,应在术后安置镇痛泵以预防术后疼痛的发生。

对乙酰氨基酚和NSAIDs已被美国和欧洲多个国家的指南推荐为术后镇痛基础药物,给予患者进行预防性镇痛、定时镇痛及多模式镇痛的联合镇痛方式,减少患者因早期下床活动造成的手术切口疼痛。目前认为建立以麻醉师为疼痛管理的主体,充分发挥护士的作用,是最佳的术后疼痛管理模式。可以通过多种药物不同的作用机制进行结合,减少活动时出现的疼痛。口服药物耐受性好,应用方便。

(三)术后恶心、呕吐的防治

患者自身因素,镇痛方案及手术因素是造成术后恶心呕吐的主要原因。术中应用丙泊酚诱导及维持麻醉、术中及术后减少阿片类药物剂量、术后患者补充液体以及尽早进食、口服碳水化合物都可减少恶心呕吐的程度。术后也可预防性使用盐酸格拉司琼联合地塞米松预防恶心呕吐的发生。

(四)术后促进胃肠功能恢复

术后预防肠麻痹与肠梗阻最适宜的方法是让患者尽早下床活动,并且减少阿片类药物的使用,以防止其引起并发症。有学者报道卵巢癌患者术后早期进食可降低术后并发症,对于同时行肠道切除的患者尽早进食与延迟进食术后并发症并无差异。

(五)盆腔引流管管理

卵巢癌根治术手术创面范围大,手术后常规留置盆腔引流管,如术后排除创面渗血、感染

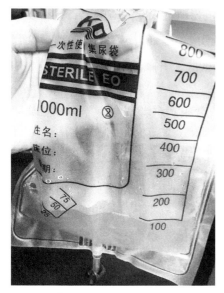

图 17-5-3　术后盆腔引流量及颜色

等并发症后应尽早拔除。术后半坐卧位和尽早下床活动能促进腹腔引流液的排出,护士应做好患者体位及活动的指导,鼓励患者早期活动,同时保持管道通畅、固定,确保引流液顺利流出。术后引流液清,24 小时引流量少于 100ml 即可拔除。术后长时间留置管道会阻碍患者下床活动,影响患者舒适度,同时也会增加感染的风险(图 17-5-3)。

(六)尿管管理

卵巢癌患者,手术范围不涉及输尿管及膀胱切除,术后 2 天拔除尿管。

(七)早期下床活动

推荐术后清醒即可半卧位或适量床上活动,不需要去枕平卧 6 小时;如无特殊情况,动员患者术后 24 小时内离床活动可以减少肺部并发症、减少胰岛素抵抗、促进胃肠功能恢复以及压疮和深静脉血栓的形成。

四、出院及随访

ERAS 的出院标准:能进半流质饮食、排便通畅、能够自由活动、不需要静脉补液、切口愈合佳、无感染迹象、口服止痛药能有效镇痛以及患者接受出院。ERAS 的根本意义是加快患者的术后恢复以缩短住院天数,如果为了缩短住院天数而牺牲了患者的远期疗效或再入院率,那就是盲目、片面、断章取义地理解了 ERAS 的初衷。

对有肠造口的患者,要详细讲解护理要点,避免造口术后引起的脱水,以减少再入院率。

出院后 48 小时内应有电话或微信随访;出院后 1 周进行门诊复查,并且根据病理学检查结果针对患者的辅助治疗进行指导。

(上海交通大学医学院附属仁济医院　刘开江)

18 第十八章　骨科常见手术的加速康复治疗

第一节　我国骨科手术加速康复的发展

骨科手术患者术后疼痛更重、术中失血更多,术后功能康复更加重要。而如今,疾病的治疗不仅仅体现在症状的缓解、畸形纠正方面,患者更加关注治疗过程中的感受。

随着世界人口老龄化的进程,关节置换术在全世界呈逐年上升趋势,据研究报道,至 2030年,美国每年选择行初次全髋关节置换术患者将比 2005 年增加 17.4%,达 57 万人,选择行初次全膝关节置换术将增加 67.3%,达 348 万人。传统髋、膝关节置换术后患者的平均住院日约5~7 天。Meyers 的研究曾指出,随着平均住院日的缩短,将导致术后并发症发生率增高。出于对此种情况的顾虑,医疗花费的控制主要集中于减少植入假体的费用。然而,医疗改革提出的医疗质量控制强调,在减少医疗费用的同时,要提高患者的就医感受。因此,如何优化疾病诊治过程中的各个环节,在提高患者满意度、减少住院时间的同时,不增加术后并发症的发生率,已成为一个亟须考虑和解决的问题。

四川大学华西医院、北京协和医院、上海长征医院、北京积水潭医院及新疆医科大学第一附属医院等率先于 2012 年开始进行关节置换术加速康复的探索与推广,围绕关节置换术加速康复围手术期管理等方面进行了大量的前瞻性临床研究,成立了关节置换术加速康复学会。同时结合《关节置换术安全性与效果评价》项目数据库及国内外文献,制定了《中国髋、膝关节置换术加速康复 - 围手术期管理策略专家共识》,并细化为贫血诊治、疼痛与睡眠管理、血栓管理及血液管理等系列共识,从而开创了国内加速康复关节外科发展的新局面。

各种微创理念与优化手术操作技术的兴起,关节外科医师更加注重在手术过程中尽量减少剥离,避免软组织损伤;各种新型手术入路和器械的发明,使得真正的肌肉间隙入路成为可能。同时,选择行关节置换的患者多为老年甚至高龄,术前多并存内科疾病,而术前正确的评估与处理,可提高患者对手术打击的耐受力,同时也保证了手术安全。另外,髋、膝关节置换术出血量较大,术前、术后疼痛反应明显,睡眠质量较差,完善的围手术期血液管理、疼痛管理及睡眠管理可降低手术应激,加快术后关节功能恢复,缩短住院时间,提高患者满意度。术后静脉血栓形成、感染及脱位是髋膝关节置换术后的主要并发症,有效的围手术期预防可显著降低术后再入院率。

在骨科的各个亚专业中,加速康复在关节骨科中的应用较早,且较成熟。其临床应用效果也获得了较多的循证医学证据支持。Auyong 等学者通过对比实施 ERAS 路径前后的患者数据,结果发现实施 ERAS 后,平均住院日从 76.6 小时降低至 56.1 小时,术后 30 天再入院率从 5.6% 降低至 2.4%,术后疼痛反应更轻,阿片类药物使用更少,术后功能恢复更好。加速康复关节外科另一重要目的在于改善患者围手术期的主观体验(free of risk),提高患者满意度。Jones 通过对 8 项临床研究进行系统评价后指出,ERAS 髋、膝关节置换术后患者的生活质量及患者满意度均较传统关节置换术后患者高。但尚缺乏统一的定量评价标准,且国内尚缺乏相关研究。四川大学华西医院执行 ERAS 后,平均术后住院日从 4.7 天缩短到 3.2 天,且51.5% 的患者术后住院时间≤48 小时。

与关节置换术相比,ERAS 在脊柱骨科及创伤骨科中的探索仅限于特定的疾病种类及手术方式;其原因在于脊柱手术方式多变,手术时间较长,术后疼痛重,且卧床时间长,创伤手术有其急诊性质也限制了 ERAS 的应用。ERAS 在脊柱手术中的应用仍有待进一步深入研究,同时也应针对不同的疾病种类及手术方式制定更加细化的 ERAS 方案。但是,ERAS 在脊柱手术中是有效的,联合应用健康教育、多模式疼痛管理、血液管理、早期下床活动、术后自我评判式康复锻炼及制定早期出院标准与康复方案将有助于加速患者术后功能康复。

据 2014 年一项《近十年我国各地区骨质疏松症流行病学状况》报告,目前我国 60 岁以上的老年人已达 2 亿,全国 40 岁以上的骨质疏松患者已达到 1.12 亿。骨质疏松的患者易发生跌倒,导致骨折,其中以髋部骨折多见。国际骨质疏松基金会(IOF)报告也指出,在 2010 年,中国 50 岁及以上人口中发生了大约 230 万例骨折,这一数字预计将在 2050 年上升到 600 万例。英国国家髋部骨折数据库显示,髋部骨折手术患者的平均住院日为 19.5 ± 4.9 天。因此,有效地实施 ERAS 以减少住院日有重大意义。目前关于 ERAS 在髋部骨折患者的临床应用研究较少,暂无统一的 ERAS 方案,有待进一步研究。但髋部骨折患者与关节置换术患者类似,多为老龄人,并存疾病较多;且髋部骨折患者术前即存在明显隐性失血,术前需卧床,发生贫血、营养不良、肺部感染、尿路感染及静脉血栓栓塞症等并发症的风险较高。因此,除了关节置换术 ERAS 方案外,髋部骨折患者 ERAS 的成功实施需更多关注营养支持、血液管理、早期活动及并发症预防。

骨科加速康复由于骨科各亚专业手术特点不同,加速康复的方法与治疗不同,以下五节分为:关节外科、脊柱外科、创伤骨科、运动医学及骨肿瘤科分别叙述。

(四川大学华西医院 谢锦伟 裴福兴)

第二节 髋膝关节置换术

一、概述

随着世界人口老龄化的进程,髋、膝关节置换术在全世界呈逐年上升趋势,预计 2030 年,美国每年选择行初次全髋关节置换术(total hip arthroplasty,THA)患者将比 2005 年增加 174%,达 57 万人,选择行初次全膝关节置换术(total knee arthroplasty, TKA)的患者将增加 673%,达 348 万人。我国行髋、膝关节置换术的患者也呈逐年上升的趋势。面对日益增加的关节置换术患者的需求和医疗资源相对日渐紧张的矛盾,要求外科医生在强调缩短住院时间、节约医疗成本及减少医疗费用的同时又要保障医疗安全、加快术后康复,提高患者满意度。因此,如何优化诊治过程中的各个环节,在提高患者满意度、减少住院时间的同时,不增加术后并发症的发生率成为一个髋膝关节外科亟须考虑和解决的问题。

随着 ERAS 在髋、膝关节置换术中的成功应用,使得这一问题得以解决。ERAS 在髋、膝关节置换术中的重点在于提高手术操作技术和优化围手术期管理,涉及术前、术中及术后的方方面面,在实施过程中需要关节外科医师、内科医师、麻醉医师、护士、物理治疗师及心理治疗师等多个学科的联合与配合。

华西医院关节外科于 2012 年开始探索 ERAS 在髋、膝关节置换术中的应用,不断优化患者从门诊接诊、入院手术及术后出院直至回归正常生活中的各个环节,达到"无血、无栓、无肿、无痛,无感(感染)、无管(引流管、尿管)、无吐及无带(止血带)",将术后平均住院日从 5~7 天减少至 2~4 天,提高了手术安全性和患者满意度。下面将简要介绍髋、膝关节置换术的加速康复流程。

二、并存疾病风险评估及控制

(一)心血管系统

关节置换手术的人群多为中老年,合并有心血管疾病的发生率高达 10%~56%,发生心脏不良事件(perioperative adverse cardiac events, PACE)的风险较正常人增加 1.5~16 倍。PACE 是导致非心脏手术围手术期死亡最常见的原因。据研究,关节置换患者合并心血管系统疾病发生率高达 22.97%。术前有效地评估和控制心血管系统并存疾病对于降低关节置换手术风险和提高围手术期安全性具有重要意义。

1. 高血压 高血压在老年人群中发病率较高,并且会增加围手术期手术风险。数据库资料显示,高血压发病率高达 21.54%,并且与非高血压患者相比,围手术期并发症发生率由 1.16% 升高到 1.85%,平均住院日由 12.37 天上升到 13.64 天。术前血压控制水平与术后并发症发生率呈正相关,术前血压控制在低于 130/90mmHg 水平时,并发症发生率为 1.39%,接近但稍高于无高血压疾病患者的并发症发生率;术前血压控制在 130~140/90mmHg 水平时,并发症发生率升高到 2.14%,当术前血压控制高于 140/90mmHg 时,并发症发生率升高到 2.64%;三组患者相比较,并发症发生率具有统计学差异($P<0.05$)。因此,对于普通的合并高血压疾病的关节置换患者,围手术期建议将血压控制在 130/90mmHg 以下,以降低围手术期手术风险,但是对于同时合并严重心、脑及肾脏疾病的患者,可将术前血压控制范围扩大到 140/90mmHg 以内。血压高于 140/90mmHg 时,围手术期发生并发症风险较高,建议延缓手术,待血压控制达到目标后再考虑手术。

患者入院后常规监测血压每天 4 次,如血压都在 130/90mmHg 以下,就继续使用患者原来的降压方案。如患者入院前用利血平类药物降压,或入院后用原降压方案血压控制不理想,则需要更换降压药物。利血平类药物手术前需停药 7 天,因为利血平可减弱心肌和血管对儿茶酚胺的反应性,麻醉时可能导致心动过缓和低血压,增加围手术期心血管意外的风险。降压药通常首选钙通道阻滞剂(非洛地平、硝苯地平及尼群地平等)或 ACEI/ARB(卡托普利、依那普利、贝那普利或洛沙坦及伊贝沙坦等),如患者无心动过缓或传导阻滞,可联用 β 受体阻滞剂(美托洛尔、普萘洛尔及比索洛尔);如仍达不到理想的降压效果则再联用利尿剂(氢氯噻嗪、螺内酯及吲达帕胺)等。

2. 冠心病 是指冠状动脉粥样硬化,使管腔狭窄或阻塞,或冠状动脉功能性改变即冠状动脉痉挛,导致心肌缺血、缺氧而引起的心脏病,亦称缺血性心脏病,是围手术期死亡的独立危险因素。而关节置换多为老年人群,合并冠心病比例较高,术前仔细筛查,通过客观指标评估是否有心肌缺血,从而决定择期手术、延迟手术或禁忌手术,对保证手术安全性非常重要。

详细询问病史和查体对疾病的筛查具有重要意义,重点询问患者既往有无胸骨后或心前区疼痛,尤其是压榨性或刀绞样疼痛,伴或不伴有放射至左肩、左臂内侧达环指和小指,或放射至颈、咽或下颌部,或心慌、胸闷及烧灼感等症状。

辅助检查除心电图、心脏彩超及冠状动脉造影外,无创性的核素心肌灌注显像(myocardial radionuclide pertusion imaging, MPI)检查,因其可以直接评估心肌是否存在缺血以及缺血范围和严重程度等,近年来逐渐成为冠心病诊断和预后评估的重要手段。MPI 检查发现可逆性心肌缺血或中 / 大面积陈旧性心肌缺血患者是围手术期发生心肌缺血相关并发症的高风险人群,需要延迟或禁忌手术,对于 MPI 检查未发现心肌缺血患者或小面积陈旧性心肌缺血患者,围手术期发生心肌缺血并发症风险较低,能够耐受手术。对于怀疑有心肌缺血的高危患者,如自述既往有胸痛、胸闷等疑似心肌缺血、心绞痛的症状或长期高血压病史患者,除行核素心肌灌注成像外,必要时还需行冠状动脉 CT 或冠状动脉造影检查以排除心肌缺血和中 - 重度冠状动脉狭窄。

3. 心律失常 是各种心内外疾病或生理情况下心脏激动的起源、频率、节律、传导速度及传导顺序异常,是心肌细胞的电生理异常。严重的心律失常会导致明显的血流动力学改变甚至死亡。因此,围手术期应积极排查并纠正引起心律失常的病因,保证手术的安全性。

心律失常诊断种类繁多,给围手术期心脏耐受性评估带来了较大困难。从心脏功能方面来看,心脏只要能够保证泵血功能维持血流动力学稳定即可保证围手术期安全性。心率是衡量心跳速度的重要指标,各种原因所致的心律失常首先反映在心率的变化上。通过对数据库中的病例资料进行分析发现,术前静息心率与术后并发症发生率呈明显正相关性,心率低于 90 次 / 分时,并发症发生率在 1.80% 左右,当心率在超过 90 次 / 分时,并发症发生率开始显著升高,心率超过 110 次 / 分时并发症发生率高达 10.00%,且差异有统计学意义($P<0.05$)。

对于常见的无器质性心脏疾病的良性心律失常,如窦性心动过速 / 过缓、窦性心律不齐、房性或室性期前收缩、I°/II°房室传导阻滞、单纯右束支或左前分支传导阻滞等,一般能耐受手术。结合数据库病例资料分析结果,建议术前心率控制在 90 次 / 分以下,能够显著降低术后并发症发生率。对于病理性窦性心动过缓、III°房室传导阻滞、完全性左束支传导阻滞及完全性右束支合并左前分支传导阻滞,需要在安置心脏起搏器后才能手术。

4. 心功能评估 行关节置换患者心功能分级与平均住院日、平均住院费用呈正相关。按纽约心脏病协会标准,心功能分级在 I 级和 II 级时,术后并发症发生率分别为 2.00% 和 1.81%,但是当心功能分级到 III 级和 IV 级时,并发症发生率迅速增高至 8.33% 和 19.35%。

因此,对于合并心血管疾病拟行关节置换患者,术前心功能状态对手术安全性至关重要。对于 I 级或 II 级心功能,手术安全性较高,一般能耐受常规关节置换手术;但是 III 级心功能术后并发症风险显著增高,需慎重手术,建议延缓手术,待治疗心功能改善达到 I 级或 II 级后再手术。IV 级心功能术后并发症风险极高,禁忌手术。

(二)呼吸系统

随着年龄的增长,呼吸系统器官储备功能不断下降。接受关节置换者,相当大比例合并有不同程度的呼吸系统疾病。数据库数据显示,术前合并有症状呼吸系统并存疾病的患者占 0.83%。且随着患者年龄的增加,术前合并呼吸系统并存疾病的发生率逐渐增高(从 ≤50 岁的 0.16% 到 >80 岁的 3.08%)。术前是否合并呼吸系统并存疾病,其术后并发症发生率分别为 3.57% 和 1.29%。因此,术前呼吸系统并存疾病的评估与控制对于保障关节置换术围手术期的安全性至关重要。

1. 术前肺部感染的筛查 感染是关节置换术的灾难性并发症,会加重患者痛苦和增加医疗负担,建立感染风险防范措施是降低术后感染、提高手术安全性及效果的重要环节。关节置换术前隐匿感染灶最常见的部位是肺部(30%)和上呼吸道(13%),术前合并肺部感染而未及时筛查发现的患者,其术后可能出现肺部感染加重,甚至发展为危及患者生命的急性呼吸功能衰竭,其假体周围感染的风险也较正常患者明显升高。术前肺部感染风险防范需注意:

(1)重点询问患者近期有无感冒、咽痛、咳嗽、咳痰及慢性支气管炎急性发作等症状。

(2)近期有感冒的患者,需重点检查咽部黏膜有无充血、淋巴滤泡及扁桃体有无肿大。老年或有慢性支气管炎病史的患者需进行仔细肺部听诊,明确有无干、湿啰音。

(3)实验室检查方面需要重点关注 C 反应蛋白(CRP)和白介素 -6(IL-6)。血沉和 CRP 作为反映体内炎性水平的重要指标,一直用于临床炎症性疾病的筛查与诊断。术前 IL-6 和 CRP 的筛查可增加肺部感染的检出率。在排除类风湿、强直性脊柱炎及痛风等炎性疾病的基础上,CRP 对于肺部感染诊断的敏感度为 80.0%,特异度 94.1%,最佳界值为 11.05mg/L。IL-6 对于肺部感染诊断敏感度为 65.6%,特异度 98.4%,最佳界值为 22.80pg/ml。

所以,对于术前筛查出肺部感染的患者,经过住院期间治疗或出院后治疗,咳嗽症状消失,肺部听诊无湿啰音,复查至少 2 次,IL-6 和 CRP 均呈下降趋势且均降到正常值的 2 倍以内,再行关节置换术安全性较高。

2. 肺功能评估和控制 术前肺功能评估主要通过评估患者咳嗽是否有力,是否有气紧、气促以及口唇是否发绀等情况,同时结合血气分析和肺功能测定。

(1)动脉血气分析:对术前动脉氧分压(PO_2)≤60mmHg的患者,其术后发生呼吸系统并发症的概率高达50%。术前PO_2位于60~70mmHg之间的患者,其术后发生呼吸系统并发症的概率为14.81%。而术前PO_2>70mmHg的患者,其术后发生呼吸系统并发症的概率为6.42%。另外,术前氧饱和度(SaO_2)<90%的患者,其术后发生呼吸系统并发症的概率为14.29%,远高于术前SaO_2≥90%的患者(1.33%)。

在排除肺部感染的前提下,PO_2>70mmHg手术安全性较高。PO_2介于60~70mmHg的患者应该慎重手术。PO_2<60mmHg的患者禁忌手术,该类患者需先治疗肺部基础疾病,待咳嗽咳痰有力,肺部听诊无湿啰音后再行血气分析检查。对于PO_2<70mmHg患者需进行矫正试验,患者鼻导管吸氧2~3L/分钟,吸氧30分钟后再行血气分析,如动脉血氧分压PO_2>70mmHg则可考虑手术。必要时还需要结合肺功能检查进一步评估。

(2)肺功能检查:肺功能检查主要反映患者的肺通气功能和呼吸动力情况,可协助临床诊断,判断肺功能障碍的有无,以及障碍的性质与程度。如肺间质疾患早期表现为弥散功能减低,小气道功能异常常为慢性阻塞性肺疾患。支气管哮喘患者应用支气管扩张剂后,肺功能检查可作为一项重要的疗效判断指标。

合并哮喘及慢性阻塞性肺疾病(COPD)的患者,当FEV1/FVC%在50%~70%之间,其术后呼吸系统并发症发生率为12.5%;FEV1/FVC%在70%~92%之间,其术后呼吸系统并发症发生率为2.48%;FEV1/FVC%≥92%其术后呼吸系统并发症发生率为0.93%。因此,FEV1/FVC<50%为手术禁忌证,需先进行肺康复锻炼;FEV1/FVC%在50%~70%之间应慎重手术。

(三)肝脏疾病评估和控制

肝脏是人体重要代谢器官,具有代谢、储备及解毒功能,由于肝脏无法像肺、肾脏进行替代治疗,严重时可出现肝衰竭死亡。因此,合并慢性肝病的患者,围手术更应该进行仔细评估和处理,提高手术安全性。慢性肝脏疾病患者,术前低蛋白血症的发生率高达9.23%,并且与正常白蛋白的患者相比,围手术期并发症风险显著增高,切口渗液和愈合不良等并发症发生率显著升高,且术前白蛋白水平与术后并发症发生率呈负相关关系,术前白蛋白控制在大于35g/L时,并发症发生率为1.7%,当术前白蛋白在30~35g/L时,并发症发生率为1.96%,当术前白蛋白控制在<30g/L时,并发症发生率为6.3%。

围手术期主要通过患者的饮食、人血白蛋白水平、胆红素及转氨酶水平来评估肝脏功能。对于有慢性肝病的患者,禁用有肝脏毒性的药物,慎用或不用经肝脏代谢的药物,连续肝功能评估证实病情稳定,短期内未进一步恶化,无严重门静脉高压及腹水,白蛋白大于35g/L,转氨酶升高在3倍以内或者胆红素升高在1倍以内,凝血功能正常,一般可耐受初次髋、膝关节置换术。

(四)泌尿系统

1. 慢性肾功能不全 慢性肾功能不全会增加围手术期发生并发症的风险,严重时可导致死亡,术前应该仔细评估和积极治疗,保证手术安全性。

术前存在慢性肾功能不全的比例为 0.19%,其与正常患者相比,围手术期并发症发生率由 1.28% 升高到 6.25%。

肾功能不全代偿期病情稳定,尿素氮和肌酐升高在正常上限 1.5 倍以内,无水电解质及酸碱平衡紊乱,血红蛋白至少维持在 100g/L 以上,24 小时尿量大于 1 000ml,可耐受一般关节置换手术。对于肾功能不全失代偿期或衰竭期的患者,建议延缓手术或在围手术期进行血液透析治疗。

2. 尿路感染 是临床常见的感染性疾病,是尿路上皮对细菌侵入导致的炎症反应,通常伴随有菌尿和脓尿。此类患者围手术期有黏膜破溃、细菌入血出现菌血症的风险,需要进行筛查和治疗。

对于关节置换患者,围手术期建议进行严格的尿路感染筛查,对于存在尿路感染患者,应立即取尿培养并做药敏试验,同时先经验性选用喹诺酮类广谱抗生素静脉或口服抗感染治疗,并嘱患者多饮水(每天至少 2 000ml),碱化尿液,积极控制尿路感染,以降低围手术期手术风险。

(五)内分泌系统

1. 糖尿病 入院后常规监测空腹和三餐后 2 小时血糖。无糖尿病病史患者,如监测 1~2 天后血糖都在正常水平则可停止监测血糖;糖尿病患者,如连续监测显示血糖均控制在 6~11.1mmol/L 范围内,则继续患者原降糖方案。如果血糖控制不佳,则需要使用胰岛素控制血糖。目标是控制空腹及三餐后血糖在 6~11.1mmol/L 的目标血糖范围内。

术前并存糖尿病的患者,空腹血糖分别为 <8mmol/L、8~10mmol/L、10~12mmol/L 及 >12mmol/L 的患者,其术后并发症发生率(包括伤口相关并发症)分别为 1.03%、2.35%、3.44% 及 9.81%。因此,我们建议空腹血糖最好控制在 <8mmol/L 时手术比较安全,当空腹血糖 >12mmol/L 时,建议延缓手术,待血糖控制达到目标后再安排手术。

2. 甲亢 / 甲减 是多种病因导致甲状腺激素合成分泌过多 / 过少,引起代谢亢进 / 兴奋性降低和代谢缓慢的一种临床综合征。甲亢或甲减可引起整个机体代谢紊乱,严重时可导致死亡,围手术期应该进行仔细评估和处理,提高手术安全性。

关节置换围手术期甲亢 / 甲减控制目标为:甲亢或甲减临床症状减轻或消失,甲状腺激素检查正常。对于入院前已明确诊断甲亢 / 甲减的患者,入院后复查甲状腺激素水平,评估甲状腺功能。如果在控制目标以内,则维持原治疗方案,围手术期继续用药不能中断,一般能耐受手术。如果未达到控制目标,则需要调整药物,甲亢患者可选择硫脲类(甲硫氧嘧啶、丙硫氧嘧啶)或咪唑类(甲巯咪唑、卡比马唑)抗甲状腺药物治疗,甲减患者需口服甲状腺素钠(左甲状腺素)治疗,或者请内分泌科医师协助治疗,达到控制目标后才能安排手术。

对于入院后首次诊断甲亢 / 甲减的患者,需完善甲状腺激素、甲状腺彩超及心脏彩超检查。及时请内分泌科或甲状腺外科医师协助治疗,甲亢患者可选择抗甲状腺药物治疗、放射性 I^{131} 治疗或手术治疗,甲减患者需口服甲状腺素钠治疗,达到控制目标后才能安排手术。

精神刺激、感染及术前准备不充分,可诱发甲亢危象,临床表现为原有症状加剧,伴恶心呕吐、腹痛腹泻及高热,心率增快,甚至谵妄、昏迷等。首选丙硫氧嘧啶抑制甲状腺素合成,并加用碘剂抑制甲状腺素释放,β- 受体阻滞剂和糖皮质激素能够抑制组织中 T4 转化为 T3,若无禁忌,应尽早使用。同时要迅速降温,纠正水、电解质及酸碱平衡紊乱。

3. 肾上腺皮质功能减退症　是肾上腺自身病变或下丘脑和垂体功能不良导致肾上腺皮质激素分泌不足所引起的疾病。部分接受关节置换的老年患者,由于其他内科合并疾病治疗的需要,如类风湿关节炎、结缔组织疾病等,较长时间使用肾上腺皮质类激素,从而抑制了下丘脑、垂体合成及释放促皮质激素释放激素(ACTH)。上述患者行关节置换手术,容易出现肾上腺危象,危及生命,围手术期应仔细评估及规范治疗,保证手术安全性。

接受肾上腺皮质激素治疗的患者,易发生伤口裂开,其伤口延迟愈合率及感染率较正常人群高 16~25 倍。该类患者围手术期需要测定 24 小时尿中游离皮质醇排出量,以反映肾上腺皮质分泌状况;外源性 ACTH 实验可反映肾上腺皮质的反应性及其储备能力。这类患者围手术期需要适当增加激素用量,以度过创伤应激阶段。

因此,这类患者术前控制目标为皮质激素替代治疗控制良好,无头晕、虚弱疲乏、食欲减退及血压低等症状,脱水、电解质紊乱得到完全纠正。

4. 痛风　随着我国人民生活水平的不断提高,高尿酸血症(hyperuricemia,HUA)及痛风的发病率呈逐年上升趋势,特别是在经济发达的城市和沿海地区,发病率达 5.0%~23.5%,接近西方发达国家水平。

HUA 与代谢综合征(metabolic syndrome,MS)、2 型糖尿病、高血压、心血管疾病、慢性肾病及痛风等密切相关,是这些疾病发生发展的独立危险因素。血尿酸水平与胰岛素抵抗显著相关,与体质指数和腰围、总胆固醇、甘油三酯及低密度脂蛋白胆固醇呈正相关,与高密度脂蛋白胆固醇呈负相关。

对于因痛风性关节炎而需要行关节置换、行关节置换时合并有高尿酸血症或痛风的患者,其围手术期伤口相关并发症明显升高。术后因关节红肿或伤口相关问题,严重影响患者关节功能康复的进程。再者,围手术期血尿酸水平升高或剧烈波动可导致急性尿酸性肾病、慢性尿酸性肾病及肾结石,增加发生肾衰竭的风险。

痛风患者术前血尿酸平均值为 465.1μmol/L;术前、术后 CRP 平均值为 33.4mg/L 和 66.5mg/L,ESR 平均值为 34.8mm/h 和 77.0mm/h。上述患者中,仅 3.57% 出现了术后伤口相关并发症。

综上所述,痛风的术前控制目标为:患者关节无红肿热痛,以痛风性关节炎就诊行关节置换的患者,其 CRP、ESR 控制在正常值上限 3 倍以内;以其他原因行关节置换且合并痛风或高尿酸血症的患者,其 CRP、ESR 控制在正常值上线 2 倍以内,围手术期安全性较高。

(六)风湿免疫系统

风湿免疫性疾病主要包括一组侵犯关节、骨骼、肌肉、血管及有关软组织或结缔组织的疾病,其中多数为自身免疫性疾病,发病多较隐蔽而缓慢,病程较长。接受髋或膝关节置换术(total hip arthroplasty/total knee arthroplasty, THA/TKA)的患者中有相当一部分是由于风湿免疫系统疾病本身或其治疗过程中的副作用所导致的髋或膝关节的终末期病变,如类风湿关节炎、强直性脊柱炎所致的髋或膝关节的损害以及系统性红斑狼疮治疗过程中糖皮质激素导致的股骨头坏死等。这类患者准备行 THA/TKA 前,风湿免疫性疾病的诊断往往已经明确,且已进行了长期正规或不正规的内科治疗,而且因为风湿免疫性疾病不仅累及骨骼关节,其疾病本身以及治疗药物的副作用还会引起关节外,如心血管系统、肺、肾脏、血液系统及神经系统等其他系统器官的损害和功能障碍。因此,对于这类患者,为了保障手术的安全性、最佳的手术效果,避免不良反应和降低并发症,加速康复,详细、完善的术前评估和术前准备必不可少。

1. 风湿免疫疾病控制目标 准备接受 THA/TKA 的患者术前风湿免疫疾病病情应稳定,心理状态稳定,精神食欲良好,炎性反应得到有效控制,血沉、C 反应蛋白(CRP)、白介素 -6(IL-6)在正常值的 3 倍以内;功能锻炼积极,股四头肌力、屈髋及髋外展肌力 3 级以上,双手可扶助行器行走;血红蛋白(Hb)≥110g/L,白蛋白(ALB)≥35g/L。

2. 术前评估和控制

(1)贫血和低蛋白状态评估:风湿免疫疾病的患者病程均较长,长期承受慢性疼痛和关节功能障碍,精神、食欲通常较差,且风湿免疫疾病本身(如类风湿、强直性脊柱炎等)和治疗过程中长期使用非甾体抗炎镇痛药(NSAIDs)所导致的消化道慢性出血等原因都容易造成患者术前贫血和低蛋白血症状态。故术前需通过问诊、查体以及血液学检查了解患者的精神状态、食欲、进食量及血红蛋白和白蛋白水平,及时纠正贫血和低蛋白状态达到目标值。

小细胞低色素的缺铁性贫血患者,在治疗如慢性消化道出血等出血性原发病的基础上,加强饮食营养,增加蛋白质的摄入,保证每千克体重 2g 蛋白质的摄入,同时补充叶酸和复合维生素。在此前提下,给予促红细胞生成素(EPO)和铁剂促进红细胞生成。具体方案:①营养支持,鸡蛋 2~4 枚 /d,每日 100g 以上瘦肉,叶酸 5~10mg 每日 2~3 次,复合维生素每日 1 次;②EPO 和铁剂,可在门诊或住院后给予治疗。门诊治疗:EPO 每周 1 次,每次 4 万单位皮下注射,口服铁剂 300mg qd;住院后治疗:EPO 首剂 4 万单位,以后每日 1 万单位皮下注射,蔗糖铁 200mg 每日 1 次,直到血红蛋白≥110g/L。

(2)炎性指标控制:因疾病本身的原因,此类患者的炎性指标(血沉、CRP 及 IL-6)很难在正常范围内。患者术前炎症指标控制在正常值的 3 倍以内行关节置换术后的安全性和效果较好。但很多患者术前的抗风湿、抗炎治疗都不规范。因此,术前需要调整药物控制炎性指标在目标范围以内。具体方案如下:①筛查感染灶,排除全身可能存在的隐匿感染灶。②继续使用 NSAIDs 类药物,术前可选用 COX-2 特异性抑制剂(如塞来昔布),减轻胃肠道不良反应和对血小板聚集的影响;③甲氨蝶呤、来氟米特等缓解病情抗风湿药(DEMARD)围手术期可继续服用,不需停药;④如炎性指标高于正常值 3 倍以上且已排除隐匿感染灶者,可加用泼尼松 5~10mg qd 抗炎,控制炎性指标。手术麻醉诱导前静脉给予氢化可的松 100mg,术后当日血流动力学稳定者再给予氢化可的松 100mg;术后第一天静脉给予氢化可的松 100mg;术后第二天静脉给予氢化可的松 50mg;术后第三天口服泼尼松 10mg,之后再逐渐减量到术前水平。⑤术前需停用肿瘤坏死因子(TNF)抑制剂等生物制剂(如依那西普、益赛普等)一个用药周期,术后拆线并排除感染后重新使用。

(3)关节功能状态评估:类风湿关节炎、强直性脊柱炎等风湿免疫病患者常是多关节受累,术前仔细地体格检查、综合评估受累关节的畸形和功能状态对于手术方案设计和指导患者功能锻炼尤为重要。如类风湿关节炎的患者同侧髋、膝关节均具有手术指征,则通常先行髋关节置换,后行同侧膝关节置换;如强直性脊柱炎患者脊椎屈曲强直畸形严重,预计先行髋关节置换后患者仍不能恢复直立行走和平视的功能,则需先行脊柱的矫形手术后再考虑行关节置换。这类患者的肌肉力量较差,术前鼓励并指导患者加强伸膝、屈髋及髋外展等主动锻炼,提高患者功能锻炼的积极性,术前使伸膝、屈髋及髋外展肌力达到 3 级以上。

强直性脊柱炎的患者术前需行颈椎功能位 X 线片,了解颈椎活动度和畸形强直情况,以评估麻醉气管插管难度以及是否需准备纤支镜插管。类风湿关节炎患者除行颈椎功能位 X 线片外还需行寰枢椎正侧位 X 线片,以了解有无寰枢椎不稳或半脱位。

(4)肺功能评估:类风湿关节炎患者的肺间质病变,系统性红斑狼疮患者的狼疮肺炎,强直性脊柱炎患者的胸廓动度下降等原因都可能导致患者的肺功能受损。因此,术前需详细询问患者有无相关肺部病史,并仔细进行肺部的查体。另外,还需教会患者进行咳嗽锻炼,每小时深呼吸或咳嗽锻炼 10~20 次,这有利于增强呼吸肌力量、增加肺活量及减少痰液淤积,降低围手术期肺部感染风险。对于风湿免疫疾病患者术前应常规查血气分析,动脉血氧分压 ≥70mmHg 可行手术,若动脉血氧分压 <70mmHg,则需加强咳嗽锻炼并进行矫正试验:患者鼻导管吸氧 2~3L/min,吸氧 5 分钟后再行血气分析,动脉血氧分压 ≥70mmHg 则可考虑手术;若仍 <70mmHg 或肺功能测定 FEV1/FVC<50%,则需先做肺康复锻炼,改善肺功能后再考虑手术。

(5)心血管功能评估:风湿免疫疾病如类风湿关节炎、系统性红斑狼疮等可引起心包炎、心包积液及心包纤维化等疾病,因此,对于这类患者需仔细进行心脏查体,如发现异常体征或常规术前检查的心电图、胸片提示异常者需进一步行超声心动图明确诊断,并评估左室射血分数(EF),如 EF≥50% 且患者心功能评估达到美国纽约心脏病协会(NYHA)分级标准的Ⅲ级以上,则可耐受手术。

风湿免疫疾病患者可合并有大动脉炎和外周血管病变导致大动脉、中等动脉壁和外周小动脉的炎症和狭窄以及血栓性静脉炎,引发肢体甚至内脏器官的供血不足、静脉血栓形成,如动脉炎发生在冠状动脉开口处,患者还会有胸痛和心肌梗死的表现。因此,对于这类患者,仔细检查双侧体表动脉搏动是否对称,并常规行双下肢动静脉彩超检查,必要时还需行颈内外动脉和椎动脉以及锁骨下动脉彩超检查;如患者心电图有心肌缺血的 ST-T 段改变,或患者有胸痛病史,则需行心肌核素灌注显像或冠状动脉 CT 甚至冠状动脉造影检查。

（6）肾脏功能评估:风湿免疫疾病本身和抗风湿药物的副作用均可引起肾脏损害。术前对患者进行肾功能评估,如患者的尿素氮和肌酐升高在正常上限 1.5 倍以内,无水电解质及酸碱平衡紊乱,24 小时尿量大于 1 000ml,则通常可耐受 1 小时左右的 THA/TKA 手术。如患者处于肾功能不全失代偿期或肾衰竭期,则术前或术后需要血液透析治疗。

（7）精神、心理评估:风湿免疫疾病的患者因长期饱受病痛之苦,行关节置换术之前,大部分患者已基本丧失生活自理能力,容易产生抑郁、焦虑等负性情绪,甚至会合并焦虑或抑郁综合征。术前耐心地与患者沟通交流,评估患者的情绪和心理状态,判断患者有无焦虑综合征和抑郁综合征的临床表现,必要时请精神科会诊,给予专科的干预。

（七）血液系统

血液系统疾病是指原发性（如白血病）或主要累及血液和造血器官的疾病（如缺铁性贫血）。由于血液是执行不同生理功能的血细胞和血浆成分的综合体,并且与造血组织共同构造一个完整的动态平衡系统,所以,血液系统疾病的症状和体征多种多样,缺乏特异性。合并严重的血液系统疾病者通常在血液科治疗,而关节外科患者合并血液系统疾病通常是红细胞、白细胞以及血小板的数量和形态异常,或是术前凝血常规结果异常。

1. 血液系统疾病控制目标　准备接受 THA/TKA 的患者无论是否明确诊断有血液系统疾病,都要求达到以下血液系统方面相关的指标方可进行手术:①血红蛋白（HGB）≥110g/L;②白细胞计数（WBC）在（3~10）×10^9/L 范围之内,中性粒细胞百分率（NEUT%）在 40%~75% 范围之内,淋巴细胞百分率（LYMPH%）在 20%~50% 范围之内;③血小板计数（PLT）≥50×10^9/L,且血浆凝血酶原时间（PT）、活化部分凝血酶原时间（APTT）正常。

2. 贫血的评估和干预　术前血红蛋白至少应达到 110g/L,最好能达到世界卫生组织（WHO）的正常血红蛋白标准（男性≥130g/L,女性≥120g/L）才有利于术后加速康复、减少围手术期异体血输注。如不达到 WHO 标准,则术前需要纠正贫血。具体措施是首先治疗出血性原发疾病,如消化道溃疡出血、肠息肉出血或痔疮出血等,然后加强饮食营养尤其是蛋白质摄入。

3. 白细胞数量异常

（1）白细胞减少:已有感染或原发病症状比较严重的患者均不考虑手术,而是先进行血液内科的专科治疗。而术前检查发现 WBC 减少的患者通常都没有明显的症状体征,对于这部分患者在请血液科协助诊治的同时可先积极地干预和进行术前准备。

首先仔细筛查患者正在使用的药物,停止可疑的可能会导致白细胞减少的药物或其他可能的致病因素。自身免疫性原因导致的粒细胞减少可用糖皮质激素如泼尼松 10mg qd。重组人粒细胞集落刺激因子（吉赛欣）可有效提升粒细胞数量,缩短病程,使用时每日复查血常规,当 WBC≥3.0×10^9/L 即停药。

（2）白细胞增多:白细胞增多是指外周血的 WBC>10×10^9/L,多见于中性粒细胞增多,也可见于淋巴细胞、单核细胞增多。

1）中性粒细胞增多：最常见于①急性感染，特别是化脓性细菌感染。②严重组织损伤及大量血细胞破坏。如严重外伤，较大手术后，大面积烧伤，急性心肌梗死（心绞痛时不增高）及严重的血管内溶血。③急性大出血，可为内出血的早期诊断提供线索。④急性中毒，如糖尿病酮症酸中毒、尿毒症和妊娠中毒症及急性化学药物（如铅、汞中毒等）中毒。⑤白血病、肝癌及胃癌等恶性肿瘤。

2）淋巴细胞增多：多由于病毒感染所致，如风疹、麻疹及流行性腮腺炎，传染性单核细胞增多症、传染性淋巴细胞增多症、病毒性肝炎及肾病综合征出血热等。此外，某些杆菌，如百日咳鲍特杆菌、结核分枝杆菌、布氏杆菌及梅毒螺旋体及弓形虫等。另外，淋巴细胞增多还可见于淋巴细胞性恶性疾病，如急性和慢性淋巴细胞白血病、淋巴肉瘤白血病及毛细胞白血病等。

3）单核细胞增多：多见于婴幼儿及儿童，病理性增多见于：①某些感染，如感染性心内膜炎、疟疾、黑热病、急性感染恢复期及活动性肺结核等；②血液病，如单核细胞白血病、粒细胞缺乏恢复期、多发性骨髓瘤、恶性组织细胞病、淋巴瘤及骨髓增生异常综合征等。

4）干预：对于术前评估和术前准备而言，发现患者 WBC 增高，首先要明确原因。首要需排除患者有无隐匿的感染灶，是否有其他导致 WBC 病理性增高的原因，如诊断困难需请血液内科会诊协助诊治。总之，在没有明确 WBC 升高的原因之前，不可急于进行 THA/TKA 这类择期内植物植入手术。

4. 血小板减少 血小板减少的评估和干预：围手术期血小板计数≥50×10^9/L，且凝血检查正常（PT 和 APTT 正常）、血小板功能正常（血块收缩试验和血小板聚集试验）则不需要特殊处理。如血小板计数 <50×10^9/L，则需进行治疗。可先使用糖皮质激素（等效量的泼尼松 10mg/d）和免疫球蛋白（0.4g/kg，分 4~5 天输完），如效果不佳则需输注单采血小板，1 袋单采血小板含有的血小板数量至少在 2.5×10^{11} 以上，通常术前和术后各用 1~2 袋就能使围手术期血小板计数保持在 50×10^9/L 以上，降低出血风险。

5. 血友病 是一种 X 染色体连锁的血液系统隐性遗传病，凝血因子Ⅷ（FⅧ）和Ⅸ（FⅨ）的缺乏分别导致 A 型和 B 型血友病的发生。男性 A 型血友病的发病率为 0.2‰，是 B 型血友病发病率的 5 倍。凝血功能障碍致关节腔反复出血，继发性炎症，继而出现慢性滑膜炎、关节软骨破坏及关节周围组织纤维化并最终导致血友病性关节炎（hemophilic arthritis，HA）。血友病患者大多在到关节外科就诊准备行关节置换术前就已经在内科得到了确诊。极少数出血症状轻的患者通过术前常规检查发现活化部分凝血酶时间（APTT）延长，而凝血酶原时间（PT）、血小板计数正常，继而进一步通过 FⅧ和 FⅨ活性测定加以确诊和分型。

血友病的评估和干预：一旦确诊患者患有血友病，围手术期就需要进行凝血因子替代疗法，维持恰当的凝血因子活性。每千克体重输注 1IU 的 FⅧ或 FⅨ可使其血浆内活性提高 2%或 1%。凝血因子量补充公式为：凝血因子补充量 FⅧ=（目标活性水平 − 基础活性水平）×

体重（kg）/2；FⅨ=（目标活性水平 – 基础活性水平）× 体重（kg）。华西医院在手术当天分别选择世界血友病联盟表征的上限（A 型 100%、B 型 80%）根据前述公式计算需要补充的凝血因子理论用量。输入这一理论用量 30 分钟后立即检查凝血因子实际活性，若实际活性高于或低于 A 型 100%、B 型 80% 这一标准，说明实际每千克体重输注 1IU 的因子，患者凝血因子活性提高幅度超过或不足理论提升水平。根据前述公式可计算出实际可提高的幅度和实际所需补充的剂量。

术晨开始按照此实际用量补充凝血因子，切皮前再次检测凝血因子活性，确认 A 型提高 100%，B 型提高到 80% 开始手术。手术过程每 30 分钟查凝血因子浓度，确保术中其浓度稳定，且 APTT 正常。术后根据"指南"推荐的范围减少因子用量，每天早 8~9 点、晚 21~22 点补充凝血因子，每天 7：30、16：30 检测因子活性。2 周后停止补充凝血因子，术后 3 周伤口拆线。双侧病变患者同期手术，以减少凝血因子用量，节约医疗成本。

6. PT/APTT 延长　术前常规检查常常发现患者凝血酶原时间（PT）和 / 或部分凝血酶时间（APTT）延长，其中 PT 是外源性凝血系统常用的、灵敏的筛选指标，而 APTT 是内源性凝血系统常用和敏感的筛选指标。

（1）PT 延长临床意义：PT 延长见于：①先天性凝血因子Ⅰ、Ⅱ、Ⅴ、Ⅶ及Ⅹ缺乏；②后天性凝血因子缺乏，如严重的肝病、维生素 K 缺乏、纤溶亢进、DIC、使用抗凝药及维生素 K 拮抗或不足，以及异常凝血酶原增加等。

（2）APTT 延长临床意义：APTT 延长见于凝血因子Ⅻ、Ⅺ、Ⅸ、Ⅷ、Ⅹ、Ⅴ、Ⅱ、PK、HMWK 及纤维蛋白缺乏。另外，应用肝素、华法林等拮抗维生素 K 的拮抗剂或维生素 K 不足也会导致 APTT 延长。

（3）PT/APTT 延长的干预：对于术前常规检查发现 PT/APTT 延长的患者的处理思路如下：①首先明确或排除血液系统相关的原发病和肝病，如有此类疾病，则需先治疗原发病，待 PT 和 APTT 正常后再考虑手术；②筛查患者所用的药物中有无抗凝血和拮抗维生素 K 的成分，如有则需停用该药物至少 5 个药物半衰期后复查 PT 和 APTT，正常后方可考虑手术；③可肌内注射维生素 K 10mg qd 纠正维生素 K 不足或拮抗所致的 PT/APTT 延长。

（八）神经系统

关节置换患者术前常合并神经系统疾病。有报道显示，在老年髋关节置换患者中，合并脑梗死患者占总合并症的 6.5%。关节置换患者神经系统疾病发病率为 1.92%；其中，脑梗死为最常见的神经系统疾病，占总神经系统疾病的 70.4%。合并神经系统疾病会明显增加术后并发症率和平均住院日，使围手术期并发症率从 1.25% 上升至 4.32%；平均住院日由 12.45 天延长到 13.92 天。

对本项目数据库中 228 例合并脑梗死的患者病例资料统计分析发现，最近发病时间与术后并发症率呈负相关关系。最近发病时间小于 3 个月，患者术后并发症率为 12.5%；最近发病时间介于 3~6 个月，患者术后并发症率为 8.3%；最近发病时间大于 6 个月，患者术后并发症率为 3.8%。因此,对于合并神经系统疾病的患者,发病时间大于 6 个月,并存疾病相对稳定,术后并发症率最低。

(九)感染性疾病筛查

感染是关节置换术的灾难性并发症,会加重患者痛苦和增加医疗负担,建立感染风险防范措施是降低术后感染,提高手术安全性和效果的重要环节。由于手术的打击,患者术后机体抗感染能力明显下降,如患者体内存在感染灶,感染灶内的细菌易侵入机体并在体内繁殖,形成菌血症,当细菌到达内置物周围后,在此定植并形成生物膜,令抗生素很难抵达从而引发手术部位感染。明显的感染灶通过病史采集和体格检查不难被发现,但无明显症状体征的隐匿感染灶的筛查却存在一定困难。项目组通过大宗病例资料的分析研究,总结出围手术期感染风险防范措施如下:

1. 重点询问患者近期有无感冒、咽痛、慢性支气管炎急性发作、尿路刺激征及牙痛等症状;询问患者近期(1~2 个月以内)有无关节腔穿刺、针灸及小针刀等有创操作史;如是女性患者,还需询问有无阴道炎、盆腔炎等病史。患者体内的感染灶除可能存在于常见的上呼吸道、肺部及泌尿道外,还可能存在于皮肤黏膜、口腔、生殖道及眼耳鼻部。置换术前隐匿感染灶最常见的部位是肺部和上呼吸道,分别占所有隐匿感染灶的 21% 和 20%,其次依次为:泌尿生殖道(15%)、近期有创操作(13%),口腔(12%),皮肤软组织(11%),眼、耳、鼻部(4%)以及骨关节(4%)。因此,当怀疑存在隐匿感染灶时需对上述部位进行全面检查。

2. 近期有感冒的患者,需重点检查咽部黏膜有无充血、淋巴滤泡,扁桃体有无肿大。老年或有慢性支气管炎病史的患者需进行仔细肺部听诊,明确有无干、湿啰音。对有慢性肾盂肾炎的患者需检查有无肾区叩击痛。仔细检查患者皮肤有无破溃、疥疮、皮癣及皮疹,特别需注意患者有无足癣和股癣。如怀疑有鼻窦炎,需检查鼻窦有无叩压痛。常规检查口腔有无溃疡、龋齿及牙龈肿胀。

3. 实验室检查方面需要重点关注血沉、CRP 及 IL-6。血沉和 CRP 作为反映体内炎性水平的重要指标,一直用于临床炎症性疾病的筛查与诊断。术前血沉和 CRP 的筛查可极大地提高隐匿感染灶的检出率。在排除类风湿、强直性脊柱炎及痛风等炎性疾病的基础上,如血沉或 CRP 升高到正常值的 2 倍以上即应怀疑存在感染灶;当血沉升高至正常值的 2 倍以上,存在隐匿感染的阳性预测值为 76.5%;当 CRP 升高至正常值的 2 倍以上时,存在隐匿感染的阳性预测值达到 82.4%;当两者均升高到正常值的 2 倍以上时,存在隐匿感染灶的阳性预测值高达 86.3%,务必进一步、全面地仔细检查各个可能出现隐匿感染灶的部位,必要时推迟甚至取消手术。如是类风湿等炎性疾病,血沉和 CRP 升高到正常值的 3 倍以上时,提示炎性反应活跃,需暂缓手术,先用激素和非甾体抗炎药治疗,控制炎性反应后再行手术。IL-6 相对于血沉、CRP 具有更高的灵敏性,且 IL-6 与 CRP 的反应具有高度的一致性,结合 IL-6 检查可进一步增加隐匿感染灶的检出率。

4. 所有患者需常规检查小便常规,对复查 2 次以上小便常规尿沉渣镜检,每高倍镜下白细胞数大于 5 个,或细菌数增多以及有脓细胞的患者需行尿培养,明确有无尿路感染或无症状性菌尿。对怀疑有鼻窦炎的患者需行鼻窦 CT 以明确诊断。对怀疑有口腔、眼耳鼻部及生殖道等部位感染灶的患者,需行相关的专科检查以明确有无感染灶。

581 例查出感染灶的患者中有 469 例(80.7%)经过住院期间治疗或出院后治疗后(3~247 天),复查至少 2 次血沉、CRP 均降至正常或正常值的 2 倍以内,再行关节置换术后无感染发生。

因此,在非风湿免疫系统疾病患者中,血沉或 CRP 升高到正常值上限的 2 倍以上是体内存在感染灶的风险预警指标,结合 IL-6 水平能够进一步提高潜在体内感染灶诊断率。

三、关节置换术加速康复围手术期管理

(一)术前健康宣教及预康复

术前健康宣教,预康复作为加速康复的第一环节,对于加速康复的成功实施有着重要意义。其具体内容包括:

1. 术前健康宣教

(1)保障患者和家属的知情同意和选择权:需向患者详细告知各种关节疾病的治疗方法,其中包括非手术治疗和不同手术治疗方法,保证患者知情和选择治疗方法的权利。让患者和家属参与到疾病的诊治过程,成为合作伙伴,并向患者讲解关节置换术的目的、适应证、手术方式、人工关节材料及使用寿命及手术费用准备等。

(2)评估并存疾病和戒停不良嗜好:患者及医生在门诊决定手术后就需评估患者的并存疾病,戒停不良嗜好,为手术做好准备。具体措施包括:①评估患者健康状况及并存疾病,血压、血糖需控制稳定;②纠正不良生活习惯,戒烟限酒至少 2 周以上,并停用影响麻醉及手术的药物至少一周(如利血平);③如患者并存有骨质疏松症,需抗骨质疏松治疗 2 个月以上;④在等待手术期间,应加强疼痛控制及营养支持,患者每日需进食鸡蛋 2~3 枚,进食 50~100g 精瘦肉;食欲欠佳者可使用胃肠动力药及助消化药(如莫沙必利);⑤在等待手术期间,加强咳嗽、呼吸功能锻炼,同时治疗体内其他感染病灶(如鼻窦炎、牙龈炎及手足癣);⑥在等待手术期间,加强关节功能锻炼,髋关节强调髋外展肌力锻炼,膝关节强调股四头肌力锻炼。

2. 术前预康复 主要包括心肺功能预康复和肢体肌力运动预康复。

(1)心肺功能预康复:术前应戒烟 2 周以上,教会患者深呼吸、有效咳嗽咳痰,在病情允许下鼓励患者进行步行及爬楼梯锻炼,提升心肺功能,预防术后肺部感染。对于咳嗽、咳痰较差或有慢性支气管炎的患者要求每半小时锻炼咳嗽咳痰至少 10 次。

(2)肢体肌力运动预康复:以伸屈踝为基本锻炼,髋关节置换术患者强调主动屈髋、展髋及伸膝三个动作,膝关节置换术患者强调主动伸膝和屈膝两个动作,每 30~60 分钟做 10 个动作,每个动作保持 2~5s,每天做 200~300 次练习。教会患者使用助行器、正确上下床(THA 患者患侧先下、健侧先上)。鼓励患者多行走锻炼,每次行走至少 20 分钟,每天至少 3 次。

（二）营养支持及饮食与输液管理

以往普遍认为，为了避免术中发生误吸的风险，THA/TKA 围手术期患者往往需要禁食、禁饮 8~10 小时以上。但目前研究指出，术前禁食、禁饮过久会导致患者出现饥饿、口渴及焦虑情绪，同时将引起术后胰岛素抵抗，不利于维持机体各个系统的能量需要，反而会增加术中及术后的液体输注量，导致组织水肿等相关并发症。在加速康复外科理念下，围手术期口服营养、尽量缩短禁饮及禁食时间以保证正常胃肠功能对于减轻手术应激、降低术后并发症发生率具有重要意义。

1. 术前营养状态评估　每位患者入院均根据"营养风险筛查 2002"（NRS-2002）进行营养风险筛查评分，评分表主要从疾病状态、营养状态及年龄三个方面进行评估，筛查总分大于 3 分者由责任护士或营养小组护士协助请营养科会诊，由营养师进行营养状况评估，并制定出个体化的营养治疗方案，追踪治疗效果，做到动态评估及反馈，定期复查生化和血常规等。

2. 术前营养支持　术前营养支持以纠正潜在的营养不良为主，应根据患者平时的饮食特点进行安排。无营养不良患者，每日应进食蛋白质 80~120g，蛋白来源以豆制品、肉、鱼、肝及鸡蛋等优质蛋白为主，食肉者术前每日应在原饮食基础上增加一个鸡蛋，素食者则应每日增加 2~3 个鸡蛋或加用蛋白粉剂。对于营养不良患者，更应该进食高蛋白、高热量及富含维生素食物，合并低蛋白血症患者应每日进食鸡蛋 2~3 个、肉类 100g，食欲差者可给予蛋白粉、安素及牛奶等补充营养，必要时给予胃蛋白酶等促消化药物，尽快纠正营养不良，为手术创伤的消耗提供储备，利于术后加速康复。

3. 术前饮食　ERAS 模式主张术前 8 小时进食固体食物（鸡蛋和肉类胃排空时间约 6~8 小时），术前 6 小时进食牛奶等含脂肪、蛋白质的流质，术前 4 小时进食稀饭等碳水化合物半流质，术前 2~3 小时还可饮用清亮含糖液体，此方案可有效缓解患者术前口渴、饥饿及焦虑等不适，保护胃肠功能，改善围手术期血糖控制，减少术后恶心、呕吐的发生，促进术后康复。

4. 术后饮食　ERAS 模式强调全身麻醉清醒后应尽快开始进饮和进食，其可以减少术后低钾血症的发生，加快肠道功能恢复，减少便秘，加速术后康复。在华西医院，THA/TKA 患者麻醉清醒后返回病房，可先适当饮水，若无呛咳等不适，即可进食开胃汤（为含有适量 K、Na 及 Ca 等电解质的蔬菜汤，味咸带微酸，一般成品约 200ml，供能 200kcal）和口服补液盐或流质（一般 100~200ml），然后可进食碳水化合物为主的食物，麻醉清醒 4 小时后可恢复正常饮食。

5. 围手术期输液管理　围手术期液体治疗可以维持有效循环血量和水、电解质平衡，维持重要脏器血供；但是补液过多，液体会经过高通透的血管壁渗入组织间隙，同时伴随机体排泄水钠能力减弱，导致液体在体内蓄积，引发肺水肿、肠系膜血流减少等一系列并发症，影响患者预后。因此，合理、有效的围手术期输液管理是保障患者围手术期安全和促进术后康复的重要内容。围手术期输液治疗方案包括开放性、限制性及目标导向等三种方案。目前 ERAS 的观点认为，限制性输液可促进患者术后胃肠功能恢复，加快患者康复，缩短住院时间，且较目标导向方案更加方便易行,不需有创操作,是THA/TKA患者围手术期输液的最佳策略。与开放性输液相比,限制性输液建议尽量控制围手术期输液量,必要时可取消麻醉前的补充性扩容,而选择在麻醉前2~3小时口服适量碳水化合物。对于术中失血量大的患者,可用适量6%羟乙基淀粉进行补充,但应严格控制入量。术后根据患者生理需要量和丢失量进行补液,手术当日输液量控制在1 500ml以内,并可适当通过使用利尿剂将患者体重增长控制在1kg(以手术当天早晨体重为基准)以内。术后减少输液,鼓励患者经口补充液体和营养。华西医院限制性输液的经验和具体操作如下:

(1)术前输液:术前输液以补充患者因禁食、禁饮而所需的生理需要量为主,采用晶体液进行补充。一般体重60kg正常人24小时体液代谢量在2 400ml左右,以此为基础,围手术期液体评估多以第一个10kg为4ml/(kg·h);第二个10kg为2ml/(kg·h);以后每个10kg为1ml/(kg·h)计算。如体重60kg膝关节置换患者,整个围手术期禁饮食约6小时,即术前禁饮约2小时、麻醉及手术时间约2小时、术后麻醉清醒约2小时,则围手术期体液生理需要量为:$(4 \times 10 + 2 \times 10 + 1 \times 40)$ml/h×6h=600ml,即术前禁饮生理需要量约200ml。考虑到术前尚需应用氨甲环酸止血、抗菌药物预防感染,术前输液量一般控制在200~250ml即可。为了尽量减少因输液导致患者活动不便及术前心理负担,一般接患者入手术室时输入平衡盐溶液并且控制滴速维持在20~30滴/min,保持输液管道通畅。进入手术室后先输入预防性抗生素溶媒生理盐水100ml,再输入1%氨甲环酸100~160ml,如此补充术前生理需要量已足够,不需要术前过量输液扩容处理。

(2)术中输液:术中输液应关注生理需要量、麻醉体液再分布与血管扩张以及术中失血失液对血容量的影响。在ERAS模式的应用下,目前THA/TKA手术通过微创操作、严格电凝止血、控制性降压及氨甲环酸的使用等措施,已使得术中失血量减少至100~200ml,术中生理需要量约100~200ml(手术时间约1~1.5小时),加之体液再分布及血管扩张的影响,术中输液总量控制在300~500ml即可。目前大多数THA/TKA手术已不常规放置尿管,输液过多易引起尿潴留,尚需以血压、心率等心电监护指标作为输液量的参考。

(3)术后输液:术后输液以补充术后摄入不足时的液体缺失量为主。通常术后1小时可进饮,术后2小时可进食,故仅输入晶体液(平衡盐溶液或5%葡萄糖氯化钠溶液)200ml即可,也可不用专门输注晶体液,而通过氨甲环酸的输入和通过用药溶媒(术后预防性抗菌药物、术后抑酸药物)的方式输液200~300ml。尽量减少术后输液,鼓励患者早期进食和下床活动对于加速康复具有重要意义。

(4)术后特殊情况输液管理:THA/TKA术后患者常因术后恶心、呕吐,术后嗜睡等原因而不能早期进食,此时通过静脉输液支持显得尤为重要。在术后恶心、呕吐发生时,应及时给予药物止吐,多次少量饮用口服补液盐过渡,并根据呕吐次数、性状及量进行补液,呕吐量较多时应关注电解质紊乱情况。在术后嗜睡发生时,也应及时对因治疗,如纠正低氧血症、低血压及低血糖等情况,并且补充术后因不能进食所需的生理需要量,争取尽快恢复正常饮食。

（三）围手术期血液管理

髋、膝关节置换术是临床中出血量较大的手术，一项包含 29 068 例全髋及全膝关节置换患者的调查结果显示，51% 的患者存在术后贫血，45% 的患者需要接受异体输血。据美国外科学会 NSQIP 数据库涵盖了 227 425 例外科手术患者的随访数据显示，即便是术前的轻度贫血（100g/~ 正常值），也是术后 30 天并发症和死亡率的独立危险因素。围手术期血液管理就是指在围手术期的各个不同阶段采取不同的或联合使用多种技术进行血液质和量的保护，最终达到有效纠正贫血、减少失血及降低输血率的目的。具体措施包括：术前血液管理、术中血液管理、术后血液管理、异体输血及患者贫血耐受性管理。

1. 术前血液管理　按照 WHO 贫血诊断标准：Hb 男性 <130g/L，女性 <120g/L 或 HCT 男性 <39%，女性 <36% 可诊断贫血，术前贫血患者应查明原因，并进行以下处理：

（1）治疗出血性原发疾病：贫血患者有慢性出血性疾病如消化道溃疡出血、肠息肉出血或痔疮出血等，应先治疗出血性疾病，同时纠正贫血。

（2）停用或减量抗凝药、非甾体抗炎药及其他引起出血或影响造血药物。

（3）营养指导与均衡膳食。根据患者贫血程度和患者饮食习惯等进行个体化营养和均衡膳食，促进原料的吸收和利用。

（4）补充叶酸和维生素 B12。叶酸和维生素 B12 是红细胞合成的基本原料，这些物质的缺乏可导致术前贫血，对择期手术术前贫血患者，需完善贫血原因的筛查，如为巨幼细胞性贫血需补充叶酸和维生素 B12。

（5）铁剂的应用。铁是红细胞合成的必需原料之一，术前贫血患者血常规检查中平均红细胞体积（MCV）、平均红细胞血红蛋白含量（MCH）及平均红细胞血红蛋白含量浓度（MCHC）低于正常值提示存在缺铁性贫血（IDA）。此时可加做铁指标检测，当血清铁蛋白（SF）≤100ng/ml 且 / 或转铁蛋白饱和度（TS）<20% 可明确诊断 IDA。

术前诊断为 IDA 的患者，以及铁摄入不足、丢失过多的患者，恰当补充铁剂可以提高患者的手术耐受性，减少输血率；手术急性失血导致的贫血患者，补充铁剂可以加快提升 Hb、纠正贫血，且有助于患者术后恢复、缩短住院时间。铁剂的选择、用法用量及疗程推荐：①门诊治疗，IDA 患者宜选择口服铁剂，300mg/d，疗程 4~6 周或缺铁被纠正。②住院治疗，采用铁剂静脉滴注，100~200mg/d，根据公式计算所需补铁量，补足铁量。其应用指征包括：IDA 经门诊口服铁剂治疗未达正常者，或入院后贫血相关检查诊断为 IDA 而短期内又需要施行手术的患者；不耐受口服铁剂、胃肠吸收障碍者；中重度贫血患者；铁缺乏严重，术前时限较短，需快速改善贫血的患者。

（6）重组人红细胞生成素（rHuEPO）的应用：EPO 可作用于骨髓红系祖细胞，促进红细胞分化与成熟。具体用法、用量推荐：①门诊治疗，术前 21、14、7d 以及手术当日应用 rHuEPO 4 万 IU/d，皮下注射或静脉注射；②住院治疗，术前 5~7 天至术后 3~5 天应用 rHuEPO 1 万 IU/d，连用 8~12 天，皮下注射或静脉注射。

2. 术中血液管理

（1）优化手术操作技术

1）微创手术入路：自进入 21 世纪以来，随着器械的微创化改进和手术技术的提高，出现很多微创关节置换手术入路，比如直接前方入路或 Super-Path THA，经股内侧肌入路的 TKA。这些微创技术在缩小切口、减少疼痛及获得更好术后早期功能等方面逐渐获得学界认可，但对于是否能减少围手术期出血尚有争议，甚至一些针对传统与微创手术关于失血量比较的 meta 分析显示微创关节置换入路失血量甚至多于传统组。因此，不要一味追求微创，而是更强调选择那些适合微创手术的个体；同时也并非一味追求小切口，而是强调把微创的理念贯穿于整个手术过程中，保护肌肉和软组织，减少组织损伤，尽可能让患者获益。

2）传统切口的微创理念：微创的核心是组织损伤小、出血少及生理功能影响小，采用传统的后外侧入路髋关节置换术或膝正中切口的膝关节置换术均应采用微创操作，并贯穿于手术全过程。首先，熟悉血管解剖位置，先显露血管，电凝或结扎后切开。髋关节后外侧入路容易引起出血的部位包括：分离臀大肌时出血；股骨转子间嵴滋养血管出血；梨状肌伴行血管出血；后方关节囊营养血管出血；髋臼横韧带深面闭孔动脉分支出血；前方关节囊营养血管出血。内侧髌旁入路的膝关节置换术中需注意髌骨上下方的膝上内及膝下内动脉，在切开关节囊前，可应用氨甲环酸溶液及肾上腺素溶液局部浸润，同时切开时需注意止血。其次，逐层分段切开，有限分离，充分止血，减少手术过程中出血。

（2）全膝关节置换的止血带优化：止血带在全膝关节置换术中的应用由来已久，且获得绝大多数关节外科医师的认可。其优势在于能保持手术视野清晰，创面干净，骨面渗血减少，有利于骨水泥与骨界面的整合。但同时也存在诸多风险，包括增加术后隐性失血，引起术后大腿痛，另外也可能造成止血带麻痹症状。因此，目前对于膝关节置换术中是否使用止血带以及止血带使用时间对术后临床效果的影响，学界尚无一致结论。

华西医院发现在不使用氨甲环酸情况下，全膝关节置换术全程应用止血带可以有效减少患者围手术期总失血量。在此基础上我们的前瞻性随机对照研究显示，联合术中控制性降压、氨甲环酸应用及微创理念操作与技术，不使用止血带术中出血也可明显减少，术野清晰，并且非止血带组术后隐性失血明显少于止血带组，平均减少 148.6ml；且非止血带组患者的术后疼痛更轻、关节功能恢复更快、住院时间更短 / 并发症发生率更少。

因此，针对手术时间 <1.5 小时，预计出血量 <200ml，术中控制性降压稳定患者可选择不使用止血带。尤其是对有动脉血管并发症发生风险的患者，例如术前血管成像显示存在严重动脉粥样硬化，动脉管腔硬化、狭窄或闭塞，腘动脉可疑动脉瘤等，尽可能不使用止血带。

（3）氨甲环酸应用及抗凝、抗纤溶平衡：氨甲环酸（TXA）是一种抗纤溶药，其与纤溶酶原的赖氨酸结合位点具有高亲和力，可封闭纤溶酶原的赖氨酸结合位点，使纤溶酶原失去与纤维蛋白结合的能力，导致纤溶活性降低，从而发挥止血作用。目前，大量研究均已证实氨甲环酸能有效减少髋、膝关节置换术围手术期失血量并降低输血率。通过连续监测纤维蛋白（原）降解产物（FDP）及 D- 二聚体的变化趋势，我们发现初次髋、膝关节置换术后 6 小时纤溶亢进达峰值，持续约 24 小时，24 小时后趋于下降，这为 TXA 多次静脉应用奠定了理论基础。因现全膝关节置换术不应用或仅安置假体时应用止血带，因此，髋、膝关节置换术切皮前 5~10 分钟均采用 TXA 15~20mg/kg 静脉滴注，在此基础上，术后分别于首剂后 3 小时、6 小时及 12 小时再次给予 TXA 10mg/kg（或总量 1g）静脉滴注。结果发现多次静脉应用可明显减少隐性失血，进一步降低血红蛋白丢失。除此之外，还发现多次静脉使用 TXA 还可抑制术后炎症反应、减轻疼痛及缩短住院时间。

另一方面，髋、膝关节置换术患者是静脉血栓栓塞症的高危人群，为了降低静脉血栓栓塞症的发生率，围手术期应用抗凝血药物也很必要。因此需在髋、膝关节置换术围手术期良好地平衡抗纤溶药与抗凝血药的应用，既减少患者的出血量、降低输血率，又不增加患者发生静脉血栓栓塞症的风险，保障医疗安全。按照《中国髋、膝关节置换术围手术期抗纤溶药序贯抗凝血药应用方案的专家共识》的建议，在髋、膝关节置换术围手术期应用氨甲环酸 6 小时后根据引流量的变化，选择抗凝血药应用时间。大部分患者术后 6~8 小时内伤口出血趋于停止，如引流管无明显出血或引流管血清已分离，表明伤口出血趋于停止，在 6~8 小时内应用抗凝血药，个别患者术后 6~8 小时仍有明显出血适当延后应用抗凝血药。髋、膝关节置换术后抗凝血药物预防持续时间根据《中国骨科大手术静脉血栓栓塞症预防指南》，推荐预防时间最短为 10 天，可延长至 11~35 天。在应用时应注意抗凝血药物的有效性和安全性，当患者出现凝血功能异常或出血事件时，应综合评价出血与血栓的风险，及时调整药物剂量或停用。

（4）控制性降压：指全麻手术时，在保证重要脏器有效供血情况下，采用降压药物与技术等方法，人为地将平均动脉血压（MAP）降低其基础值 30% 左右，使术野出血量随血压降低而减少，终止降压后血压可以迅速恢复至正常水平，不产生永久性器官损害。限制性液体输注策略可一定程度上减少术中出血，降低术后水肿性并发症的发生。

控制性降压首先需要强调术前将血压平稳控制在 140/90mmHg 水平以下，最好能维持在 130/90mmHg 水平以下。另外，要注意围手术期液体管理，即前述的限制性液体输注策略。对于常规初次关节置换，失血量通常 <400ml（血容量 10%），不需要输注胶体。控制性降压过程中应提高吸入氧浓度至 60%~70%。为了避免终末器官缺血，应控制手术时间，若手术超过 1 小时，应注意升高血压，持续 5~10 分钟。伴有重要器官实质性病变患者，如脑血管病变、心功能不全及肝肾功能不全，外周血管病变及术前低血容量或贫血患者不建议使用控制性降压策略。通常在术中将非高血压患者或平时血压控制良好的患者收缩压维持在 90~100mmHg 之间，高血压患者控制其收缩压不高于 110mmHg。

（5）术中自体血液回输：自体血回输属于关节置换围手术期血液管理策略的一方面，后者包括术前自体血储存、增加红细胞动员，术中使用纤溶抑制剂及自体血回收，术后使用自体引流血回输三部分。自体血回输具有如下优点：①明显降低术后异体血输血率，节约医疗资源，一定程度上缓解血源紧张和减少术中血液流失造成的浪费。②自体血回输有助于术中及时地纠正短时间内大量失血造成的血流动力学紊乱，且回输的自体血含氧量显著高于库血，从而有助于改善组织缺氧，维持患者术中内环境的稳定、改善术后血红蛋白水平。③异体输血会抑制患者的免疫功能，增加手术后伤口感染的危险性，同时也不利于身体伤口的愈合，还可能传播肝炎、艾滋病等传染性疾病。而自体血回输一定程度上减少了上述危险。

自体血回输的适应证包括：①预计出血量 >20% 患者血容量的手术；②难以获得交叉配血血型相合异体血的患者；③不接受异体输血，但同意接受术中回收式自体输血的患者（如因宗教信仰等）；④输血率 >10% 的手术类型，以及平均输血量 >1U 的手术。其禁忌证包括：①污染的血液；②积血在体内超过 6 小时及开放性创伤超过 4 小时有溶血和被污染的危险；③使用胶原止血物质的患者应慎用，有导致血栓甚至死亡的危险；④恶性肿瘤患者回输后可能有继发转移的危险，一般不用；⑤肝肾功能不全者慎用。

自体血回输由麻醉科负责，我们自 2006 年即开始对术中预计出血量达血液的 10%（400ml）以上，或失血量预计需要输血者采用术中血液回输。目前主要用于关节置换术合并严重畸形或同期双髋、双膝置换或翻修术等出血较多者。自体血回输过程中的细胞清洗不能完全清除细菌，术野有污染时不能使用。另外，回输血中存在癌细胞、羊水及腹水时也不能使用。

3. 术后血液管理　国外研究显示关节置换术后贫血发生率可达到 80% 以上。数据库的资料显示：THA 术后贫血率，男性达 86.2%，女性达 89.8%；TKA 术后贫血率，男性达 82.5%，女性达 84.3%；股骨头置换术后贫血率，男性达 88.6%，女性达 78.6%。研究发现贫血是术后死亡等并发症发生的独立危险因素，数据库资料也显示术后贫血会增加并发症发生风险、延长住院时间。因此，及时准确地处理术后贫血，对于减少并发症、加速患者康复至关重要。

（1）术后减少出血措施：对于术后减少出血，应密切观察伤口有无渗血、引流管出血量或注意全身其他部位出血；使用药物预防消化道应激性溃疡出血，减少医源性红细胞丢失。同时肢体切口部位适当加压包扎、冰敷，减少出血。

（2）营养支持、补充铁剂及 rHuEPO：对于术后贫血患者，应持续进行营养支持，膳食结构以高蛋白、高维生素饮食（鸡蛋、肉类）为主，必要时请营养科配制营养要素饮食；对于食欲欠佳患者给予促胃肠动力药。

术后贫血患者继续使用 rHuEPO 治疗可有效改善贫血。建议术后 Hb<95g/L（WHO 标准中重度贫血）患者于术后第 1 日开始应用 rHuEPO 1 万 IU/d，连用 5~7 天，皮下注射或静脉注射，同时联合铁剂。

术前诊断为 IDA 而术后仍有贫血应序贯治疗者，可选择铁剂静脉滴注，根据公式计算所需补铁量，铁剂 100~200mg/d 静脉滴注，直至补足铁量，同时联合 rHuEPO 皮下注射；术后急性失血造成贫血者,住院期间以铁剂 100~200mg/d 静脉滴注;术后贫血经治疗 Hb 达 100g/L 以上者,可出院后继续口服铁剂治疗或联合 rHuEPO 皮下注射。

（3）异体输血及贫血耐受性管理

1）异体输血:越来越多的国家骨科血液管理策略建议采用限制性输血策略/严格输血指征。系统回顾研究发现骨科手术限制性输血（Hb70~90g/L）较非限制性输血可减少输血率 39%~43%,减少用血量 1.19U,且不会增加术后 30 天死亡率、并发症及再住院率,也不会影响患者术后康复。

2000 年我国卫生部颁发的《临床输血技术规范》中则规定:Hb>100g/L 一般不必输血;Hb<70g/L 需要输血;Hb 为 70~100g/L,应根据患者的贫血程度、心肺功能情况、有无代谢率增高以及年龄而定。

华西医院关节置换病例,术后 HGB 在 60~70g/L、70~80g/L 及 80~90g/L 时输血率分别为 12.00%、8.73% 及 5.67%,未输血病例均平稳度过围手术期,未发生并发症。

2）贫血耐受性管理:贫血耐受性管理主要是指通过术前评估、术中优化心排出量及术后加强供氧、减少氧耗,应用药物改善贫血、提高体能等使患者更好耐受贫血。只要患者血压、氧饱和度、心率及心电图好,尿量好,肢体末梢温暖,说明器官灌注和氧合充分,大多患者 Hb 水平在 70~80g/L,通过积极实施前述血液管理措施,可完全耐受不需要异体输血。

（四）围手术期疼痛管理

依据预防性镇痛、多模式镇痛及个体化镇痛的理念,在关节置换术前、术中及术后三个阶段,根据术前疼痛评估做出预防性镇痛和治疗性镇痛方案,并同时进行疼痛评估和调整镇痛方案。尽可能地降低患者围手术期疼痛。疼痛、焦虑及睡眠障碍为三联征,需重视患者围手术期焦虑及睡眠障碍的处理。

1. 术前疼痛管理 主要包括疼痛宣教、制定镇痛方案及预防性镇痛。具体措施:①疼痛宣教,告知患者疼痛的评估方法、可能发生疼痛的时间及对疼痛采取的相关措施,消除患者的焦虑,以得到患者的配合,达到理想的镇痛效果;②制定围手术期镇痛方案,根据术前患者疼痛程度、患者对疼痛的耐受程度、手术方式和复杂程度及心血管、胃肠道及肝肾并存疾病的风险等参考因素,并综合考虑各种镇痛方式的利益风险,制定合理的个体化的围手术期镇痛方案;③预防性镇痛,选择可快速透过血-脑屏障抑制中枢敏化,同时不影响凝血功能的镇痛药物,如对乙酰氨基酚、塞来昔布及普瑞巴林等;④重视睡眠及抗焦虑,催眠药物可采用氯硝西泮、地西泮、阿普唑仑及艾司唑仑等,抗焦虑药物可采用奥氮平、帕罗西汀等。

2. 术中疼痛管理 目前术中疼痛管理最常用的措施包括切口周围局部浸润和外周神经阻滞,循证医学证据表明两者镇痛效果和并发症相当,但切口周围局部浸润操作简单,更易于实施。可根据患者情况和医院情况选择不同的镇痛措施。具体措施如下:

（1）尽量缩短手术时间,优化手术操作及止血带应用,减少术后由创伤引起的炎症反应。

（2）术中切口周围注射镇痛,可选择下列方案:①罗哌卡因 200mg+80ml 盐水,关节囊及皮下细针多点注射；②罗哌卡因 200mg+80ml 氨甲环酸，关节囊及皮下细针多点注射；③罗哌卡因 200mg+ 芬太尼、肾上腺素、酮咯酸等药物注射。

（3）TKA 可选择股神经或收肌管隐神经阻滞。

（4）可选择 NSAIDs 类药物静脉或肌内注射，如帕瑞昔布、氟比洛芬酯等。

3. 术后疼痛管理　术后疼痛管理包括术后预防性镇痛和术后疼痛治疗两部分。首先应采取预防性镇痛，若术后疼痛 VAS 评分≥3 分，则立刻转为疼痛治疗。具体措施如下：

（1）冰敷、抬高患肢及减轻炎症反应。

（2）NSAIDs 类药物，包括口服给药（常用双氯芬酸钠、塞来昔布等）、静脉或肌内注射（如帕瑞昔布、氟比洛芬酯等）。

（3）疼痛加重时联合阿片类药物镇痛，包括羟考酮缓释片、曲马多等。

（4）重视患者睡眠及抗焦虑治疗。

4. 出院后疼痛管理　出院以后应继续予以镇痛治疗，直至功能康复良好，避免出现关节慢性疼痛。镇痛主要以口服药物为主，主要选择 NSAIDs 类药物（如双氯芬酸钠），或联合阿片类药物（如羟考酮缓释片）、抗神经病理性疼痛药物（如普瑞巴林）及催眠抗焦虑药（如奥氮平）。

（五）围手术期睡眠管理

根据睡眠障碍的国际分类标准，睡眠障碍主要包括睡眠的发动与维持障碍、过度睡眠障碍、睡眠节律障碍及特定睡眠阶段的睡眠障碍四大类型。临床上最常见的睡眠障碍为睡眠的发动和维持障碍，即"失眠"，它的实质是个体对睡眠需求量的相对/绝对增加以及对睡眠状态的焦虑。其处理原则如下：

（1）心理行为干预原则：失眠患者加强知情沟通，改善环境和服务，增加患者的安全感，提升患者的愉悦感。需要成立医护一体心理睡眠多学科团队，对入院患者采用华西心晴指数（Huaxi emotional-distress index，HEI）问卷筛查心理健康状况。对于睡眠障碍患者使用失眠严重程度指数评估，同时使用睡眠日记连续监测睡眠状况，必要时使用整夜多导睡眠图（polysomnogram，PSG）进行评估。在非药物干预方案里，项目组制定了以认知行为治疗睡眠关爱手册为主的一级干预方案，及以无线耳机渐进性肌肉放松标准音频嵌入为主的二级干预方案。

（2）境遇性失眠患者推荐使用催眠药物，如苯二氮䓬类药物（如氯硝西泮、地西泮、阿普唑仑及艾司唑仑片等），或非苯二氮䓬类药物（如唑吡坦、扎来普隆等），推荐用药 7 天无效者应请专科会诊。

（3）慢性失眠或焦虑障碍型失眠以抗焦虑治疗为主，催眠药物为辅。抗焦虑药物推荐使用 5- 羟色胺再摄取抑制剂（selective serotonin reuptake inhibitor，SSRIs），推荐使用帕罗西汀、西酞普兰、舍曲林或复方制剂黛力新，抗焦虑药物应用可遵照以下具体用药指导或在精神科医师指导下应用或会诊后应用；催眠药物推荐使用苯二氮䓬类药物，包括氯硝西泮、地西泮、阿普唑仑及艾司唑仑片。用药 7 天无效应请专科会诊。

（4）既往诊断有抑郁障碍型失眠、重性精神障碍型失眠或精神活性物质型失眠的患者建议应用原有用药方案，若既往用药无效或此次用药无效，需请精神科会诊或转科治疗。

（5）既往有其他重性精神疾病病史的患者，应请精神科会诊，先处理精神疾病后，再进行手术。

（六）选择性应用尿管及引流管

1. 选择性应用尿管　关节置换患者术前是否需要常规安置尿管一直是一个有争议的话题。我们研究发现：①术后尿潴留发生率在两组患者内均较低；②术前常规安置尿管的患者术后发生尿路感染的概率明显高于术前不安放尿管的患者；③术后发生尿潴留与高龄、男性、ASA 评分、良性前列腺增生以及术中液体输入量明显相关。

安置尿管指征：①手术时间 >1.5 小时，手术失血超过 5% 或 >300ml，术后需要严密观察尿量监测患者血容量；②同期双侧 THA 和 TKA；③不安置尿管指征：手术时间短，术中出血少。

自从使用上述三条标准判断术前患者是否需要常规留置尿管后，我们术前安放尿管的比例从 2013 年的 90.08% 逐年下降至 2016 年的 19.96%。在全部 7 537 例接受全髋关节置换术的患者中，共发生 9 例尿路感染（0.119%），在全部 7 788 例接受全膝关节置换术的患者中，共发生 18 例尿路感染（0.2%），低于同期美国关节置换注册系统的统计数据（0.3%）。

2. 优化引流管应用　引流管的安放与否仍存有争议，THA 和 TKA 患者术后安置引流管可以减轻关节周围的肿胀和瘀斑，缓解疼痛。但反对者认为，安置引流管会加重患者的心理负担，造成患者行动不便以及增加意外脱落的风险，不利于患者的早期功能锻炼，降低患者的舒适度和满意度。meta 分析表明，THA 和 TKA 术后安置引流管并不能缓解疼痛和减少局部炎症反应，还会影响关节早期功能锻炼和增加感染风险。本项目数据库数据提示膝关节置换术放置引流管患者 5 478 例（70.34%），未放置引流管患者 2 310 例（29.66%）；而髋关节置换术中，5 552 例（73.71%）安置了引流管，1 980 例（26.29%）未安置引流。

对于引流管的安放时间，目前普遍认为单侧初次全髋、全膝关节置换术后 24 小时内拔出血浆引流管是比较合适的，长时间置管可能会增加假体周围感染的风险。数据库数据显示，7 788 例 TKA 患者中，62.19% 的患者于术后≤24 小时拔管，35.63% 于术后≤48 小时拔管，仅 2.17%> 术后 48 小时拔管。7 532 例 THA 患者中，32.99% 的患者于术后≤24 小时拔管，38.90% 于术后≤48 小时拔管，仅 28.11% > 术后 48 小时拔管。

氨甲环酸的使用和微创、有限的关节囊内操作的手术技术的提高使得髋、膝关节手术失血量大大降低，这为髋、膝关节置换术不安置引流管创造了条件。我们随机将 80 例 TKA 患者分为引流组与非引流组，结果显示非引流组的 VAS 疼痛评分更低、出院时活动度更好、康复更快及住院时间更短，同时隐性失血更少。而对于安置引流管的 TKA 患者，我们的研究提示术后早期拔除（6~12 小时）并不会增加膝关节肿胀与疼痛，有利于加速康复的实施。

因此，综合文献和临床研究结果，我们推荐引流管的使用方案如下：

不安置引流管指征：①采用微创操作技术及关节囊内操作，无严重畸形矫正；②出血少。

安置引流管指征：①严重关节畸形矫正者；②创面渗血明显。拔除引流管指征：出血趋于停止（引流管无明显出血或引流管血清分离）时尽早拔除引流管，可于手术当日或第2天拔除。

（七）术后恶心呕吐管理

术后恶心呕吐是全麻术后常见并发症，发生率20%~30%，高危患者发生率70%~80%。华西医院通过前期研究和围手术期干预，关节置换术后恶心呕吐发生率从49.6%降低到10.6%。措施包括：预防体位，头高40°~50°，脚高30°；麻醉诱导时应用地塞米松10mg，术晨即开始口服莫沙必利5mg，术后饮水时再口服莫沙必利，并于术后2小时再给予地塞米松10mg静脉注射，预防恶心呕吐效果明显。

本项目组回顾性纳入从2015年6月至2016年10月于我科行初次单侧全膝关节置换术患者572例，其中接受地塞米松患者293例，行初次单侧全髋关节置换术患者546例，其中接受地塞米松患者278例。相比于对照组，地塞米松组患者术后CRP和IL-6水平明显降低，恶心呕吐发生率明显下降，术后疼痛缓解，首次进食时间提前，住院时间缩短。且接受地塞米松治疗的1 118例患者中，无一例发生切口周围感染或早期假体周围感染或消化道出血。

四、髋、膝关节置换术加速康复流程管理

（一）髋关节置换术加速康复流程

我们自2016年以来行THA、TKA患者均严格执行ERAS措施，平均术后住院时间THA患者从以往的4.7天缩短到3.2天，51.5%的患者术后住院时间≤48小时；TKA患者从以往的5.8天缩短到4.3天。现总结这部分THA、TKA的ERAS管理流程如下：

1. 术前处理

（1）健康宣教：门诊决定要做手术时，即开始对患者（及其家属）进行健康教育，向患者大致讲解手术方式、手术效果及手术风险。入院后医护一体再通过视频宣教、健康指导手册及床旁宣教等方式详细向患者及家属介绍手术相关过程、住院期间的大致流程，缓解患者的焦虑情绪，并教会患者用视觉模拟评分（VAS）对自己的疼痛程度进行自我评估。

（2）术前康复指导：门诊时即教会患者咳嗽、咳痰、髋关节屈曲、外展及伸膝锻炼。入院后进一步加强前述锻炼，要求患者每小时每个动作至少分别锻炼10次；对于咳嗽、咳痰较差或有慢性支气管炎的患者要求每半小时锻炼咳嗽咳痰至少10次。教会患者使用助行器、正确上下床（患侧先下、健侧先上）。鼓励患者多行走锻炼，每次行走至少20分钟，每天至少3次。

（3）术前镇痛和睡眠管理：对于术前静息时疼痛VAS≥3分、活动时疼痛≥5分的患者给予双氯芬酸50mg bid镇痛，如患者有消化道溃疡病史则给予西乐葆200mg bid。对于睡眠不佳的患者给予地西泮5mg或艾司唑仑1~2mg口服，如睡眠仍不佳或有焦虑情绪，则加服奥氮

平 2.5mg 或 5mg。手术前一晚可给予地西泮 10mg 肌内注射。

（4）营养支持及纠正贫血：重点是增加患者优质蛋白质的摄入，要求患者每日至少进食 2 枚鸡蛋、100g 瘦肉，对于食欲不佳，或消化不良的患者给予莫沙必利、胃蛋白酶等药物加强胃肠蠕动、促进消化。必要时请营养科共同进行营养状况测评，个体化制定营养补充方案。目标是让患者术前白蛋白水平至少大于 35g/L，最好达到 40g/L 以上。

如患者术前血红蛋白男性 <130g/L，女性 <120g/L，根据世界卫生组织（WHO）的标准即诊断为贫血。如证实为小细胞低色素性贫血（MCV<80fl、MCH<28pg 及 MCHC<32%），在营养支持的前提下，给予促红细胞生成素（EPO）首剂 4 万 IU，以后每天 1 万 IU 皮下注射；口服铁剂 300mg/d，或静脉滴注铁剂 200mg，隔天一次，同时口服叶酸、复合维生素。连用 3~5 天后手术，手术后继续使用该方案纠正术后贫血，这样可减少患者术后贫血带来的精神、食欲不佳及乏力等不适感，加快患者术后康复。

（5）控制并存疾病：高血压患者如入院后常规监测血压 1 天 4 次，如血压都控制在 130/90mmHg 以下，就继续使用患者原来的降压方案。如患者入院前用利血平类药物降压，或入院后用原降压方案血压控制不理想，则需要更换降压药物。利血平类药物手术前需停药 7 天，因为利血平可减弱心肌和血管对儿茶酚胺的反应性，麻醉时可能导致心动过缓和低血压，增加围手术期心血管意外的风险。降压药通常首选钙通道阻滞剂（如非洛地平、硝苯地平及尼群地平等）或 ACEI/ARB［如卡托普利、依那普利、贝那普利或氯沙坦（洛沙坦）及伊贝沙坦等］，如患者无心动过缓或传导阻滞可联用 β 受体阻滞剂（如美托洛尔、普萘洛尔及比索洛尔等）；如仍达不到理想的降压效果则再联用利尿剂（如氢氯噻嗪、螺内酯及吲达帕胺等）等。目标是将血压控制在 130/90mmHg 以下。同时，高血压患者如年龄 >60 岁或心电图提示有 ST-T 改变，或患者自述既往有胸痛、胸闷等疑似心肌缺血、心绞痛的症状，还需行核素心肌灌注成像必要时甚至行冠状动脉 CT 或冠状动脉造影检查以排除心肌缺血和中 - 重度冠状动脉狭窄。

入院后常规监测空腹和三餐后 2 小时血糖。无糖尿病病史患者，如监测 1~2 天后血糖都在正常水平则可停止监测血糖；糖尿病患者，如连续监测显示血糖均控制在 6~11.1mmol/L 范围内，则继续患者原降糖方案。如果血糖控制不佳，则需要使用胰岛素控制血糖，具体方案是：首先每餐定量，饮食限碳水化合物但不限蛋白质摄入。通常三餐前选择短效胰岛素，根据体重及餐后血糖高低调整胰岛素剂量，空腹血糖高可在夜间睡前选择长效胰岛素皮下注射。目标是控制空腹及三餐后血糖在 6~11.1mmol/L 的目标血糖范围内。

（6）感染灶筛查：重点询问患者近期有无感冒、咽痛、慢性支气管炎急性发作、尿路刺激征及牙痛等症状；询问患者近期（1~2 个月以内）有无关节腔穿刺、针灸及小针刀等有创操作史；如是女性患者，还需询问有无阴道炎、盆腔炎等病史。

重点检查咽部黏膜有无充血、淋巴滤泡，扁桃体有无肿大。老年或有慢性支气管炎病史的患者需进行仔细肺部听诊，明确有无干、湿啰音。对有慢性肾盂肾炎的患者需检查有无肾区叩击痛。仔细检查患者皮肤有无破溃、疖疮、皮癣及皮疹,特别需注意患者有无足癣和股癣。如怀疑有鼻窦炎,需检查鼻窦有无叩压痛。常规检查口腔有无溃疡、龋齿及牙龈肿胀。

术前常规检查血沉、CRP 及 IL-6。研究表明在排除类风湿、强直性脊柱炎及痛风等炎性疾病的基础上,如血沉或 CRP 升高到正常值的 2 倍以上即应怀疑存在感染灶,若两者均升高到正常值的 2 倍以上时,存在感染灶的阳性预测值高达 86.3%,务必进一步检查,必要时推迟甚至取消手术。如类风湿等炎性疾病,血细胞沉降率和 CRP 升高到正常值的 3 倍以上时,提示炎性反应活跃,需暂缓手术,先用激素和非甾体抗炎药治疗,控制炎性反应后再行手术。IL-6 相对于血沉、CRP 具有更高的灵敏性,且 IL-6 与 CRP 的反应具有高度的一致性,结合IL-6 检查可进一步增加隐匿感染灶的检出率。

所有患者需常规检查小便常规,对复查 2 次小便常规尿沉渣镜检每高倍镜下白细胞数大于 5 个,或细菌数增多的患者应诊断无症状性菌尿,并口服或静脉给予左氧氟沙星等抗生素治疗,复查小便常规正常后再行手术。

(7)术前饮食与输液:与麻醉科和营养科沟通协作,术前 2 小时可饮用不超过 200ml 的含糖的清亮液体(营养科配制的碳水化合物餐,含麦芽糖和 Na、K 电解质);术前 4 小时可进食稀饭、馒头等易消化的碳水化合物;术前 6 小时可饮用含蛋白质的流质(营养科配制的全营养均衡餐,含蛋白质、麦芽糖、少量脂肪以及 Na、K 电解质);术前 8 小时可正常进食早餐(如鸡蛋和包子等)。手术当日晨口服莫沙必利 5mg 促进胃肠蠕动、胃排空。术前不需要过多输液,只需手术室接患者前 30 分钟用 500ml 平衡液或生理盐水开始缓慢滴注即可。接患者前解小便,术中常规不安置尿管。

2. 术中处理

(1)控制性降压和术中输液:术中控制性降压使患者血压维持在 90~110/60~70mmHg 范围内,并尽量减少血压大幅波动是减少术中出血的关键。常规使用喉罩或气管插管全身麻醉,在手术开始切皮时即保证足够的麻醉深度和肌松。术中控制输液速度,不要过快过多输液,控制术中输液量 600~700ml 以内。我科 THA 术后 48 小时以内出院的患者术中输液量平均为 637 ± 76ml,而 48 小时以上出院的患者术中输液量为 774 ± 87ml,两者比较具有统计学差异(P=0.002)。

(2)术中微创操作理念和减少出血

1)THA 患者均采用后外侧入路,术中精确操作、充分止血。操作要点主要如下:

①减少出血

a. 在切断外旋肌群、切开关节囊前先显露股骨大转子后方血管网以及梨状肌下方、上孖肌上方两处动脉分支,将其电凝。然后紧贴梨状肌、上下孖肌及闭孔内肌大转子附着处电刀将其切断。

b. 切断股方肌时,留少部分肌纤维附着在股骨骨面上,以便有出血点时可用电凝使其滋养血管回缩止血。

c. 股骨颈截骨后先用 2/3 块骨蜡覆盖断面止血后再进行后续操作。

d. 磨锉髋臼时，磨锉到软骨下骨均匀渗血即可，不需磨锉过多髋臼骨质以防增加出血。髋臼假体和内衬放置完毕后先在髋臼内填塞氨甲环酸湿纱布后再进行股骨侧操作。

e. 股骨扩髓时，如骨质疏松患者髓腔渗血多，可先用氨甲环酸湿纱布填塞压迫股骨髓腔 2~3 分钟后再继续操作，可明显减少髓腔内出血。

f. 股骨假体植入后用骨蜡封闭近端髓腔减少术后髓腔内出血。

g. 假体安放完毕冲洗后，再次检查有无出血点，重点是检查关节腔内有无出血，充分电凝止血，常规不安放引流管。

②假体位置安放准确

a. 髋臼显露需充分。对于有屈髋畸形或髋关节前方软组织较紧张的病例，需适当松解前方关节囊，于髋臼前方、下方（髋臼横韧带下方）分别安放一把髋臼拉钩；于髋臼上方和后方分别安放一把椎板拉钩，充分暴露髋臼，清理髋臼内圆韧带残留组织及周围可能影响磨臼和髋臼假体植入的盂唇。

b. 定位髋臼旋转中心。对于髋臼没有骨缺损或发育不良的患者，只需顺着自身髋臼的旋转中心磨锉即可。但对于髋臼存在发育不良或有骨缺损的患者，在磨锉髋臼前就需先仔细评估髋臼周围骨量，确定拟重建的髋臼旋转中心后再进行磨锉。对于髋关节发育不良高位脱位的病例，通常标志真臼底的髋臼横韧带和卵圆窝脂肪组织已被骨赘所遮盖，难以通过其来确定真臼位置，可通过坐骨支、耻骨支以及闭孔上缘来找到真臼。然后评估髋臼形态以及其顶部的骨缺损情况，如适当上移髋臼旋转中心 2cm 以内可获得髋臼顶足够的支撑，即可考虑适当上移髋臼旋转中心来简化手术操作，缩短手术时间，而且研究表明髋臼旋转中心上移 2cm 以内对髋关节的应力以及假体的寿命影响不大。但如髋臼顶部骨缺损严重，难以通过单纯上移髋臼旋转中心来获得髋臼杯足够的支撑，则需考虑行髋臼顶结构植骨修复骨缺损。对于此类髋臼发育不良的患者，除了确定旋转中心的上下位置外，还需确定旋转中心的前后位置。总的原则是确保髋臼磨锉后，臼杯周围的骨量最大化，术中除了肉眼观察外，在髋臼磨锉过程中，还可用手指去触摸感受髋臼周围的骨量厚度，以调整磨锉方向。确保磨锉后的髋臼周围的骨量最大化，避免医源性地造成或加重髋臼的骨缺损。

c. 保障假体位置准确性，防止术后脱位。磨锉及安放髋臼时都应确保髋臼的外展角和前倾角，对于陶瓷内衬，髋臼外展角应为 40° 最佳，前倾角 25° ~30°；对于带高边的聚乙烯内衬，髋臼外展角应为 45° 最佳，前倾角 15° ~20°。需要注意的是，术中患者体位的变化对髋臼假体安放位置的判断有明显影响，如患者向腹侧倾斜，真实的髋臼前倾角可能放置过小；反之，如患者向背侧倾斜，前倾角则容易放置过大。另外，术中体位导致患者的腰前弓的变化也会影响到髋臼前倾角的判断。腰前弓变大，髋臼前倾角容易放置过大；反之，腰前弓变小，髋臼前倾角容易放置过小。而且，如果骨盆在冠状面出现倾斜，则还会影响到髋臼外展角的放置。因此，术中髋臼假体的放置需考虑患者的体位是否为正侧卧位，有无俯倾后仰倾，骨盆是否水平,腰前弓有无变化;同时还需考虑患者本身的骨盆以及腰椎有无异常。

　　d. 股骨侧假体位置相对容易控制。首先要确保股骨柄中立位植入,清除股骨梨状窝软组织,充分显露梨状窝后,开槽器紧贴髓腔后方皮质开槽,髓腔探针需通过髓腔狭部以确定髓腔纵轴中心,并磨出髓腔入口处后外方可能阻挡股骨柄中立位植入的大转子骨质。击入股骨柄试模髓腔锉的过程中需控制前倾角为15°左右,并且需给予髓腔锉外翻应力以避免内翻位植入。如股骨本身前倾角过大,则需进行调整。如本身前倾角在30°以内,多可以通过股骨近端髓腔开口处内后方皮质开槽来调整前倾角后植入普通股骨假体即可。如股骨本身前倾角过大(>30°),则需考虑选用可调节前倾角的组配式股骨假体,如S-ROM股骨假体。

　　e. 术中安放股骨柄假体前因先安放试模放置后除应测试肢体长度是否等长,还需假体稳定性,具体为屈髋120°、屈髋0°~90°的过程中内旋45°、过伸15°、外旋45°及外展45°等活动范围髋关节是否会脱位以及有无撞击,如测试过程中出现脱位或撞击,应及时调整假体位置或去除骨赘,确定关节稳定且无撞击后再最终安放股骨假体。另外,如测试发现肢体等长情况下,患者臀大肌、臀中肌松弛,则可考虑通过下沉股骨柄加长股骨头已使肢体长度不变的情况下加大偏心距;还可在关闭切口时将臀大肌或臀中肌进行紧缩缝合,增加软组织张力。

　　③恢复肢体长度。双下肢不等长是全髋关节置换术后患者抱怨最多的并发症,如何确保术后双下肢肢体等长是全髋关节置换术的一项重点操作技术。

　　a. 术前测量患者肢体长度。对于普通患者,下肢不等长(lower limbs discrepancy,LLD)通过大体测量和X线测量较易确定,但对于髋关节发育不良、高位脱位、骨盆倾斜以及脊柱原发性或继发性侧弯的患者要确定LLD程度则难度较大,对于此类患者,术前肢体长度测量应大体测量和X线片测量相结合,需综合考虑患者双下肢的相对不等长和绝对不等长程度,并且要将客观测量结果和患者的主观感受相结合来综合考虑术中如何矫正LLD。

　　b. 术前模板测量。在确定了术中需要延长的肢体长度以后,术前模板测量先确定髋臼旋转中心,再根据需要延长的肢体长度来确定股骨头中心的高度,然后以此来确定股骨距截骨保留高度、股骨柄尺寸以及股骨头长度。

　　c. 术中肢体长度测量。主要通过以下几点来测量:

　　i. 首先要保证体位摆放标准侧卧位,消毒铺巾后,先触摸此时双下肢髌骨前方,感受此时双下肢的长度差异,股骨试模放置后,复位髋关节后再触摸双侧髌骨前方,与手术开始前相比较,感受并判断肢体延长的程度是否即为需要延长的长度。

　　ii. 髋臼假体安放完毕后即直视下评估髋臼旋转中心与对侧是否在同一水平,可通过髋臼横韧带和髋臼顶是否过度磨锉来评估。股骨假体试模以及股骨头试模安放后,测量股骨头旋转中心相对于同侧股骨大转子最高点的高度关系,并与健侧比较。如髋臼旋转中心和股骨头旋转中心均与健侧一致,则双侧下肢长度可基本一致。

　　iii. 试模复位后,还可通过触摸感受股骨小转子和坐骨结节下缘的关系,通过骨盆X线片与健侧比较来大致确定双下肢肢体长度是否一致。

2）膝关节置换患者采用传统髌旁入路,后稳定型假体,常规不使用止血带,操作要点主要如下:

①减少出血

a. 首先术中实施控制性降压,方法同前述。

b. 沿股四头肌腱、内侧髌旁支持带及髌腱内侧缘(均为腱性部分,血供少)依次分段切开并电凝止血,注意电凝髌骨内侧上下缘的膝内上和膝内下动脉。

c. 关节腔内滑膜如无过度增生水肿在不影响假体植入的情况下不需切除,以免增加出血。

d. 切除半月板后外、后内侧角以及后方时,应留少许在后方关节囊上,避免伤及后方小动脉分支,引起出血。

e. 股骨和胫骨截骨完毕后,将止血纱覆盖于截骨面以减少渗血。

f. 等量截骨,不做过多软组织松解可减少出血。

②畸形矫正:膝关节的畸形矫正的关键是合理截骨恢复下肢力线,软组织松解是辅助手段,绝大多数患者通过合理的截骨即可完全矫正关节畸形。

a. 个体化股骨远端截骨。术前拍摄站立位双下肢正面全长片,在片上通过股骨髁中心分别做过股骨髓腔狭部中点和股骨头中心的直线,此两线的夹角即为个体化的股骨远端外翻截骨角度。通常情况下,根据等量截骨原则,股骨髁远端截骨厚度与假体厚度相等,但对于低位髌骨患者,可适当减少股骨远端截骨厚度,而增加胫骨近端截骨厚度以下移关节线,矫正低位髌骨。

b. 股骨后髁外旋截骨。股骨后髁外旋截骨度数直接影响到屈膝时内外侧张力以及髌骨轨迹。通常情况下,根据股骨髁截骨模板自带的外旋3°即可,但对于股骨后外、或后内髁发育异常的患者,就需要根据后髁截骨面与通髁线平行、与 whiteside 线及胫骨轴线垂直的原则来调整外旋截骨度数。

c. 软组织平衡。通常合理地等量截骨后,不需做额外的软组织松解即可达到膝关节内外的软组织平衡。清除内侧胫骨平台和内侧副韧带股骨起点附近的骨赘即可达到内侧软组织的松解,极少部分严重内翻畸形的患者需松解内侧副韧带深层、鹅足腱及关节囊后内侧角。对于严重外翻畸形的患者,等量截骨,并清除外侧平台及股骨外侧髁骨赘后外侧软组织仍过紧时可松解关节囊后外侧角,还可使用 Pie Crust 技术松解髂胫束。通常情况下,外侧副韧带不做松解,以免导致其损伤断裂,因此膝关节屈膝位时外侧不稳。低于严重外翻或内翻的膝关节,可出现内侧或外侧软组织的松弛,此时可在关节力线矫正、假体试模(或关节假体)安装后行内侧或外侧副韧带股骨髁起点的滑移截骨紧缩术。

(3)氨甲环酸使用:氨甲环酸(tranexamic acid, TXA)是赖氨酸的合成衍生物,和纤溶酶原的赖氨酸结合位点具有高亲和性,可以阻断含有赖氨酸残基的纤维蛋白与纤溶酶原相互作用,从而抑制纤维蛋白分解,起到止血作用。四川大学华西医院的大量临床研究已证明,围手术期应用氨甲环酸可以有效减少失血和减低输血率。在以往氨甲环酸使用方案的基础上,在这部分严格执行 ERAS THA 的患者中,手术当天静脉用 3~4 剂氨甲环酸,术后第一天再用 1剂,共静脉用 4~5 剂氨甲环酸。具体方案是:切皮前输完第一剂,剂量为每千克体重 20mg;第一剂输完后 3、6、12 及 24 小时分别再输第二、第三、第四及第五剂,剂量均为 1g;如为 11:00后开始的手术,则手术当天就只输 3 剂氨甲环酸,术后第一天早上 8:00 输第四剂氨甲环酸,剂量也为 1g。

(4)局部浸润麻醉:这部分患者在关闭切口前用 1% 的罗哌卡因 20ml+1% 的氨甲环酸 80ml 的混合液在切口周围深筋膜层及深筋膜浅层局部浸润麻醉,这样不仅能起到镇痛的作用,还可以发挥氨甲环酸局部抗纤溶、止血及抗炎的作用。

(5)麻醉复苏:通过对比 ERAS THA 术后 48 小时以内出院的患者和 48 小时以上出院的患者的麻醉时间显示,48 小时以内出院的患者麻醉时间平均为 63 ± 13 分钟,显著短于 48小时以上出院患者的 77 ± 16 分钟($P=0.001$)。手术一开始即给予足够的麻醉深度和肌松,避免中途反复加药,假体安装完毕后及时停药以及术中保持患者体温是术后患者尽快复苏的关键。

3. 术后处理

(1)术后饮食及输液:麻醉复苏回病房清醒后即开始少量进饮,并口服莫沙必利 5mg 促进胃肠蠕动,防止恶心呕吐,可咀嚼榨菜开胃、补充电解质;另外,研究表明咀嚼口香糖也有预防恶心呕吐的作用。术后 2 小时静脉注射地塞米松 10mg 抗炎、预防恶心呕吐。如无不适继续进食稀饭等半流质或软食,适当增加饮食内的盐分。手术当晚如患者无恶心、呕吐等不适反应即可恢复正常饮食。术后第一天开始饮食方案同术前,糖尿病患者参照术前降糖方案,根据血糖动态监测情况调整胰岛素用量。

因患者术后可尽快恢复饮食,故不需额外过多静脉补液。本组 ERAS 患者术后平均输液量为 650 ± 85ml(包括 2~3 组氨甲环酸和 1~2 组抗生素),手术当天输液量平均为 $1\,450 \pm 175$ml。术后 48 小时内出院的患者手术当天输液量平均为 $1\,390 \pm 95$ml,少于 48 小时以上出院患者的 $1\,510 \pm 155$ml,但差异没有统计学意义($P=0.054$)。

(2)术后镇痛及睡眠管理:THA 术后患者疼痛没有 TKA 明显,本组患者绝大部分术后无明显疼痛,术后当天静息时 VAS 评分平均 2.1 ± 1.4 分。术后常规仅给予双氯芬酸 50mg bid 或西乐葆 200mg bid 镇痛,仅个别患者额外追加使用了盐酸羟考酮控释片 10mg bid 镇痛。术后睡前常规给予地西泮 5mg 或艾司唑仑 1~2mg 口服镇静催眠,如患者术前睡眠较差,或有焦虑情绪,则术后睡前加服奥氮平 2.5mg 或 5mg。

(3)术后功能锻炼:患者术后回病房麻醉清醒后即开始咳嗽、咳痰锻炼,并主动做踝关节背伸跖屈和股四头肌等长收缩锻炼,在此基础上,THA 患者做屈髋锻炼,肌力较好的患者手术当日即可做髋外展和直腿抬高动作;TKA 患者则做伸膝和直腿抬高锻炼。如患者麻醉清醒较好,无头昏、恶心呕吐等反应,THA 术后可屈髋将脚抬离床面并维持 5s 以上,且能对抗重力主动伸膝;TKA 患者可对抗重力主动伸膝(3 级以上肌力)则可早期扶助行器下地站立和行走。术后第一天即常规进行咳嗽、咳痰锻炼,THA 患者进行屈髋、外展和伸膝功能锻炼,TKA 患者进行伸屈膝锻炼,以伸膝锻炼为主,屈膝锻炼为辅。每小时至少 10~20 次,并扶助行器下地练习行走。

(4)抗凝和预防深静脉血栓 / 肺栓塞(DVT/PE):术前即常规行下肢静脉彩超筛查有无深静脉血栓。术后尽早进行主动功能锻炼是预防 DVT 的关键。术后当日持续使用足底静脉泵、间歇充气加压装置。6~8 小时如切口内无明显出血(对于没有放置引流管的患者则观察切口周围有无肿胀,有无异常压痛),则常规给予低分子普通肝素半剂(0.2ml)皮下注射或利伐沙班半颗(5mg)口服抗凝。术后 24 小时再根据患者体重和切口内出血情况酌情调整抗凝药剂量。对于血小板降低或 PT、APTT 及 INR 延长的患者应暂缓或停用抗凝药,同时加强功能锻炼。出院前复查静脉彩超证实无 DVT 方可出院。

(5)出院标准:①患者生命体征平稳、精神食欲恢复及大小便正常;②切口干燥,无红肿、硬结等感染征象;③THA 患者术侧髋关节主动屈曲至少达到 100°、外展至少达到 35° 及伸直 0°(对于术前髋关节严重畸形或僵硬的患者要求屈髋至少达到 90°,外展至少达到 30°);TKA 患者能主动伸膝 0° ~5°,主动屈膝 >100°;④能自主上下床、扶助行器自主下地行走及如厕无明显困难;⑤术侧关节疼痛不明显,口服镇痛药可有效缓解,不影响患者睡眠和功能锻炼。

(6)出院后管理:出院后继续住院期间的镇痛方案 1~2 周;如无禁忌,继续口服利伐沙班 10mg qd 预防 DVT;继续住院期间功能锻炼,注意术后 1 个月以内不应过多下地行走,主要加强屈髋外展和伸膝锻炼,以防术侧下肢水肿。如患者住家离医院较远(100km 或 2 小时车程以上),则需找寻较近的临时住处下榻,直到功能恢复较好,切口拆线后,复查无 DVT 后再回家。常规术后一周门诊第一次随访,复查患者恢复情况,并监督和指导患者功能锻炼。术后 2~3 周(具体时间根据手术医生门诊时间而定)门诊第二次随访并安排切口拆线和复查下肢静脉彩超,如无异常,外地患者可回家。之后常规术后 1 个月、3 个月、6 个月及 1 年,以后每年门诊随访,如有异常情况随时拨打随访电话及时就诊。

(四川大学华西医院 黄强 裴福兴)

第三节 脊柱外科手术

一、概述

"加速康复外科"目前在脊柱外科的相关研究较少,以 Pubmed 数据库的检索结果为例,截至 2016 年 10 月,关于脊柱外科领域中"加速康复外科"的专门研究不足 5 篇。但在实际临床工作中,脊柱外科同样注重"加速康复"。脊柱外科医生通过改进手术方式和器械,不断摸索出很多提高围手术期管理质量和效率的方法,客观上减少了患者在围手术期所遭受的打击和相关负面影响,降低了住院日,达到了早日康复的目的。事实上,这些工作就是"加速康复"这一概念在脊柱外科领域的具体应用。

临床经验告诉我们,单一提高手术技术,或进行某种药物的调整不能全面地提高患者的临床效果,在不增加并发症的情况下减少手术患者住院时间,实现早日康复。当前,有必要将这些"经验"通过循证的方法加以总结、归纳及验证,并进行推广。强化脊柱外科医生"精准""有限创伤"及"加速康复"的理念,贯彻在脊柱外科治疗的全程管理中,提高临床疗效,达到快速康复的目的。

二、脊柱外科加速康复治疗的主要组成

脊柱疾病患者身体和心理因疾病和治疗所导致的应激状态将影响患者的康复,控制和减少这些应激的发生和其所带来的对身体和心理的影响是加速康复治疗的核心。以时间轴为线索,"加速康复"贯穿住院前期、围手术期及出院后的康复期。

脊柱外科的加速康复应该从入院前就做起。入院前向患者做健康宣教,包括介绍脊柱疾病机制、可能选择的手术方式、治疗预期及康复计划等,是整个"加速康复"过程中的开始,是相当重要的一个部分。脊柱外科疾病,尤其对很多择期治疗的疾病,围手术期往往只是整个疾病治疗中的一个阶段,很多退变性疾病,脊髓神经压迫虽然已经被解除,但脊髓神经病理生理状态和功能的恢复却是一个漫长的过程,向患者介绍手术预期效果、出院时可能处于的病理生理状态,康复过程中可能出现的临床症状起伏和变化等,对帮助患者调整合理的治疗预期和减少焦虑都十分重要。在较为完善的分级诊疗或转诊系统中,针对入院前患者,医疗团队应该尽可能准确评价和控制合并疾病。已经有不少医生开始利用互联网技术,在入院前对首诊后拟手术的患者进行入院前准备工作指导和健康知识宣教,并协助其完善手术前合并疾病的评估和控制,一些开展脊柱内镜手术的外科医生,手术前利用现代信息技术和患者进行充分的术前交流和指导,实现了手术治疗的"日间化"。

入院后,在围手术期,脊柱外科医生处理临床各方面问题都应以"快速康复"为目标。脊柱外科手术做到精确、微创,围手术期支持措施做到合理、充分。与围手术期相关的支持措施涉及各个方面,如选择合适的麻醉方法和镇痛策略、营养干预措施及围手术期康复方案,广义上甚至应该考虑合理选择和统筹安排各种医学检查。

对脊柱外科,手术仍然是整个"加速康复"流程关键。除了一直以来所强调的,脊柱外科医生从主观上准确认识疾病,选择合适术式,精准、微创及快速地完成手术。许多新技术、新材料的发明和应用也推动了"加速康复"的实现,在脊柱外科领域,双极电凝的应用、氨甲环酸多种途径应用明显降低了大型脊柱手术出血量,高速磨钻和超声骨刀的应用,提高了手术的安全性,令手术更加精确。脊柱内镜手术可避免患者进行全身麻醉,在去除病灶的同时,避免了对正常组织结构的过度破坏,使脊柱"日间手术"成为可能。

术后患者达到术前预计的出院标准,可以出院。出院时为患者制定有效的康复随访计划和康复指导,以利患者最终回归社会生活。

三、各类脊柱手术加速康复的要点

(一)中、小型脊柱外科手术

中、小型脊柱外科手术主要包括脊柱内镜、通道辅助下脊柱微创手术。

1. 移动医疗技术参与的全程管理 近年来,包括脊柱内镜、通道辅助微创脊柱外科手术欣欣向荣。随着外科辅助设备的更新、手术方式的演进,脊柱外科手术实现“内镜化”,新的手术方式既达到精准治疗的目的,又减小对患者的围手术期打击,应激较轻,康复较快。“日间手术”已经实现,患者从入院到手术、出院在一天内完成。

要实现这一目标,要求脊柱内镜医生在患者入院前已经对患者的疾病特点、合并症情况有了深入的认识,对整个治疗流程进行了统筹安排,周密计划。日新月异的移动医疗技术方便了脊柱外科医生对患者进行入院前的健康教育、合并症控制指导和管理。

2. 多学科协作平台的建立和临床路径设计 脊柱外科医生虽然是主要的决定因素,但仅仅依靠单个医生,无法实现“日间手术”。还需要搭建围绕着“日间手术”“快速康复”这一目标的多学科协作工作平台和物流体系。进行临床路径的设计和信息化管理。

目前的经验是在“脊柱内镜(日间手术)”的医疗团队,包括“脊柱外科医生、麻醉医生、护士及理疗科医生”,通过移动终端(智能手机)进行电子化“临床路径表单”的信息共享。电子化的临床路径模板,涉及入院前“宣教内容”“入院后术前、术后管理”及“术后随诊计划”。“路径”根据各个患者的疾病特点和合并症情况进行调整。每一例患者的入组和诊疗计划由脊柱外科医生在“临床路径模板”上进行细微调整,如改动手术开始时间点、预计手术时间等,并在患者入院前将个体化后的“临床路径”在云平台上分享,医疗团队讨论确定后再进行实施。

3. 新器械新技术的应用 以脊柱内镜手术为例,微创脊柱外科的进步较常规手术更加依赖新器械和新技术的变革和更新。在进行内镜下椎管减压过程中,目前较为常用的工具为镜下环锯、镜下磨钻及火激光。已经有学者开始研究使用镜下超声骨刀,这将进一步提高手术的效率和安全性。

(二)大型脊柱外科手术

脊柱外科手术已经显现出“微创化”趋势,但仍有大量脊柱外科疾病有必要通过传统的大型开放手术进行治疗,如何通过有计划、系统的医疗行为提升来促进这些传统手术患者“加速康复”是脊柱外科医生需要重视的问题。

大型脊柱外科手术种类较多,在住院时间、手术并发症发生率、疼痛及功能康复方面均有较大差异。影响“加速康复”的主要因素大致有以下几点。

1. 手术水平的提升和并发症的预防 手术对患者的康复速度和预后的影响仍然是最大

的。正确选择手术方式,熟练掌握手术技术,手术过程秉持"爱伤观念",细致、精确地操作,重视包括体位摆放、体温调控及尿管留置情况等细节都可影响患者的康复。

2. 手术器械和相关设备的进步推动了脊柱外科手术的发展与进步 恰当地应用这些器械将帮助医生精准地完成手术,例如脊柱外科手术中应用的各种通道和撑开设备、辅助光源、透视设备及术中导航设备等。新设备的应用可以减小创伤,如双极电凝的应用明显减少了脊柱矫形手术出血量,超声骨刀应用在截骨矫形手术中,截骨出血量可以明显减少。新材料的应用也可以较小手术创伤,如异体植骨材料的应用,手术中止血材料的应用。

3. 预防围手术期并发症和预防手术并发症的发生同等重要 常见的围手术期并发症包括深静脉血栓形成,肺部感染、冠脉综合征、脑血管事件及泌尿系感染等。关于手术、手术并发症及围手术期并发症的管理多数脊柱外科医生都较为熟悉和重视。

如要整体提高患者康复的效率,需要治疗团队不再仅仅以保证手术安全高效为核心,应该站得更高,将关注范围拓展到患者的整体、全程康复中。以"加速康复"为指导,通过对患者身体和心理的病理状态向生理状态过渡的各个细节进行细致、全面地了解和有效控制才能实现。

以多节段腰椎减压、融合手术及脊柱畸形矫形手术为例,简要概述当前有一定循证医学依据,与"加速康复"有关的主要环节。

【多节段腰椎减压、融合手术】 疼痛是影响康复的重要因素,有学者研究多节段(大于两个节段)的腰椎融合手术和复杂的脊柱重建手术是其所研究的 179 种不同手术中术后疼痛最严重的手术类型。该类手术也是各大脊柱中心常规开展的手术类型。将"加速康复"的理念贯穿该类手术治疗的全过程,可以在不增加并发症发生率的前提下减少住院时间,促进康复。需要关注以下几方面:

(1)术前的医患沟通:术前应该用通俗易懂的语言与患者沟通,达到让患者理解疾病大致机制,外科治疗主要步骤,了解可能的住院时间,出院时患者可能处于的身体功能状态和康复计划的目的。腰椎减压和融合手术多数为退行性疾病患者,该类疾病通常不会短期内致死或致残,手术治疗以提高生活质量为主要目的,患者的治疗预期相对较高。术者不应只是简单宣教,深入地沟通,帮助患者了解疾病和治疗、设立合理的治疗预期,才能减少患者围手术期的焦虑,从而降低身心应激。国外有学者报道,患者术前非常希望了解这些信息,良好的沟通可以促进患者术后早期活动。

(2)疼痛的"早期干预"和"多模式镇痛":疼痛是加重患者应激的重要原因。"超前镇痛"可以减轻患者的炎症状态,避免患者出现"痛觉过敏"。脊柱外科许多患者生活质量由于受到疼痛影响,在手术前实际已经在医生的指导下进行干预,需要让患者认识到,这些干预措施在减轻疼痛以外的作用,如对"疼痛阈值"的调定,对"炎症反应"的抑制,可以提高患者的依从性,从"按需用药"进不到"按时用药"。管理疼痛,可以通过不同给药途径、应用不同类型药物进行"多模式镇痛"。在我国一些较为先进的骨科中心已经开始建立"无痛病房",脊柱外科和麻醉科合作,对患者进行疼痛管理。

（3）手术入路和手术操作的影响:目前尚缺乏循证医学的证据来证明通道辅助下的腰椎减压、融合手术在腰椎管狭窄等疾病中明显加速了患者的康复过程。然而,精细、准确及快速的手术操作可以减小手术创伤,减少对机体的医源性伤害,应该是脊柱外科医生的追求目标。

（4）血液管理:贫血会导致诸多并发症,增加心血管事件、脑血管事件风险,免疫力下降,必要时需要异体输血,除增加感染风险外,甚至可能导致输血相关的急性肺损伤。接受该类手术的患者多为高龄,一些患者术前已经"贫血"。脊柱外科医生不应该被动地应对术后"贫血",有责任对患者血液进行有计划地"管理"。术前应对贫血患者病因进行查询,在内科医生指导下进行治疗和纠正。对高出血风险患者以及 Rh（−）血型患者进行手术前自体血预存。

手术中强调"无血"手术理念,包括术中体位放置、术中体温控制及手术中控制性降压均可影响手术中出血。多节段腰椎减压、融合手术的患者也可应用自体血回收输血技术。对无禁忌的患者可于切皮前 30 分钟应用 30mg/kg 氨甲环酸。在腰椎创面应用浸湿氨甲环酸的明胶海绵可以减少术后出血。除用于预存自体血患者,重组人促红素还用于高出血风险及术后贫血患者,主要应用方法为术前第 4 天开始,每天 10 000IU/ 次,皮下注射,连用 8~10 天;或术前第 4 天开始,每天 20 000IU / 次,皮下注射,连用 1~4 天,随后每天 10 000IU/ 次。

值得注意的是,我们强调"合理用血",但对于已经出现贫血的患者,需要根据患者个体情况、把握原则进行异体输血。一般而言,对 Hb<70g/L 的普通患者需要考虑输血,但对于术前有症状的难治性贫血患者、术前心肺功能不全及代谢率增高的患者需要尽量保持患者 Hb>100g/L。

（5）营养状态和胃肠道功能的干预:脊柱外科大手术后,患者营养状况可能出现异常。有研究报道,在一组分期进行前、后路手术的队列中,患者住院期间,在第一次手术后,血红蛋白明显降低,淋巴细胞计数减少。其中营养不良患者并发症发生率相对较高,至二期手术的时间间隔明显较长。手术前需要对患者营养状态及术后出现营养不良风险进行评估。脊柱外科手术前营养不良的患者,手术后 30 天内再住院发生的风险明显增高。在营养师的指导下进行营养状态干预。循证医学证据提示,对于择期手术的患者,手术前进行"碳水化合物治疗"可以减少患者的住院时间。关于脊柱外科手术围手术期的营养干预,已经有一些报道。一项针对脊柱外科分期手术患者的随机对照研究结果提示,全胃肠外营养（total parental nutrition）可以改善患者的术后营养状况,减少低蛋白血症的发生,甚至可以减少术后感染的发生。胃肠内营养可以保护患者的胃肠道细菌屏障,胃肠外科提倡尽早恢复肠内营养。脊柱外科患者多数术后可以进食,但是由于麻醉和手术的打击,胃肠功能恢复较差。有学者通过随机对照研究结果提出,脊柱外科患者手术前有必要进行灌肠,有助于术后胃肠功能的早期康复,减少术后肠梗阻等胃肠疾病并发症。围手术期的营养干预不应该被忽视。

（6）恶心和呕吐的控制:患者经历外科大手术,麻醉打击、术后镇痛药物不良反应及电解质紊乱等均可导致患者出现恶心和呕吐。根据国际麻醉研究协会(International Anesthesia Research Society)发布的数据,术后恶心、呕吐在住院手术患者中的发生率约 20%~37%,大手术发生率达 35%~50%,高危患者发生率达 70%~80%,日间手术患者则为 20%~80%。近年来虽采取了许多预防措施,全身麻醉后发生率仍高达 20%~30% 术后恶心、呕吐主要发生在手术后 24~48 小时内,但也可能持续达 5 天之久。恶心、呕吐会进一步引起厌食、电解质丢失,出现营养状况的进一步异常,影响患者的康复。手术团队应该加强合作,通过对恶心、呕吐的患者调整麻醉药物,镇痛配方,抑制恶心、呕吐症状。

(7)功能锻炼和康复理疗:对于大多数外科手术,考虑到术后长期卧床会降低肌肉强度,坠积性肺炎风险增加、加重静脉淤滞及血栓形成等诸多不利因素,主张术后早期活动。但总体上,关于脊柱融合手术后康复的研究较少,对于术后的离床时间,早期锻炼方式等具体问题,目前还尚缺乏统一认识。一些学者提出,早期积极的术后康复锻炼,并不能提高患者的整体生活质量和机体功能。

【脊柱畸形矫形手术】 脊柱矫形手术创伤较其他手术更大。因手术节段范围、畸形结构重建方式不同,矫形手术的康复情况各异。

将"快速康复"的理念贯彻到脊柱畸形外科治疗的全程,有助于脊柱畸形患者外科手术后的康复,其特点如下:

(1)纠正畸形伴随的不良术前状态:严重脊柱畸形患者通常伴随营养不良、呼吸功能受限、循环功能不佳及运动能力下降等情况。入院或手术前应细致、全面地认识到这些问题,尽量将患者的健康状况调整到有利于手术的情况。如对于胸段畸形严重的患者,可以通过 Halo 架牵引来改善畸形,同时逐步增加肺容积,提高肺储备能力,需要指导这些呼吸功能受限甚至呼吸衰竭的患者进行肺功能训练;对于卧床时间较多的患者,应该指导其进行肢体的肌肉锻炼;对于术前营养不良,如低蛋白血症的患者应该进行膳食调整;对于术前贫血的患者,有必要追查病因,纠正贫血。

(2)合理的"血液管理":由于该类手术通常涉及的节段更长,创伤更大。"血液管理"对脊柱矫形手术患者的"快速康复"有更大的意义。术前纠正贫血、预存自体血是有积极作用的。其他较常用的技术包括:

①自体血回收输血技术:我中心在脊柱畸形手术中常规应用"自体血回输技术"实现安全"节血"。在手术开始后,开始使用自体血液回收机,将患者手术野、手术创面的出血经负压吸引入贮血器内,经肝素抗凝、过滤、离心分离及洗涤净化后,去除细胞碎片,游离的血红蛋白及抗凝剂,得到 HCT 为 45%~65% 的浓缩红细胞悬液。当术中出血量的增加 >1 000ml 或者当患者的 HCT<24%,Hb<80g/L 时,将回收的浓缩红细胞悬液回输给患者。我中心的研究提示,手术节段超过 5 个椎体,自体血回输会明显减少术后异体输血量。

②急性等容血液稀释技术:选择部分术前血红蛋白≥110g/L(HCT≥0.33)的脊柱畸形成年患者,在麻醉平稳后,根据术前制定的采血方案,经一侧静脉采血入含保养液的采血袋

内,采集血量为 600~800ml,快速采血的同时,由中心静脉快速注入 6% 羟乙基淀粉注射液,使血液稀释,以维持正常的血容量。采血过程中密切监测心电图、动脉血压及中心静脉压的变化,以调整输液和采血的速度。如果在 6 小时内输注室温保存,超过 6 小时则入 2~6℃ 专用贮血冰箱保存。采集的血液在手术结束前全部回输给患者。这一技术可以减少术后贫血的发生。

③手术器械和技巧的进步:由于"脊柱畸形手术后贫血"问题较其他手术显著。手术器械和技巧的进步在减少"术中出血"方面表现得更为优异。应用双极电凝可以明显地减少特发性脊柱畸形患者术后出血量、围手术期出血总量及输血率和输血量。手术技巧的改进,小到引流管的放置方法的改进都可能促进"加速康复"过程。

值得注意的是,"减少异体输血"虽然非常重要。但对于脊柱畸形矫形手术,部分手术出血较快,术中单纯依靠血气进行贫血监测,而不认真观察患者的生命体征、出入量情况及手术中出血速度,可能会因为"血液浓缩"导致误判患者未达到输血标准,导致患者处于贫血的危险中,将严重影响患者术后康复,甚至威胁生命。

(3)早期拔除引流管、尿管及利用便携式监测仪器,可使患者早日下地活动,既降低老年患者下肢静脉栓塞可能,又增加了患者的康复信心。

(4)营养状态的干预:麻醉时间较长、手术创伤大及术后电解质紊乱可能导致术后肠道功能下降,影响患者的营养摄入。对明确出现肠道功能恢复较慢的患者,应该应用全静脉营养支持治疗。但对大多数脊柱矫形患者,鼓励其早期开始肠内营养摄入,有助于恢复正常营养状态和维护肠道菌群屏障。术后第一日即开始逐步指导患者饮水,鼓励患者少量多餐从清流食、半流食向正常饮食过度。术后第 2~3 天绝大多数患者均已经可以正常饮食。值得注意的是,需要警惕少数患者因矫形手术出现胰腺炎等少见并发症,密切观察患者胃肠功能恢复过程十分重要。

(5)镇痛和术后恶心、呕吐的控制:以"无痛"为原则,应用"多模式、多途径"的方式进行"足量"镇痛。有利于减轻患者术后应激状态。手术后可以应用"患者自控镇痛泵"进行镇痛。在应用阿片类药物的同时,需要关注恶心、呕吐的发生。一旦发生,需要调整镇痛药物,应用止吐药物,纠正患者营养物质和电解质丢失情况。

(6)关于术后离床时间和康复锻炼:接受单纯脊柱矫形融合手术的患者,通常在术后 1~2 天即可坐起、离床。术后 1 个月左右即可游泳,3 个月左右可以慢跑。对重度畸形,接受了截骨矫形、重建手术的患者,何时开始康复锻炼,并没有统一的认识。一些研究提示,对一些需要进行重建、固定的复杂脊柱手术,过早地下床活动,可能会增加假关节形成、内固定失败或术后疼痛的发生,对部分不适宜术后早期活动的患者,延长卧床时间可以减少部分并发症的发生。

脊柱外科手术面对的疾病多样,手术方式各异,但"快速康复"在脊柱外科中应用的原则是相通的。仅以手术为核心的观念应该摒弃,脊柱外科医生需要站在"全程康复管理"的高度,尽可能全面地考虑可能影响患者康复,包括生理和心理的各个环节,以当前最佳的方式进行处理,统筹安排。

脊柱外科"快速康复"有自身特点,以术后活动和锻炼的时间为例,一些观点与其他学科存在差异,并且针对这些观点的研究结论尚不清晰。伴随"快速康复"理念的深入人心,在脊柱外科领域应用的具体经验会越来越多,更多的研究将会有助于解答这些问题。

(北京协和医院　蔡思逸　沈建雄)

第四节　创伤骨科常见手术

一、概述

加速康复外科有效减少患者心理和身体遭受的创伤应激,实现促进患者顺利康复的目的。加速康复外科理念改变了诸多疾病的临床护理模式。骨创伤患者在围手术期要承受较大的麻醉、饥饿、疼痛刺激,不良并发症发生风险较高,术后康复受到严重影响,需要有效地控制各个治疗环节,进行加速康复介入。

在实际临床工作中,骨创伤外科医生通过改进手术方式和器械,不断摸索出很多提高围手术期管理质量和效率的方法,客观上减少了患者在围手术期所遭受的打击和相关负面影响,减少了住院日,达到了早日康复的目的。在整个康复过程中,贯彻整体观念极为重要,除了提高手术技术、器械改良及药物的调整之外,护理模式的选择同样不可忽视,综合护理服务模式通过全方位的综合护理,在心理、生理及康复各方面进行干预,大大加快了患者骨折愈合速度,加速患肢功能恢复。

当前,我们需要将这些"经验"通过循证的方法加以总结、归纳及验证,并进行推广。强化骨创伤外科医生"精准治疗""有限创伤""加速康复"及"综合护理模式"理念,贯彻在骨创伤外科治疗的全程管理中,提高临床疗效,达到快速康复的目的。

二、骨创伤的加速康复

骨折患者身体和心理因创伤、疾病及治疗所导致的应激状态将影响患者的康复,控制和减少这些应激的发生和其对身体和心理所带来的影响是加速康复治疗的核心。以时间轴为线索,"加速康复"贯穿住院前期、围手术期及出院后康复期,治疗团队涉及骨创伤医生、麻醉师、护士及物理治疗师等。整个加速康复外科模式主要由一系列围手术期处理组成,具体包括术前、术中及术后各时期的各项处理措施和治疗技术。术前加速康复的处理要点包括:对患者的心理护理、健康宣教、饮食指导、肢体功能、残疾的评估、贫血和低蛋白血症的纠正、营养支持以及术前疼痛管理等多个方面。术中加速康复的主要技术和措施包括:麻醉方式和手术流程的优化、输液管理、手术入路的选择、出血的控制、减少软组织破坏、神经修复及韧带重建等。术后加速康复的处理要点包括:优化镇痛、术后早期的康复训练、支具和辅助器械的正确使用、软组织和关节松动治疗及对症支持治疗等。

1. 术前处理

（1）心理护理和健康宣教：ERAS 理念认为，术前患者的焦虑恐惧会增加手术刺激产生的应激，不利于术后恢复。建议将健康宣教资料和手术方法制作成动画或多媒体，让患者及家属直观了解手术过程和术后的效果，从而消除其顾虑，增强手术治疗的信心，可在一定程度上很好地消除患者紧张、恐惧及焦虑等心理应激，取得患者及家属的配合。

（2）营养状态干预：手术前需要对患者进行营养状态和术后出现营养不良风险的评估。营养不良的患者，术后发生感染、伤口愈合延迟等风险明显增高，需在营养师的指导下进行营养状态干预。术前不能进食或营养状态差的患者，可考虑部分或全胃肠外营养（PPN/TPN），可改善患者术后的营养状况，减少低蛋白血症和术后感染的发生。肠道功能可耐受肠内营养的患者，直接进行胃肠内营养，可保护患者的胃肠道细菌屏障，防止菌群移位。骨创伤外科患者手术前有必要进行灌肠，有助于术后胃肠功能的早期康复。围手术期的营养干预不应该被忽视。

（3）疼痛的有效干预：疼痛贯穿整个围手术期，它是加重患者应激的重要原因。控制疼痛可使患者早期进行康复锻炼，提前出院以及增加患者的满意度。管理疼痛，可通过不同给药途径、应用不同类型药物进行"多模式镇痛"，需要骨科医师和麻醉科医师共同合作完成。研究表明在患者常规使用阿片类镇痛药物的基础上，术前通过硬膜外导管或筋膜下注射进行局部浸润麻醉；术中给予地塞米松和盐酸氯胺酮；术后拔除硬膜外导管后，给予口服缓释阿片类药物以及对乙酰氨基酚、布洛芬或加巴喷丁，并积极地控制恶心症状。该研究支持多模式以减少阿片类药物的使用和减少不良反应的发生。

2. 术中处理

（1）手术技巧及器械改进：遵从微创理念，这与骨科医师的经验及技术有关，也有内镜运用于骨折手术成功案例的报道。手术入路的选择、双极电凝及有限接触钢板的使用等措施可以减少组织损伤及局部血供的丢失，有利于促进骨折愈合。

（2）输液管理：常规建立静脉通道，根据患者心肺功能情况调整术中输液量和速度；不常规使用止血剂，减少血栓形成的机会。ERAS 理念认为，过量的输液可能加重心肺负担、增加肠麻痹的发生率，还可加重毛细血管渗漏，造成组织肿胀；减少液体输入可改善肺功能和低氧血症，有利于减少术后并发症。

3. 术后处理

（1）早期进食：术后患者无明显恶心、呕吐等胃肠道应激即可进食少量流质或半流质。有研究表明，胃肠道功能未恢复前，少量进食可刺激胃肠蠕动，减轻腹胀、恶心等症状，而且有助于能量和蛋白质的吸收，降低分解代谢，减少术后肠麻痹的发生。

（2）早期功能锻炼：骨折患者常发生肌肉萎缩，骨质疏松，关节僵硬、变形及畸形等并发症，特别是长期卧床的老龄患者，术后下肢深静脉血栓、坠积性肺炎及压疮等并发症风险高，预防上述并发症发生,术后优质护理和早期康复锻炼尤为重要。功能锻炼重点是增加关节活动范围,完成持续的被动运动。肌肉静力收缩训练可指导患者自主完成,在后续阶段可进行对抗肢体重力和举重等练习。

（3）支具及辅助器械的正确使用:支具又称矫形器,通过限制或辅助身体运动,或改变身体力线等作用,以减轻功能障碍的体外无创支撑装置,它是现代康复治疗的必备技术,具备稳定支持、固定保护、预防矫正畸形及辅助代偿等功能作用。另外,为阻止关节运动或合并神经损伤时,可使用支具将关节固定在功能位。

（4）恶心、呕吐的控制:恶心、呕吐会进一步引起厌食、电解质丢失,营养状况的进一步异常,影响患者的康复。手术团队加强合作,通过对恶心、呕吐的患者调整麻醉药物,镇痛配方,抑制恶心、呕吐症状。

三、不同骨折部位的术后康复流程及要点

根据每个患者的具体情况制定个体化的详细的康复训练计划,是患肢功能尽快恢复的关键。尽管各部位骨折后康复锻炼的方法和注意事项有所不同,但共同点有:

1．早期或超早期康复

（1）对于术后的伤口和肿痛尽早使用理疗使之痊愈和症状消退。

（2）CPM机训练:关节持续被动活动,以最慢的速度和最适应的度数进行,对涉及关节的骨折以及置换的关节,尤其需要重视这一步。

（3）固定的关节:周围肌肉等长收缩训练,即肌肉收缩、张力增加,但关节不产生运动。

（4）关节的无负荷活动:涉及关节面的骨折,经过3~4周的固定,如果骨折稳定,可临时取下外固定物,做关节无负荷下的主动运动,以尽早恢复关节的功能。

（5）健侧肢体:需要坚持每日训练,促进心肺等全身功能改善。

2．后期关节功能障碍的康复治疗

（1）关节粘连松解术和持续牵引:应用科学的手法和患者的耐受度进行推进。

（2）运动疗法:指导患者应用相关器械进行大量的主动训练,以提高关节活动度以及相关肌肉力量。

（3）指导功能活动:提高步行步态,以及生活质量,对于已经无法进行解决的关节功能障碍可建议手术松解再次康复治疗。

3． 需要注意的是,快速康复过程中,"镇痛"将是其中关键一环。术前、术中及术后可联合多种方式及途径,达到"微痛",甚至"无痛"的目的。这对于患者早期的活动及功能锻炼,都将产生积极作用。

四、常见骨折术后加速康复流程

前面已简述术前准备及术中处理,在此不再赘述,为方便叙述,根据骨折具体部位分述。

1. 肱骨近端骨折

（1）术后 3~5 天：若患者一般状况良好，伤口无明显渗出时，可以在医生指导下进行肩关节被动活动，预防关节僵硬。同时可主动活动腕关节和手指，以利肿胀消退。

（2）术后 1 周左右：若患者可下地活动，则指导患者进行肩关节"钟摆样"运动（患者弯腰，患肢自然下垂，在患肢悬垂状态下进行回旋动作，或患肢做前后及两侧摆动），活动范围由小到大，活动量由少到多，一般 3~5 次 /d。在肩关节内固定确切的情况下，若患者主动活动疼痛，可辅以相应的止痛治疗，以利于康复锻炼，锻炼后可辅以冰敷，减轻关节水肿及疼痛。此期禁止肩关节外展练习，锻炼强度根据患者情况而定。

（3）术后 3~6 周：复查 X 线，如患者骨折初步愈合，则可考虑肩关节的主动活动练习，主要练习肩关节外展、外旋及后伸上举功能。外展练习：嘱患者取仰卧位，双手手指交叉放在头颈后方，两肘向前、向后活动，保持 10s，每组 3 次，每天 3 组。后伸练习：嘱患者双手扶握座椅或窗台，缓慢下蹲，使肩关节后伸。前屈练习：嘱患者患侧手扶墙壁，做手指爬墙练习，尽力爬到最高，保持 10s，每组 3 次，每日 3 组练习。上举练习：患者取仰卧位，双手持木棒做上举练习，若患者难以完成该动作，可用健手握住患手上举，注意尽量保持肘关节伸直。每组 10~20 次，每日 3 次。该康复阶段的后期可练习以手触背，接触点逐渐向上移动，直至触及肩胛骨下缘。以上锻炼方法，应根据患者的具体情况加以练习。

（4）术后 6 周：主要以三角肌等长收缩训练为主，以预防肩部肌肉失用性萎缩。逐渐增加肩关节的活动度，可控制在每周增加 10° 左右。

（5）术后 8 周左右：开始进行日常生活的训练。

（6）术后 12 周：可抗自身重力主动活动肩关节，可用健侧上肢体牵拉患侧肩关节以增加肩关节活动范围。

（7）术后 13 周：主动活动肩关节，使关节活动达到正常，逐步增加抗阻力练习，力争锻炼恢复肌肉力量。

2. 肱骨远端骨折 以运动康复安全性评分为依据制定出个体化的康复处方。

（1）71~100 分者：早期就可行运动康复治疗。

1）术后 1~3 天：开始患肢肱二头肌、肱三头肌等长收缩练习，每组 10~20 次，每天 3~4 组。同时患侧肩关节、腕关节及手指各关节行主、被动关节活动度练习，各关节活动度训练至最大范围。

2）术后 4~6 天：开始肘关节被动关节活动练习，幅度从无痛可动范围开始，以后酌情增加，每天 30 分钟 ~1 小时。训练结束后，可冰敷 10~15 分钟。

3）术后 7~13 天：由医生实施对患者开始肘关节的被动屈伸运动。在疼痛可耐受范围内进行，每组 3~4 次，每天 1 组，被动活动后，冰敷 10~15 分钟。

4）术后 3 周：继续被动关节活动度训练，疼痛可耐受范围内行肘关节主动关节活动度训练，每组 10~15 次，每天 2~3 组，动作应缓慢轻柔。肩、腕及手指各关节各轴向主动或被动活动至正常。

5）术后 4~8 周：继续以上练习，并逐渐增加练习的强度，进行渐进性抗阻力练习。

6）术后 9~20 周：视患者不同情况，尤其是骨折是否稳定及愈合情况，继续进行患肢肌力、ROM 及 ADL 训练。全面恢复关节活动角度及肌肉力量，进行对抗性专项练习，注意循序渐进，避免暴力动作。

（2）41~70 分的患者：手术固定后多暂时辅以外固定制动 3 周。

1）术后 1 天：开始患肢肱二头肌、肱三头肌等长收缩练习，每组 10~20 次，每天 3~4 组。同时患侧肩关节、腕关节及手指各关节行主、被动关节活动度练习，各活动度训练至最大范围。

2）制动解除后，开始肘关节被动关节活动练习，由医生实施关节的被动屈伸运动。在疼痛可耐受范围内进行，每组 3~4 次，每天 1 组，被动活动后，冰敷 10~15 分钟。

3）术后 5~8 周：继续以上练习，并逐渐增加练习的强度，进行渐进性抗阻力练习。

4）术后 9~20 周：同 70~100 分者。

（3）0~40 分的患者：外固定制动至少 4 周。

1）术后 1 天：开始患肢肱二头肌、肱三头肌等长收缩练习，每组 10~20 次，每天 3~4 组。同时患侧肩关节、腕关节及手指各关节行主、被动关节活动度练习。

2）制动解除后，开始肘关节被动关节活动练习，由医生实施关节的被动屈伸运动。在疼痛可耐受范围内进行，每组 3~4 次，每天 1 组，被动活动后冰敷 10~15 分钟。

3）术后 6~8 周：继续以上练习，并逐渐增加练习的强度，进行渐进性抗阻力练习。

4）术后 9~20 周：同 70~100 分者。

3. 尺桡骨干骨折　核心是恢复前臂的旋转功能。

（1）术后 2 周内：骨折虽经复位但仍不牢固，功能锻炼多以肌肉舒缩练习为主，指导患者从远端手指伸屈活动为主：每天 3 组，每组 30 次。

（2）术后 3~4 周：骨折逐步修复至临床愈合，功能锻炼逐渐恢复骨折部上下关节的活动，增加活动强度、运动量及运动时间，因此，每天活动骨折部上下关节：每天 3 组，每组 60 次。

（3）术后 5 周：骨性愈合到骨折痕迹消失，恢复骨的原形和结构，避免患肢剧烈的高强度活动，以免使愈合欠牢固的骨折再度断裂并嘱患者有意识加强患肢运动：每天 3 组，每组 90 次。

4. 桡骨远端骨折

（1）术后 1 周：包括被动运动和辅助运动，在患者能承受的疼痛范围内，以手指屈伸、对掌及对指训练为主，同时强调患者肘关节和肩关节的活动，锻炼后，局部采取冰敷 10 分钟，防止肿胀。以上训练每天 2 次，每次 15~20 分钟。

（2）术后 2 周：患侧手腕局部使用热敷 10 分钟，温度 50~60℃，热敷结束后进行锻炼。伸直型骨折患者在上述运动训练基础上，增加握拳静力性腕屈肌收缩训练，屈曲型骨折患者，在上述运动训练的基础上，增加伸指位静力性腕伸肌收缩训练。锻炼时间和运动后处理原则同上。

（3）术后 3~6 周：继续巩固以上训练以外，增加鱼际、小鱼际、蚓状肌及骨间肌力量训练，同时可在骨折部位的近心端使用向心性手法轻柔地按摩。经医生同意,骨折部位固定坚强,可在无痛范围内进行腕关节活动度练习。以上训练每天 2 次,每次 30~45 分钟。

(4) 6~8 周:伤口完全愈合后,骨折部位继续以手法轻柔地按摩,并使用硅凝贴片,防止瘢痕增生,粘连。锻炼前热敷方法同上,热敷结束后治疗师根据患者功能改善情况及骨折的稳定性,使用关节松动术Ⅰ级和Ⅱ级进行腕关节活动度训练,治疗中不断询问患者疼痛情况,根据患者的反馈来调节松动的强度。其次强调患侧上臂贴近身体时进行前臂的旋转练习,防止肩关节代偿性旋转,并增加日常活动及功能性活动练习。如让患者操作电脑打字、捏橡皮泥及处理个人卫生等。以上训练每天 2 次,每次 1 小时。

5. 手部骨折

(1) 术后 1 周内:消肿 + 连带关节活动 + 肌力锻炼。①抬高患肢,尽量高于心脏平面,按摩未受伤区域,活动未受伤手指;②进行肩、肘及腕关节的完全屈伸练习,其中前臂的旋转练习:视情况而定,疼痛以轻度为度;腕关节缓慢主动运动,尽力做到最大掌屈或背伸处保持 5 秒,以不影响骨折部位为准;③早期肌力练习,骨折复位基本稳定,伤口基本愈合时,进行固定部位肌肉有节奏的静力收缩(绷紧、放松),每次 10 分钟左右,每天数次。

(2) 术后 2~3 周:关节活动度锻炼(ROM)+ 早期强化。在评估内固定牢固的前提下关节活动度锻炼包括:①掌指关节的助力主动屈伸:在健手的辅助下做掌指关节的屈伸;②手指间关节的助力主动屈伸:在健手的辅助下做指间关节的屈伸;③手指的抓握练习:由辅助主动抓握逐渐过渡至主动握拳,并主动伸直。以上锻炼均以手指轻度疼痛为宜,不可勉强活动至最大角度。

(3) 术后 4~5 周:行关节主动性锻炼。内容包括:①借助小器械(橡皮泥)做掌指关节主动屈伸训练;②借助小器械(橡皮泥)做指尖关节主动屈伸训练;③手指部分抗阻力训练。

(4) 术后 6~8 周:关节灵活性锻炼 + 中期强化。可开始手指关节全活动范围的练习或一些轻微的负重作业;若可自行屈曲或活动掌或指间关节时,可加抗阻训练,加强掌指及手指关节的灵活性的训练;加强日常生活活动能力、手工操作等。

6. 髋部骨折 主要针对使用内固定治疗的转子间骨折及股骨颈骨折,早期康复主要是抗炎、消肿、镇痛及促进创面愈合。

(1) 麻醉消退后即开始活动足趾及踝关节并开始踝泵练习,通过小腿肌肉挤压作用促进血液及淋巴的回流。这种练习可促进患肢血液的流通,预防肿胀及深静脉血栓。骨折术后 1~2 天,切口渗血基本停止后,即开始对患肢关节进行被动活动,将患肢外展 20°~30°,患肢膝关节下垫起,使髋、膝关节屈曲约 30°,以被动活动为主,每天 6~8 次,10 分钟 / 次,从无痛的可动范围开始,循序渐进,逐渐增加,直至产生微痛感为止。在不增加疼痛的前提下,尽可能多做股四头肌及腘绳肌等长收缩练习,每日大于 300 次。术后 3 天应开始 CMP 练习(每天 2 次,30 分钟 / 次),练习后即刻冰敷 30 分钟。动作应缓慢,伴有软组织损伤的患者活动到痛点为止。

(2) 术后 2 周内逐渐由被动过渡到主动活动。原则是软化瘢痕、松解粘连、增加关节活动范围、提高肌力及恢复正常行走功能。具体方式为：3 天后开始进行主动伸屈膝活动，同时进行股四头肌等长收缩锻炼。7~10 天做肌收缩舒张活动，20~30 次 / 组，5~10 组 /d。开始直腿抬高练习（10~20 次 / 组，1~2 组 /d），在无或微痛及骨折稳定的前提下，若骨折处愈合良好，力求在 4 周左右膝关节屈曲达 120°，髋关节屈曲角度达 90°，部分患者可在保护下，开始下地扶拐行走，患腿可部分负重（小于 1/4 体重）。

（3）术后 3~4 周，下床扶拐部分负重行走。随着关节活动范围的逐渐扩大，肌力的逐步提高，增加耐力锻炼。

（4）术后 5~8 周，随着骨折的逐步愈合，在 3 点步患肢不负重的基础上，逐渐过渡到两点步，使患肢部分负重和 4 点步完全负重。两点步是左足与右拐同时前迈，然后是右足与左拐同时前迈，如此交替前进，逐渐增加患肢的负重能力。4 点步的顺序是左拐—右足—右拐—左足，循环交替迈步。然后由双拐过渡到单拐，最后弃拐行走。步行锻炼也可以借助运动器械进行，主要提醒患者注意正确的步态，然后进行适应不同环境和生活习惯需要的锻炼。

（5）术后 2~3 个月，主要目的是继续强化关节活动度，提高肌力，改善关节稳定性。在骨折愈合程度允许的前提下，开始负重及平衡练习。负重由体重 1/4、体重 1/3、体重 1/2、体重 2/3、体重 4/5 及逐渐过渡至达到患侧单腿完全负重站立。继续加强关节活动度练习，在抱膝屈髋位，逐渐缩短足跟与臀部之间的距离，在髋关节感到疼痛处保持 5~10 分钟，至与健侧腿角度相同。开始蹬车有氧练习，逐渐由轻负荷至大负荷，并逐渐减低座位的高度。加强腿部肌力练习，包括后抬腿练习、俯卧位抗阻屈膝、抗阻伸膝练习及提踵练习等。

（6）术后 4~6 个月，主要目的是强化肌力及关节稳定。若骨折完全愈合，并足够牢固，即可开始全面恢复日常生活各项活动。随着肌力的增加逐渐增加下蹲的角度。可行跨步练习，包括前后、侧向跨步练习及患侧单腿蹲起练习。

7. 股骨干及胫腓骨干骨折　骨干骨折因为未累及关节面，由于髓内固定的广泛使用，提倡早期关节功能锻炼，因此，我们将股骨干骨折和胫腓骨干骨折归纳为一处讨论。

（1）骨折经复位、固定术后第一天，损伤反应开始消退，肿胀与疼痛减轻，即可开始康复治疗，以被动活动为主。此时患者可取平卧位，患侧下肢用软枕稍垫高，以利于静脉回流。

（2）术后 3~4 天内在卧位下开始行患肢髋、踝及趾的主动练习，患肢股四头肌肌肉的等长收缩。

（3）术后 4~5 天左右，患者可持双腋拐做三点式步行，患肢不着地；可在足底沿纵轴进行叩击，每日 2 次，每次 200 下。该过程中，应注意踝关节的背屈，老年患者更应注意，以防止关节挛缩。

（4）术后第 2 周开始增加髋、膝、踝关节主动屈、伸和趾的等长收缩及髋部抗阻练习，作患肢不负重的主动活动。保持健侧肢体及躯干的正常活动，增强营养，改善血液循环，可给予及时、合理的物理治疗。

（5）术后 2~4 周开始在扶持下做起坐练习、双足站立下做踮足尖、下蹲及练习；做患肢髋屈、伸、内收、外展及膝踝关节的屈伸抗阻练习。

（6）术后1个月可在扶杆站立位练习改为双下肢交替步行,增加踝内外翻的抗阻练习,以后扶腋拐做四点步行,逐渐增加患肢的负重。

8. 累及膝关节的骨折（股骨远端及胫骨平台骨折） 累及膝关节的骨折,股骨远端骨折和胫骨平台骨折,因其骨折累及膝关节,对于这两者的治疗与康复又与下肢长骨干有所区别。

（1）患者的早期评估应包括:精神状态、认知障碍、伤口条件、疼痛、上下肢的感觉及力量。术后24~48小时内监测膝关节的运动和感觉功能。指导患者进行床旁早期练习,包括踝关节的背屈和跖屈,以及股四头肌的等长收缩。

（2）术后5天开始,待伤口情况好转,膝关节周围肿胀减轻后,可在早期练习的基础上逐步增加直腿抬高,主动伸膝活动,主动辅助屈膝锻炼,膝关节屈曲可从50°~60°开始,有条件者可使用CPM机辅助进行。

（3）术后第2周开始,尽量恢复膝关节ROM,改善下肢力量,减轻步态和平衡障碍,增强独立从事各种功能活动的能力。在这一阶段中,膝关节屈伸活动的范围应进一步增加,当股四头肌力量改善后,需要进一步将膝关节ROM屈伸超过80°,尽早恢复关节活动范围。

（4）术后第8周开始,康复的目标是最大限度地恢复ROM,从而使患者能够完成上下楼梯等更加复杂的活动,开始部分负重。

9. 骨盆髋臼骨折

（1）术后1~2周,术后使用低分子肝素预防深静脉血栓形成;留置的引流管在观察24小时引流量少于50ml时拔除,若使用抗生素则48小时后停用,术后早期行髋关节功能锻炼。无论前方、后方入路抑或前后联合入路,均可在术后3~4天在床上行康复锻炼,按照主被动活动结合、循序渐进的原则,先半卧位,再坐直;适当肌肉收缩并活动足踝关节,此期间主要以非负重康复锻炼为主。

（2）术后3~4周,早期可在床上,卧坐交替活动,适当髋部外展、内收,屈伸膝关节,避免肌肉萎缩和关节强直;禁止直腿抬高、侧卧及盘腿相关的锻炼;患侧在保护下逐渐负重训练,借助助行器、拐杖等器械下地活动,防止摔倒等意外发生。

（3）术后5~6周,待骨折开始部分愈合时则可尝试负重,此期间应定期复查骨折愈合情况,并在医师指导下加强康复锻炼,最大限度恢复患侧功能,争取早日重返正常工作和生活。

（四川大学华西医院　方跃）

第五节　运动医学常见手术

一、膝关节镜手术的加速康复

（一）概述

膝关节镜手术作为膝关节疾病和运动损伤的微创检查和治疗手段,主要包括半月板损伤修复成形、游离体取出、关节清理、滑膜切除、韧带重建及软骨移植等,具有创伤小、出血少、住院时间短、关节粘连率低、术后康复快等优点,广泛应用于临床。膝关节镜手术在运动医学手术中日益成熟,但在康复措施中还存在不尽如人意的地方,目前膝关节镜围手术期康复治疗仍未形成一个公认的康复过程。结合现有康复措施,把加速康复外科理念引入膝关节镜康复中来,探索一系列康复治疗措施,主动干预膝关节镜手术的围手术期治疗,促进患者快速恢复机体功能,使其尽早回归社会。

(二)手术分类

膝关节镜技术目前在运动医学领域和骨科有着其不可取代的地位,特别是在滑膜清理、游离体取出、半月板损伤修复、前后交叉韧带重建、胫骨髁间棘撕脱性骨折复位内固定、髌骨脱位及关节软骨损伤修复等方面,其独特的微创优点为术后患者快速康复奠定了有力基础。

(三)膝关节镜手术加速康复的要点和原则

膝关节镜手术围手术期科学、合理的快速康复方案是患者取得良好手术治疗效果的重要保证,其加速康复的要点和原则有:术前与患者及家属进行良好的宣教,使其充分认识疾病本身、手术治疗的必要性、术后注意事项及术后康复的重要性。术者和康复治疗师根据患者的疾病情况和手术方案制定系统的、个体化的术后康复计划表,尽快教会患者及家属按照康复计划表行康复锻炼;高度重视围手术期的疼痛管理、麻醉措施、饮食、补液原则及术后的长期随访和康复,使快速康复理念在膝关节镜手术中发挥最佳效果。

(四)常见手术加速康复流程

1. 健康宣教 术前教育是发挥运动康复的重要手段。大多数患者对疾病和手术存在焦虑和恐惧,对疾病的预后不了解、对康复信心不足,均会增强手术刺激后的不良应激。此外,部分患者由于对病情不了解,因此,会产生实际病情不相符合的过高预期,这也会影响对手术效果的满意度。针对膝关节镜手术的术前教育基本包括三个方面:①详细讲解膝关节手术的优势之处,即创伤小、出血少、住院时间短及关节粘连率低等,详尽地讲解康复各阶段可能的时间和促进康复的建议。②鼓励早期进食、早期下床活动,并提出相应的建议和措施。③讲解相关的镇痛知识和术后功能锻炼的方法。术前教育可以使患者充分了解病情和治疗的过程,提供正确的心理预期,减少患者的焦虑、恐惧,缓解术后疼痛,既可以改善对疼痛控制和治疗满意度评分,又可使患者更好地配合治疗,加快术后康复。在手术前患者参与锻炼计划可以帮助确保全膝关节主动运动范围,增加强度和动态膝关节稳定肌肉的反应性,如术前交代患者进行股四头肌功能训练,踝泵练习。

2. 镇痛管理 膝关节镜术后疼痛影响患者的预后,疼痛造成患者术后恢复缓慢、导致慢性痛、降低镇痛满意度,甚至致死、致残。而当疼痛发展为慢性疼痛时治疗效果不佳,因此,早期疼痛的预防和控制尤其重要。目前镇痛的方法分为两种:物理冷敷镇痛和药物镇痛。随着镇痛理念的发展,口服给药作为超前镇痛来控制疼痛的新技术被引入到减速康复流程。超前镇痛是一种阻止外周损伤冲动向中枢传递及传导建立的一种镇痛治疗方法,指在围手术期通过减少有害刺激传入所导致的外周和中枢敏感化,以抑制神经可塑性变化,从而达到创伤后镇痛和减少镇痛药用量的目的。研究表明,超前镇痛能有效降低膝关节镜术后急性疼痛和 24 小时 阿片类药物用量,副作用小,能更好地控制术后疼痛,加速患者术后康复,缩短住院时间。当然,有效的术后镇痛也是患者快速康复的先决条件,目前常规镇痛方案为术前一天给予口服 NSAIDs,术后给予隐神经神经根阻滞,并常规给予镇痛氟比洛芬酯 50~100mg,连续 2 天,疼痛评分 <4 分后停药,改口服 NSAIDs,重度疼痛患者如疼痛评分 ≥7 分以上给相应临时处理(如注射曲马多、哌替啶等)。另外,术前一晚良好的睡眠有助于减少手术当天患者的能量消耗和焦虑情绪,从而减少由不良情绪加重的术后疼痛。手术之前和之后的晚上给予镇静、催眠药物在加速患者康复、提高患者满意度方面已被证明是有效的。

3. 围手术期综合管理

(1)促进胃肠道运动:提倡术前 6 小时可以进食固体食物,术前 2 小时可以饮用碳水化合物饮料。麻醉过程中的食物反流尚无循证医学证据。术后 24 小时内给予肠内营养或正常进食可促进胃肠道蠕动,能够明显降低肺部、腹腔及切口感染的发生率,缩短住院时间。经研究证明,早期经口进食能有效促进胃肠功能的恢复,防止长期禁食引起的内环境紊乱和营养不良,且恶心呕吐发生率并不会因此提高。

(2)早期下床活动预防深静脉血栓:术前就要教会患者行踝泵训练,并告知此训练的重要性,患者麻醉清醒后即可开始踝泵运动,以促进血液循环,防止下肢深静脉血栓形成及其相关并发症的发生,具体方法在前面的章节中已经详细叙述。膝关节镜手术当天就可下床活动,手术当天下床活动 2 小时,之后根据患者具体情况,依次递增至出院前,每天下床活动 6 小时,所有活动均应在安全且疼痛可耐受范围内进行,防止不当的运动造成二次损伤加重病情。

(3)术中相关措施:膝关节镜的麻醉方案通常采取腰硬联合麻醉或全麻。全麻药物大多经肝肾代谢,且全麻剂量过大可导致复苏延迟,从而延长肠麻痹时间,并且可造成术后恶心呕吐等麻醉不良反应。ERAS 中多建议合理选择麻醉方式或联合麻醉,如全身麻醉联合使用硬膜外麻醉,全身麻醉可达到满意的麻醉效果,硬膜外麻醉药物的使用,可减少术后阿片类镇痛药物的使用。术后给予保护胃黏膜和抑酸剂 PPI 及促进胃动力药。为保证手术操作时视野清晰,缩短手术时间,减少不必要的滑膜清理和等离子射频止血等操作引起的医源性创伤,术中常使用止血带。术中止血带的使用方法如下:止血带放置的位置在大腿根部近腹股沟部,绑止血带时,止血带下要垫一个小单,并使接触皮肤面保持平整。下肢压力成人不超过 40.0kPa(300mmHg),小儿不超过 33.3kPa(350mmHg),准确记录止血带充气时间,下肢以 1.5 小时为限,如需继续使用,应先放气 5~10 分钟后再充气并重新记录时间。

(4)手术径路和切口:常规的膝关节手术入路包括膝前内侧及外侧入路、膝关节后内侧辅助入路及后外侧辅助入路等,切口长度不超过 1cm,创伤较小,利于术后快速康复,缩短关节镜手术操作时间,可减少术后疼痛,快捷到位的手术操作,可大大加快患者的康复进程。

（5）围手术期补液原则及措施：因患者手术当日需要经过术前、术后一段时间的禁饮、禁食，当日需要补足生理需要量及丢失量，以维持患者的生理需要、避免相关并发症的发生，但适当限制液体输入，术后可改善肺功能、预防低氧血症，能使心血管活性激素的浓度得到明显减缩。针对心脏功能差的患者，输液量的控制尤为重要。

（6）术后营养支持：传统方法术后 6 小时方可进食进水，ERAS 理念推荐患者清醒后可以使用汤匙背面沾温开水湿润口唇，术后 2 小时患者如无恶心、呕吐等不适可以喂少量温开水，如无不适术后 4 小时进流质饮食，如米粥、烂面条等。老年患者应给予高热量、高维生素及优质蛋白质饮食，对于年龄较大的患者，为防便秘，可进食易消化及含丰富植物纤维素食物。

（7）睡眠管理：术后疲劳常与睡眠障碍、疼痛及休息环境嘈杂有关，可加重机体应激，导致心肺功能障碍。因此，术后应使病房保持充分的安静，并通过有效镇痛措施和肠内营养来缓解患者的疲劳状态，加速患者康复。

（8）引流和导尿：为加快下肢功能康复，引流管的应用不推荐常规使用，若必须使用应在 24 小时内拔除；ERAS 认为预防性引流应慎重考虑，强调手术技术精细，尽量减少引流管的植入，并且引流管的长时间使用对关节积血的吸收有不好的影响；留置尿管时间过长引起尿路感染，不推荐常规使用，如手术时间较长，建议在术后 24 小时内拔出，利于患者及早下床活动。

（9）术后血糖控制：术后出现胰岛素抵抗使血糖增高，造成微小血管病变、血供变差从而延缓伤口愈合。因此，在术前不应过早禁食水，若不能满足，根据 ERAS 中的方案，在术前可让患者口服 250ml 10% 以上的糖，以加速机体物质合成代谢，维持肌肉组织正常功能和体内氮平衡，预防术后胰岛素抵抗。对于术后出现血糖升高，口服降糖药控制血糖。而对于血糖过低，补充葡萄糖观察，血糖回升后减少输液量。

4. 术后康复措施　针对不同疾病进行良好的锻炼，可确保全膝关节主动运动范围，增加肌力和动态膝关节稳定肌肉的反应性。大部分患者腿部肌肉的萎缩和肌力的下降经常在术前就存在，膝关节疾病常伴随膝关节疼痛，从而影响患者的行走和正常生活，不可避免地造成膝关节周围肌肉的失用性萎缩，膝关节周围的肌肉力量对膝关节的稳定性非常重要，膝关节的稳定性依靠关节面的结构、关节囊松紧度、韧带强弱、关节负压以及关节周围的肌肉，膝关节镜下韧带重建手术、半月板切除等关节镜手术必定会对膝关节的稳定产生影响，从而加速膝关节的退行性变，只有通过系统的功能锻炼增加膝关节周围肌肉的力量，才能重塑膝关节的稳定性。随着膝关节康复的进展，膝关节的本体感觉训练逐渐受到重视，本体感觉是关节运动觉和位置觉的一种特殊感觉形式，膝关节的损伤使本体感觉下降，降低了神经肌肉的控制，易造成再次损伤。

（1）运动康复原则：遵循早期、适量、个体化及循序渐进的运动康复原则。

（2）运动康复方法：①踝泵练习；②直抬腿练习（直腿抬高、侧抬及后抬）；③髌骨松动练习；④屈膝练习，根据规定角度进行；⑤负重练习；⑥本体感觉训练。

（3）康复运动注意事项：①关节活动度练习时，在允许活动的最大范围内，每天最多练习2次，每次20分钟。避免反复屈伸，多次练习。②功能练习中存在的疼痛，是不可避免的。若疼痛在练习停止半小时内可消退至原水平，则不会对组织造成损伤，应予以耐受。③关节的肿胀会伴随整个练习过程，肿胀随角度练习及活动量增加而增加即属正常现象，直至角度及肌力基本恢复正常肿胀才会逐渐消退。肿胀的突然增加应调整练习，减少活动量，严重时应及时复诊。④活动度练习后即刻给予冰敷15~20分钟。如平时感到关节肿、痛及发热明显，再冰敷，每日2~3次。⑤六个月内禁止做深蹲练习。避免爬坡、爬楼及爬山。

（昆明医科大学第一附属医院　王国梁　李彦林）

二、肩关节镜手术的加速康复

（一）概述

肩关节镜手术作为肩关节疾病和运动损伤的微创检查和治疗手段，已广泛应用于临床并取得良好效果，优点包括创伤小，对关节囊和三角肌损伤小，视野范围大并且清晰，可同时检查盂肱关节和肩峰下间隙，及时发现盂唇、肩袖、关节囊及肱二头肌腱等结构的损伤和病变，便于及时准确诊断，实施精确的手术操作，有利于术后早期康复锻炼，具有无可比拟的优势。在肩关节镜微创治疗领域，一项成熟的手术技术要取得最佳的临床效果和患者满意度，必须有最合理、优化的康复方案来为其做保障，ERAS要求有完善的术前准备、精细的术后护理、完整的康复训练以及详尽的出院指导。以下就详细介绍一下ERAS理念在肩关节镜手术领域中的应用。

（二）手术分类

肩关节镜手术属于运动医学和骨科关节镜微创手术技术，主要针对的疾患包括肩峰撞击综合征、肩袖损伤、SLAP损伤、Bankart损伤及Hill-Sacks损伤，肩关节脱位等损伤和疾病，微创的技术特点和优势为施行快速康复提供了极为有利条件。

（三）肩关节镜手术加速康复的要点及原则

肩关节镜围手术期科学、系统地实施快速康复程序是取得良好临床疗效的重要保障。具体的要点和原则有：在康复过程中，始终保持与患者及其家属的良好沟通，让患者充分认识疾病的特点、治疗方案及康复计划，康复计划应该尽早实施，并实行个体化康复，根据不同患者的生理、心理特点，设计不同的快速康复程序并实施，不可千篇一律、墨守成规。要高度重视围手术期的疼痛管理、麻醉措施、饮食、补液原则，以及术后的长期随访和康复，使快速康复理念在肩关节镜手术中发挥最佳效果。

（四）常见手术加速康复流程

1. 健康宣教　接受肩关节镜手术的患者需要经历麻醉和手术创伤的刺激，并且术后要经历长期、严格的康复训练,在此过程中,患者的心理难免产生波动、对其康复训练势必产生不利影响,最终影响患者肩关节的功能恢复,为减轻患者的心理负担,快速康复理念主张在入院时就应给予患者积极的心理支持和疏导,耐心细致地讲解该类肩关节疾病的相关信息和知识,具体的治疗流程和手术方案,同时可向患者展示一些治疗成功的病例资料,翔实的信息和沟通可在最大程度上解除患者紧张、焦虑的情绪,从各方面帮助患者增强战胜病痛的信心和严格执行康复训练的决心。

患者常在术前因肩关节疼痛、活动受限及心理等因素,不能有效进行各种功能锻炼,影响术后康复效果。所以,在术前就及时进行康复训练的指导显得非常关键,有助于患者树立康复的观念和信心,掌握正确的锻炼方法和康复过程中的细节。患者入院后,治疗师或护士可采用图谱、讲解、现场演示及视频等方法对患者或其家属进行功能锻炼方法指导,检查患者锻炼方法的正确性及有效性,为术后制订康复训练计划奠定基础。

2. 疼痛管理 合理、完善的疼痛管理方案是快速康复的关键环节,所有科室人员需要充分学习和贯彻疼痛管理理念,主要执行措施包括:从患者入院开始执行疼痛管理,由主管医师、康复治疗师及护士详细询问患者的症状和疼痛特点等,比如疼痛发作诱因、时间、部位、持续时间及缓解因素,并应用视觉模糊评分(VAS)、数字评价量表(NRS)等疼痛评分系统量化评定患者疼痛程度。根据患者的具体情况和体质选择合适的镇痛药物,从术前就落实超前镇痛,以预防精神上的疼痛意识,减轻患者的应激以及对术后镇痛药物的需求量,如对乙酰氨基酚、非甾体抗炎药等口服药物,以及肌注地佐辛、静滴氟比洛芬酯等药物,有条件者可使用外周神经阻滞术如肌间沟和肩胛上神经阻滞的方法来增强术前镇痛的效果,多项研究表明,术前规范、合理的镇痛方案可以使患者的康复时间缩短、满意度大大提高,可显著减少术中麻醉剂的使用剂量,减少住院时间、术后疼痛及再次就诊的概率。术后镇痛,即术后即刻可行关节内及切口部位的封闭药物注射,如复方倍他米松、罗哌卡因及吗啡等,可维持较长时间(12小时)的镇痛、又无全身不良反应,被证实是关节镜术中可实行的良好镇痛措施。术后,治疗组成员在病房内再次根据NRS、VAS评分,并结合伴随症状和体征,进行干预,术后提倡多模式、个体化镇痛。多模式镇痛可发挥镇痛的协同和相加作用,降低单一用药的剂量和不良反应,同时可提高对药物的耐受性,加快起效时间和延长镇痛时间。由于不同患者对疼痛和镇痛药物的反应存在个体差异,因此,镇痛方法因人而异,不可机械套用固定的镇痛方案,个体化镇痛的最终目标是应用最小的剂量,达到最佳的镇痛效果。口服非甾体抗炎药(nonsteroidal anti inflammatory drug, NSAIDs)、肌注地佐辛、静滴氟比洛芬酯等药物均可取得良好的镇痛效果,另外,术后持续镇痛泵以及患者自控镇痛微量泵也可较好地减少患者痛苦及不良反应,增加患者满意度。肩峰减压成形术后需使用3~4天镇痛药物,如果合并肩袖、唇损伤修复等情况,镇痛方案可持续至7~12天。另外,术后疼痛和心理负担等因素所导致的失眠将很可能会通过影响神经系统内阿片和5-羟色胺分泌等机制加剧患者的疼痛和不安,造成对患者机体的不良影响导致失眠—疼痛—失眠交替的恶性循环。因此,改善患者的睡眠质量也相当关键,可在术后当天使用镇静催眠药物,积极调节睡眠的神经生物途径,对于提高患者的生活质量、落实快速康复训练计划具有重要意义。

3. 围手术期综合措施

（1）术前禁食要求:快速康复理念强调缩短肩关节镜患者术前禁食水时间,术前6小时禁食固体食物,术前3~4小时禁水即可,较之传统方法（术前12小时禁食,6小时禁水）能较好地避免长期禁食所产生的不利因素,减少手术创伤所造成的机体消耗和水分的丢失对机体的影响,并能较好地促进胃肠道功能恢复、肩关节组织修复及切口愈合,为手术的成功康复提供有利条件。

（2）预防深静脉血栓:肩关节镜手术患者常取沙滩椅位置,血液淤积于下肢,回流不畅,极易形成深静脉血栓,从而导致肺梗死等严重并发症,甚至危及生命,为防止类似并发症的发生,术前就要教会患者行踝泵训练,并告知此训练的重要性,术后第一时间及时给予双下肢气压泵,以防止血栓形成和肢体肿胀,术后麻醉清醒后就立刻持续做踝泵训练,术后当天就可以下地恢复正常步行,卧床时坚持行踝泵训练,从各个细节预防深静脉血栓等相关并发症的发生。

（3）术中相关措施

1）麻醉:肩关节镜的麻醉方案通常采取全麻、体位选择沙滩椅位或侧卧位。肩关节手术无法上止血带。所以,在手术操作期间,必须减少术中出血,从而保证手术操作时视野清晰,使手术时间缩短,并减少不必要的滑膜清理、等离子射频止血等操作引起的医源性创伤,麻醉医师需要在允许的范围实行控制性降压,将术中的血压控制在90~100/60~70mmHg,可在每袋冲水袋中加入0.25mg肾上腺素,起到进一步收缩局部血管、减少视野出血的作用。需要严格注意的是:控制性降血压药物的剂量和使用时间需要严格控制,以免造成脑供血不足、脑梗死等严重后果,手术关键操作步骤完成后,应停用降压药物;停药后,降低的血压可迅速恢复至正常。

2）体温控制:肩关节镜术中麻醉过程中采取的体温控制法是一种较常用的减少术中术后并发症的方法,也是肩关节镜手术快速康复流程中的一个特色环节,该方法从公元前4世纪时期就已经开始应用,其主要机制在于通过保暖、加温器或提升灌注液温度等措施来防止低体温导致的心肌缺血、凝血功能异常、伤口延迟愈合、麻醉延迟苏醒等负面影响,在增加患者的舒适度和满意度方面具有明显优势,并使患者能够更快恢复其正常功能及生活自理能力。

（4）手术路径和切口:常规的肩关节手术入路包括后入路、前下入路、前上入路、上外侧入路及下外侧入路等,切口长度不超过1cm,创伤较小;同时,缩短肩关节镜手术操作时间利于术后快速康复,快捷到位的手术操作可以大大加快患者的康复进程。

（5）围手术期补液原则及措施:同前一节。

（6）术后营养支持：同前一节。

（7）引流和导尿：肩关节镜手术具有一定创伤，会伴有一定程度的出血，因此术后放置引流，但时间不宜过长，术后 24 小时内可以将其拔出，否则将可能增加感染发生概率，影响患者康复训练等，若肩关节手术较为复杂，手术时间较长，可放置尿管，但建议在术后 24 小时内拔出以免造成尿路感染。

（8）术后血糖控制：同前一节。

4. 术后康复措施 肩关节镜手术后，关节内组织血管扩张，通透性增加，渗出增多，水肿后正常血液循环受到影响，加速组织肿胀变性，并容易造成关节粘连，导致功能障碍。患者术后应早期康复训练，循序渐进。康复方案分为以下三个阶段：

（1）第一阶段（术后 6 周内）

1）术后给予肩关节外展、内旋 45°，前臂置于胸前，使肩关节在无张力、松弛的状态下固定，防止牵拉缝合后的组织，麻醉苏醒后，立刻开始指导患者做握拳及肘、腕关节的主动活动，以起到及时消肿的作用。

2）手、腕、前臂及肘的相邻关节活动练习（主动运动）；为 3~5 组 /d，5~10 次 / 组，同时可配合理疗、冷敷及按摩等手段进一步促进循环和减轻肿胀和疼痛等。

3）肩关节被动活动练习，术后第 3~4 天由治疗师开始肩关节被动活动前后、外展被动运动，防止关节粘连，并促进回流和关节活动度的改善，一开始以不引起剧烈疼痛为界，术后 2 周时肩关节应该可以被动至外展 90°、前屈 90° 及后伸 30°，肩峰减压成形术后可在 1 周内完全恢复肩关节全范围的被动和主动活动度以及肩关节周围肌力。

4）肩袖损伤、SLAP 损伤等损伤修复术后 2 周于拆线后可进行三角肌各个方向的等长收缩训练，运动频率为 3~5 组 /d，5~10 个 / 组，此阶段的训练维持到术后 6 周。对于没有器质性损伤或者肩峰减压成形术后的患者，可在术后 3~4 天就进行三角肌等长收缩训练以及主动肩关节活动度训练，1 周后即可完全恢复正常关节活动度以及肩周肌力。

（2）第二阶段（7~12 周）

1）对于肩袖损伤、SLAP 损伤等患者，去除肩关节固定支具后可主动进行关节活动训练：如肩梯、滑轮等，冈上肌、冈下肌、肩胛下肌及三角肌等肩周肌肉逐渐从等长收缩训练至抗上肢重力训练，但要注意尽量在不引起剧烈疼痛的情况下进行，否则可能牵拉并再次损伤修复后的组织。

2）站立时，利用棍棒或握力球等进行前屈、外展及外旋等练习，均为 5 组 /d，5~10 次 / 组。

3）继续进行并加强肩部肌肉等长收缩练习。

4）日常生活动作训练（梳头、洗澡等）。训练前可先进行热敷，待肌肉放松后开始训练，注意疼痛的程度必须在患者能够忍受的范围内。

（3）第三阶段（12 周以后）：此阶段重建或修复的肩袖、SLAP 及关节囊等组织已基本愈合，但此时肩关节周围肌肉很可能已经出现萎缩等不良情况，除继续强化之前的动作之外，可进行终末牵拉和力量练习。

1）利用门、健身器等器械进行肩关节各方向牵拉，5 组 /d，5~10 次 / 组，每次需持续 10~20s，以充分改善肩关节活动度。

2）利用哑铃、弹力带等进行各方向力量练习，以加强 5 组 /d，10~15 次 / 组，到达终末点时需持续 5~10s。

（4）复合运动训练：可让患者从事小运动量的游泳、健身操、慢跑及非对抗性的球类运动等以恢复患者上肢的协调性和运动的精确性，但半年内不能进行竞赛类运动。训练时所有活动均需在疼痛耐受范围内进行。同时可辅助理疗和药物等方法控制炎症、减轻疼痛。

（昆明医科大学第一附属医院　何川　李彦林）

第六节　骨肿瘤常见手术

一、概述

骨肿瘤的患者大体可分为良性肿瘤和恶性肿瘤两大类。一般来讲，治疗良性骨肿瘤的手术方式为病灶内切除术（刮除、灭活）或者边缘切除术，而治疗恶性骨与软组织肿瘤则需要采用广泛切除或根治性切除的手术方式，并联合化疗或放疗等辅助治疗。前者的围手术期康复与普通骨科手术患者类似，而后者则有较多不同的特点。本节主要讨论恶性骨肿瘤手术患者治疗过程中的加速康复问题。

在 20 世纪 70 年代之前，截肢术是治疗四肢、肩部及骨盆的骨和软组织恶性肿瘤的主要手术方式，但是现在对 85% 以上的上述肿瘤采取保肢术治疗。现代保肢术通过对肿瘤广泛或根治性切除，利用人工假体、同种异体移植、自体移植或复合移植物来重建缺失的骨、关节及软组织，再联合化疗或放疗，约有 60% 的患者可得到治愈。然而，尽管保肢术能够提高患者长期生存率，改善患者的生活质量，但也相应地导致了各种肢体功能的损害。

普通骨科手术的目标是遵循微创理念，即利用最小的解剖暴露和损伤，来解决局部的问题。但恶性骨肿瘤的保肢术则不同，为了获得理想的肿瘤切除边界，需要有目的地破坏更为广泛的解剖区域，包括皮肤筋膜、肌群、血管神经及淋巴系统等。另外，骨肿瘤保肢手术的患者常常还需要在术前和术后接受多个疗程的化疗和 / 或放疗，以提高其长期生存率。放疗损伤皮肤、皮下组织及骨骼肌，导致其纤维化、挛缩、组织弹性下降及关节僵硬，并可能引起肢体肿胀、伤口延迟愈合、骨坏死或骨量减少，导致骨脆性增加。化疗可导致患者抵抗力下降、慢性的虚弱及疲劳，患者需较长时间住院，致使其难以保持康复治疗的强度和持续性。因此，骨肿瘤保肢术的患者较普通骨科患者在康复过程中面临更大的困难和挑战。

二、骨肿瘤保肢术的加速康复

恶性骨肿瘤手术患者的加速康复模式，贯穿在整个围手术期及后期放、化疗过程中，应该由多学科的小组来协同参与完成，包括骨肿瘤医生、麻醉师、护士、物理治疗师、营养师、心理医师及肿瘤内科医生。整个加速康复外科模式由一系列围手术期处理组成，具体包括术前、术中及术后各时期的各项处理措施和治疗技术。术前加速康复的处理要点包括：患者教育和心理支持、肢体功能和残疾的评估、贫血和低蛋白血症的纠正、营养支持以及术前疼痛管理等多个方面。术中加速康复的主要技术和措施包括：麻醉方式和手术流程的优化、出血的控制、假体的软组织覆盖及肌肉起止点重建等。术后加速康复的处理要点包括：优化镇痛、术后早期的康复训练、支具和辅助器械的正确使用、软组织和关节松动治疗、放化疗方案的选择和对症支持治疗等。

1. 患者教育和心理支持 患者得知可能患有"肿瘤"后，常常会有不同程度的心理应激，部分人还会产生悲观、厌世的情绪，甚至需要抗焦虑药物。但由于本身强烈的求生欲望，患者又会通过各种途径去获取大量杂乱得甚至具有误导性的"知识"。患者面对疾病的复杂情感及自身知识的不系统性，会使患者产生烦躁、焦虑甚至对医生不信任等心理问题。因此，对患者采用沟通、引导等方法进行术前心理康复指导非常重要。医生应向患者和家属详细讲述该肿瘤的基本知识，将手术和康复流程、术后进一步治疗方案及预后（必要时）等与患者进行沟通。还可让接受手术已康复的患者讲述自己的康复经验，帮助患者树立康复的信心，同时做好患者家属工作，让患者家属多开导、关心患者。通过术前心理护理，在患者、家属及医护人员之间形成信任关系，让患者树立乐观向上的心态和战胜疾患的信心。

2. 术中相关措施 行保肢手术的患者，需要制定个性化的疼痛控制方案。应根据手术的范围、持续的时间以及术后患者护理的需要决定，同时术前化疗和放疗的疗效必须予以考虑和评估，要强调术中是否使用局部麻醉、全身麻醉、单独或者联合使用以及术后使用局部麻醉和术后采用静脉或者硬膜外导管通路的镇痛处理。

恶性肿瘤患者常伴随各种功能紊乱，所以，术前对患者生理和心理基本状态的评估及制定优化措施是麻醉医生最基本最首要的工作。许多恶性骨肿瘤患者是年轻人，很少有年龄相关性疾病，如缺血性心脏病和高血压等。相比较而言，呼吸功能或行动能力的损坏更为常见，先前的治疗措施，如化疗、免疫抑制剂的使用及放疗，转移灶或手术治疗都能引起此类损害。影响患者快速康复最大的几种不利因素包括：贫血、血小板减少、免疫抑制、肾功能及心功能不全，术前和术后都必须评估这些因素。同时，术前必须做好输血准备，术中根据情况使用自体血回输技术，大型的手术如半骨盆切除术，需要大的静脉和动脉输液通路，中心静脉测压在术中大出血时，对评估循环血量很有帮助。近年来，腹主动脉球囊阻断技术在许多骨肿瘤治疗中心也得以推广应用，在骨盆、骶骨肿瘤的术中出血控制上发挥了重要的作用。

3. 针对软组织功能康复的治疗 手术和放疗损伤了肌肉、韧带及筋膜等软组织的牵张力,加速康复的治疗目标就是尽早恢复其牵张力,并相应地获得满意的关节功能。软组织康复治疗的原则随组织愈合的不同阶段而改变,总共有四个阶段:损伤、炎症、再生及重塑。在炎症期,应避免使用手法训练,因为它会影响胶原纤维的排布,有可能会破坏纤维网。早期康复训练的重点是增加关节活动范围,治疗师可以通过手动拉绳索和滑轮,来完成持续的被动运动。肌肉静力收缩训练可指导患者自主完成,在后续阶段可进行对抗肢体重力和举重等练习。

软组织的治疗包括以下一些要点:

(1)瘢痕治疗:保肢术会留下长而深的瘢痕,会导致皮肤和软组织的粘连,进而限制关节活动范围并且导致疼痛。瘢痕松动非常重要,主要是深部摩擦和伸展,以使瘢痕软化柔韧,超声波也可以用来软化瘢痕。

(2)改善淋巴回流:淋巴系统是一种精细地回收蛋白质和体液的循环通路,具有单向性,开始于细胞间隙,逐渐汇集至淋巴结,最终到达主干静脉,淋巴系统受损后,富含蛋白质和脂肪的体液聚集在细胞内就会导致水肿发生,肿瘤及周围组织的广泛切除会损害淋巴系统,除此之外,保肢术后较深的瘢痕也会妨碍淋巴回流。

淋巴损伤治疗的目的是,通过促进浅表的淋巴回流来减轻水肿。这可通过一定的肢体运动来刺激淋巴系统在组织中产生抽吸作用来完成。也可通过使用特制的弹力绷带给予适度的加压包扎,它有助于维持皮肤一定的弹性,从而达到预防组织液聚集的目的。弹力绷带加压包扎是目前减轻水肿的主要方式,应予手术后六周左右使用,这时伤口已经愈合,病情已稳定,但是在放疗期间不宜使用。

4. 支具和夹板 由于恶性骨肿瘤的保肢术为了获得理想的肿瘤切除边界,往往会切除较广泛的解剖结构,包括关节囊、关节周围韧带及肌肉,甚至一些重要的神经。故患者术后关节功能的康复训练,尤其是在早期,常需要各种不同类型的康复支具辅助。支具可以是静力性或活动性的。上肢支具一般在上肢需要机械固定预防骨折时使用;另外,为了阻止关节运动或已存在神经损伤,需要把关节固定在功能位时,也可使用上肢支具。上肢的静力性支具包含一个有弧度的固定板,用来保持腕关节处于功能位,而活动性支具可包含一个适用于桡神经麻痹肢体的装置。小腿支具包括静力性腓侧夹板和足固定器,在腓神经损伤时,前者可以保持踝关节背屈 90°。

三、不同部位手术的加速康复特点和流程

(一)骨盆肿瘤切除、半骨盆假体置换术

半骨盆假体置换术是骨肿瘤亚专业创伤最大,手术难度及时间最长的术式之一。其围手术期的康复和护理措施直接影响患者术后功能的恢复和生存质量。传统的半骨盆假体与骶髂关节区接触面的剪切力大,固定螺钉方向与剪切力垂直,故易发生假体松动,甚至断裂,

同时限制了早期康复护理训练的实施。近年来所采用的组合式半骨盆假体则避免了上述缺点,假体与骶髂关节区接触面的固定稳定可靠,且所受的剪切力极小,加之假体骨盆和髋关节整体髂股力线内移 1~2cm,使其偏心力矩减小,故术后假体松动、断裂的可能性明显减少。但目前国内常规开展半骨盆假体置换术的骨肿瘤中心较少,如何进行规范化的围手术期快速康复,目前尚无统一的标准流程,也缺乏这方面的文献报道。

总之,康复训练应综合患者一般情况、肿瘤切除范围、人工假体置换术后稳定性及骨盆髋周动力肌修复情况等多种因素,来制定个体化康复方案。

1. 术后体位 根据术中人工半骨盆置换的髋臼杯的外展角和前倾角决定患者术后患肢体位。一般情况下,髋臼杯外展角为 45°,前倾角为 15°。术后患侧下肢均放在旋转中立、外展 15°~25° 及屈髋屈膝 15° 位,其目的在于既防止关节假体脱位,又减小切口张力。全身麻醉苏醒后,床头摇高 30° 或取半卧位,患肢仍保持上述体位;若患者平卧,则应用软枕垫高患肢约 20°~30°,以改善患肢血液循环,每 2 小时更换上述体位一次;1 个月内严禁侧卧及屈髋超过 90°。由于此手术切除范围大,股骨近侧端肌肉的附着点缺失或力弱,部分患者术后患肢常处于外旋位,故患者卧床期间应用防旋转支具,使患肢在愈合过程中保持外展和旋转中立位。

2. 术后康复训练流程

(1)置换后第 1~3 天:置换后 8 小时即开始足踝屈伸功能锻炼,同时进行股四头肌舒缩训练,促进患肢血液循环,防止置换后下肢深静脉血栓形成。2h/次,每天 3 次,连续持续 3 天。

(2)置换后第 4~7 天:开始膝关节主被动训练,要求患者在大腿下垫放软枕使髋关节屈曲 45°~60° 的体位下维持伸膝状态,以增强股四头肌肌力。2h/次,每天 3 次,连续持续 4 天。

(3)置换后第 7~10 天:鼓励患者在旋转中立位的状态下做患膝髋主动屈曲 45°~60°,并尽可能长时间维持这种状态,以增强髋关节和大腿内外旋肌群肌力及其力的平衡,同时增强屈髋屈膝肌力。2h/次,每天 3 次,连续持续 4 天。

(4)置换后第 10~14 天:患者移坐至床旁,屈髋不超过 90°,鼓励伸膝锻炼,同时适应支具训练。2h/次,每天 3 次,连续持续 5 天。

(5)置换后 3~4 周:戴腰骨盆髋支具扶助行器下床站立,先以健肢负重为主,患肢负重为辅,3 天后逐渐变为健肢和患肢均匀负重。每次小于 1 小时,每天 3 次。术后 3 周开始扶助行器行走,每次小于 1 小时,每天 3 次。

(6)置换后 1~3 个月:去除支具保护,扶双拐行走,加强屈髋和外展力量训练。

(7)置换后 3 个月可弃拐行走,屈髋可超过 90°。

(二)肿瘤膝关节置换术后康复治疗

根据每个患者的具体情况,包括患者的年龄和身体情况、肿瘤类型和部位、手术创伤大小及软组织重建状况等,制定个体化的详细康复训练计划,是患肢功能尽快恢复的关键。对那些身体条件好、愈合快、手术能够保留较多的软组织且重建状况好、股骨型假体稳定性好的患者可于术后较早、较快地进行功能康复。

对于股骨远端切除膝关节重建(股骨型膝关节假体置换)的患者,若伤口愈合良好,应于术后 3 天开始用持续被动运动机(CPM)做膝关节屈曲锻炼。术后 5 天开始主动屈膝锻炼,医生监控伸直范围。患者的肌力训练为伸膝(股四头肌)和屈膝(腘绳肌、腓肠肌)的静力性收缩,辅助主动活动及主动锻炼。根据日常生活要求制定行走目标,骨水泥假体术后 2 周可使用拐杖辅助负重行走。对于非骨水泥假体,负重行走推迟到术后 6 周。

对于胫骨上段肿瘤切除、髌韧带止点重建(胫骨型膝关节假体置换)的患者,其开始康复锻炼的时间要晚于股骨型假体置换的患者。需用石膏或支具伸膝位保护 4~6 周,待新的关节囊和髌韧带良好愈合后,方可开始功能康复训练。需强调,该手术成功的关键点是,术中使用腓肠肌(内侧头)转移肌瓣来获得可靠的软组织覆盖,从而防止皮瓣坏死和继发感染,并为可靠的伸膝装置重建提供保障。

1. 股骨型膝关节假体置换术后康复训练步骤

(1)术后 1~2 天:此期伤口疼痛明显,伤口引流较多,常规采用下述方法:静脉止痛泵镇痛;抬高患肢并应用足底静脉泵;鼓励患者克服疼痛尽可能做屈伸距小腿关节和趾关节运动,进行股四头肌等长收缩训练。静脉应用抗生素;术后第 3 天拔除引流管;拍膝关节正侧位片了解假体位置。

(2)术后 3 天至术后 2 周:确认假体位置良好后,进行关节持续被动运动机(CPM)锻炼。方法:遵循以下原则,度数要小,速度要慢,短时多次。从 20° 开始,每天 4 次,上午 2 次,下午 2 次,10 分钟 / 次,以后每天增加 10°,每次增加 10 分钟。第 2 周改为每天 2 次,上、下午各 1 次,1~2h/ 次,每天增加 10° ~20°。出院时患者膝关节应达到伸屈 0° ~90°,2 周后争取达到膝关节伸屈 0° ~100°。CPM 锻炼间期由医师协助行股四头肌肌力训练。这时患者疼痛已明显减轻,在伤口基本愈合、关节稳定的情况下,鼓励患者进行下肢肌肉协调性训练,行走练习,每日可搀扶患者站立一两次,根据患者体力及耐力情况适当进行。

(3)术后 2~4 周:此期主要训练方法为行走练习、耐力以及日常生活活动如:穿鞋袜、如厕及上、下楼梯等。关节完全稳定后,让患者做下蹲、站立活动。训练中不断鼓励患者克服疼痛,但是每个患者对疼痛耐受力不同,训练时应因人而异。

(4)出院训练指导:指导患者出院后继续患肢功能锻炼,同时配合全身关节的运动,并嘱注意事项。训练中避免剧烈运动,不要做跳跃和急转运动,防止关节的损伤,定期随访。

2. 胫骨型膝关节假体置换术后康复训练步骤

(1)术后 1~3 周:镇痛;抬高患肢并应用足底静脉泵;鼓励患者克服疼痛,尽可能做屈伸踝关节和趾关节运动,同时行股四头肌等长收缩训练。静脉应用抗生素;术后第 3 天拔除引流管；拍膝关节正侧位片了解假体位置。

（2）术后4~6周：进行关节持续被动运动机（CPM）锻炼。从20°开始，每天4次，上午2次，下午2次，10分钟/次，以后每天增加10°，每次增加10分钟。第2周改为每天2次，上、下午各1次，1~2h/次，每天增加10°~20°。出院时患者膝关节应达到伸屈0°~90°，6周后争取达到膝关节伸屈0°~100°。

CPM锻炼间期由医师协助行股四头肌肌力训练。这时患者疼痛已明显减轻，在伤口基本愈合、关节稳定的情况下，鼓励患者进行下肢肌肉协调性训练，行走练习，每日可搀扶患者站立一两次，根据患者体力及耐力情况适当进行。

（3）术后7~8周：同股骨型膝关节假体置换术后2~4周康复训练步骤。

（4）出院训练指导：指导患者出院后继续患肢功能锻炼，同时配合全身关节的运动，并嘱注意事项。训练中避免剧烈运动，不要做跳跃和急转运动，防止关节的损伤，定期随访。

（三）肿瘤髋关节置换术

1. 术后1~3天 此期康复的主要目的是减轻疼痛、防止出现下肢深静脉血栓和静脉炎。患肢用梯形枕置于中立位，静脉镇痛泵止痛，抬高患肢，为减轻术后伤口出血，术后24小时内部用冰袋冰敷，术后48小时拔除引流管，如48小时后引流仍多，可适当延长24小时，引流物作常规细菌培养，拍髋、膝关节正侧位片，了解假体情况，此期康复在麻醉消退后即开始踝关节的背伸、跖屈活动及股四头肌练习。

2. 术后3天~2周 此期康复训练的主要目的是减少粘连，增加关节活动度，肌力恢复训练及下肢肌肉协调性训练，此期伤口疼痛明显减轻、精神好转及食欲增加，特别是大便正常后，患者一般有较强烈的康复锻炼欲望。常规行关节拍片，如假体位置良好，则行关节被动活动器锻炼（CPM），使用时从30°开始，初始角度0°~15°，每隔30分钟增加5°~10°，直到患者感到明显疼痛为止，以后第天增加10°~20°，争取在一周内达到关节伸屈0°~90°，膝关节可>90°。CPM锻炼期间由康复师或护士协助行股四头肌肌力训练及髋关节内收外展活动，并根据情况扶拐下地练习行走。一般年轻，骨质条件较好无明显疏松者，术后5~7天，在护士协助下，患者练习床边站立，患者初次站立时会感到头晕，恶心出虚汗等，老年患者可先让其在床上或床边行坐位锻炼，待患者适应后再行站立，第1次站立时间不超过5分钟，下午再重复1次，并逐渐延长站立时间。站立时，一定要有医护人员在床旁看护、指导，防止出现晕厥、摔倒等意外。

3. 术后3周 此期患者可下床负重活动，主要用助行器练习下床，行走活动，此时护士应教会患者使用助行器的方法。即"三步法"（助行器—患侧—健侧）循环进行，直到患者能行走为止，行走距离应循序渐进。个别情况较差者可延长下床负重时间。

4. 术后4周及以后 此期康复的主要目的是通过作业训练，使患者恢复日常生活自理能力，并能够进行力所能及的工作。此期康复训练主要应在出院前指导，并教会患者自我康复训练方法。主要训练方法:行走练习,蹬车练习,翻身、起坐、穿袜及如厕等。

(四)全肩关节置换术后康复治疗

全肩关节置换术后康复训练包括四个阶段。其中第一阶段的早期康复训练尤为重要:

1. 第一阶段(术后第1~14天)

(1)术后第1~3天

1)掌指关节、腕关节主动活动:握、松拳训练,最大限度握拳,持续10s,然后过伸掌指关节,持续10s,10分钟/次,8次/d。

2)肘关节被动屈伸运动:治疗师协助患者最大限度屈伸肘关节,5分钟/次,每天2次。健肢协助患肢最大限度伸、屈肘关节,10分钟/次,4~6次/d。

3)肘关节主动屈伸运动:患肢主动屈伸肘关节,10分钟/次,4~5次/d。

(2)术后第3~6天被动活动肩关节:在15°范围内被动前后摆动肩关节,8次/d。也可用CPM进行肩关节被动屈伸,自15°始增加5°/d。

(3)术后第6~10天:坐起、下地行走;手、肘的主动活动增至1每天2次。增加被动肩关节外展、内收,自10°始增加3°/d。

(4)术后第10~14天:去除肩外展支具,换用三角巾;在40°范围内主动伸、屈、内收及外展肩关节。

2. 第二阶段(术后3~6周) 以肩关节被动活动为主,除训练时间外,均需佩戴肩关节专用吊带。

3. 第三阶段(术后7~12周) 术后7~8周左右,X线示肱骨干与大、小结节间有明确骨痂形成后,可根据患者骨折愈合的程度去掉吊带。此阶段训练以肩关节主动活动为主。

4. 第四阶段(术后12周以后) 以抗阻力训练为主,可以开始肩关节牵拉训练和抗阻力训练。

(五)人工肱骨头置换术后康复治疗

根据患者术前肩关节活动的范围、肿瘤大小、累及范围及肿瘤的性质,个体化制定系统的围手术期康复治疗方案。严格按照规定步骤进行功能锻炼。人工肱骨头置换术后康复训练包括三个阶段。

1. 第一阶段(术后第1周)

(1)术后当日:患者麻醉清醒后即开始在胸前固定位做指、腕及肘主动等长收缩练习。每个动作重复5~6次,以后每天增加2次,达到20次。

(2)术后第1天:开始帮助患者在床上做等长握拳运动5分钟/次,2h/d。

(3)术后第3天:开始作腕、肘关节屈伸等被动等张活动,以促进肢体的血液循环。被动活动须在患者能够耐受的范围内,切忌超越术中肩关节活动范围。此外,应使用颈腕吊带固定患肢。

2. 第二阶段(术后2~3周) 开始增加指、腕及肘的主动抗阻运动练习,在上肢悬吊带内做肩前屈、内收及内旋的摆动练习。10天后进行仰卧位肩关节被动前屈、上举及外旋练习 3~5个 / 次,每天 3 次。

3. 第二阶段(术后 3 周以后) 　术后第 3 周起,作肩前后、内外的摆动练习,肩前屈内 收、内旋的主动运动。并逐步增加肩外展、后伸及外旋的抗阻力运动练习。肩外展、后伸及外 旋的主动牵伸,被动牵引练习,并注意加强肩带肌练习以恢复肩关节的稳定性。

(四川大学华西医院　张闻力　屠重棋)

19 第十九章 泌尿外科常见手术的加速康复治疗

第一节 根治性膀胱切除术

膀胱癌是我国泌尿系统最常见的恶性肿瘤之一,根治性膀胱全切(RC)+盆腔淋巴清扫+尿流改道术是肌层浸润性膀胱癌以及高危非肌层浸润性膀胱癌的主要治疗方法。RC手术切除范围较大,还需要切取肠道进行复杂的去管化处理,并与原有输尿管、尿道等进行重新吻合,或者进行尿流改道等,是腹部手术中损伤较大、并发症较多及具有较高风险的手术。有研究表明,尽管手术方法已经实现了微创化,腹腔镜和机器人辅助腹腔镜手术的应用日益广泛,手术技术得到了显著改进,但RC+回肠膀胱术术后并发症的发生率仍然高达30%,死亡率3%,术后90天内,总的并发症发生率可达64%,平均住院时间长达17.4天。在此过程中,患者也承受了巨大的生理痛苦和心理压力。因此,除了手术技术和方法的提高,手术过程的处理和围手术期的综合管理也起着至关重要的作用,引入ERAS对于优化RC+尿流改道患者围手术期管理将产生积极影响。

一、术前干预措施(表19-1-1)

(一)心理认知干预

负责医师和护理人员根据患者及家属文化程度给予一定指导,采用口头以及书面报告的形式,不仅告知膀胱癌的基础知识、手术术式、住院计划及出院标准等,还应包括ERAS相关概念,详细给予术前心理疏导,鼓励患者对疾病康复要有信心,对术后早期进食、早期活动以促进早期康复的举措进行配合,通过术前、术中及术后注意事项宣讲,提高患者的依从性。其他专业手术的ERAS研究显示全面的患者健康宣教能够促进康复、减少术后并发症的发生率,在膀胱癌根治术中尚缺少直接依据。

配备专职造口治疗师,造口师对患者进行访视,根据手术计划,对可能造口的患者,提前讲解造口知识和护理常规,尽量提高患者及家属对术后造口的认同感,减少对尿流改道的恐惧。

(二)机械性肠道准备

在胃肠道手术前,不给予机械性的肠道准备如洗肠和禁食,证据级别为1级。在某些研究中,还观察到肠道准备增加肠道并发症的风险。有两项前瞻性研究和一项回顾性研究证

表 19-1-1　RC 患者 ERAS 术前干预

ERAS 项目	概述	RC 应用	证据	推荐级别
术前干预 术前宣教	常规向患者进行细致的术前宣教及协商	口头及书面形式:手术方法,住院计划,出院标准,造口相关知识	无	强烈
术前优化	推荐术前进行器官功能锻炼及营养支持	纠正贫血,治疗合并症,营养支持,戒烟戒酒 4 周以上	无	强烈
机械性洗肠	术前不进行机械性洗肠是安全的	无	中等	强烈
术前碳水化合物负荷	所有非糖尿病患者术前应给予碳水化合物	无	无	强烈
术前禁食水	麻醉前 6 小时禁食固体食物,全麻诱导前 2 小时禁透明液体	无	无	强烈
麻醉前用药	避免长效镇静药	无	无	强烈
预防血栓	穿着弹力袜,LMWH 药物预防血栓,与硬膜外操作间隔 12 小时,有血栓形成风险者延长预防至 4 周	RC 患者具有血栓形成的风险,应该延长预防时间	无	强烈

实,在膀胱癌根治 + 回肠膀胱术前也不应行机械性肠道准备,在根治性膀胱切除术围手术期,肠道准备组反而有较高的术后肠梗阻发生率,并且切口愈合不良,住院时间也明显延长。

（三）术前营养

膀胱全切除患者具有营养不良的诸多不利因素,如高龄、食欲下降、恶心、疼痛、化疗不良反应以及合并心脏、肺脏及肾脏功能不全等。因此,这些患者术后出现并发症和死亡的概率更大。胃肠手术患者术前给予免疫营养剂,包括精氨酸、谷胱甘肽、ω-3- 脂肪酸及核酸等调节免疫物质等,能够减少并发症。有研究证实对膀胱癌患者术前补充免疫营养剂也能够取得类似作用。推荐膀胱癌根治术前至少一周以及术后在恢复正常饮食前给予营养支持。

（四）术前戒烟、戒酒

膀胱癌患者中吸烟者或戒烟者常见,大量研究表明术前戒烟能够减少术后并发症。对于膀胱癌根治术而言,至少在术前 4~8 周应戒烟。戒烟者术后膀胱癌复发和进展的风险减小。但很多长期吸烟的患者术前并无足够的戒烟时间,突然戒烟会引发戒断效应,反而导致肺炎等肺脏合并症,此时可给予尼古丁替代品以及物理疗法。

（五）术前锻炼

虽然膀胱癌患者多为高龄,但术前进行运动锻炼有利于术后早期活动和康复,术前锻炼包括爬楼梯、吹气球等锻炼肺功能、力量锻炼等。

（六）术前碳水化合物负荷

麻醉前 2~3 小时给予含有复合碳水化合物的饮品,可以减轻口渴和焦虑、减少术后胰岛素抵抗和术后高血糖的发生率,缓解分解代谢,维持肌肉力量,促进肠道功能早期恢复,缩短术后的住院时间。即使是2型糖尿病患者,口服碳水化合物饮品也不会影响胃排空时间和胃酸度,但需同时给予中和量胰岛素。但也有研究认为该措施对临床预后具有负面影响。

(七)术前禁食水

对22项RCT研究进行系统评价发现,结直肠手术术前持续的禁食水并非必要。大多数麻醉医师推荐术前6小时禁止摄入固体食物,术前2小时禁止饮水。缩短术前禁食时间的优点是有利于减少手术前患者的饥饿、口渴、烦躁及紧张等不良反应,有利于患者更好地面对手术创伤应激,而且这一措施并不会增加麻醉时反流误吸的危险。欧洲麻醉医师协会指出,即使可能有胃排空障碍的患者如肥胖者、胃食管反流、糖尿病以及妊娠妇女等都可以安全地遵从上述推荐。RC患者术前禁食水管理可以遵从上述意见。

(八)麻醉前用药

即使对患者进行了ERAS宣教以及补充碳水化合物饮品以避免饥饿应激反应,多数RC患者由于切除膀胱,尤其是造口术后,因为心理因素还会产生焦虑。长效苯二氮䓬类药物能导致认知障碍和功能失调,尤其是老年患者,引起术后早期的活动、进食及饮水减少。如有必要,可给予短效苯二氮䓬类药物以缓解焦虑,但在RC患者中还没有类似研究评估麻醉前用药的价值。

(九)预防静脉血栓形成

RC患者静脉血栓形成(深静脉栓塞和肺梗死)的发生率可达4%~8%。静脉栓塞是肿瘤术后30天内死亡最常见的原因,接受新辅助化疗的患者,术后静脉血栓的风险更高。对于腹部和盆腔肿瘤患者,术后给予19~21天预防性的低分子肝素治疗,能够显著降低出院后静脉血栓发生率。低分子肝素是预防术后深静脉血栓形成耐受性最好、最有效及最具效价比的药物。目前尚无RCT或前瞻性研究比较给予或不给予深静脉血栓预防RC术后并发症发生率。有观点认为RC患者术后必须接受4周的低分子肝素治疗和其他保护措施,包括应用间歇性气压装置和弹力袜。

(十)预防性抗生素应用和皮肤准备

RC患者能够从预防性应用抗生素获益,但尚无最佳用药方案。EAU指南推荐皮肤切开之前1小时内给予一次静脉抗生素静滴,用药不超过术后24小时,如患者具有感染的危险因素或手术时间>3小时则延长用药至术后72小时。用药方面,AUA指南推荐二代或三代头孢菌素,如无感染的危险因素,则术前24小时给予庆大霉素和甲硝唑联合用药一次。RC的ERAS指南推荐术前氯己定-乙醇涂擦手术部位以预防切口感染。

二、术中管理(表19-1-2)

(一)手术方法

手术方法能够影响预后、并发症及术后康复。微创手术具有切口小,疼痛轻,镇痛药物需

表 19-1-2　RC 患者 ERAS 术中管理

ERAS 项目	概述	RC 应用	证据	推荐级别
术中管理微创手术	大多数适合,试验阶段,需要评估远期肿瘤控制	尚不推荐腹腔镜/机器人 RC 作为 ERAS 手段	弱	强烈
硬膜外镇痛	胸段硬膜外镇痛优于阿片类药物,应持续 72 小时	无	无	强烈
预防性抗生素及皮肤消毒	术前 1 小时单次剂量抗生素;氯己定-乙醇消毒能预防/减少切口感染	无	无	强烈
标准麻醉方案	术中保持血流动力学稳定,维持氧饱和度,肌肉松弛,控制麻醉深度,适当镇痛,减轻手术应激	无	无	强烈
液体管理	采用多普勒监测心排出量,优化液体平衡,避免过度补液,对于动脉性低血压推荐慎重使用血管收缩药物	高危患者需要密切的个体化 GDFT 管理	低	强烈
防止体温过低	术中术后维持正常体温	RC 手术时间延长,需特殊注意	无	强烈

求少,对肠道干扰小,失血量少的优势。因此,与开放手术相比,腹腔镜手术能够减少术后并发症,减轻疼痛并缩短平均住院日(LOS)。但是目前尚不清楚是否腹腔镜手术实施 ERAS 比开放手术的效果更好。此外,机器人辅助手术在泌尿外科的应用日益广泛,但是其真实获益与开放手术相比尚不确切。有证据表明,二者在肿瘤控制和并发症方面效果相似,但机器人辅助手术较开放手术出血量和镇痛药物应用显著减少,而手术时间显著延长。另有研究支持机器人辅助 RC 手术的并发症更少,术后恢复更快,但结论尚有争议,因此需要进行专门的 RCT 研究来明确机器人辅助腹腔镜手术的优势。目前缺乏长期的肿瘤控制结果,ERAS 指南也并未推荐机器人手术作为快速康复的手段。随着机器人手术的普及,对长期随访数据进行统计分析对此将有明确的意见。

(二)围手术期液体管理

全身麻醉能够导致血管扩张和低血压,在 RC 患者还伴随着手术时间的延长和出血量的显著增加,因此 RC 患者的液体管理比较复杂。液体过量和液体不足均能够导致内脏低灌注和术后肠梗阻,使住院时间延长。ERAS 提倡限制液体和均衡液体管理两种方案,能够减少出血量和并发症,缩短 LOS。此外,目标导向液体治疗(GDFT)通过术中食管多普勒监测优化灌注和输氧达到精准液体复苏,维持正常的生理体液平衡和稳态。GDFT 能够减少结直肠手术患者的并发症发生率和 LOS。一项 RCT 研究结果证实 GDFT 能够降低 RC 患者术后肠梗阻的发生率以及术后 24 小时和 48 小时恶心呕吐的发生率。另一项双盲随机研究结果表明,对开放性 RC 患者采用限制术中液体联合应用去甲肾上腺素可以减少术中出血量和输血,减少术后并发症并缩短 LOS。经过 1 年的随访，显示这些患者日间尿失禁更少、勃起功能更好，原因可能在于由于术中出血量少从而使术野更清晰，损伤更小。未来需要前瞻性研究比较 RC 患者实施限制性、均衡性液体管理和 GDFT 的效果。

（三）硬膜外镇痛

对于开放性 RC 患者，强烈推荐使用胸段硬膜外麻醉。但是硬膜外麻醉会导致周围血管扩张及直立性低血压，阻碍患者活动并延长住院时间。开放性 RC 患者可以采用腹直肌鞘导管替代硬膜外镇痛以达到止痛的目的，能够显著缩短住院时间。而对于采用机器人辅助膀胱切除者，则不需要采用硬膜外镇痛、患者自控吗啡泵以及腹直肌鞘导管。

（四）麻醉技术

目前尚无前瞻性 RCT 研究评价标准化的麻醉方案对开放性或机器人辅助 RC 的价值。ERAS 指南推荐胸段硬膜外麻醉（Th9~11），最少量应用阿片类、短效麻醉药物（瑞米芬太尼），防止机体乏氧和低温。通过控制性低血压（80mmHg）、抗纤维蛋白溶解药物以及及时给予血液代用品（出血量 >500ml 时）、保持正常体液容量及足够的组织灌注以减少术中出血。

（五）预防体温降低

避免术中低温有助于预防围手术期凝血功能障碍并减少住院日。最有效的保温措施包括充气式保温毯和加温静脉输入液体。从麻醉诱导开始即在躯体裸露部位覆盖充气式保温毯至患者苏醒，还可通过气管插管途径，置入体温感应电极，实时监测体温变化，使体温保持在 36℃ 以上。

三、术后干预（表 19-1-3）

（一）术后镇痛

有效镇痛是另一个重要的术后恢复的关键性因素，适当的镇痛是术后早期活动、早期康复的必要保障。对于腹部和盆腔手术包括开放性 RC，建议采用非阿片类多药联合麻醉以促进康复、减少术后肠梗阻。有研究表明，在腹部手术中，提倡使用全麻复合硬膜外麻醉，能够明显缩短麻醉诱导和苏醒的时间，减少全身麻醉剂用量，并且在术后持续应用硬膜外镇痛，能够显著提高镇痛的效果。肝肾功能正常情况下，术后镇痛的基线治疗采用对乙酰氨基酚和非甾体抗炎药 NSAID。采用非甾体抗炎药与硬膜外镇痛进行配合，还可以另外加入新型表面非麻醉性镇痛药物在切口的使用，能够明显减少阿片类药物的使用，促进患者消化道功能的早期恢复，并且使得患者术后早期进行适当活动成为可能。对于开放性 RC 患者采用持续硬膜外镇痛至术后 2~3 天对于缓解疼痛和减轻应激反应效果良好。

（二）预防术后恶心、呕吐（PONV）

恶心和呕吐是术后最常见的不良事件，发生率约 25%~35%，也是患者不满最常见的原因和住院时间延长的主要原因。非吸烟者、女性、既往运动障碍患者以及使用阿片类药物是术后 PONV 的高危因素。PONV 可引起肺部误吸和增加出血。使用吸入式麻醉药一氧化二氮以

表 19-1-3 RC 患者 ERAS 术后管理

ERAS 项目	概述	RC 应用	证据	推荐级别
术后管理 预防术后肠 梗阻	采用多种方法促进肠道功能恢复,包括咀嚼口香糖和口服镁剂	无	中等	强烈
预防 PONV	采用多种方法预防 PONV,尤其具有两个以上危险因素者	采用多种方法进行预防	很低	强烈
留置胃管	术后不应常规留置胃管	早期拔除	低	强烈
尿液引流		应该使用输尿管支架管及新膀胱经尿道导尿管,至少至术后5 天,最佳方案尚不确定	很低	弱
术后镇痛	包括胸段硬膜外镇痛等多种方法	无	无	强烈
早期活动	鼓励早期活动	当天离床 2 小时,术后 1 天离床 6 小时	无	强烈
术后进食	术后 4 小时经口进食	无	无	强烈
监督随访	所有患者术后监督依从性并定期随访	定期监督、随访,了解预后	无	弱

及阿片类药物增加 PONV 风险。可给予肌注昂丹司琼预防术后可能出现的 PONV。地塞米松也是预防 PONV 的一种安全有效的廉价药物。术中联合应用一氧化二氮和异丙酚也能减少 PONV,并且没有观察到明显的药物相互作用。上述药物预防 PONV 最为有效。一项 RCT 研究发现采用术中液体优化方案,以多普勒监测心血管容量能够显著减少 RC 术后 24 小时和 48 小时的 PONV 发生率。

(三)预防术后肠梗阻

RC 术后常发生肠梗阻。ERAS 高度重视肠梗阻的预防。促进动力药物如甲氧氯普胺是 ERAS 推荐的传统药物,可以降低术后肠梗阻和 PONV 的发生率。咀嚼口香糖(假饲)对 RC 术后肠道功能恢复具有促进作用。一项荟萃分析显示,与对照组相比,咀嚼口香糖能够显著缩短首次排气时间(平均缩短 12.6 小时)和首次肠道活动时间(平均缩短 23.11 小时),但是 LOS 无差异。爱维莫潘为外周 μ 型阿片受体拮抗药,可安全、有效地抑制阿片诱导的胃肠功能紊乱。术前 30 分钟 ~5 小时给予爱维莫潘 12mg 口服,从术后第 1 天开始每日两次口服至出院,最长应用 7 天。国外研究表明,爱维莫潘可有效预防 RC 术后肠梗阻,与安慰剂相比,能够更早恢复肠蠕动,缩短住院时间 2.63 天,降低 TPN 使用率。应用时爱维莫潘需要注意相关的心血管事件。

(四)留置胃管

无论是结直肠手术还是泌尿外科手术,都推荐不留置胃管或早期拔除胃管。目前结肠手术留置胃管率从 88% 下降至 10%,并未增加并发症的发生率或影响肠道功能恢复及 LOS。不留置胃管者,术后咽喉炎、呼吸系统感染及呕吐发生率下降。一项 RCT 研究证实 RC 患者术后早期拔除胃管(术后 12 小时)并联合应用甲氧氯普胺与排气后拔除胃管相比,术后肠道功能及其他并发症方面并无差异。因此,仅术后肠梗阻者需要留置胃管。

(五)支架管引流

一项 RCT 研究了 RC+ 回肠膀胱者吻合后立即拔除支架管和术后 5~10 天拔除输尿管内支架管的恢复情况。结果显示吻合后立即拔除者早期漏尿量多。留置支架管者能够改善上尿路引流避免输尿管扩张,加速肠道功能恢复并减少代谢性酸中毒的发生率。RC 术后最佳拔除支架管的时间还需要进一步研究。

(六)盆腔引流

研究显示结直肠手术术后留置或不留置腹腔引流管对于吻合口漏并无影响,提示引流并非必须,但是对于 RC 而言,由于术后存在漏尿可能,盆腔引流的作用还不能忽视。原则上盆腔引流应尽早拔除,但目前没有明确的证据支持最佳的盆腔引流拔管时间以降低切口感染风险。有研究认为对于采用肠管替代膀胱者(回肠 / 结肠代膀胱术或原位膀胱),无论引流量多少,如果术后第一天引流液中的肌酐水平与血肌酐水平一致,提示无漏尿,就可以拔除引流管。最近一项 RCT 研究报告 RC 性扩大淋巴结清扫术后将侧后腹膜重新吻合能够促进术后肠道功能恢复,减轻术后疼痛且并发症更少。

(七)切口引流

术后切口部位引流能够显著减少切口感染、缩短 LOS。RC 术后采用一种新的皮下持续吸引引流方法,即将皮下引流固定于皮肤并连接粗的吸引器以便降低压力并减少周围组织损伤,能够减少切口感染风险。

(八)术后活动

一般而言,RC 术后鼓励患者早期活动并根据身体条件逐渐加大运动量和运动幅度。但最近一项 RCT 研究发现,与常规加速康复方案相比,RC 患者术前和术后锻炼及耐受力训练并未改善 LOS、并发症、再入院率以及死亡率。

(九)术后进食

ERAS 推荐早期恢复正常饮食。既往认为早期进食(术后 24 小时)增加肠道并发症的风险,但荟萃分析显示早期进食能降低胃肠大手术患者术后吻合口不愈合、肺炎及死亡的发生率,此外还能减少麻痹性肠梗阻、减少感染性并发症的发生率并加速术后康复。当天清醒后即嘱患者嚼口香糖,术后第 1 天患者进食无渣流质,术后第 2~3 天则根据需要量进食流质,术后第 4 天恢复常规饮食。Pruthi 等研究发现早期进食是安全的,患者极少出现消化道并发症,如进食不耐受、胃肠功能障碍及肠梗阻等。围手术期长期禁食及低营养状态易使机体产生胰岛素抵抗、负氮状态及不必要的蛋白质流失,这一系列不良的状态可能会刺激机体产生应激反应,而早期逐步恢复饮食则有利于减少相应的组织损伤、感染及低血容量或缺氧。最近一项前瞻性随机研究发现 RC 术后早期进食(术后即刻饮水,术后 1~2 天规律饮食)和常规进食

（排气后饮水，术后 3~5 天进食）在术后并发症、肠道功能恢复、出院后并发症及 LOS 等各方面均无差异。

（十）术后随访

除常规定期复查外，制订患者随访系统，定期进行电话随访及回院健康指导，填写膀胱特异性生理质量调查问卷，详细了解患者恢复情况，生活质量等。对有尿控不好的患者及时指导其进行盆底功能恢复锻炼，或建议其到医院物理治疗中心，进行盆底理疗。

（十一）出院标准

应满足以下条件：充分的疼痛控制、规律饮食、正常的肠道功能、活动良好及造口良好。

目前，有关 RC 患者接受 ERAS 的研究并不多见，因此被普遍诟病的主要问题在于所采用的干预措施多数基于结直肠手术相关研究或小样本 RCT 及回顾性研究，证据级别普遍较低，迫切需要开展前瞻性、大样本 RCT 研究。ERAS 在实施过程中，需要临床医师、麻醉医师及护士等各专业人员的密切配合。

第二节　腹腔镜肾癌根治术 / 肾脏部分切除术

肾癌是发生在肾实质内肾小管上皮的恶性肿瘤，临床主要通过外科手术治疗。具有微创优势的腹腔镜肾癌根治术 / 肾脏部分切除术已成为目前治疗肾癌的重要手段，具有并发症少、术中出血少、切口疼痛轻、麻醉剂用量少、可尽早恢复活动与饮食、住院时间短及整体成本降低等优势。但依然有很多因素影响腹腔镜肾癌手术患者的康复，包括主要器官功能障碍、术后恶心、呕吐、疼痛及患者精神状态较差等。加速康复外科（ERAS）是通过减少或减轻患者对外科手术所产生的应激反应，以缩短术后康复进程的总体外科手术处理方案，泌尿外科手术相对精细且较多应用微创手术，微创的优势在于手术创伤小，患者恢复较快，将快速康复的理念和微创手术结合将更有利于泌尿外科的发展。

在腹腔镜肾癌根治 / 肾脏部分切除术中，快速康复主要从三个方面实施：一是术前患者体质和精神方面的准备；二是减少治疗措施对机体的应激性；三是阻断传入神经对应激信号的传导。具体实施细则如下。

一、术前干预措施

（一）健康宣教

术前通过对患者进行融入快速康复理念的健康教育，使其在认知和精神上做好手术准备，通过医护人员宣教，减少患者对手术的恐惧，降低患者在围手术期的创伤和应激反应。同时做好患者家属的教育，监督配合提高患者的依从性。减轻患者的精神压力，并告知术后康复的详细步骤。告知患者术前戒烟、戒酒，大量研究表明术前戒烟能够减少术后并发症，特别是肺内感染并发症。对于腹腔镜肾癌根治术 / 肾脏部分切除术而言，至少在入院问诊时对有吸烟史的患者告知其戒烟的重要性,同时戒酒,减少酒精对围手术期药物应用的干扰,避免出现不必要的过敏甚至严重药物并发症出现。

(二)术前锻炼

术前进行运动锻炼有利于术后早期活动和康复,术前进行呼吸功能训练,能有效增加氧的吸入量,改善肺功能,减少术后并发症。具体方法如:腹式呼吸法、深呼吸法、缩唇呼吸法、有效咳嗽法、吹气球法及呼吸训练器法等,可积极锻炼呼吸功能、储备肺功能。

(三)术前肠道准备及禁食水

因后腹腔镜手术不经过腹腔且胃肠道系统无损伤,故目前不建议常规灌肠。术前常规机械性灌肠可损伤结直肠黏膜,破坏天然肠道屏障,引起患者诸多不适,如恶心、腹胀、肠壁水肿及电解质失衡等。已有较多文献证实术前行机械性肠道准备弊大于利。国内外研究资料证实择期手术前禁食固体食物 6 小时、液体 2 小时是安全可行的,长时间禁饮食容易造成多数患者出现明显的口渴、饥饿及焦虑,从而出现一系列生理心理反应,引起术后胰岛素抵抗,不利于术后康复。因此术前予以碳水化合物可提高机体能量储备及患者对手术创伤的耐受程度,同时可促进患者体内内源性胰岛素的释放,刺激胰岛素分泌,增加胰岛素的敏感性,减少术后胰岛素抵抗。研究表明术前晚进流食,且不灌肠可在很大程度上减少患者的痛苦,同时避免对肠道的干扰,有利于缩短术后通气时间。根据报道术前 1 天的 20:00 给予 10% 糖水 1 000ml 口服,术前 2 小时给予 10% 的糖水 500ml 口服。

(四)术前用药

术前即使对患者进行了宣教以及补充碳水化合物饮品以避免饥饿应激反应,大多数患者仍会出现不同程度的焦虑,术前晚可给予患者适量镇定安眠药物,协助患者睡眠,避免因焦虑睡眠不好引起的血压升高等反应。

二、术中干预措施

(一)麻醉方法

采取硬膜外联合静脉复合麻醉,通过硬膜外给药,减少全身麻醉用药量,减少术后肠麻痹,为术后早期饮水进食恢复肠道功能创造了条件,且术后采用以自控微量泵止痛为主的多模式镇痛方式,阻滞神经源性的应激反应,阻滞交感神经,减少术后肠麻痹。同时也有研究结果显示硬膜外麻醉可以降低患者术后病死率以及各种并发症的发生率。

(二)术中注意事项

腹腔镜手术中气腹压力过高会引起腹腔内血管受压,导致内脏血流灌注不足,进而增加了并发症风险,研究表明术中保持气腹压力在 10mmHg 左右,不影响手术操作,但可降低高气腹压带来的不良反应。术中止血彻底,必要时可放置止血纱布等,争取早期拔除引流管。术中应用可视取物袋可缩小手术切口,目的是尽可能减少术后疼痛。此外缝合皮肤切口可采用皮内连续缝合,术后不需要拆线,既达到了美容效果,又有利于患者早期康复出院。另外术中注意全程保温措施,低体温对内分泌代谢、交感反应及纤溶 - 凝血平衡产生影响,可减慢麻醉药物的代谢从而延缓患者的麻醉苏醒、延迟刀口的愈合、增加刀口感染的风险及延长患者术后恢复时间,因此术中注意患者保温,如使用保温毯、静脉输液等预先热处理,减少不必要暴露等。

三、术后干预措施

（一）术后镇痛

术后有效镇痛是术后恢复的关键性因素,是早期活动的前提保证,术后疼痛可能与手术时间有关。此外术中气压也会影响术后疼痛的严重程度。研究证实,多模式镇痛可有效镇痛并降低并发症发生率、促进早期康复。阿片类药物用于术后镇痛可引起包括呼吸抑制、术后恶心呕吐、尿潴留及肠梗阻等并发症的发生,因此应尽量避免使用。研究证实术前或术后使用帕瑞昔布,术后可有效镇痛、加速患者康复及更少的非阿片类副作用。

（二）术后活动

早期下床活动是 ERAS 理念的重要内容,长期卧床会出现一系列并发症,类似坠积性肺炎、血栓栓塞事件、疲乏及肌肉丢失等,因此在做好镇痛及安全保护的前提条件下鼓励患者早期下地活动,一般腹腔镜肾切除的患者建议术后第一天下地适量活动。

（三）尿管及引流管

尿管刺激会引起患者不适,因此腹腔镜肾切除患者建议早期拔除尿管,可降低尿路感染概率,同时也有利于患者早期下床活动。ERAS 的文献报道中均不提倡使用引流管,因其可明显影响患者术后活动,增加康复的心理障碍,但考虑到根治性肾切除术 / 肾脏部分切除术本身的复杂性及肾脏部位血供丰富,有术后出血的可能性,因此建议常规应用引流管,术后根据引流性状及量变化,尽早拔除。

（四）术后进食

ERAS 推荐早期恢复正常饮食。当天清醒后即嘱患者嚼口香糖,术后第 1 天患者进食无渣流质,术后第 2~3 天则根据需要量进食流质,术后第 4 天恢复常规饮食。

（五）出院标准

充分的疼痛控制、规律饮食、正常的肠道功能、活动良好及二便正常。

第三节　腹腔镜肾盂成形术

肾盂输尿管连接部梗阻（UPJO）是各种原因引起的肾盂与输尿管连接处狭窄,尿液引流不畅导致患者出现各种症状、体征以及肾脏功能改变的先天性输尿管异常疾病,其发病率为 1/600~1/800。外科手术目的主要是切除病变部位、解除梗阻、缓解症状及保护肾功能。目前 UPJO 外科治疗主要采用腹腔镜成形术（腹腔镜、后腹腔镜及机器人辅助腹腔镜手术等）,

具有切口疼痛轻、创伤小、并发症少、恢复快、住院时间短、美容效果好及成功率高等优点,成为 UPJO 主要的手术治疗方法。有很多因素影响患者的康复,包括主要器官功能障碍、术后恶心、呕吐、疼痛及患者精神状态较差等。对接受肾盂成形术的患者,快速康复主要从三个方面实施:一是术前患者宣教,进行体质和精神方面的准备;二是术中减少治疗措施对机体的损伤;三是采取各种措施术后早期恢复机体功能、避免手术相关并发症。

一、术前干预措施

(一)健康宣教

参见本章第二节。

(二)术前评估

参见本章第二节。

(三)术前锻炼

参见本章第二节。

(四)术前肠道准备及禁食水

目前对后腹腔镜手术的研究表明术前晚进流食,且不灌肠可在很大程度上减少患者的痛苦,同时避免对肠道的干扰,有利于缩短术后通气时间。根据报道术前 1 天的 20:00 给予 10% 糖水 1 000ml 口服,术前 2 小时给予 10% 的糖水 500ml 口服。但是 2017 版"中国腹腔镜肾盂输尿管连接部梗阻手术操作指南"则要求术前 1 天进食无渣流质饮食,术前晚及手术当天回流洗肠。术前留置胃肠减压管、导尿管及肛管,术前 1 天预防性应用抗生素。在临床实践中如何进行术前准备尚需根据患者的具体情况进行针对性的选择。

(五)术前用药

参见本章第二节。

二、术中干预措施

(一)麻醉方法

参见本章第二节。

(二)术中注意事项

参见本章第二节。

(三)预防低体温

参见本章第二节。

(四)手术技术改良

腹腔镜肾盂成形术作为功能重建手术,在解决输尿管梗阻的同时,尽可能减少术后并发症,因此对手术技术要求较高。术中应适当裁剪肾盂,做到宽敞通畅,无张力吻合,吻合时应做到最低点吻合,无扭转,保证吻合确切,不漏尿,血液供应良好。

三、术后干预措施

（一）术后镇痛

阿片类药物用于术后镇痛可引起包括呼吸抑制、术后恶心呕吐、尿潴留及肠梗阻等并发症的发生，因此应尽量避免使用。研究证实术前或术后使用帕瑞昔布，术后可有效镇痛、加速患者康复及更少的非阿片类副作用。

（二）术后活动

早期下床活动是 ERAS 理念的重要内容，在做好镇痛及安全保护的前提条件下鼓励患者早期下地活动，一般建议术后第 1 天开始床上活动。对于肾盂输尿管吻合张力较大者，则应在术后初期保持适当床上活动，不宜过早下床活动。

（三）术后腰痛和尿路刺激征的处理

一般为体内支架管刺激或引流不畅所导致。可给予充足的补液量以保障尿量并适当减少活动可缓解症状，必要时可给予抗胆碱能药物。

（四）尿管及引流管

尿管刺激会引起患者不适，因此建议早期拔除尿管，可降低尿路感染概率，同时也有利于患者早期下床活动。但是对 UPJO 而言，吻合口尿漏、肾周积液为肾盂成形术后最常见并发症，通常为腹腔镜下吻合不够严密、术后吻合口水肿消退尿外渗或内支架堵塞、移位所致。此时保持尿管引流通畅、降低膀胱内压力就非常重要，因此尿管不宜过早拔除，明确的拔除尿管时机还有待进一步确定。ERAS 的文献报道中均不提倡使用引流管，因其可明显影响患者术后活动，增加康复的心理障碍，但考虑到有术后出血和后腹腔积存囊液的可能性，因此建议常规应用引流管，术后根据引流性状及量变化，尽早拔除。

（五）术后进食

当天清醒后即嘱患者嚼口香糖，术后第 1 天患者进食无渣流质，术后第 2~3 天则根据需要量进食流质，术后第 4 天恢复常规饮食。

（六）出院标准

出院标准为充分的疼痛控制、规律饮食、正常的肠道功能、活动良好及二便正常。

第四节　肾上腺嗜铬细胞瘤切除术

一、术前干预

（一）患者宣教

1. 门诊宣教　通过门诊宣教，宣传小册子等，告知患者戒烟戒酒。

2. 入院宣教　患者在术前应该接受专门的咨询服务，全面了解围手术期治疗的相关知识，包括术式、麻醉方式、术后镇痛、术后早期进食、术后绝对卧床、术后离床活动及术后 VTE 预防等目的和意义。行肺功能锻炼，如爬楼梯、吹气球等；行俯卧位呼吸锻炼；学习如何进行有效咳嗽排痰；如何预防误吸（呕吐时头偏向一侧）；术后进食（50 次咀嚼法）介绍；注意口腔卫生，如刷牙、漱口水等；做好对患者及其家属的教育，减轻患者的精神压力，并告知术后康复的详细步骤。临床门诊医生确定评估进入 ERAS 通道，口头或书面告知患者围手术期各项相关事宜，告知患者预设的出院标准，告知患者随访时间的安排等。

（二）术前营养支持

入院后营养状况评估：严重营养不良的患者行营养支持治疗后再进入 ERAS；术前行放化疗、严重糖尿病患者术后感染风险增加，建议进入 ERAS 应慎重；患者严重营养不良，应给予口服营养补充剂或术前肠内营养；常规使用口服碳水化合物（给予小于 400ml 的 10% 葡萄糖），糖尿病患者同时给予降糖药物。严重贫血患者应予以输血。

1. 营养支持指标 6 个月内体重下降 >10%；患者进食量低于推荐摄入量的 60% 长达 10 天以上；BMI<18.5kg/m^2；白蛋白 <30g/L（无肝肾功能障碍）；血红蛋白 <70g/L。

2. 营养支持目标 白蛋白 >35g/L；血红蛋白 >90g/L；如条件允许，建议术前营养支持 7~10 天；如条件不允许，营养支持至术前。

（三）心脑功能评估

1. 术前心功能评估 ①严重心肺疾病如高血压、冠心病、慢性阻塞性肺疾病患者不建议进入 ERAS；②术前检查心肺功能异常患者，包括心电图、心彩超及心功能、心肌酶谱、肺功能及血气分析等，应请相关科室会诊治疗。

2. 术前脑血管疾病评估 ①严重脑血管疾病如脑出血、脑梗死等患者不建议进入 ERAS；②有相关病史的患者行头 CT 检查，请相关科室会诊治疗。

（四）术前血流动力学评估

术前药物准备时间及标准：推荐用药 1~10 天，发作频繁者需 4~6 周。以下几点提示术前药物充分：①血压稳定在 120/80mmHg 左右；心率 <80~90 次 / 分；②无阵发性血压升高、心悸、多汗等现象；③体重呈增加趋势，血细胞比容 <45%；④轻度鼻塞，四肢末端发凉感觉消失或有温暖感，甲床红润等表明微循环灌注良好。

以上指标未达标者，不建议进入 ERAS。

（五）凝血评估

术前凝血评估：①冠心病心脏支架等服用抗凝药物患者术前至少停用抗凝药物 1 周以上；②术前常规行凝血四项及 D 二聚体检查，结果异常者不建议进入 ERAS。

（六）麻醉评估

术前麻醉科门诊行麻醉风险评估。

（七）肠道准备

不提倡对拟行肾上腺嗜铬细胞瘤切除术患者常规肠道准备。

（八）术前抗焦虑

除特殊患者，不推荐常规术前麻醉用药（镇静剂抗胆碱药）。

（九）禁食禁饮

手术前晚 10 点后开始禁食禁饮，手术当天手术前静脉输注 0.9% 氯化钠注射液及 10% 葡萄糖注射液。

（十）体液管理

术前纠正患者的体液及电解质紊乱。术前 1~3 天扩容治疗，可选用血浆、胶体及晶体，注意液体量，必要时检测血浆 BNP。

（十一）静脉血栓形成（VTE）管理

术前穿防血栓弹力袜。

（十二）预防性抗生素使用

术前 30 分钟或麻醉开始时预防性应用抗生素，依据《抗菌药物临床应用指导原则》（2015 年版）：可使用第一、二代头孢菌素，若手术时间超过 3 小时，可在术中补充预防性抗生素。

二、术中管理目标

（一）麻醉方式

全麻。

（二）体位

左、右侧卧位或仰卧位。

（三）切口和术式

后腹腔镜下嗜铬细胞瘤切除术。

（四）体温控制

预防术中低温。术中加强保暖措施，如加强覆盖，减少暴露，应用保温毯，术中灌洗液及静脉输液加温等。

（五）血压控制

术中血压剧烈波动：术中加强血压监测，避免血压剧烈波动。在游离显露肿瘤时，由于挤压作用会导致瘤体内儿茶酚胺大量释放，出现血压骤升，此时必须应用降压药物控制血压，而在肿瘤切除后，由于儿茶酚胺的作用消失，会出现血压骤降，此时必须给予升压药物提升血压并注意调整补液速度。

（六）输液量控制

术中与麻醉医生协调，密切观察生命体征，可遵循生理需要量 + 术前液体丧失量 + 液体再分布量 + 麻醉后血管扩张补充平衡晶体液，或进行目标导向液体治疗，如术中儿茶酚胺过度释放肿瘤切除术后，需应用晶胶体或血浆补充血容量治疗。

（七）医用导管放置

尽量减少置管，术后不常规留置胃管胃肠减压，仅留置肾上腺区引流管。尿液引流：留置 F18 双腔导尿管。

（八）术中镇痛

预防性镇痛,如采取微创手术方式,手术结束前氟比洛芬酯 50mg 静脉注射进行预防性镇痛。

三、术后管理目标

（一）术后镇痛

镇痛原则及方案:以 NSAIDs 为基础用药,如氟比洛芬酯 100mg,一日两次静脉滴注,尽量减少阿片类药物的应用,以减少呼吸抑制、恶心呕吐及肠麻痹等不良反应。

（二）术后体温控制

维持正常体温:①术后采用棉被保暖,输液加热等维持正常体温及舒适度;②术后发热患者物理降温不理想者可予以退热药物,并检查引流量、引流通畅程度,检测感染指标。

（三）预防术后恶心呕吐

避免使用可能引起呕吐的药物,必要时应用托烷司琼等治疗恶心呕吐。

（四）术后血压监测

术后密切监测生命体征变化,注意术后儿茶酚胺撤退后低血容量性低血压,加强补液管理、检测心肌酶、肌钙蛋白及 BNP 等变化,必要时应用相关营养心肌药物及升压药物治疗;术后次晨检测血常规,血清肾上腺激素水平变化,注意肾素血管紧张素变化。

（五）促进胃肠功能恢复

避免或减少阿片类镇痛药,避免过量液体输入,早期恢复经口进食。

（六）术后管道

引流管:引流量持续 2~3 天 <10ml 则可拔除;尿管:鼓励患者完全清醒、能自主活动后,尽早拔除,对于年龄较大者、可能伴有不同程度的前列腺增生,适当延长拔除尿管时间并给予 α 受体阻滞剂等药物,减少拔除尿管后排尿困难的发生。

（七）术后卧床及活动

鼓励患者完全清醒后早期下床活动;对于身体条件差、年龄高者,术后早期四肢活动,家属按摩下肢;对于特殊原因导致相对长时间不能下床者,则需进行气压治疗,家属配合按摩患者双下肢,并监测 D 二聚体水平,监测下肢体征,注意有无肿胀,注意皮温皮色变化。

（八）出院

出院标准:恢复进食固体食物,不需要静脉补液,可离床活动到卫生间,体温正常且平稳 3 天以上,引流管拔除后无明显渗出,血压、脉搏等生命体征稳定,无明显血压波动,无低血压及心动过速。

（九）随访及结果评估

术后 10~14 天复查血尿生化指标(如血浆游离 MNs、24 小时尿 CA 及分馏的 MNs),监测临床症状(如高血压,血压剧烈波动等),每年 1 次复查 CT 扫描,检测有无肿瘤复发,注意恶性嗜铬细胞瘤可能。对于高危群体(SDHB 突变,PGL,肿瘤体积巨大)或遗传性 PHEO/PGL 者每 6~12 个月复查 1 次临床及生化指标,终身随访。

第五节 肾上腺腺瘤原发性醛固酮增多症手术

一、术前干预

（一）患者宣教

参见本章第四节。

（二）术前营养支持

参见本章第四节。

（三）心脑肾功能评估

1. 术前心功能评估 ①严重心肺疾病如高血压、冠心病及慢性阻塞性肺疾病患者不建议进入 ERAS;②术前检查心肺功能(心电图、心彩超及心功能、心肌酶谱、肺功能及血气分析)异常患者,应请相关科室会诊治疗。

2. 术前脑血管疾病评估 ①严重脑血管疾病如脑出血、脑梗死等患者不建议进入 ERAS;②有相关病史的患者行头 CT 检查,请相关科室会诊治疗。

3. 术前肾功能检查 肾功能与术前用药相关,肾功能正常者,推荐应用螺内酯 100~400mg 每日 2~4 次术前准备,肾功能不全者,螺内酯减量,以防止高血钾。

（四）术前血流动力学评估

术前药物准备时间及标准:推荐用药螺内酯总量 100~400mg,每天 2~4 次,低血钾严重者,加用口服或静脉补钾治疗,肾功能不全者,螺内酯减量,以防止高血钾。以下几点提示术前药物充分:①血压稳定持续 1~2 周;②血钾恢复正常 1~2 周;③血钾正常后、血压仍无法达标,则需加用其他降压药物治疗。以上指标未达标者,不建议进入 ERAS。

（五）凝血评估

术前凝血评估:①冠心病心脏支架等服用抗凝药物患者术前至少停用抗凝药物 1 周以上;②术前常规行凝血四项及 D 二聚体检查,结果异常者不建议进入 ERAS。

（六）麻醉评估

术前麻醉科门诊行麻醉风险评估。

（七）肠道准备

不提倡对拟行肾上腺腺瘤原发性醛固酮增多症手术患者常规肠道准备。

（八）术前抗焦虑

除特殊患者,不推荐常规术前麻醉用药(镇静剂抗胆碱药)。

（九）禁食禁饮

手术前晚 10 点后开始禁食禁饮,手术当天手术前静脉输注 0.9% 氯化钠注射液及 10% 葡萄糖注射液。

（十）体液管理

术前纠正患者的体液及电解质紊乱。

（十一）VTE 管理

术前穿防血栓弹力袜。

（十二）预防性抗生素使用

术前 30 分钟或麻醉开始时预防性应用抗生素,依据《抗菌药物临床应用指导原则》（2015 年版）:可使用第一、二代头孢菌素,若手术时间超过 3 小时,可在术中补充预防性抗生素。

二、术中管理目标

（一）麻醉方式

全麻。

（二）体位

左、右侧卧位。

（三）切口和术式

后腹腔镜下肾上腺及肿瘤切除术。

（四）体温控制

预防术中低温,术中加强保暖措施,如加强覆盖,减少暴露,应用保温毯,术中灌洗液及静脉输液加温等。

（五）血压控制

术中血压剧烈波动。术中加强监测,避免血压剧烈波动。必要时应用相关药物抑制血压升高。

（六）输液量控制

术中与麻醉医生协调,密切观察生命体征,可遵循生理需要量 + 术前液体丧失量 + 液体再分布量 + 麻醉后血管扩张补充平衡晶体液,或进行目标导向液体治疗。

（七）医用导管放置

尽量减少置管,术后不常规留置胃管胃肠减压,仅留置肾上腺区引流管。尿道引流:留置 F16 双腔导尿管。

（八）术中镇痛

预防性镇痛:采取微创手术方式,手术结束前氟比洛芬酯 50mg 静脉注射进行预防性镇痛。

三、术后管理目标

（一）术后镇痛

以 NSAIDs 为基础用药,如氟比洛芬酯 100mg,一日两次静脉滴注,尽量减少阿片类药物的应用,以减少呼吸抑制、恶心呕吐及肠麻痹等不良反应。

（二）术后体温控制

术后采用棉被保暖,输液加热等维持正常体温及舒适度;术后发热患者如物理降温不理想可予以退热药物,并检查引流量、引流通畅程度,检测感染指标。

（三）预防术后恶心呕吐

避免使用可能引起呕吐的药物,必要时应用托烷司琼等治疗恶心呕吐。

（四）术后血压监测及药物、饮食调整

术后密切监测生命体征变化,注意术后血清醛固酮及肾素活性化验,尽量减少补液量,检测心肌酶、肌钙蛋白及 BNP 等变化,必要时应用相关营养心肌药物治疗;术后次晨检测血常规、血离子及肾上腺激素,注意醛固酮、肾素的变化。术后停用螺内酯和常规降压药物,尽早恢复饮食后,适当增加钠盐丰富饮食摄入,以免对侧肾上腺长期被抑制,醛固酮分泌不足导致高血钾。

（五）促进胃肠功能恢复

避免或减少阿片类镇痛药,避免过量液体输入,早期恢复经口进食。

（六）术后管道

引流量 <10ml 拔除引流管;尿管:患者完全清醒、能自主活动后,尽早拔除;年龄较大者可能伴有不同程度的前列腺增生,适当延长拔除尿管时间,减少拔除尿管后排尿困难的发生。

（七）术后卧床及活动

鼓励患者完全清醒后早期下床活动;对于身体条件差、年龄高者,术后早期四肢活动,家属按摩下肢;对于特殊原因导致相对长时间不能下床者,则需进行气压治疗,家属配合按摩患者双下肢,并监测 D 二聚体水平,监测下肢体征,注意有无肿胀,注意皮温皮色变化。

（八）出院标准

恢复进食固体食物,不需要静脉补液,可离床活动到卫生间,体温正常且平稳 3 天以上,引流管拔除后无明显渗出,血压、脉搏等生命体征稳定,无低血钾等离子紊乱。

（九）随访及结果评估

术后短期内即可复查肾素活性及醛固酮、血离子;术后 4~6 周第一次随访,主要评估血压、血电解质及有无手术并发症;术后 3 个月待对侧肾上腺正常功能恢复后,可根据情况行氟氢化可的松抑制试验等生化方法了解 PHA 是否治愈;每 6 个月复查 CT 扫描等临床检查,连续 2 年。

第六节　肾上腺腺瘤皮质醇增多症手术

一、术前管理
（一）门诊宣教及入院宣教
参见本章第四节。

（二）入院后状态评估
高血压及低血钾者的评估。多为轻中度高血压,少量为重症高血压,应用 ACEI 和 ARB

类药物将血压控制在 130~140/80~90mmHg。低血钾也比较轻,很少会低于 3.0mmol/L。控制血压及纠正电解质紊乱后再进入 ERAS。

负氮平衡的相应临床表现:此类患者骨质疏松,围手术期避免跌倒或手术体位导致病理性骨折。毛细血管脆性增加及皮肤菲薄导致伤口不易愈合、术中出血量增加,需术前评估。

糖尿病及糖耐量减低:术前空腹血糖控制在≤10.0mmol/L,随机及餐后血糖控制在≤12.0mmol/L。糖皮质激素不同程度造成患者精神异常,术前及术后需进行心理疏导及情绪稳定。

(三)肠道及饮食准备

术前 6 小时禁食固体食物,2 小时禁食液体食物,术前 2 小时饮用 10% 葡萄糖 500ml。术前不需要机械性肠道准备。

(四)激素给药原则

术前 1 天酌情给予地塞米松 2mg 肌注,术前地塞米松 2mg 肌注。

(五)术前预防性镇痛

在术前采用 NSAIDs 类药物(如氟比洛芬酯 50mg 静脉注射)以防止痛觉过敏发生,进而减轻术后疼痛发生。

(六)术前预防性使用抗生素

术前 30 分钟预防性应用抗生素:第一、二代头孢菌素;若手术时间超过 3 小时,可在术中预防性补充抗生素。

二、术中管理

(一)术中监测

监测心率、血压等生命体征。通过保温毯、液体及气体加温来维持患者体温。

(二)输液量控制

尽量将液体的输入量控制在 3 000ml 以内,主要采取肾上腺素等收缩和扩张血管的药物来维持患者血压稳定。

(三)医用管道放置

尽量减少置管,仅留置肾上腺区引流管。留置 F16 双腔导尿管。

(四)缝合

手术伤口采用皮内缝合,不需拆线。

(五)激素给药原则

手术开始便给予氢化可的松 100~200mg 静脉滴注。

三、术后管理

(一)镇痛原则

以 NSAIDs 为基础用药,如氟比洛芬酯 100mg 静脉注射,2/d,尽量减少阿片类药物应用,以减少呼吸抑制、肠麻痹等并发症风险。

（二）控制液体量

术后控制液体入量，避免过量液体输入。

（三）早期活动

术后 6 小时进行下床活动评估，并于术后 8~24 小时首次下床活动，循序渐进并逐渐增加活动度。

（四）管道管理

引流量 <10ml 则可拔除引流管；患者完全清醒、能自主活动后，尽早拔除尿管。

（五）恢复饮食

术后 2 小时引导患者少量饮水，术后 4 小时引导进食流质半流质食物，根据胃肠道反应调整饮食。

（六）激素给药原则

术后 24 小时内给予氢化可的松 100~200mg 静脉滴注；术后第 1 天开始地塞米松 2mg 肌注，每 6 小时进行 1 次，逐日递减至 2mg 肌注，每 12 小时进行 1 次，然后改为泼尼松口服，20~25mg/d 开始，根据病情逐渐减量至 10~15mg/d，此后每 4 周减 2.5mg，监测血浆皮质醇和 ACTH，证实肾上腺分泌功能恢复正常后方可减完停药，一般约需 6~8 个月。

（七）术后肾上腺危象处理

最初 1~2 小时内迅速静脉滴注氢化可的松 100~200mg，5~6 小时内达 500~600mg，第 2~3 天可予氢化可的松 300mg，然后每日减少 100mg。

（八）出院标准

恢复进食固体食物，不需要静脉补液；可以自由活动到卫生间，患者达到以上全部要求并愿意出院时，应给予出院。应充分遵守确定的出院指征。

（九）出院后随访及结果评估

患者回家 24~48 小时应进行电话随访及指导，术后 7~10 天应来门诊进行回访，讨论病理检查结果，计划进一步的治疗等。一般而言，ERAS 的临床随访至少应持续到术后 30 天。

第七节　前列腺癌根治术

前列腺癌发病率位居中国男性肿瘤第 6 位，泌尿系统恶性肿瘤第 1 位，且发病率以每年超过 10% 的速度递增。近年来前列腺癌诊断和治疗水平有了显著的提高，目前前列腺癌根治手术的方法包括传统的开放手术、腹腔镜前列腺癌根治手术及机器人辅助腹腔镜前列腺癌根治手术，手术入路包括腹膜内和腹膜外入路，根据前列腺癌分期决定是否保留生殖神经以及是否扩大淋巴结清扫范围等。

前列腺癌手术使用加速康复外科概念进行疾病管理的目的是减少并发症发生、缩短平均住院日、减少患者损伤和痛苦、加快患者康复、提高患者生活质量以及降低总花费等。目前已经有直接证据表明采取加速康复外科方案可使患者受益,以下是目前常用可供选择的前列腺癌根治手术的 ERAS 策略。

一、术前策略

(一)术前宣教

对患者进行手术宣教及术前交待能够让患者充分了解手术相关信息,认识并配合完成患者自身的任务如戒烟、呼吸锻炼、术后早期活动、下床、围手术期饮食等,减少焦虑紧张的发生,有助于术后恢复与康复。可以采用宣传手册、多媒体展示、医患间面对面交流沟通等形式进行宣教。

(二)术前戒酒、戒烟、纠正营养不良

参见本章第一节。

(三)对患者进行心理干预

降低患者焦虑、紧张的情绪。若患者过度紧张,麻醉前可给予短效的抗焦虑药。

(四)术前禁食

对于既往无胃肠动力障碍或肠梗阻的患者,不建议术前长时间禁食水。术前 2 小时禁水等透明液体,6~8 小时禁止固体食物。术前 2 小时以前可口服 400ml 含 12.5% 碳水化合物的液体,以减少饥饿等不适,减少手术和饥饿引起的胰岛素抵抗,减少患者的焦虑紧张,减少术后蛋白质丢失,缩短住院时间。

(五)术前预防深静脉血栓生成

药物性预防可采用普通肝素、低分子量肝素及维生素 K 拮抗剂等,目前证据表明短效抗血栓药物并不增加临床严重出血的风险;但同时使用低分子量肝素和持续硬膜外阻滞止痛存在较大风险,因其有可能导致硬膜外血肿的发生。术前为患者穿戴抗血栓弹力袜。

(六)术前预防性应用抗菌药物

前列腺癌根治术需预防性使用抗生素,以降低手术区域感染的发生。应在切皮前 30~60 分钟单剂量使用广谱抗生素,依据《抗菌药物临床指导原则》为指导,可使用二代头孢。若手术时间超过 3 小时,或超过所用抗生素半衰期的 2 倍,或术中出血量 >1 500ml,术中可加用单剂量抗菌药物一次。

(七)术前肠道准备

肠道准备的目的是为减少术中术后可能出现的副损伤,在术中直肠损伤时可以I期肠道修补等,但机械性肠道准备可导致水、电解质的大量丢失和肠壁水肿等。同时荟萃分析研究显示机械性肠道准备并不能降低术后并发症的发生概率,腹腔镜前列腺癌根治术前不进行机械性肠道准备也并不增加术后并发症。因此,若无特殊要求(例如患者有严重便秘或术中需直肠镜探查等)前列腺癌根治手术不建议进行机械性肠道准备,可应用泻药。

（八）术前镇痛

协助术中麻醉,可应用非甾体抗炎止痛药减少患者疼痛。

二、术中策略

（一）麻醉方式选择

尽量优选麻醉方案,荟萃分析发现开腹手术和具有高危麻醉风险患者(如合并慢性阻塞性肺疾病等)使用区域阻滞麻醉能够降低术后 30 天内肺炎等并发症的发生率和死亡率,回顾性研究显示椎管内麻醉相比较于全身麻醉能够延长前列腺癌患者的总生存时间。术中合理减少阿片类药物使用,优选起效快、作用时间短的麻醉剂。对于全身麻醉患者,还应做好麻醉深度管理,麻醉维持过深可导致苏醒延迟、术后恶心呕吐发生率增加等,麻醉过浅则可能发生术中知晓。

对于全身麻醉机械性通气患者,还应采用非保护性通气策略,能够降低术后肺损伤和肺部感染的发生。主要措施包括采取低吸入氧浓度、小潮气量、个体化呼气末正压等,必要时手法肺复张。

（二）切口和术式选择

尽量选择切口小、损伤小的手术方案,若病情及条件允许推荐选择腹腔镜、机器人辅助腹腔镜等。多项研究显示,腹腔镜前列腺癌根治术具有术中出血少,术后疼痛程度轻、术后恢复快等优势。

（三）合理加快手术速度,减少创伤,减少不必要引流等

术者术前应做好手术准备,做好应对各类情况出现的预案,使用模拟训练器提高手术操作水平,加快手术进程并减少损伤,缩短引流数量及留置引流管时间。

（四）术中注意控制患者体温不低于 36℃

术中低体温发生率很高,可达 50%~90%,会影响多个器官系统的功能,导致出血量增加、苏醒期寒战、苏醒延迟、切口感染、住院时间延长等。术中注意调节外界温度,采取主动保温措施,做好患者保暖,减少体表暴露,缩短手术时间,避免低体温发生影响患者恢复。

（五）液体管理

腹腔镜和机器人辅助腹腔镜前列腺癌根治术采用头低脚高位会升高中心静脉压、肺动脉压以及平均动脉压,因此应限制术野,以避免低垂部位水肿。恢复体位后应注意补充液体量。

（六）体位选择

在进行前列腺癌根治手术过程中,很多术者选择头低脚高位,可对患者的血液循环产生显著不良影响,应加强血流动力学监测。术前妥善固定患者避免意外发生。此外头低脚高位时还需要注意眼压增高情况。

三、术后策略

（一）早期离床活动

鼓励患者运动,术后当天床上活动;术后第 1 天,床上活动、床上坐;术后第 2 天,床边站立,离床累计 1 小时;术后 3 天,搀扶下可行走,之后逐渐加强运动。

（二）术后营养治疗

多数患者可术后 6~8 小时少量饮水,若无明显腹胀、腹痛等,术后第 1 天可进流食,流质以稀粥、汤等为主,少食多餐,根据患者情况逐渐增加量,术后第 2 天逐渐过渡到软食。必要时经口营养补充。

（三）预防术后恶心、呕吐

术后常发生恶心、呕吐,其致病因素与麻醉、阿片类镇痛药、过度补液、电解质紊乱等因素相关。术后须有效控制恶心、呕吐及肠麻痹,以配合早期经口进食,避免使用可引起呕吐的药物如新斯的明、阿片类药物等,尽量应用副作用少的药物。恶心、呕吐症状明显的患者可尝试预防性使用药物。

（四）预防术后肠麻痹

肠麻痹可干扰患者的康复,早期进食、咀嚼口香糖、使用爱维莫潘、减少术前不必要的洗肠、中医按摩及针灸足三里、合谷穴位,这些手段都可减少肠麻痹发生概率。

（五）术后镇痛

成功实施 ERAS 计划必须通过适当的麻醉和镇痛技术提供最佳的手术条件和最小化术后疼痛,从而最小化手术应激反应和促进术后康复。开放性前列腺癌根治术术后疼痛较剧烈,包括切口疼痛、炎性疼痛以及尿道疼痛等。联合应用不同作用机制的镇痛措施和药物的多模式镇痛方案能够在保证良好镇痛效果的同时,减少阿片类药物用量,避免可能发生的肠麻痹。对乙酰氨基酚和非甾体抗炎药已经作为欧美多个国家的术后镇痛基础用药推荐。

（六）尿管留置时间

目前报道的前列腺癌根治手术留置尿管时间多在 10~21 天,具体留置尿管时间需根据具体尿道吻合情况及引流情况而决定,若患者达到出院标准,可选择带尿管出院。

（七）术后静脉血栓的预防

目前在深静脉血栓预防的指南中推荐的预防措施包括机械性预防和药物性预防,应用压力梯度弹力袜、腿部间歇充气加压装置、普通肝素、低分子量肝素及维生素 K 拮抗剂等。

第八节 经皮肾镜取石术

一、术前管理

（一）患者宣教

1. 门诊接诊时由医师／护士进行门诊宣教 通过门诊宣教,宣传小册子等,告知患者戒烟戒酒。

2. 入院时由医师／护士进行入院宣教 患者在术前应该接受专门的咨询服务,全面了解围手术期治疗的相关知识,包括术式、麻醉方式、术后镇痛、术后早期进食、术后绝对卧床、术后离床活动及术后 VTE 预防等目的和意义。行肺功能锻炼（爬楼梯、吹气球等）；如何进行有效咳嗽排痰；术后进食（50 次咀嚼法）介绍；如何预防误吸（呕吐时头偏向一侧）；注意口腔卫生（刷牙、漱口水等）；做好对患者及其家属的教育，减轻患者的精神压力，并告知术后康复的详细步骤。临床门诊医生确定评估进入 ERAS 通道，口头或书面告知患者围手术期各项相关事宜，告知患者预设的出院标准，告知患者随访时间的安排等。

（二）营养支持

1. 入院后由医师 / 营养师对患者营养状况进行评估　①严重营养不良的患者行营养支持治疗后再进入 ERAS；②术前行放化疗、严重糖尿病患者术后感染风险增加，建议进入 ERAS 应慎重；③患者严重营养不良，应给予口服营养补充剂或术前肠内营养；④常规使用口服碳水化合物（给予小于 400ml 的 10% 葡萄糖），糖尿病患者同时给予降糖药物。⑤严重贫血患者应予以输血。

2. 营养支持指征　①6 个月内体重下降 >10%；②患者进食量低于推荐摄入量的 60% 长达 10 天以上；③BMI<18.5kg/m^2；④白蛋白 <30g/L（无肝肾功能障碍）；⑤血红蛋白 <70g/L。如果有上述指征出现应该进行营养支持治疗。

3. 营养支持目标　白蛋白 >35g/L；血红蛋白 >90g/L；如条件允许，建议术前营养支持 7~10 天；如条件不允许，营养支持至术前。

（三）心肺功能评估

术前心肺功能评估：①严重心肺疾病如高血压、冠心病及慢性阻塞性肺疾病患者不建议进入 ERAS；②术前检查心肺功能（心电图、心彩超及心功能、心肌酶谱、肺功能及血气分析）异常患者，应请相关科室会诊治疗。

（四）脑血管疾病评估

①严重脑血管疾病如脑出血、脑梗死等患者不建议进入 ERAS；②有相关病史的患者行头 CT 检查，请相关科室会诊治疗。

（五）术前感染情况评估

①入院后常规行尿常规和尿细菌培养及药敏检查，尿常规和尿培养正常者可以进入 ERAS；②入院后常规行血常规、C 反应蛋白及降钙素原检测，正常者可进入 ERAS；③以上检查异常者术前常规应用敏感抗生素治疗直至结果正常，不建议进入 ERAS。

（六）术前凝血状态评估

①冠心病心脏支架等服用抗凝药物患者术前至少停用抗凝药物 1 周以上；②术前常规行凝血四项及 D 二聚体检查，结果异常者不建议进入 ERAS。

（七）麻醉评估

术前由麻醉师进行麻醉风险评估：术前麻醉科门诊行麻醉风险评估。

（八）术前肠道准备

不提倡对拟行 PCNL 患者常规肠道准备。

（九）术前禁食禁饮

手术前晚 10 点后开始禁食禁饮，手术当天手术前静脉输注 0.9% 氯化钠注射液及 10% 葡萄糖注射液。

（十）体液管理

术前纠正患者的体液及电解质紊乱。

（十一）术前 VTE 管理

术前穿防血栓弹力袜。

（十二）预防性抗生素使用

术前 30 分钟或麻醉开始时预防性应用抗生素。

二、术中管理

（一）麻醉

全麻／硬膜外麻醉。

（二）体位选择

先截石位后俯卧／侧卧位。

（三）切口和术式选择

经皮肾镜碎石取石术。

（四）预防术中低温

术中加强保暖措施，如加强覆盖，减少暴露，应用保温毯，术中灌洗液及静脉输液应加温保温等。

（五）血压控制

预防术中血压剧烈波动。术中加强监测，避免血压剧烈波动。

（六）输液量控制

术中与麻醉医生协调，密切观察生命体征，可遵循生理需要量＋术前液体丧失量＋液体再分布量＋麻醉后血管扩张补充平衡晶体液，或进行目标导向液体治疗。

（七）灌注冲洗

低压灌洗预防菌血症及水中毒，灌洗液温度 37℃。

（八）医用导管放置

术后不常规留置胃管胃肠减压。术后留置 F18 三腔导尿管及留置双 J 管。

（九）预防性镇痛

采取微创手术方式，手术结束前氟比洛芬酯 50mg 静脉注射进行预防性镇痛。

三、术后管理

（一）术后镇痛

以 NSAIDs 为基础用药，如氟比洛芬酯 100mg，一日两次静脉滴注，尽量减少阿片类药物的应用，以减少呼吸抑制、恶心呕吐及肠麻痹等不良反应。

（二）术后体温控制

术后采用棉被保暖,输液加热等维持正常体温及舒适度;术后发热患者物理降温不理想者可予以退热药物,并检测感染指标。

（三）预防术后恶心呕吐

避免使用可能引起呕吐的药物,必要时应用托烷司琼等治疗恶心呕吐。

（四）术后出血监测

①术后密切监测生命体征变化及尿色变化;②术后次晨检测血常规,注意血红蛋白变化。

（五）术后感染监测

①术后 2 小时后复查血常规,注意白细胞变化;②术后密切监测生命体征变化,注意血压心率变化;③术后监测体温变化;④术后监测 CRP, PCT。

（六）术后膀胱冲洗

患者留置三腔气囊导尿管,接等渗冲洗液冲洗,根据冲洗液颜色调节冲洗速度。

（七）术后液体控制

避免过量液体输入,必要时监测 BNP。

（八）促进胃肠功能恢复

避免或减少阿片类镇痛药,避免过量液体输入,早期恢复经口进食。

（九）术后管道

①肾造瘘管:术后常规夹闭,必要时开放,出院前拔除;②双 J 管:术后一个月拔除;③导尿管:拔出肾造瘘管次日拔除导尿管,观察排尿量及颜色。

（十）术后营养治疗

术后次日进水,无不适时进少量流质饮食,逐渐恢复正常饮食。

（十一）术后绝对卧床

术后前 3 天绝对卧床。

（十二）术后活动

①术后早期四肢活动,家属按摩下肢;②根据患者尿色情况,可在术后 4~5 天时翻身等床上活动,无明显出血征象时逐渐过渡到床边活动。

（十三）术后下肢 VTE 监测

①术后监测下肢体征,注意有无肿胀,注意皮温皮色变化;②术后进行气压治疗,家属配合按摩患者双下肢;③术后监测 D 二聚体水平。

（十四）出院标准

恢复进食固体食物,不需要静脉补液,可离床活动到卫生间,体温正常且平稳 3 天以上,拔除肾造瘘管尿管后排尿及尿色正常。

（十五）随访及结果评估

出院后随访及结果评估:患者回家 24~48 小时内应进行电话随访及指导,术后 1 个月应来门诊进行回访及拔除体内双 J 管,必要时计划进一步治疗等。一般而言,ERAS 随访至少应持续到术后 1 个月。

第九节　输尿管镜手术

一、术前管理

（一）患者宣教

参见本章第八节。

（二）营养支持

参见本章第八节。

营养支持指征:①6 个月内体重下降 >10%;②患者进食量低于推荐摄入量的 60% 长达 10 天以上;③BMI<18.5kg/m^2;④白蛋白 <30g/L（无肝肾功能障碍）;⑤血红蛋白 <70g/L。如果有上述指征出现应该进行营养支持治疗。

营养支持目标:白蛋白 >35g/L;血红蛋白 >90g/L;如条件允许,建议术前营养支持 7~10 天;如条件不允许,营养支持至术前。

（三）心肺功能评估

术前心肺功能评估:①严重心肺疾病如高血压、冠心病及慢性阻塞性肺疾病患者不建议进入 ERAS;②术前检查心肺功能（心电图、心彩超及心功能、心肌酶谱、肺功能及血气分析）异常患者,应请相关科室会诊治疗。

（四）术前脑血管疾病评估

①严重脑血管疾病如脑出血、脑梗死等患者不建议进入 ERAS;②有相关病史的患者行头 CT 检查,请相关科室会诊治疗。

（五）术前感染情况评估

①入院后常规行尿常规和尿细菌培养及药敏检查,尿常规和尿培养正常者可以进入 ERAS;②入院后常规行血常规、C 反应蛋白及降钙素原检测,正常者可进入 ERAS;③以上检查异常者术前常规应用敏感抗生素治疗直至结果正常,不建议进入 ERAS。

（六）术前凝血状态评估

①冠心病心脏支架等服用抗凝药物患者术前至少停用抗凝药物 1 周以上;②术前常规行凝血四项及 D 二聚体检查,结果异常者不建议进入 ERAS。

（七）术前由麻醉师进行麻醉风险评估

术前麻醉科门诊行麻醉风险评估。

（八）术前肠道准备

不提倡对拟行 URL/RIRS 患者常规肠道准备。

（九）术前禁食禁饮

手术前晚 10 点后开始禁食禁饮，手术当天手术前静脉输注 0.9% 氯化钠注射液及 10% 葡萄糖注射液。

（十）体液管理

术前纠正患者的体液及电解质紊乱。

（十一）术前 VTE 管理

术前穿防血栓弹力袜。

（十二）术前预防性抗生素的使用

术前 30 分钟或麻醉开始时预防性应用抗生素。

二、术中管理

（一）麻醉方式

全麻 / 硬膜外麻醉。

（二）体位选择

截石位。

（三）切口和术式选择

经输尿管镜 / 输尿管软镜激光碎石术。

（四）预防术中低温

术中加强保暖措施，如加强覆盖，减少暴露，应用保温毯，术中灌洗液及静脉输液加温等。

（五）预防术中血压剧烈波动

术中加强检测，避免血压剧烈波动。

（六）输液量控制

术中与麻醉医生协调，密切观察生命体征，可遵循生理需要量 + 术前液体丧失量 + 液体再分布量 + 麻醉后血管扩张补充平衡晶体液，或进行目标导向液体治疗。

（七）灌注冲洗

低压灌洗：低压灌洗预防菌血症及水中毒，灌洗液温度 37℃。

（八）医用导管放置

术后不常规留置胃管胃肠减压，术后留置 F18 三腔导尿管，留置患侧输尿管内双 J 管。

（九）预防性镇痛

采取微创手术方式，手术结束前氟比洛芬酯 50mg 静脉注射进行预防性镇痛。

三、术后管理

（一）术后镇痛

镇痛原则及方案：以 NSAIDs 为基础用药，如氟比洛芬酯 100mg，一日两次静脉滴注，尽量减少阿片类药物的应用,以减少呼吸抑制、恶心呕吐及肠麻痹等不良反应。

(二)术后体温控制

术后采用棉被保暖,输液加热等维持正常体温及舒适度;术后发热患者物理降温不理想者可予以退热药物,并检测感染指标。

(三)预防术后恶心呕吐

避免使用可能引起呕吐的药物,必要时应用托烷司琼等治疗恶心呕吐。

(四)术后感染监测

①术后 2 小时后复查血常规,注意白细胞变化;②术后密切监测生命体征变化,注意血压心率变化;③术后监测体温变化;④术后监测 CRP,PCT。

(五)术后膀胱冲洗

患者留置三腔气囊导尿管,接等渗冲洗液冲洗,根据冲洗液颜色调节冲洗速度。

(六)术后液体控制

避免过量液体输入,必要时监测 BNP。

(七)促进胃肠功能恢复

避免或减少阿片类镇痛药,避免过量液体输入,早期恢复经口进食。

(八)术后管道

术后一个月拔除双 J 管。术后第 2 日拔除导尿管,观察排尿量及颜色。

(九)术后营养治疗

术后次日进水,无不适时进少量流质饮食,逐渐恢复正常饮食。

(十)术后活动

术后早期离床活动。

(十一)术后下肢 VTE 监测

术后监测下肢体征,注意有无肿胀,注意皮温皮色变化。

(十二)出院标准

恢复进食固体食物,不需要静脉补液,可离床活动到卫生间,体温正常且平稳 3 天以上,拔除尿管后排尿及尿色正常。

(十三)出院后随访及结果评估

患者回家 24~48 小时内应进行电话随访及指导,术后 1 个月应来门诊进行回访及拔除体内双 J 管,必要时计划进一步治疗等。一般而言,ERAS 随访至少应持续到术后 1 个月。

第十节　经尿道膀胱肿瘤切除术

膀胱癌位居我国泌尿系统恶性肿瘤发病率的首位,其中约 70% 为非肌层浸润性,经尿道膀胱肿瘤切除术(TURBt)是最主要的治疗方法。经尿道膀胱肿瘤切除术的 ERAS 策略是在控制肿瘤的前提下,减少术后并发症、缩短平均住院日、减少患者损伤和痛苦、加快患者康复及降低总花费。TURBt 的主要 ERAS 措施涵盖了术前、术中及术后三个环节。

一、术前管理

(一)术前评估

对患者进行手术宣教及术前交代,包括麻醉方式、手术方式及过程、围手术期注意事项以及术后随访策略等。对患者进行心理干预,降低患者焦虑、紧张的情绪。若患者过度紧张,麻醉前可给予短效的抗焦虑药。

(二)术前禁食水

术前 6~8 小时禁止固体食物,术前 2 小时禁水。术前 2 小时以前可口服 400ml 含 12.5% 碳水化合物的液体,以减少饥饿等不适,减轻机体应激反应。

(三)术前预防深静脉血栓生成

针对接受 TURBt 手术的患者,由于经尿道手术止血方式的特殊性,需谨慎选择抗血栓药物,避免增加严重出血的风险;术前为患者穿戴抗血栓弹力袜。

(四)术前预防性应用抗菌药物

应在术前 30~60 分钟单剂量使用,依据《抗菌药物临床指导原则》为指导,可使用二代头孢,若手术时间超过 3 小时,术中可加用单剂量抗菌药物一次。

(五)术前肠道准备

肠道准备目的为减少术中术后可能出现的副损伤等,若无特殊要求(例如患者有严重便秘或术中需直肠镜探查等),TURBt 手术不建议进行机械性肠道准备,可酌情应用泻药。

(六)术前镇痛

协助术中麻醉,可应用非甾体抗炎止痛药减少患者疼痛。

二、术中管理

(一)麻醉方式选择

全麻联合硬膜外麻醉或持续硬膜外麻醉,术中合理减少阿片类药物使用,优选起效快、作用时间短的麻醉剂。

(二)手术方案选择

根据膀胱肿瘤的大小、数目和位置以及患者年龄、身体状况及医院自身硬件条件选择合理方案。

(三)合理加快手术速度、减少手术时间及术中出血量

(四)术中注意控制患者体温不低于 36℃

术中注意调节外界温度,事先加热冲洗液并保持温度,做好患者保暖,避免低体温发生影响患者恢复。

（五）严格控制术中液体量

因膀胱肿瘤患者多为老年患者,常合并其他基础疾病,需要结合患者的心肺功能状态以及术中出血情况,精确计算静脉输液量,避免输液量不足或过多。

三、术后策略

（一）早期离床活动

根据术后患者膀胱创面大小、血尿程度等,情况允许时鼓励患者早期离床活动。

（二）术后营养治疗

多数患者可术后 6~8 小时少量饮水,若无明显腹胀、腹痛等,术后第 1 天可进流食,流质以稀粥、汤等为主,少食多餐,根据患者情况逐渐增加量,术后第 2 天逐渐过渡到软食。必要时经口营养补充。

（三）预防术后恶心、呕吐

术后常发生恶心、呕吐,其致病因素有麻醉、阿片类镇痛药、过度补液及电解质紊乱等因素相关。术后须有效控制恶心、呕吐及肠麻痹,以配合早期经口进食,避免使用可引起呕吐的药物如新斯的明、阿片类药物等,尽量应用副作用少的药物。恶心、呕吐症状明显的患者可尝试预防性使用药物如昂丹司琼。

（四）预防术后肠麻痹

肠麻痹可干扰患者的康复,早期进食、减少术前不必要的洗肠及早期下床活动,这些手段都可减少肠麻痹发生概率。

（五）术后镇痛

TURBt 术后疼痛常见原因包括尿道疼痛及膀胱痉挛。尿道疼痛多为尿道黏膜的机械损伤,而膀胱痉挛多见于手术创面、尿管刺激及冲洗液诱发。术后镇痛药物的选择应减少阿片类药物,避免可能发生的肠麻痹。可选术后硬膜外镇痛;考虑膀胱痉挛诱发疼痛者可给予 M 受体阻滞剂口服治疗。

（六）尿管管理

TURBt 术后常规留置三腔导尿管,术后需密切观察尿液颜色,血尿颜色较重时需行尿道牵拉固定及膀胱持续冲洗。目前报道的 TURBt 手术留置尿管时间多在 1~4 天,具体留置尿管时间需根据患者尿色情况决定,若患者达到出院标准仍有少量血尿,可选择带尿管出院。

（七）术后静脉血栓的预防

经尿道手术术后静脉血栓并不少见,尤其是手术时间及卧床时间较长者。目前在深静脉血栓预防的指南中推荐的预防措施包括机械性预防和药物性预防,应用压力梯度弹力袜、腿部间歇充气加压装置、普通肝素、低分子量肝素及维生素 K 拮抗剂等。

（八）改善排尿药物的应用

膀胱肿瘤患者多为老年，男性多见，因此需考虑术后前列腺增生症等导致的排尿困难对膀胱的影响。如术前排尿困难症状明显，IPSS 评分为中重度，或术中见前列腺明显增大，尤其是突入膀胱内者，术后可给予 5-α 还原酶抑制剂及 α 受体阻滞剂，改善排尿通畅程度，避免术后用力排尿造成膀胱二次出血。

第十一节　经尿道前列腺切除术

前列腺增生症是老年男性常见病，经尿道前列腺电切手术（TURP）是目前推荐的首选治疗方案，随着技术的发展，相继出现了经尿道前列腺汽化电切（TUVP）、等离子前列腺电切（PKRP）及经尿道前列腺激光剜除术（HoLEP）等新的手术方法。无论何种手术方法，经尿道前列腺切除的 ERAS 策略，依然以减少术后并发症、缩短平均住院日、减少患者损伤和痛苦、加快患者康复及降低总花费为核心目标。以下是目前常用可供选择经尿道前列腺切除手术的 ERAS 策略。

一、术前管理

（一）术前评估

对患者进行手术宣教及术前交代。对患者进行心理干预，降低患者焦虑、紧张的情绪。若患者过度紧张，麻醉前可给予短效的抗焦虑药。

（二）术前禁食

术前 2 小时禁水等透明液体，6~8 小时禁止固体食物。术前 2 小时以前可口服 400ml 含 12.5% 碳水化合物的液体，以减少饥饿等不适。

（三）术前预防深静脉血栓生成

针对前列腺电切患者，需谨慎选择抗血栓药物，避免增加严重出血的风险；针对前列腺激光剜除的患者，若患者为患有相关疾病的高危患者，可选用短效抗凝药物预防血栓生成；需注意使用低分子量肝素和持续硬膜外阻滞止痛存在较大风险，因其有可能导致硬膜外血肿的发生。术前为患者穿戴抗血栓弹力袜。

（四）术前预防性应用抗菌药物

应在术前 30~60 分钟单剂量使用，依据《抗菌药物临床指导原则》为指导，可使用二代头孢，若手术时间超过 3 小时，术中可加用单剂量抗菌药物一次。

（五）术前肠道准备

肠道准备目的为减少术中术后可能出现的副损失等，若无特殊要求（例如患者有严重便秘或术中需直肠镜探查等）经尿道前列腺切除手术不建议进行机械性肠道准备，可应用泻药。

（六）术前镇痛，协助术中麻醉，可应用非甾体抗炎止痛药减少患者疼痛。

二、术中管理

（一）麻醉方式选择

优选为全麻联合硬膜外麻醉，也可选择持续硬膜外麻醉，术中合理减少阿片类药物使用，优选起效快、作用时间短的麻醉剂。

（二）手术方案选择

根据患者前列腺体积、年龄、身体状况及医院自身硬件条件选择合理方案。

（三）合理加快手术速度、减少术中出血量

（四）术中注意控制患者体温不低于 36℃

术中注意调节外界温度及冲洗液温度，做好患者保暖，避免低体温发生影响患者恢复。

（五）严格控制术中液体量

因前列腺增生症患者多为老年患者，常合并其他基础疾病。术中需冲洗膀胱，静脉输液量需精确计算，避免输液量不足或过多。

三、术后管理

（一）早期离床活动

根据患者出血及引流情况决定离床活动时间，情况允许鼓励患者早期离床活动。

（二）术后营养治疗

多数患者可术后 6~8 小时少量饮水，若无明显腹胀、腹痛等，术后第 1 天可进流食，流质以稀粥、汤等为主，少食多餐，根据患者情况逐渐增加量，术后第 2 天逐渐过渡到软食。必要时经口营养补充。

（三）预防术后恶心、呕吐

术后常发生恶心、呕吐，其致病因素与麻醉、阿片类镇痛药、过度补液及电解质紊乱等因素相关。术后须有效控制恶心、呕吐及肠麻痹，以配合早期经口进食，避免使用可引起呕吐的药物如新斯的明、阿片类药物等，尽量应用副作用少的药物。恶心、呕吐症状明显的患者可尝试预防性使用药物。

（四）预防术后肠麻痹

肠麻痹可干扰患者的康复，早期进食、减少术前不必要的洗肠、中医按摩及针灸足三里、合谷穴位，这些手段都可减少肠麻痹发生的概率。

术后镇痛，成功实施 ERAS 计划必须通过适当的麻醉和镇痛技术提供最佳的手术条件和最小化术后疼痛，从而最小化手术应激反应和促进术后康复。术后镇痛药物的选择应减少阿片类药物，避免可能发生的肠麻痹。可选术后硬膜外镇痛。

（五）尿管留置时间

目前报道的前列腺切除手术留置尿管时间多在 3~5 天,具体留置尿管时间需根据患者尿色情况决定,若患者达到出院标准仍有少量血尿,可选择带尿管出院。

（六）术后静脉血栓的预防

目前在深静脉血栓预防的指南中推荐的预防措施包括机械性预防和药物性预防,应用压力梯度弹力袜、腿部间歇充气加压装置、普通肝素、低分子量肝素及维生素 K 拮抗剂等。

第十二节　阴茎手术

一、术前管理

（一）术前宣教

医护人员在患者入院后应与其进行积极沟通,嘱患者戒烟、戒酒,锻炼心肺功能,为手术做好积极准备。手术前让患者充分了解阴茎手术术式的选择以及不同术式相关的手术风险,告知术后可能发生的并发症。同时告知患者术后在病情允许的范围内,遵从医嘱,术后早期进食水,早期离床活动,以及可能的术后住院时间及出院后的注意事项等。有条件者可给予心理护理。总体来说,是让患者对整个住院过程有一个全面的了解,既要让患者充分了解手术的风险、术后并发症,又要让患者充满信心,减少恐惧及紧张感,有利于患者更好地配合治疗。

（二）术前器官功能的评估及调整

术前根据患者的年龄,通过病史的询问,来初步判断患者的一般状况。在完善基本心肺、血生化检查的基础上,对于患者基础疾病进行有针对性的检查及会诊,更好有效地调整患者的一般状态。对于患者营养状态差,存在贫血的情况,可通过输血、肠内或肠外营养来纠正其营养不良,等到患者达到手术标准后方采取手术,可减少术后并发症的发生率。

（三）术前准备

术前手术区域备皮,预防术后切口感染。术前行青霉素或头孢原液试敏,为术中预防性应用抗生素做准备。对于阴茎手术的患者,术前常规可不必洗肠,因为手术并不涉及肠道。但对于长期便秘的患者可给予洗肠,有利于术后早期排气排便。对于阴茎肿物合并感染的患者,术前可给予感染部位每日碘伏浸泡,可减少术后切口感染的发生,利于术后切口的愈合。

二、术中管理

（一）麻醉方式的选择

全麻及双阻滞麻醉均可。对于肺功能差的患者可选择双阻滞麻醉,不涉及术后气管拔管带来的相关风险。而对于凝血功能异常的患者或患者术前口服抗凝药物的患者,因术中增加出血风险,可选择全麻,避免硬膜外血肿的风险。因阴茎手术的患者手术时间短,故应选用半衰期短的麻醉药物,有利于患者术后快速清醒拔管,进而有利于患者术后早期离床活动。

（二）术中预防性抗生素的使用

术中切口前 30 分钟或麻醉诱导前给予预防性使用抗生素。因阴茎手术主要涉及皮肤切口的愈合情况,故一代或二代头孢即可。

（三）术中患者体温的保护

术中应注意对患者体温的保护,避免体温过低影响患者术后的恢复。因此在术中对于吸入性气体、输注的液体进行常温化,手术室的温度适中,对于高龄、危重的患者或者术中可能等待病理手术时间较长的患者,使用保温毯。

（四）术中补液量

术中避免过多地输注液体,尤其是老年、心肺功能差的患者。输注的液体中应限制钠的含量,因钠盐增多,可导致术后肠麻痹的时间,术后患者排气排便时间延长,不利于术后患者的快速恢复。对于麻醉后患者血压降低,应选用缩血管药物,而不是大量输注液体扩充血容量。

（五）术中缝合皮肤时手术缝线的选择

对于切口张力不大的手术,缝合皮肤时应首选可吸收线,术后患者不需要拆线,患者可早期出院,缩短平均住院日,减少患者因需要拆线而产生依赖医院、晚出院的心理。

三、术后管理

（一）术后进食时机的选择

鼓励患者早期恢复进食水。对于阴茎手术的患者,因不涉及肠道,故术后 4~6 小时即可嘱患者饮水,进流食,只要患者胃肠可以耐受,没有腹胀、恶心及呕吐等不良反应,逐渐增加患者的进食量及种类是安全的。如果老年或长期便秘,胃肠功能差的患者,患者进食后腹胀明显,可嘱患者暂停进食水,给予静脉营养支持,待患者排气通畅后逐渐恢复患者饮食。

（二）术后离床活动时机的选择

鼓励患者术后早期离床活动。阴茎手术患者,术后患者可早期离床活动,减少术后下肢静脉血栓形成风险,促进胃肠蠕动,加速患者恢复。

（三）术后镇痛

术后给予适当时间的止疼药物缓解疼痛,可减少患者因疼痛产生的应激反应、焦虑感及睡眠差等,利于患者术后加速康复。阴茎手术的患者为防治术后尿道狭窄,需要至少留置尿管 1~2 周,增加患者的不适感,尤其在术后早期患者耐受性差,膀胱痉挛明显,适当时间的止痛药物使用兼具有缓解膀胱痉挛的作用,减少患者不适感,利于患者术后恢复。

（四）术后抗生素的应用

对于阴茎手术的患者,属于清洁 - 污染手术,术后可给予 2~3 天抗炎治疗,利于切口恢复,加速康复。对于合并阴茎感染手术,术后需足疗程使用抗生素,降低切口感染的概率,减少因术后长期换药而延长的患者住院时间。

第十三节　睾丸手术

一、术前管理

（一）术前宣教

医护人员在患者入院后应与其进行积极沟通,嘱患者戒烟、戒酒,锻炼心肺功能,为手术做好积极准备。手术前让患者充分了解睾丸手术术式的选择以及不同术式相关的手术风险,告知术后可能发生的并发症。同时告知患者术后在病情允许的范围内,遵从医嘱,术后早期进食水,早期离床活动,以及可能的术后住院时间及出院后的注意事项等。总体来说,是让患者对整个住院过程有一个全面的了解,既要让患者充分了解手术的风险、术后并发症,又要让患者充满信心,减少恐惧及紧张感,有利于患者更好地配合治疗。

（二）术前器官功能的评估及调整

术前根据患者的年龄,通过病史的询问,来初步判断患者的一般状况。在完善基本心肺、血生化检查的基础上,对于患者基础疾病进行有针对性的检查及会诊,更好有效地调整患者的一般状态。对于患者营养状态差,存在贫血的情况,可通过输血、肠内或肠外营养来纠正其营养不良,等到患者达到手术标准后方采取手术,可减少术后并发症的发生率。

（三）术前准备

术前手术区域备皮,预防术中术后切口感染。术前行青霉素或头孢原液试敏,为术中预防性应用抗生素做准备。对于睾丸手术的患者,术前常规可不必洗肠,因为手术并不涉及肠道。但对于长期便秘的患者可给予洗肠,有利于术后早期排气排便。

二、术中管理

（一）麻醉方式的选择

全麻及双阻滞麻醉均可。对于肺功能差的患者可选择双阻滞麻醉,不涉及术后气管拔管带来的相关风险。而对于凝血功能异常的患者或患者术前口服抗凝药物的患者,因术中增加出血风险,可选择全麻,避免腰麻局部出血的风险。因睾丸手术的患者手术时间短,故应选用半衰期短的麻醉药物,有利于患者术后快速清醒拔管,进而有利于患者术后早期离床活动。

（二）术中预防性抗生素的使用

术中切口前 30 分钟或麻醉诱导前给予预防性使用抗生素。因睾丸手术主要涉及皮肤切口的愈合情况,故选取一代或二代头孢即可。

（三）术中患者体温的保护

术中应注意对患者体温的保护,避免体温过低影响患者术后的恢复。在术中对于吸入性气体、输注的液体进行常温化,手术室的温度适中,对于高龄、危重的患者或者术中可能等待病理手术时间较长的患者,使用保温毯,使体温保持在 36℃ 以上。

（四）术中补液量

术中避免过多地输注液体,尤其是老年、心肺功能差的患者。输注的液体中应限制钠的含量,因钠盐增多,可导致术后肠麻痹的时间,术后患者排气排便时间延长,不利于术后患者的快速恢复。对于麻醉后患者血压降低,应选用缩血管药物,而不是大量输注液体扩充血容量。

（五）术中缝合皮肤时手术缝线的选择

对于切口张力不大的手术,缝合皮肤时应首选可吸收线,术后患者不需要拆线,患者可早期出院,缩短平均住院日。

（六）术中留置引流条

术中是否留置引流条需要根据术中的具体情况而定。如果术中睾丸肿瘤较大,创面较大,术后可能存在创面渗血,那么尽量留置引流条,这样可以充分引流积血,避免因术后引流不畅,继发感染,而引起患者住院时间延长。如果术中无明显出血,术后亦不存在渗血可能,可以不留置引流条。

三、术后感染

（一）术后进食时机的选择

鼓励患者早期恢复进食水。对于睾丸手术的患者,因不涉及肠道,故术后 4~6 小时即可嘱患者饮水,进流食,只要患者胃肠可以耐受,没有腹胀、恶心及呕吐等不良反应,逐渐增加患者的进食量及种类是安全的。如果老年或长期便秘,胃肠功能差的患者,患者进食后腹胀明显,可嘱患者暂停进食水,给予静脉营养支持,待患者排气通畅后逐渐恢复患者饮食。

（二）术后离床活动时机的选择

鼓励患者术后早期离床活动。睾丸手术患者,术后患者可早期离床活动,减少术后下肢静脉血栓形成风险,促进胃肠蠕动,加速患者恢复。

（三）术后镇痛

术后给予适当时间的止疼药物缓解疼痛,可减少患者因疼痛产生的应激反应、焦虑感及睡眠差等,利于患者术后加速康复。

（四）术后抗炎

对于睾丸手术的患者,属于清洁手术,术后可不需要使用抗生素。

（五）尿管拔除时机的选择

术后应早期拔除尿管。术后第 1 天即可拔除尿管,可以减少泌尿系统感染的风险,同时增加了患者的舒适感,为患者早期下地活动做好准备。

（中国医科大学第一附属医院　孔垂泽）

20 第二十章　神经系统疾病常见手术的加速康复治疗

神经外科常见疾病主要包括颅脑肿瘤、颅脑损伤、脑血管疾病、脊柱脊髓疾病、功能及外周神经系统疾病 6 大类。神经外科手术难度大、风险高、手术时间长,且术中需要长时间的精细操作。因此,对于治疗模式的转变较为谨慎。目前,几乎所有的颅内和脊髓手术都需要应用手术显微镜。手术显微镜可以为术者提供一个立体放大的视野和清晰的图像,这样更利于避免损伤病变周围的重要结构。近年来,神经内镜也逐渐应用于垂体瘤、脑积水及脑室内肿瘤等疾病的手术治疗。相较于手术显微镜,内镜手术具有创伤更小,术中显露的范围更加广泛,视野更加清晰,手术操作精确、精细等优势,从而大大减轻了手术损伤,减少了并发症,提高了手术疗效,患者术后痛苦小,恢复快,住院时间短,费用较低。神经导航、电生理监测等高精设备的使用,使手术损伤更小,更有利于保护病变周围的重要结构,从而在一定程度上改善了患者的预后。这些神经外科微创手术理念都与加速康复外科(ERAS)的核心原则相吻合,即减少手术创伤应激,强调改善患者预后,减少患者住院费用等。但是,神经外科疾病的患者往往术前症状较重,如存在脑疝、昏迷及偏瘫等,病情变化较快,术后常见并发症也较重,如脑出血、脑水肿及严重电解质紊乱,这些都增加了围手术期管理的难度。如何减少患者的手术创伤,优化围手术期管理方案,预防和治疗各种术后并发症,是改善神经外科患者预后、减少住院期间花费的关键点。因此,将 ERAS 运用到神经外科领域也显得尤为重要。

从 ERAS 这一概念最早运用在结直肠手术患者,到现在 ERAS 协会已经制定了在普通外科、妇科及泌尿外科等多种外科手术的加速康复外科治疗方案。神经外科手术的加速康复外科治疗较其他外科手术起步较晚,相关的研究也较少,目前没有明确的共识。但是,已有研究证实 ERAS 在减少神经外科患者术后并发症,加速患者康复,缩短术后住院时间方面较传统的治疗方法有一定的优势。本章将对 ERAS 在择期开颅手术及脊柱手术中的应用进行介绍。

第一节　开颅手术

在神经外科,大多数颅内病变的患者都需要进行开颅手术,术后患者出现认知功能的下降和长期处于功能下降状态的风险均高于其他外科手术的平均水平。对于颅内肿瘤患者,尤其是恶性肿瘤患者而言,促进患者快速康复,根据需要及时接受后续的放疗、化疗,这些都有利于改善患者的总体预后。而一些对于腹部或盆腔手术至关重要的加速康复外科治疗观点,并不适用于开颅术,因此需要探索一些特有的 ERAS 观念,使其适用于开颅术,这也有助于制定一个规范化的 ERAS 方案。此节将介绍现有的开颅手术 ERAS 观念和方案。

一、术前管理

(一)术前宣教

对患者及其家属术前的宣教,可能会影响到患者住院期间的满意度。已有研究证明在术前与患者及家属进行充分的沟通交流,可以加速患者术后的恢复、减少术后并发症。其方式可以为口头的谈话,也可以为书面的形式。其内容一般为 ERAS 临床路径中的一些细节,如术前的注意事项、拟定的手术方式、麻醉方案、术后并发症如何处理及住院时间的长短。了解患者及家属对于手术治疗效果的期望值也很重要。某些患者手术后可能会出现神经功能障碍,并可能长期无法恢复,这将会影响到患者的生活质量,并间接给家属造成负担。因此,在术前与患者及其家属进行深入的沟通,使其能正确地面对疾病,了解治疗的目的和局限性,从而保证患者及其家属在整个治疗过程中更好地配合医务人员,以达到最佳的治疗效果,缩短住院的时间尤为重要。

(二)术前禁烟酒

吸烟、饮酒会增加出现术后并发症的概率。有研究表明择期手术的患者,术前 1 个月禁酒,其出现术后并发症的概率要低于未禁酒的患者。对于择期手术的患者,一般推荐术前禁烟、禁酒至少 4 周。

(三)术前营养及口服免疫营养物

研究表明患者术前处于较差的营养状态,术后可能更容易出现并发症,从而使住院时间延长。术前合理地使用肠内营养物可以改善这一状况。免疫营养物(immunonutrition, IN)可能会使患者免疫细胞的反应增强,从而可以更好地应对术后多系统的炎性反应及氧化损伤。对于脑肿瘤患者可以考虑使用 IN。

(四)术前禁食及术前糖预处理

为了预防 Mendelson 综合征的发生,非结直肠择期手术要求术前禁食 12 小时,禁饮 4 小时。但是,长时间禁食、水,本身就会引起应激反应,对患者产生诸多不利影响,如口渴、烦躁、饥饿、水及电解质紊乱等,而手术创伤造成的应激又进一步导致机体消耗增加,影响术后康复时间。长时间的禁食水,可能会加重术后的胰岛素抵抗,使血糖升高,而胰岛素抵抗则被认为是延长术后住院时间和影响患者预后的重要因素。目前并没有证据表明术前 2 小时进水、6 小时进食,会使术后出现与麻醉相关并发症的风险增加。术前 2 小时口服碳水化合物饮料不但可以减轻胰岛素抵抗,并可以减轻患者饥饿感与口渴。因此术前 2~3 小时服用复合碳水化合物饮料可能对患者更加有益。

（五）术前功能锻炼

有效的呼吸功能锻炼,可以改善患者的肺功能,增加呼吸肌力量,促进肺膨胀,减少术后并发症。锻炼腹式呼吸,缩唇呼吸。

二、术中管理

（一）预防性使用抗生素及备皮

预防性使用抗生素通常在手术开始前30分钟至1小时进行,仅在手术中应用,每隔6小时,建议追加一次,直至手术结束。目的是保证整个手术过程中,血清和组织内抗菌药物在有效浓度范围内。目前大多数的指南推荐首选头孢唑林。手术开始前备皮,通常需要剃除头发。与剃除所有头发相比,剃除切口局部的头发并不会增加术后切口感染的概率。因此建议选择较小的剃除范围。

（二）头皮浸润麻醉与神经阻断麻醉

在切皮前沿切口进行头皮浸润麻醉,有助于麻醉中更好地控制血压,减轻应激反应,并减少阿片类药物的使用。头皮浸润麻醉通常由术者实施,而头皮的神经阻滞麻醉多由麻醉医生实施。阻滞麻醉可阻断皮肤、肌肉及骨膜这些浅表组织的神经纤维。荟萃分析表明,头皮神经阻滞麻醉可以明显降低患者术后的疼痛评分,减少术后24小时阿片类药物的使用量。因此推荐切皮前使用这两种麻醉方式。

（三）麻醉方式

大量的随机对照研究表明,采用静脉全麻或吸入麻醉,分别选用长效或短效阿片类药物,两组患者术后的睁眼及拔管时间没有显著差异。在动物模型上,一氧化氮会增加动物的代谢率,加快血流速度,还会使其颅内压升高。使用一氧化氮还可使患者术后更容易出现恶心、呕吐。因此,一氧化氮未被广泛应用于神经外科的麻醉。氯胺酮,右美托咪啶,利多卡因通常作为麻醉的辅助用药,同时也可以用来缓解术后的急性疼痛。但是,氯胺酮可能会诱发幻觉、恶心呕吐、头晕及视物模糊,而这些症状都是颅脑手术后应尽量避免的。研究表明,注射右美托咪啶可能有镇痛的作用。静脉注射利多卡因可以改善腹部手术患者的预后,但其镇静的作用可能影响患者术后意识的评估。因此不推荐使用氯胺酮与利多卡因。

（四）微创开颅术及内镜的使用

减小开颅时的创伤,除了可以减轻术后疼痛外,切口也小而美观,颞肌等软组织的损伤也较小,并可以避免横断一些主要的感觉神经纤维,如眶上神经等。因此,采用微创手术可以改善患者术后的形象,并帮助其尽快地重返日常工作。重返日常生活通常也意味着可以开始尽快进行辅助化疗。内镜的使用可以减轻手术损伤,减少并发症,且术后疼痛较轻。如在经鼻蝶入路切除垂体瘤的手术中,更加微创的手术能带来更低的脑脊液漏发生率。术后不填塞双侧鼻腔,能进一步减少手术创伤和术后疼痛、炎症反应和不适感,利于早期康复。对于老年人原发性三叉神经痛,手术采用神经内镜结合小切口辅助三叉神经微血管减压术,有助于缩短手术时间,减少并发症,提高手术安全性及有效性,有助于老年患者术后加速康复。一些回顾性研究表明,减小开颅时的创伤或采用内镜手术,可以在一定程度上改善患者术后生活质量,但目前仍缺乏大样本量的随机对照研究。因此,无法明确其与术后功能状态、疼痛评分及外形是否美观等这些预后是否相关。

(五)维持正常体温

研究显示,持续 2 小时以上的手术均可使患者出现体温降低,低体温导致机体在复温过程中产生应激反应,有损害凝血机制及白细胞功能、增加心血管负担等不良作用。在手术期间维持正常体温可以减少心血管事件、出血、伤口感染及压疮。体温过低可使麻醉苏醒时间延长。因此,在开颅术中应注意维持患者正常体温。控制手术室室温,非必要时避免暴露患者,裸露部位注意保暖。消毒时不要裸露过多的皮肤。输液时可以应用保温设备,必要时给患者使用保温毯。

(六)体液平衡

为保证神经外科医生更加顺利地进行手术,麻醉医生通常需要严格限制术中的补液量。这就可能会造成体循环量的相对不足,往往需要频繁地进行血流动力学的检测,以保证手术的顺利进行。一项荟萃分析表明,用心排出量指导补液量及纠正血流动力学,可以减少并发症的发生。可以采用无创的方式监测心排出量,以准确地确定体循环量是否出现不足。

三、术后管理

(一)术后镇痛

开颅术后会出现轻微乃至剧烈的疼痛,可出现在术后的早期阶段,并且可能会持续几个月。加巴喷丁可有效减轻术后的疼痛,减少术后镇痛药的使用量。但是,延长给药时间和增加剂量可能会延长麻醉拔管时间和增加术后的镇静评分。

延长普瑞巴林的给药时间,已被证实会对健康受试者的认知造成轻微的影响。非甾体类的抗炎药(NSAIDs)可能对开颅术引起的疼痛有一定的缓解作用。但是,NSAIDS 为环氧合酶-1(COX-1)抑制剂,可能会引起术后出血。而环氧合酶-2(COX-2)抑制剂对术后阿片类药物使用量的影响尚存在争议。曲马朵与可待因、吗啡相比,缓解术后疼痛的效果较差,且更容易引起恶心呕吐。在出现疼痛前预防性使用对乙酰氨基酚注射液,可以有效减轻疼痛,缓解恶心呕吐,因此较适合开颅术后使用。

(二)术后恶心呕吐(PONV)

开颅术后,恶心呕吐的发生率约为 47%。PONV 可能会使颅内压升高,增加术后颅内出血、脑水肿及误吸的风险。5-羟色胺受体拮抗剂可以降低开颅术后恶心的发生率,但是术后 48 小时呕吐的发生率仍高达 34%。东莨菪碱和异丙嗪是否适用于开颅术后的患者,目前尚未有前瞻性的研究,但是这两种药物可引起视力下降,意识障碍,且有镇静的作用,因此并不适用于开颅术后的患者。荟萃分析显示,在甲状腺手术麻醉诱导时单次给予地塞米松(2~10mg),可有效预防 POVN。阿瑞吡坦联合使用地塞米松可以减少术后 48 小时恶心的出现。因此,推荐 5- 羟色胺受体拮抗剂与地塞米松预防开颅术后的恶心呕吐。

（三）导尿

推荐术后 1 天,或更早拔除导尿管,以减少感染的发生。如手术时间较短,比如 Chiari 畸形手术,可尝试不留置导尿管,尿潴留发生概率很低,并可降低尿路感染发生率、提升术后舒适度及缩短术后平均住院日。

（四）术后营养

胃肠道及泌尿生殖道手术的患者,术后胃肠道功能的恢复较慢。对于实施开颅术的患者来说,因手术部位远离胃肠道,且很少使用阿片类的药物,所以术后肠梗阻较少见。麻醉清醒后患者无恶心、呕吐等症状,应鼓励患者早期适量饮水,逐渐恢复正常饮食并相应减少静脉输液量。开颅术后 1 周或更长时间处于半昏迷状态,可考虑使用全肠外营养。

（五）早期活动

开颅术后,患者如没有运动障碍,建议在术后的第一天开始活动。早期活动可以预防肌肉萎缩及深静脉血栓形成,缓解术后疲劳和睡眠障碍,有利于胃肠功能和精神心理的恢复。适当使用非阿片类的镇痛剂及预防 PONV 的发生,可以帮助患者提前下地活动。

（六）预防血栓形成

血栓的预防一般只能使用物理方式。单独或联合使用压力梯度长袜及间歇性充气加压装置可以预防下肢深静脉血栓。使用抗凝药物可能会造成颅内出血,所以当有其他方式可以采用时,应尽量避免使用抗凝药。

四、现有研究及 ERAS 方案

目前文献仅有 Wang 等人根据 Hagan 等人的观点设计了一个 ERAS 方案,并进行了随机对照研究。该研究选取了 2016—2017 年期间,140 例择期行开颅手术的患者,其中 70 例围手术期使用了 ERAS 方案,其余 70 例作为对照使用了常规的围手术期治疗方案。

该研究的 ERAS 方案包括:入院前开始对患者进行宣教;术前至少 4 周开始禁烟酒;进行术前营养、心理（焦虑和抑郁）、DVT、PONV 及疼痛的评估以预测每个患者的相对风险因素,并根据这些结果采取相应的预防措施。患者入院后,在护理团队配合下进行术前评估和训练,包括肺功能锻炼（如胸部运动、吹气球及腹式呼吸运动等）,训练床上排便及评估排尿功能。目的是全面明确地评估患者的基本情况和功能状态。

ERAS 组 64%（45/70）的患者术前 6~8 小时开始禁食,对照组 96%（67/70）的患者术前 8~12 小时开始禁食。部分 ERAS 组患者,于术前 2 小时口服麦芽糖糊精果糖溶液,而其 PONV 的风险并没有增加。因此缩短禁食时间,在开颅术前 2 小时进行糖预处理是安全和有效的。

ERAS 组患者术前给予阿托品和地塞米松,以减少腺体分泌,减少应激反应。丙泊酚、舒芬太尼及罗库溴铵用于麻醉诱导,异丙酚、芬太尼及七氟醚用于麻醉维持。切口采用皮内缝合,这种缝合方式与使用尼龙缝线间断缝合一样安全,且具有免拆线和较好美容效果的优点。伤口使用无菌敷贴。ERAS 组仅有少数患者,在需要时留置了引流管(17%, 12/70)。对照组术后留置引流管的情况要更加普遍(97%, 68/70)。这两组患者术后都是 24~48 小时拔除引流管。

在 ERAS 组中,患者在术后早期被允许口服液体,手术后 4 小时内开始饮水,手术给予复合营养饮料的中位时间为 8 小时,对照组这两个时间分别是 8 小时和 11 小时。在手术后24 小时(中位数 24 小时,范围为 24~72 小时)鼓励患者使用营养饮料和普通固体食物。并且大多数患者术后第 3 天停止静脉输液。与对照组相比,这些措施改善了 ERAS 组患者的术后功能状态。

ERAS 组术后留置导尿管的时间明显短于对照组,74%(52/70)的患者术后 6 小时内拔除导尿管。在患者自主排尿功能恢复的前提下,尽早拔除导尿管可以预防尿路感染。

根据患者术后 VAS 评分,使用了非阿片类的镇痛药如注射用对乙酰氨基酚、非甾体抗炎药(NSAIDs)。虽然两组患者使用的镇痛药相同,但是术后第一天,ERAS 组患者仅诉轻微疼痛(VAS 评分 1~3)的比率为 79%,明显高于对照组的 33%,而且 ERAS 组患者术后诉疼痛的持续时间也较短。

PONV 简易风险评分表用作 PONV 预防和治疗的一个指标。地塞米松常规用于预防 PONV(PONV VAS 评分≤3),托烷司琼用于治疗 PONV(PONV VAS 评分≥3)以减轻症状。两组PONV VAS 评分没有明显区别。

患者麻醉苏醒后 6 小时开始在床上进行肢体运动,并在手术后 24 小时内开始下地活动。早期运动可以改善心肺功能,预防下肢深静脉血栓。因为镇痛药的使用和 PONV 的预防,ERAS 组术后第一天、第二天开始行走的比率要明显高于对照组(POD1: ERAS 组 64%VS 对照组 0%, POD2: ERAS 组 27%VS 对照组 7%)。

术后手术引起的并发症如切口感染、颅内感染、疲劳及颅内出血等,在两组的发生率无明显区别。非手术引起的并发症,如呼吸系统、心血管系统、消化及泌尿系统的并发症,及静脉血栓栓塞的发生率,在两组也无明显区别。术后功能的恢复情况在两组患者也无明显区别。大多数患者术后营养状况较好,这与结直肠手术后的患者有明显不同。很显然,这一现象与手术的部位有关系。

ERAS 组术后住院时间中位数为 4 天,明显小于对照组的 7 天。住院期间总花费明显低于对照组,出院时患者满意度高于对照组。

单因素分析显示,与 ERAS 较短住院时间相关的因素有: 术中出血量小于 300ml、术前糖预处理、皮肤可吸收缝合线的使用、术后第一天进固态食物及术后无引流管。多因素分析显示,术后第一天进固态食物和较低的 PONV VAS 评分对术后住院时间有明显影响。此外,术后第一天开始进食固态食物和轻度的 PONV VAS 评分是 ERAS 组术后住院时间较短的独立预测因子,而术后第一天开始行走是对照组唯一的独立预测因子。

从以上结果来看,使用 ERAS 方案后,患者术后住院时间缩短,恢复速度加快。以往的研究显示,ERAS 方案并不太可能对手术相关并发症的发生产生影响。这也可以解释为什么患者出现的手术相关并发症的比率在 ERAS 与对照组没有明显区别。该研究的结果也再次强调了,微创手术策略和操作对于减少手术并发症的核心作用。患者功能的加速恢复与 PONV 和 DVT 的预防与处理、术前禁食、头皮切口浸润麻醉、导尿管留置时间及手术部位疼痛等措施有关。

五、目前的不足与未来的研究方向

由 Hagan 等人通过研究大量文献,提出的择期开颅手术的 ERAS 观点,为 ERAS 方案的设计提供了一个基本的方向。在此基础上,Wang 等人设计了一个 ERAS 方案,并进行了随机对照研究,研究结果显示,对于开颅手术的患者,使用 ERAS 方案,可以有效地缩短术后住院时间,加快术后恢复速度,降低住院费用。这些研究填补了 ERAS 在神经外科领域的空白。但是,由于神经外科患者围手术期的管理较为复杂,手术难度较大,因此需要进行更多的研究来对目前现有的 ERAS 观念进行细化,从而可以进一步优化开颅手术的 ERAS 方案。ERAS 在神经外科领域的应用起步较晚,所以目前仍没有一个广泛的共识。未来需要更多的大样本量的临床随机对照研究,并进一步进行多临床中心的研究。ERAS 治疗理念也需要进一步地应用于神经外科各种疾病的治疗过程中,并探索研究适合这些疾病不同的 ERAS 方案。相信在未来,ERAS 在神经外科领域的应用,可以有效改善患者的预后,加速功能恢复,缩短住院时间,并使脑肿瘤患者能够更快地开始辅助化疗及放疗。

第二节　脊柱手术

脊柱神经外科,作为周围神经外科,是神经外科重要的组成部分,国际上最早的腰椎间盘和颈椎间盘突出手术都是由神经外科医师完成的。脊柱作为脊髓和神经根的支撑系统,其复杂性和疾病的多样性远超颅骨;再加上人类直立行走的特殊性,脊柱随着年龄的增长发生渐进的退行性改变,故脊柱疾病的发生率很高。探索适用于神经外科脊柱手术的 ERAS 观念,制定一个规范化的 ERAS 方案,将会使越来越多的患者受益。此节将介绍现有的神经外科脊柱手术的 ERAS 观念及方案。

一、术前管理
(一)术前宣教
脊柱手术术前对患者的宣教与告知与开颅术基本一致。
(二)术前禁烟酒
吸烟已经证实是脊柱手术后椎骨愈合不良的独立风险因素。一般认为,烟草引起的骨融合抑制,是由全身骨密度降低、成骨细胞的代谢下降、局部血流量不足及血管生成减少等原因造成的。戒烟后脊柱手术患者疼痛评分显著降低,术后功能状态改善,恢复速度加快,术后患者满意度也较高。经后路器械融合术的患者,术前戒烟者重返工作的比率明显高于未戒烟者。即使是术前禁烟4周,术后感染风险也会下降,同时围手术期呼吸系统问题以及切口并发症发生的概率也会减少。因此建议术前4周禁烟以改善脊柱手术患者的预后。

酒精摄入量是引起术后并发症的危险因素,酗酒者出现术后感染、肺部并发症、住院期延长及进入重症监护室的风险均较高。CAGE问卷可以帮助医生快速有效地辨别患者是否酗酒。

(三)术前营养

营养状态是一个术前可控的危险因素。多数脊柱疾病在老年人多发,因此,蛋白质缺乏性营养不良的发生率较高,这往往是由生理或解剖结构的改变、慢性疾病、饮食较差及日常服用多种药物等原因引起的。手术的大小不同,相应的热量和蛋白质的需求也不同。对择期脊柱手术、脊柱变性及畸形需行融合术的患者来说,人血白蛋白水平 <3.5g/dl,已表明是出院后30天内非计划性再入院的一个独立危险因子。对行颈前路椎间盘切除加植骨融合术(ACDF)的患者来说,术前低白蛋白血症也是术后主要并发症(如心肺问题和再次手术)的预测因子。术后手术部位的感染已明确与营养缺乏有关。有研究表明,脊柱手术营养不良的危险因素包括:年龄大于50岁、脑瘫及前后路联合脊柱手术,或融合节段≥10。因此,明确患者术前营养状况,并纠正术前营养不良,可以增加术后患者的满意度,改善临床预后和功能恢复。有学者建议,对于体质指数(BMI)<18.5 或 >25同时存在人血白蛋白 <3.5g/dl的高危患者,术前可以请营养科会诊,帮助改善其营养状况。

(四)运动能力

患者的运动能力意味着其是否有可能采取一些适当的康复训练来改善自身的预后。较好的活动能力,也意味着患者术后对物理治疗的依从性较好,从而可以获得一个较好的功能恢复。术前物理治疗或康复,可以看作是"预康复训练",是一种对术后功能恢复有积极影响的训练方式。有研究表明,预康复训练可以改善脊柱手术患者术后功能恢复。一些学者建议,对于待手术患者都需要评估其术前运动状况,术前6~8周开始进行预康复训练。

(五)术前禁食及术前糖预处理

脊柱手术术前禁食及术前糖预处理与开颅术基本一致。

二、术中管理

(一)预防性使用抗生素及备皮

术前预防性使用抗生素,在手术开始前30分钟至1小时开始给药,可使用头孢唑林(1mg/kg)。对青霉素过敏患者,可使用万古霉素(15mg/kg)。

(二)麻醉方式

有荟萃分析表明腰椎手术使用全麻或脊髓麻醉,在术中低血压和心动过缓发生率、出血量、手术时间、术后 24 小时内镇痛及恶心 / 呕吐这些方面没有明显差异,该分析认为腰椎手术时脊髓麻醉似乎较全身麻醉更具优势。应避免使用长效阿片类药物和麻醉剂。建议进行切口处皮肤的神经阻滞麻醉。布比卡因作用时间较长,可用于螺钉进入部位的局部麻醉。

(三)手术相关

在技术与条件允许的情况下可使用微创手术,包括内镜减压和膨胀椎间融合器的使用,同时采用经皮椎弓根螺钉内固定术。氨甲环酸可减少脊柱手术出血量、引流量,可在手术开始后 30 分钟内静脉输入 1g 氨甲环酸,之后每小时 0.5g 滴注直至手术结束。生物骨黏合剂可以促进骨融合。不推荐常规使用术后引流管。采用无创的方式检测心排出量可更准确地确定体循环量是否出现不足。术中需持续监测体温,可使用热毯等设备使体温保持在 36℃以上。

三、术后管理

(一)术后镇痛

脊柱手术创伤较大,术后活动时易牵拉组织,疼痛较为剧烈。长期服用阿片类药物的患者,术后增加阿片类药物的剂量,仍会出现程度较重的急性疼痛,疼痛的缓解也较慢。预先给予镇痛的目的是通过抑制中枢自主神经过度活动来防止术后疼痛。可使用的药物包括局麻药、非甾体抗炎药(NSAIDs)、阿片类药物、抗惊厥药物及对乙酰氨基酚。接受预先镇痛的患者在术后疼痛、活动、抑郁或焦虑、术后 2 周自理这些方面都有改善。有学者建议术后立即使用加巴喷丁 600mg 镇痛。

术后每隔 6 小时服用乙酰氨基酚。静脉和口服麻醉剂仅在需要时使用。此外,可在手术结束时切口处皮内注射利多卡因。地西泮、环苯扎林及酮咯酸等肌松药,也可以根据需要作为镇痛的辅助用药。

(二)导尿

推荐术后 1 天,或更早拔除导尿管,以减少感染的发生。

(三)术后营养

鼓励患者麻醉苏醒后,在可耐受的情况下逐渐开始饮水,进食。

(四)早期活动

无活动受限的患者,建议通常在术后的第一天开始活动。可从床边到椅子,再从椅子到床边,多次往返。早期活动可以预防肌肉萎缩及深静脉血栓形成。

(五)预防血栓形成

推荐使用弹力袜,及早下地活动。

四、现有研究及 ERAS 方案

脊柱手术数量及复杂程度正在逐渐上升,尽管手术技术、麻醉方案及围手术期管理等方面已经有所改进,但是大多数手术仍然存在术后并发症、疼痛、术后功能恢复减慢及住院期延长等情况。ERAS 的使用可以帮助改善这些问题,但是目前关于脊柱手术的 ERAS 治疗方案仍很少。

Roxana 等人设计了神经外科脊柱手术的 ERAS 方案,进行了对照研究,并对结果进行了初步的分析。结果显示,使用该 ERAS 方案的患者,较对照组,术后疼痛评分、阿片类药物的使用量均较低。但是 ERAS 组术后并发症、平均住院日及再次入院比率较对照组并未出现显著减少。其原因可能是入组患者数量较少(41 例)。其次,转移癌的患者在手术后可能需要继续治疗导致住院日延长。

五、目前的不足与未来的研究方向

目前仍缺乏关于神经外科脊柱手术 ERAS 的研究,并且也没有大样本量的随机对照研究。与 ERAS 在结肠手术的应用相比,Roxana 等人及 Wang 等人关于脊柱手术 ERAS 的研究并未取得满意的结果。但是,这些研究为今后的研究奠定了基础。为取得较为满意的效果,ERAS 方案的制定尤为重要,这就需要进行更多的、前瞻性的及大样本量的随机对照研究,不断优化现有的方案,从而可以形成一个关于神经外科脊柱手术 ERAS 的广泛共识。近年来,微创脊柱手术的应用越来越广泛,制定与其相配套的 ERAS 方案也仍需要探索。另外,现有的研究都尚未涉及椎管内肿瘤的手术,与腰椎间盘突出等椎管病变的患者相比,椎管内肿瘤患者围手术期的管理较为复杂。未来,仍需进行大量的研究,将 ERAS 的理念广泛地应用于神经外科脊柱手术中。

(首都医科大学附属北京天坛医院　田永吉)

21 第二十一章　加速康复在 ICU 的应用

第一节　加速康复应用于重症医学的重要性

对于重症患者来说,加速康复显得更为重要,因为重症患者基础状态差,病情进展迅速,需要高强度和多种类的生命支持手段,康复过程中也容易迁延反复。如果能通过实施有效可靠的加速康复治疗,提高患者生存质量,降低死亡率,将会大大改善目前多数 ICU 病房所面临的床位紧张,周转率低,患者预后不良且花费巨大等问题。可是对于重症患者的加速康复治疗方案目前并没有大样本的临床研究和指南可循,且重症患者因病情复杂和器官功能损伤严重,在实施加速康复治疗过程中也需要严格监测,实施特定治疗方案,使得加速康复在重症患者中的应用具有较大的差异性。本章内容通过识别 ICU 中可实施加速康复的重症患者、实施前的评估、具体实施方案、结束时机及终止不良事件几方面详细介绍了如何在 ICU 中针对重症患者实施有效的加速康复治疗。

第二节　识别需要进入 ICU 实施加速康复治疗的重症患者

对于重症患者来说,加速康复提高了他们的生存质量,可以在经历更少的痛苦和并发症的情况下完成既定的手术目标,且并不增加重返 ICU 的概率。但 ICU 的床位通常有限,如何识别哪些人群可以通过进入 ICU 实施加速康复而获得最大收益需要一定界定标准。目前主要通过患者基础状态评估、手术类型、创伤程度及术中和术后非预期并发症等几方面对患者进行分级。

随着社会老龄化加重和外科技术的进步,ICU 收治的高龄术后患者比例逐年增高。老年患者因基础疾病多,心肺功能储备差,围手术期易出现血管性疾病和呼吸系统疾病。对于急性起病的老年患者,因疾病症状和体征不典型,体格检查和实验室检验通常不能完全反映疾病的严重程度,容易造成诊断和治疗不及时,使得病情恶化。对于老年患者基础状态的评估分为几个方面:①总体评估,主要从患者日常生活行为能力水平进行整体评测,常用的量化工具为 ASA 分级,Ⅳ级以上的老年患者死亡率明显增加。②老年患者的心脏疾病风险评估可从病史,是否伴发心衰、脑血管疾病、慢性肾功能不全以及需要胰岛素治疗的糖尿病等多个方面综合叠加考虑。③呼吸功能,尤其是储备和交换功能随年龄增加而减退,老年患者术前进行肺功能和血气分析检测必不可少,但对结果的解读分析应考虑到年龄的影响。值得注意的是,长期吸烟、基础存在结构性肺病及术前肺部感染的患者出现延迟撤机概率较高,术后进入ICU的概率更高。④患有神经系统退行性变、脑血管病者术后谵妄及再插管风险较高,应酌情调整麻醉和术后镇静镇痛方式。⑤老年患者的肝肾、胃肠道及内分泌功能障碍都会影响其康复速度,需要更高的监护密度和强化管理。欧洲的一项研究表明,收入ICU的老年患者比没有收入ICU的老年患者获得更多的收益,当然,收入之前还应对患者的诊断和疾病严重程度再次进行评估。

肿瘤恶病质状态、血液病及低免疫宿主,可因手术打击使原有的重度营养不良和免疫低下状态进一步加重,从而导致术后切口愈合不良、吻合口瘘及二次感染事件。此类患者若在监测密度低的普通病房治疗,有延误诊治的风险,术后应早期转入ICU病房,严格监测生理指标,制定个体化的营养支持方案,严格无菌操作及隔离,以降低导致死亡和延长住院时间的潜在风险。

有研究表明急诊手术患者的死亡率至少高出择期手术患者10倍,但通过精准评估患者血流动力学和感染状态,早期给予液体复苏,第一时间应用抗生素等集束化治疗则可明显降低其30天死亡率。

对于急诊手术的患者,因其应激反应和组织损伤明显加重,血液丢失增加,其加速康复途径有别于择期手术,目的在于减少手术打击,提高机体代偿反应,该建议虽然已被临床医师广泛接受,但仍缺乏高质量的证据支持。急诊手术加速康复途径如下:①早期评估和复苏。应在患者入院30分钟内进行改良早期预警评分(modified early warning score, MEWS),MEWS>3分需扩大检查范围,测量动脉乳酸,迅速给予液体复苏。②早期应用抗生素。SIRS/脓毒症应在1小时内应用,可疑腹腔粪便污染应在3小时内应用。③早期诊断和外科干预。2小时内完善CT检查,6小时内开始手术。④目标指导液体复苏。术中和术后6小时应以个体目标为导向指导液体复苏。⑤术后加强治疗。实施以上加速康复治疗需要配备特定的仪器设备且增加监护密度,普通病房难以实现,若ICU床位允许,建议所有急诊术后患者常规进入ICU病房治疗。

对于术前评估一般状态良好,手术过程顺利的术后患者,可于术后监护室或普通病房进行加速康复治疗,但对于某些需要特定治疗干预或密切监测客观指标的术后患者,需要进入ICU接受更综合的加速康复治疗,以获得更大的收益。对于需要器官支持治疗,如机械通气、连续肾脏替代治疗或体外膜肺氧合等,或病情较为复杂的术后患者,应转入ICU进行加速康复治疗,不应在普通病房接受或撤离机械通气,或进行非专科性器官替代。若为某些特定专科的重症患者,如重度颅脑损伤或脑出血患者,在无合并其他器官功能衰竭时,可收入神经专科ICU治疗。患者延迟转运进入ICU超过4小时,死亡率明显增高。

部分患者术前评估未达到入ICU标准或术前未进行充分风险评估,无术后于ICU进行加速康复治疗的计划,但术中发生以下意外事件:如存在血流动力学波动,需要血管活性药物升压和实时血流动力学监测；血氧饱和度降低及通气换气功能障碍，术后无法顺利撤机；大量失血导致失血性休克或稀释性凝血病；临时改变手术方案，计划外切除重要脏器，术后需要器官替代治疗；突发恶性心律失常及心搏骤停，术中实施 CPR 的患者，术后需从手术室非计划转入 ICU。

第三节　重症患者实施加速康复治疗前的准备工作

首先是患者的心理准备。相对于传统的治疗方式，加速康复更注重患者自身在治疗中起到的作用，患者的参与贯穿了整个治疗过程。英国的一项研究表明，患者积极参与治疗是缩短住院时间的一项重要因素。以消化道手术为例，患者会参与术前和术后几乎 50% 的治疗流程，如术前健康管理和心理咨询，术后多模式镇痛、早期经口进食及肢体活动，患者必须从传统的被动治疗状态转变为主动治疗模式。在 ICU 这样的封闭病房中，患者和家属与医护人员的沟通更需要得到重视，医护人员应在入 ICU 前充分向患者和家属宣教入 ICU 治疗的原因和必要性、围手术期注意事项，如术前戒烟，术后正确的咳痰方法等，减少患者围手术期焦虑，缓解紧张情绪。与患者及其家属对治疗目标和预后进行讨论，理解患者的诉求和期望，提前告知可能存在的风险和不良预后，鼓励患者积极配合治疗，加速康复进程。鼓励患者与手术医生及麻醉医生沟通，共同制定麻醉和手术方案。建议患者术前戒烟戒酒（对于酗酒患者，术前 1 个月戒酒可降低术后死亡率），强化营养，锻炼身体增加心肺储备能力。

其次，对患者基础状态进行评估，包括年龄、心肺储备功能、营养及免疫状态等。众多研究表明高龄（年龄 ≥70 岁）是围手术期死亡和不良事件发生的独立危险因素，在术前评估中应充分重视年龄对预后的影响。对于心肺功能评估目前应用的是国际广泛使用和认可的心肺运动实验（cardiopulmonary exercise testing, CPET），主要通过摄氧量、心血管反应、通气反应及气体交换这四方面，在不同做功水平准确地判断患者的心肺功能是否受损，气体交换及氧摄取利用能力是否正常。肥胖患者往往 CPET 结果较差，提示预后不佳，住院时间延长，死亡率增加。术前气道管理的危险因素包括高龄（年龄 ≥70 岁）、吸烟史（≥800 年支）、哮喘或气道高反应、肺功能 FEV1<1.0L 和 FEV1%<60% 或年龄 >75 岁和 DLCO<60%、BMI ≥28kg/m²、既往存在呼吸系统疾病（如 COPD 或肺间质纤维化等）、肺部手术、长期应用激素或接受过放化疗。

营养不良是发生术后并发症的独立危险因素，评估重症患者的营养状态也是必不可少的环节，欧洲营养和代谢协会建议采用以下指标判断患者是否存在重度营养不良风险：① 6 个月内体重下降 10%~15% 或更高；②患者进食量低于推荐摄入量的 60%，持续 >10 天；③体重指数 <18.5kg/m²；④人血清白蛋白 <30g/L（无肝肾功能不全）。普通患者可应用营养风险筛查评分表（nutrition risk screening, NRS）进行评估。免疫状态的评估目前公认的指标为血常规中淋巴细胞计数 <0.8×10⁹/L，T 细胞亚群中 CD4 和 CD8T 淋巴细胞的数量及比例也具有重要的参考意义。胸腺肽和免疫球蛋白对于部分人群可能具有一定的效果，但免疫增强治疗暂无明确的推荐建议。

第四节 重症患者加速康复治疗具体实施方案

首先,将收入 ICU 的重症患者按照其生命体征、实验室检查、疾病严重程度、需要器官支持的力度及可能的预后状态进行分级,对于不同级别的重症患者实施不同的加速康复治疗方案。可借助评分系统来对不同患者进行级别划分,例如 APACHE Ⅱ 和 SOFA 评分可以较为准确地反映患者病理生理应激及器官损伤状态。

术后镇静镇痛的目的在于消除和减轻患者的疼痛和躯体不适,改善睡眠并诱导遗忘,减轻或消除焦虑、躁动及谵妄,降低患者代谢率,减少氧耗、减轻器官代谢负担。限制镇静药物的使用可以缩短机械通气及 ICU 住院时间,所以镇静镇痛治疗首选非药物手段,如环境、心理及物理疗法等,对于非药物手段无效者,应实施药物镇静深度最小化策略,应用短效镇静剂如丙泊酚或右美托咪定要比应用苯二氮䓬类获得更好的预后。每日有效评估患者镇静镇痛水平可减少药物用量,推荐使用 BPS 和 / 或 CPOT 进行镇痛评分,镇静评分使用 RASS 和 / 或 SAS 进行镇静评分,谵妄评分使用 CAM-ICU。

呼吸机使用过程中应密切监测患者气道压力、流速及潮气量等参数变化,依据患者病情需求调整参数设置;对于存在呼吸抑制延迟者,应用保护性通气策略;存在小气道梗阻的患者,可以监测呼气末二氧化碳水平便于早期发现通气量不足和二氧化碳潴留,及时优化通气条件。控制气管插管套囊压力在 2.7~4.0kPa,同时抬高床头至 30°~45° 避免反流误吸;加强呼吸机管路湿化,及时清除管路内冷凝水;每日口腔护理避免口腔定植菌下移造成肺部感染。对于术后机械通气大于 24 小时的患者,建议原发病解除,器官功能稳定后,尽早实施撤机流程,对于存在拔管风险或拔管后气道梗阻的患者应在拔管前做漏气实验,如果漏气实验失败,但是其他指标均提示可以脱机拔管,可在拔管前至少 4 小时静脉应用激素。对于哮喘或气道高反应患者,可应用支气管舒张剂以降低围手术期气道痉挛发生风险。对于基础存在慢性肺病或长期吸烟患者可应用黏液松解剂,有助于气道分泌物的顺利排出。对于存在大手术打击,特别是肺部手术,或 ARDS 的重症患者,脱离呼吸机后的第一个 24 小时建议应用经鼻高流量吸氧,有研究表明其对改善患者氧和,降低再插管风险及缩短 ICU 住院时间均有帮助,且相对于无创通气来说,患者对经鼻高流量吸氧具有更好的耐受性。

对于择期手术患者,术后液体的补充应恰当而精准,根据患者体重计算,依照病情变化而调整,确保需求的同时避免液体过负荷。对于存在感染和感染性休克的急诊手术患者,早期应在 3 小时内给予 30ml/kg 晶体液静脉输注,反复评估患者血流动力学和组织灌注状态,指导下一步液体治疗,实施滴定式管理,避免过量输注液体导致液体过负荷诱发相应的并发症。对于创伤或术中存在大量失血的患者,术后应实施控制性降压,维持平均动脉压(MAP)为基础血压的 70%,或将收缩压控制在 90~110mmHg,避免因过量输注液体或使用大量血管活性药物提高血压增加出血风险。在评估患者容量状态时,可应用超声测量下腔静脉内径、塌陷程度及形变指数,最小化侵入性心排出量监测手段,注重患者的液体反应性,动态评估患者容量、血管张力及心肌收缩力,除非有绝对容量不足的证据,否则尽量给予保守的液体策略,维持零平衡。麻醉术后和镇静状态会释放抗利尿激素,导致液体潴留和少尿,不伴有其他指标异常的单纯尿量减少并不需要额外的液体治疗。对于肠道完整和结直肠术后 4 天以上的患者,若存在容量需求,首选经口补液,可以避免因静脉液体输注过量导致的并发症。对于需要静脉补液的患者,复苏液体的种类选择,相对于人工胶体来说,更推荐使用晶体和白蛋白。对于血红蛋白低于 7g/dL 的重症患者或血红蛋白低于 9g/dL 的老年患者,可以通过输注红细胞以提高氧输送,不建议以液体复苏或提高蛋白水平为目的输注血浆。

对于择期手术的抗生素使用主要依据切口的性质,通常 I 类切口不需要预防应用抗生素,Ⅱ类及Ⅲ类切口需要预防性应用抗生素,感染切口需治疗性应用抗生素。对于存在感染甚至感染性休克的急诊手术患者,建议第一时间留取病原学标本,1 小时内经验性应用抗生素,覆盖可能的致病菌,应考虑到药物渗透到感染部位的能力,同时兼顾患者的年龄和已有的器官功能损伤。在病原学结果回报后,应有针对性调整抗生素种类和用量;在临床症状改善或生物标志物,如降钙素原等,提示感染缓解时,可以实施降阶梯治疗;对于感染灶无法清除或存在免疫缺陷的患者,可适当延长治疗疗程。

营养支持治疗是术后康复治疗中最重要的部分,在患者不能摄入或摄入不足的情况下,需通过肠内或肠外营养途径进行补充,旨在纠正患者营养不良状态,为机体合成代谢提供充足底物。对于除外胃排空障碍和消化道梗阻的择期手术患者,术前 2 小时给予含糖液体口服可减少术中骨骼肌消耗及术后胰岛素抵抗,而静脉输注含糖液体无法达到类似效果;对于急诊手术患者则需要术前严格禁食,并留置胃管行胃肠减压,降低麻醉过程中误吸风险。上消化道手术、完全性肠梗阻、胃肠道出血及严重腹腔感染;严重应激及休克状态;持续严重呕吐及顽固性腹泻不适宜应用肠内营养。除此之外,重症患者建议早期启用肠道:一般直肠或盆腔术后 4 小时;结肠及胃切除术后 1 天;胰腺术后 3~4 天,以保护黏膜屏障及免疫功能,避免小肠绒毛萎缩。不推荐早期单独应用肠外营养,因其并不能使临床受益,反而会增加感染风险和医疗费用。对于不能主动经口摄食或者摄食不足的患者,可经鼻胃管喂养。需要注意的是,对于存在反流、胃排空障碍、术后肠梗阻(postoperative ileus, POI)(开腹手术大于 5 天,腔镜手术大于 3 天)及上消化道手术患者,经口或者经鼻胃管给予肠内营养可能会增加呕吐和误吸风险,可通过幽门后给予肠内营养,并密切监测胃肠道耐受情况。对于术前存在轻型胃瘫、糖尿病或接受镇静剂和升压药的患者,术后易发生喂养不耐受,可加用胃肠动力药,如甲氧氯普胺或红霉素等进行治疗,因多潘立酮等胃肠动力药可能会引起 Q-T 间期延长及室性心律失常,在应用过程中须给予连续心电监测,若无临床适应证应及早停药。有文献报道嚼口香糖可促进肠道蠕动,实施方便且患者耐受性好,但其机制尚不明确。对于入 ICU 前无营养不良的重症患者,允许早期(7 天内)给予低目标热量的营养支持(10~20kcal/h),即为滋养型喂养,旨在防止黏膜萎缩,7~14 天后若经肠道营养无法达到目标能量的 60%,则需要肠内联合肠外营养。蛋白质除提供能量外,还参与细胞骨架、免疫球蛋白及酶类的合成运输,所以重症患者的营养支持还应关注蛋白质摄入量是否达到最优,并连续监测患者营养指标,如白蛋白、转铁蛋白及前白蛋白等,预计蛋白质需求量为 1.2~2.0g/（kg.d）（实际体重）。急性肾损伤患者应使用特殊蛋白质配方制剂,行血液净化患者需要增加蛋白质补充。重症术后患者并不推荐常规应用具有抗炎作用的脂肪,而严重创伤和危重症患者可以使用鱼油减轻炎症反应。对于因手术打击或其他原因存在消化道出血风险的重症患者,可应用质子泵抑制剂或 H2 受体阻滞剂预防应激性溃疡,但没有消化道出血风险的患者则不推荐常规进行应激性溃疡的预防,因其会减慢术后消化功能恢复,影响肠内营养的顺利进行。

高血糖和胰岛素抵抗对重症患者预后有不良影响,但是正常人的血糖水平不适用于重症患者,重症患者的理想血糖范围在 150~180mg/dL,过高（>180mg/dL）和过低（<110mg/dL）的血糖水平均不利于重症患者的恢复。早期建议每 1~2 小时监测一次血糖,待血糖和胰岛素用量稳定后减为每 4 小时测一次,注意毛细血管血糖不能准确评估动脉血和血浆的血糖水平,若血糖出现异常变化时应复查动脉血血糖或应用动脉血进行床旁血糖仪检测。

对于上消化道手术、急诊手术、胸腹联合手术及肠道穿孔或衰竭的患者,建议围手术期留置鼻胃管,可降低呕吐和腹胀概率;对于择期结直肠手术,不建议预防性留置鼻胃管。患者排气排便后若每日胃引流量小于 100ml 时可拔除胃管。应避免使用导尿管或者尽早拔除导尿管,因其会影响患者的术后活动,并且增加感染概率,是延长住院时间的独立危险因素。手术时间小于 2 小时,不建议留置导尿管;若已留置导尿管,一般术后 1~2 天即可拔除;如导尿管留置时间较长,可考虑行膀胱造瘘或耻骨联合上膀胱穿刺引流术,可降低泌尿系感染发生概率,并减少患者的不适感。对于存在前列腺疾病或尿潴留的老年患者,若短期内无法拔除尿管,可于留置期间应用氯己定进行会阴护理,降低导尿管感染发生概率。对于手术引流管,既往的观点是术后常规留置引流管,以防吻合口瘘或出血等不良事件发生时不能及时引流或延迟发现。但近年的研究表明,吻合口周围留置引流管对患者结局并无影响,且会影响患者下床活动,延长住院时间。所以在最新的腹部手术加速康复指南中不推荐常规留置引流管,仅在手术创面存在感染、吻合口张力过大、存在吻合口瘘高风险及患者营养状态差存在愈合不良等情况时再留置引流管。对于未留置腹腔引流管的重症患者,应动态监测患者体温、白细胞及降钙素原等感染相关指标变化,对怀疑存在吻合口瘘的患者可行腹部超声或 CT 进行再评估。留置中心静脉导管前应谨慎评估其必要性,明确留置导管目的及用途,选择适合的导管类型及穿刺部位,若仅用于开放静脉通路,短期输注肠外营养液或某些存在血管刺激性的药物时,可经肘正中静脉留置 PICC;若须进行血流动力学监测,可超声引导下留置 CVC,置管部位首选锁骨下静脉或颈内静脉,因股静脉导管感染概率较高,应避免选择股静脉留置 CVC;行血液净化患者避免选择锁骨下静脉作为穿刺点,以防长期留置导管形成血栓或锁骨下静脉狭窄。接触导管时应严格遵守无菌操作流程,每日行导管护理,穿刺点有渗血或渗液时应及时更换敷料。怀疑导管相关性感染时应及早拔除导管,留取外周血、导管血及导管尖端培养。

每日评估患者中心静脉导管、气管插管、导尿管及引流管等各种留置管路的必要性,尽早拔除导管,避免导管相关并发症及感染发生。

在病情允许的情况下,鼓励重症患者尽早活动,避免因卧床导致下肢静脉血栓、肌无力、肺不张及胰岛素抵抗等并发症的发生,缩短 ICU 住院时间。所有 ICU 患者都应进行 VTE 危险分级,常用的评估量表有 Caprini 评分。对于无法进行肢体活动的重症患者,因其发生深静脉血栓和继发性肺栓塞的概率较高,所以常规推荐深静脉血栓的预防。若无禁忌情况,如出血风险或严重肾功能不全,推荐应用普通肝素、低分子肝素或利伐沙班抗凝;若存在药物预防静脉血栓禁忌,可使用机械预防,如间歇性充气加压装置或逐段加压弹力袜;也可药物和机械联合预防深静脉血栓,效果更佳。

重症术后患者早期已发生失眠、焦虑及谵妄等精神异常,可适当应用少量镇静剂,如右美托咪定、丙泊酚等,轻者可应用苯二氮䓬类(如氯硝西泮或阿普唑仑等)和非苯二氮䓬类(如唑吡坦或右佐匹克隆等)镇静催眠药,用药期间应注意监测患者呼吸状态,对于镇静剂使用一周以上的患者注意缓慢停药,警惕谵妄发生。环境布置应注意减少灯光、声音及护理操作等刺激,遵循昼夜规律,避免打乱生理作息,保证夜间睡眠充分,可以辅助音乐、按摩舒缓患者情绪,必要时可请家人给予适当陪伴安慰。

第五节 重症患者结束和终止加速康复治疗的标准

当患者生理状态稳定,不需要进行 ICU 监测和治疗,于普通病房可实施序贯的加速康复流程时,可将患者从 ICU 转入普通病房,结束 ICU 内的加速康复治疗。对于存在重返 ICU 风险的高危患者,应在过渡病房治疗观察一段时间,而不是直接转入普通病房。转出 ICU 的时间应在工作日,而非下班后或休息日。对于 ICU 中出现手术并发症(如吻合口瘘、术区出血等)和突发心肺事件的患者,应及时终止或调整加速康复方案,以保证患者生存为首要目标。

第六节 加速康复在重症医学的展望:实施、再教育及评估

加速康复治疗在提高医疗质量的同时,也因有效降低住院费用而得到关注,瑞士的一项研究表明在结直肠手术治疗中应用加速康复流程可使每位患者减少 1 600 欧元的费用。而在法国,在实施加速康复治疗的五个医疗机构中,平均每年节省花费约 20 万欧元。重症患者往往花费多、预后差,且医疗风险高,从医疗经济学的角度讲,加速康复治疗应在重症医学领域大力推广这需要加强术前患者基础状态和风险评估,制定术后个体化加速康复方案,重视急性期过后的护理工作。如何平衡风险和收益,促进院后护理和私人康复治疗的开展是重症患者加速康复治疗将来要关注的方向和重点,从以医疗为中心转变为以患者为中心。

(中国医科大学附属第一医院 陈铭铭 马晓春)

22 第二十二章　ERAS 围手术期相关药物的使用

如何减少围手术期应激反应和降低手术并发症发生率，促进患者的顺利康复，一直是外科追求的理想。大量临床实践和研究发现，通过单一的措施来减少围手术期应激，其效果并不十分令人满意。ERAS 可通过多模式、多途径、集成综合的方法来减少创伤应激，其主要策略是通过优化围手术期的处理，以达到机体生理功能的快速康复，如肠功能的快速康复。其中，药物的合理使用是一个重要组成部分，贯穿于术前肠道准备、麻醉、术后镇痛及术后肠功能恢复等多个环节，本章节对其作一概述。

第一节　术前泻药的使用

在"结直肠手术应用加速康复外科中国专家共识（2015 版）"中明确提到术前不再常规行机械性肠道准备。有临床研究认为，术前常规肠道准备对患者是一个应激刺激，可能导致脱水和电解质失衡，特别是老年患者。Meta 分析结果也表明，肠道准备对结肠手术患者无益处，还有可能增加术后发生肠吻合口瘘的危险。另外，还有研究发现机械性肠道准备可减弱患者对手术的耐受性，而且并不能明显降低肠道内菌群的数量。因此，不提倡对拟行结直肠手术的患者常规肠道准备。术前肠道准备适用于需要术中结肠镜检查或有严重便秘的患者。

第二节　术前抗生素的预防使用

针对预防性使用抗生素的问题，已经有 I A 类证据支持在结肠手术中不需要预防性口服抗生素，但与此观点不同的是，大多数研究表明，预防性使用抗生素可有效降低结直肠手术术后感染发生率。

在"结直肠手术应用加速康复外科中国专家共识（2015 版）"中作者提到在结肠手术中预防性地使用抗生素对减少感染是有利的。但须注意以下几点：①预防用药抗菌谱应同时包括需氧菌和厌氧菌；②应在切开皮肤前 30 分钟使用；③单一剂量与多剂量方案具有同样的效果，如果手术时间 >3 小时，可以在术中重复 1 次剂量。

根据围手术期预防应用抗菌药物指南，进入腹盆腔空腔脏器的手术，建议使用第二代头孢菌素如头孢呋辛；头颈部、胸腹壁、四肢软组织手术及骨科手术，一般首选第一代头孢菌素如头孢唑林、头孢拉定；下消化道手术、涉及阴道的妇产科手术多有厌氧菌感染,须同时覆盖厌氧菌。

第三节　术前麻醉用药

除特殊患者,不推荐常规术前应用麻醉用药,包括镇静和抗胆碱药。对于过度紧张的患者,麻醉前可给予短效的抗焦虑药。

第四节　麻醉用药选择

加速康复外科需要外科、麻醉及护理等多学科的协同合作。麻醉是决定手术成功与否的关键因素之一,手术和麻醉对机体生理功能的影响都很大,可以激活神经、内分泌系统及炎性反应的发生,可导致术后多器官功能障碍,同时影响胃肠功能和凝血功能,降低机体免疫力,导致切口延迟愈合,增加术后并发症的发生率。加速康复外科要求选择优化的麻醉方式和合理的麻醉用药,以促进术后患者的更快康复,有效降低术后并发症的发生率。

在全身麻醉中使用起效快、作用时间短的麻醉剂,如地氟醚和芬太尼等,有利于患者术后的快速苏醒,手术当天就可以进行康复活动。另外,手术创伤产生的刺激向中枢传导不能被全身麻醉有效阻断,更不能有效抑制腹部手术引起的应激反应,而中胸段硬膜外麻醉联合全麻的麻醉方式可以做到这一点,采用全麻加硬膜外麻醉还可减少全身麻醉药物的使用剂量,术后还可持续硬膜外给药镇痛,以减少阿片类药物的使用,减少应激反应发生,促进患者术后加速康复。术中采用丙泊酚诱导和维持麻醉、尽量避免使用氧化亚氮及吸入性麻醉剂还可有效缓解术后恶心、呕吐及减少肠麻痹的发生。

第五节　术后恶心、呕吐及肠麻痹的治疗

患者手术后常发生恶心、呕吐及肠麻痹,特别是腹部手术后,其致病因素有麻醉、阿片类镇痛药、过度补液、电解质紊乱及胃肠道功能紊乱等。恶心、呕吐及肠麻痹可导致早期进食延迟,加重内环境紊乱,并可形成恶性循环。

术后须有效控制恶心、呕吐及肠麻痹,以配合早期经口进食。应避免使用可能引起呕吐的药物,如新斯的明和阿片类药物等,而使用副作用少的其他药物。有呕吐风险的患者可尝试预防性使用止吐药如昂丹司琼、氟哌利多及地塞米松等。如果患者发生严重恶心和呕吐时,可以联合使用这些药物,效果更佳。

术后肠麻痹可严重干扰患者的快速康复,持续硬膜外阻滞也是处理肠麻痹的有效措施,它除了能提供很好的止痛效果外,还可以协助减少肠麻痹的发生。

有研究发现,手术的前夜及术后早期口服乳果糖可有效预防肠麻痹,促进术后肠蠕动的恢复。另有中医学研究发现,维生素 B1、B12 封闭足三里、新斯的明封闭足三里、针刺足三里、按摩足三里和合谷穴位及艾条灸足三里等方法可使胃肠中的总酸度和消化酶活性迅速升高,或可保持迷走神经突触间隙的有效弥散浓度,解除交感神经的过度兴奋状态,均能达到预防肠麻痹,促进肠蠕动功能恢复的目的。

第六节　深静脉血栓的预防

深静脉血栓对患者的康复和预后影响很大,对于血栓形成风险度高的患者预防静脉血栓的形成也是加速康复外科的重要组成部分。目前在深静脉血栓预防的指南中推荐的预防措施包括机械性预防和药物性预防:①机械预防装置,如压力梯度弹力袜、腿部间歇充气加压装置等,尤其适用于手术后有潜在出血风险的患者;②药物性预防可采用普通肝素、低分子量肝素及维生素 K 拮抗剂等,美国学者较倾向于使用低分子量肝素。Meta 分析和随机临床研究表明,普通肝素、低分子量肝素及维生素 K 拮抗剂,并不增加临床严重出血的发生率;但同时联合使用低分子量肝素和持续硬膜外阻滞止痛存在较大风险,因其有可能导致硬膜外血肿的发生。

第七节　术后镇痛

手术后疼痛是患者面临的最大应激因素。应激反应可促进机体分解代谢、降低机体免疫功能及扰乱胃肠功能,加重循环和呼吸负担,甚至诱发脏器功能不全,术后疼痛还严重影响患者的睡眠质量,限制了患者的早期活动,增加了术后肺部感染及下肢血栓形成的风险。在"结直肠手术应用加速康复外科中国专家共识(2015 版)"中作者提到术后镇痛是加速康复外科的核心内容。充分的术后镇痛可以减少应激,有利于患者康复。加速康复外科术后镇痛提倡多模式镇痛方案,止痛的重要原则是 NSAIDs 类抗炎镇痛药为术后镇痛基础用药,尽量地减少阿片类药物的应用,以减少阿片类药物引起的并发症如肠麻痹等,以促进患者的早期康复。

术后的疼痛刺激信息由传入神经传至下丘脑,继经下丘脑 - 垂体 - 肾上腺素轴而诱发连锁反应,最终导致全身性的炎性反应。胸段硬膜外阻滞能阻断这一反射弧,减轻呼吸肌张力,提高胸壁顺应性、减轻疼痛,促进术后快速康复。

相对于静脉自控镇痛泵(patient controlled epidural analgesia, PCIA)加速康复外科采用硬膜外自控镇痛泵(patient controlled venous analgesia, PCEA),硬膜外自控镇痛泵的镇痛持续时间更长,更有效地改善机体免疫功能,降低术后应激反应,患者术后恢复更快。针对硬膜外麻醉及镇痛的效果目前已达成较一致的认识,不仅能减少术中全麻药物用量,还可减少术后肠麻痹。Meta 分析结果表明硬膜外麻醉及镇痛还能降低患者术后病死率以及各种并发症的发生率。但另有研究表明,硬膜外镇痛并不能完全抑制一些释放入血的细胞因子、炎症介质引发的应激反应,脐以下手术的镇痛效果较佳,但上腹部及胸部手术的镇痛效果较差。同时硬膜外阻滞及术后止痛也存在着一些其他缺点,如失败率高、护理要求高、有硬膜外出血及感染的危险等。

术后患者腹壁切口给予局麻药物如布比卡因、罗哌卡因等局部浸润,可有效缓解患者术后切口的疼痛。

根据《2015 年普通外科围手术期疼痛处理专家共识》的意见,COX-1 和 COX-2 在功能上有重叠和互补性共同发挥对机体的保护作用。口服 NSAIDs 药物预防镇痛可能改善术后镇痛效果,加速患者康复。

加速康复外科术后强调硬膜外镇痛、切口局部浸润麻醉及口服 NSAIDs 等联合的多模式镇痛,有助于患者术后早期下床活动,预防肺部感染及下肢深静脉血栓,抑制肠麻痹的发生,早期经口进食,促进肠功能的快速恢复,最终达到快速康复的目的。

［中国人民解放军陆军军医大学第二附属医院（新桥医院） 陈国庆

重庆市人民医院 杨桦］

23 第二十三章　老年患者快速康复

2019年1月21日,国家统计局发布最新人口数据:2018年末,我国60周岁及以上人口24 949万人,占总人口的17.9%,其中65周岁及以上人口16 658万人,占总人口的11.9%;而2017年末,我国60周岁及以上人口24 090万人,占总人口的17.3%,其中65周岁及以上人口15 831万人,占总人口的11.4%。2018年与2017年相比,60岁及以上人口增长了859万,增长了0.6%;65岁及以上人口增加了827万,增长了0.5%。国际上把60岁以上人口占总人口比例达到10%,或65岁以上人口占总人口比例达到7%作为老龄化社会的标准。由此可见,我国是老龄化国家。

老龄化带来的主要挑战之一是医疗,老龄阶段在人的一生中是疾病高发阶段。由于老年患者多种器官的生理功能下降、免疫系统自我抗病能力减弱、对治疗的反应性降低,如何促进老年患者的快速康复是临床医疗的重大问题。笔者在多年的临床工作中,总结出促进老年患者快速康复的6大措施:即呼吸功能锻炼、持续吸氧、体能锻炼、确保睡眠、控制液体输入量、营养治疗,并将上述6大措施提炼为便于记忆的"吹、吸、动、静、控、养"6字法则,分述如下。

第一节　吹

吹,即吹气。通过吹气锻炼呼吸功能,常用的工具有呼吸训练器及气球。呼吸训练器有吸气、吹气两种,平静呼气或吸气后对着吸管慢慢吸气或吹气,直到全部活塞不动为止,保持3~5s,然后移开吸/吹气管口,正常呼吸,等待活塞复原,重复以上练习。每次20分钟,每天3~4次。气球呼吸训练法:采用统一材质的气球,嘱患者先深吸气,缓慢匀速将气球吹起,至气球直径5~20cm,保持3s,反复进行,6~8次/分,每次训练10~15分钟,每天3~4次。比较研究发现,呼吸训练器法,效果好于气球呼吸训练法,快速深呼吸训练器法好于慢速深呼吸训练器法。

第二节　吸

吸,即吸氧。吸氧可以显著提高血液氧含量,改善组织氧供给,整体改善机体器官功能,促进伤口愈合及疾病康复。老年患者应该常规给予持续吸氧,根据患者具体情况吸氧10~24h/d,1~5L/min。与间断吸氧(每天2次,30分钟/次)相比,持续吸氧可以显著改善慢性充血性心力衰竭患者的心率(heart rate, HR)、排出量(cardiac output, CO)、每搏输出量(stroke volume, SV)、左心室舒张末期容积(leftventricular end-diastolic volume, LVEDV)。与传统低流量吸氧、甚至无创正压通气相比,高流量鼻导管吸氧(high-flow nasal cannula oxygenation)对呼吸生理、急性缺氧呼吸衰竭有更好的改善作用,可以预防或减少外科手术后及内科检查操作如咽喉镜、支气管镜后的再插管。与传统的湿化吸氧相比,非湿化吸氧可以减少湿化器细菌污染和呼吸道感染,而口、鼻、咽喉干燥症状、鼻出血、胸部不适、氧气异味及脉搏血氧饱和度(pulseoximeter saturation, SpO_2)变化两组间均无显著差异。

第三节 动

运,即运动。运动可以整体改善患者全身功能状态、减少并发症、促进疾病恢复、缩短住院时间。研究证据最多的手术包括冠状动脉搭桥术、肺切除术、胃肠道及结直肠手术。患者入院后要常规进行体能评估,最简便而有效的方法为6分钟步行试验、计时起走试验。特异性专业方法为心肺运动试验(cardiopulmonary exercise testing, CPET),国外对CPET已经形成专家共识或指南,老年患者也是安全的。手术患者的运动包括手术前预康复运动(exercise prehabilitation)及手术后早期活动(床下或床上)。运动方法包括各种各样的日常体力活动及体育运动,最简便方法为走路,最佳方法为高强度间歇性训练(high-intensity interval training, HIT),持续时间为2~6周。由于患者病情、年龄、体能等多方面的差异,不同患者的运动方法、运动强度及时间具有高度的异质性,不必也不能千篇一律。由于住院时间的限制,预康复运动应该始于家居期间。

第四节 静

静,即安(镇)静、镇痛、催眠。手术后认知障碍(postoperative cognitive dysfunction, POCD),特别是谵妄,是不利临床结局的一个重要独立危险因素,老年患者非常常见,应该及时给予处理。处理方法包括非药物手段及药物治疗,药物首选氟哌啶醇0.5~1mg滴定式静脉注射直至患者安静。住院患者的睡眠障碍是一个众所周知的问题。Dobing S等调查了一组普通内科患者,发现睡眠时间缩短(家居7.0小时,住院5.5小时),睡眠质量下降;睡眠时间缩短与患者既往睡眠障碍及多人病房有关;睡眠质量下降与噪声(59%)、医疗干扰(30%)、病床不舒服(18%)、灯光明亮(16%)、环境不熟悉(14%)及疼痛(9%)有关。Delaney LJ等人调查了一家三级会诊医院(tertiary-referral hospital)15个临床科室有相似的发现,患者睡眠时间缩短1.8小时,自我报告睡眠差/很差、一般、好的患者比例分别为41.6%, 34.2%及24.2%。睡眠不好的主要原因是临床诊疗干扰(34.3%)及环境噪声(32.1%),老年患者、肿瘤患者睡眠质量更差。进一步研究发现,睡眠质量与患者健康认知、疼痛密切相关,疼痛相关性睡眠障碍以背部疼痛最高,其次为下肢疼痛(图23-4-1),对外科患者来说,术后疼痛是最重要的原因,直接决定患者临床过程和临床结局,睡眠质量差的患者血浆内皮素(endothelin 1, ET-1)水平升高,机械通气、ICU 及住院时间延长,围手术期并发症高。改善患者睡眠的方法非常多:①首先要去除影响睡眠的主要因素,包括疼痛、诊疗干扰、噪声等;②加强体力活动;③药物治疗。笔者的做法是手术前 1 天到手术后 3 天常规使用镇静催眠药物,手术后 3 天常规给予镇痛药物,保障患者的良好睡眠。

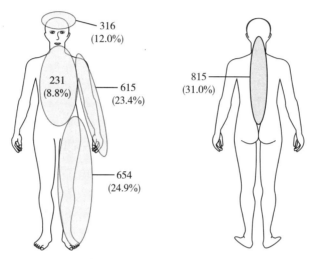

图 23-4-1　疼痛相关性睡眠障碍的不同部位分布图

第五节　控

控即控制输液量。液体治疗是住院患者的基本治疗手段,在患者管理中发挥不可或缺的重要作用。但是观察发现,临床上液体治疗不合理使用高达 20%。液体应该视同如药物,严格掌握适应证、种类与液体量。由于麻醉、手术会导致机体不同间隙之间液体分布与平衡发生显著的变化,因此围手术期患者液体管理更加重要。老年患者围手术期液体治疗的内容及方法同其他年龄患者,即包括每日生理需要量、额外损失量(全部补充)及已丧失量(先补计算量的 1/2)。老年患者由于生理储备功能下降等多方面的原因,使其对液体不足及液体过量的耐受力显著减弱,同时,老年患者常存在不同程度的脱水,因此适量、合理的液体治疗显得尤为重要。笔者的做法是手术前充足补充液体,彻底纠正水、电解质平衡紊乱,手术中、手术后严格控制液体输入量,遵循"宁干勿湿、宁少勿多"的原则,将静脉液体控制在 2 000ml/d[30ml/(kg·d)]以内,不足部分以口服途径补充,过量时以白蛋白加利尿剂排出。

第六节　养

养,即营养治疗。研究发现,患者入院后营养状况不是改善了,而是变差了;营养不良发生率不是降低了,而是升高了。早在 1974 年 Butterworth JRCE 就发现住院患者是营养不良的高发人群,并将其称之为"医院里面的骷髅(skeleton in the hospital closet)"。40 年后的今天,这个骷髅依然存在。营养治疗对住院患者的重要作用已经有太多的研究证实。Philipson TJ 等对 100 余万患者比较研究发现,住院期间口服营养补充(oral nutritional supplements, ONS)者与未 ONS 患者相比,住院时间缩短 21%(2.3 天),住院费用减少 21.6%(4 734 美元),出院后 30 天再入院率降低 2.3%。Schuetz P 等对 5 千余例患者前瞻随机对照研究发现,与标准医院膳食患者相比,营养治疗患者不良临床结局发生率显著减少(23% vs 27%,*P*=0.023),死亡率明显降低(7% vs 10%,*P*=0.011)。荟萃分析发现,结直肠手术患者手术前营养预康复(nutritional prehabilitation)单独或者联合运动,可显著缩短住院时间(图 23-6-1)。老年患者是营养不良的高发人群,最新研究发现,每 3 个 60 岁及以上老年住院患者就有 2 人存在营养不良风险或营养不良,而且与教育水平、年龄、并存病、用药种类密切相关,因此其营养治疗更加重要。笔者的做法是对接受大手术的老年患者,尤其是 80 岁以上超高龄患者常规给予 ONS,口服途径摄入不足目标需要量 70% 的患者给予补充性肠外营养。提高蛋白质供给量,强调能量和蛋白质双达标。把营养治疗作为老年患者的基本治疗手段。由于老年患者耐受饥饿能力下降,患者常合并营养不足,因此营养治疗的指征应该放宽,不仅仅包括已经存在营养风险、营养不良的患者,还应包括营养良好的大手术患者,我们称后者为手术前储备性营养治疗(preservative nutrition therapy)。

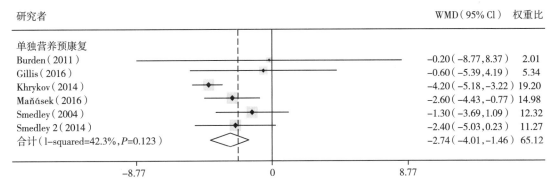

图 23-6-1　结直肠手术患者手术前单独营养预康复可显著缩短住院时间

第七节　小结

　　老年患者是一个对手术等应激耐受力显著下降的群体,尽管维持良好体能是一个日积月累的长期过程,但是研究发现手术前短时间内进行预康复、围手术期接受加速康复治疗可显著降低并发症、提高治疗效果。促进老年患者快速康复的措施众多、内容广泛,笔者认为最重要的措施为本文讨论的 6 个方面,并提炼为"吹、吸、动、静、控、养" 6 个字,以方便记忆。需要说明的是,上述 6 大措施不仅适用于老年患者,也适用于其他年龄患者;不仅适用于手术患者,也适用于非手术患者。

(首都医科大学附属北京世纪坛医院　于恺英　张骁玮　潘磊　石汉平)

参考文献

［1］罗斌,江华,杨镓宁,等.谷氨酰胺与谷氨酰胺双肽用于外科营养支持的证据:中英文文献随机对照研究的系统评价［J］.中国临床营养杂志,2003,11（4）:252-258.

［2］江志伟,黎介寿,汪志明,等.胃癌患者应用加速康复外科治疗的安全性及有效性研究［J］.中华外科杂志,2007,45（19）:1314-1317.

［3］江志伟,李宁,黎介寿.快速康复外科的概念及临床意义［J］.中国实用外科杂志,2007,27（02）:131-133.

［4］黎介寿.对 Fast-track Surgery（快通道外科）内涵的认识［J］.中华医学杂志,2007,87（8）:515-517.

［5］黎介寿.营养与加速康复外科［J］.肠外与肠内营养,2007,14（2）:65-67.

［6］李进义,王存川,潘运龙,等.腔镜甲状腺手术中喉返神经损伤预防［J］.中国实用外科杂志,2007,27（9）:711-712.

［7］江志伟,黎介寿,汪志明,等.加速康复外科用于直肠癌前切除患者价值探讨［J］.中国实用外科杂志,2008,28（1）:59-61.

［8］江华,陈伟,胡雯,等.谷氨酰胺增强型肠内营养对危重病患者临床结局的影响:随机对照试验的系统评价［J］.中华烧伤杂志,2009,25（5）:325-330.

［9］彭南海,叶向红,李巍,等.快速康复外科胃肠道手术不置胃肠减压管并早期进食的护理研究［J］.中华护理杂志,2009,44（10）:911-913.

［10］姜健,修典荣,马朝来,等.甲状腺手术后快速康复流程的探索［J］.中华普通外科杂志,2011,26（4）:339-340.

［11］徐建国.成人术后疼痛治疗进展［J］.临床麻醉学杂志,2011,27（03）:299-301.

［12］李幼生.围手术期目标导向液体治疗——在争论中前行［J］.中华胃肠外科杂志,2012,15（6）:540-543.

［13］余红兰,石汉平.术后如何补液［J］.中华普通外科学文献（电子版）,2012,6（3）:43-44.

［14］陈梅梅,石汉平.肌肉功能评价方法［J］.肿瘤代谢与营养电子杂志,2014,1（3）:49-52.

［15］董静宇,石翊飒.多模式镇痛应用进展及发展趋势［J］.国际麻醉学与复苏杂志,2014,35（2）:178-183.

［16］胡春雷,余红兰,袁凯涛,等.脂肪动员因子/锌-α2糖蛋白的研究现状和进展［J］.肿瘤代谢与营养电子杂志,2014,1（3）:56-60.

［17］荚卫东.精准肝切除治疗肝细胞癌关键技术［J］.中国普通外科杂志,2014,23（1）:1-5.

［18］唐帅,黄宇光.术后镇痛理念新跨越:从超前镇痛到预防性镇痛［J］.协和医学杂志,

2014, 5（01）: 106-109.

［19］朱俊杰, 郭明贤, 王士祺, 等. 胃癌患者术后早期肠内营养耐受状况及其相关因素［J］. 中华临床营养杂志, 2014, 22（3）: 131-135.

［20］成燕, 童莺歌, 刘敏君, 等. 术后活动性疼痛护理评估对疼痛管理质量的影响［J］. 中华护理杂志, 2015, 50（08）: 924-928.

［21］江华. 危重症病人的应激性高血糖、营养治疗与血糖管理［J］. 中华糖尿病杂志, 2015, 7（2）: 1-3.

［22］江志伟, 李宁. 结直肠手术应用加速康复外科中国专家共识（2015版）［J］. 中国实用外科杂志, 2015, 35（08）: 841-843.

［23］冷希圣, 韦军民, 刘连新, 等. 普通外科围手术期疼痛处理专家共识［J］. 中华普通外科杂志, 2015, 30（2）: 166-173.

［24］刘子嘉, 黄宇光. 临床麻醉在快速康复外科方面新进展［J］. 中国医学科学院学报, 2015, 37（6）: 750-754.

［25］秦仁义. 胰腺癌的分型与手术方式的选择［J］. 临床外科杂志, 2015,（3）: 171-173.

［26］秦仁义. 胰腺癌分型在规范胰腺外科手术治疗中的重要意义［J］. 医学与哲学, 2015,（2）: 12-14.

［27］石汉平, 李薇, 陈公琰, 等. 肿瘤恶液质［M］. 北京: 人民卫生出版社, 2015.

［28］汪龙, 李雷, 麦威, 等. 腹腔镜结直肠癌根治术后第三间隙效应的临床研究［J］. 广西医学, 2015, 37（10）: 1387-1390.

［29］王天龙. ERAS理念下围术期镇痛理念变革与临床实践［J］. 北京医学, 2015, 37（08）: 725-726.

［30］张展强, 余红兰, 袁凯涛, 等. 超高龄结直肠癌患者的围术期处理［J］. 肿瘤代谢与营养电子杂志. 2015, 2（2）: 41-44.

［31］赵青川, 刘小楠, 丰帆, 等. 预防性镇痛在胃癌根治术中应用价值的前瞻性研究［J］. 中华消化外科杂志, 2015, 14（1）: 57-60.

［32］中国研究型医院学会肝胆胰外科专业委员会. 肝胆胰外科术后加速康复专家共识（2015版）［J］. 临床肝胆病杂志, 2016, 32（6）: 1040-1045.

［33］中国医师协会麻醉学医师分会. 促进术后康复的麻醉管理专家共识［J］. 中华麻醉学杂志, 2015, 35（2）: 141-148.

［34］中华医学会肠外肠内营养学分会加速康复外科协作组. 结直肠手术应用加速康复外科中国专家共识（2015版）［J］. 中华消化外科杂志, 2015, 14（8）: 606-608.

［35］中华医学会外科学分会. 外科患者围手术期液体治疗专家共识（2015）［J］. 中国实用外科杂志, 2015, 35（09）: 960-966.

［36］中华医学会外科学分会. 应激性黏膜病变预防与治疗 - 中国普通外科专家共识（2015）

［J］.中国实用外科杂志,2015,35（7）:728-730.

［37］曹水江.中国加速康复外科围手术期管理专家共识（2016）［J］.中华外科杂志,2016,
54（6）:413-418.

［38］高健,邓福生,马小鹏等.精细甲状腺外科联合快速康复外科理念在甲状腺癌围手术期
中的应用［J］.国际外科学杂志,2016,43（2）:78-80.

［39］江志伟,黎介寿.加速康复外科的现状与展望［J］.浙江医学,2016,38（01）:09-10+25.

［40］江志伟,黎介寿.重视胃癌手术应用加速康复外科的研究及推广［J］.外科理论与实践,
2016,21（1）:25-27.

［41］苗毅.可能性与可行性:加速康复外科在胰腺外科的开展及应用［J］.中华外科杂志,
2016,54（11）:804-806.

［42］石远凯,孙燕,于金明,等.中国晚期原发性肺癌诊治专家共识（2016年版）［J］.中国肺
癌杂志,2016,19（1）:01-15.

［43］田杨,许挺,徐懋.超声引导下胸椎旁阻滞的进展［J］.中国微创外科杂志,2016,16
（04）:359-361+384.

［44］王黎梅,王荣,董卫红,等.急性疼痛服务模式在术后疼痛管理中的应用［J］.护理管理
杂志,2016,16（08）:595-597.

［45］夏灿灿,彭南海,江志伟,等.胃肠道肿瘤术后患者早期下床活动的量化研究及护理效果
［J］.医学研究生学报,2016,29（4）:411-415.

［46］张航,王敏,秦仁义.3D腹腔镜胰十二指肠切除术的临床疗效［J］.中华消化外科杂志,
2016,15（9）:907-912.

［47］张学慧,王国年.对乙酰氨基酚在术后镇痛中的应用［J］.临床麻醉学杂志,2016,32
（02）:198-200.

［48］中国加速康复外科专家组.中国加速康复外科围手术期管理专家共识（2016）［J］.中
华外科杂志,2016,54（6）:413-418.

［49］中华医学会外科学分会.中国普通外科围术期血栓预防与管理指南［J］.中华外科杂
志,2016,54（5）:321-326.

［50］朱俊杰,赵青川.口服还是管饲?—消化道肿瘤患者肠内营养途径的选择［J］.肿瘤代
谢与营养电子杂志,2016,3（1）:24-27.

［51］车国卫.加速肺康复外科临床实践及证据［J］.中国肺癌杂志,2017,20（6）:371-375.

［52］胡坚,吴益和.胸外科ERAS多环节全程管理体系的建立与实践［J］.中国胸心血管外
科临床杂志,2017,24（6）:413-416.

［53］江华,彭谨,杨浩,等.代谢组学:系统生物医学研究的一种范式.临床系统生物医学研
究——从理论到实践［M］.科学出版社,北京,2017:248-257.

［54］郎景和,王辰,瞿红,等.妇科手术后深静脉血栓形成及肺栓塞预防专家共识［J］.中华

妇产科杂志, 2017, 52（10）: 649-653.

［55］任秋平, 罗艳丽, 肖凤鸣 . 快速康复外科在肝切除术围手术期应用的 meta 分析［J］. 中国普外基础与临床杂志, 2017, 24（5）: 599-605.

［56］吴益和, 胡坚 . 术中液体入量速度对肺切除术后患者肺部并发症的影响［J］. 中华胸部外科电子杂志, 2017, 4（3）: 155-158.

［57］蔡思琴 . 持续低流量吸氧对慢性充血性心力衰竭的治疗效果观察［J］. 中国社区医师, 2018, 34（25）: 81, 83.

［58］陈丽娜, 谭媚月, 陶倩云 . 布托啡诺近期的临床研究进展［J］. 中国医师进修杂志, 2018, 41（12）: 1147-1152.

［59］杨姗姗, 杨晓俊 . 不同呼吸训练方法在预防胰十二指肠切除术后胸腔积液的效果［J］. 中国医药科学, 2018, 8（23）: 24-26.

［60］中华医学会外科学分会, 中华医学会麻醉学分会 . 加速康复外科中国专家共识及路径管理指南（2018 版）［J］. 中国实用外科杂志, 2018, 38（01）: 01-20.

［61］高纯, 李梦, 韦军民, 等 . 中华医学会肠外肠内营养学分会, 中国抗癌协会肿瘤营养专业委员会 . 复方氨基酸注射液临床应用专家共识［J］. 肿瘤代谢与营养电子杂志, 2019, 6（2）: 183-189.

［62］BURMAN MS, SUGGIYAMA M, PRADO R J. Arthroscopy or the direct visualization of the joints: an experimental cadaveric study［J］. J Bone Joint Surg, 1931, 13: 6690-6951.

［63］BUTTERWORTH JR CE. The skeleton in the hospital closet［J］. Nutr Today, 1974, 9（2）: 4-8.

［64］BISTRIAN B, BLACKBURN J, VITALE J, et al. Prevalence of malnutrition in general medicalpatients［J］. JAMA, 1976, 235: 1567-1570.

［65］JOHANSSON BR, LOFDAHL CG. Ultrastructure of the microvessels in skeletal muscle in a case of systemic capillary leak syndrome［J］. Acta Med Scand, 1979, 206（5）: 413-416.

［66］LOFDAHL CG, SOLVELL L, LAURELL AB, et al. Systemic capillary leak syndrome with monoclonal IgG and complement alterations. A case report on an episodic syndrome［J］. Acta Med Scand, 1979, 206（5）: 405-412.

［67］SHANGRAW RE, TURINSKY J. Local effect of burn injury on glucose and amino acid metabolism by skeletal muscle［J］. JPEN J Parenter Enteral Nutr, 1979, 3（5）: 323-327.

［68］WEINSIER RL, HUNKER EM, KRUMDIECK CL, et al. Hospital malnutrition. A prospective evaluation of general medical patients during the course of hospitalization［J］. Am J Clin Nutr, 1979, 32（2）: 418-426.

［69］FATH JJ, AEDER M, KONSTANTINIDES K, et al. The renal contribution to amino acid metabolism in acute renal failure［J］. Curr Surg, 1984, 41（6）: 458-461.

［70］INCULET RI, FINLEY RJ, DUFF JH, et al. Insulin decreases muscle protein loss after operative trauma in man [J]. Surgery, 1986, 99 (6): 752-758.

[71] UCHIDA I, ASOH T, SHIRASAKA C, et al. Effect of epidural analgesia on postoperative insulin resistance as evaluated by insulin clamp technique [J]. Br J Surg, 1988, 75 (6): 557-562.

[72] PALMER AK. Triangular fibrocartilage complex lesions: a classification [J]. J Hand Surg (Am), 1989, 14: 594-606.

[73] CICARDI M, GARDINALI M, BISIANI G, et al. The systemic capillary leak syndrome: appearance of interleukin-2-receptor-positive cells during attacks [J]. Ann Intern Med, 1990, 113 (6): 475-477.

[74] CROWE PJ, DENNISON A, ROYLE GT. The effect of pre-operative glucose loading on postoperative nitrogen metabolism [J]. Br J Surg, 1984, 71 (8): 635-637.

[75] MCWHIRTER JP, PENNINGTON CR. Incidence and recognition of malnutrition in hospital [J]. BMJ, 1994, 308 (6934): 945-948.

[76] WEBER CR, GRIFFIN JM. Evaluation of dexamethasone for reducing postoperative edema and inflammatory response after orthognathic surgery [J]. J Oral Maxillofac Surg, 1994, 52 (1): 35-39.

[77] BARDRAM L, FUNCH-JENSEN P, JENSEN P, et al. Recovery after laparoscopic colonic surgery with epidural analgesia, and early oral nutrition and mobilisation [J]. Lancet, 1995, 345 (8952): 763-764.

[78] FERRAZ AA, COWLES VE, CONDON RE, et al. Nonopioid analgesics shorten the duration of postoperative ileus [J]. Am Surg, 1995, 61 (12): 1079-1083.

[79] LIU SS, CARPENTER RL, MACKEY DC, et al. Effects of perioperative analgesic technique on rate of recovery after colon surgery [J]. Anesthesiology, 1995, 83 (4): 757-65.

[80] BEIER-HOLGERSEN R, BOESBY S. Influence of postoperative enteral nutrition on postsurgical infections [J]. Gut, 1996, 39 (6): 833-835.

[81] GALLAGHER-ALLRED CR, VOSS AC, FINN SC, et al. Malnutrition and clinical outcomes: the case for medical nutrition therapy [J]. J Am Diet Assoc, 1996, 96 (4): 361-366, 369; quiz 367-368.

[82] THORELL A, LOFTENIUS A, ANDERSSON B, et al. Postoperative insulin resistance and circulating concentrations of stress hormones and cytokines [J]. Clin Nutr, 1996, 15 (2): 75-79.

[83] THORELL A, NYGREN J, ESSEN P, et al. The metabolic response to cholecystectomy: insulin resistance after open compared with laparoscopic operation [J]. Eur J Surg, 1996, 162 (3): 187-191.

［84］AVRAMOV MN，WHITE PF. Use of alfentanil and propofol for outpatient monitored anesthesia care：determining the optimal dosing regimen［J］. Anesth Analg，1997，85（3）：566-572.

［85］BONOMI P，FABER LP，WARREN W，et al. Postoperative bronchopulmonary complications in stage Ⅲ lung cancer patients treated with preoperative paclitaxel-containing chemotherapy and concurrent radiation［J］. Semin Oncol，1997，24：S12-123-S12-129.

［86］FUKUNISHI I，OGINO M，SUZUKI J，et al. Kidney transplantation and liaison psychiatry，part Ⅱ：A case of dissociative identity disorder［J］. Psychiatry Clin Neuro sci，1997，51（5）：305-308.

［87］KEHLET H. Multimodal approach to control postoperative pathophysiology and rehabilitation ［J］. Br J Anaesth，1997，78（5）：606-617.

［88］SINGH NA，CLEMENTS KM，FIATARONE MA. A randomized controlled trial of progressive resistance training in depressed elders［J］. J Gerontol A Biol Sci Med Sci，1997，52（1）：M27-35.

［89］SMITH AF，VALLANCE H，SLATER RM. Shorter preoperative fluid fasts reduce postoperative emesis［J］. BMJ，1997，314（7092）：1486.

［90］VAGHADIA H，MCLEOD DH，MITCHELL GW，et al. Small-dose hypobaric lidocaine-fentanyl spinal anesthesia for short duration outpatient laparoscopy. I. A randomized comparison with conventional dose hyperbaric lidocaine［J］. Anesth Analg，1997，84（1）：59-64.

［91］BRONHEIM HE，FULOP G，KUNKEL EJ，et al. The Academy of Psychosomatic Medicine practice guidelines for psychiatric consultation in the general medical setting. The Academy of Psychosomatic Medicine［J］. Psychosomatics，1998，39（4）：S8-30.

［92］CLAGETT GP，ANDERSON FA，JR.，GEERTS W，et al. Prevention of venous thromboembolism ［J］. Chest，1998，114（5 Suppl）：531S-560S.

［93］Kiecolt-Glaser JK，Page GG，Marucha PT，et al. Psychological influences on surgical recovery. Perspectives from psychoneuroimmunology［J］. Am Psychol，1998，53（11）：1209-1218.

［94］KOINIG H，WALLNER T，MARHOFER P，et al. Magnesium sulfate reduces intra-and postoperative analgesic requirements［J］. Anesth Analg，1998，87（1）：206-210.

［95］NYGREN J，SOOP M，THORELL A，et al. Preoperative oral carbohydrate administration reduces postoperative insulin resistance［J］. Clin Nutr，1998，17（2）：65-71.

［96］RAMIREZ RJ，WOLF SE，BARROW RE，et al. Growth hormone treatment in pediatric burns：a safe therapeutic approach［J］. Ann Surg，1998，228（4）：439-448.

［97］SHEA JA，BERLIN JA，BACHWICH DR，et al. Indications for and outcomes of cholecystectomy：a comparison of the pre and postlaparoscopic eras［J］. Ann Surg，1998，227（3）：343-350.

［98］ALLEN C，GLASZIOU P，DEL MC. Bed rest：A potentially harmful treatment needing more careful evaluation［J］. Lancet, 1999, 354 (9186): 1229-1233.

［99］ BAKER CL. JR, JONES GL. Arthroscopy of the elbow［J］. Am J Sport Med, 1999, 27 (2): 251-264.

［100］ BEALE RJ, BRYG DJ, BIHARI DJ. Immunonutrition in the critically ill: a systematic review of clinical outcome［J］. Crit Care Med, 1999, 27 (12): 2799-2805.

［101］ KALFF JC, BUCHHOLZ BM, ESKANDARI MK, et al. Biphasic response to gut manipulation and temporal correlation of cellular infiltrates and muscle dysfunction in rat［J］. Surgery, 1999, 126 (3): 498-509.

［102］ LEE TH, MARCANTONIO ER, MANGIONE CM, et al. Derivation and prospective validation of a simple index for prediction of cardiac risk of major noncardiac surgery［J］. Circulation, 1999, 100 (10): 1043-1049.

［103］ SMIRNOV V, RAZVODOVSKII I, DOROSHENKO EM, et al. Effect of the composition of branched chain amino acids, taurine, and tryptophan on the amino acid metabolism in experimental models of alcoholism［J］. Ukr Biokhim Zh, 2003, 75 (4): 101-107.

［104］ THORELL A, NYGREN J, LJUNGQVIST O. Insulin resistance: a marker of surgical stress ［J］. Curr Opin Clin Nutr Metab Care, 1999, 2 (1): 69-78.

［105］ BASSE L, HJORT JAKOBSEN D, BILLESBOLLE P, et al. A clinical pathway to accelerate recovery after colonic resection［J］. Ann Surg, 2000, 232 (1): 51-57.

［106］ HENZI I, WALDER B, TRAMER MR. Dexamethasone for the prevention of postoperative nausea and vomiting: a quantitative systematic review［J］. Anesth Analg, 2000, 90 (1): 186-194.

［107］ MARX G, VANGEROW B, BURCZYK C, et al. Evaluation of noninvasive determinants for capillary leakage syndrome in septic shock patients［J］. Intensive Care Med. 2000, 26 (9): 1252-1258.

［108］ RODGERS A, WALKER N, SCHUG S, et al. Reduction of postoperative mortality and morbidity with epidural or spinal anaesthesia: results from overview of randomised trials［J］. BMJ, 2000, 321 (7275): 1493.

［109］ VAN DER LELY AJ, LAMBERTS SW, JAUCH KW, et al. Use of human GH in elderly patients with accidental hip fracture［J］. Eur J Endocrinol, 2000, 143 (5): 585-592.

［110］ ASSALY R, OLSON D, HAMMERSLEY J, et al. Initial evidence of endothelial cell apoptosis as a mechanism of systemic capillary leak syndrome［J］. Chest, 2001, 120 (4): 1301-1308.

［111］ CERFOLIO RJ, PICKENS A, BASS C, et al. Fast-tracking pulmonary resections［J］. J Thorac Cardiovasc Surg, 2001, 122: 318-324.

［112］ COLOMA M, CHIU JW, WHITE PF, et al. The use of esmolol as an alternative to remifentanil during desflurane anesthesia for fast-track outpatient gynecologic laparoscopic surgery[J]. Anesth Analg, 2001, 92 (2): 352-357.

[113] GREISEN J, JUHL CB, GROFTE T, et al. Acute pain induces insulin resistance in humans [J]. Anesthesiology, 2001, 95 (3): 578-584.

[114] HAUSEL J, NYGREN J, LAGERKRANSER M, et al. A carbohydrate-rich drink reduces preoperative discomfort in elective surgery patients[J]. Anesth Analg, 2001, 93 (5): 1344-1350.

[115] KEHLET H, HOLTE K. Review of postoperative ileus[J]. Am J Surg, 2001, 182 (5): S 3-10.

[116] LEWIS SJ, EGGER M, SYLVESTER PA, et al. Early enteral feeding versus "nil by mouth" after gastrointestinal surgery: systematic review and meta-analysis of controlled trials[J]. BMJ, 2001, 323 (7316): 773-776.

[117] LJUNGQVIST O, NYGREN J, THORELL A, et al. Preoperative nutrition-elective surgery in the fed or the overnight fasted state[J]. Clin Nutr, 2001, 20 (Suppl 1): 167-171.

[118] MELLING AC, ALI B, SCOTT EM, et al. Effects of preoperative warming on the incidence of wound infection after clean surgery: a randomised controlled trial[J]. Lancet, 2001, 358 (9285): 876-880.

[119] MUNAFO MR, Stevenson J. Anxiety and surgical recovery. Reinterpreting the literature[J]. J Psychosom Res, 2001, 51 (4): 589-596.

[120] NOLTE PA, VAN DER KRANS A, PATKA P, et al. Low-Intensity ultrasound in the treatment of nonunion[J]. J Trauma, 2001, 51 (4): 693-703.

[121] RAMPE JD, ROSENDAHL T. High-energy extracorporeal shock wave treatment of nonunion [J]. Clin Orthop, 2001, (387): 102-111.

[122] RIVERS E, NGUYEN B, HAVSTAD S, et al. Early goal-directed therapy in the treatment of severe sepsis and septic shock[J]. N Engl J Med, 2001, 345 (19): 1368-1377.

[123] SCHADEN W, FISCHER A, SAILLER A. Extracorporeal shock wave therapy of nonunion or delayed osseous union[J]. Clin Orthop, 2001, (387): 90-94.

[124] SOOP M, NYGREN J, MYRENFORS P, et al. Preoperative oral carbohydrate treatment attenuates immediate postoperative insulin resistance[J]. Am J Physiol Endocrinol Metab, 2001, 280 (4): E576-583.

[125] TAGUCHI A, SHARMA N, SALEEM RM, et al. Selective postoperative inhibition of gastrointestinal opioid receptors[J]. N Engl J Med, 2001, 345 (13): 935-940.

[126] THIEL M. Application of shock waves in medicine[J]. Clin Orthop, 2001, (387): 08-17.

[127] VAN DEN BERGHE G, WOUTERS P, WEEKERS F, et al. Intensive insulin therapy in critically ill patients[J]. N Engl J Med, 2001, 345 (19): 1359-1367.

［128］WILMORE DW, KEHLET H. Management of patients in fast-track surgery［J］. BWJ, 2001, 322（7284）: 473-476.

［129］BOZZETTI F. Rationale and indications for preoperative feeding of malnourished surgical cancer patients［J］. Nutrition, 2002, 18（11-12）: 953-959.

［130］BRAGA M, GIANOTTI L, VIGNALI A, et al. Preoperative oral arginine and n-3 fatty acid supplementation improves the immunometabolic host response and outcome after colorectalresection for cancer［J］. Surgery, 2002, 132（5）: 805-814.

［131］CAUMO W, HIDALGO MP, SCHMIDT AP, et al. Effect of pre-operative anxiolysis on postoperative pain response in patients undergoing total abdominal hysterectomy［J］. Anaesthesia, 2002, 57（8）: 740-746.

［132］CHIHARA R, NAKAMOTO H, ARIMA H, et al. Systemic capillary leak syndrome［J］. Intern Med, 2002, 41（11）: 953-956.

［133］DICKERSON RN, BOSCHERT KJ, KUDSK KA, et al. Hypocaloric enteral tube feeding in critically ill obese patients［J］. Nutrition, 2002, 18（3）: 241-246.

［134］DOOLEY WC. Ambulatory mastectomy［J］. Am J Surg, 2002, 184（6）: 545-548（+548-549）.

［135］GIANOTTI L, BRAGA M, NESPOLI L, et al. A randomized controlled trial of preoperative oral supplementation with a specialized diet in patients with gastrointestinal cancer［J］. Gastroenterology, 2002, 122（7）: 1763-1770.

［136］KANEKI T, KOIZUMI T, YAMAMOTO H, et al. Effects of resuscitation with hydroxyethyl starch（HES）on pulmonary hemodynamics and lung lymph balance inhemorrhagic sheep; comparative study of low and high molecular HES［J］. Resuscitation, 2002, 52（1）: 101-108.

［137］KEHLET H, WILMORE DW. Multimodal strategies to improve surgical outcome［J］. Am J Surg, 2002, 183（6）: 630-641.

［138］LENNOX PH, VAGHADIA H, HENDERSON C, et al. Small-dose selective spinal anesthesia for short-duration outpatient laparoscopy: recovery characteristics compared with desflurane anesthesia［J］. Anesth Analg, 2002, 94（2）: 346-350.

［139］LJUNGQVIST O, NYGREN J, THORELL A. Modulation of post-operative insulin resistance by pre-operative carbohydrate loading［J］. Proc Nutr Soc, 2002, 61（3）: 329-336.

［140］LOBO DN, BOSTOCK KA, NEAL KR, et al. Effect of salt and water balance on recovery of gastrointestinal function after elective colonic resection: a randomised controlled trial［J］. Lancet, 2002, 359（9320）: 1812-1818.

［141］ODDBY-MUHRBECK E, EKSBORG S, BERGENDAHL HT, et al. Effects of clonidine on postoperative nausea and vomiting in breast cancer surgery [J]. Anesthesiology, 2002, 96 (5): 1109-1114.

[142] UMPIERREZ GE, ISAACS SD, BAZARGAN N, et al. Hyperglycemia: an independent marker of in-hospital mortality in patients with undiagnosed diabetes [J]. J Clin Endocr Meta, 2002, 87 (3): 978-982.

[143] WATSON K, RINOMHOTA S. Preoperative fasting: we need a new consensus [J]. Nurs Times, 2002, 98 (15): 36-37.

[144] WONG J, SONG D, BLANSHARD H, et al. Titration of isoflurane using BIS index improves early recovery of elderly patients undergoing orthopedic surgeries [J]. Can J Anaesth, 2002, 49 (1): 13-18.

[145] AIRD WC. The role of the endothelium in severe sepsis and multiple organ dysfunction syndrome [J]. Blood, 2003, 101 (10): 3765-3777.

[146] ANDERSON AD, MCNAUGHT CE, MACFIE J, et al. Randomized clinical trial of multimodal optimization and standard perioperative surgical care [J]. Br J Surg, 2003, 90 (12): 1497-1504.

[147] APFELBAUM JL, CHEN C, MEHTA SS, et al. Postoperative pain experience: results from a national survey suggest postoperative pain continues to be undermanaged [J]. Anesth Analg, 2003, 97 (2): 534-540.

[148] BRADY M, KINN S, STUART P. Preoperative fasting for adults to prevent perioperative complications [J]. Cochrane Database Syst Rev, 2003 (4): CD004423.

[149] DELANEY CP, ZUTSHI M, SENAGORE AJ, et al. Prospective, randomized, controlled trial between a pathway of controlled rehabilitation with early ambulation and diet and traditional postoperative care after laparotomy and intestinal resection [J]. Dis Colon Rectum, 2003, 46 (7): 851-859.

[150] EDMARK L, KOSTOVA-AHERDAN K, ENLUND M, et al. Optimal oxygen concentration during induction of general anesthesia [J]. Anesthesiol, 2003, 98 (1): 28-33.

[151] HANSEN TK, THIEL S, WOUTERS PJ, et al. Intensive insulin therapy exerts anti-inflammatory effects in critically ill patients and counteracts the adverse effect of low mannose-binding lectin levels [J]. J Clin Endocrinol Metab, 2003, 88 (3): 1082-1088.

[152] HASHIZUME M, SUGIMACHI K. Robot-assisted gastric surgery [J]. Surg Clin North Am, 2003, 83 (6): 1429-1444.

[153] HENRIKSEN MG, HESSOV I, DELA F, et al. Effects of preoperative oral carbohydrates and peptides on postoperative endocrine response, mobilization, nutrition and muscle function in abdominal surgery [J]. Acta Anaesthesiol Scand, 2003, 47 (2): 191-199.

[154] KALFF JC, TURLER A, SCHWARZ NT, et al. Intra-abdominal activation of a local inflammatory response within the human muscularis externa during laparotomy[J]. Ann Surg, 2003, 237(3): 301-315.

[155] KEHLET H, DAHL JB. Anaesthesia, surgery, and challenges in postoperative recovery[J]. Lancet, 2003, 362(9399): 1921-1928.

[156] KONDRUP J, ALLISON SP, ELIA M, et al. ESPEN guidelines for nutrition screening 2002 [J]. Clin Nutr, 2003, 22(4): 415-421.

[157] LJUNGQVIST O, SOREIDE E. Preoperative fasting[J]. Br J Surg, 2003, 90(4): 400-406.

[158] MIEDEMA BW, JOHNSON JO. Methods for decreasing postoperative gut dysmotility[J]. Lancet Oncol, 2003, 4(6): 365-372.

[159] SJOLING M, NORDAHL G, OLOFSSON N, et al. The impact of preoperative information on state anxiety, postoperative pain and satisfaction with pain management[J]. Patient Educ Couns, 2003, 51(2): 169-176.

[160] ALDERSON P, BUNN F, LEFEBVRE C, et al. Human albumin solution for resuscitation and volume expansion in critically ill patients[J]. Cochrane Database Syst Rev, 2004(4): D1208.

[161] BALDWIN C, PARSONS TJ. Dietary advice and nutritional supplements in the management of illness-related malnutrition: systematic review[J]. Clin Nutr, 2004, 23(6): 1267-1279.

[162] BASSE L, THORBOL JE, LOSSL K, et al. Colonic surgery with accelerated rehabilitation or conventional care[J]. Dis Colon Rectum, 2004, 47(3): 271-277+ 277-278.

[163] CHIA YY, CHAN MH, KO NH, et al. Role of beta-blockade in anaesthesia and postoperative pain management after hysterectomy[J]. Br J Anaesth, 2004, 93(6): 799-805.

[164] Clinical Outcomes of Surgical Therapy Study Group et al., Nelson H, Sargent DJ, et al. A comparison of laparoscopically assisted and open colectomy for colon cancer[J]. N Engl J Med, 2004, 350(20): 2050-2059.

[165] JIANG ZM, JIANG H, FÜRST P. The impact of glutamine dipeptides on outcome of surgical patients: systematic review of randomized controlled trials from Europe and Asia[J]. Clin Nutr, 2004, 24(1s): 17-23.

[166] KRINSLEY JS. Effect of an intensive glucose management protocol on the mortality of critically ill adult patients[J]. Mayo Clin Proc, 2004, 79(8): 992-1000.

[167] LEUNG KL, KWOK SP, LAM SC, et al. Laparoscopic resection of rectosigmoid carcinoma: prospective randomised trial[J]. Lancet, 2004, 363(9416): 1187-1192.

[168] MCCARTNEY CJ, SINHA A, KATZ J. A qualitative systematic review of the role of N-methyl-D-aspartate receptor antagonists in preventive analgesia[J]. Anesth Analg, 2004, 98(5):

1385-1400.

[169] MONTGOMERY GH, BOVBJERG DH. Presurgery distress and specific response expectancies predict postsurgery outcomes in surgery patients confronting breast cancer[J]. Health Psychol, 2004, 23(4): 381-387.

[170] RODRIGUEZ-MERCHAN EC, FORRIOL F. Nonunion: general principles and experimental data[J]. Clin Orthop Relat Res, 2004,(419): 04-12.

[171] SAKR Y, DUBOIS MJ, DE BACKER D, et al. Persistent microcirculatory alterations are associated with organ failure and death in patients with septic shock[J]. Crit Care Med, 2004, 32(9): 1825-1831.

[172] SCHWARZ NT, KALFF JC, TURLER A, et al. Selective jejunal manipulation causes postoperative pan-enteric inflammation and dysmotility[J]. Gastroenterol, 2004, 126(1): 159-169.

[173] SHIMOMURA Y, MURAKAMI T, NAGASAKI M, et al. Regulation of branched-chain amino acid metabolism and pharmacological effects of branched-chain amino acids[J]. Hepatol Res, 2004, 30(S): 3-8.

[174] SLIM K, VICAUT E, PANIS Y, et al. Meta-analysis of randomized clinical trials of colorectal surgery with or without mechanical bowel preparation[J]. Br J Surg, 2004, 91(9): 1125-1130.

[175] SMEDLEY F, BOWLING T, JAMES M, et al. Randomized clinical trial of the effects of preoperative and postoperative oral nutritional supplements on clinical course and cost of care [J]. Br J Surg, 2004, 91(8): 983-990.

[176] SMITH AB, RAVIKUMAR TS, KAMIN M, et al. Combination tramadol plus acetaminophen for postsurgical pain[J]. Am J Surg, 2004, 187(4): 521-527.

[177] SOOP M, CARLSON GL, HOPKINSON J, et al. Randomized clinical trial of the effects of immediate enteral nutrition on metabolic responses to major colorectal surgery in an enhanced recovery protocol[J]. Br J Surg, 2004, 91(9): 1138-1145.

[178] SOOP M, NYGREN J, THORELL A, et al. Preoperative oral carbohydrate treatment attenuates endogenous glucose release 3 days after surgery[J]. Clin Nutr, 2004, 23(4): 733-741.

[179] TAMBYRAJA AL, SENGUPTA F, MACGREGOR AB, et al. Patterns and clinical outcomes associated with routine intravenous sodium and fluid administration after colorectal resection [J]. World J Surg, 2004, 28(10): 1046-1051(+1051-1042).

[180] VELDKAMP R, GHOLGHESAEI M, BONJER HJ, et al. Laparoscopic resection of colon Cancer: consensus of the European Association of Endoscopic Surgery (EAES)[J]. Surg Endosc, 2004, 18(8): 1163-1185.

［181］ WOOLF, C J. Pain: moving from symptom control toward mechanism-specific pharmacologic management［J］. Ann Intern Med, 2004, 140 (6): 441-451.

［182］ WU CT, JAO SW, BOREL CO, et al. The effect of epidural clonidine on perioperative cytokine response, postoperative pain, and bowel function in patients undergoing colorectal surgery［J］. Anesth Analg, 2004, 99 (2): 502-509.

［183］ BASSE L, JAKOBSEN DH, BARDRAM L, et al. Functional recovery after open versus laparoscopic colonic resection: a randomized, blinded study［J］. Ann Surg, 2005, 241 (3): 416-423.

［184］ BROWNLEE M. The pathobiology of diabetic complications: a unifying mechanism［J］. Diabetes, 2005, 54 (6): 1615-1625.

［185］ BUCHER P, GERVAZ P, SORAVIA C, et al. Randomized clinical trial of mechanical bowel preparation versus no preparation before elective left-sided colorectal surgery［J］. Br J Surg, 2005, 92 (4): 409-414.

［186］ DAVIS GE, YUEH B, WALKER E, et al. Psychiatric distress amplifies symptoms after surgery for chronic rhinosinusitis［J］. Otolaryngol Head Neck Surg, 2005, 132 (2): 189-196.

［187］ DOENST T, WIJEYSUNDERA D, KARKOUTI K, et al. Hyperglycemia during cardiopulmonary bypass is an independent risk factor for mortality in patients undergoing cardiac surgery［J］. J Thorac Cardiovasc Surg, 2005, 130 (4): 1144.

［188］ ESPIN-BASANY E, SANCHEZ-GARCIA JL, LOPEZ-CANO M, et al. Prospective, randomised study on antibiotic prophylaxis in colorectal surgery. Is it really necessary to use oral antibiotics?［J］. Int J Colorectal Dis, 2005, 20 (6): 542-546.

［189］ FEARON KC, LJUNGQVIST O, VON MEYENFELDT M, et al. Enhanced recovery after surgery: a consensus review of clinical care for patients undergoing colonic resection［J］. Clin Nutr, 2005, 24 (3): 466-477.

［190］ GROCOTT MP, MYTHEN MG, GAN TJ. Perioperative fluid management and clinical outcomes in adults［J］. Anesth Analg, 2005, 100 (4): 1093-1106.

［191］ Guillou PJ, Quirke P, THORPE H, et al. Short-term endpoints of conventional versus laparoscopic-assisted surgery in patients with colorectal cancer (MRC CLASICC trial): multicentre, randomised controlled trial［J］. Lancet, 2005, 365 (9472): 1718-1726.

［192］ KHURI SF, HENDERSON WG, DEPALMA RG, et al. Determinants of long-term survival after major surgery and the adverse effect of postoperative complications［J］. Ann Surg, 2005, 242 (3): 326-341 (+341-343).

［193］ KUROSAKI I, HATAKEYAMA K. Clinical and surgical factors influencing delayed gastric emptying after pyloric-preserving pancreaticoduodenectomy[J]. Hepatogastroenterology, 2005, 52(61): 143-148.

[194] LJUNGQVIST O, NYGREN J, SOOP M, et al. Metabolic perioperative management: novel concepts[J]. Curr Opin Crit Care, 2005, 11(4): 295-299.

[195] LJUNGQVIST O. To fast or not to fast before surgical stress[J]. Nutrition, 2005, 21(7-8): 885-886.

[196] LV R, ZHOU W, ZHANG LD, et al. Effects of hydroxyethyl starch on hepatic production of cytokines and activation of transcription factors in lipopolysaccharide-administered rats[J]. Acta Anaesthesiol Scand, 2005, 49(5): 635-642.

[197] MONK TG, SAINI V, WELDON BC, et al. Anesthetic management and one-year mortality after noncardiac surgery[J]. Anesth Analg, 2005, 100(1): 04-10.

[198] NISANEVICH V, FELSENSTEIN I, ALMOGY G, et al. Effect of intraoperative fluid management on outcome after intraabdominal surgery[J]. Anesth, 2005, 103(1): 25-32.

[199] ONG CK, LIRK P, SEYMOUR RA, et al. The efficacy of preemptive analgesia for acute postoperative pain management: a meta-analysis[J]. Anesth Analg, 2005, 100(3): 757-773.

[200] SCHWENK W, HAASE O, NEUDECKER J, et al. Short term benefits for laparoscopic colorectal resection[J]. Cochrane Db Syst Rev, 2005,(3): CD003145.

[201] SHAMLEY DR, BARKER K, SIMONITE V, et al. Delayed versus immediate exercises following surgery for breast cancer: a systematic review[J]. Breast Cancer Res Treat, 2005, 90(3): 263-271.

[202] STRASSELS SA, MCNICOL E, SULEMAN R. Postoperative pain management: a practical review, part 1[J]. Am J Health Syst Pharm, 2005, 62(18): 1904-1916.

[203] WILLE-JORGENSEN P, GUENAGA KF, MATOS D, et al. Pre-operative mechanical bowel cleansing or not? an updated meta-analysis[J]. Colorectal Dis, 2005, 7(4): 304-310.

[204] YUILL KA, RICHARDSON RA, DAVIDSON HI, et al. The administration of an oral carbohydrate-containing fluid prior to major elective upper-gastrointestinal surgery preserves skeletal muscle mass postoperatively-a randomised clinical trial[J]. Clin Nutr, 2005, 24(1): 32-37.

[205] ZUTSHI M, DELANEY C P, SENAGORE A J, et al. Randomized controlled trial comparing the controlled rehabilitation with early ambulation and diet pathway versus the controlled rehabilitation with early ambulation and diet with preemptive epidural anesthesia/analgesia after laparotomy and intestinal resection[J]. Am J Surg, 2005, 189(3): 268-272.

[206] ANDERSEN HK, LEWIS SJ, THOMAS S. Early enteral nutrition within 24h of colorectal

surgery versus later commencement of feeding for postoperative complications[J]. Cochrane Database Syst Rev, 2006,(4): CD004080.

[207] ANDTBACKA R H, BABIERA G, SINGLETARY S E, et al. Incidence and prevention of venous thromboembolism in patients undergoing breast cancer surgery and treated according to clinical pathways[J]. Ann Surg, 2006, 243(1): 96-101.

[208] CEPEDA MS, CARR DB, LAU J, et al. Music for pain relief[J]. Cochrane Db Syst Rev, 2006,(2): CD004843.

[209] KEHLET H. Future perspectives and research initiatives in fast-track surgery[J]. Langenbecks Arch Surg, 2006, 391(5): 495-498.

[210] KING PM, BLAZEBY JM, EWINGS P, et al. Randomized clinical trial comparing laparoscopic and open surgery for colorectal cancer within an enhanced recovery programme[J]. Br J Surg, 2006, 93(3): 300-308.

[211] MATTEI P, ROMBEAU JL. Review of the pathophysiology and management of postoperative ileus[J]. World J Surg, 2006, 30(8): 1382-1391.

[212] NOBLETT SE, WATSON DS, HUONG H, et al. Pre-operative oral carbohydrate loading in colorectal surgery: a randomized controlled trial[J]. Colorectal Dis, 2006, 8(7): 563-569.

[213] SANGHAVI R, ANEMAN A, PARR M, et al. Systemic capillary leak syndrome associated with compartment syndrome and rhabdomyolysis[J]. Anaesth Intensive Care, 2006, 34(3): 388-391.

[214] VAN DEN BERGHE G, WILMER A, HERMANS G, et al. Intensive insulin therapy in the medical ICU[J]. N Engl J Med, 2006, 354(5): 449-461.

[215] WEIMANN A, BRAGA M, HARSANYI L, et al. ESPEN Guidelines on Enteral Nutrition: Surgery including organ transplantation[J]. Clin Nutr, 2006, 25(2): 224-244.

[216] ALBOUAINI K, EGRED M, ALAHMAR A, et al. Cardiopulmonary exercise testing and its application[J]. Postgrad Med J, 2007, 83(985): 675-682.

[217] BOZZETTI F, GIANOTTI L, BRAGA M, et al. Postoperative complications in gastrointestinal cancer patients: the joint role of the nutritional status and the nutritional support[J]. Clin Nutr, 2007, 26(6): 698-709.

[218] BRAVATA DM, SMITH-SPANGLER C, SUNDARAM V, et al. Using pedometers to increase physical activity and improve health: A systematic review[J]. JAMA, 2007, 298(19): 2296-2304.

[219] COLLARD V, MISTRALETTI G, TAQI A, et al. Intraoperative esmolol infusion in the absence of opioids spares postoperative fentanyl in patients undergoing ambulatory laparoscopic cholecystectomy[J]. Anesth Analg, 2007, 105(5): 1255-1262.

［220］GAN TJ, MEYER TA, APFEL CC, et al. Society for Ambulatory Anesthesia guidelines for the management of postoperative nausea and vomiting［J］. Anesth Analg, 2007, 105（6）: 1615-1628.

［221］LEE YS, KIM SY, KWON CW, et al. Two cases of systemic capillary leak syndrome that were treated with pentastarch［J］. Korean J Intern Med, 2007, 22（2）: 130-132.

［222］NELSON R, EDWARDS S, TSE B. Prophylactic nasogastric decompression after abdominal surgery［J］. Cochrane Database Syst Rev, 2007,（3）: CD004929.

［223］ORTEGA J, CASSINELLO N, LLEDÓ S. 'Same-day' thyroid surgery. Results after 805 thyroidectomies in a fast-track program［J］. Cir Esp, 2007, 82（2）: 112-116.

［224］PATIAR S, KIRWAN CC, MCDOWELL G, et al. Prevention of venous thromboembolism in surgical patients with breast cancer［J］. Br J Surg, 2007, 94（4）: 412-420.

［225］PYATI S, GAN TJ. Perioperative pain management［J］. CNS Drugs, 2007, 21（3）: 185-211.

［226］REISMANN M, VON KAMPEN M, LAUPICHLER B, et al. Fast-track surgery in infants and children［J］. J Pediatr Surg, 2007, 42（1）: 234-238.

［227］BELZARENA S D. Comparative study between thoracic epidural block and general anesthesia for oncologic mastectomy［J］. Rev Bras Anestesiol, 2008, 58（6）: 561-568.

［228］CERFOLIO R J, BRYANT A S. Results of a prospective algorithm to remove chest tubes after pulmonary resection with high output［J］. J Thorac Cardiovasc Surg, 2008, 135（2）: 269-273.

［229］CHOUNG RS, TALLEY NJ. Epidemiology and clinical presentation of stress-related peptic damage and chronic peptic ulcer［J］. Curr Mol Med, 2008, 8（4）: 253-257.

［230］DOWSON HM, BONG JJ, LOVELL DP, et al. Reduced adhesion formation following laparoscopic versus open colorectal surgery［J］. Br J Surg, 2008, 95（7）: 909-914.

［231］GROUP PS, DEVEREAUX PJ, YANG H, et al. Effects of extended-release metoprolol succinate in patients undergoing non-cardiac surgery（POISE trial）: a randomised controlled trial［J］. Lancet, 2008, 371（9627）: 1839-1847.

［232］HALKOS ME, PUSKAS JD, LATTOUF OM, et al. Elevated preoperative hemoglobin A1c level is predictive of adverse events after coronary artery bypass surgery［J］. J Thorac Cardiovasc Surg, 2008, 136（3）: 631-640.

［233］KEHLET H, WILMORE DW. Evidence-based surgical care and the evolution of fast-track surgery［J］. Ann Surg, 2008, 248（2）: 189-198.

［234］LAMBERT M, LAUNAY D, HACHULLA E, et al. High-dose intravenous immunoglobulins dramatically reverse systemic capillary leak syndrome［J］. Crit Care Med, 2008, 36（7）: 2184-2187.

［235］LEE HJ, KWON JY, SHIN SW, et al. Preoperatively administered ramosetron oral disintegrating tablets for preventing nausea and vomiting associated with patient-controlled analgesia in breast cancer patients［J］. Eur J Anaesthesiol, 2008, 25（9）: 756-762.

［236］NAJAFI M. Fast-track method in cardiac surgery: evaluation of risks and benefits of continuous administration technique［J］. Singapore Med J, 2008, 49（6）: 470-475.

［237］PISEGNA JR, SOSTEK MB, MONYAK JT, et al. Intravenous esomeprazole 40mg vs. intravenous lansoprazole 30mg for controlling intragastric acidity in healthy adults［J］. Aliment Pharm Ther, 2008, 27（6）: 483-490.

［238］RAMOS M, KHALPEY Z, LIPSITZ S, et al. Relationship of perioperative hyperglycemia and postoperative infections in patients who undergo general and vascular surgery［J］. Ann Surg, 2008, 248（4）: 585-591.

［239］SCHIESSER M, MULLER S, KIRCHHOFF P, et al. Assessment of a novel screening score for nutritional risk in predicting complications in gastro-intestinal surgery［J］. Clin Nutr, 2008, 27（4）: 565-570.

［240］SESSLERDI. Temperature monitoring and perioperative thermoregulation［J］. Anesthesiology, 2008, 109（2）: 318-338.

［241］SUN Y, GAN TJ, DUBOSE JW, et al. Acupuncture and related techniques for postoperative pain: a systematic review of randomized controlled trials［J］. Br J Anaesth, 2008, 101（2）: 151-160.

［242］THOMPSON T, KEOGH E, FRENCH CC, et al. Anxiety sensitivity and pain: generalis ability across noxious stimuli［J］. Pain, 2008, 134（1-2）: 187-196.

［243］TUFANOGULLARI B, White PF, Peixoto MP, et al. Dexmedetomidine infusion during laparoscopic bariatric surgery: the effect on recovery outcome variables［J］. Anesth Analg, 2008, 106（6）: 1741-1748.

［244］VAN DAM RM, HENDRY PO, COOLSEN MM, et al. Initial experience with a multimodal enhanced recovery program in patients undergoing liver resection［J］. Br J Surg, 2008, 95（8）: 969-975.

［245］WALSH SR, TANG T, BASS S, et al. Doppler-guided intra-operative fluid management during major abdominal surgery: systematic review and meta-analysis［J］. Int J Clin Pract, 2008, 62（3）: 466-470.

［246］ABRISHAMI A, HO J, WONG J, et al. Sugammadex, a selective reversal medication for preventing postoperative residual neuromuscular blockade［J］. Cochrane Database Syst Rev, 2009,（4）: 1239.

［247］ACCARDI MC, MILLING LS. The effectiveness of hypnosis for reducing procedurc-related pain in children and adolescents: a comprehensive methodological review[J]. Int J Behav Med, 2009, 32 (4): 328-339.

[248] ARNOLD RC, SHAPIRO NI, JONES AE, et al. Multicenter study of early lactate clearance as a determinant of survival in patients with presumed sepsis[J]. Shock, 2009, 32 (1): 35-39.

[249] BAIK SH, KWON HY, KIM JS, et al. Robotic versus laparoscopic low anterior resection of rectal cancer: short-term outcome of a prospective comparative study[J]. Ann Surg Oncol, 2009, 16 (6): 1480-1487.

[250] BELL L, DUFFY A. Pain assessment and management in surgical nursing: a literature review [J]. Br J Nurs, 2009, 18 (3): 153-156.

[251] BRAGA M, LJUNGQVIST O, SOETERS P, et al. ESPEN Guidelines on Parenteral Nutrition: surgery[J]. Clin Nutr, 2009, 28 (4): 378-386.

[252] CAMP SL, STAMOU SC, STIEGEL RM, et al. Quality improvement program increases early tracheal extubation rateand decreases pulmonary complications and resource utilization after cardiac surgery[J]. J Card Surg, 2009, 24 (4): 414-423.

[253] DOWDEN AM, RULLO OJ, AZIZ N, et al. Idiopathic systemic capillary leak syndrome: novel therapy for acute attacks[J]. J Allergy Clin Immunol, 2009, 124 (5): 1111-1113.

[254] DROESER RA, FREY DM, OERTLI D, et al. Volume-controlled vs no/short-term drainage after axillary lymph node dissection in breast cancer surgery: a meta-analysis[J]. Breast, 2009, 18 (2): 109-114.

[255] FINFER S, CHITTOCK DR, SU SY, et al. Intensive versus conventional glucose control in critically ill patients[J]. N Engl J Med. 2009, 360 (13): 1283-1297.

[256] GROSS CR, KREITZER MJ, REILLY-SPONG M, et al. Mindfulness meditation training to reduce symptom distress in transplant patients: rationale, design, and experience with a recycled waitlist[J]. Clin Trials, 2009, 6 (1): 76-89.

[257] GUSTAFSSON UO, THORELL A, SOOP M, et al. Haemoglobin A1c as a predictor of postoperative hyperglycaemia and complications after major colorectal surgery[J]. Br J Surg, 2009, 96 (11): 1358-1364.

[258] HELMINEN H, VIITANEN H, SAJANTI J. Effect of preoperative intravenous carbohydrate loading on preoperative discomfort in elective surgery patients[J]. Eur J Anaesthesiol, 2009, 26 (2): 123-127.

[259] IP HY, ABRISHAMI A, PENG PW, et al. Predictors of postoperative pain and analgesic consumption: a qualitative systematic review[J]. Anesthesiology, 2009, 111 (3): 657-677.

[260] KHETERPAL S, TREMPER KK, HEUNG M, et al. Development and validation of an acute kidney injury risk index for patients undergoing general surgery: results from a national data

set[J]. Anesthesiology, 2009, 110(3): 505-515.

[261] LASSEN K, SOOP M, NYGREN J, et al. Consensus review of optimal perioperative care in colorectal surgery: Enhanced Recovery After Surgery (ERAS) Group recommendations[J]. Arch Surg, 2009, 144(10): 961-969.

[262] LEVY BF, SCOTT MJ, FAWCETT WJ, et al. 23-hour-stay laparoscopic colectomy[J]. Dis Colon Rectum, 2009, 52(7): 1239-1243.

[263] LEWIS SJ, ANDERSEN HK, THOMAS S. Early enteral nutrition within 24h of intestinal surgery versus later commencement of feeding: a systematic review and meta-analysis[J]. J Gastrointest Surg, 2009, 13(3): 569-575.

[264] MCARDLE GT, MCAULEY DF, MCKINLEY A, et al. Preliminary results of a prospective randomized trial of restrictive versus standard fluid regime in elective open abdominal aortic aneurysm repair[J]. Ann Surg, 2009, 250(1): 28-34.

[265] MEYHOFF CS, WETTERSLEV J, JORGENSEN LN, et al. Effect of high perioperative oxygen fraction on surgical site infection and pulmonary complications after abdominal surgery: the PROXI randomized clinical trial[J]. JAMA, 2009, 302(14): 1543-1550.

[266] MULLER S, ZALUNARDO MP, HUBNER M, et al. A fast-track program reduces complications and length of hospital stay after open colonic surgery[J]. Gastroenterology, 2009, 136(3): 842-847.

[267] OMAR SH, RADWAN KG, YOUSSIF MA, et al. A non-opioid fast track anesthetic regimen for colonic resection[J]. J Egypt Soc Parasitol, 2009, 39(3): 849-864.

[268] PALMER RM. Perioperative care of the elderly patient: an update[J]. Cleve Clin J Med, 2009, 76(Suppl 4): S16-S21.

[269] PUGLIESE R, MAGGIONI D, SANSONNA F, et al. Outcomes and survival after laparoscopic gastrectomy for adenocarcinoma. Analysis on 65 patients operated on by conventional or robot-assisted minimal access procedures[J]. Eur J Surg Oncol, 2009, 35(3): 281-288.

[270] REMERAND F, LE TENDRE C, BAUD A, et al. The early and delayed analgesic effects of ketamine after total hip arthroplasty: a prospective, randomized, controlled, double-blind study[J]. Anesth Analg, 2009, 109(6): 1963-1971.

[271] SONG J, KANG WH, OH SJ, et al. Role of robotic gastrectomy using da Vinci system compared with laparoscopic gastrectomy: initial experience of 20 consecutive cases[J]. Surg Endosc, 2009, 23(6): 1204-1211.

[272] SUZUKI M. Role of N-methyl-D-aspartate receptor antagonists in postoperative pain management[J]. Curr Opin Anaesthesiol, 2009, 22(5): 618-622.

[273] SVIRCEVIC V, NIERICH AP, MOONS KG, et al. Fast-trackanesthesia and cardiac surgery:

a retrospective cohort study of 7 989 atients [J]. Anesth Analg, 2009, 108 (3): 727-733.

[274] SWEETLAND S, GREEN J, LIU B, et al. Duration and magnitude of the postoperative risk of venous thromboembolism in middle aged women: prospective cohort study [J]. BMJ, 2009, 339: b4583.

[275] TOREN P, LADAK S, MA C, et al. Comparison of epidural and intravenous patient controlled analgesia in patients undergoing radical cysteclomy [J]. Can J Urol, 2009, 16 (4): 4716-4720.

[276] TURUNEN P, CARPELAN-HOLMSTROM M, KAIRALUOMA P, et al. Epidural analgesia diminished pain but did not otherwise improve enhanced recovery after laparoscopic sigmoidectomy: a prospective randomized study [J]. Surg Endosc, 2009, 23 (1): 31-37.

[277] WALBURN J, VEDHARA K, HANKINS M, et al. Psychological stress and wound healing in humans: a systematic review and meta-analysis [J]. J Psychosom Res, 2009, 67 (3): 253-271.

[278] WALKER KJ, SMITH AF. Premedication for anxiety in adult day surgery [J]. Cochrane Database Syst Rev, 2009, (4): CD002192.

[279] ZUKOWSKI M, KOTFIS K. Safety of metamizole and paracetamol for acute pain treatment [J]. Anestezjol Intens Ter, 2009, 41 (3): 170-175.

[280] AGHAYEV E, SPROTT H, BOHLER D, et al. Sleep quality, the neglected outcome variable in clinical studies focusing on locomotor system: a construct validation study [J]. BMC Musculo skelet Disord, 2010, 11: 224.

[281] AKCABOY EY, AKCABOY ZN, GOGUS N. Comparison of paravertebral block versus fast-track general anesthesia via laryngeal mask airway in outpatient inguinal herniorrhaphy [J]. J Anesth, 2010, 24 (5): 687-693.

[282] ATA A, LEE J, BESTLE SL, et al. Postoperative hyperglycemia and surgical site infection in general surgery patients [J]. Arch Surg-chicago, 2010, 145 (9): 858-864.

[283] BAHL V, HU HM, HENKE PK, et al. A validation study of a retrospective venous thromboembolism risk scoring method [J]. Ann Surg, 2010, 251 (2): 344-350.

[284] BEASLEY JM, LACROIX AZ, NEUHOUSER ML, et al. Protein intake and incident frailty in the Women's Health Initiative observational study [J]. J Am Geriatr Soc, 2010, 58 (6): 1063-1071.

[285] BEATTIE WS, WIJEYSUNDERA DN, KARKOUTI K, et al. Acute surgical anemia influences the cardioprotective effects of beta-blockade: a single-center, propensity-matched cohort study [J]. Anesthesiology, 2010, 112 (1): 25-33.

[286] CONAGHAN P, MAXWELL-ARMSTRONG C, BEDFORTH N, et al. Efficacy of transversus

abdominis plane blocks in laparoscopic colorectal resections [J]. Surg Endosc, 2010, 24 (10): 2480-2484.

[287] DAHMANI S, BRASHER C, STANY I, et al. Premedication with clonidine is superior to benzodiazepines. A meta analysis of published studies [J]. Acta Anaesth Scand, 2010, 54 (4): 397-402.

[288] D'HUBERT E, PROSKE JM. How to optimize the economic viability of thyroid surgery in a French public hospital? [J]. J Visc Surg, 2010, 147(4): e259-263.

[289] DRUEY KM, GREIPP PR. Narrative review: the systemic capillary leak syndrome [J]. Ann Intern Med, 2010, 153(2): 90-98.

[290] FERRANDO AA, PADDON-JONES D, HAYS NP, et al. EAA supplementation to increase nitrogen intake improves muscle function during bed rest in the elderly [J]. Clin Nutr, 2010, 29(1): 18-23.

[291] FLU WJ, VAN KUIJK JP, CHONCHOL M, et al. Timing of pre-operative Beta-blocker treatment in vascular surgery patients: influence on post-operative outcome [J]. J Am Coll Cardiol, 2010, 56(23): 1922-1929.

[292] HUR H, KIM JY, CHO YK, et al. Technical feasibility of robot-sewn anastomosis in robotic surgery for gastric cancer [J]. J Laparoendosc Adv Surg Tech A, 2010, 20(8): 693-697.

[293] KIM MC, HEO GU, JUNG GJ. Robotic gastrectomy for gastric cancer: surgical techniques and clinical merits [J]. Surg Endosc, 2010, 24(3): 610-615.

[294] LOFTUS RW, YEAGER MP, CLARK JA, et al. Intraoperative ketamine reduces perioperative opiate consumption in opiate-dependent patients with chronic back pain undergoing back surgery [J]. Anesthesiology, 2010, 113(3): 639-646.

[295] NGUYEN HB, LOOMBA M, YANG JJ, et al. Early lactate clearance is associated with biomarkers of inflammation, coagulation, apoptosis, organ dysfunction and mortality in severe sepsis and septic shock [J]. J Inflamm (Lond), 2010, 7: 6.

[296] RAMADHYANI U, PARK JL, CAROLLO DS, et al. Dexmedetomidine: clinical application as an adjunct for intravenous regional anesthesia [J]. Anesthesiol Clin, 2010, 28(4): 709-722.

[297] SAMMOUR T, ZARGAR-SHOSHTARI K, BHAT A, et al. A programme of Enhanced Recovery After Surgery (ERAS) is a cost-effective intervention in elective colonic surgery [J]. N Z Med J, 2010, 123(1319): 61-70.

[298] SNOWDEN CP, PRENTIS JM, ANDERSON H L, et al. Submaximal cardiopulmonary exercise testing predicts complications and hospital length of stay in patients undergoing major elective surgery [J]. Ann Surg, 2010, 251(3): 535-541.

[299] SORENSEN LT, TOFT BG, RYGAARD J, et al. Effect of smoking, smoking cessation, and nicotine patch on wound dimension, vitamin C, and systemic markers of collagen metabolism [J]. Surgery, 2010, 148(5): 982-990.

[300] THAVANESWARAN P, RUDKIN GE, COOTER RD, et al. Brief reports: paravertebral block for anesthesia: a systematic review[J]. Anesth Analg, 2010, 110(6): 1740-1744.

[301] VAN WALRAVEN C, OAKE N, JENNINGS A, et al. The association between continuity of care and outcomes: A syste-matical critical review[J]. J Eval Clin Pract, 2010, 16(5): 947-956.

[302] VANDERWEE K, CLAYS E, BOCQUAERT I, et al. Malnutrition and associated factors in elderly hospital patients: a Belgian cross-sectional, multi-center study[J]. Clin Nutr, 2010, 29(4): 469-476.

[303] VARADHAN KK, NEAL KR, DEJONG CH, et al. The enhanced recovery after surgery (ERAS) pathway for patients undergoing major elective open colorectal surgery: a meta-analysis of randomized controlled trials[J]. Clin Nutr, 2010, 29(4): 434-440.

[304] WAGNER S, GRECO F, INFERRERA A, et al. Laparoscopic dismembered pyeloplasty: technique and results in 105 patients[J]. World J Urol, 2010, 28(5): 615-618.

[305] WANG D, KONG Y, ZHONG B, et al. Fast-track Surgery improves postoperative recovery in patients with gastric cancer: a randomized comparison with conventional postoperative care [J]. J Gastrointest Surg, 2010, 14(4): 620-627.

[306] BATRA RK, KRISHNAN K, AGARWAL A. Paravertebral block[J]. J Anaesthesiol Clin Pharmacol, 2011, 27(1): 05-11.

[307] CARLI F, BALDINI G. Fast-track surgery: it is time for the anesthesiologist to get involved [J]. Minerva Anestesiol, 2011, 77(2): 227-230.

[308] COHEN L, PARKER PA, VENCE L, et al. Presurgical stress management improves postoperative immune function in men with prostate cancer undergoing radical prostatectomy [J]. Psychother Psychosom, 2011, 73(3): 218-225.

[309] ESHUIS WJ, HERMANIDES J, VAN DALEN JW, et al. Early postoperative hyperglycemia is associated with postoperative complications after pancreatoduodenectomy[J]. Ann Surg, 2011, 253(4): 739-744.

[310] FABREGAT-CID G, ASENSIO-SAMPER JM, VILLANUEVA-PEREZ V, et al. Postoperative pain management for patients who are long-term users of opioid[J]. Rev Esp Anestesiol Reanim, 2011, 58(1): 25-33.

[311] GOUIN JP, KIECOLT-GLASER JK. The impact of psychological stress on wound healing: methods and mechanisms[J]. Immunol Allergy Clin North Am, 2011, 31(1): 81-93.

[312] GUENAGA KF, MATOS D, Wille-Jorgensen P. Mechanical bowel preparation for elective colorectal surgery [J]. Cochrane Database Syst Rev, 2011, (9): CD001544.

[313] GUPTA PK, GUPTA H, SUNDARAM A, et al. Development and validation of a risk calculator for prediction of cardiac risk after surgery [J]. Circulation, 2011, 124 (4): 381-387.

[314] GUSTAFSSON UO, HAUSEL J, THORELL A, et al. Adherence to the enhanced recovery after surgery protocol and outcomes after colorectal cancer surgery [J]. Arch Surg, 2011, 146 (5): 571-577.

[315] HARTRICK CT, PESTANO C, CARLSON N, et al. Capsaicin instillation for postoperative pain following total knee arthroplasty: a preliminary report of a randomized, double-blind, parallel-group, placebo-controlled, multicentre trial [J]. Clin Drug Investing, 2011, 31 (12): 877-882.

[316] ALBUMIN REVIEWERS (Alderson P, Bunn F, Li Wan Po A, Li L, Blackhall K, Roberts I, Schierhout G) Human albumin solution for resuscitation and volume expansion in critically ill patients [J]. Cochrane Database Syst Rev, 2011, (10): CD001208.

[317] KEHLET H. Fast-track surgery-an update on physiological care principles to enhance recovery [J]. Langenbecks Arch Surg, 2011, 396 (5): 585-590.

[318] KHAN ZH, RAHIMI M, MAKAREM J, et al. Optimal dose of pre-incision/post-incision gabapentin for pain relief following lumbar laminectomy: a randomized study [J]. Acta Anaesthesiol Scand, 2011, 55 (3): 306-312.

[319] KLEK S, SIERZEGA M, SZYBINSKI P, et al. The immunomodulating enteral nutrition in malnourished surgical patients-a prospective, randomized, double-blind clinical trial [J]. Clin Nutr, 2011, 30 (3): 282-288.

[320] KO WJ, TRUESDALE MD, HRUBY GW, et al. Impacting factors for recovery of erectile function within 1 year following robotic-assisted laparoscopic radical prostatectomy [J]. J Sex Med, 2011, 8 (6): 1805-1812.

[321] KRENK L, RASMUSSEN LS. Postoperative delirium and postoperative cognitive dysfunction in the elderly-what are the differences? [J]. Minerva Anestesiol, 2011, 77 (7): 742-749.

[322] LEVY BF, SCOTT MJ, FAWCETT W, et al. Randomized clinical trial of epidural, spinal or patient-controlled analgesia for patients undergoing laparoscopic colorectal surgery [J]. Br J Surg, 2011, 98 (8): 1068-1078.

[323] LJUNGQVIST O. JONATHAN E. Rhoads lecture 2011: Insulin resistance and enhanced recovery after surgery [J]. JPEN J Parenter Enter Nutr, 2012, 36 (4): 389-398.

[324] MAUND E, MCDAID C, RICE S, et al. Paracetamol and selective and non-selective non-

steroidal anti-inflammatory drugs for the reduction in morphine-related side-effects after major surgery: a systematic review[J]. Br J Anaesth, 2011, 106(3): 292-297.

[325] MAYO NE, FELDMAN L, SCOTT S, et al. Impact of preoperative change in physical function on postoperative recovery: argument supporting prehabilitation for colorectal surgery[J]. Surgery, 2011, 150(3): 505-514.

[326] MEISSNER W. QUIPS: quality improvement in postoperative pain management[J]. Z Evid Fortbild Qual Gesundhwes, 2011, 105(5): 350-353.

[327] OKABE H, BEPPU T, ISHIKO T, et al. Preoperative portal vein embolization(PVE) for patients with hepatocellular carcinoma can improve resectability and may improve disease-free survival[J]. J Surg Oncol, 2011, 104(6): 641-646.

[328] OSLAND E, YUNUS RM, KHAN S, et al. Early versus traditional postoperative feeding in patients undergoing resectional gastrointestinal surgery: a meta-analysis[J]. JPEN J Parenter Enteral Nutr, 2011, 35(4): 473-487.

[329] PRITCHARD MJ. Using the hospital anxiety and depression scale in surgical patients[J]. Nurs Stand, 2011, 25(34): 35-41.

[330] ROBERTS I, BLACKHALL K, ALDERSON P, et al. Human albumin solution for resuscitation and volume expansion in critically ill patients[J]. Cochrane Database Syst Rev, 2011,(11): D1208.

[331] SMITH I, KRANKT P, MURAT I, et al. Perioperative fasting in adults and children: guidelines from the European Society of Anaesthesiology[J]. Eur J Anaesthesiol, 2011, 28 (8): 556-569.

[332] WALLACE AW, AU S, CASON BA. Perioperative beta-blockade: atenolol is associated with reduced mortality when compared to metoprolol[J]. Anesth, 2011, 114(4): 824-836.

[333] WARREN J, BHALLA V, CRESCI G. Postoperative diet advancement: surgical dogma vs evidence-based medicine[J]. Nutr Clin Pract, 2011, 26(2): 115-125.

[334] WOO Y, HYUNG WJ, PAK KH, et al. Robotic gastrectomy as an oncologically sound alternative to laparoscopic resections for the treatment of early-stage gastric cancers[J]. Arch Surg, 2011, 146(9): 1086-1092.

[335] YOUNG A, BUVANENDRAN A. Multimodal systemic and intra-articular analgesics[J]. Int Anesthesiol Clin, 2011, 49(4): 117-133.

[336] ZHANG J, HO KY, WANG Y. Efficacy of pregabalin in acute postoperative pain: a meta-analysis[J]. Br J Anaesth, 2011, 106(4): 454-462.

[337] AARTS MA, OKRAINEC A, GLICKSMAN A, et al. Adoption of enhanced recovery after surgery(ERAS) strategies for colorectal surgery at academic teaching hospitals and impact on

total length of hospital stay [J]. Surg Endosc, 2012, 26(2): 442-450.

[338] American Society of Anesthesiologists Task Force on Acute Pain Management. Practice guidelines for acute pain management in the perioperative setting: an updated report by the American Society of Anesthesiologists Task Force on Acute Pain Management[J]. Anesthesiology, 2012, 116(2): 248-273.

[339] AWISSI DK, BEGIN C, MOISAN J, et al. I-SAVE study: impact of sedation, analgesia, and delirium protocols evaluated in the intensive care unit: an economic evaluation[J]. Ann Pharmacother, 2012, 46(1): 21-28.

[340] AZAWI NH, CHRISTENSEN T, PETR AL. Prolonged length of hospital stay in Denmark after nephrectomy[J]. Dan Med J, 2012, 59(6): 44-46.

[341] BLAUDSZUN G, LYSAKOWSKI C, ELIA N, et al. Effect of perioperative systemic alpha2 agonists on postoperative morphine consumption and pain intensity: systematic review and meta-analysis of randomized controlled trials[J]. Anesth, 2012, 116(6): 1312-1322.

[342] DIELEMAN JM, NIERICH AP, ROSSEEL PM, et al. Intraoperative high-dose dexamethasone for cardiac surgery: a randomized controlled trial[J]. JAMA, 2012, 308(17): 1761-1767.

[343] ELSAYED H, MCKEVITH J, MCSHANE J, et al. Thoracic epidural or paravertebral catheter for analgesia after lung resection: is the outcome different? [J]. J Cardiothorac Vasc Anesth, 2012, 26(1): 78-82.

[344] FINK H, HOLLMANN MW. Myths and facts in neuromuscular pharmacology. New developments in reversing neuromuscular blockade[J]. Minerva Anestesiol, 2012, 78(4): 473-482.

[345] FLEMING ND, RAMIREZ PT. Robotic surgery in gynecologic oncology[J]. Curr Opin Oncol, 2012, 24(5): 547-553.

[346] FORD N, HARGREAVES S, SHANKS L. Mortality after fluid bolus in children with shock due to sepsis or severe infection: a systematic review and meta-analysis[J]. PLoS One, 2012, 7(8): e43953.

[347] GIBBS DM, GREEN TP, ESLER CN. The local infiltration of analgesia following total knee replacement: a review of current literature[J]. J Bone Joint Surg Br, 2012, 94(9): 1154-1159.

[348] GOULD MK, GARCIA DA, WREN SM, et al. Prevention of VTE in non-orthopedic surgical patients: Antithrombotic Therapy and Prevention of Thrombosis, 9th ed: American College of Chest Physicians Evidence-Based Clinical Practice Guidelines[J]. Chest, 2012, 141(2 Suppl): e227S-e277S.

[349] GUSTAFSSON UO, SCOTT MJ, SCHWENK W, et al. Guidelines for perioperative care in elective

colonic surgery: Enhanced Recovery After Surgery (ERAS®) society recommendations [J]. Clin Nutr, 2012, 31 (6): 783-800.

[350] HALL TC, DENNISON AR, BILKU DK, et al. Enhanced recovery programmes in hepatobiliary and pancreatic surgery: a systematic review [J]. Ann R Coll Surg Engl, 2012, 94 (5): 318-326.

[351] HOFFMANN H, KETTELHACK C. Fast-Track Surgery Conditions and Challenges in Postsurgical Treatment: A Review of Elements of Translational Research in Enhanced Recovery after Surgery [J]. Ther Umsch, 2012, 69 (1): 09-13.

[352] JOHNS N, O'NEILL S, VENTHAM NT, et al. Clinical effectiveness of transversus abdominis plane (TAP) block in abdominal surgery: a systematic review and meta-analysis [J]. Colorectal Dis, 2012, 14 (10): 635-642.

[353] KANG BH, XUAN Y, HUR H, et al. Comparison of Surgical Outcomes between Robotic and Laparoscopic Gastrectomy for Gastric Cancer: The Learning Curve of Robotic Surgery [J]. J Gastric Cancer, 2012, 12 (3): 156-163.

[354] KEHLET H, SLIM K. The future of fast-track surgery [J]. Br J Surg, 2012, 99 (8): 1025-1026.

[355] LASSEN K, COOLSEN MM, SLIM K, et al. Guidelines for perioperative care for pancreatico-duodenectomy: Enhanced Recovery After Surgery (ERAS (R)) Society recommendations [J]. Clin Nutr, 2012, 31 (6): 817-830.

[356] LEFF JD, ENRIQUEZ LJ. Robotic-assisted cardiac surgery [J]. Int Anesthesiol Clin, 2012, 50 (2): 78-89.

[357] LEVY BF, FAWCETT WJ, SCOTT MJ, et al. Intra-operative oxygen delivery in infusion volume-optimized patients undergoing laparoscopic colorectal surgery within an enhanced recovery programme: the effect of different analgesic modalities [J]. Colorectal Dis, 2012, 14 (7): 887-892.

[358] LIEFFERS JR, BATHE O F, FASSBENDER K, et al. Sarcopenia is associated with postoperative infection and delayed recovery from colorectal cancer resection surgery [J]. Br J Cancer, 2012, 107 (6): 931-936.

[359] MATHIESEN O, THOMSEN BA, KITTER B, et al. Need for improved treatment of postoperative pain [J]. Dan Med J, 2012, 59 (4): A4401.

[360] MEYHOFF CS, JORGENSEN LN, WETTERSLEV J, et al. Increased long-term mortality after a high perioperative inspiratory oxygen fraction during abdominal surgery: follow-up of arandomized clinical trial [J]. Anesth Analg, 2012, 115 (4): 849-854.

[361] MISHRA SI, SCHERER RW, SNYDER C, et al. Exercise interventions on health-related

quality of life for people with cancer during active treatment[J]. Clin Otolaryngol, 2012, 37 (5): 390-392.

[362] MOSLEMI-KEBRIA M, EL-NASHAR SA, ALETTI GD, et al. Intraoperative hypothermia during cytoreductive surgery for ovarian cancer and perioperative morbidity[J]. Obstet Gynecol, 2012, 119(3): 590-596.

[363] NYGREN J, THACKER J, CARLI F, et al. Guidelines for perioperative care in elective rectal/pelvic surgery: Enhanced Recovery After Surgery Society recommendations[J]. Clin Nutr, 2012, 31(6): 801-816.

[364] ODERDA G. Challenges in the management of acute postsurgical pain[J]. Pharmacotherapy, 2012, 32(9 Suppl): 6S-11S.

[365] OLIVEIRA CM, NGUYEN HT, FERRAZ AR, et al. Robotic surgery in otolaryngology and head and neck surgery: a review[J]. Minim Invasive Surg, 2012, 2012: 286563.

[366] PAN B, REN H, LV X, et al. Hypochlorite-induced oxidative stress elevates the capability of HDL in promoting breast cancer metastasis[J]. J Transl Med, 2012, 10(65): 10.

[367] RAMSAY C, PICKARD R, ROBERTSON C, et al. Systematic review and economic modelling of the relative clinical benefit and cost-effectiveness of laparoscopic surgery and robotic surgery for removal of the prostate in men with localised prostate cancer[J]. Health Technol Assess, 2012, 16(41): 1-313.

[368] SBRUZZI G, SILVEIRA SA, SILVA DV, et al. Transcutaneous electrical nerve stimulation after thoracic surgery: systematic review and meta-analysis of 11 randomized trials[J]. Rev Bras Cir Cardiovasc, 2012, 27(1): 75-87.

[369] SEHGAL R, HILL A, DEASY J, et al. Fast-track for the modern colorectal department[J]. World J Surg, 2012, 36(10): 2473-2480.

[370] SELBER JC. Robotic surgery[J]. J Reconstr Microsurg, 2012, 28(7): 433-434.

[371] SESSLER DI, SIGL JC, KELLEY SD, et al. Hospital stay and mortality are increased in patients having a 'triple low' of low blood pressure, low bispectral index, and low minimum alveolar concentration of volatile anesthesia[J]. Anesth, 2012, 116(6): 1195-1203.

[372] SINGLA NK, PARULAN C, SAMSON R, et al. Plasma and cerebrospinal fluid pharmacokinetic parameters after single-dose administration of intravenous, oral, or rectalacetaminophen[J]. Pain Pract, 2012, 12(7): 523-532.

[373] SORENSEN LT. Wound healing and infection in surgery: the pathophysiological impact of smoking, smoking cessation, and nicotine replacement therapy: a systematic review[J]. Ann Surg, 2012, 255(6): 1069-1079.

[374] STRINGER W, CASABURI R, OLDER P. Cardiopulmonary exercise testing: does it improve

perioperative care and outcome? ［J］. Curr Opin Anaesthesiol, 2012, 25 (2): 178-184.

［375］TOGIOKA B, GALVAGNO S, SUMIDA S, et al. The role of perioperative high inspired oxygen therapy in reducing surgical site infection: a meta-analysis［J］. Anesth Analg, 2012, 114 (2): 334-342.

［376］TSIVIAN M, QI P, KIMURA M, et al. The effect of noise-cancelling headphones or music on pain perception and anxiety in men undergoing transrectal prostate biopsy［J］. Urology, 2012, 79 (1): 32-36.

［377］VERHEIJEN R, ZWEEMER R. Robotic surgery for gynaecologic cancer: an overview［J］. Curr Oncol Rep, 2012, 14 (6): 544-549.

［378］VLUG MS, BARTELS SA, WIND J, et al. Which fast track elements predict early recovery after colon cancer surgery? ［J］. Colorectal Dis, 2012, 14 (8): 1001-1008.

［379］WONG-LUN-HING EM, LODEWICK TM, STOOT JH, et al. A survey in the hepatopancreatobiliary community on ways to enhance patient recovery［J］. HPB (Oxford), 2012, 14 (12): 818-827.

［380］YOO YC, BAI SJ, LEE KY, et al. Total intravenous anesthesia with propofol reduces postoperative nausea and vomiting in patients undergoing robot-assisted laparoscopicradical prostatectomy: a prospective randomized trial［J］. Yonsei Med J, 2012, 53 (6): 1197-1202.

［381］ALI KHAN S, MCDONAGH DL, GAN TJ. Wound complications with dexamethasone for postoperative nausea and vomiting prophylaxis: a moot point? ［J］. Anesth Analg, 2013, 116 (5): 966-968.

［382］ANSARI D, GIANOTTI L, SCHRODER J, et al. Fast-track surgery: procedure-specific aspects and future direction［J］. Langenbecks Arch Surg, 2013, 398 (1): 29-37.

［383］APFEL CC, TURAN A, SOUZA K, et al. Intravenous acetaminophen reduces postoperative nausea and vomiting: a systematic review and meta-analysis［J］. Pain, 2013, 154 (5): 677-689.

［384］BOLAND MR, NOORANI A, VARTY K, et al. Perioperative fluid restriction in major abdominal surgery: systematic review and meta-analysis of randomized, clinical trials［J］. World J Surg, 2013, 37 (6): 1193-1202.

［385］CERANTOLA Y, VALERIO M, PERSSON B, et al. Guidelines for perioperative care after radical cystectomy for bladder cancer: Enhanced Recovery After Surgery (ERAS) society recommendations［J］. Clin Nutr, 2013, 32 (6): 879-887.

［386］CHAPMAN CR, STEVENS DA, LIPMAN AG. Quality of postoperative pain management in American versus European institutions［J］. J Pain Palliat Care Pharmacother, 2013, 27 (4): 350-358.

［387］COOK DJ, THOMPSON JE, PRINSEN SK, et al. Functional recovery in the elderly after major surgery: Assessment of mobility recovery using wireless technology［J］. Ann Thorac Surg, 2013, 96（3）: 1057-1061.

［388］DELLINGER RP, LEVY MM, RHODES A, et al. Surviving Sepsis Campaign: international guidelines for management of severe sepsis and septic shock, 2012［J］. Intensive Care Med, 2013, 39（2）: 165-228.

［389］FAVUZZA J, DELANEY CP. Laparoscopic-guided transversus abdominis plane block for colorectal surgery［J］. Dis Colon Rectum, 2013, 56（3）: 389-391.

［390］FENG F, JI G, LI J P, et al. Fast-track surgery could improve postoperative recovery in radical total gastrectomy patients［J］. World J Gastroenterol, 2013, 19（23）: 3642-3648.

［391］FORD N, CALMY A, ANDRIEUX-MEYER I, et al. Adverse events associated with nevirapine use in pregnancy: a systematic review and meta-analysis［J］. AIDS, 2013, 27（7）: 1135-1143.

［392］GUSTAFSSON UO, SCOTT MJ, SCHWENK W, et al. Guidelines for perioperative care in elective colonic surgery: Enhanced Recovery After Surgery（ERAS）society recommendations ［J］. World J Surg, 2013, 37（2）: 259-284.

［393］HOUWELING PL, MOLAG ML, VAN BOEKEL RL, et al. "Postoperative pain treatment" practice guideline revised［J］. Ned Tijdschr Geneeskd, 2013, 157（49）: A7005.

［394］HOVAGUIMIAN F, LYSAKOWSKI C, ELIA N, et al. Effect of intraoperative high inspired oxygen fraction on surgical site infection, postoperative nausea and vomiting, and pulmonary function: systematic review and meta-analysis of randomized controlled trials［J］. Anesthesiology, 2013, 119（2）: 303-316.

［395］IACONO C, RUZZENENTE A, CAMPAGNARO T, et al. Role of preoperative biliary drainage in jaundiced patients who are candidates for pancreatoduodenectomy or hepaticresection: highlights and drawbacks［J］. Ann Surg, 2013, 257（2）: 191-204.

［396］JOSHI GP, BONNET F, KEHLET H, et al. Evidence-based postoperative pain management after laparoscopic colorectal surgery［J］. Colorectal Dis, 2013, 15（2）: 146-155.

［397］KOCH-STOECKER S, SCHMITZ B, KANNER AM. Treatment of postsurgical psychiatric complications［J］. Epilepsia, 2013, 54 Suppl 1: 46-52.

［398］KONSTANTINIDIS I, PAPAGEORGIOU SN, KYRGIDIS A, et al. Effect of non-steroidal anti-inflammatory drugs on bone turnover: an evidence-based review［J］. Rev Recent Clin Trials, 2013, 8（1）: 48-60.

［399］LASSEN K, COOLSEN MM, SLIM K, et al. Guidelines for perioperative care for pancrealico-duodenectomy: Enhanced Recovery After Surgery（ERAS）Society recommendations［J］.

World J Surg, 2013, 37 (2): 240-258.

[400] LAWRENCE JK, KELLER DS, SAMIA H, et al. Discharge within 24 to 72 hours of colorectal surgery is associated with low readmission rates when using Enhanced Recovery Pathways [J]. J Am Coll Surg, 2013, 216 (3): 390-394.

[401] NICULESCU LS, SANDA GM, SIMA AV. HDL inhibits endoplasmic reticulum stress by stimulating apoE and CETP secretion from lipid-loaded macrophages [J]. Biochem Biophys Res Commun, 2013, 434 (1): 173-178.

[402] NYGREN J, THACKER J, CARLI F, et al. Guidelines for perioperative care in elective rectal/pelvic surgery: Enhanced Recovery After Surgery (ERAS ((R))) Society recommendations [J]. World J Surg, 2013, 37 (2): 285-305.

[403] PHILIPSON TJ, SNIDER JT, LAKDAWALLA DN, et al. Impact of oral nutritional supplementation on hospital outcomes [J]. Am J Manag Care, 2013, 19 (2): 121-128.

[404] SAAR M, OHLMANN CH, SIEMER S, et al. Fast-track rehabilitation after robot-assisted laparoscopic cystectomy accelerates postoperative recovery [J]. BJU Int, 2013, 112 (2): 99-106.

[405] SCHEEREN TW, WIESENACK C, GERLACH H, et al. Goal-directed intraoperative fluid therapy guided by stroke volume and its variation in high-risk surgical patients: a prospective randomized multi-centre study [J]. J Clin Monit Comput, 2013, 27 (3): 225-233.

[406] SCHNABEL A, REICHL SU, POEPPING DM, et al. Efficacy and safety of intraoperative dexmedetomidine for acute postoperative pain in children: a meta-analysis of randomized controlled trials [J]. Paediatr Anaesth, 2013, 23 (2): 170-179.

[407] SCHUETZ P, FEHR R, BAECHLI V, et al. Individualised nutritional support in medical inpatients at nutritional risk: a randomised clinical trial [J]. Lancet, 2019, 393 (10188): 2312-2321.

[408] SHAHAR S, KAMARUDDIN N S, BADRASAWI M, et al. Effectiveness of exercise and protein supplementation intervention on body composition, functional fitness, and oxidative stress among elderly Malays with sarcopenia [J]. Clin Interv Aging, 2013, 8: 1365-1375.

[409] THORESEN L, FRYKHOLM G, LYDERSEN S, et al. Nutritional status, cachexia and survival in patients with advanced colorectal carcinoma. Different assessment criteria for nutritional status provide unequal results [J]. Clin Nutr, 2013, 32 (1): 65-72.

[410] TREVISANI LF, NGUYEN HT. Current controversies in pediatric urologic robotic surgery [J]. Curr Opin Urol, 2013, 23 (1): 72-77.

[411] USTAFSSON UO, SCOTT MJ, SCHWENK W, et al. Guidelines for perioperative care in elective colonic surgery: Enhanced Recovery After Surgery (ERAS) Society recommendations

[J]. World J Surg, 2013, 37 (2): 259-284.

[412] WALDRON NH, JONES CA, GAN TJ, et al. Impact of perioperative dexamethasone on postoperative analgesia and side-effects: systematic review and meta-analysis [J]. Br J Anaesth, 2013, 110 (2): 191-200.

[413] WALL B T, SNIJDERS T, SENDEN JM, et al. Disuse impairs the muscle protein synthetic response to protein ingestion in healthy men [J]. J Clin Endocrinol Metab, 2013, 98 (12): 4872-4881.

[414] WALTER CJ, MAXWELL-ARMSTRONG C, PINKNEY TD, et al. A randomised controlled trial of the efficacy of ultrasound-guided transversus abdominis plane (TAP) block in laparoscopic colorectal surgery [J]. Surg Endosc, 2013, 27 (7): 2366-2372.

[415] WEIRAN L, LEI Z, WOO SM, et al. A study of patient experience and perception regarding postoperative pain management in Chinese hospitals [J]. Patient Prefer Adherence, 2013, 7: 1157-1162.

[416] WODLIN NB, NILSSON L. The development of fast-track principles in gynecological surgery [J]. Acta Obstet Gynecol Scand. 2013, 92 (1): 17-27.

[417] WONG I, ST JOHN-GREEN C, WALKER SM. Opioid-sparing effects of perioperative paracetamol and nonsteroidal anti-inflammatory drugs (NSAIDs) in children [J]. Paediatr Anaesth, 2013, 23 (6): 475-495.

[418] XIONG C, DAUBS MD, MONTGOMERY SR, et al. BMP-2 adverse reactions treated with human dose equivalent dexamethasone in a rodent model of soft-tissue inflammation [J]. Spine (Phila Pa 1976), 2013, 38 (19): 1640-1647.

[419] YGREN J, THACKER J, CARLI F, et al. Guidelines for perioperative care in elective rectal/ pelvic surgery: Enhanced Recovery After Surgery (ERAS) society recommendations [J]. World J Surg, 2013, 37 (2): 285-305.

[420] ZARYCHANSKI R, ABOU-SETTA AM, TURGEON AF, et al. Association of hydroxyethyl starch administration with mortality and acute kidney injury in critically ill patients requiring volume resuscitation: a systematic review and meta-analysis [J]. JAMA, 2013, 309 (7): 678-688.

[421] ZHU Z, WANG C, XU C, et al. Influence of patient-controlled epidural analgesia versus patient-controlled intravenous analgesia on postoperative pain control and recovery after gastrectomy for gastric cancer: a prospective randomized trial [J]. Gastric Cancer, 2013, 16 (2): 193-200.

[422] BRASHER C, GAFSOUS B, DUGUE S, et al. Postoperative pain management in children and infants: an update [J]. Paediatr Drugs, 2014, 16 (2): 129-140.

［423］CHRISTENSEN S. Evaluation of a nurse-designed mobile health education application to enhance knowledge of Pap testing［J］. Creat Nurs, 2014, 20（2）: 137-43.

［424］COLIN B, GAN TJ. Cancer recurrence and hyperglycemia with dexamethasone for postoperative nausea and vomiting prophylaxis: more moot points? ［J］. Anesth Analg, 2014, 118（6）: 1154-1156.

［425］COOLSEN MM, VAN DAM RM, CHIGHAROE A, et al. Improving outcome after pancreaticoduodenectomy: experiences with implementing an enhanced recovery after surgery（ERAS）program［J］. Dig Surg, 2014, 31（3）: 177-184.

［426］GAN TJ, DIEMUNSCH P, HABIB AS, et al. Consensus guidelines for the management of postoperative nausea and vomiting［J］. Anesth Analg, 2014, 118（1）: 85-113.

［427］GILLIS C, LI C, LEE L, et al. Prehabilitation versus rehabilitation: a randomized control trial in patients undergoing colorectal resection for cancer［J］. Anesthesiology, 2014, 121（5）: 937-947.

［428］GOMEZ H, INCE C, DE BACKER D, et al. A unified theory of sepsis-induced acute kidney injury: inflammation, microcirculatory dysfunction, bioenergetics, and the tubular cell adaptation to injury［J］. Shock, 2014, 41（1）: 03-11.

［429］GORGEY AS. Exercise awareness and barriers after spinal cord injury［J］. World J of orthopedics, 2014, 5（3）: 158-162.

［430］GRECO M, CAPRETTI G, BERETTA L, et al. Enhanced recovery program in colorectal surgery: a meta-analysis of randomized controlled trials［J］. World J Surg, 2014, 38（6）: 1531-1541.

［431］HATAZAWA Y, TADAISHI M, NAGAIKE Y, et al. PGC-1alpha-mediated branched-chain amino acid metabolism in the skeletal muscle［J］. PLoS One, 2014, 9（3）: e91006.

［432］HOSTE EA, MAITLAND K, BRUDNEY CS, et al; ADQI XII Investigators Group. Four phases of intravenous fluid therapy: a conceptual model［J］. Br J Anaesth, 2014, 113（5）: 740-747.

［433］KELLIHER L, JONES C, DICKINSON M, et al. Epidural anaesthesia and analgesia for liver resection［J］. Anaesthesia, 2014, 69（2）: 184-185.

［434］LAI EC, LAU SH, LAU WY. The current status of preoperative biliary drainage for patients who receive pancreaticoduodenectomy for periampullary carcinoma: a comprehensive review［J］. Surgeon, 2014, 12（5）: 290-296.

［435］LEE GY, YAMADA J, KYOLOLO O, et al. Pediatric clinical practice guidelines for acute procedural pain: a systematic review［J］. Pediatrics, 2014, 133（3）: 500-515.

［436］LI YJ, HUO TT, XING J, et al. Meta-analysis of efficacy and safety of fast-track surgery in gastrectomy for gastric cancer［J］. World J Surg, 2014, 38（12）: 3142-3151.

[437] LLEVA RR, THOMAS P, BOZZO JE, et al. Using the glucometrics website to benchmark ICU glucose control before and after the NICE-SUGAR study[J]. Diabetes Sci Technol. 2014, 8(5): 918-922.

[438] MANECKE GR, ASEMOTA A, MICHARD F. Tackling the economic burden of postsurgical complications: would perioperative goal-directed fluid therapy help? [J]. Crit Care, 2014, 18(5): 566.

[439] MISIOLEK H, CETTLER M, WORON J, et al. The 2014 guidelines for post-operative pain management[J]. Anaesthesiol Intensive Ther, 2014, 46(4): 221-244.

[440] MORTENSEN K, NILSSON M, SLIM K, et al. Consensus guidelines for enhanced recovery after gastrectomy: Enhanced Recovery After Surgery(ERAS(R))Society recommendations [J]. Br J Surg, 2014, 101(10): 1209-1229.

[441] MURPHY GS, SZOKOL JW, AVRAM MJ, et al. The effect of single low-dose dexamethasone on blood glucose concentrations in the perioperative period: a randomized, placebo-controlled investigation in gynecologic surgical patients[J]. Anesth Analg, 2014, 118(6): 1204-1212.

[442] MYLES PS, LESLIE K, CHAN MT, et al. The safety of addition of nitrous oxide to general anaesthesia in at-risk patients having major non-cardiac surgery(ENIGMA-II): a randomised, single-blind trial[J]. Lancet, 2014, 384(9952): 1446-1454.

[443] NASIR BS, BRYANT AS, MINNICH DJ, et al. Performing robotic lobectomy and segmentectomy: cost, profitability, and outcomes[J]. Ann Thorac Surg, 2014, 98: 203-208.

[444] NEWMAN DK. Pelvic floor muscle rehabilitation using biofeedback[J]. Urol Nurs. 2014, 34(4): 193-202.

[445] NICHOLSON A, LOWE MC, PARKER J, et al. Systematic review and meta-analysis of enhanced recovery programmes in surgical patients[J]. Br J Surg 2014, 101(3): 172-188.

[446] PATEL HR, CERANTOLA Y, VALERIO M, et al. Enhanced recovery after surgery: are we ready, and can we afford not to implement these pathways for patients undergoing radical cystectomy? [J]. Eur Urol, 2014, 65(2): 263-266.

[447] PERGOLIZZI JV, PAPPAGALLO M, LEQUANG J, et al. New health care measures: emphasis on better management of postsurgical pain and postoperative nausea and vomiting [J]. Hosp Pract, 2014, 42(1): 65-74.

[448] PERMPIKUL C, CHERANAKHORN C. The temporal changes of tissue oxygen saturation(StO_2)and central venous oxygen saturation($ScvO_2$)during sepsis/septic shock resuscitation [J]. J Med Assoc Thai, 2014, 97 Suppl 3: S168-S175.

[449] PICKARD A, DAVIES P, BIRNIE K, et al. Systematic review and meta-analysis of the effect of intraoperative alpha(2)-adrenergic agonists on postoperative behaviour in children[J].

Brit J Anaesth, 2014, 112 (6): 982-990.

［450］POPPING DM, ELIA N, VAN AKEN HK, et al. Impact of epidural analgesia on mortality and morbidity after surgery: systematic review and meta-analysis of randomized controlled trials ［J］. Ann Surg, 2014, 259 (6): 1056-1067.

［451］PUNJASAWADWONG Y, PHONGCHIEWBOON A, BUNCHUNGMONGKOL N. Bispectral index for improving anaesthetic delivery and postoperative recovery ［J］. Cochrane Database Syst Rev, 2014, 6: CD003843.

［452］SHAO Y, ZOU LL, ZHOU QH, et al. Fast-track surgery for gastroenteric neoplasms: a meta-analysis ［J］. Tumori, 2014, 100 (5): e197-203.

［453］SUBENDRAN J, SIDDIQUI N, VICTOR JC, et al. NSAID use and anastomotic leaks following elective colorectal surgery: a matched case-control study ［J］. J Gastrointest Surg, 2014, 18 (8): 1391-1397.

［454］SUN Y, LU Y, HUANG Y, et al. Is dexmedetomidine superior to midazolam as a premedication in children? A meta-analysis of randomized controlled trials ［J］. Paediatr Anaesth, 2014, 24 (8): 863-874.

［455］THOMSEN T, VILLEBRO N, MOLLER AM. Interventions for preoperative smoking cessation ［J］. Cochrane Db Syst Rev, 2014 (3): CD002294.

［456］WESTON M, TAYLOR KL, BATTERHAM AM, et al. Effects of low-volume high-intensity interval training (HIT) on fitness in adults: a meta-analysis of controlled and non-controlled trials ［J］. Sports Med, 2014, 44 (7): 1005-1017.

［457］XU Q, YAN J, CAI G, et al. Effect of two volume responsiveness evaluation methods on fluid resuscitation and prognosis in septic shock patients ［J］. Chin Med J (Engl), 2014, 127 (3): 483-487.

［458］YATES DR, DAVIES SJ, MILNER HE, et al. Crystalloid or colloid for goal-directed fluid therapy in colorectal surgery ［J］. Brit J Anaesth, 2014, 112 (2): 281-289.

［459］ASHOR AW, SIERVO M, LARA J, et al. Effect of vitamin C and vitamin E supplementation on endothelial function: a systematic review and meta-analysis of randomised controlled trials ［J］. Br J Nutr, 2015, 113 (8): 1182-1194.

［460］BANNISTER M, AH-SEE KW. Enhanced recovery programmes in head and neck surgery: systematic review ［J］. J Laryngol Otol, 2015, 129 (5): 416-420.

［461］BARABASZ AF, BARABASZ M. The New APA Definition of Hypnosis: Spontaneous Hypnosis MIA ［J］. Am J Clin Hypn, 2015, 57 (4): 459-463.

［462］BERGER MM, GRADWOHL-MATIS I, BRUNAUER A, et al. Targets of perioperative fluid therapy and their effects on postoperative outcome: a systematic review and meta-analysis ［J］.

Minerva Anestesiol, 2015, 81 (7): 794-808.

[463] BORDES J, CARDINAL M, KAISER E. Prehabilitation versus Rehabilitation [J]. Anesthesiology, 2015, 122 (6): 1438.

[464] BUFFI NM, LUGHEZZANI G, FOSSATI N, et al. Robot-assisted, single-site, dismembered pyeloplasty for ureteropelvic junction obstruction with the new da Vinci platform: a stage 2a study [J]. Eur Urol, 2015, 67 (1): 151-156.

[465] CARLI F, SCHEEDE-BERGDAHL C. Prehabilitation to enhance perioperative care [J]. Anesthesiol Clin, 2015, 33 (1): 17-33.

[466] CHEN S, ZOU Z, CHEN F, et al. A meta-analysis of fast track surgery for patients with gastric cancer undergoing gastrectomy [J]. Ann R Coll Surg Engl, 2015, 97 (1): 03-10.

[467] CHEN W, ZHENG R, BAADE P D, et al. Cancer statistics in China, 2015 [J]. CA Cancer J Clin, 2016, 66 (2): 115-132.

[468] CUNCHUAN WANG, ZHIQI FENG, JINYI LI, et al. Endoscopic thyroidectomy via areola approach: summary of 1, 250 cases in a single institution [J]. Surg Endosc, 2015, 29 (1): 192-201.

[469] DI ROLLO D, MOHAMMED A, RAWLINSON A, et al. Enhanced recovery protocols in urological surgery: a systematic review [J]. Can J Urol, 2015, 22 (3): 7817-7823.

[470] FUSCO P, SCIMIA P, PALADINI G, et al. Transversus abdominis plane block for analgesia after Cesarean delivery. A systematic review [J]. Minerva Anestesiol, 2015, 81 (2): 195-204.

[471] GE W, CHEN G, DING YT. Effect of chewing gum on the postoperative recovery of gastrointestinal function [J]. Int J Clin Exp Med, 2015, 8 (8): 11936-11942.

[472] GEMMILL EH, HUMES DJ, CATTON JA. Systematic review of enhanced recovery after gastro-oesophageal cancer surgery [J]. Ann R Coll Surg Engl, 2015, 97 (3): 173-179.

[473] GILLIS C, CARLI F. Promoting Perioperative Metabolic and Nutritional Care [J]. Anesthesiology, 2015, 123 (6): 1455-1472.

[474] GILLIS C, NGUYEN TH, LIBERMAN AS, et al. Nutrition adequacy in enhanced recovery after surgery: a single academic center experience [J]. Nutr Clin Pract, 2015, 30 (3): 414-419.

[475] GILLISSEN F, AMENT S M, MAESSEN J M, et al. Sustainability of an enhanced recovery after surgery program (ERAS) in colonic surgery [J]. World J Surg, 2015, 39 (2): 526-533.

[476] HOLE J, HIRSCH M, BALL E, et al. Music as an aid for postoperative recovery in adults: a systematic review and meta-analysis [J]. Lancet, 2015, 386 (10004): 1659-1671.

[477] HUDDART S, PEDEN CJ, SWART M, et al. Use of a pathway quality improvement care

bundle to reduce mortality after emergency laparotomy[J]. Br J Surg, 2015, 102(1): 57.

[478] JOLIAT GR, LABGAA I, PETERMANN D, et al. Cost-benefit analysis of an enhanced recovery protocol for pancreaticoduodenectomy[J]. Br J Surg. 2015, 102(13): 1676-1683.

[479] JORGENSEN CC, KNOP J, NORDENTOFT M, et al. Psychiatric Disorders and Psychopharmacologic Treatment as Risk Factors in Elective Fast-track Total Hip and Knee Arthroplasty[J]. Anesthesiology, 2015, 123(6): 1281-1291.

[480] LEVETT DZ, GROCOTT MP. Cardiopulmonary exercise testing, prehabilitation, and Enhanced Recovery After Surgery(ERAS)[J]. Can J Anaesth, 2015, 62(2): 131-142.

[481] MADSEN MV, STAEHR-RYE AK, GATKE MR, et al. Neuromuscular blockade for optimising surgical conditions during abdominal and gynaecological surgery: a systematic review[J]. Acta Anaesth Scand, 2015, 59(1): 01-16.

[482] MAURICE-SZAMBURSKI A, AUQUIER P, VIARRE-OREAL V, et al. Effect of sedative premedication on patient experience after general anesthesia: a randomized clinical trial[J]. JAMA, 2015, 313(9): 916-925.

[483] MINIG L, CHUANG L, PATRONO MG, et al. Clinical outcomes after fast-track care in women undergoing laparoscopic hysterectomy[J]. Int J Gynaecol Obstet, 2015, 131(3): 301-304.

[484] MINTO G, SCOTT MJ, MILLER TE. Monitoring needs and goal-directed fluid therapy within an enhanced recovery program[J]. Anesthesiol Clin, 2015, 33(1): 35-49.

[485] MOGHADAMYEGHANEH Z, HANNA MH, HWANG G, et al. Outcome of preoperative weight loss in colorectal surgery[J]. Am J Surg, 2015, 210(2): 291-297.

[486] NAS K, YAZMALAR L, SAH V, et al. Rehabilitation of spinal cord injuries[J]. World J Orthop, 2015, 6(1): 08-16.

[487] NAVARRO LH, BLOOMSTONE JA, AULER JO, JR., et al. Perioperative fluid therapy: a statement from the international Fluid Optimization Group[J]. Perioper Med(Lond), 2015, 10: 4: 3.

[488] PADDON-JONES D, CAMPBELL WW, JACQUES PF, et al. Protein and healthy aging[J]. Am J Clin Nutr, 2015, 101(6): 1339S-1345S.

[489] PENG Y, GAO M, JIANG Y, et al. Angiogenesis inhibitor endostatin protects mice with sepsis from multiple organ dysfunction syndrome[J]. Shock, 2015, 44(4): 357-364.

[490] PETERS EG, SMEETS BJ, DEKKERS M, et al. The effects of stimulation of the autonomic nervous system via perioperative nutrition on postoperative ileus and anastomotic leakage following colorectal surgery(SANICS Ⅱ trial): a study protocol for a double-blind randomized controlled trial[J]. Trials, 2015, 16: 20.

[491] RIVERS EP, YATACO AC, JAEHNE AK, et al. Oxygen extraction and perfusion markers in severe sepsis and septic shock: diagnostic, therapeutic and outcome implications[J]. Curr Opin Crit Care, 2015, 21 (5): 381-387.

[492] SKOWRONSKA-JOZWIAK E, LEWANDOWSKI KC, ADAMCZEWSKI Z, et al. Mechanisms of Normalisation of Bone Metabolism during Recovery from Hyperthyroidism: Potential Role for Sclerostin and Parathyroid Hormone[J]. Int J Endocrinol, 2015, 2015: 948384.

[493] SOUZA TT, STURION CJ, FAINTUCH J. Is the skeleton still in the hospital closet? A review of hospital malnutrition emphasizing health economic aspects[J]. Clin Nutr. 2015, 34 (6): 1088-1092.

[494] TAWFIC QA, FARIS AS. Acute pain service: past, present and future[J]. Pain Manag, 2015, 5 (1): 47-58.

[495] WANG C, FENG Z, LI J, et al. Endoscopic thyroidectomy via areola approach: summary of 1, 250 cases in a single institution[J]. Surg Endosc, 2015, 29 (1): 192-201.

[496] WANG PK, CAO J, WANG H, et al. Short-Term Sleep Disturbance-Induced Stress Does not Affect Basal Pain Perception, but Does Delay Postsurgical Pain Recovery[J]. J Pain, 2015, 16 (11): 1186-1199.

[497] WANG Z, CHEN J, SU K, et al. Abdominal drainage versus no drainage post-gastrectomy for gastric cancer[J]. Cochrane Database Syst Rev, 2011, 66 (8): 1305.

[498] WEI YN, LI NF, CAI XY, et al. Clinical application of fast-track surgery with Chinese medicine treatment in the devascularization operation for cirrhotic portal hypertension[J]. Chin J Integr Med, 2015, 21 (10): 784-790.

[499] WILLINGHAM MD, KARREN E, SHANKS AM, et al. Concurrence of Intraoperative Hypotension, Low Minimum Alveolar Concentration, and Low Bispectral Index Is Associated with Postoperative Death[J]. Anesthesiology, 2015, 123 (4): 775-785.

[500] YANG J, WANG C, LI J, et al. Complete Endoscopic Thyroidectomy via Oral Vestibular Approach Versus Areola Approach for Treatment of Thyroid Diseases[J]. J Laparoendosc Adv Surg Tech A, 2015, 25 (6): 470-476.

[501] ZHONG JX, KANG K, SHU XL. Effect of nutritional support on clinical outcomes in perioperative malnourished patients: a meta-analysis[J]. Asia Pac J Clin Nutr, 2015, 24 (3): 367-378.

[502] ALHUTHAIFI F, KRZAK J, HANKE T, et al. Predictors of functional outcomes in adults with traumatic spinal cord injury following inpatient rehabilitation: A systematic review[J]. J Spinal Cord Med, 2016, 11, 17: 01-13.

[503] ALLEGRANZI B, ZAYED B, BISEHOFF P, et al. New WHO recommendations on

intraoperative and postoperative measures for surgical site infection prevention: an evidence-based global perspective [J]. Lancet Infect Dis, 2016, 16(12): e288-e303.

[504] BARTON JG. Enhanced Recovery Pathways in Pancreatic Surgery [J]. Surg Clin North Am, 2016, 96(6): 1301-1312.

[505] BILGI K, MUTHUSAMY A, SUBAIR M, et al. Assessing the risk for development of Venous Thromboembolism (VTE) in surgical patients using Adapted Caprini scoring system [J]. Int J Surg, 2016, 30: 68-73.

[506] BILGI KV, VASUDEVAN A, BIDKAR PU. Comparison of dexmedetomidine with fentanyl for maintenance of intraoperative hemodynamics in hypertensive patients undergoing major surgery: A randomized controlled trial [J]. Anesth Essays Res, 2016, 10(2): 332-337.

[507] BRADSHAW P, HARIHARAN S, CHEN D. Does preoperative psychological status of patients affect postoperative pain? A prospective study from the Caribbean [J]. Br J pain, 2016, 10(2): 108-115.

[508] BUCX MJ, KRIJTENBURG P, KOX M. Preoperative use of anxiolytic-sedative agents; are we on the right track? [J]. J Clin Anesth, 2016, 33: 135-140.

[509] CHAN MY, FOO CC, POON JT, et al. Laparoscopic colorectal resections with and without routine mechanical bowel preparation: A comparative study [J]. Ann Med Surg (Lond), 2016, 9: 72-76.

[510] CHOU R, GORDON D B, DE LEON-CASASOLA O A, et al. Management of Postoperative Pain: A Clinical Practice Guideline From the American Pain Society, the American Society of Regional Anesthesia and Pain Medicine, and the American Society of Anesthesiologists' Committee on Regional Anesthesia, Executive Committee, and Administrative Council [J]. J Pain, 2016, 17(2): 131-157.

[511] COLLINS JW, PATEL H, ADDING C, et al. Enhanced Recovery After Robot-assisted Radical Cystectomy: EAU Robotic Urology Section Scientific Working Group Consensus View [J]. Eur Urol, 2016, 70(4): 649-660.

[512] DANNA BJ, WOOD EL, BAACK KUKREJA JE, et al. The Future of Enhanced Recovery for Radical Cystectomy: Current Evidence, Barriers to Adoption, and the Next Steps [J]. Urology, 2016, 96: 62-68.

[513] DE GROOT JJ, AMENT SM, MAESSEN JM, et al. Enhanced recovery pathways in abdominal gynecologic surgery: a systematic review and meta-analysis [J]. Acta Obstet Gynecol Scand. 2016, 95(4): 382-395.

[514] DEIBERT CM, SILVA MV, ROYCHOUDHURY A, et al. A Prospective Randomized Trial of the Effects of Early Enteral Feeding After Radical Cystectomy [J]. Urology, 2016, 96: 69-73.

[515] DJALADAT H, DANESHMAND S. Gastrointestinal Complications in Patients Who Undergo Radical Cystectomy with Enhanced Recovery Protocol[J]. Curr Urol Rep, 2016, 17(7): 50.

[516] DOBING S, FROLOVA N, MCALISTER F, et al. Sleep quality and factors influencing self-reported sleep duration and quality in the general internal medicine inpatient population[J]. PLoS One, 2016, 11(6): e0156735.

[517] DOCHERTY AB, SHENKIN SD. Cognitive decline after surgery and anaesthesia: correlation does not mean causation[J]. Anaesthesia, 2016, 71(10): 1131-1135.

[518] ERDEN V, ABITAGAOGLU S, GULER C, et al. Insomnia may increase anesthetic requirement[J]. JCA, 2016, 34: 367-372.

[519] GILLIS C, LOISELLE SE, FIORE JF, JR., et al. Prehabilitation with Whey Protein Supplementation on Perioperative Functional Exercise Capacity in Patients Undergoing Colorectal Resection for Cancer: A Pilot Double-Blinded Randomized Placebo-Controlled Trial[J]. J Acad Nutr Diet, 2016, 116(5): 802-812.

[520] GONG H, NI CX, LIU YZ, et al. Mindfulness meditation for insomnia: A meta-analysis of randomized controlled trials[J]. J Psychosom Res, 2016, 89: 1-6.

[521] GORDON DB, DE LEON-CASASOLA OA, WU CL, et al. Research Gaps in Practice Guidelines for Acute Postoperative Pain Management in Adults: Findings from a Review of the Evidence for an American Pain Society Clinical Practice Guideline[J]. J Pain, 2016, 17(2): 158-166.

[522] GUSTAFSSON UO, OPPELSTRUP H, THORELL A, et al. Adherence to the ERAS protocol is Associated with 5-Year Survival After Colorectal Cancer Surgery: A Retrospective Cohort Study[J]. World J Surg, 2016, 40(7): 1741-1747.

[523] HAGAN KB, BHAVSAR S, RAZA SM, et al. Enhanced recovery after surgery for oncological craniotomies[J]. J Clin Neurosci, 2016, 24: 10-16.

[524] HAHL T, PEROMAA-HAAVISTO P, TARKIAINEN P, et al. Outcome of Laparoscopic Gastric Bypass(LRYGB) with a Program for Enhanced Recovery After Surgery(ERAS)[J]. Obes Surg, 2016, 26(3): 505-511.

[525] HESSE A, WELLER MG. Protein Quantification by Derivatization-Free High-Performance Liquid Chromatography of Aromatic Amino Acids[J]. J Amino Acids, 2016, 2016: 7374316.

[526] HONDA M, HIKI N, NUNOBE S, et al. Unplanned admission after gastrectomy as a consequence of fast-track surgery: a comparative risk analysis[J]. Gastric Cancer, 2016, 19(3): 1002-1007.

[527] HU H, BAI X, SHAH AA, et al. Interactive effects of glutamine and gamma-aminobutyric acid on growth performance and skeletal muscle amino acid metabolism of 22-42-day-old

broilers exposed to hot environment[J]. Int J Biometeorol, 2016, 60(6): 907-915.

[528] KALOGERA E, DOWDY SC. Enhanced Recovery Pathway in Gynecologic Surgery: Improving Outcomes Through Evidence-Based Medicine[J]. Obstet Gynecol Clin North Am, 2016, 43(3): 551-573.

[529] KIM KW, CHOE WJ, KIM JH, et al. Anticholinergic premedication-induced fever in paediatric ambulatory ketamine anaesthesia[J]. J Int Med Res, 2016, 44(4): 817-823.

[530] KOTANI K. The Role of Anti-Oxidative Stress in HDL[J]. Rinsho Byori, 2016, 64(1): 44-48.

[531] LIU G, JIAN F, WANG X, et al. Fast-track surgery protocol in elderly patients undergoing laparoscopic radical gastrectomy for gastric cancer: a randomized controlled trial[J]. Onco Targets Ther, 2016, 9: 3345-3351.

[532] LIU XX, PAN HF, JIANG ZW, et al. "Fast-track" and "Minimally Invasive" Surgery for Gastric Cancer[J]. Chin Med J(Engl), 2016, 129(19): 2294-2300.

[533] MA R, LIVERMORE LJ, PLAHA P. Fast Track Recovery Program After Endoscopic and Awake Intraparenchymal Brain Tumor Surgery[J]. World Neurosurg, 2016, 93: 246-252.

[534] MARTÍN N, VALERO R, HURTADO P, et al. Experience with "Fast track" postoperative care after deep brain stimulation surgery[J]. Neurocirugia, 2016, 27(6): 263-226.

[535] MCCLAVE SA, TAYLOR BE, MARTINDALE RG, et al. Guidelines for the Provision and Assessment of Nutrition Support Therapy in the Adult Critically Ill Patient: Society of Critical Care Medicine(SCCM) and American Society for Parenteral and Enteral Nutrition(A.S.P.E.N.)[J]. JPEN J Parenter Enteral Nutr, 2016, 40(2): 159-211.

[536] MELLOUL E, HUBNER M, SCOTT M, et al. Guidelines for Perioperative Care for Liver Surgery: Enhanced Recovery After Surgery(ERAS) Society Recommendations[J]. World J Surg, 2016, 40(10): 2425-2440.

[537] MIJDERWIJK H, S VANB, DUIVENVOORDEN HJ, et al. Effectiveness of benzodiazepine premedication on recovery in day-case surgery: a systematic review with meta-analysis[J]. Minerva Anestesiol, 2016, 82(4): 438-464.

[538] MIRALPEIX E, NICK AM, MEYER LA, et al. A call for new standard of care in perioperative gynecologic oncology practice: Impact of enhanced recovery after surgery(ERAS) programs[J]. Gynecol Oncol. 2016, 141(2): 371-378.

[539] MIYAKE M, NOMURA A, OGURA A, et al. Skeletal muscle-specific eukaryotic translation initiation factor 2alpha phosphorylation controls amino acid metabolism and fibroblast growth factor 21-mediated non-cell-autonomous energy metabolism[J]. FASEB J, 2016, 30(2): 798-812.

[540] NELSON G, ALTMAN A, NICK A, et al. Guidelines for postoperative care in gynecologic/ oncology surgery: enhanced recovery after surgery (ERAS) society recommendations-part II [J]. Gynecol Oncol, 2016, 140: 323-332.

[541] NELSON G, ALTMAN AD, NICK A. Guidelines for pre-and intra-operative care in gynecologic/ oncology surgery: Enhanced Recovery After Surgery (ERAS) society recommendations- Part I [J]. Gynecol Oncol, 2016, 140 (2): 313-322.

[542] OHKURA Y, HARUTA S, TANAKA T, et al. Effectiveness of postoperative elemental diet (Elental (R)) in elderly patients after gastrectomy [J]. World J Surg Oncol, 2016, 14 (1): 268.

[543] PAPPA MD, THEODOSIADIS NV, TSOUNIS A, et al. Risk Factors for the Development of Post-Operative Cognitive Dysfunction [J]. Glob J Health Sci. 2016, 9 (1): 60738.

[544] PEDZIWIATR M, WIERDAK M, NOWAKOWSKI M, et al. Cost minimization analysis of laparoscopic surgery for colorectal cancer within the enhanced recovery after surgery (ERAS) protocol: a single-Centre, case-matched study [J]. Wideochir Inne Tech Maloinwazyjne, 2016, 11 (1): 14-21.

[545] PERINEL J, ADHAM M. ERAS and pancreatic surgery: a review [J]. Updates Surg, 2016, 68 (3): 253-255.

[546] PONTIS A, SEDDA F, MEREU L, et al. Review and meta-analysis of prospective randomized controlled trials (RCTs) comparing laparo-endoscopic single site and multiport laparoscopy in gynecologic operative procedures [J]. Arch Gynecol Obstet, 2016, 294 (3): 567-577.

[547] POWELL R, SCOTT NW, MANYANDE A, et al. Psychological preparation and postoperative outcomes for adults undergoing surgery under general anaesthesia [J]. Cochrane Database Syst Rev, 2016, (5): CD008646.

[548] RATTI F, CIPRIANI F, REINEKE R, et al. Impact of ERAS approach and minimally-invasive techniques on outcome of patients undergoing liver surgery for hepatocellular carcinoma [J]. Dig Liver Dis, 2016, 48 (10): 1243-1248.

[549] RAWAL N. Current issues in postoperative pain management [J]. Eur J Anaesthesiol, 2016, 33 (3): 160-171.

[550] REISINGER KW, DERIKX JP, VAN VUGT JL, et al. Sarcopenia is associated with an increased inflammatory response to surgery in colorectal cancer [J]. Clin Nutr 2016, 35 (4): 924-927.

[551] RISACHER SL, MCDONALD BC, TALLMAN EF, et al. Association Between Anticholinergic Medication Use and Cognition, Brain Metabolism, and Brain Atrophy in Cognitively Normal Older Adults [J]. JAMA neurology, 2016, 73 (6): 721-732.

[552] RIVERS EP, KRUSE JA, JACOBSEN G, et al. The influence of early hemodynamic

optimization on biomarker patterns of severe sepsis and septic shock［ J ］. Crit Care Med, 2007, 35（ 9 ）: 2016-2024.

［ 553 ］ SONG W, WANG K, ZHANG RJ, et al. The enhanced recovery after surgery（ ERAS ） program in liver surgery: a meta-analysis of randomized controlled trials［ J ］. Springerplus, 2016, 5: 207.

［ 554 ］ WANG G, JIANG Z, ZHAO J, et al. Assessing the safety and efficacy of full robotic gastrectomy with intracorporeal robot-sewn anastomosis for gastric cancer: A randomized clinical trial［ J ］. J Surg Oncol, 2016, 113（ 4 ）: 397-404.

［ 555 ］ XIE W, CAO D, YANG J, et al. Single-port vs multiport laparoscopic hysterectomy: a meta-analysis of randomized controlled trials［ J ］. J Minim Invasive Gynecol, 2016, 23（ 7 ）: 1049-1056.

［ 556 ］ YANG R, TAO W, CHEN YY, et al. Enhanced recovery after surgery programs versus traditional perioperative care in laparoscopic hepatectomy: A meta-analysis［ J ］. Int J Surg, 2016, 36（ Pt A ）: 274-282.

［ 557 ］ ZHANG HY, ZHAO CL, XIE J, et al. To drain or not to drain in colorectal anastomosis: a meta-analysis［ J ］. Int J Colorectal Dis, 2016, 31（ 5 ）: 951-960.

［ 558 ］ ZHANG X, DONG H, LI N, et al. Activated brain mast cells contribute to postoperative cognitive dysfunction by evoking microglia activation and neuronal apoptosis［ J ］. J Neuro Inflamm. 2016, 13（ 1 ）: 127.

［ 559 ］ ZHAO Q. Enhanced recovery after surgery based on medical ethics［ J ］. Zhonghua Wei Chang Wai Ke Za Zhi, 2016, 19（ 3 ）: 250-252.

［ 560 ］ ZHONG N, XU B, CUI R, et al. Positive Correlation between Serum Osteocalcin and Testosterone in Male Hyperthyroidism Patients with High Bone Turnover［ J ］. Exp Clin Endocrinol Diabetes, 2016, 124（ 7 ）: 452-456.

［ 561 ］ ZOU T, WU C, FAN X. The Clinical Value, Principle, and Basic Practical Technique of Mindfulness Intervention［ J ］. Shanghai Arch Psychiatry, 2016, 28（ 3 ）: 121-130.

［ 562 ］ ZOUROS E, LIAKAKOS T, MACHAIRAS A, et al. Improvement of gastric emptying by enhanced recovery after pancreaticoduodenectomy［ J ］. Hepatobiliary Pancreat Dis Int, 2016, 15（ 2 ）: 198-208.

［ 563 ］ ADEVA-ANDANY MM, LOPEZ-MASIDE L, DONAPETRY-GARCIA C, et al. Enzymes involved in branched-chain amino acid metabolism in humans［ J ］. Amino Acids, 2017, 49（ 6 ）: 1005-1028.

［ 564 ］ ALVAREZ A, GOUDRA B G, SINGH P M. Enhanced recovery after bariatric surgery［ J ］. Curr Opin Anaesthesiol, 2017, 30（ 1 ）: 133-139.

［565］BAACK KUKREJA J E，KIERNAN M，SCHEMPP B，et al. Quality Improvement in Cystectomy Care with Enhanced Recovery（QUICCER）study［J］. BJU Int，2017，119（1）：38-49.

［566］BERRÍOS-TORRES SI，UMSCHEID CA，BRATZLER DW，et al. Healthcare infection control practices advisory committee. Centers for Disease Control and Prevention guideline for the prevention of surgical site infection［J］. JAMA Surg，2017，152（8）：784-791.

［567］BYERS CG. Fluid therapy：options and rational selection［J］. Vet Clin North Am Small Anim Pract，2017，47（2）：359-371.

［568］CHEN Y，FU X，MEI X，et al. Proteolysis of chloroplast proteins is responsible for accumulation of free amino acids in dark-treated tea（Camellia sinensis）leaves［J］. J Proteomics，2017，157：10-17.

［569］CHIPOLLINI J，TANG D H，HUSSEIN K，et al. Does Implementing an Enhanced Recovery After Surgery Protocol Increase Hospital Charges? Comparisons From a Radical Cystectomy Program at a Specialty Cancer Center［J］. Urology，2017，105：108-112.

［570］CHOUDHURY M，GUPTA A，HOTE MP，et al. Does sleep quality affects the immediate clinical outcome in patients undergoing coronary artery bypass grafting：A clinico-biochemical correlation［J］. Ann Card Anaesth，2017，20（2）：193-199.

［571］COCURON JC，TSOGTBAATAR E，ALONSO AP. High-throughput quantification of the levels and labeling abundance of free amino acids by liquid chromatography tandem mass spectrometry［J］. J Chromatogr A，2017，1490：148-155.

［572］DJALADAT H，KATEBIAN B，BAZARGANI ST，et al. 90-Day complication rate in patients undergoing radical cystectomy with enhanced recovery protocol：a prospective cohort study［J］. World J Urol，2017，35（6）：907-911.

［573］FANTONI D，SHIH AC. Perioperative fluid therapy［J］. Vet Clin North Am Small Anim Pract，2017，47（2）：423-434.

［574］GEDA F，DECLERCQ AM，REMO SC，et al. The metabolic response in fish to mildly elevated water temperature relates to species-dependent muscular concentrations of imidazole compounds and free amino acids［J］. J Therm Biol，2017，65：57-63.

［575］HOLUBAR SD，HEDRICK T，GUPTA R，et al. American Society for Enhanced Recovery（ASER）and Perioperative Quality Initiative（POQI）joint consensus statement on prevention of postoperative infection within an enhanced recovery pathway for elective colorectal surgery［J］. Perioper Med（Lond），2017，6：4.

［576］JOURNY NM，BERNIER MO，DOODY MM，et al. Hyperthyroidism，hypothyroidism and cause-specific mortality in a large cohort of women［J］. Thyroid，2017，27（8）：1001-1010.

[577] JURT J, SLIEKER J, FRAUCHE P, et al. Enhanced Recovery After Surgery: Can We Rely on the Key Factors or Do We Need the Bel Ensemble? [J]. World J Surg, 2017, 41: 2464-2470.

[578] LAMPERTI M, TUFEGDZIC B, AVITSIAN R. Management of complex spine surgery [J]. Curr Opin Anaesthesiol, 2017, 30: 551-556.

[579] LI WK, ZHANG HX, SHI YP. Selective determination of aromatic amino acids by magnetic hydroxylated MWCNTs and MOFs based composite [J]. J Chromatogr B Analyt Technol Biomed Life Sci, 2017, 1059: 27-34.

[580] LIU D, ZHOU H, MA L, et al. Comparison of Laparoscopic Approaches for Dismembered Pyeloplasty in Children with Ureteropelvic Junction Obstruction: Critical Analysis of 11-Year Experiences in a Single Surgeon [J]. Urology, 2017, 101: 50-55.

[581] LJUNGQVIST O, SCOTT M, FEARON KC. Enhanced Recovery After Surgery: A Review [J]. JAMA Surg, 2017, 152 (3): 292-298.

[582] MAKUUCHI R, SUGISAWA N, KAJI S, et al. Enhanced recovery after surgery for gastric cancer and an assessment of preoperative carbohydrate loading [J]. Eur J Surg Oncol, 2017, 43 (1): 210-217.

[583] MERONO T, DAUTEUILLE C, TETZLAFF W, et al. Oxidative stress, HDL functionality and effects of intravenous iron administration in women with iron deficiency anemia [J]. Clin Nutr, 2017, 36 (2): 552-558.

[584] MONACO ME. Fatty acid metabolism in breast cancer subtypes [J]. Oncotarget, 2017, 8 (17): 29487-29500.

[585] PAKULA MM, MAIER TJ, VORUP-JENSEN T. Insight on the impacts of free amino acids and their metabolites on the immune system from a perspective of inborn errors of amino acid metabolism [J]. Expert Opin Ther Targets, 2017, 21 (6): 611-626.

[586] Practice Guidelines for Preoperative Fasting and the Use of Pharmacologic Agents to Reduce the Risk of Pulmonary Aspiration: Application to Healthy Patients Undergoing Elective Procedures: An Updated Report by the American Society of Anesthesiologists Task Force on Preoperative Fasting and the Use of Pharmacologic Agents to Reduce the Risk of Pulmonary Aspiration [J]. Anesthesiology, 2017, 126 (3): 376-393.

[587] SHAMIM R, SRIVASTAVA S, RASTOGI A, et al. Effect of Two Different Doses of Dexmedetomidine on Stress Response in Laparoscopic Pyeloplasty: A Randomized Prospective Controlled Study [J]. Anesth Essays Res, 2017, 11 (4): 1030-1034.

[588] ST-JEAN A, MEZIOU S, ROY C, et al. Branched-chain and aromatic amino acids in relation to behavioral problems among young Inuit from Nunavik, Canada: a cohort study [J]. Pediatr

Res, 2017, 82 (3): 416-422.

[589] WANG MY, CHANG P-Y, GROSSMAN J. Development of an Enhanced Recovery After Surgery (ERAS) approach for lumbar spinal fusion [J]. J Neurosurg Spine, 2017, 26: 411-418.

[590] WEN Z, WANG W, ZHANG H, et al. Is humidified better than non-humidified low-flow oxygen therapy? A systematic review and meta-analysis [J]. J Adv Nurs, 2017, 73 (11): 2522-2533.

[591] WONG-LUN-HING EM, VAN WOERDEN V, LODEWICK TM, et al. Abandoning Prophylactic Abdominal Drainage after Hepatic Surgery: 10 Years of No-Drain Policy in an Enhanced Recovery after Surgery Environment [J]. Dig Surg, 2017, 34 (5): 411-420.

[592] XIAOYONG W, XUZHAO L, DELIANG Y, et al. Construction of a model predicting the risk of tube feeding intolerance after gastrectomy for gastric cancer based on 225 cases from a single Chinese center [J]. Oncotarget, 2017, 8 (59): 99940-99949.

[593] YEUNG SE, HILKEWICH L, GILLIS C, et al. Protein intakes are associated with reduced length of stay: a comparison between Enhanced Recovery After Surgery (ERAS) and conventional care after elective colorectal surgery [J]. 2017, 106 (1): 44-51.

[594] ZHANG HW, SUN L, YANG XW, et al. Safety of total gastrectomy without nasogastric and nutritional intubation [J]. Mol Clin Oncol, 2017, 7 (3): 421-426.

[595] ZOUROS E, LIAKAKOS T, MACHAIRAS A, et al. Fast-Track Pancreaticoduodenectomy in the Elderly [J]. Am Surg, 2017, 83 (3): 239-249.

[596] ALI ZS, MA TS, OZTURK AK, et al. Pre-optimization of spinal surgery patients: Development of a neurosurgical enhanced recovery after surgery (ERAS) protocol [J]. Clin Neurol Neurosurg, 2018, 164: 142-153.

[597] DELANEY LJ, CURRIE MJ, HUANG HC, et al. "They can rest at home": an observational study of patients' quality of sleep in an Australian hospital [J]. BMC Health Serv Res, 2018, 18 (1): 524.

[598] DRAKE MG. High-flow nasal cannula oxygen in adults: an evidence-based assessment [J]. Ann Am Thorac Soc, 2018, 15 (2): 145-155.

[599] GILLIS C, BUHLER K, BRESEE L, et al. Effects of nutritional prehabilitation, with and without exercise, on outcomes of patients who undergo colorectal surgery: a systematic review and meta-analysis [J]. Gastroenterology, 2018, 155 (2): 391-410.

[600] GRASU RM, CATA JP, DANG AQ, et al. Implementation of an Enhanced Recovery After Spine Surgery program at a large cancer center: a preliminary analysis [J]. J Neurosurg Spine, 2018, 29 (5): 588-598.

［601］KASSIM DY，ESMAT IM，ELGENDY MA. Impact of duloxetine and dexamethasone for improving postoperative pain after laparoscopic gynecological surgeries：A randomized clinical trial［J］. Saudi J Anaesth，2018，12（1）：95-102.

［602］KINOSHITA T，UYAMA I，TERASHIMA M，et al. Long-term Outcomes of Laparoscopic Versus Open Surgery for Clinical Stage Ⅱ/Ⅲ Gastric Cancer：A Multicenter Cohort Study in Japan（LOC-A Study）［J］. Ann Surg，2018，269（5）：887-894.

［603］LEELARUNGRAYUB J，PUNTUMETAKUL R，SRIBOONREUNG T，et al. Preliminary study：comparative effects of lung volume therapy between slow and fast deep-breathing techniques on pulmonary function，respiratory muscle strength，oxidative stress，cytokines，6-minute walking distance，and quality of life in persons with COPD［J］. Int J Chron Obstruct Pulmon Dis，2018，13：3909-3921.

［604］LEVETT DZH，JACK S，SWART M，et al；Perioperative Exercise Testing and Training Society（POETTS）. Perioperative cardiopulmonary exercise testing（CPET）：consensus clinical guidelines on indications，organization，conduct，and physiological interpretation［J］. Br J Anaesth，2018，120（3）：484-500.

［605］MARSHALL S. Why is the skeleton still in the hospital closet? A Look at the complex aetiology of protein-energy malnutrition and its implications for the nutrition care team［J］. J Nutr Health Aging，2018，22（1）：26-29.

［606］ORANGE ST，NORTHGRAVES MJ，MARSHALL P，et al. Exercise prehabilitation in elective intra-cavity surgery：A role within the ERAS pathway? A narrative review［J］. Int J Surg，2018，56：328-333.

［607］SAIDIAN A，NIX JW. Enhanced Recovery After Surgery：Urology［J］. Surg Clin North Am，2018，98：1265-1274.

［608］SANCHEZ-LORENTE D，NAVARRO-RIPOLL R，GUZMAN R，et al. Prehabilitation in thoracic surgery［J］. J Thorac Dis，2018，10（Suppl 22）：S2593-S2600.

［609］WANG Y，LIU B，ZHAO T，et al. Safety and efficacy of a novel neurosurgical enhanced recovery after surgery protocol for elective craniotomy：a prospective randomized controlled trial［J］. J Neurosurg，2018，1-12.

［610］ZHAO J，HU J，JIANG Z，et al. Outcome of Discharge Within 72 Hours of Robotic Gastrectomy Using Enhanced Recovery After Surgery Programs［J］. J Laparoendosc Adv Surg Tech A，2018，28（11）：1279-1286.

［611］BONTHUIS M，GROOTHOFF JW，ARICETA G，et al. Growth Patterns After Kidney Transplantation in European Children Over the Past 25 Years：An ESPN/ERA-EDTA Registry Study［J］. Transplantation，2019，104（1）：137-144.

［612］EL OSTA N，EL ARAB H，SAAD R，et al. Assessment of nutritional status of older patients attending a tertiary hospital in Middle Eastern country［J］. Clin Nutr ESPEN，2019，33：105-110.

［613］JAKOBSEN G，ENGSTRØM M，THRONÆS M，et al. Sleep quality in hospitalized patients with advanced cancer：an observational study using self-reports of sleep and actigraphy. Support Care Cancer［J］. Support Care Cancer，2020，28（4）：2015-2023.

［614］KIM BJ，KIM Y，OH J，et al. Characteristics and safety of cardiopulmonary exercise testing in elderly patients with cardiovascular diseases in Korea［J］. Yonsei Med J，2019，60（6）：547-553.

［615］PLETT H，RICCIARDI E，BOMMERT M，et al. Current practice and physicians' opinion about preoperative hair removal as a part of ERAS pathway implementation in gynecology and gynecology-oncology：a NOGGO-AGO survey of 148 gynecological departments in Germany［J］. Arch Gynecol Obstet，2019，299：1607-1618.

［616］POZO，CARMEN，SHARIAT，SHAHROKH F，D'ANDREA，DAVID，et al. Enhanced recovery after radical cystectomy［J］. Curr Opin Urol，2019，29（3），227-238.

［617］SULLIVAN BISSON AN，ROBINSON SA，LACHMANME. Walk to a better night of sleep：testing the relationship between physical activity and sleep. Sleep Health［J］. 2019，5（5）：487-494.

［618］TEWARI M，MAHENDRAN R，KIRAN T，et al. Outcome of 150 Consecutive Blumgart's Pancreaticojejunostomy After Pancreaticoduodenectomy［J］. Indian J Surg Oncol，2019，10（1）：65-71.

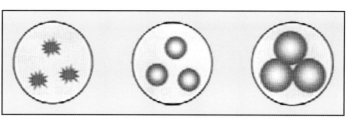

高渗脱水　　　　　　等渗脱水　　　　　　低渗脱水
细胞皱缩　　　　　　细胞正常　　　　　　细胞肿胀

图 2-1-2　不同性质缺水对血液红细胞的影响

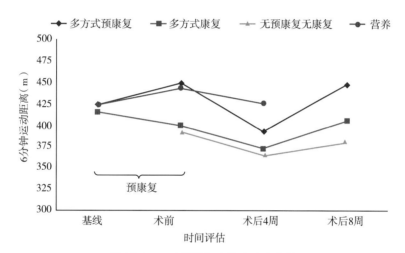

图 10-1-2　功能性行走能力改变曲线

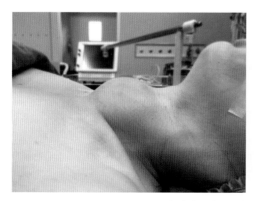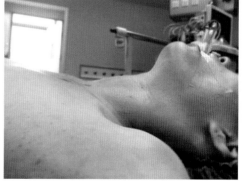

图 15-1-1　Ⅲ度肿大甲状腺肿经 ETAA 切除术前术后颈部外观

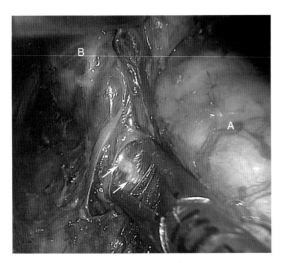

图 15-1-2 ETAA 术中视野

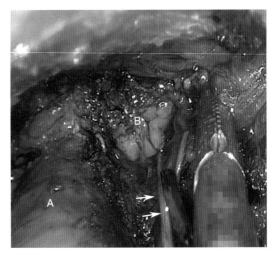

图 15-1-3 ETOVA 术中视野

A:气管;B:腺体;→:喉返神经

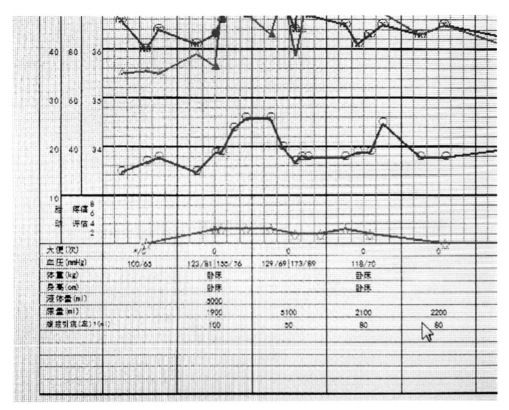

图 17-3-3 疼痛体温单

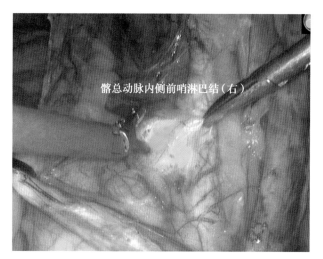

图 17-4-2　腹腔镜下前哨淋巴结活检术

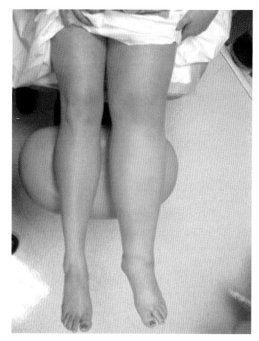

图 17-4-3　盆腔淋巴结切除术后下肢淋巴水肿